Das große Buch

HTML, XHTML & CSS

Dr. Björn Kesper
Matthias Matthai
Martin Lindner

DATA BECKER

Copyright	© by DATA BECKER GmbH & Co. KG Merowingerstr. 30 40223 Düsseldorf
Produktmanagement und Lektorat	Lothar Schlömer
Umschlaggestaltung	Inhouse-Agentur DATA BECKER
Textverarbeitung und Gestaltung	Andreas Quednau (www.aquednau.de)
Produktionsleitung	Claudia Lötschert
Druck	Kösel, Krugzell
E-Mail	buch@databecker.de

ISBN 3-8158-2537-7

Wichtiger Hinweis

Inhalt

1. Einleitung

Seit der ersten HTML-Spezifikation und dem ersten populären Browser NCSA Mozilla im Jahr 1993 hat sich durch die sensationelle Verbreitung des World Wide Web als universelles Informations- und Nachschlagewerk einiges im Bereich Webdesign verändert. Waren die ersten Möglichkeiten von HTML im Wesentlichen darauf beschränkt, sehr einfach Texte im Internet zu präsentieren und untereinander zu verlinken, sind die Webseiten von heute zum Teil künstlerische und multimediale Präsentationen der Extraklasse geworden.

Um mit dem Wunsch der Anwender Schritt zu halten, nicht nur die Inhalte, sondern auch das Design ihres Internetauftritts besser beeinflussen zu können, wurde die Beschreibungssprache HTML durch immer mehr Tags und Attribute erweitert, die nicht mehr nur zur Darstellung und Formatierung von Texten dienen, sondern auch bei der Gestaltung der Webseite vielfältige Möglichkeiten bieten.

Mit der Zeit führte diese Entwicklung jedoch dazu, dass Design und Inhalt zu stark ineinander verschmolzen. Webseiten wurden zu wahren Tabellen-Monstern mit unzähligen *font*-Tags zur Bestimmung des Aussehens, deren Wartungs- und Pflegeaufwand die eigentliche Entwicklungszeit weit überschritten. Die ehemals vorgesehene Trennung von Formatierung und Inhalt war verloren.

Doch schon seit der Gründung des World Wide Web Consortiums (W3C) 1994 wurde die Auslagerung der Gestaltung einer Webseite in Stylesheets vorangetrieben. Anfangs wurde die neue Sprache CSS (**C**ascading **S**tyle **S**heets) nur von wenigen, speziellen Browsern unterstützt. Der erste Browser, der die Spezifikation 1 von CSS vollständig umsetzte, wurde erst im Jahr 2000 herausgebracht. Die Spezifikationen haben mittlerweile die Version 3 erreicht, wohingegen sich einige Browser noch mit CSS 2 schwer tun. Dennoch ist CSS die Technik der Zukunft, mit der bereits heute Erstaunliches geleistet werden kann.

Ein weiterer Meilenstein in der Geschichte von HTML wurde 1997 durch die Einführung von XHTML gesetzt. Damit wurde nicht nur die Entwicklung des Ur-HTML, damals in der Version 4, eingestellt, sondern vor allem die enge Integration von XML (**E**xtensible **M**arkup **L**anguage) als universelle Sprache zur Definition von Elementen und deren Attributen herbeigeführt. Auch wenn die Änderungen von XHTML gegenüber HTML zunächst eher unscheinbar ausfallen, ist der daraus resultierende Nutzen für den Entwickler von Webseiten enorm.

Mit dem vorliegenden Buch sollen diese neuen Techniken des Webdesigns ausführlich erläutert werden. Dabei soll es nicht darum gehen, die in die Jahre gekommenen Gestaltungsmöglichkeiten von HTML zu verdammen, sondern es sollen vielmehr sowohl für den Ein- als auch für den Umsteiger die Vorzüge von CSS und XHTML Schritt für Schritt herausgearbeitet und anhand anschaulicher Beispiele aus dem Alltag des Webdesigns illustriert werden. Für den erfahrenen Entwickler dient das Buch darüber hinaus als Nachschlagewerk und Referenz. Ferner werden Hilfestellungen zur Verwaltung von Webprojekten gegeben, angefangen bei der Entwicklung und Verwaltung über die Suchmaschinen-Integration bis hin zur Erfolgskontrolle.

In Kapitel 2 werden zunächst die Grundstrukturen von HTML, XHTML und CSS beschrieben, wobei das Augenmerk vor allem auf die Vorteile der neuen Beschreibungssprachen gelegt wird. Aber auch die Probleme der Entwicklung von modernen Internetpräsenzen werden betrachtet, insbesondere die der Unterstützung der neuen Standards durch die gängigen Browser.

Anschließend werden Aufbau und Integration von Stylesheets detailliert dargelegt. Ausgehend von der Definition von XHTML-Dokumenten und der Einbindung von CSS-Formatierungen werden deren hierarchische Struktur und die Vorteile der Vererbungsmechanismen erläutert.

Die Kapitel 4 bis 8 befassen sich dann detailliert mit den Möglichkeiten zur Gestaltung von Texten, Listen, Tabellen, Links und Formularen. Dabei wird jeweils gezeigt, wie diese Elemente zunächst in HTML bzw. XHTML definiert und anschließend anhand von CSS-Angaben formatiert werden können.

Die Möglichkeiten zur Einbindung von Bildern und anderen Medienformaten werden in Kapitel 9 behandelt. Dabei wird auch betrachtet, wie Grafiken im Textfluss positioniert oder durch Imagemaps als Verweiskarten benutzt werden können.

In den Kapiteln 10 und 11 werden Techniken vorgestellt, mit deren Hilfe das Layout einer Internetseite definiert werden kann. Zunächst wird das Box-Modell vorgestellt, das nach der Spezifikation des W3C jedes HTML-Element als Box auffasst und somit dem Designer freien Gestaltungsraum bei der Zusammensetzung der Webseite lässt. Kapitel 11 wirft einen Blick auf die Verwendung von Frames als Gestaltungswerkzeug und zeigt moderne Alternativen auf, durch die sich einige der Probleme mit Framesets lösen lassen. Menüs und verschiedene Möglichkeiten zur Erstellung von Navigationselementen greift Kapitel 12 auf.

Einen Einblick in JavaScript und DHTML zur Erstellung dynamischer Webseiten gibt Kapitel 14. Auch wenn die beiden Techniken dabei nicht in voller Tiefe erörtert und ausgeschöpft werden können, werden doch die grundlegenden Kenntnisse vermittelt und einige Beispiele vorgestellt, die mit wenig Aufwand Dynamik in die eigene Webseite bringen können.

Neben dem Design ist auch die Ladezeit von Webseiten zu beachten. Kapitel 15 deckt die typischen Probleme auf und stellt Tipps und Tricks vor, mit denen die Performance von Webseiten verbessert werden kann.

Kapitel 16 widmet sich der Fehlersuche in Webprojekten, die insbesondere bei umfangreichen Internetauftritten ohne gezieltes Vorgehen oder ohne Verwendung von eigenen Fehlerseiten und Diagnostic Style Sheets sehr mühsam sein kann. In diesem Zusammenhang wird in Kapitel 17 die Qualitätskontrolle für Webprojekte dargestellt, mit deren Hilfe der Quellcode validiert und auf Kompatibilität überprüft werden kann.

Kapitel 18 und 19 zeigen auf, wie über das Design und den Inhalt hinaus der Erfolg einer Webseite durch die Einbindung in Suchmaschinen gesteigert und anhand von Statistiken überwacht bzw. auch optimiert werden kann.

Zum Abschluss des Buches werden einige weiterführende Themen angeschnitten, unter anderem die Erstellung geschützter Bereiche, die Verwendung der serverbasierten Skriptsprachen Perl bzw. PHP und der Datenbank MySQL sowie die Optimierung von Webseiten für medienübergreifende und barrierefreie Formatierungen.

Im Anhang ist eine CSS-Referenz zu finden. Ferner wird die Zukunft der Dokumentsprachen beleuchtet und an einem Beispiel gezeigt, wie eine herkömmliche HTML-Seite in eine moderne CSS-Seite überführt werden kann.

2. Grundstrukturen: HTML, XHTML und CSS

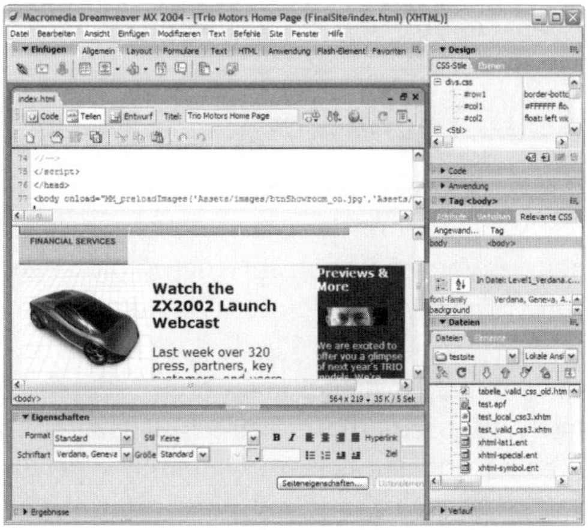

Kaum ein Medium entwickelt sich mit einer vergleichbaren Geschwindigkeit wie das Internet. Innerhalb kürzester Zeit werden neue Standards verabschiedet oder bestehende weiterentwickelt. Dabei bleiben die Browserhersteller oft um Jahre hinter den offiziellen Standards zurück. Immerhin werden moderne Standards wie Cascading Style Sheets und XHTML von den aktuellen und teilweise auch von älteren Versionen der gängigen Browser unterstützt. Der Betreiber einer Internetpräsenz ist also nicht mehr gezwungen, seine Seiten nach veralteten Standards aufzubauen.

Bei einer effektiven Projektarbeit geht der Erstellung der Seiten immer eine eingehende Planung voraus, bei der u.a. ermittelt wird, ob viele Besucher mit veralteten Browsern zu erwarten sind, was eventuell die Bereitstellung von Alternativseiten erforderlich macht. Bei der Realisierung des Internetauftritts helfen zahlreiche Editoren. Je nach persönlicher Vorliebe stehen dem Entwickler quelltextorientierte und eher intuitive Werkzeuge mit grafischer Benutzeroberfläche zur Verfügung.

2.1 Wie Internetstandards heute umgesetzt werden

Bereits in älteren HTML-Versionen war ein gewisser „Wildwuchs" von Tags zu verzeichnen. *blink*- und *layer*-Tag, die ausschließlich vom Netscape-Browser interpretiert werden, oder das Internet Explorer-spezifische *marquee*-Tag sind da nur die Spitze des Eisbergs. Auch offizielle Standards, wie beispielsweise die Darstellung von Tabellen in älteren Browserversionen, wurden und werden von den gängigen Browsern unterschiedlich umgesetzt.

Neue Technologien - neue Probleme

Die Browserhersteller haben sich bei der Implementierung von Cascading Style Sheets, die schon 1996 erstmalig vorgestellt wurden, viel Zeit gelassen. Erst die neustenVersionen von Internet Explorer und Netscape Communicator unterstützen CSS nahezu lückenlos. Die älteren Programmversionen hingegen, das heißt Internet Explorer bis Version 5.5 einschließlich und Netscape Communicator bis Version 6.2 einschließlich, interpretieren eine ganze Reihe von CSS-Features gar nicht oder fehlerhaft. Das kann dazu führen, dass der mühevoll durchgestylte Webauftritt ziemlich durcheinander gewürfelt angezeigt wird. Im schlimmsten Fall wird auch der Inhalt der Seiten nicht mehr verständlich dargestellt oder ist gar nicht erst zugänglich.

Lange Zeit mussten sich Entwickler, die CSS einsetzen wollten, bei deren Verwendung stark einschränken, wenn sie nicht einen Teil der Internetuser aussperren wollten. Mit zunehmender Verbreitung aktueller Browser wird sich das Thema Browserkompatibilität zumindest in dieser Hinsicht aber bald erledigt haben.

Für die Behandlung der Kompatibilitätsproblematik zeichnet sich inzwischen folgende Tendenz ab:

- CSS als moderner Standard für pflegeleichte und schlanke Webauftritte werden mit all ihren Möglichkeiten eingesetzt.
- Jüngere Browserversionen mit lückenhafter CSS-Unterstützung werden gegebenenfalls mit speziellen Stylesheets versorgt.
- Die Viererversionen von Internet Explorer und Netscape Communicator mit ihrer teilweise katastrophalen CSS-Unterstützung werden eher als nicht CSS-fähige Browser eingestuft. Abweichungen im Design einer Seite werden seitens der Entwickler in Kauf genommen, sofern alle Inhalte zugänglich sind und lesbar dargestellt werden. Das World Wide Web Consortium setzt hier ein deutliches Zeichen. Auf den Seiten kommt ein CSS-Feature zum Einsatz, das im Netscape Communicator 4.x nicht unterstützt wird.

Da auch in veralteten Browsern ein Teil der Formatierungsmöglichkeiten von CSS interpretiert wird, werden die Unterschiede im Erscheinungsbild Ihrer Seiten in den unterschiedlichen Browsern unter Umständen nicht so stark ausfallen. Allerdings bedarf es einiger Tricks, um die Browser mit den spezifischen Formatangaben zu versorgen.

Bereits bei der Erstellung Ihrer Seiten können Sie überprüfen, ob einzelne CSS-Eigenschaften Kompatibilitätsprobleme haben. Einige Editoren bieten speziell für diesen Zweck Prüffunktionen an. Außerdem gibt es im Internet Übersichtstabellen, in denen die Kompatibilität der einzelnen Formatangaben aufgeschlüsselt wird.

2.2 Vorzüge von XHTML und Cascading Style Sheets gegenüber HTML

Bis zur Verabschiedung von HTML 4.0 war es üblich, in einem HTML-Dokument neben der Struktur auch gleich die Formatierung festzulegen. Angaben zur Textformatierung wie Schriftart, -farbe und -größe wurden mit dem *Font*-Tag und seinen Attributen eingebunden, Hintergrundfarben und Größenangaben über entsprechende Attribute dem jeweiligen Element, beispielsweise einer Tabellenzelle, zugewiesen. Dazu ein kleines Beispiel: Ein passionierter Globetrotter möchte eine tabellarische Übersicht für seine Reisen mit Links zu den entsprechenden Bildergalerien und einigen weiteren Angaben bereitstellen.

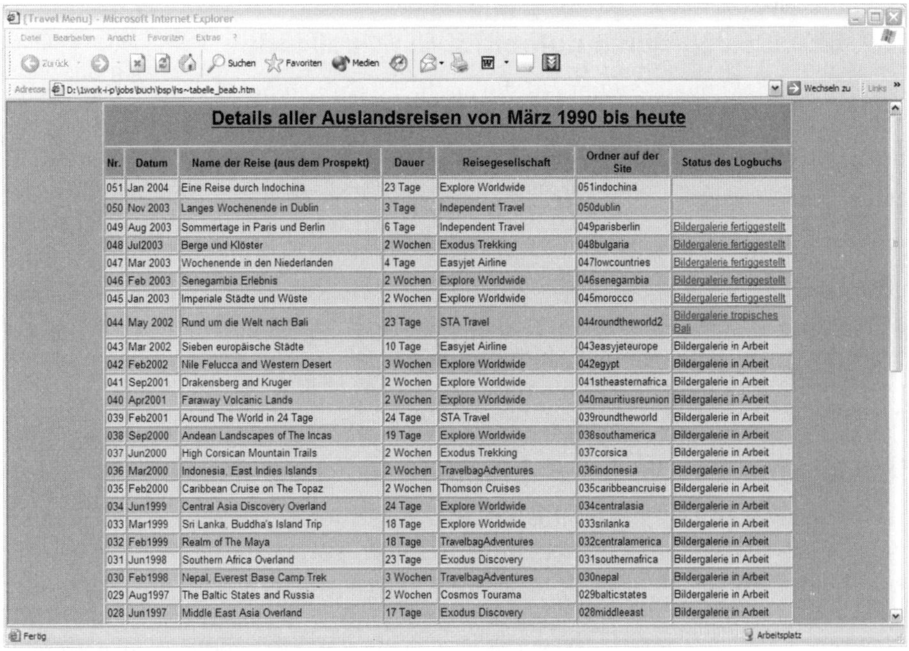

Details aller Auslandsreisen von März 1990 bis heute

Nr.	Datum	Name der Reise (aus dem Prospekt)	Dauer	Reisegesellschaft	Ordner auf der Site	Status des Logbuchs
051	Jan 2004	Eine Reise durch Indochina	23 Tage	Explore Worldwide	051indochina	
050	Nov 2003	Langes Wochenende in Dublin	3 Tage	Independent Travel	050dublin	
049	Aug 2003	Sommertage in Paris und Berlin	6 Tage	Independent Travel	049parisberlin	Bildergalerie fertiggestellt
048	Jul2003	Berge und Klöster	2 Wochen	Exodus Trekking	048bulgaria	Bildergalerie fertiggestellt
047	Mar 2003	Wochenende in den Niederlanden	4 Tage	Easyjet Airline	047lowcountries	Bildergalerie fertiggestellt
046	Feb 2003	Senegambia Erlebnis	2 Wochen	Explore Worldwide	046senegambia	Bildergalerie fertiggestellt
045	Jan 2003	Imperiale Städte und Wüste	2 Wochen	Explore Worldwide	045morocco	Bildergalerie fertiggestellt
044	May 2002	Rund um die Welt nach Bali	23 Tage	STA Travel	044roundtheworld2	Bildergalerie tropisches Bali
043	Mar 2002	Sieben europäische Städte	10 Tage	Easyjet Airline	043easyjeteurope	Bildergalerie in Arbeit
042	Feb2002	Nile Felucca and Western Desert	3 Wochen	Explore Worldwide	042egypt	Bildergalerie in Arbeit
041	Sep2001	Drakensberg and Kruger	2 Wochen	Explore Worldwide	041stheasternafrica	Bildergalerie in Arbeit
040	Apr2001	Faraway Volcanic Lands	2 Wochen	Explore Worldwide	040mauritiusreunion	Bildergalerie in Arbeit
039	Feb2001	Around The World in 24 Tage	24 Tage	STA Travel	039roundtheworld	Bildergalerie in Arbeit
038	Sep2000	Andean Landscapes of The Incas	19 Tage	Explore Worldwide	038southamerica	Bildergalerie in Arbeit
037	Jun2000	High Corsican Mountain Trails	2 Wochen	Exodus Trekking	037corsica	Bildergalerie in Arbeit
036	Mar2000	Indonesia, East Indies Islands	2 Wochen	TravelbagAdventures	036indonesia	Bildergalerie in Arbeit
035	Feb2000	Caribbean Cruise on The Topaz	2 Wochen	Thomson Cruises	035caribbeancruise	Bildergalerie in Arbeit
034	Jun1999	Central Asia Discovery Overland	24 Tage	Explore Worldwide	034centralasia	Bildergalerie in Arbeit
033	Mar1999	Sri Lanka, Buddha's Island Trip	18 Tage	Explore Worldwide	033srilanka	Bildergalerie in Arbeit
032	Feb1999	Realm of The Maya	18 Tage	TravelbagAdventures	032centralamerica	Bildergalerie in Arbeit
031	Jun1998	Southern Africa Overland	23 Tage	Exodus Discovery	031southernafrica	Bildergalerie in Arbeit
030	Feb1998	Nepal, Everest Base Camp Trek	3 Wochen	TravelbagAdventures	030nepal	Bildergalerie in Arbeit
029	Aug1997	The Baltic States and Russia	2 Wochen	Cosmos Tourama	029balticstates	Bildergalerie in Arbeit
028	Jun1997	Middle East Asia Overland	17 Tage	Exodus Discovery	028middleeast	Bildergalerie in Arbeit

Die Seite des Globetrotters im Browser.

Zur besseren Übersichtlichkeit sind die Tabellenzellen abwechselnd mit unterschiedlichen Hintergrundfarben belegt. Wie die zugehörige Datei in klassischer HTML-Manier kodiert aussehen würde, können Sie in einem Quellcode-Auszug am Ende dieses Abschnitts sehen.

Die abwechselnden Hintergrundfarben für die einzelnen Tabellenreihen sind über das Attribut *bgcolor* im *tr*-Tag festgelegt, Schriftart, -größe und -farbe stehen im *font*-Tag, das aus Gründen der Browserkompatibilität in jeder Tabellenzelle stehen muss. Angaben zur Struktur des Dokuments und Formatangaben werden auf diese Weise bunt gemischt.

Probleme mit klassischem HTML

Ursprünglich lag es gar nicht in der Absicht der Entwickler von HTML, damit mehr als die Struktur eines Dokuments abzubilden. Die Formatierungsmöglichkeiten, die in dem Quellcode-Beispiel zum Einsatz kommen, widersprechen diesem ursprünglichen Ansatz und wurden vielmehr nach und nach ins HTML-Vokabular „hineingeflickt“, weil die Betreiber von Websites in zunehmendem Maße eben auch die Gestaltung ihrer Seiten festlegen wollten. Für den durchschnittlichen Anwender ist die Entwicklung von Webauftritten, die dem Urkonzept der Entwickler von HTML entsprechen, wohl eher von geringem Interesse. Allerdings ergeben sich aus der Flickschusterei von Formatierung und Struktur auch beträchtliche praktische Konsequenzen.

Netzüberlastung durch aufgeblähten Quellcode

Das Beispieldokument kommt auf die stattliche Größe von 41 KByte. Ohne *font*-Tags und formatierende Attribute wie *bgcolor*, *width* und *align* sind es gerade mal 10 KByte. Mit anderen Worten: Drei Viertel des Gesamtvolumens werden für die Übertragung von Daten verschwendet, die für die Übermittlung von Struktur und Information eigentlich irrelevant sind. Auch wenn breitbandige Internetzugänge immer größere Verbreitung erlangen und Webspace immer günstiger wird, gilt nach wie vor die Maxime, Webdokumente möglichst klein zu halten. Schließlich stellen überflüssigerweise aufgeblähte Seiten eine unnötige Belastung für Webserver und Datenleitungen dar und tragen so zur Verärgerung der Internetuser über „World Wide Wait“ bei.

Umständlich bei der Erstellung, aufwendig bei der Pflege

Davon abgesehen sind Erstellung und Pflege solcher Seiten kein reines Vergnügen. In jeder Datei müssen wiederholt dieselben Formatangaben immer wieder aufs Neue eingefügt werden. Beispielsweise die Angaben zu Schriftart, -farbe und -größe stehen in der Globetrotterseite in jeder Tabellenzelle. Selbst kleine Änderungen am Erscheinungsbild der Site sind lästig und aufwendig. Angenommen, Sie wollten Ihre Site mit einer anderen Schriftart anzeigen lassen und zusätzlich die Schriftgröße ändern. Damit ein einheitliches Erscheinungsbild gewahrt bleibt, müssten Sie dazu jedes *font*-Tag in jeder Datei ändern. Schon in einer einzelnen Datei wie der Reiseübersicht ist das eine lästige Arbeit, selbst wenn Sie auf Hilfsmittel komfortabler Editoren zurückgreifen können. Außerdem können sich Fehler einschleichen. Funktionen wie „Suchen und Ersetzen" stolpern bereits über kleine Unregelmäßigkeiten im Quellcode. Mit steigendem Umfang der Site potenzieren sich Aufwand und Fehleranfälligkeit.

Neue Hard- und Software unterstützt alte Standards nicht

Die meisten User greifen sicherlich immer noch mit PCs auf das Internet zu. Darüber hinaus gibt es eine steigende Anzahl ebenfalls internetfähiger Geräte, wie zum Beispiel Handys und PDAs, die sich wachsender Beliebtheit erfreuen. Auf diesen Geräten laufen eigens entwickelte Browser, die an den modernen Standard XHTML angepasst sind und veraltete Seiten fehlerhaft oder gar nicht anzeigen können. Webapplikationen zur automatischen Verarbeitung von Internetseiten können Dokumente, die auf veralteten Standards basieren, ebenfalls nicht korrekt verarbeiten. Wegen der syntaktischen Unregelmäßigkeiten in HTML-Dokumenten sind hier Fehler vorprogrammiert.

Schlanke, pflegeleichte Sites mit XHTML und Cascading Style Sheets

Die Einführung von HTML 4.0 brachte eine wesentliche Neuerung mit sich: Als Möglichkeit zur Formatierung wurden **C**ascading **S**tyle **S**heets, kurz CSS, zum offiziellen Standard erklärt, formatierende Tags wie *font* wurden als „deprecated" (engl. „missbilligt") eingestuft, was nicht bedeutet, dass sie nicht mehr funktionieren, sondern vielmehr als Empfehlung zu verstehen ist, von der Verwendung abzusehen, weil Browser in zukünftigen Versionen sie eventuell nicht mehr interpretieren können.

Struktur und Design trennen mit Cascading Style Sheets

Stylesheets sind eine Ergänzung von HTML, die in vielfacher Hinsicht eine Verbesserung darstellen. Zunächst ermöglichen sie eine Trennung von Angaben zur Struktur eines Dokuments, die nach wie vor mit HTML-Tags gemacht werden, und Formatangaben, die mit CSS implementiert werden. Das freut einerseits die Puristen und hat andererseits einen praktischen Nutzen. Anstatt jedes Element in jeder Datei mit sich wiederholenden Formatierungen zu versehen, können Sie diese Angaben an zentraler Stelle für ein gesamtes Dokument oder sogar für Ihre gesamte Website ablegen. In der Funktionsweise ähnelt das den Formatvorlagen, wie Sie sie aus Textverarbeitungsprogrammen gewöhnt sind. Entsprechend brauchen Sie etwaige Änderungen am Erscheinungsbild nicht mehr aufwendig an jedem Element vorzunehmen, sondern nur noch an der Vorlage. Alle Elemente, die darauf zugreifen, übernehmen diese Änderung automatisch.

Der Aufwand bei Erstellung und Pflege sowie die Fehleranfälligkeit bei Modifikationen werden erheblich reduziert. Außerdem verringert sich die Dateigröße durch den Wegfall formatierender Tags entscheidend. Die Tabellenseite mit der Reiseübersicht ist mit CSS formatiert nur noch 14 KByte groß. Sämtliche Formatangaben sind in einer 1 KByte großen externen Datei untergebracht, die außerdem noch für andere Dateien derselben Website verfügbar ist. Dabei müssen Sie auf keine Gestaltungsmöglichkeiten verzichten. Im Gegenteil, mit CSS haben Sie noch viel mehr und feinere Möglichkeiten zur Formatierung als mit herkömmlichem HTML.

XHTML ist modernisiertes HTML

XHTML, das die direkte Nachfolge von HTML 4.0 antritt, geht hinsichtlich der „Entschlackung" des HTML-Sprachschatzes noch einen Schritt weiter. Gegenüber HTML 4.0 gibt es noch mehr deprecated Tags und Attribute, um die Trennung von Struktur und Formatierung konsequenter umzusetzen. Des Weiteren wurden striktere Regeln für die Schreibweise von Tags und Attributen eingeführt. Das entspringt nicht der Regulierungswut der HTML-Entwickler, sondern soll unter anderem eine reibungslose Zusammenarbeit mit anderen Webapplikationen, wie sie in Kapitel 20 dieses Buches beschrieben werden, gewährleisten. Mit den Neuerungen, die CSS und XHTML mit sich bringen, macht Sie das Kapitel 3 ab Seite 35 vertraut.

Quellcode-Auszug: die Beispielseite von Seite 21 in klassischem HTML

```
...
<table width="80%" align="center" border="1">
<tr bgcolor="#1AA3D7">
<td colspan="7" align="center" width="3%"><font face="Arial, Helvetica,
sans-serif" size="4" color="black"><h2><u>Details aller Auslandsreisen
von März 1990 bis heute</u></h2></font></td>
</tr>
<tr bgcolor="#1AA3D7">
<th  align="center" width="3%"><font face="Arial, Helvetica, sans-serif"
size="2" color="black">Nr.</font></th>
<th width="8%"  align="center"><font face="Arial, Helvetica, sans-serif"
size="2" color="black">Datum</font></th>
<th width="30%"  align="center"><font face="Arial, Helvetica, sans-serif"
size="2" color="black">Name der Reise (aus dem Prospekt)</font></th>
<th width="8%"  align="center"><font face="Arial, Helvetica, sans-serif"
size="2" color="black">Dauer</font></th>
<th width="20%"  align="center"><font face="Arial, Helvetica, sans-serif"
size="2" color="black">Reisegesellschaft</font></th>
<th width="13%"  align="center"><font face="Arial, Helvetica, sans-serif"
size="2" color="black">Ordner auf der Site</font></th>
<th width="18%"  align="center"><font face="Arial, Helvetica, sans-serif"
size="2" color="black">Status des Logbuchs</font></th>
</tr>
<tr bgcolor="#C1E8F7">
<td width="3%"><font face="Arial, Helvetica, sans-serif" size="2"
color="black">051</font></td>
```

```
■ <td width="8%"><font face="Arial, Helvetica, sans-serif" size="2"
  color="black">Jan 2004</font></td>
■ <td width="30%"><font face="Arial, Helvetica, sans-serif" size="2"
  color="black">Eine Reise durch Indochina</font></td>
■ <td width="8%"><font face="Arial, Helvetica, sans-serif" size="2"
  color="black">23 Tage</font></td>
■ <td width="20%"><font face="Arial, Helvetica, sans-serif" size="2"
  color="black">Explore Worldwide</font></td>
■ <td width="13%"><font face="Arial, Helvetica, sans-serif" size="2"
  color="black">051indochina</font></td>
■ <td width="18%"> </font></td>
■ </tr>
■ ...
```

2.3 Webauftritte richtig planen

Die Planung eines Webauftritts ist für das Gelingen des Projekts sehr entscheidend. Einerseits kann eine lückenhafte Planung dazu führen, dass der Arbeitsprozess an sich verzögert wird, weil sich ständig Änderungen ergeben, die bei besserer Vorbereitung vermeidbar gewesen wären. Andererseits kann es Ihnen ohne sorgfältige Planung passieren, dass Sie an den potenziellen Besuchern Ihrer Webpräsenz „vorbeiplanen“, sodass Ihrem Projekt der Erfolg versagt bleibt.

Über die richtige Planung eines Webauftritts ließe sich ein eigenes Buch schreiben. Den Rahmen dieses eher auf die technischen Aspekte der Erstellung von Websites ausgerichteten Buches würde eine eingehende Behandlung des Themas sprengen. Deswegen konzentriert sich dieser Abschnitt rein auf die Planung der technischen Seite eines Internetauftritts. Inhaltliche und gestalterische Gesichtspunkte können allenfalls angeschnitten, aber nicht ausführlich behandelt werden.

Ein typischer Fehler vieler Webseiten-Autoren ist z. B. sofort mit dem Schreiben der Quelltexte für ihren Auftritt zu beginnen - denken Sie stattdessen zunächst einmal über die folgenden Punkte nach, die nur einen groben Anhaltspunkt darstellen sollen und keinen Anspruch auf Vollständigkeit erheben:

- Welches Ziel verfolgt Ihre Webpräsentation? Warum benötigen Sie eine Webseite?
- Was ist die Hauptaussage Ihrer Webpräsentation? Beispiele könnten sein: Verbesserung des Image, Informations- und Öffentlichkeitsarbeit, Kundengewinnung, Verkauf von Produkten und/oder Dienstleistungen, Verbesserung der Kundenbeziehungen und so weiter.
- Wie sieht Ihre Zielgruppe aus? Machen Sie sich Gedanken über das voraussichtlich hauptsächliche Geschlecht der Benutzer, die Altersgruppe, den Bildungsstand, Interessen, vorhandene Technik (insbesondere: mit welchen Browsern wird Ihre Seite voraussichtlich besucht) und so weiter.

- Einmal andersherum gedacht: Welche Erwartung wird ein Besucher an Ihre Webseite stellen? Beispielsweise könnte er Informationen suchen, ein Produkt bestellen wollen, eine Anfrage an Sie richten und so weiter.

Vielleicht haben Sie sich über diese Fragen zuvor noch keine Gedanken gemacht, doch sind sie essenziell für jeden Auftritt. Entwerfen Sie beispielsweise eine Seite, die noch so professionell gestaltet ist, aber auf eine Zielgruppe jenseits der 30 Jahre abzielt, werden Sie kaum Erfolg haben können, wenn der durchschnittliche Besucher 16 Jahre alt ist.

Benötigte Inhalte

Der zweite Schritt der Überlegungen beschäftigt sich dann mit den benötigten und erwünschten Inhalten der Seite. Welche Art von Inhalten brauchen Sie, wie sollen sie aufbereitet sein? Auch hier wieder ein kurzer Fragenkatalog zur Inspiration:

- In welcher Art sollen die Informationen aufbereitet werden? Nur einzelne Informationsseiten, komplexe Navigationsseiten mit zahlreichen Verknüpfungen, Suchmaschine ...
- Existiert bereits eine Vorlage, anhand derer die Seite entworfen werden soll? Stichwort Corporate Identity, Offlinewerbung etc.
- Wie soll die Navigation gestaltet sein? Dynamisch oder statisch? Ist die Navigation tragendes Element oder dient sie nur zur grundlegenden Übersicht? Wie kann die Navigation möglichst einheitlich, unkompliziert und leicht zugänglich realisiert werden?
- Welche Inhalte sollen konkret vorliegen? Wo gibt es Überschneidungen, welche Inhalte können an anderen Stellen wiederverwendet werden?
- Welche Benutzerinteraktion soll möglich sein und in welcher Art wird sie realisiert?

Der letzte Punkt, den Sie in Ihre Überlegungen einschließen sollten, beschäftigt sich mit der zugrunde liegenden Technik. Sie haben bisher alle Informationen zusammengetragen die genau beschreiben, welche Daten für die Webseite benötigt werden und wie die Seite aussehen soll. Nun müssen diese Gedanken in (X)HTML übertragen werden.

Technische Umsetzung

Die richtigen Inhalte und ihre grafische Aufbereitung sind nur die eine Hälfte auf dem Weg zur fertigen Webseite. Die technischen Möglichkeiten sind die andere. Stellen Sie sich die folgenden Fragen:

- Auf welcher Serverplattform soll die Seite betrieben werden? Benötige ich einen eigenen Rootserver oder reicht ein Webhosting-Angebot aus?

- Welche Zusätze braucht mein Webserver? Werde ich beispielsweise PHP in Verbindung mit einer MySQL-Datenbank benötigen?
- Soll es ein webinterfacebasiertes Content-Management-System geben?
- Wie sind die Informationsträger (Texte, Grafiken) beschaffen? Wie organisiere ich die Daten (Verzeichnisse, Datenbank)?
- Wird das Layout über Frames, Layouttabellen oder CSS-Formatierungen realisiert?
- Welche browserabhängigen Elemente sollen verwendet werden? Ist es tragbar, beispielsweise Benutzer von älteren Netscape-Browsern auszuschließen?

Es ist in Anbetracht der zahlreichen Webseiten-Arten nahezu unmöglich, allgemein gültige Tipps zum Schreiben der Quelltexte zu geben, doch einige universelle Tricks gelten eigentlich immer:

- Verwenden Sie aussagekräftige Namen für Ihre Dokumente und legen Sie von Anfang an eine Dokumentationsdatei an, die genau beschreibt, welche Dokumente welche Funktion erfüllen und ob ggf. Wechselbeziehungen bestehen.
- Entwickeln Sie ein eigenes, einheitliches Benennungskonzept für Seitenelemente und verwenden Sie die entsprechenden Elementbezeichnungen in Ihren CSS-Dateien.
- Schreiben Sie strukturierten Code, der leicht zu lesen ist, und fügen Sie Kommentare ein. Hier ist Qualität wichtiger als Quantität!
- Informieren Sie sich auf aktuellen Informationsseiten zum Thema Webdesign über den neusten Stand der Technik und der Entwicklungen.

Dieses Buch soll Ihnen ein treuer Begleiter auf Ihren ersten Schritten und natürlich auch ein Nachschlagewerk in Ihren erfahreneren Tagen sein. Haben Sie auf keinen Fall Angst davor, auch einmal unkonventionelle Wege zu beschreiten - vielleicht entsprechen diese gerade dem für Sie exakt richtigen Weg.

2.4 Projekt-Tools effektiv einsetzen

Kernstück einer Entwicklungsumgebung für Internetseiten ist ein Editorprogramm, das Ihnen die mühselige Tipparbeit erleichtern oder weitgehend abnehmen kann. Dafür ist es natürlich wichtig, dass moderne Standards wie XHTML und Cascading Style Sheets in der betreffenden Software implementiert sind. Funktionen zur Fehlersuche, eine Dateiverwaltung für bessere Übersicht über Ihr Projekt und ein integrierter FTP-Client für den Upload Ihrer Dateien auf den Webserver machen einen guten Editor aus.

Namhafte Softwarehersteller, die auch Grafiksoftware anbieten, haben in ihre Editoren Schnittstellen zur Beschleunigung der Arbeitsabläufe integriert. Sofern Sie über die entsprechende Grafiksoftware verfügen, können Sie hierdurch das Bildmaterial Ihrer Seiten direkt im Editor bearbeiten. Normalerweise müssen Sie dafür erst ein Bildbearbeitungsprogramm starten und dort die betreffende Grafikdatei öffnen.

Quelltext-Editoren

Generell unterscheidet man zwischen zwei Kategorien von HTML-Editoren, quelltextorientierter und WYSIWYG-Software. Bei Ersterer erstellen und bearbeiten Sie den Quellcode Ihrer HTML-Seiten. Um zu sehen, wie das Ergebnis später aussieht, schicken Sie das betreffende Dokument zur Betrachtung an einen Browser, der dazu auf Ihrem Rechner installiert sein muss, oder an eine programminterne Vorschauansicht. Hier können Sie dann allerdings nichts verändern, das geht eben nur im Quelltext. Allerdings müssen Sie nicht jedes Tag mühsam von Hand eingeben. Die Erstellung von Tabellen, Framesets oder auch Stylesheets ist in vielen Quelltext-Editoren auch über Dialogfenster möglich. Das Anlegen von Links oder die Einbindung von Grafiken kann per Drag & Drop oder Mausklick erledigt werden.

HomeSite+ (5.5)

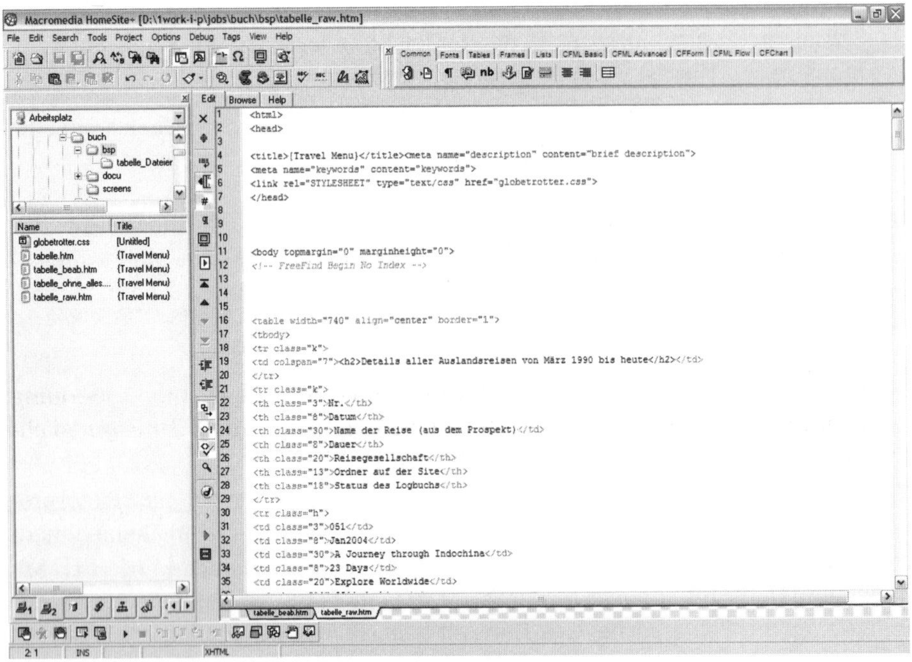

Der Mercedes unter den Quelltext-Editoren: HomeSite+.

- Editor für professionelle Webprojekte mit Datenbankunterstützung und Webserverprogrammierung
- auch für andere Webprogrammiersprachen geeignet
- Debugger für Webapplikationen
- gute XHTML-Unterstützung
- Wizards für Tabellen- und Frameset-Erstellung
- zahlreiche Kodierhilfen wie automatische Tag-Vervollständigung, Konvertierung von Sonderzeichen, Einfügung von Tags per Mausklick oder Tastatur-Shortcuts
- TopStyle Lite als Wizard für CSS integriert
- enthält HTML Tidy für schnelle Quellcode-Korrektur und -formatierung sowie Konvertierung von HTML zu XHTML
- konfigurierbare Validierungs-Tools für korrekten Code, Linkchecker
- Projektverwaltung integriert
- eingebauter FTP-Client für verschlüsselten Dateitransfer
- Makrofunktion für beschleunigte Arbeitsprozesse
- wird beim Dreamweaver mitgeliefert, ist für Zusammenarbeit mit diesem Programm optimiert, aber auch als Stand-alone-Tool erhältlich

Kostenlose Demo	*http://www.macromedia.com/downloads*

HTML-Kit

- integrierter FTP-Client für Upload der Seiten
- HTML-Tags, Attribute und CSS-Code können über Wizards eingefügt werden.
- kann TopStyle Lite als CSS-Editor nutzen, TopStyle Lite (Freeware) muss allerdings gesondert heruntergeladen und installiert werden
- HTML-Tidy eingebaut, ermöglicht Validierung der Dokumente, Entfernung überflüssiger Tags in Word 2000-HTML-Seiten, Überprüfung der Zugänglichkeit und Konvertierung von HTML-Dateien zu XHTML
- mit Tag-Autovervollständigungs-Funktion mit Dropdown-Liste passender Attribute
- gute XHTML-Unterstützung, leeres XHTML-Dokument kann schnell als Standarddatei angelegt werden
- mit Dateiverwaltung in der Arbeitsoberfläche, ermöglicht Links und Einbindung von Grafiken mit Drag & Drop

- umfangreiche Plug-In-Bibliothek, mit der HTML-Kit auch für zahlreiche Programmiersprachen nutzbar wird
- deutsche Prgrammversion durch Plug-In-Installation erhältlich
- Eigene Tastatur-Shortcuts können zusätzlich zu bestehenden angelegt werden.
- Häufig verwendete Codeschnipsel können in einer eigenen Bibliothek verwaltet werden.

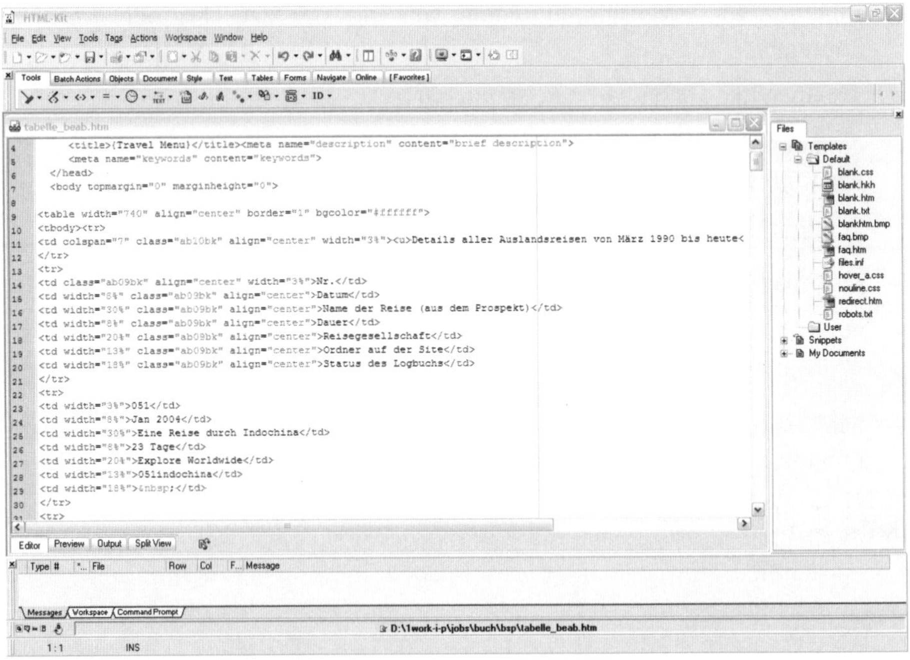

HTML-Kit ist einer der wenigen Freeware-Editoren mit vollwertiger XHTML-Unterstützung.

Download	*http://www.chami.com/html-kit/download/*
Deutsche Version	*http://www.chami.com/htmlkit/plugins/Dir/Misc/Translations/*

TopStyle Pro 3.10

- reiner HTML/XHTML-Editor
- hauptsächlich auf Handarbeit ausgelegt, keine Wizards für Tabellen- oder Frameset-Erstellung, lediglich Tag-Autovervollständigung und die Möglichkeit, mit Drag & Drop Links anzulegen oder Grafiken einzubinden, erleichtern die Tipparbeit
- HTML Tidy integriert

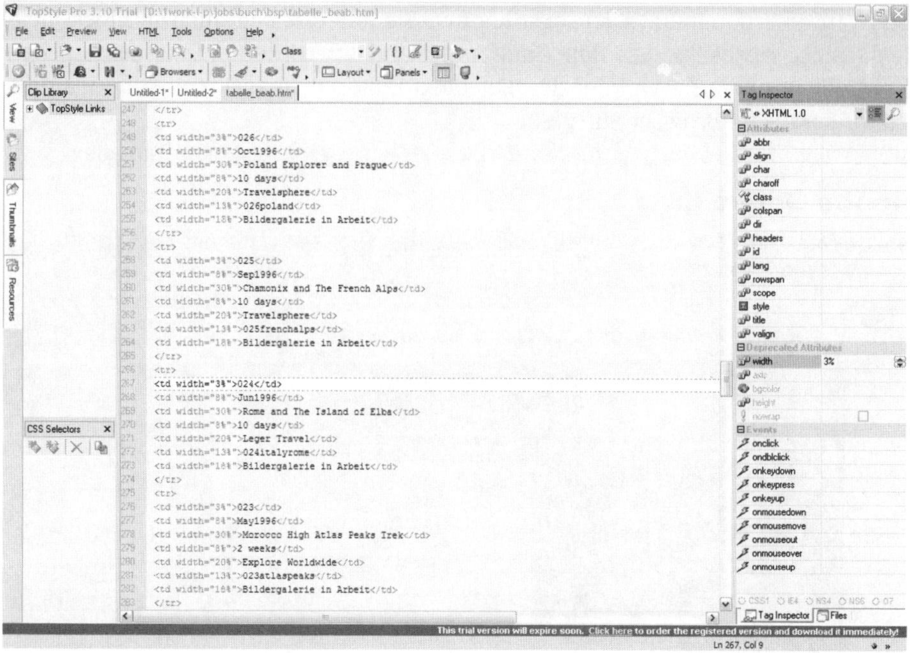

Die Benutzeroberfläche von TopStyle Pro.

- guter CSS-Wizard zur Erstellung, Verwaltung bestehender Stylesheets in Arbeitsoberfläche integriert, der Wizard ist als TopStyle Lite kostenlos verfügbar
- umfangreiche Palette von Prüffunktionen, (X)HTML-Code und CSS können hinsichtlich Browserkompatibilität, Korrektheit und W3C-Konformität getestet werden
- Doppelte und nicht mehr benötigte Dateien sowie das Funktionieren von Links lassen sich mit einer einfachen Projektverwaltung überwachen.
- kein integrierter FTP-Client
- nur in Englisch erhältlich

Kostenlose Demo	*http://www.bradsoft.com/download/index.asp*

WYSIWYG-Editoren

Viel intuitiver geht es mit WYSIWYG-Editoren zu (WYSIWYG = **W**hat **Y**ou **S**ee **I**s **W**hat **Y**ou **G**et, engl., „Was Sie sehen, bekommen Sie"). Hier arbeiten Sie in einer Vorschauansicht. Sie müssen lediglich den Text, der nachher auf der Seite zu lesen sein soll, eintippen. Alles Weitere läuft über Dialogfenster oder Menübefehle, die in ihrer Funktionsweise denen von Textverarbeitungssoftware ähneln. Die Erstellung des Quellcodes läuft dabei im Hintergrund ab und wird gänzlich von der

Software übernommen. Allerdings können Sie auf Wunsch auch in eine Quelltextansicht wechseln, um den Code von Hand zu editieren. Zur zusätzlichen Kontrolle können Sie wie bei den Quelltext-Editoren Ihre Dokumente aus dem Editor heraus im Browser aufrufen.

Adobe GoLive CS

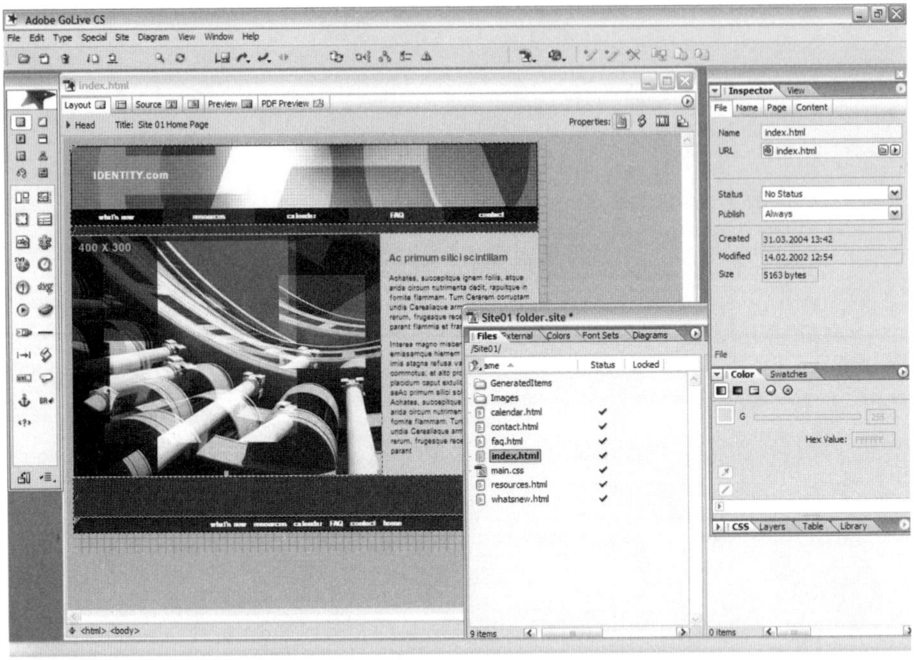

Die Benutzeroberfläche von Adobe GoLive CS.

- professionelle Software, die die komplett visuelle Erstellung von Internetseiten ermöglicht
- konfigurierbare Arbeitsoberfläche mit unterschiedlichen Ansichtsmodi (Layout, Quelltext, Layout/Quelltext gleichzeitig)
- unterstützt neben XHTML eine breite Palette von Webprogrammiersprachen
- Vorschau und Optimierung für alternative Ausgabegeräte wie Handys möglich
- umfangreiche Datei- und Projektverwaltung für reibungslose Arbeit im Team
- Bibliothek mit vorgefertigten Scriptkomponenten, CSS-Schemata etc.
- FTP-Client integriert
- HTML-Dateien können zu XHTML kovertiert werden.
- Tools zur Validierung von Dokumenten

- Optimiert für die Zusammenarbeit mit anderen Adobe-Applikationen (Creative Suite), z. B. können Photoshop- oder Illustrator-Dateien mit Ebenen nach GoLive übernommen und bearbeitet werden. Auch können Formatangaben aus Mengensatzdateien, die mit InDesign erstellt wurden, übernommen und in CSS-Angaben umgewandelt werden. Das integrierte Farbmanagement sorgt für möglichst farbgetreue Konvertierung zwischen CMYK- und RGB-Farbräumen.

Kostenlose Demo	*http://www.adobe.com/products/tryadobe/main.jsp*

Macromedia Dreamweaver MX 2004

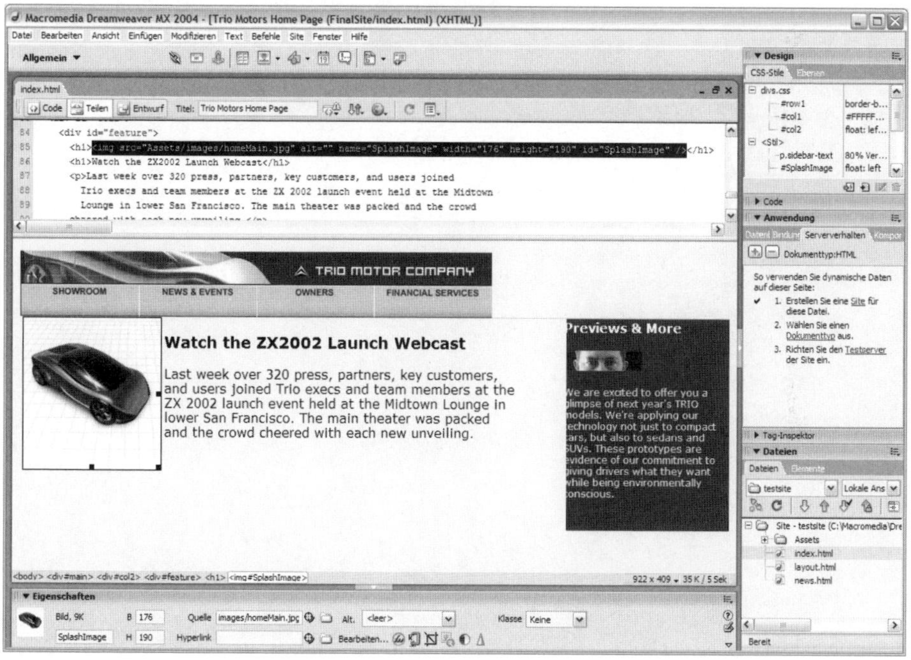

Macromedias Dreamweaver MX 2004 bietet alles für professionelle Webprojekte.

- professionelles Tool für die grafische Erstellung von umfangreichen Webprojekten
- Für quelltextorientiertes Arbeiten steht neben einer komfortablen Quelltextansicht auch das im Lieferumfang enthaltene HomeSite+ 5.5 zur Verfügung.
- XHTML ist Standarddateityp, zahlreiche Programmiersprachen werden ebenfalls unterstützt.
- integrierter FTP-Client für verschlüsselten Upload der Dateien
- Mit Datei- und Projektverwaltung, Links und Pfadangaben eingebundener Grafiken werden automatisch aktualisiert, wenn die Dateistruktur verändert wird.

- vorgefertigte DHTML- und JavaScript-Bausteine, Tabellendesigns etc. über Bibliotheksfunktion verfügbar
- nützliche Zusatzfunktionen, z. B. Optimierung von Word-HTML
- Differenzierte Prüfmöglichkeiten hinsichtlich Zugänglichkeit, Fehlerfreiheit, und Browserkompatibilität, detaillierte Prüfprotokolle erleichtern Debugging.
- kann HTML zu XHTML konvertieren
- bietet mit Studio MX ähnliche Produktintegration mit anderen MX-Programmen wie Adobes Creative Suite

Kostenlose Demo	*http://www.macromedia.com/downloads*

3. Kooperation HTML, XHTML und CSS

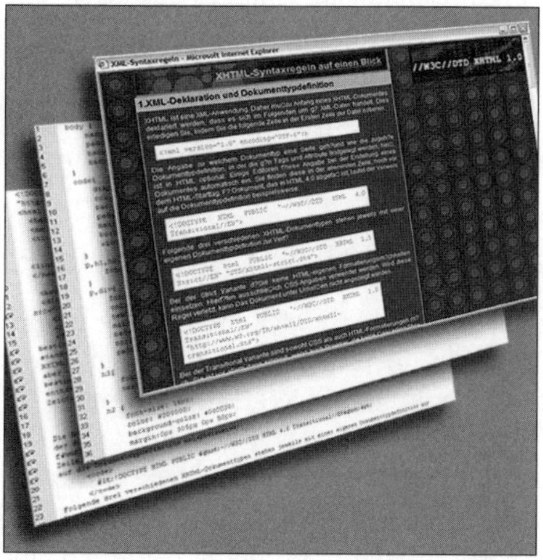

XHTML als moderner Standard für Internetseiten ist keine völlig neue Sprache, sondern vielmehr eine Weiterentwicklung von HTML. Die dringend notwendige Anpassung an technische Weiterentwicklungen wie XML oder neue internetfähige Geräte wird hiermit umgesetzt. Zusammen mit den gleichzeitig eingeführten strengeren Syntaxkonventionen und der strikten Trennung von Inhalt und Formatierung ist eine reibungslose Zusammenarbeit mit anderen Webapplikationen sichergestellt. Moderne Webauftritte stellen ein Zusammenspiel von XHTML und CSS, dem etablierten Standard für Formatangaben, dar. Allerdings sind die Systemvoraussetzungen der Internetuser teilweise sehr unterschiedlich. Veraltete Browserversionen, unterschiedliche Sprachen und Schriften müssen berücksichtigt werden, um zu gewährleisten, dass die präsentierten Inhalte allen zugänglich sind.

Die unterschiedlich ausgereifte Unterstützung von CSS bei den einzelnen Browsern verursacht bei der Erstellung von Internetauftritten Probleme, wenn Features zum Einsatz kommen sollen, die erst in neueren Browsern unterstützt werden. Durch einige Tricks, die sich die lückenhafte CSS-Implementierung veralteter Browser zunutze machen, können allerdings viele Probleme umgangen werden.

3.1 XHTML: Aufbau und Struktur

Im Laufe der Entwicklung des Internets hat sich HTML als lückenhaft erwiesen. Bestimmte Informationen lassen sich mit den Tags, die in HTML enthalten sind, gar nicht oder nur unzureichend auszeichnen, sodass die Übermittlung und automatisierte Weiterverarbeitung dieser Informationen erheblich erschwert werden.

Mit XML führte das World Wide Web Consortium einen Standard ein, der es Entwicklern ermöglicht, neue Dokumenttypen beziehungsweise Sätze von Tags zu definieren, die die fehlenden Auszeichnungsmöglichkeiten enthalten. Damit diese problemlos von den Programmen zu deren Darstellung (kurz User Agents), zum Beispiel einem Browser, verarbeitet werden können, legt XML strenge Syntaxregeln für die Definition von Dokumenttypen fest.

XHTML ist eine XML-Anwendung

Da HTML lange vor der Einführung von XML entwickelt wurde, sind diese Regeln hierin noch nicht berücksichtigt. Die notwendige Anpassung an den neuen Standard wird durch XHTML umgesetzt.

Hierbei handelt es sich um eine Neuformulierung von HTML, bei der die Regeln von XML zur Anwendung kommen, aber gleichzeitig die bestehenden HTML-Tags weitgehend übernommen worden sind. So ist gewährleistet, dass einerseits HTML als Fundament für Webdokumente erhalten bleibt und andererseits moderne Standards eingehalten werden.

Solange sie nicht eigene Dokumenttypen definieren wollen, brauchen die Entwickler von Webpräsenzen sich nicht mit den Einzelheiten von XML auseinander zu setzen. Sie müssen sich lediglich mit den in XHTML eingeführten Neuerungen vertraut machen, um weiterhin gültige Seiten zu erstellen.

Grundstruktur von XHTML-Dokumenten

Im Wesentlichen unterscheidet sich der Aufbau von XHTML-Dokumenten nicht von HTML. Natürlich gibt es einige Unterschiede, die hier anhand eines kleinen Migrationsbeispiels vorgestellt werden. Die meisten modernen Editoren bieten zwar auch Konvertierungsfunktionen an, die eine Umwandlung von HTML zu XHTML auf Knopfdruck ermöglichen, aber damit Sie sich mit den Neuerungen von XHTML vertraut machen können, wird der Konvertierungsprozess hier einmal schrittweise durchgeführt.

Als Beispiel dient eine HTML-Version dieses Abschnitts. Die Datei ist bereits mit CSS formatiert, was einen wichtigen Schritt bei der Anpassung an moderne Standards darstellt. Die Trennung von inhaltlicher Struktur, die durch das Markup wiedergegeben wird, und Formatierung, die ausschließlich mit Cascading Style

Sheets gelöst wird, wurde eigentlich schon in HTML 4.0 empfohlen, aber vielfach noch nicht konsequent umgesetzt.

Die Anwendung von CSS-Formatierungen wird in späteren Abschnitten eingehend besprochen. Zunächst geht es ausschließlich um eine Anpassung vorhandenen Markups an die XHTML-Spezifikation.

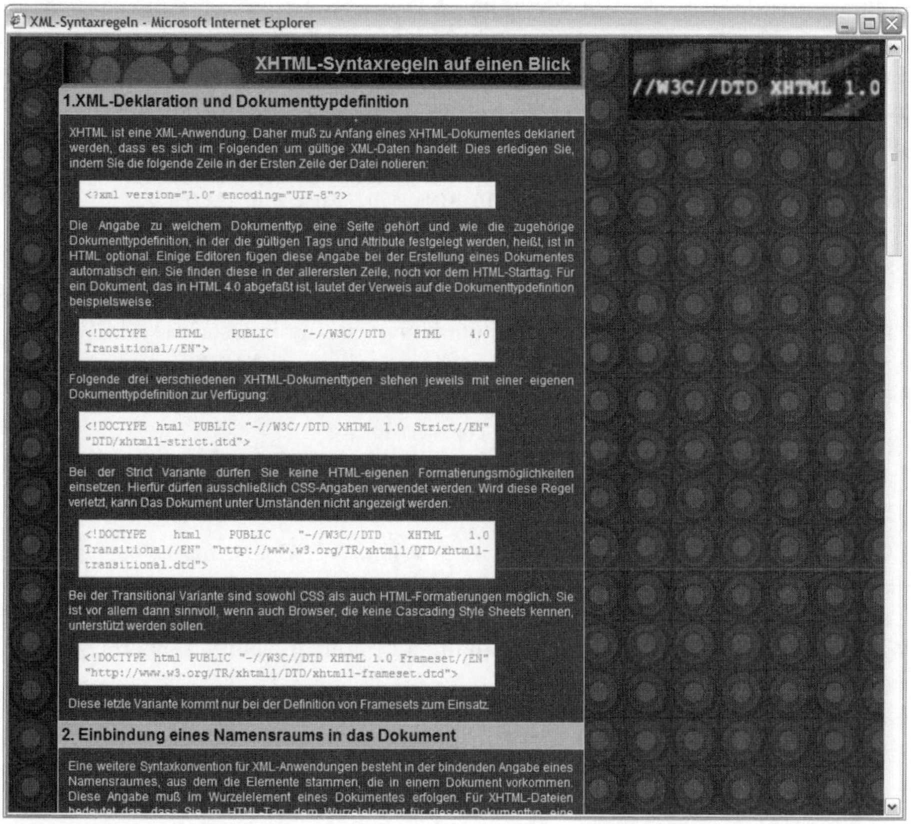
XML-Syntaxregeln - Microsoft Internet Explorer

XHTML-Syntaxregeln auf einen Blick

//W3C//DTD XHTML 1.0

1.XML-Deklaration und Dokumenttypdefinition

XHTML ist eine XML-Anwendung. Daher muß zu Anfang eines XHTML-Dokumentes deklariert werden, dass es sich im Folgenden um gültige XML-Daten handelt. Dies erledigen Sie, indem Sie die folgende Zeile in der Ersten Zeile der Datei notieren:

```
<?xml version="1.0" encoding="UTF-8"?>
```

Die Angabe zu welchem Dokumenttyp eine Seite gehört und wie die zugehörige Dokumenttypdefinition, in der die gültigen Tags und Attribute festgelegt werden, heißt, ist in HTML optional. Einige Editoren fügen diese Angabe bei der Erstellung eines Dokumentes automatisch ein. Sie finden diese in der allerersten Zeile, noch vor dem HTML-Starttag. Für ein Dokument, das in HTML 4.0 abgefaßt ist, lautet der Verweis auf die Dokumenttypdefinition beispielsweise:

```
<!DOCTYPE HTML PUBLIC "-//W3C//DTD HTML 4.0
Transitional//EN">
```

Folgende drei verschiedenen XHTML-Dokumenttypen stehen jeweils mit einer eigenen Dokumenttypdefinition zur Verfügung:

```
<!DOCTYPE html PUBLIC "-//W3C//DTD XHTML 1.0 Strict//EN"
"DTD/xhtml1-strict.dtd">
```

Bei der Strict Variante dürfen Sie keine HTML-eigenen Formatierungsmöglichkeiten einsetzen. Hierfür dürfen ausschließlich CSS-Angaben verwendet werden. Wird diese Regel verletzt, kann Das Dokument unter Umständen nicht angezeigt werden.

```
<!DOCTYPE html PUBLIC "-//W3C//DTD XHTML 1.0
Transitional//EN" "http://www.w3.org/TR/xhtml1/DTD/xhtml1-
transitional.dtd">
```

Bei der Transitional Variante sind sowohl CSS als auch HTML-Formatierungen möglich. Sie ist vor allem dann sinnvoll, wenn auch Browser, die keine Cascading Style Sheets kennen, unterstützt werden sollen.

```
<!DOCTYPE html PUBLIC "-//W3C//DTD XHTML 1.0 Frameset//EN"
"http://www.w3.org/TR/xhtml1/DTD/xhtml1-frameset.dtd">
```

Diese letzte Variante kommt nur bei der Definition von Framesets zum Einsatz.

2. Einbindung eines Namensraums in das Dokument

Eine weitere Syntaxkonvention für XML-Anwendungen besteht in der bindenden Angabe eines Namensraumes, aus dem die Elemente stammen, die in einem Dokument vorkommen. Diese Angabe muß im Wurzelelement eines Dokumentes erfolgen. Für XHTML-Dateien

Die HTML-Version dieses Abschnitts im Browser.

XML-Deklaration und Dokumenttypdefinition

Wie bereits erwähnt, handelt es sich bei XHTML um eine XML-Anwendung. Eine XML-Deklaration in der ersten Zeile des Dokuments ist aber nur unter bestimmten Bedingungen unbedingt erforderlich, und zwar dann, wenn das Dokument nicht in den standardgemäßen Zeichenkodierungen UTF-8 bzw. UTF-16 abgefasst ist.

Das W3C ermutigt Autoren von XHTML-Dokumenten zwar, grundsätzlich eine XML-Deklaration zu integrieren, in der Praxis sollten Sie dies aber vermeiden, wenn es nicht zwingend notwendig ist. Der Internet Explorer 6.0 interpretiert nämlich bestimmte CSS-Eigenschaften nicht mehr standardkonform, wenn das

Dokument eine XML-Deklaration enthält. Lesen Sie mehr hierzu in Abschnitt 10.5 ab Seite 356. Der folgende Quellcode-Auszug zeigt die Syntax der XML-Deklaration für eine Kodierung im UTF-8-Zeichensatz:

```
<?xml version="1.0" encoding="UTF-8"?>
```

Die Angabe, zu welchem Dokumenttyp eine Seite gehört und wie die zugehörige Dokumenttypdefinition, in der die gültigen Tags und Attribute festgelegt werden, heißt, ist in HTML optional. Einige Editoren fügen diese Angabe bei der Erstellung eines Dokuments automatisch ein. Sie finden diese in der allerersten Zeile, noch vor dem HTML-Start-Tag. Für ein Dokument, das in HTML 4.0 abgefasst ist, lautet der Verweis auf die Dokumenttypdefinition beispielsweise:

```
<!DOCTYPE HTML PUBLIC "-//W3C//DTD HTML 4.0 Transitional//EN">
```

Diese Zeile muss durch einen Verweis auf eine XHTML-Dokumenttypdefinition ersetzt werden. Da diese Angabe aber in HTML-Dokumenten nur optional ist, kann sie unter Umständen fehlen. Bei der Umwandlung müssen Sie den Verweis auf die Dokumenttypdefinition dann ergänzen, denn in XHTML darf sie nicht fehlen. Folgende drei verschiedenen XHTML-Dokumenttypen stehen jeweils mit einer eigenen Dokumenttypdefinition zur Verfügung:

```
<!DOCTYPE html PUBLIC "-//W3C//DTD XHTML 1.0 Strict//EN" "DTD/xhtml1-
strict.dtd">
```

Bei der *Strict*-Variante dürfen Sie keine HTML-eigenen Formatierungsmöglichkeiten einsetzen. Hierfür dürfen ausschließlich CSS-Angaben verwendet werden. Wird diese Regel verletzt, kann das Dokument unter Umständen nicht angezeigt werden.

```
<!DOCTYPE html PUBLIC "-//W3C//DTD XHTML 1.0 Transitional//EN"
"http://www.w3.org/TR/xhtml1/DTD/xhtml1-transitional.dtd">
```

Bei der *Transitional*-Variante sind sowohl CSS als auch HTML-Formatierungen möglich. Sie ist vor allem dann sinnvoll, wenn auch Browser, die keine Cascading Style Sheets kennen, unterstützt werden sollen.

```
<!DOCTYPE html PUBLIC "-//W3C//DTD XHTML 1.0 Frameset//EN"
"http://www.w3.org/TR/xhtml1/DTD/xhtml1-frameset.dtd">
```

Diese letzte Variante kommt nur bei der Definition von Framesets zum Einsatz.

Für die Beispieldatei kommt natürlich nur eine der ersten beiden Varianten in Frage. Fügen Sie zunächst einmal die Variante für den *Transitional*-Dokumenttyp in die Datei ein.

Einbindung eines Namensraums in das Dokument

Eine weitere Syntaxkonvention für XML-Anwendungen besteht in der bindenden Angabe eines Namensraums, aus dem die Elemente stammen, die in einem Dokument vorkommen. Diese Angabe muss im Wurzelelement eines Dokuments erfolgen. Für XHTML-Dateien bedeutet das, dass Sie im HTML-Tag, dem Wurzelelement für diesen Dokumenttyp, eine Ergänzung vornehmen müssen:

```
<html xmlns="http://www.w3.org/1999/xhtml">
```

Was hier wie eine gültige Internetadresse aussieht, ist lediglich ein Name, der nach dem Schema der Webadressierung vergeben wurde, um dessen Eindeutigkeit zu gewährleisten.

Dokumentstruktur

Abgesehen von den vorgenannten Änderungen gleicht die Struktur von XHTML-Dokumenten der von HTML. Eine gültige XHTML-Datei enthält also mindestens die folgenden Elemente:

```
<?xml version="1.0" encoding="UTF-8"?>
<!DOCTYPE html PUBLIC "-//W3C//DTD XHTML 1.0 Strict//EN"
"http://www.w3.org/TR/xhtml1/DTD/xhtml1-strict.dtd">
<html xmlns="http://www.w3.org/1999/xhtml">
  <head>
    <title>Dokumenttitel</title>
  </head>
  <body>
  </body>
</html>
```

Web-Editoren, die den modernen Standard unterstützen, erzeugen ein solches Rumpfdokument beim Anlegen einer neuen Datei natürlich automatisch.

Weitere Syntaxregeln

Durch die Angleichung an XML-Syntaxkonventionen unterliegen die HTML-Tags strengeren Notationsregeln. Es gilt das Prinzip der Wohlgeformtheit, mit dem wesentliche Kriterien für die Gültigkeit von Markup festgelegt werden. Bei der praktischen Durchführung der Umwandlung des Dokuments, das die Abbildung auf Seite 37 zeigt, können Sie diese Regeln direkt an einem praktischen Beispiel nachvollziehen.

1 Öffnen Sie die Datei *kap_03_html.htm* im Editor. Es handelt sich um ein HTML-Dokument nach dem Standard 4.0. In der ersten Zeile steht ein Verweis auf die entsprechende DTD. Ersetzen Sie diese Zeile durch einen Verweis auf die DTD für Transitional XHTML und fügen Sie im selben Arbeitsgang die Einbindung des Namensraums im HTML-Start-Tag aus:

```
<!DOCTYPE html PUBLIC "-//W3C//DTD XHTML 1.0 Transitional//EN"
"http://www.w3.org/TR/xhtml1/DTD/xhtml1-transitional.dtd">
<html xmlns="http://www.w3.org/1999/xhtml">
```

2 Speichern Sie die Datei anschließend unter dem Namen *kap_03_xhtml.htm* ab und lassen Sie sie für die Durchführung der Migration im Editor geöffnet. In den folgenden Schritten wird das Dokument Stück für Stück an die Kriterien der Wohlgeformtheit angepasst.

Alle Tags müssen abgeschlossen werden

Die Beispielseite enthält eine Reihe von Absätzen, die mit dem *P*-Tag definiert werden. Bei allen wurde das zugehörige End-Tag ausgelassen. Diese in HTML mögliche Unregelmäßigkeit ist in XHTML nicht erlaubt. Ergänzen Sie daher die fehlenden End-Tags für die Absätze. Da auch inhaltslose Elemente keine Ausnahme von dieser Regel bilden, müssen auch *hr-*, *br-* und *img*-Tag abgeschlossen werden. Sie können dazu entweder gleich nach dem „Start-Tag" das zugehörige End-Tag ergänzen, also beispielsweise

```
<img src="img/kap03_smp_deko.jpg" width="250" height="71" alt=" What's on
a web designer's mind..."></img>
```

schreiben oder direkt im betreffenden Tag vor der abschließenden spitzen Klammer einen Slash einfügen:

```
<br />
```

Mit dem Leerzeichen vor dem Slash erreichen Sie, dass ältere Browser, die XHTML nicht unterstützen, diesen HTML-„Schreibfehler" ignorieren.

3 Ergänzen Sie in der Beispieldatei die fehlenden End-Tags für Textansätze und Listenpunkte und schließen Sie die inhaltslosen Tags (*img, br, link, hr*) durch Ergänzen eines Slash vor der geschlossenen spitzen Klammer ab.

Alle Tags müssen richtig geschachtelt werden

Schauen Sie sich hierzu die Liste am Ende der Beispielseite im Quellcode an. Sie ist zusammen mit einer Überschrift dritten Grades in einem *div*-Tag eingeschlossen:

```
<div>
<h3>Zum Schluss noch einmal eine Liste mit allen XHTML-Syntaxregeln in
Stichwortform:</h3>

<ul>
   <li>Einbindung von XML-Deklaration und Dokumenttypdefinition sind
bindend
   <li>In das HTML-Start-Tag wird der XHTML-Namensraum eingebunden
```

```
   <li>Ein g&uuml;ltiges XHTML-Dokument enth&auml;lt mindestens die
Elemente
<code><br>&lt;html&gt;<br>&lt;head&gt;<br>&lt;title&gt;&lt;/title&gt;<br>
&lt;/head&gt;<br>&lt;body&gt;<br>&lt;/body&gt;<br>&lt;/html&gt;</code>
   <li>Alle Tags m&uuml;ssen mit End-Tags versehen bzw. abgeschlossen
werden
   <li>Alle Tags m&uuml;ssen richtig geschachtelt werden
   <li>Tags werden grunds&auml;tzlich kleingeschrieben
   <li>Attribute werden grunds&auml;tzlich kleingeschrieben;
Attributswerte stehen immer in Anf&uuml;hrungszeichen
   <li>Attributsminimierung ist nicht erlaubt, in HTML minimierte
Attribute bekommen den Attributsnamen als Wert zugewiesen
   <li>Sonderzeichen m&uuml;ssen maskiert werden, auch in Attributswerten
&uuml;berfl&uuml;ssiger Leerraum muss entfernt werden
</div>
</ul>
```

Hier liegt ein Schachtelungsfehler vor: Die Liste wird erst nach dem *div*-Tag geschlossen. Korrekt müssen die Tags in umgekehrter Reihenfolge geschlossen werden, also zuerst die Liste und dann das *div*-Tag.

4 Korrigieren Sie diesen Schachtelungsfehler, indem Sie die End-Tags in die richtige Reihenfolge bringen:

```
</ul>
</div>
```

Alle Tags und Attribute müssen klein geschrieben werden

XML beachtet Groß- und Kleinschreibung. Zum Beispiel würde ein <P> ein anderes Element auszeichnen als ein <p>. Daher wurde generell festgelegt, Tags in XHTML kleinzuschreiben. Das Gleiche gilt für Attribute.

5 Auch hier weist die Beispielseite einige Fehler auf. Teilweise sind die Tags für Textabsätze und *code*-Bereiche sowie das HTML-End-Tag großgeschrieben. Ersetzen Sie diese durch Kleingeschriebenes. Verfahren Sie ebenso mit den ebenfalls großgeschriebenen Attributen im *link*-Tag im Dokumentkopf und dem *style*-Attribut des ersten *div*-Tags im Dokument.

Attributswerte stehen immer in Anführungszeichen

In HTML gibt es eine Reihe von Attributen, bei denen die Werte nicht in Anführungszeichen zu stehen brauchen. Auch diese Unregelmäßigkeit wurde in XHTML beseitigt.

6 Die Anführungszeichen bei *width* und *height* im *img*-Tag am Anfang der Beispielseite fehlen. Ergänzen Sie diese.

Attributsminimierung ist nicht erlaubt

Minimierte Attribute, zum Beispiel *checked* für markierte Formularfelder kennt XHTML nicht. Sie müssen in die einheitliche Form *Attributsname="Wert"* gebracht werden. Bei minimierten HTML-Attributen ist der Attributsname immer gleich dem Wert.

7 Im Beispieldokument befindet sich eine horizontale Linie, die durch das Attribut *noshade* als einfacher Strich dargestellt wird. Dieses Attribut ist noch in der HTML-konformen, minimierten Schreibweise notiert:

```
<hr noshade />
```

Ergänzen Sie hier den für gültiges XHTML notwendigen Wert:

```
<hr noshade="noshade" />
```

Speichern Sie die Datei.

Sonderzeichen und Leerraum

Sonderzeichen müssen in XHTML zur Sicherstellung einer fehlerfreien Darstellung mit internationalen Zeichensätzen maskiert werden. Dazu können Sie die Entitätsschreibweise oder die Unicode-Darstellung verwenden. Neben den deutschen Umlauten oder anderen sprachspezifischen Zeichen zählen unter anderem auch Zeichen, die in HTML und XHTML eine Bedeutung haben (Anführungszeichen, spitze Klammern etc.), dazu. Das gilt auch für Sonderzeichen, die Bestandteil von Attributswerten sind, wie zum Beispiel die Apostrophe im Alternativtext der Schmuckgrafik des *img*-Tags auf der Beispielseite:

```
<img src="img/kap03_smp_deko.jpg" width="250" height="71" alt=" What's on
a web designer's mind...."></img>
```

Auch Leerzeichen müssen in gültigem XHTML mit Bedacht eingesetzt werden. Innerhalb von Tags, zum Beispiel bei Attributen und den zugehörigen Werten, dürfen Leerzeichen nur verwendet werden, wenn sie syntaktisch erforderlich sind. Zeilenumbrüche und doppelte Leerzeichen dürfen gar nicht vorkommen. Letzteres gilt auch für Text, der auf dem Bildschirm angezeigt wird.

Mit der Maskierung von Sonderzeichen beschäftigt sich der Abschnitt 3.2 ab Seite 46 eingehend.

Damit wäre die Umwandlung der Beispieldatei in ein gültiges XHTML-Dokument fürs Erste abgeschlossen. Zur Kontrolle können Sie das Dokument mit einem XHTML-1.0-tauglichen Validierungs-Tool prüfen. Es sollten keine Fehlermeldungen auftreten. Wohl aber müssten noch einige Warnmeldungen für nicht maskierte Sonderzeichen erscheinen.

Die Dateiendung .xhtm/.xhtml

Ihre XHTML-konformen Seiten können Sie unter der Dateiendung *.xhtm* beziehungsweise *.xhtml* abspeichern. Neuere, XML-fähige Browser behandeln diese Dateien anders als herkömmliche HTML-Dateien, nämlich als XML-Anwendung.

Der Internet Explorer ist ab Version 5.0 XML-fähig, Netscape Communicator ab Version 6.0. Ältere Browser, die kein XML unterstützen, wissen mit der ihnen unbekannten Dateiendung nichts anzufangen und bieten die Datei daraufhin zum Download an.

Strenge XML-Parser

Die Bearbeitung der Seite übernimmt dann eine andere Browserkomponente als bei HTML-Dateien, der so genannte XML-Parser. Ein Parser ist dafür zuständig, den Quelltext einer Seite zu interpretieren und in eine entsprechende Bildschirmdarstellung umzuwandeln. Da für HTML relativ lockere Syntaxregeln gelten, werden auch Dokumente, die Fehler enthalten, „geparst“, sprich dargestellt. Browser sind darauf programmiert, HTML-Syntaxfehler zu ignorieren und das betreffende Dokument „irgendwie“ anzuzeigen.

Ein XML-Parser reagiert auf Syntaxfehler viel empfindlicher. Sobald ein Dokument Fehler enthält, wird der Lesevorgang abgebrochen und eine entsprechende Fehlermeldung ausgegeben.

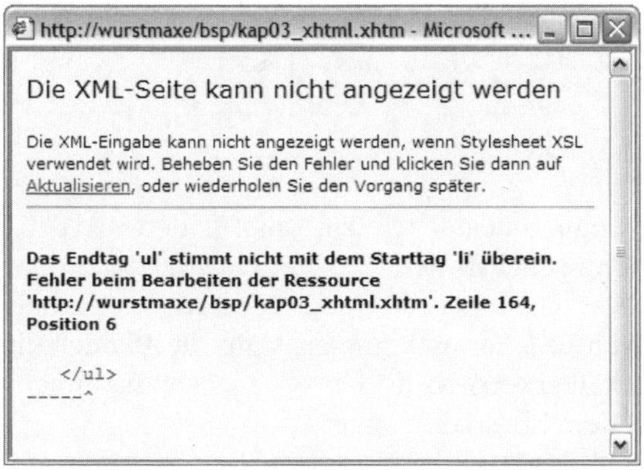

Es werden nur zu 100 % gültige Dokumente vollständig geparst. Sogar Warnungen, wie sie durch falschen Einsatz von Leerraum oder nicht maskierte Sonderzeichen hervorgerufen werden, führen zu sofortigem Abbruch der Seitendarstellung.

Anzeige im Browser

Selbst bei gültigen XHTML-Dokumenten ist die Anzeige im Browser nicht ganz unproblematisch und fällt je nach verwendetem Browser unterschiedlich aus.

Fehlen CSS-Formatangaben stellt der Internet Explorer den Strukturbaum der Datei dar. Dieser gibt die Hierarchie der einzelnen Elemente im angezeigten Dokument wieder. Zur Demonstration wurden sämtliche Hinweise auf CSS aus der Beispielseite entfernt und die Datei dann im Internet Explorer aufgerufen. Der folgende Screenshot zeigt das Ergebnis.

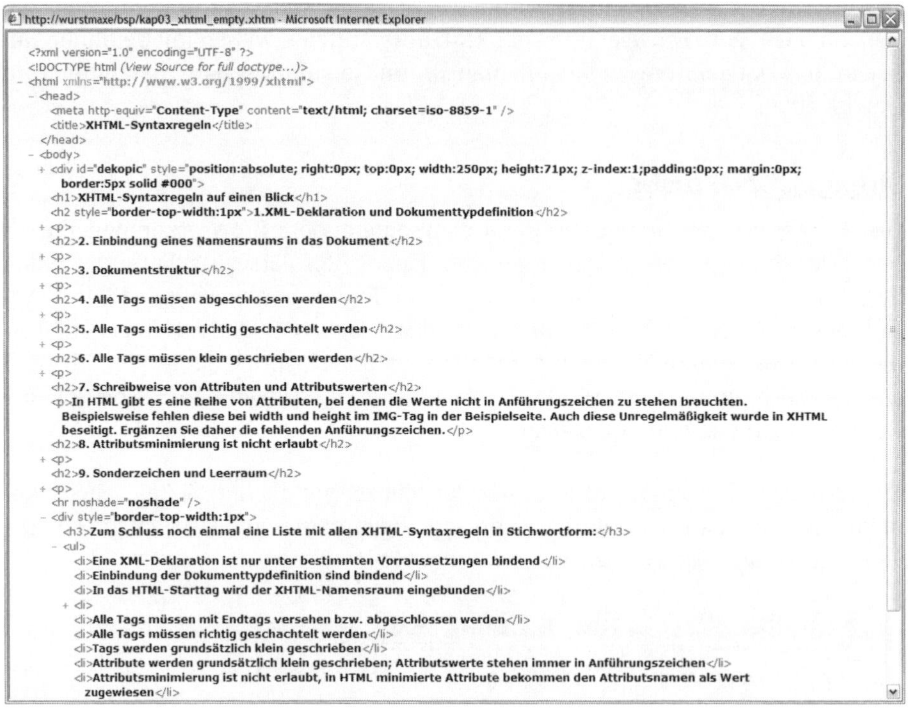

```
http://wurstmaxe/bsp/kap03_xhtml_empty.xhtm - Microsoft Internet Explorer

<?xml version="1.0" encoding="UTF-8" ?>
<!DOCTYPE html (View Source for full doctype...)>
- <html xmlns="http://www.w3.org/1999/xhtml">
  - <head>
      <meta http-equiv="Content-Type" content="text/html; charset=iso-8859-1" />
      <title>XHTML-Syntaxregeln</title>
    </head>
  - <body>
    + <div id="dekopic" style="position:absolute; right:0px; top:0px; width:250px; height:71px; z-index:1;padding:0px; margin:0px;
        border:5px solid #000">
      <h1>XHTML-Syntaxregeln auf einen Blick</h1>
      <h2 style="border-top-width:1px">1.XML-Deklaration und Dokumenttypdefinition</h2>
    + <p>
      <h2>2. Einbindung eines Namensraums in das Dokument</h2>
    + <p>
      <h2>3. Dokumentstruktur</h2>
    + <p>
      <h2>4. Alle Tags müssen abgeschlossen werden</h2>
    + <p>
      <h2>5. Alle Tags müssen richtig geschachtelt werden</h2>
    + <p>
      <h2>6. Alle Tags müssen klein geschrieben werden</h2>
    + <p>
      <h2>7. Schreibweise von Attributen und Attributswerten</h2>
      <p>In HTML gibt es eine Reihe von Attributen, bei denen die Werte nicht in Anführungszeichen zu stehen brauchten.
        Beispielsweise fehlen diese bei width und height im IMG-Tag in der Beispielseite. Auch diese Unregelmäßigkeit wurde in XHTML
        beseitigt. Ergänzen Sie daher die fehlenden Anführungszeichen.</p>
      <h2>8. Attributsminimierung ist nicht erlaubt</h2>
    + <p>
      <h2>9. Sonderzeichen und Leerraum</h2>
    + <p>
      <hr noshade="noshade" />
    - <div style="border-top-width:1px">
        <h3>Zum Schluss noch einmal eine Liste mit allen XHTML-Syntaxregeln in Stichwortform:</h3>
      - <ul>
          <li>Eine XML-Deklaration ist nur unter bestimmten Vorraussetzungen bindend</li>
          <li>Einbindung der Dokumenttypdefinition sind bindend</li>
          <li>In das HTML-Starttag wird der XHTML-Namensraum eingebunden</li>
        + <li>
          <li>Alle Tags müssen mit Endtags versehen bzw. abgeschlossen werden</li>
          <li>Alle Tags müssen richtig geschachtelt werden</li>
          <li>Tags werden grundsätzlich klein geschrieben</li>
          <li>Attribute werden grundsätzlich klein geschrieben; Attributswerte stehen immer in Anführungszeichen</li>
          <li>Attributsminimierung ist nicht erlaubt, in HTML minimierte Attribute bekommen den Attributsnamen als Wert
            zugewiesen</li>
```

Der Strukturbaum der Beispielseite im Internet Explorer.

Dieselbe Datei wird im Netscape Communicator wie ein unformatiertes HTML-Dokument dargestellt (siehe Abbildung nächste Seite).

Aber auch nach der Einbindung von CSS-Formatierungen kann die Darstellung durch die XML-Parser nicht wirklich überzeugen.

Der Internet Explorer 6.0 ist nur von der Strukturbaumdarstellung abzubringen, wenn Sie die XML-Deklaration am Anfang weglassen. Allerdings wird das Dokument vom Internet Explorer dann durch den HTML-Parser interpretiert. Der XML-Parser von Netscape 7.0 stellt ein CSS-formatiertes Dokument jedoch auch nicht sauber dar. Auf dem Screenshot sieht zwar alles korrekt aus, allerdings scrollt das Hintergrundbild mit, was eigentlich per CSS-Formatierung abgestellt wurde und vom den Netscape-7-Versionen normalerweise auch entsprechend umgesetzt wird. Unter Umständen können auch andere Darstellungsfehler auftreten.

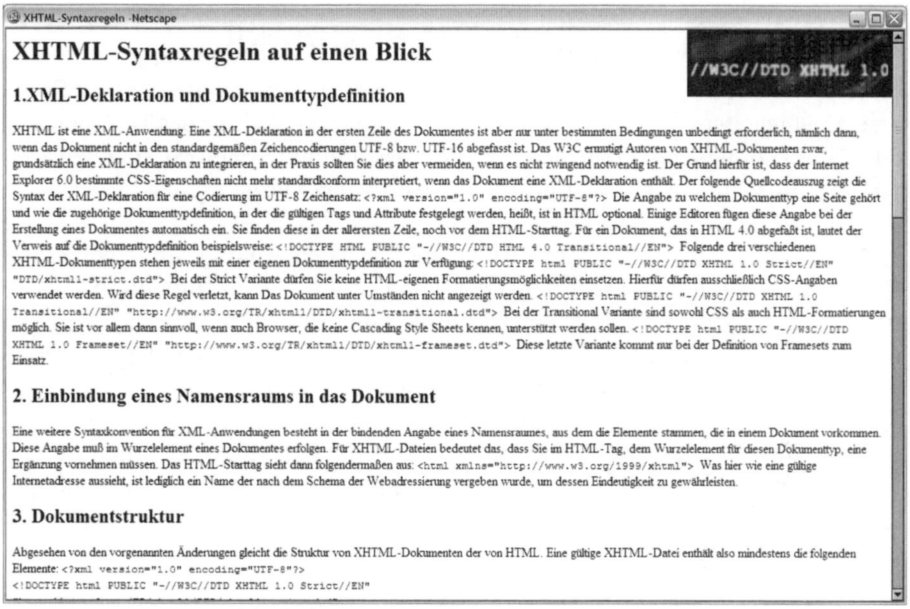

XHTML-Syntaxregeln -Netscape

//W3C//DTD XHTML 1.0

XHTML-Syntaxregeln auf einen Blick

1.XML-Deklaration und Dokumenttypdefinition

XHTML ist eine XML-Anwendung. Eine XML-Deklaration in der ersten Zeile des Dokumentes ist aber nur unter bestimmten Bedingungen unbedingt erforderlich, nämlich dann, wenn das Dokument nicht in den standardgemäßen Zeichencodierungen UTF-8 bzw. UTF-16 abgefasst ist. Das W3C ermutigt Autoren von XHTML-Dokumenten zwar, grundsätzlich eine XML-Deklaration zu integrieren, in der Praxis sollten Sie dies aber vermeiden, wenn es nicht zwingend notwendig ist. Der Grund hierfür ist, dass der Internet Explorer 6.0 bestimmte CSS-Eigenschaften nicht mehr standardkonform interpretiert, wenn das Dokument eine XML-Deklaration enthält. Der folgende Quellcodeauszug zeigt die Syntax der XML-Deklaration für eine Codierung im UTF-8 Zeichensatz: `<?xml version="1.0" encoding="UTF-8"?>` Die Angabe zu welchem Dokumenttyp eine Seite gehört und wie die zugehörige Dokumenttypdefinition, in der die gültigen Tags und Attribute festgelegt werden, heißt, ist in HTML optional. Einige Editoren fügen diese Angabe bei der Erstellung eines Dokumentes automatisch ein. Sie finden diese in der allerersten Zeile, noch vor dem HTML-Starttag. Für ein Dokument, das in HTML 4.0 abgefaßt ist, lautet der Verweis auf die Dokumenttypdefinition beispielsweise: `<!DOCTYPE HTML PUBLIC "-//W3C//DTD HTML 4.0 Transitional//EN">` Folgende drei verschiedenen XHTML-Dokumenttypen stehen jeweils mit einer eigenen Dokumenttypdefinition zur Verfügung: `<!DOCTYPE html PUBLIC "-//W3C//DTD XHTML 1.0 Strict//EN" "DTD/xhtml1-strict.dtd">` Bei der Strict Variante dürfen Sie keine HTML-eigenen Formatierungsmöglichkeiten einsetzen. Hierfür dürfen ausschließlich CSS-Angaben verwendet werden. Wird diese Regel verletzt, kann Das Dokument unter Umständen nicht angezeigt werden. `<!DOCTYPE html PUBLIC "-//W3C//DTD XHTML 1.0 Transitional//EN" "http://www.w3.org/TR/xhtml1/DTD/xhtml1-transitional.dtd">` Bei der Transitional Variante sind sowohl CSS als auch HTML-Formatierungen möglich. Sie ist vor allem dann sinnvoll, wenn auch Browser, die keine Cascading Style Sheets kennen, unterstützt werden sollen. `<!DOCTYPE html PUBLIC "-//W3C//DTD XHTML 1.0 Frameset//EN" "http://www.w3.org/TR/xhtml1/DTD/xhtml1-frameset.dtd">` Diese letzte Variante kommt nur bei der Definition von Framesets zum Einsatz.

2. Einbindung eines Namensraums in das Dokument

Eine weitere Syntaxkonvention für XML-Anwendungen besteht in der bindenden Angabe eines Namensraumes, aus dem die Elemente stammen, die in einem Dokument vorkommen. Diese Angabe muß im Wurzelelement eines Dokumentes erfolgen. Für XHTML-Dateien bedeutet das, dass Sie im HTML-Tag, dem Wurzelelement für diesen Dokumenttyp, eine Ergänzung vornehmen müssen. Das HTML-Starttag sieht dann folgendermaßen aus: `<html xmlns="http://www.w3.org/1999/xhtml">` Was hier wie eine gültige Internetadresse aussieht, ist lediglich ein Name der nach dem Schema der Webadressierung vergeben wurde, um dessen Eindeutigkeit zu gewährleisten.

3. Dokumentstruktur

Abgesehen von den vorgenannten Änderungen gleicht die Struktur von XHTML-Dokumenten der von HTML. Eine gültige XHTML-Datei enthält also mindestens die folgenden Elemente:

```
<?xml version="1.0" encoding="UTF-8"?>
<!DOCTYPE html PUBLIC "-//W3C//DTD XHTML 1.0 Strict//EN"
```

So stellt der Netscape XML-Parser ein gültiges XHTML-Dokument ohne Formatangaben dar.

Für eine korrekte Darstellung können Sie durch Einstellungen des Webservers erzwingen, dass Dateien mit der Endung *.xhtm* oder *.xhtml* als Datentyp *text/html* behandelt werden. Allerdings werden die Dokumente in diesem Fall wieder vom HTML-Parser des Browsers interpretiert und somit nicht mehr auf XML-Basis verarbeitet. Gleichwohl können Browser ohne XML-Unterstützung diese Dateien auch dann immer noch nicht verarbeiten.

Der einzige praktische Nutzen, der sich zurzeit aus der Verwendung der Dateiendung *.xhtm* bzw. *.xhtml* ziehen lässt, liegt darin, dass Sie Ihren Browser durch Aktivierung des integrierten XML-Parsers in ein strenges Validierungs-Tool verwandeln können. Die bei der Darstellung der Dokumente auftretenden Probleme lassen allerdings die Veröffentlichung solcher Dateien zumindest ohne entsprechende Vorkehrungen bei der Serverkonfiguration wenig ratsam erscheinen. Vielleicht bilden auch deswegen Dateien mit der Endung *.xhtml/.xhtm* im Internet gegenwärtig eher noch die Ausnahme.

Wenn Sie dagegen Ihre XHTML-Dateien wie gehabt unter den Endungen *.htm* oder *.html* abspeichern, sind Sie auf der sicheren Seite. Zur Kodierung nutzen Sie einen modernen, allgemein gültigen Standard, während die Darstellung im Browser von den HTML-Parsern, die auch die CSS-Formatierungen korrekt umsetzen, übernommen wird. Der angenehme Nebeneffekt dieser Verfahrensweise ist, dass auch Browser ohne XML-Unterstützung solche Dokumente problemlos anzeigen.

3.2 Schrifttypen gekonnt einsetzen

Für die Veröffentlichung von Texten im Internet gelten einige medienspezifische Gesetzmäßigkeiten, die sich entscheidend auf die Lesbarkeit dieser Texte auswirken. Fehler können dazu führen, dass unter bestimmten Systemvoraussetzungen ein Text nur schwer oder schlimmstenfalls gar nicht zu lesen ist.

Daher ist es für Sie als Entwickler von Internetseiten wichtig, die technischen Prinzipien zu kennen, die bei der Darstellung von Text auf Computerbildschirmen und -systemen eine Rolle spielen. So stellen Sie sicher, dass auch wirklich alle Besucher Ihrer Website die dort präsentierten Inhalte unabhängig von der jeweiligen Systemkonfiguration gut lesen können.

Zwei wesentliche Faktoren sind der mediengerechte Einsatz von Schriftarten und die zur Verfügung stehenden Zeichensätze, die sich von System zu System, genauer gesagt, je nach Landessprache, unterscheiden können.

Schriftarten mediengerecht anwenden

Punkt und Pixel

Bei Druckerzeugnissen werden Grafik und Schrift aus vielen kleinen Punkten zusammengesetzt. Auf dem Computerbildschirm dagegen wird das Gesamtbild aus vielen kleinen Quadraten, den Pixeln, aufgebaut. Was auf dem Monitor wie eine Kurve aussieht, ist also bei näherer Betrachtung eigentlich eine „Treppe". Diese Stufenbildung wird durch Kantenglättung (engl. Anti-Aliasing) ausgeglichen. Dabei werden im Kantenbereich einzelne Pixel in Mischtönen zwischen Vorder- und Hintergrundfarbe eingefärbt, sodass optisch der Eindruck einer sauberen Rundung entsteht.

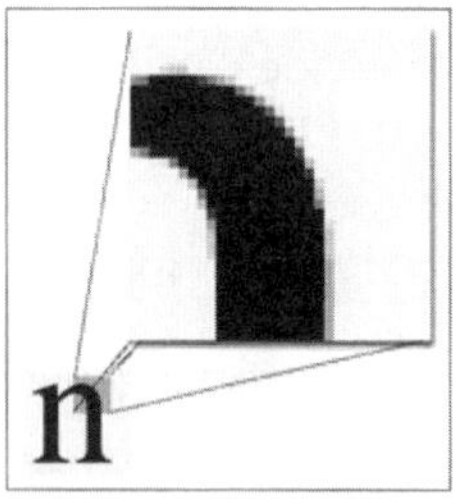

Ausschnittvergrößerung eines Bildschirmbuchstabens. Deutlich zu sehen: Stufenbildung durch einzelne Pixel und Grautöne der Kantenglättung.

Die Kehrseite der Medaille: Je kleiner ein Buchstabe ist, desto weniger Pixel stehen für die Glättung zur Verfügung, wodurch das Schriftbild unsauber und verschwommen wird. Die Buchstaben wirken „angefressen" und sind schwerer lesbar. Dieser Effekt wird umso stärker, je verschnörkelter eine Schrift ist.

Schriften mit und ohne Serifen

Das Schriftbild der älteren Druckschriften ähnelt den mit der Tuschefeder handgeschriebenen Lettern. Die einzelnen Buchstaben weisen teilweise stark unterschiedliche Strichdicken auf und laufen in kleinen „Häkchen“, so genannten Serifen, aus. Auf Papier gedruckt lassen sich diese Schriften gut lesen, wobei die Serifen das Auge dabei unterstützen, die Buchstaben voneinander zu unterscheiden. Times New Roman, die Standardschriftart der meisten Browser, ist eine Serifenschrift.

Bei der Übertragung in das eckige Pixelraster der Computerbildschirme gehen diese hilfreichen Unterscheidungsmerkmale verloren oder werden so verzerrt, dass die Lesbarkeit einer Schrift darunter leidet. Dadurch dauert das Lesen am Bildschirm länger und ist anstrengender.

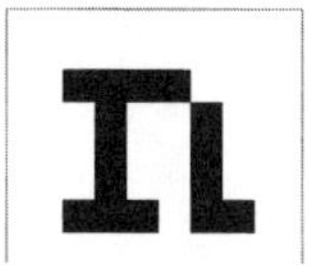

Der Buchstabe n Schriftart Times, 11 Punkt bei 72 dpi, stark vergrößert ohne Kantenglättung.

Bei serifenlosen Schriften wirkt sich die Übertragung in das Pixelraster nicht so gravierend aus, weswegen sie sich am Bildschirm leichter lesen lassen. Arial, Helvetica und Verdana sind beispielsweise serifenlose Schriften.

Für Windows XP wurde das Verfahren der Kantenglättung verfeinert. Auch Serifenschriften werden auf dem Monitor recht sauber dargestellt. Ältere Windows-Versionen und andere Betriebssysteme verfügen jedoch über weniger ausgereifte Anti-Aliasing-Verfahren.

XHTML und die Verwendung von Schriftarten

Inzwischen gibt es Tausende von Schriftarten und ständig werden neue entworfen. Bei der Erstellung von Drucksachen haben Designer die freie Auswahl. Lediglich die Setzerei muss für die Erstellung der Druckvorlagen ebenfalls über die Schriftart verfügen, die der Gestalter ausgewählt hat.

Für das Internet gelten völlig andere Voraussetzungen. Durch Formatangaben kann zwar festgelegt werden, in welcher Schrift ein Text angezeigt werden soll, aber ob diese Anweisung auch tatsächlich umgesetzt wird, hängt von dem Rechner ab, mit dem die Seite aufgerufen wird. Ist der betreffende Font auf dem System nicht installiert, wird der Text in der browserseitig eingestellten Standardschriftart angezeigt. Das ist meistens Times New Roman.

Hinzu kommt, dass einige Schriften betriebssystemspezifisch sind. Arial ist beispielsweise eine Windows-Standardschrift. Apple-Rechner verfügen in der Regel nicht über diese Schrift, wenn dort kein Internet Explorer installiert ist. Daher ist es üblich, eine oder mehrere möglichst ähnliche Alternativschriften anzugeben.

Die Schriftart Helvetica sieht der Arial sehr ähnlich und ist standardmäßig auf Macs verfügbar.

Wählen Sie nach Möglichkeit generell keine allzu exotischen Schriftarten und/ oder geben Sie möglichst ähnliche Alternativen an für den Fall, dass die von Ihnen gewählte Schrift auf dem Rechner des Besuchers Ihrer Webpräsenz nicht installiert ist.

Probleme mit Größenangaben

Die gängige Maßeinheit für Schriftgrößen ist Punkt, eine Maßeinheit, die aus dem Druckgewerbe stammt. Ein Punkt entspricht 0,376 mm. Somit handelt es sich um eine absolute Größe und es ist sichergestellt, dass ein 10 Punkt großer Buchstabe immer gleich groß ist. Aber nur solange es sich um einen gedruckten Buchstaben handelt.

Auch auf einem Computerausdruck wird ein 10 Punkt großer Buchstabe der Normgröße entsprechen. Wie groß dieser Buchstabe aber auf dem Bildschirm angezeigt wird, ist völlig willkürlich. Das liegt zum einen an der jeweils eingestellten Bildschirmauflösung, zum anderen an der Auflösung, die Betriebssysteme für die Darstellung von Zeichen verwenden.

> **Punktmaß beachten**
>
> Das Punktmaß im Computersatz entspricht nicht 100-prozentig dem des Fotosatzes. Ein Punkt ist im Computersatz 1/72 Inch, also 0,353 mm groß.

Die Bildschirmauflösung beeinflusst die Darstellungsgröße

Zwar haben Bildschirme genormte Maße, wie groß aber eine Strecke von beispielsweise 1 Inch auf dem Bildschirm angezeigt wird, ist von ganz anderen Faktoren als der Bildschirmgröße abhängig. Im Computer wird die Bildschirmfläche nämlich in Bildpunkte, Pixel, unterteilt. Die Größe eines solchen Bildpunkts ist aber nicht konstant und lässt sich deswegen nicht ohne weiteres in eine andere Maßeinheit umrechnen.

Vielmehr schwankt die Größe eines einzelnen Pixels mit der eingestellten Bildschirmauflösung. Beträgt sie z. B. 1.024 x 768 Pixel, bedeutet das, dass die Bildschirmfläche 1.024 Pixel breit und 768 hoch ist. Wird die Auflösung beispielsweise auf 1.280 x 1.024 Pixel erhöht, „drängeln" sich viel mehr Pixel auf der gleichen Bildschirmfläche. Das geht nur, wenn die einzelnen Pixel kleiner werden. Umgekehrt vergrößern sie sich, wenn die Auflösung herabgesetzt wird, z. B. auf 800 x 600 Pixel.

Sie können diesen Effekt sehr schön bei den Verknüpfungen auf Ihrem Desktop beobachten. Diese werden immer kleiner, je höher Sie Ihre Bildschirmauflösung einstellen. Dasselbe gilt natürlich auch für Text, der auf dem Monitor angezeigt wird.

Betriebssysteme und Buchstabengrößen

Einen Ansatz für die Umrechnung von Bildpunkten zu Millimetern oder Inches bietet die Pixeldichte, die in der Einheit dpi (**D**ots **p**er **I**nch, engl. Punkte pro Inch) angegeben wird. Eine Pixeldichte von beispielsweise 72 dpi bedeutet, dass eine Strecke von 1 Inch 72 Bildpunkte groß ist.

Wie bereits gesagt, schwankt die tatsächliche Größe dieser Bildpunkte allerdings je nach eingestellter Bildschirmauflösung. Hinzu kommt, dass die unterschiedlichen Betriebssysteme unterschiedliche Pixeldichten verwenden. Windows verwendet eine Auflösung von 96 dpi beziehungsweise 120 dpi, wenn die Einstellung für große Schriften aktiviert ist. Mac OS und Linux stellen Schrift mit einer Auflösung von 72 dpi dar.

Stellen Sie sich vor, Sie würden einen Buchstaben mit einer Größe von 72 Punkt auf dem Bildschirm anzeigen lassen. Ausgedruckt wäre dieser Buchstabe 1 Inch, also 2,54 cm hoch, daran ist nichts zu rütteln. Auf dem Bildschirm würde sich die Darstellungsgröße jedoch je nach Betriebssystem stark unterscheiden. Auf Apple- und Linux-Rechnern wäre er 72 Pixel hoch, auf Windows-Rechnern 96 oder sogar 120 Pixel, also deutlich größer.

Mit anderen Worten: Bei der Verwendung der Maßeinheit Punkt ist Text, der unter Windows genau die richtige Größe hat, unter Linux und Mac OS viel kleiner. Umgekehrt wirkt eine auf Apple und Linux optimierte Punktgröße unter Windows riesig.

In Cascading Style Sheets stehen neben Punkt auch mehrere alternative Maßeinheiten für Größenangaben zur Verfügung. Diese haben allerdings alle ihre Vor- und Nachteile. Lesen Sie mehr zu diesem Thema im Abschnitt „Schriftgrößen festlegen“ ab Seite 86.

XHTML und Sonderzeichen

Auch wenn Sie mit Ihrer Webpräsenz vielleicht keine internationale Zielgruppe anpeilen, ergeben sich aus der Mehrsprachigkeit des Internets Konsequenzen für die Entwicklung Ihres Internetauftritts. Wie Sie bereits in Abschnitt 3.1 ab Seite 36 lesen konnten, unterliegt die Verwendung von Sonderzeichen in XHTML strengen Einschränkungen. Der Grund hierfür liegt darin, dass die verschiedenen Sprachversionen von Betriebssystemen unterschiedliche Zeichensätze verwenden.

Sprachversionen und Sonderzeichen

Intern sind die einzelnen Schriftzeichen im Computer einzeln durchnummeriert in einer Tabelle abgelegt. Wenn beispielsweise ein kleines a auf dem Bildschirm erscheinen soll, erhält der Computer die Anweisung: „Zeige Zeichen Nr. 66 an.“

Bei Sprachen, die das lateinische Alphabet verwenden, sind allerdings nur die ersten 128 Zeichen einheitlich nummeriert. Das umfasst einige Sonderzeichen, Ziffern sowie Groß- und Kleinbuchstaben. Die nächsten 128 Zeichen sind für die sprachspezifischen und die übrigen Sonderzeichen reserviert. Für Deutsch sind das unter anderem die Umlaute und der Buchstabe ß. In anderen Sprachversionen werden diese Zeichen nomalerweise nicht benötigt, weswegen die entsprechenden Tabellenplätze dort mit anderen Zeichen belegt sind.

Wenn Sie nun in einem Dokument beispielsweise ein ö schreiben, wird für den Computer intern nicht die Anweisung „Zeige ein ö“ gespeichert, sondern „Zeige Zeichen Nr. 246“. Das ö liegt aber nur nicht in allen Zeichensätzen an dieser Stelle. Wird das Dokument auf einem Rechner angezeigt, der einen anderen Zeichensatz verwendet, erzeugt die Anweisung „Zeige Zeichen Nr. 246“ kein ö, sondern möglicherweise etwas ganz anderes.

Welche Auswirkungen das für die Lesbarkeit und Verständlichkeit des Textes hat, zeigt der folgende Screenshot. Hier wurde eine entsprechend präparierte Version des Beispieldokuments mit den XHTML-Regeln in einem Browser aufgerufen, der gezielt auf einen „falschen“ Zeichensatz eingestellt wurde.

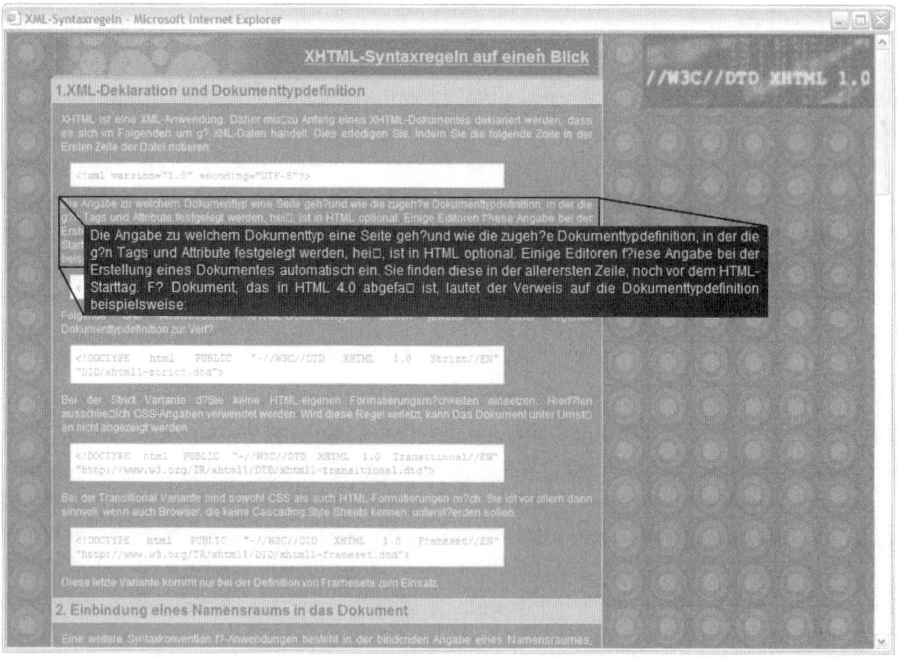

Umlaute werden nicht richtig angezeigt. Teilweise werden sogar Buchstaben verschluckt.

Sie können diesen Effekt auch auf Ihrem System simulieren. Öffnen Sie die Datei *kap03_html.htm* im Browser. Wahrscheinlich wird zunächst alles richtig angezeigt. Wechseln Sie jetzt den verwendeten Zeichensatz. Wählen Sie hierzu im Internet Explorer 6.0 unter *Ansicht/Codierung/Mehr* den Zeichensatz Unicode

(UTF-8) aus. Im Netscape Communicator 7.0 finden Sie die entsprechende Einstellung unter *Anzeigen/Zeichencodierung/Mehr.*

Das Unicode-System

Um eine fehlerfreie Darstellung von Sonderzeichen unabhängig von der Sprachversion des verwendeten Betriebssystems zu gewährleisten, wurde das Unicode-System entwickelt. Es handelt sich dabei im Prinzip um eine erweiterte Zeichentabelle, die neben den allgemeinen lateinischen Buchstaben auch alle sprachspezifischen Sonderzeichen enthält. Außerdem sind auch die Schriftzeichen anderer Alphabete sowie weitere Sonderzeichen darin enthalten. Alle Zeichen sind durchnummeriert und je nach Sprachzugehörigkeit in feste Zahlenbereiche gruppiert.

Das Unicode-System wird in Buchform veröffentlicht, ist aber auch als Sammlung von Acrobat-Dokumenten im Internet verfügbar. Die entsprechende Internetadresse ist am Ende dieses Kapitels aufgeführt.

In XHTML und HTML kommt das Unicode-System bei der Maskierung von Sonderzeichen zum Einsatz.

Sonderzeichen maskieren

Der Abschnitt 3.4 ab Seite 62 macht Sie mit der Problematik bei der Zeichendarstellung in Texten, die im Internet veröffentlicht werden, vertraut. In syntaktisch korrektem XHTML müssen Sonderzeichen maskiert werden. Durch die Maskierung wird erreicht, dass unabhängig vom jeweils eingestellten Zeichensatz immer das gewünschte Zeichen angezeigt wird. Dazu ersetzen kodierte Vermerke die betreffenden Zeichen im Quellcode. Ein Browser, der das Dokument aufruft, wandelt diesen Vermerk um und zeigt wiederum das Sonderzeichen auf dem Bildschirm an.

Neben den sprachspezifischen Sonderzeichen müssen auch die Zeichen maskiert werden, die in HTML eine syntaktische Bedeutung haben. Das sind die spitzen Klammern, doppelte Anführungszeichen sowie das kaufmännische Und.

Zwei Schreibweisen

Zur Maskierung stehen zwei verschiedene Schreibweisen zur Verfügung: die so genannte Entitätsschreibweise und die Unicode-Schreibweise. Erstere besteht aus einem Kürzel des maskierten Sonderzeichens, Letztere aus der Unicode-Nummer des betreffenden Zeichens. Damit Maskierungen vom übrigen Text unterschieden werden können, werden sie immer mit einem kaufmännischen Und (&) eingeleitet und mit einem Semikolon beendet. Schematisch sieht ein maskiertes Sonderzeichen also folgendermaßen aus:

- `&`*`Kürzel`*`;`

beziehungsweise

- `&#Unicode-Nummer;`

Beachten Sie, dass bei der Unicode-Schreibweise nach dem & eine Raute (#) stehen muss. Dies dient Browsern zur Unterscheidung von der Entitätsschreibweise. Für Fans des Hexadezimalzahlensystems haben die Entwickler hier noch ein nettes Feature eingebaut: Die Unicode-Nummern der einzelnen Zeichen können auch in Hexadezimalwerten notiert werden. Damit der Browser weiß, was Sache ist, wird dann dem Zahlenwert noch ein *x* vorangestellt.

- `&#xUnicode-Nummer als Hexadezimalzahl;`

Für das Copyright-Zeichen (Unicode-Nummer 169) lautet die hexadezimale Maskierung beispielsweise *©*. Für die Umwandlung von Dezimalzahlen in Hexadezimalzahlen können Sie zum Beispiel den Windows-Taschenrechner verwenden. Blenden Sie hierzu über *Ansicht/Wissenschaftlich* die entsprechenden Kontrollfelder ein. Geben Sie zuerst die Dezimalzahl ein und schalten Sie anschließend in den Hexadezimalmodus um. Der entsprechende Hex-Wert wird dann angezeigt.

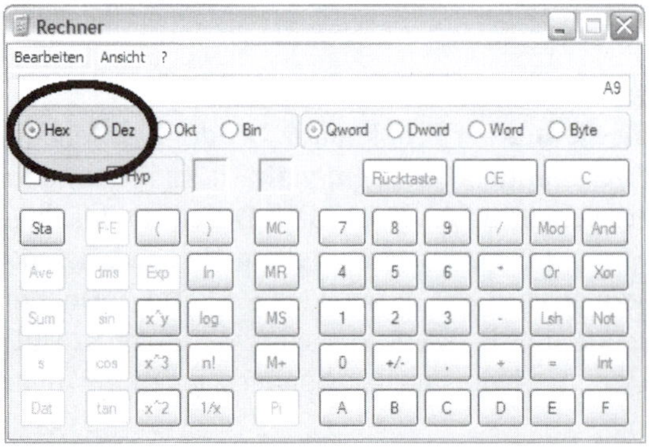

Umschalten zwischen Hexadezimal- (Hex) und Dezimalmodus (Dez).

Maskierung in der Praxis

Zur Veranschaulichung werden die fehlenden Maskierungen in einem Beispiel schrittweise ergänzt.

1 Öffnen Sie die Datei, die Sie bei der Umwandlung zu XHTML im vorherigen Abschnitt erstellt haben, im Editor. Sollten Sie diese Übung nicht gemacht haben, gibt es auch eine vorbereitete Version, die Sie unter dem Namen *kap03_maskierung.htm* im Downloadbereich zu diesem Buch auf der DATA BECKER-Seite finden.

2 Ändern Sie zunächst die Umlaute. Ein ä wird in der Entitätsschreibweise durch *ä* für den Kleinbuchstaben und *Ä* für den Großbuchstaben ausgedrückt. Entsprechend werden ö mit *ö* und ü mit *ü* maskiert. Für ein ß setzen Sie *ß* ein.

3 Im Text sind aber noch weitere Sonderzeichen, die ebenfalls maskiert werden müssen. Für die Ausgabe der Syntaxfragmente müssen die zugehörigen spitzen Klammern unbedingt maskiert werden. Andernfalls werden die Tags vom Browser interpretiert und nicht als Text auf den Bildschirm ausgegeben.

Die meisten spitzen Klammern sind bereits maskiert. Nur unter Punkt 4, bei dem die Beendung inhaltsloser Tags erklärt wird, stehen noch die spitzen Klammern. Die Folge: Das *br*-Tag, das eigentlich als Syntaxbeispiel auf dem Bildschirm ausgegeben werden soll, wird interpretiert, sodass nur ein leerer heller Kasten zu sehen ist. Maskieren Sie die Sonderzeichen mit *<* für die öffnende spitze Klammer und *>* für die schließende. Folgen zwei identische Zeichen aufeinander, muss jedes einzeln maskiert werden.

Die betreffende Zeile sieht dann folgendermaßen aus:

- <code>**<**br /**>**</code>

Wenn Sie angewinkelte Anführungszeichen verwenden wollen, ersetzen Sie hierfür >> durch *›* und << durch *‹*.

4 Damit aus der Datei ein gültiges XHTML-Dokument wird, müssen Sie noch die einfachen Anführungsstriche (') maskieren. Ersetzen Sie also im Quellcode die ' durch *’*. Im Alternativtext der Grafik am Anfang des Dokuments kommt dieses Sonderzeichen gleich zweimal vor:

- <img src="img/kap03_smp_deko.jpg" width=250 height=71 alt="What**’**s on a web designer**’**s mind...">

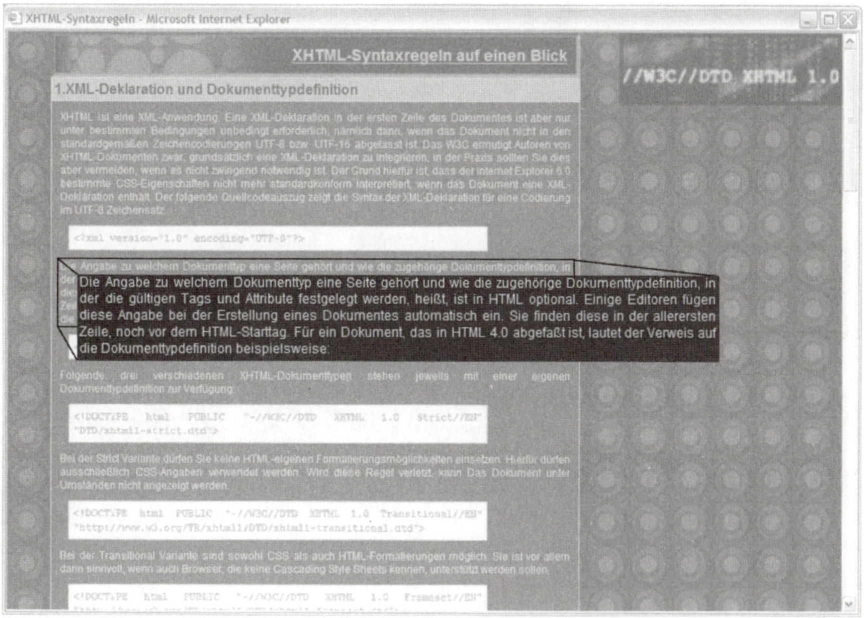

Damit wäre die Maskierung der Sonderzeichen abgeschlossen. Die Datei ist jetzt ein gültiges XHTML-Dokument und wird unabhängig vom browserseitig eingestellten Zeichensatz korrekt angezeigt.

Die kompletten Unicode-Tabellen stehen im Internet auf der Website *www.unicode.org* als PDF-Dokumente zum Download zur Verfügung.

3.3 Kooperation XHTML und CSS

In Abschnitt 2.2 ab Seite 21 konnten Sie lesen, dass mit CSS eine Trennung von Struktur und Formatangaben erreicht wird. Anweisungen zur Darstellungsweise werden nicht mehr im betreffenden Element oder mit formatierenden Tags gemacht, sondern an zentraler Stelle für das ganze Dokument beziehungsweise für mehrere Dokumente notiert.

Es gibt inzwischen zahlreiche Beispiele für Internetauftritte, die die komplette Formatierung mit Cascading Style Sheets lösen. Die Website des Magazins stern.de (*www.stern.de*) ist zudem in XHTML kodiert.

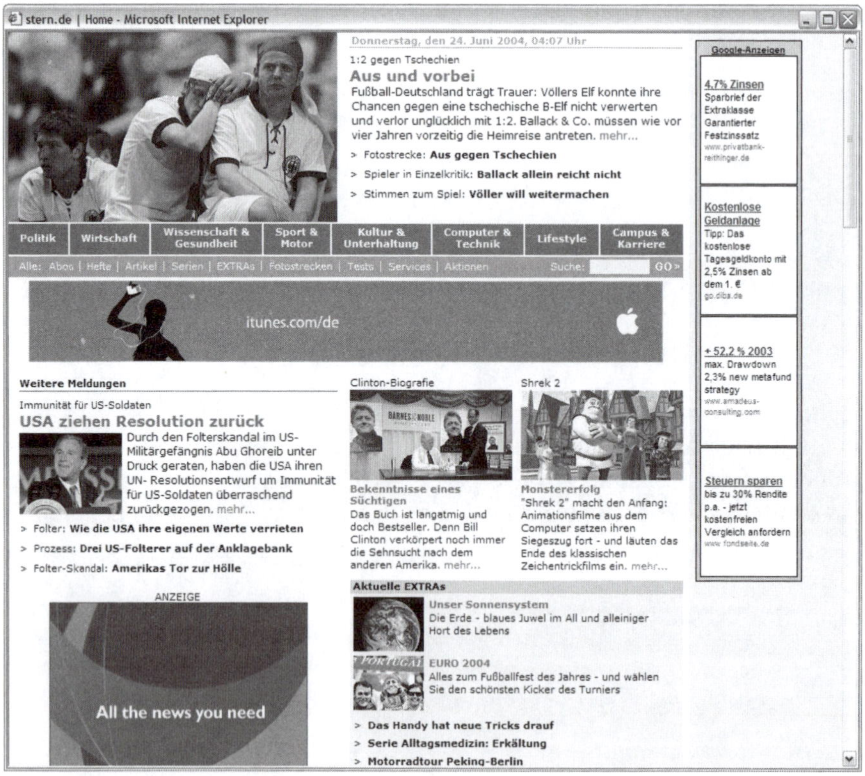

www.stern.de.

Dieser Abschnitt konzentriert sich darauf, wie CSS-Anweisungen mit XHTML-Tags verknüpft werden. Einzelheiten zu den verwendeten Formatangaben werden in späteren Kapiteln eingehend behandelt. Die unterschiedlichen Möglichkeiten zur Einbindung von CSS in XHTML-Dateien werden in Abschnitt 3.4 ab Seite 62 besprochen. Die betreffenden Änderungen, einige beispielhafte Formatangaben, werden daher zunächst unkommentiert direkt in eine Beispieldatei eingebunden.

Selektoren: das Bindeglied zwischen CSS und XHTML

Die Verbindung zwischen CSS und XHTML-Tags wird über einen Teil der CSS-Anweisung hergestellt. Dieser Teil, der am Anfang der Anweisung steht, wird Selektor genannt. CSS bieten drei verschiedene Grundtypen von Selektoren, die für spezielle Zwecke teilweise kombiniert werden können. Jeder Selektorentyp hat dabei eine bestimmte Aufgabe.

Der Tag-Selektor

Eine CSS-Anweisung mit Tag-Selektor wirkt sich so aus, dass jedes Mal, wenn das betreffende Tag im Dokument vorkommt, die entsprechende Formatierung angewendet wird. Notieren Sie zur Definition eines Tag-Selektors das Tag, für das die Formatangabe gelten soll, ohne die spitzen Klammern.

Zur Veranschaulichung der Wirkungsweise der unterschiedlichen CSS-Selektoren dient eine speziell präparierte Version der Beispieldatei mit den XHTML-Syntaxregeln.

1 Öffnen Sie die Datei *kap03_selekt.htm* im Editor. Diese Datei ist nur teilweise CSS-formatiert. Einige Formatangaben wurden entfernt. Im Laufe der nächsten Schritte werden Sie diese wieder in die Datei einfügen.

2 Wenn Sie beispielsweise die *code*-Blöcke aus der Beispieldatei in einem Kasten mit hellem Hintergrund und einer Umrandung, der nur einen Teil des grünen Fonds einnimmt, anzeigen lassen wollen, müssen Sie folgende Zeile innerhalb des *style*-Tags zwischen den beiden Kommentarzeichen notieren:

```
■ code{
■       font-size:12px;
■       font-weight:bold;
■       display:block;
■       color:#090;
■       background-color:#ffc;
■       padding:5px;
■       margin:10px;
■       border:1px solid #0f0;
■       width:80%;
■    }
```

Führen Sie diese Änderung aus und speichern Sie die Datei. Betrachten Sie danach das Ergebnis im Browser.

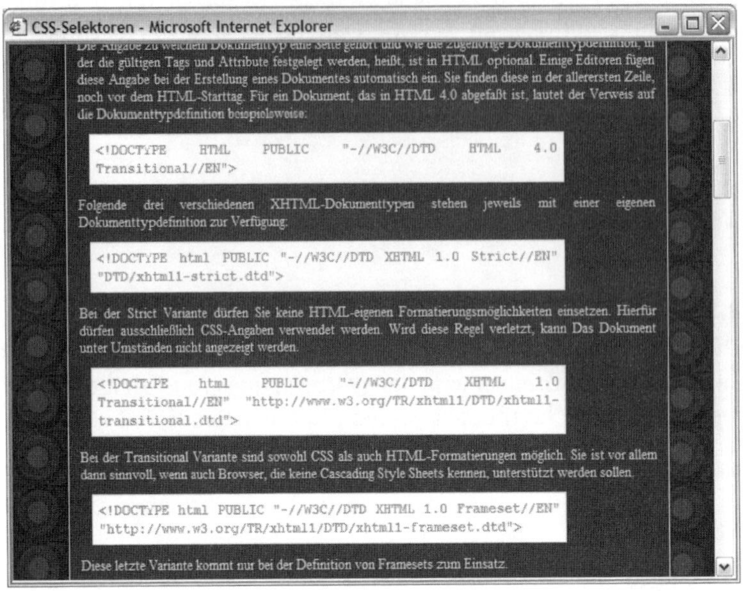

Ohne dass eine weitere Änderung am Quellcode nötig wäre, wird jetzt jeder mit <code>...</code> ausgezeichnete Block in der Datei entsprechend angezeigt. Beachten Sie, dass Ihre Übungsdatei am rechten Browserfensterrand einen breiteren Rand hat, als in der Abbildung zu sehen ist. Das ist darauf zurückzuführen, dass für den Screenshot gegenüber der Übungsversion einige geringfügige Veränderungen an der Datei vorgenommen wurden, um diese in einem kleineren Fenster anzeigen lassen zu können.

3 Wenn Sie mehrere Tags auf die gleiche Weise formatieren wollen, können Sie die entsprechenden Selektoren mit Kommas getrennt hintereinander aufführen, also beispielsweise

```
p,h1,h2,h3,li{
   font-family:Arial, Helvetica, sans-serif;
}
```

um alle Textabschnitte, Überschriften der Grade 1 bis 3 und Listenpunkte in derselben Schriftart anzeigen zu lassen. Fügen Sie die obige CSS-Definition in den *style*-Bereich im Beispieldokument ein, speichern Sie dieses ab und rufen Sie es erneut im Browser auf. Der rechte Rand sollte allerdings in Ihrer Version der Datei breiter sein, weil die Datei wieder für den Screenshot geringfügig modifiziert wurde.

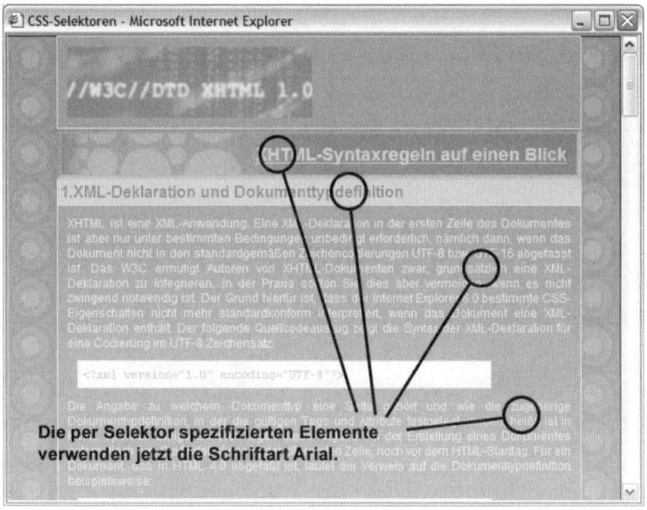

Da ausnahmslos jedes per Tag-Selektor formatierte Element die Formatangaben verwendet, ist dieser Selektor ungeeignet, wenn Sie ein bestimmtes, mehrfach vorkommendes Element auf mehrere alternative Formatangaben zugreifen lassen wollen. Hierfür müssen Sie anders vorgehen.

Der Klassen-Selektor

Mit dem Klassen-Selektor können Sie Tag-Unterklassen und Tag-unabhängige Formatangaben definieren. Ein bestimmtes Element übernimmt diese Formatierung nur dann, wenn es die entsprechenden Angaben durch ein Attribut zugewiesen bekommt.

4 Im Beispieldokument gibt es mehrere unterschiedliche Elemente, die eine Umrandung mit den gleichen Eigenschaften haben. Wenn Sie die Umrandung für jedes Element einzeln definieren, wiederholen sich die entsprechenden Angaben mehrfach.

Rationeller ist es daher, die Umrandung in einer Tag-unabhängigen Klasse zu definieren und diese dann den betreffenden Elementen zuzuweisen. Definieren Sie zuerst die Klasse im *style*-Bereich des Dokuments, in dem Sie dort die folgende CSS-Definition ergänzen:

```
.rahmen{
        border: 1px solid #0f0;
        border-top-width:0px;
    }
```

Der vorangestellte Punkt ist für den Browser das Erkennungsmerkmal, dass es sich hierbei um einen Klassen-Selektor handelt. Die Bezeichnung *.rahmen* ist der Name der Klasse, vergleichbar mit dem Namen einer Formatvorlage in einem Textverarbeitungsprogramm. Klassennamen sind prinzipiell beliebig, dürfen allerdings keine Umlaute, Sonderzeichen oder Leerzeichen enthalten.

Anschließend können Sie die Formatierung der Umrandung aus den folgenden CSS-Definitionen löschen:

```
h2 {
        ...
        border: 1px solid #00FF00;
        border-top-width:0px;
        border-bottom-width:0px;
    }
p,div{
        ...
          border:1px solid #0f0;
          ...
    }
```

Wenn Sie die Datei jetzt speichern und im Browser aufrufen, werden Sie sehen, dass die betreffenden Elemente jetzt ohne Umrandung angezeigt werden, weil Sie die soeben definierte CSS-Klasse noch keinem Tag zugewiesen haben. Diese Zuweisung geschieht mit dem Universalattribut *class*. Fügen Sie in den Start-Tags aller Überschriften zweiten Grades Absätze und dem zweiten *div*-Container am Ende des Dokuments ein *class*-Attribut mit einem Verweis auf die Klasse *.rahmen* hinzu:

```
<h2 class="rahmen">....
<p class="rahmen">....
<div class="rahmen">....
```

Beachten Sie dabei, dass im *class*-Attribut dem Klassennamen grundsätzlich kein Punkt vorangestellt werden darf.

Speichern Sie die Datei und rufen Sie sie im Browser auf. Die folgende Abbildung veranschaulicht das Ergebnis. Die Datei wurde allerdings wie im vorherigen Schritt für den Screenshot geringfügig verändert.

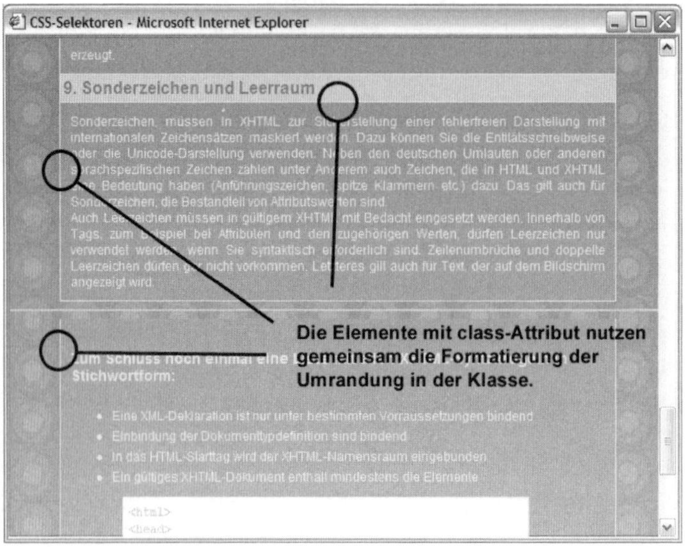

Da *class* ein Universalattribut ist, also in jedem Tag erlaubt ist, könnten Sie die Formatierung der Klasse *.rahmen* auch auf andere Tags wie *td* oder *li* anwenden, indem Sie darauf verweisen. Allerdings kann jedes Element immer nur jeweils einer CSS-Klasse angehören.

Der ID-Selektor

Grundsätzlich funktioniert der ID-Selektor ähnlich wie der Klassen-Selektor: Sie definieren eine benannte Formatangabe und weisen diese mit einem Universalattribut einem bestimmten Element zu. Der entscheidende Unterschied ist, dass diese Formatangabe nur einmalig zu verwenden ist. Die ID eines Elements hat nämlich auch die Aufgabe, dieses eindeutig zu identifizieren und somit den Zugriff durch Skriptsprachen wie JavaScript zu ermöglichen. Mit dem ID-Selektor können Sie also Formatangaben festlegen, die nur für ein bestimmtes Element gelten sollen.

5 Zur Demonstration der Wirkungsweise des ID-Selektors eignet sich der erste *div*-Container in der Beispieldatei, der zur Positionierung der Schmuckgrafik verwendet werden soll. Das Element trägt bereits die ID *dekopic*. Sie brauchen also nur noch die CSS-Definition in einer neuen Zeile innerhalb der Kommentarzeichen im *style*-Bereich des Dokuments einzufügen:

```
#decopic{
   position:absolute;
   right:0px;
   top:0px;
   width:250px;
   height:71px;
   z-index:1;
   padding:0px;
   margin:0px;
   border:5px solid #000";
}
```

Durch die vorangestellte Raute (#) kann ein Browser (oder anderer User Agent) ID-Selektoren von Klassen- und Tag-Selektoren unterscheiden. Die darauf folgende ID ist ein beliebiger eindeutiger Name, für den dieselben Einschränkungen gültig sind wie für Klassennamen.

Die Zuweisung geschieht durch das Universalattribut *id*, wobei jede ID nur einmal innerhalb eines Dokuments vergeben werden darf.

```
<div id="dekopic">...
```

Genau wie der Punkt beim Klassen-Selektor entfällt die dem Namen vorangestellte Raute bei der Referenzierung im Attribut.

Speichern Sie die Datei wieder ab und kontrollieren Sie das Ergebnis im Browser. Die Schmuckgrafik wird jetzt am rechten Rand des Browserfensters positioniert.

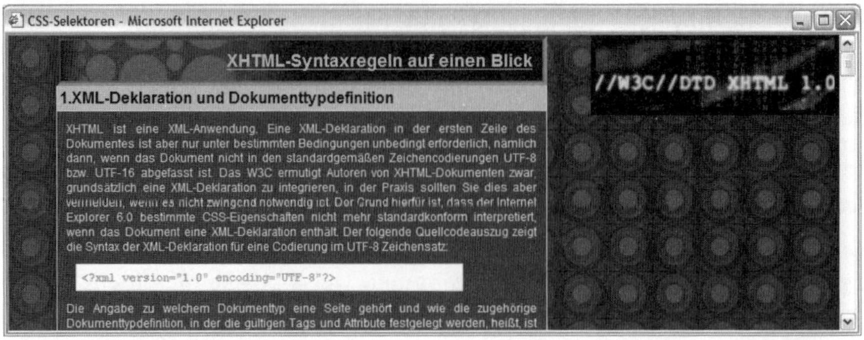

In der Praxis werden hauptsächlich CSS-Ebenen mit dem ID-Selektor formatiert, da das betreffende Tag oft mehrfach innerhalb eines Dokuments vorkommt, die einzelnen Style-Angaben aber in der Regel für jede Ebene verschieden sind.

Kombination von Tag- und Klassen-Selektor

Mit der Kombination dieser beiden Selektoren haben Sie eine etwas feinere Möglichkeit, ganze Tags zu formatieren.

6 Normalerweise ist das *code*-Tag ein Inline-Element. Um die Anzeige der Codeschnipsel in frei stehenden Kästen zu erzielen, wurde deshalb unter anderem eine Darstellung als Blockelement erzwungen.

Im Beispieldokument gibt es aber einige Stellen, an denen es wünschenswert wäre, Code weiterhin inline und ohne Kasten darzustellen. Hierfür bietet sich der Einsatz einer Tag-gebundenen Klasse an.

Eine Tag-gebundene Klasse definieren Sie, indem Sie einen Klassennamen an einen Tag-Selektor anhängen. Die Anbindung erfolgt wie bei den Tag-unabhängigen Klassen mit dem *class*-Atribut. Allerdings ist sie nur bei dem durch den Tag-Selektor vorgegebenen Elementtyp wirksam.

Ändern Sie die CSS-Definition für *code* auf folgende Weise ab:

```
code{
   font-size:12px;
   font-weight:bold;
   color:#0f0;
}
code.boxed{
     display:block;
    color:#090;
     background-color:#ffc;
   padding:5px;
    margin:10px;
   border:1px solid #0f0;
   width:80%;
}
```

Danach müssen Sie noch die entsprechenden Klassenzuweisungen vornehmen. Die *code*-Tags, die kein *class*-Attribut bekommen sollen, sind im Quelltext durch entsprechende Kommentare gekennzeichnet. Speichern Sie anschließend die Datei und kontrollieren Sie das Ergebnis im Browser.

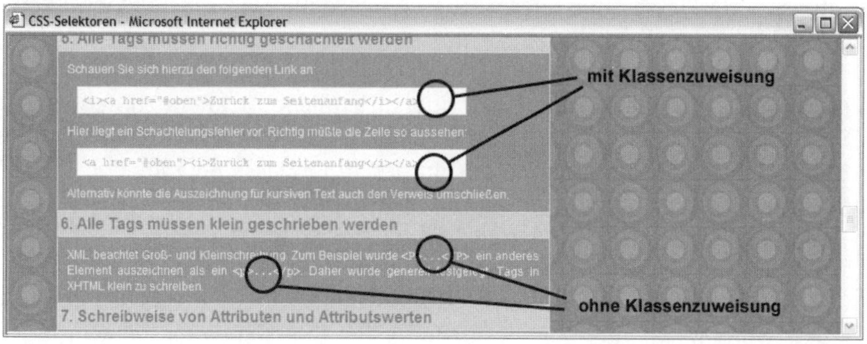

Die Formatangaben, die Sie mit dem Tag-Selektor eingebunden haben, nämlich Schriftgröße und -fettung, greifen bei allen Codeblöcken, auch denen, die ein *class*-Attribut haben. In Kästen erscheinen dagegen nur die Elemente, denen Sie die entsprechende Klasse zugewiesen haben.

Der Vorteil dieser Methode liegt darin, dass Sie allgemeine Angaben durch die Verwendung des Tag-Selektors schnell einbinden können, aber trotzdem bei Bedarf Gestaltungsvarianten für das betreffende Tag definieren und zuweisen können. Die Unterklassen können allerdings nicht auf andere Tags angewendet werden. Beispielsweise würde

```
<li class="boxed">
```

nichts bewirken, weil *.fett* eine Unterklasse des *p*-Tags ist.

Das Verfahren lässt sich aber auch bei mehreren Tags anwenden. Fügen Sie probehalber eine unsortierte Liste mit drei Listenpunkten an das Ende des Dokuments an.

```
<ul>
  <li>erster Punkt</li>
  <li>zweiter Punkt</li>
  <li>dritter Punkt</li>
</ul>
```

Wie Sie die allgemeine Formatierung auch für die Listenpunkte verfügbar machen können, haben Sie bereits gesehen. Verschieben Sie den entsprechenden Selektor aus der Selektorenreihung, in der er steht, zur Definition für *code*.

```
code,li{.....
```

Nach demselben Prinzip können Sie auch für die Unterklasse *.boxed* vorgehen:

- `code.boxed, li.boxed{.....`

In diesem Fall wäre allerdings die Verwendung einer Tag-unabhängigen Klasse statt der Unterklasse sinnvoller, weil Sie sich damit die umständliche Reihung der Selektoren ersparen würden.

Vermeiden Sie es dabei unbedingt, widersprüchliche Angaben zu den einzelnen CSS-Eigenschaften zu machen, zum Beispiel bei der Formatierung mit Tag-Selektor eine Schriftgröße anzugeben und in der Unterklasse eine andere. Durch die Präferenzregel für Formatangaben, die in Abschnitt 3.5 ab Seite 70 erklärt wird, bekommen Sie unter Umständen nicht das gewünschte Ergebnis.

In den vorhergehenden Schritten sind die gebräuchlichsten CSS-Selektoren vorgestellt worden. Mit der Verabschiedung des CSS-Standards 2.0 wurden vom W3C weitere Selektoren eingeführt, die eine Erweiterung der Tag-Selektoren darstellen. Mit ihnen lassen sich Tag-spezifische Formate auf bestimmte Schachtelungen von Elementen bezogen vergeben, wodurch ein differenzierterer Einsatz der Tag-Selektoren ermöglicht wird.

Da zurzeit die Verbreitung von Browsern, die diese Selektoren nicht vollständig unterstützen, noch relativ hoch ist, kommen sie in der Praxis momentan hauptsächlich zum Einsatz, um bestimmte Formatierungen gezielt vor Browsern zu verbergen, die diese nicht unterstützen. Daher wird hier nicht weiter darauf eingegangen.

3.4 Formatangaben schreiben und in XHTML einbinden

Die Möglichkeiten, CSS-Anweisungen in XHTML einzubinden, und die Syntax der Anweisungen selbst, die im letzten Abschnitt nicht weiter erklärt werden, sollen nun eingehender betrachtet werden.

Syntax von CSS

Schematisch sieht eine CSS-Formatangabe, auch Definition oder Deklaration genannt, immer folgendermaßen aus:

- `selektor {Eigenschaft:Wert}`
- `p.fett{font-weight:bold}`

Die verschiedenen Selektoren und wie sie notiert werden, werden im Abschnitt „Selektoren: das Bindeglied zwischen CSS und XHTML“ ab Seite 55 beschrieben.

Der Rest der Definition, in dem die Eigenschaften des betreffenden Elements deklariert werden, ist in geschweiften Klammern eingeschlossen, die Anfang und Ende der Deklaration signalisieren. Innerhalb dieser Klammern stehen eine oder mehrere Eigenschaften mit den zugehörigen Werten, wobei die einzelnen Eigenschaft-Wert-Paare durch Semikolon getrennt werden.

```
selektor {Eigenschaft1:Wert1; Eigenschaft2:Wert2;Eigenschaft3:Wert3...}
p{font-size : 12px;font-family : Arial, Helvetica, sans-serif;color :
Black;}
```

Die CSS-Wizards einiger Editoren hängen grundsätzlich ein Semikolon an ein Eigenschaft-Wert-Paar an, auch wenn danach kein weiteres kommt.

```
p.fett{font-weight:bold;}
```

Dieses überflüssige Semikolon wird von Browsern ignoriert.

Beachten Sie auch, dass das Trennzeichen zwischen Eigenschaft und Wert der Doppelpunkt ist und nicht das Gleichheitszeichen, wie es bei Attributen in Tags verwendet wird. Hierin liegt eine häufige Fehlerquelle, da Style-Definitionen mit Gleichheitszeichen nicht interpretiert werden.

```
p{font-size : 12px;font-family = Arial, Helvetica, sans-serif;color :
Black;}
```

In der oben stehenden Definition würde die Angabe zur Schriftgröße (*font-size*) noch interpretiert. Wegen des Tippfehlers bei der Schriftart (*font-family*) würden diese und alle folgenden Angaben jedoch nicht umgesetzt.

CSS-Definitionen kommentieren

Wenn Sie sehr viele Formate in einem Stylesheet definieren, können Kommentare sehr nützlich sein. Ein paar erklärende Worte zu den CSS-Definitionen helfen Ihnen, den Überblick über Ihre Formatvorlagen zu behalten. Da Sie diese Erklärungen nicht in CSS-Syntax abfassen werden, müssen Sie dafür sorgen, dass Browser diese Kommentare ignorieren. Dazu gibt es in CSS wie in XHTML Kommentarzeichen.

Die Zeichenfolge /* leitet einen CSS-Kommentar ein, die Zeichenfolge */ beendet ihn. Ein Beispiel:

```
p, td, li{font-size : 12px;font-family = Arial, Helvetica, sans-
serif;color : Black;}
/* Formatangaben fuer Fliesstext in Absätzen, Tabellenzellen und
Listenpunkten */
```

Allerdings sollten Sie innerhalb der CSS-Definition, genauer gesagt innerhalb der geschweiften Klammern, keine Kommentare notieren.

Leerzeichen in CSS-Definitionen

Sicherlich ist Ihnen aufgefallen, dass in den vorangegangenen Beispielen für CSS-Definitionen und den schematischen Syntaxdarstellungen recht freimütig mit dem Einsatz von Leerzeichen umgegangen wurde. Beispielsweise der Doppelpunkt ist mal von Leerzeichen umschlossen, mal nicht. Bei der Umsetzung von Formatangaben ignorieren Browser Leerzeichen generell.

Sie können sie also nach Belieben einsetzen, um Ihre CSS-Definitionen so zu notieren, wie Sie es übersichtlicher finden. Dabei ist auch die Verwendung von Zeilenumbrüchen innerhalb einer Definition zulässig. Die CSS-Definition

```
p{
font-size : 12px;
font-family : Arial, Helvetica, sans-serif;
color : Black;
}
```

könnte also genauso gut folgendermaßen notiert werden:

```
p{font-size:12px;font-family:Arial,Helvetica,sans-serif;color:Black;}
```

Weitere Einzelheiten zu den vielfältigen Formatierungsmöglichkeiten und den zugehörigen Werten werden jeweils in eigenen Beispielen behandelt.

Einbindung von CSS in XHTML

Insgesamt gibt es drei gebräuchliche Möglichkeiten, CSS-Definitionen in XHTML-Dokumente einzubinden. Jede dieser Varianten legt einen unterschiedlichen Gültigkeitsbereich für die Formatierung fest.

Dokumentweite Formatangaben

Mit dieser Möglichkeit zur CSS-Einbindung haben Sie bereits im vorhergehenden Abschnitt Bekanntschaft gemacht. Die CSS-Definitionen werden innerhalb des *head*-Bereichs des betreffenden Dokuments notiert. Da CSS-Syntax sich von HTML- beziehungsweise XHTML-Syntax unterscheidet, müssen die Formatangaben in einem abgegrenzten Bereich untergebracht werden. Diesen Bereich definieren Sie mit dem *style*-Tag, das zwischen <head> und </head> untergebracht wird:

```
<style type="text/css">
<!--
//-->
</style>
```

Das Attribut *type* gibt in diesem Tag den MIME-Type, also Datentyp, seines Inhalts an. Dadurch erkennt der Browser, dass es sich dabei um interpretierbare Anweisungen in Cascading Style Sheets-Syntax handelt.

Die Kommentarzeichen sorgen dafür, dass ältere Browser, die gar keine CSS-Unterstützung bieten, die für sie unverständlichen Anweisungen ignorieren. Zwischen diesen Kommentarzeichen können Sie die CSS-Definitionen notieren.

Die Formatangaben im *style*-Bereich gelten für das gesamte Dokument, in dem sie stehen, aber nur für dieses Dokument. Wenn Sie Formatangaben in mehreren Dateien zur Anwendung bringen wollen, müssen Sie sie auf andere Weise einbinden.

Formatangaben in externe Dateien auslagern

Um CSS-Definitionen für mehrere Seiten verfügbar zu machen, müssen Sie sie in einer externen Datei unterbringen. Eingebunden werden die CSS-Anweisungen dann mit einem speziellen Verweis auf diese Datei.

Beispielsweise die Textformatierungen für das Beispieldokument mit den XHTML-Syntaxregeln, das in den vorherigen Abschnitten als Beispiel dient, könnten sinnvollerweise für andere Dokumente verfügbar gemacht werden. Auf diese Weise würde auch ein einheitliches Erscheinungsbild dieser Dokumente gewährleistet sein.

1 Öffnen Sie die Datei *kap03_einbindung.htm* im Editor. Sie enthält ein dokumentweit definiertes Stylesheet. Kopieren Sie die CSS-Definitionen - außer der mit dem ID-Selektor - aus der Tagebuchseite in eine leere Textdatei, die Sie unter dem Namen *kap03_formate.css* im selben Ordner wie die XHTML-Datei speichern. Die Dateiendung *.css* ist nicht zwingend notwendig, hilft aber, Stylesheet-Dateien schnell zu identifizieren.

   Einige Editoren, zum Beispiel Dreamweaver, sind allerdings für eine korrekte Bearbeitung auf diese Endung angewiesen. Der Inhalt einer CSS-Datei darf ausschließlich aus Formatangaben bestehen. Sollten Sie also das *style*-Tag oder die HTML-Kommentarzeichen mitkopiert haben, entfernen Sie diese aus der Datei.

   Der Inhalt der Datei sollte in etwa so aussehen:

```
body {
        margin:0px;
        padding:0px;
        background-image: url(img/tapete7a.gif);
        background-attachment:fixed;
    }
    p,h1,h2,h3,li{
        font-family:Arial, Helvetica, sans-serif;
    /* ~ weitere Formate ~ */
    .rahmen{
        border: 1px solid #0f0;
        border-top-width:0px;
    }
```

Speichern Sie die veränderten Dateien und rufen Sie die XHTML-Datei im Browser auf.

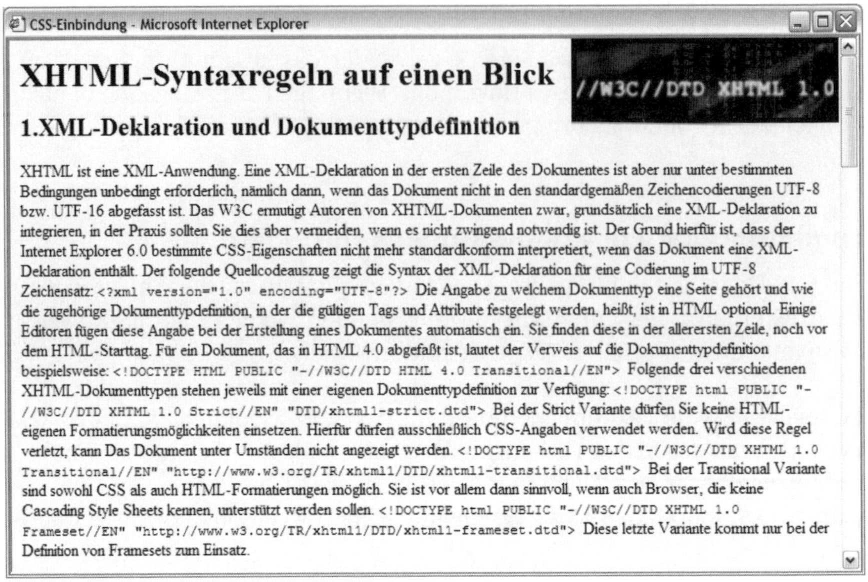

Im Browser sieht die Beispielseite jetzt wieder nahezu unformatiert aus, da ja nur noch die Formatangaben für den *div*-Container mit der Schmuckgrafik darin enthalten sind.

2 Binden Sie jetzt die Stylesheet-Datei *kap03_formate.css* ein. Dazu notieren Sie im *head*-Bereich des XHTML-Dokuments die folgende Zeile:

```
<link rel="STYLESHEET" type="text/css" href="kap03_formate.css" />
```

Mit dem *link*-Tag, das nicht mit einem Link bzw. Verweis auf eine andere Datei zu verwechseln ist, binden Sie die CSS-Datei ein. Das Attribut *rel* stellt hierbei einen Dateibezug (rel = relation: engl. Beziehung) her. Für dieses Attribut steht theoretisch eine ganze Reihe weiterer Werte und somit Dateibeziehungen zur Verfügung.

Da gängige Browser allerdings nur den Wert *"STYLESHEET"* auch wirklich kennen, ist dieses die einzige in der Praxis vorkommende Möglichkeit. Das *type*-Attribut gibt den Datentyp des Dateiinhalts an und sorgt dafür, dass der verarbeitende Browser weiß, dass er es mit CSS-Syntax zu tun bekommt. Im *href*-Attribut geben Sie mit einer relativen Pfadangabe an, wo die betreffende Stylesheet-Datei zu finden ist. Vergessen Sie nicht den Slash am Ende, der dieses inhaltslose Tag XHTML-konform abschließt.

Nach dieser kleinen Veränderung sind die Formatangaben wieder in der Datei verfügbar, was sich entsprechend im Erscheinungsbild niederschlägt:

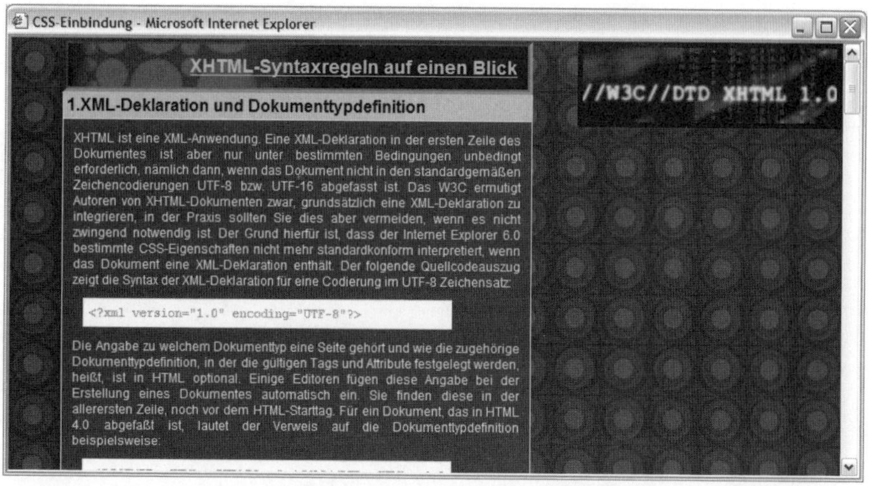

Die Auslagerung der Formate in eine externe CSS-Datei, die Sie durch das *link*-Tag in Ihre XHTML-Seiten einbinden, ist die schnellste und zugleich pflegefreundlichste Variante. Sie gewährleisten so zum einen ein einheitliches Erscheinungsbild, da die Dateien tatsächlich auf identische Formatangaben zugreifen. Außerdem stellen Sie so auch sicher, dass Veränderungen, die sie jetzt nur noch einmal, nämlich in der CSS-Datei, vorzunehmen brauchen, automatisch auf allen Seiten wirksam werden.

3 Machen Sie einmal die Probe aufs Exempel und binden Sie die Stylesheet-Datei in ein weiteres XHTML-Dokument ein. Dazu können Sie die Datei *kap03_einbindung_test.htm* verwenden, die ein gültiges XHTML-Dokument ohne Formatangaben ist. Öffnen Sie die Datei im Editor und tragen Sie den *link*-Tag im *head*-Bereich des Dokuments ein. Die *class*-Attribute sind bereits eingebunden. Lassen Sie sich die anschließend gespeicherte Datei im Browser anzeigen.

Für die nebenstehende Abbildung wurde der Rand am rechten Browserfenster wieder schmaler eingestellt, damit die Datei in einem kleineren Fenster angezeigt werden kann.

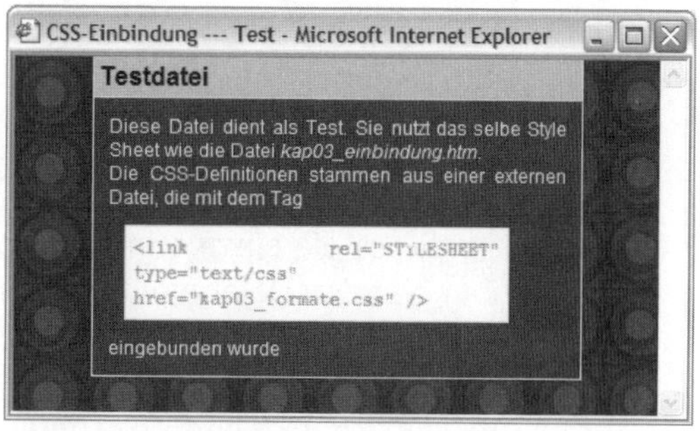

4 Führen Sie als Nächstes in der CSS-Datei folgende Veränderungen aus:

Ändern Sie die Deklaration

```
p,h1,h2,h3,li{
      font-family:Arial, Helvetica, sans-serif;
   }
```

in

```
p,h1,h2,h3,li{
      font-family:"Lucida Console",Arial, Helvetica, sans-serif;
   }
```

Dadurch wird eine neue Schriftart für Absätze, Überschriften und Listenpunkte eingestellt. Speichern Sie danach die CSS-Datei und lassen Sie sich die beiden XHTML-Dokumente im Browser anzeigen.

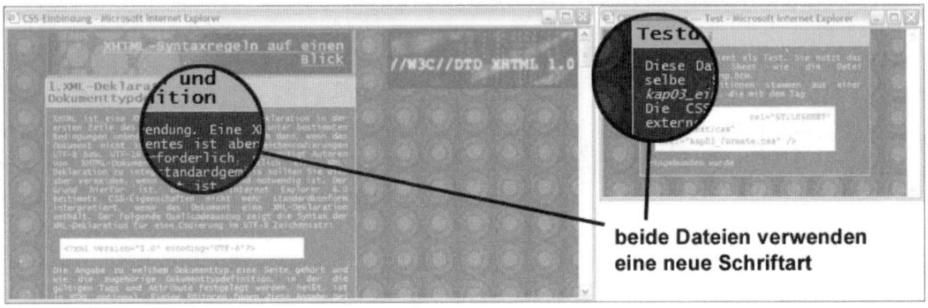

Die beiden XHTML-Dateien haben die Änderung der Schriftart automatisch übernommen.

Einzelne Elemente mit dem style-Attribut formatieren (Inline-Formatierung)

Mit dieser dritten Möglichkeit, CSS-Formatangaben in XHTML einzubinden, können Sie einzelne Elemente formatieren. Die CSS-Definition gilt dann nur für dieses eine Element.

Dafür verwenden Sie ein weiteres Universalattribut, das *style*-Attribut. Als Wert kann hier eine CSS-Deklaration stehen. Einen Selektor brauchen Sie in diesem Fall nicht anzugeben, da ja nur das Element, in dem Sie die Angaben machen, formatiert wird. Auch die geschweiften Klammern brauchen Sie nicht zu notieren.

1 Öffnen Sie die Datei *kap03_einbindung_2.htm* im Editor. Es handelt sich dabei um eine Variante des Dokuments mit den XHTML-Regeln, die ein externes Stylesheet verwendet. Lassen Sie sich die Datei auch direkt im Browser anzeigen.

2 Die allgemeinen Formate aus der CSS-Datei erzeugen an zwei Stellen unerwünschte Effekte: Die Umrandungen für die Kästen sind so definiert, dass sich immer zwei übereinander liegende Elemente den horizontalen Rand „teilen“, beispielsweise eine Überschrift mit der darüber liegenden Textbox.

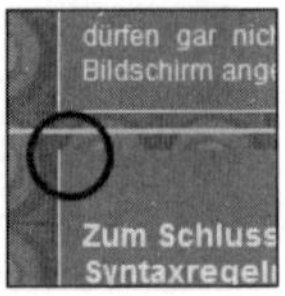

Über dem untersten Kasten liegt aber eine horizontale Linie (<hr/>), die keine untere Umrandung hat. Dadurch fehlt dem letzten Kasten auf der Seite die obere Umrandung. Um diesen kleinen Fehler zu beheben, ergänzen Sie das einleitende *div*-Tag mit einem *style*-Attribut, das für dieses eine Element die obere Begrenzungslinie einschaltet:

```
<div class="rahmen" style="border-top-width:1px">
...
</div>
```

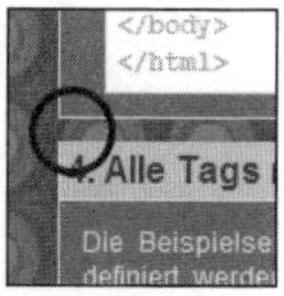

Das zweite Element, bei dem eine Inline-Formatierung sinnvoll ist, ist der längere Codeblock unter *3. Dokumentstruktur*.

Damit nachfolgender Text nicht direkt an dem Kasten mit den Quellcode-Auszügen anliegt, haben diese am unteren Rand einen Abstand zugewiesen bekommen. In dem betreffenden Abschnitt folgt aber kein Text mehr, sodass stattdessen die nachfolgende Überschrift nach unten geschoben wird.

Diesen Fehler können Sie mit der folgenden Formatierung beheben:

```
<code  class="boxed" style="margin-bottom:0px">
...
</code>
```

Wenn Sie die Datei nach diesen Änderungen speichern und im Browser aufrufen, werden auch diese beiden Elemente wie gewünscht angezeigt.

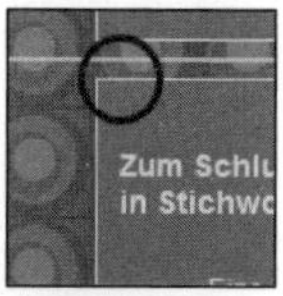

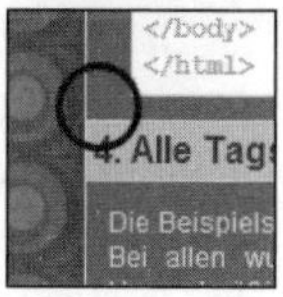

In zweierlei Hinsicht widerspricht die so genannte Inline-Formatierung dem Ansatz von Cascading Style Sheets:

- Struktur und Formatierung sind nicht mehr sauber voneinander getrennt.
- Änderungen müssen wieder am betreffenden Element selbst vorgenommen werden, da die Formatangaben nicht mehr an zentraler Stelle stehen.

Deswegen ist es empfehlenswert, sie nur sparsam einzusetzen. In der Praxis findet sie vor allem im Zusammenhang mit DHTML-Skripten Verwendung, weil bestimmte Eigenschaften in älteren Versionen des Internet Explorer nur mit dieser Formatierung korrekt verarbeitet werden.

Wenn Sie sich darüber wundern, dass Schriftgröße und -art der ersten Überschrift, die ja bereits in der Stylesheet-Datei formatiert werden, auf die Inline-Formatangaben überhaupt reagieren, lesen Sie in Abschnitt 3.5 unter „Präferenz" ab Seite 72. Dort wird erklärt, wie Browser mit einander widersprechenden Formatangaben verfahren.

Mit CSS 2.0 wurde noch eine weitere Möglichkeit zur Einbindung von externen Stylesheet-Dateien eingeführt. Allerdings verhält es sich mit ihr wie mit den CSS-

2.0-Selektoren: Ältere Browser unterstützen sie nicht. Deswegen werden auch hiermit hauptsächlich Formatangaben vor Browsern versteckt, die nicht standardkonform sind.

3.5 CSS-Konzeption in der Praxis angewandt

Hier finden Sie einige Beispiele für praktische Anwendungen.

Kaskadierung

Kaskadierung beschreibt das Prinzip, mit den unterschiedlichen Möglichkeiten zur Einbindung von CSS-Formatangaben zu arbeiten. Eine so genannte Kaskade ergibt sich aus der Kombination von Stilen, die in einer separaten CSS-Datei vorliegen und für den gesamten Internetauftritt verfügbar sind, CSS-Anweisungen in einem Style-Bereich im Dateikopf, die nur für das betreffende Dokument gelten, und der Formatierung einzelner Elemente mit dem *style*-Attribut.

Eine konsequent durchgeführte Kaskadierung hilft dabei, den Überblick über die Formatvorlagen eines Projekts zu bewahren und den Kodieraufwand möglichst gering zu halten. Dabei kann sich die Formatierung für ein bestimmtes Element aus Teilen zusammensetzen, die an unterschiedlicher Stelle stehen. Anhand der CSS-Definition für die Überschriften ersten Grades, wie sie für das Beispieldokument mit der XHTML-Syntax und das Testdokument, das auf dieselbe CSS-Datei zugreift, lässt sich dieses Prinzip gut veranschaulichen.

Kaskadierung in der Praxis

1 Öffnen Sie die Dateien *kap03_kaskade.htm*, *kap03_kaskade_test.htm* und *kap03_formate.css* im Editor. Sie gleichen im Aufbau den Beispieldateien aus dem Abschnitt „Formatangaben in externe Dateien auslagern“ ab Seite 65. In der CSS-Datei wird unter anderem die Formatierung für Überschriften ersten Grades vorgenommen. Dabei wird auch eine Hintergrundgrafik festgelegt.

Um für ein bisschen optische Abwechslung zu sorgen, bietet es sich an, in den einzelnen Dokumenten unterschiedliche Hintergrundgrafiken zu verwenden. Eine Möglichkeit, diese Formatierung vorzunehmen, besteht darin, in der CSS-Datei mit ID-Selektoren für jede Überschrift eine eigene Deklaration anzulegen.

Das ist allerdings nicht wirklich praktikabel. Selbst wenn Sie eine „Kaskadierung light“ vornehmen und die Formatierung der Eigenschaften, die sich nicht ändern sollen, wie z. B. Umrandung, Schriftformatierung und Abstände, in einer allgemeinen Deklaration getrennt von den individuellen Formaten definieren, schwillt mit steigender Dokumentenanzahl die CSS-Datei schnell an. Dabei wird dann ein Großteil der Definitionen nur einmal verwendet, ist also in einer externen CSS-Datei fehl am Platz.

Eine konsequentere Kaskadierung, bei der nur die allgemeine Deklaration in der externen Datei steht und die individuellen Eigenschaften dokumentintern definiert werden, ist viel sinnvoller.

2 Entfernen Sie zuerst die Anweisungen, die die Hintergrundgrafik für *h1* festlegen, aus der CSS-Datei:

```
    h1 {
...  /*~weitere Anweisungen~*/...
        background-image:  url("img/hddeko.jpg");
        background-repeat: no-repeat;
    }
```

Speichern Sie die Datei anschließend direkt ab.

3 Legen Sie jetzt die Formatierung für die individuellen Hintergrundgrafiken in den XHTML-Dokumenten an. Ergänzen Sie den *style*-Bereich der Datei *kap03_kaskade.htm* folgendermaßen:

```
h1 {
        background-image: url("img/hddeko.jpg");
        background-repeat: no-repeat;
    }
```

Speichern Sie auch diese Datei ab und ergänzen Sie anschließend das dokumentinterne Stylesheet der Datei *kap03_kaskade_test.htm* wie folgt:

```
h1 {
        background-image: url("img/hddeko2.jpg");
        background-repeat: no-repeat;
    }
```

Rufen Sie die beiden XHTML-Dokumente im Browser auf, nachdem Sie diese Datei ebenfalls gespeichert haben.

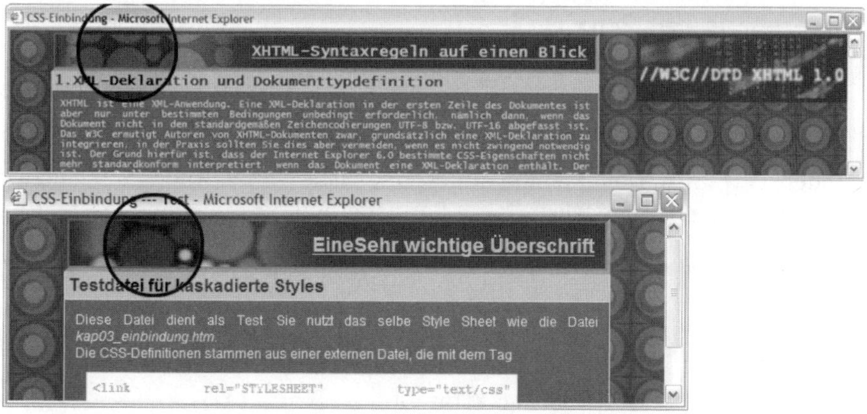

In beiden Dateien werden jetzt für die Überschriften unterschiedliche Hintergrundbilder geladen, während der Rest der Formatierung einheitlich bleibt.

Wie Sie sehen, ist es möglich, die gesamte Formatierung für ein Element auf mehrere *Style*-Angaben zu verteilen. Dadurch wird die Quellcode-Menge weiter reduziert, weil nicht mehr alle Eigenschaften für jedes Element bzw. jede Klasse definiert werden müssen, sondern nur noch die, deren Werte von den allgemeinen Einstellungen abweichen.

Dass die Formatierung für ein Element dabei nicht gebündelt an einer Stelle steht, mag auf den ersten Blick unübersichtlich erscheinen. Die hierarchische Herangehensweise, allgemeine Formatangaben in einer externen Datei abzulegen und spezielle dokumentintern in einem *Style*-Bereich oder im *style*-Attribut des betreffenden Tags, ist sicher gewöhnungsbedürftig. Durch die Reduzierung des Quellcodes gewinnen Sie allerdings wiederum mehr Übersicht.

Präferenz

Die Präferenzregel legt fest, wie Browser widersprüchliche Formatangaben für ein Element darstellen. Dabei hat immer die Formatierung den Vorzug, die dem Element selbst am nächsten steht.

Hierdurch kann es zu unerwarteten Ergebnissen kommen. Wenn Sie beispielsweise Ihre Textformatierung ursprünglich jeweils im Kopfbereich des Dokuments notiert haben und stattdessen veränderte Angaben in einer CSS-Datei einsetzen wollen. Solange Sie nicht die alten CSS-Definitionen aus den einzelnen Dokumenten entfernen, werden diese die Formatierungen aus der externen Datei „überschreiben", weil sie näher an den betreffenden Elementen liegen.

Die Präferenzregel lässt sich aber auch gezielt anwenden, um allgemeine Formate in speziellen Fällen außer Kraft zu setzen bzw. Stylesheets zu „überschreiben".

Präferenz in der Praxis

1 Öffnen Sie die Dateien *kap03_pref.htm* und *kap03_formate2.css* im Editor. In der Stylesheet-Datei finden Sie ein Beispiel für eine Anwendung der Präferenzregel. Sehen Sie sich folgende Deklarationen einmal genau an:

```
code{
        font-size:12px;
        font-weight:bold;
        color:#0f0;
    }
code.boxed{
          display:block;
         color:#090;
          background-color:#ffc;
        padding:5px;
         margin:10px;
        border:1px solid #0f0;
        width:80%;
}
```

Die erste Deklaration legt die Formatierung für das *code*-Tag fest, die zweite definiert eine Unterklasse für dieses Tag. In beiden Deklarationen wird die Eigenschaft *color* (Textfarbe) jeweils auf einen anderen Wert gesetzt. Da ergibt sich natürlich die Frage, welche der beiden widersprüchlichen Anweisungen bei einem *code*-Tag, das die Klasse *.boxed* zugewiesen bekommt, nun tatsächlich umgesetzt wird.

Entscheidend ist hierbei die Reihenfolge der beiden Zeilen. Browser lesen Dateien zeilenweise von oben nach unten. Daher ist die zweite Anweisung „näher“ am formatierten Element, dem *code*-Tag, als die erste, obwohl beide Anweisungen in einer separaten Datei stehen. Deswegen wird Code, der als Kasten formatiert ist, in einer dunkleren Farbe angezeigt, als der, der im Fließtext steht. Ein Browser behandelt die CSS-Anweisungen so, als würden sie im XHTML-Dokument stehen.

2 Wenden Sie als Nächstes eine dokumentinterne Deklaration an, um die Farbangaben für <code>...</code> aus der CSS-Datei zu überschreiben. Fügen Sie dazu die folgenden CSS-Definitionen im XHTML-Dokument hinzu:

```
code{
   color:white;
}
code.boxed{
   color:black;
}
```

Beachten Sie, dass der Verweis auf die externe CSS-Datei vor dem dokumentinternen *style*-Bereich steht.

Mit den obigen Anweisungen wird die Textfarbe der *code*-Tags auf Weiß bzw. Schwarz eingestellt. Welche Anweisungen werden wohl greifen? Speichern Sie die Datei und überprüfen Sie das Ergebnis im Browser.

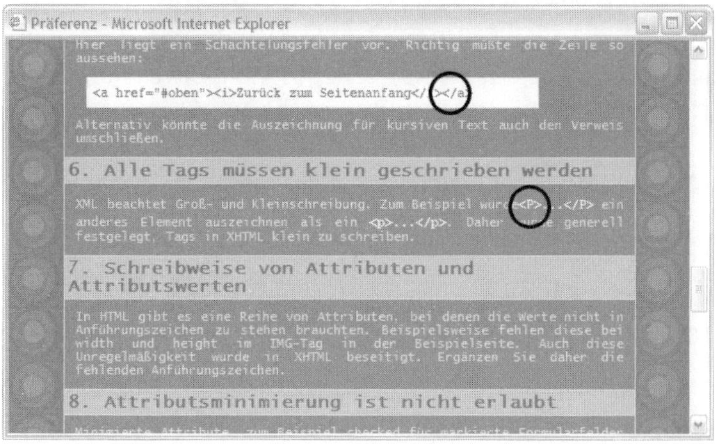

Die Werte im dokumentinternen Stylesheet überschreiben die aus der externen Datei, sodass die Codeblöcke in Weiß bzw. Schwarz dargestellt werden.

3 Eine weitere Möglichkeit, externe Deklarationen außer Kraft zu setzen, bietet das *style*-Attribut. Im Abschnitt „Einzelne Elemente mit dem style-Attribut formatieren (Inline-Formatierung)“ ab Seite 68 wird es in dieser Form verwendet. In der Datei *kap03_pref.htm* kommt es in gleicher Weise zum Einsatz: Allgemeine Angaben zu Abständen, die aus der externen CSS-Datei stammen, werden bei einzelnen Elementen durch Inline-Formatierungen überschrieben.

Da diese Angaben im betreffenden Element selbst gemacht werden, eignen sie sich auch dazu, Deklarationen aus dokumentinternen Stylesheets zu überschreiben. Wenden Sie auf die erste Code-Box eine Inline-Formatierung an, die den Hintergrund des Kastens schwarz einfärbt und die Schrift in einem hellen Gelbton anzeigen lässt:

```
<code class="boxed" style="background-color:#000; color:#ffc">
      &lt;?xml version=&quot;1.0&quot; encoding=&quot;UTF-8&quot;?&gt;
</code>
```

Hierdurch werden sowohl die Einstellung für die Hintergrundfarbe aus der externen Datei als auch die im Dokumentkopf eingestellte Textfarbe für dieses Element überschrieben. Die folgende Abbildung zeigt das Ergebnis im Browser.

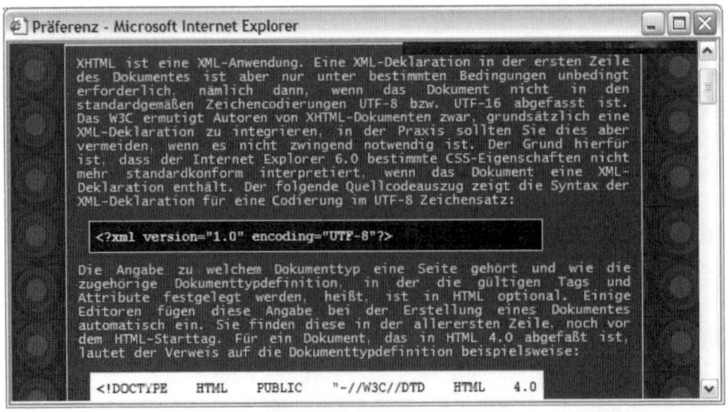

Von all zu üppigem Einsatz der Präferenzregel sei allerdings abgeraten. Durch solche wilden Überformatierungen leidet die Übersichtlichkeit mit dem zunehmenden Maß ihrer Verwendung.

Vererbung

Das Prinzip der Vererbung macht sich die Hierarchie der Elemente in einem HTML- bzw. XHTML-Dokument zunutze. Mit der Strukturbaumanzeige des XML-Parsers des Internet Explorer 6.0 lässt sich diese Hierarchie gut veranschaulichen. Der folgende Screenshot zeigt den Strukturbaum der Beispielseite aus dem vorhergehenden Abschnitt.

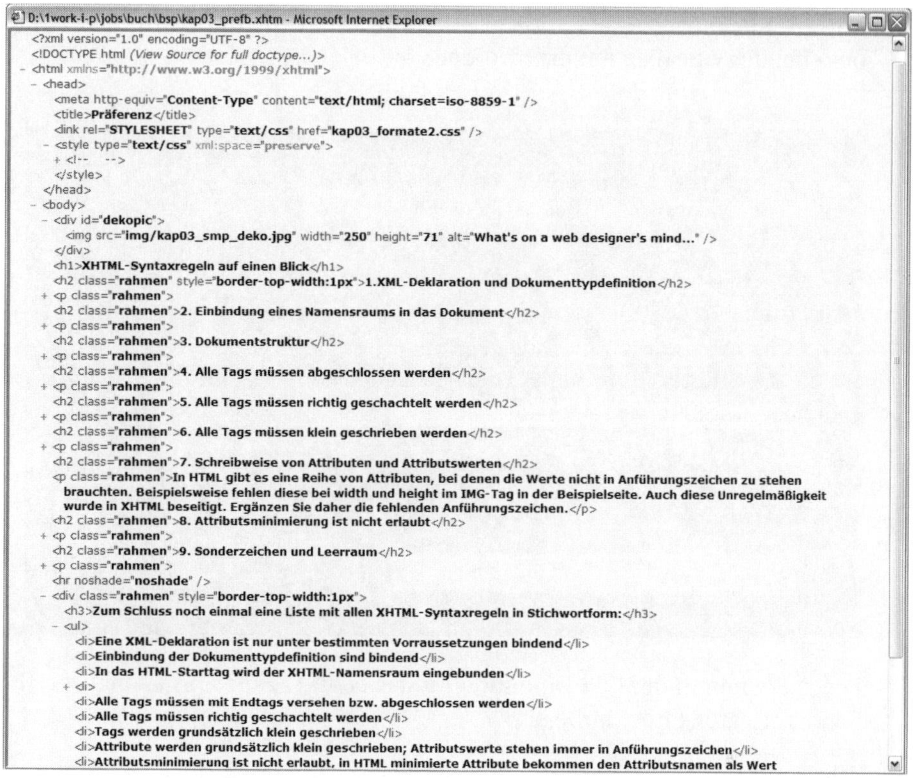

```
D:\1work-i-p\jobs\buch\bsp\kap03_prefb.xhtm - Microsoft Internet Explorer
  <?xml version="1.0" encoding="UTF-8" ?>
  <!DOCTYPE html (View Source for full doctype...)>
- <html xmlns="http://www.w3.org/1999/xhtml">
  - <head>
      <meta http-equiv="Content-Type" content="text/html; charset=iso-8859-1" />
      <title>Präferenz</title>
      <link rel="STYLESHEET" type="text/css" href="kap03_formate2.css" />
    - <style type="text/css" xml:space="preserve">
      + <!--  -->
      </style>
    </head>
  - <body>
    - <div id="dekopic">
        <img src="img/kap03_smp_deko.jpg" width="250" height="71" alt="What's on a web designer's mind..." />
      </div>
      <h1>XHTML-Syntaxregeln auf einen Blick</h1>
      <h2 class="rahmen" style="border-top-width:1px">1.XML-Deklaration und Dokumenttypdefinition</h2>
    + <p class="rahmen">
      <h2 class="rahmen">2. Einbindung eines Namensraums in das Dokument</h2>
    + <p class="rahmen">
      <h2 class="rahmen">3. Dokumentstruktur</h2>
    + <p class="rahmen">
      <h2 class="rahmen">4. Alle Tags müssen abgeschlossen werden</h2>
    + <p class="rahmen">
      <h2 class="rahmen">5. Alle Tags müssen richtig geschachtelt werden</h2>
    + <p class="rahmen">
      <h2 class="rahmen">6. Alle Tags müssen klein geschrieben werden</h2>
    + <p class="rahmen">
      <h2 class="rahmen">7. Schreibweise von Attributen und Attributswerten</h2>
      <p class="rahmen">In HTML gibt es eine Reihe von Attributen, bei denen die Werte nicht in Anführungszeichen zu stehen
        brauchten. Beispielsweise fehlen diese bei width und height im IMG-Tag in der Beispielseite. Auch diese Unregelmäßigkeit
        wurde in XHTML beseitigt. Ergänzen Sie daher die fehlenden Anführungszeichen.</p>
      <h2 class="rahmen">8. Attributsminimierung ist nicht erlaubt</h2>
    + <p class="rahmen">
      <h2 class="rahmen">9. Sonderzeichen und Leerraum</h2>
    + <p class="rahmen">
      <hr noshade="noshade" />
    - <div class="rahmen" style="border-top-width:1px">
        <h3>Zum Schluss noch einmal eine Liste mit allen XHTML-Syntaxregeln in Stichwortform:</h3>
      - <ul>
          <li>Eine XML-Deklaration ist nur unter bestimmten Vorraussetzungen bindend</li>
          <li>Einbindung der Dokumenttypdefinition sind bindend</li>
          <li>In das HTML-Starttag wird der XHTML-Namensraum eingebunden</li>
        + <li>
          <li>Alle Tags müssen mit Endtags versehen bzw. abgeschlossen werden</li>
          <li>Alle Tags müssen richtig geschachtelt werden</li>
          <li>Tags werden grundsätzlich klein geschrieben</li>
          <li>Attribute werden grundsätzlich klein geschrieben; Attributswerte stehen immer in Anführungszeichen</li>
          <li>Attributsminimierung ist nicht erlaubt, in HTML minimierte Attribute bekommen den Attributsnamen als Wert
```

Der Strukturbaum der Datei kap03_pref.xhtm im Internet Explorer 6.0.

Steht vor einem Element ein Pluszeichen, bedeutet dies, dass weitere Elemente untergeordnet sind. Für den Screenshot wurden nicht alle Elemente expandiert.

Oberstes Element des im Browser sichtbaren Teils ist das *body*-Tag. Ihm sind alle weiteren HTML-Tags aus dem Dokumentrumpf untergeordnet. Auf der nächstniedrigen Ebene steht im obigen Beispiel das *table*-Tag. Unterhalb davon stehen alle Tabellenreihen. Jeder Reihe sind die darin enthaltenen Tabellenzellen untergeordnet und so weiter.

Wird ein Element mit CSS-Angaben formatiert, vererben sich die Formatangaben auf alle untergeordneten Elemente, sofern sie sich auf die jeweiligen Inhalte anwenden lassen. Das heißt beispielsweise, dass Angaben zu Schriftart, -farbe und -größe, die Sie für das *body*-Tag machen, von allen Elementen der Seite übernommen werden, die Text enthalten. Hierdurch kann der Aufwand bei der Erstellung von Stylesheets noch weiter reduziert werden.

Vererbung in der Praxis

1 Öffnen Sie die Datei *kap03_heri.htm* im Editor. Das Markup dieser Datei weist dieselbe Struktur auf, wie die obige Abbildung zeigt. Allerdings wurden die CSS-Formatierungen wieder komplett in die Datei eingefügt, damit der gesamte Code in einer Datei vorliegt. Allerdings sind alle die Textformatierung betreffenden Angaben entfernt worden.

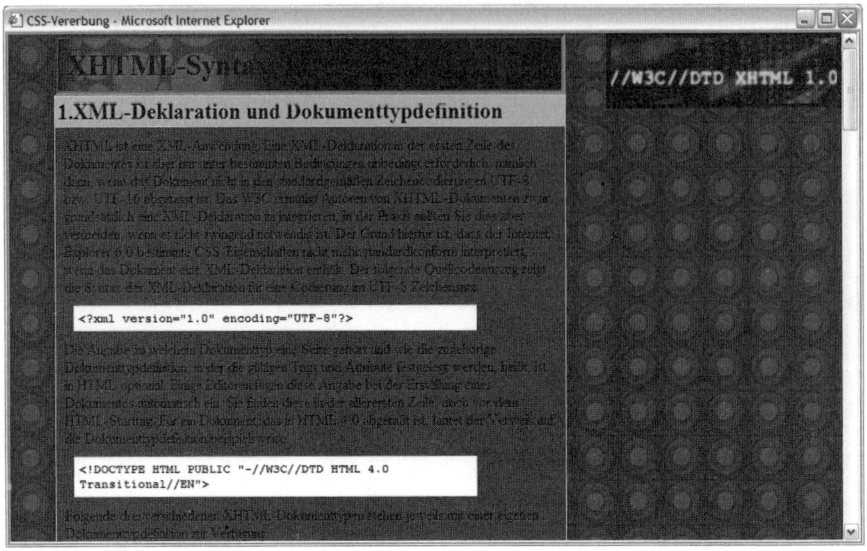

2 Fügen Sie nun in der CSS-Definition für das *body*-Tag die Formatangaben für Schriftart, -größe und -farbe ein:

```
body {
   .../*~ weitere Formate ~*/
   font-family:Arial, Helvetica, sans-serif;
   color:#090;
   font-size:12px;
}
```

Speichern Sie die Datei und lassen Sie sie im Browser anzeigen. Das Ergebnis zeigt der nächste Screenshot.

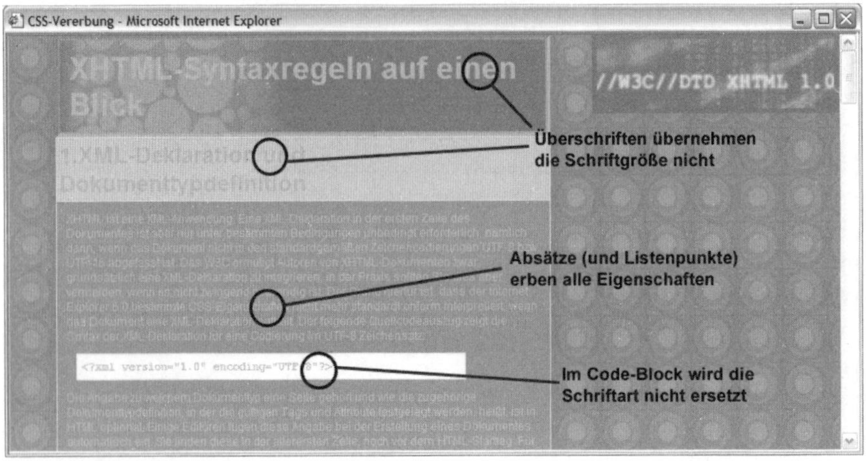

Leider funktioniert die Vererbung vom *body*-Tag auf die untergeordneten Elemente nicht so lückenlos, wie es eigentlich sein sollte. Lediglich in den Textabsätzen und bei den Listenpunkten (auf der Abbildung nicht zu sehen) werden alle für *body* definierten Schrifteigenschaften übernommen.

Schuld daran sind die impliziten Formatänderungen einiger Tags wie beispielsweise die automatische Fettung von Text oder Veränderung der Schriftgröße in Überschriften. Eine derartige Formatierung hat prinzipiell Vorrang vor vererbten Formateigenschaften. Daher bleiben in diesem Fall Schriftgrößen und -fettung der Überschriften sowie die Änderung der Schriftart im Codeblock erhalten.

3 Ergänzen Sie die CSS-Definition für das *body*-Tag um eine weitere Anweisung:

```
table{font-size:12px; font-weight:normal}
```

Mit der Anweisung *font-weight:normal* legen Sie fest, dass Text ungefettet dargestellt werden soll. Eigentlich sollte also die Fettung bei den Überschriften verschwinden. Wie der nächste Screenshot zeigt, ist das aber nicht der Fall.

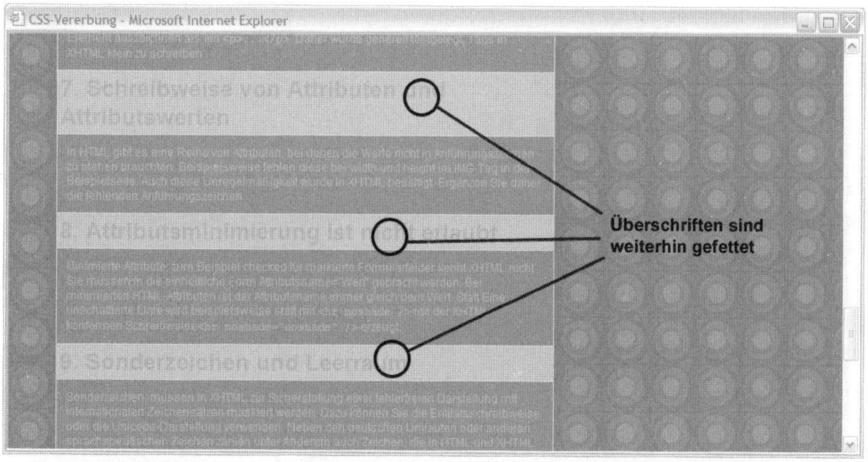

Da die Fettung durch das Tag erzeugt wird, hat sie Vorrang vor dem Schriftgewicht, das durch die Vererbung der anders lautenden expliziten CSS-Formatierung des übergeordneten *body*-Tags eingestellt wird.

Vererbung und Browserkompatibilität

Das Konzept der Vererbung ist wie andere CSS-Bestandteile auch erst in den neusten Browserversionen einigermaßen vollständig implementiert. Ältere Browserversionen wie Internet Explorer 5.x und besonders Netscape 4.x haben vor allem mit der Vererbung von Eigenschaften in Tabellen Probleme.

Wenn es um die Verwendung gleicher Schrifteigenschaften in unterschiedlichen Browsern geht, gibt es Alternativen, die diese Formate mit weniger Aufwand und browsersicher für mehrere Elemente verfügbar machen. Beispielsweise die Reihung mehrerer Tag-Selektoren in einer CSS-Definition wird selbst von den ältesten Browsergenerationen mit CSS-Implementierung problemlos unterstützt.

3.6 Buggy Browser überlisten

Die Crux beim Entwerfen von Webseiten steckt wie so häufig im Detail.

Jeder Webentwickler hat einen präferierten Browser, den er für die Entwicklung seiner Seiten verwendet. Nicht selten sieht die Seite dann auch tatsächlich genauso aus wie erwünscht und, kurz vor einem Launch der Seite, wird dann ein letzter Test durchgeführt, um zu prüfen, ob andere Browser mit der Seite auch klarkommen können.

Die Realität ist nun in der Regel so ausgelegt, dass ab diesem Moment Probleme auftreten, denn Browser ist nicht gleich Browser. Zum einen hat scheinbar jeder Browserhersteller andere Vorstellungen davon, was es wohl bedeutet, sein Anzeigeprogramm W3C-konform auszulegen, zum anderen schleichen sich in die eigentliche Implementierung Fehler ein, die überhaupt nicht beabsichtigt waren, die aber dafür sorgen, dass eine Seite, die auf Browser A wie gewünscht aussieht, auf Browser B wie eine mittlere Katastrophe wirkt.

Es hat sich mittlerweile ein eigener Name für fehlerhafte oder falsch arbeitende Browser herauskristallisiert: Buggy Browser werden die nicht reibungslos arbeitenden Anzeigeprogramme genannt.

Zahlreiche Internetseiten beschäftigen sich mittlerweile mit dieser Thematik, eine der umfangreichsten zu diesem Thema ist *http://www.richinstyle.com/bugs/table.html.*

Hier finden Sie die bekanntesten Fehler mitsamt möglichen Problembehebungen. Es lohnt sich allemal, dass Sie sich die Zeit nehmen und einmal die komplette Liste zumindest überfliegend abarbeiten - so sparen Sie sich eine Menge Ärger und Zeit.

Ein kurzes Beispiel

Die oben genannte Webseite kann wesentlich mehr und vor allem deutlich detaillierter auf die einzelnen Probleme eingehen, als es dieses Buch könnte, doch soll ein kurzes Beispiel illustrieren, worum es bei den Browserüberlistungen eigentlich geht und welche Möglichkeiten es beispielsweise gibt, um vorhandene Fehler zu umgehen.

Die *@import*-Regel, die Sie an anderer Stelle in diesem Buch noch kennen lernen werden, die eine Alternative zum gelinkten Stylesheet darstellt und in das <style>-Tag geschrieben wird, gehört zu dem Satz an Regeln, die, sofern sie einem Browser nicht bekannt sind, laut CSS1 ignoriert werden sollen.

Der Internet Explorer 3 ignoriert bei einem Auftreten nun aber nicht die *@import*-Regel, sondern die Ignorierungsanweisung nach CSS1.

Vielmehr hält der Internet Explorer 3 die Regel für einen Selektor und ignoriert daher jeden Text bis zum nächsten *{...}*-Abschnitt. Das stellt sich insofern als Problem heraus, als dass eine solche Passage unter Umständen gar nicht mehr vorkommt und somit der komplette Rest des Dokuments verworfen wird.

Ein einfacher Trick überlistet den Browser und stellt auch für andere Browser, die *@import* richtig handhaben, kein Problem dar: Fügen Sie hinter eine *@import*-Regel einfach eine nicht benötigte Deklaration - man nennt solche Deklarationen auch Dummy Declarations - ein:

```
@import url(css.css);
.dummydeclaration {font: 16px Times}
```

Der Internet Explorer überliest die Dummy Declaration und fährt mit der nächsten Zeile fort - andere, regelkonforme Browser lesen die Dummy Declaration ein und legen diese an. Da die Deklaration aber nicht verwendet wird (bzw. nicht verwendet werden sollte), treten hierdurch keine weiteren Probleme auf.

Die meisten anderen Tricks bestehen ebenfalls darin, gewisse Zusatzinformationen in die Dateien zu schreiben, um Fehler zu umgehen - andere nutzen Parsing-Fehler der Browser aus.

Es sei noch einmal wärmstens empfohlen, sich mit den einzelnen Fehlern vertraut zu machen, da es im Nachhinein häufig schwierig ist, bestehende Webseiten von solchen Problemen zu befreien.

Weitere Tipps finden Sie auf folgenden Webseiten:

- *www.websitetips.com/css/#solutions*
- *www.richinstyle.com*

4. Textgestaltung

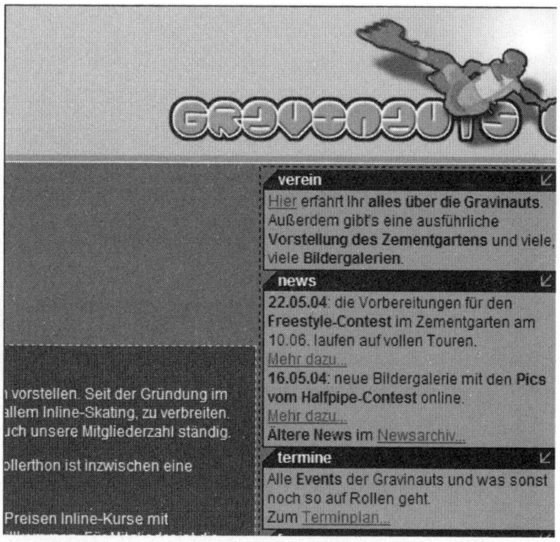

Wie HTML verfügt auch XHTML über zahlreiche Tags zur Unterscheidung der logischen Einheiten eines Textes wie Fließtextabsätze, Überschriften etc. Zur optischen Hervorhebung beeinflussen diese Tags die Darstellung des darin enthaltenen Textes auf unterschiedliche Weise. Einige erzeugen Einrückungen oder Zeilenumbrüche, andere nicht. Je nach verwendetem Tag ist der Abstand zum vorhergehenden und zum folgenden Element größer oder kleiner. Auch Eigenschaften wie Schriftart und -größe, Schriftstärke (Fettung) oder Kursivierung (Schrägstellung) werden teilweise schon durch die Verwendung bestimmter Tags verändert.

Die eigentliche Textgestaltung erfolgt mit Cascading Style Sheets. Die gewünschte Schriftart, -größe und -farbe sowie Kursivierung, Schriftstärke und weitere Textverzierungen lassen sich präzise festlegen. Zusätzlich sind bisher nicht beeinflussbare Eigenschaften wie Zeilenhöhe, Buchstaben- und Wortabstand mit CSS formatierbar. Die Werte für diese Eigenschaften können gegenüber HTML in feineren Abstufungen vorgenommen werden. Durch Cascading Style Sheets werden die Layoutmöglichkeiten für Webdesigner in vielerlei Hinsicht erweitert. Neue Features sind hinzugekommen, bereits vorhandene wurden verbessert. Auch sind Eigenschaften, die bisher nur für bestimmte Elemente festgelegt werden, allgemeiner einsetzbar.

4.1 Blockelemente I: Überschriften

Unter dem Begriff Blockelemente werden alle HTML-Tags zusammengefasst, die automatisch eine neue Zeile im Text erzeugen. Der Abstand zum vorigen und zum nächsten Element hängt vom verwendeten Blockelement ab und kann variieren.

Innerhalb eines Blockelements können weitere Elemente stehen. Dazu gehören so genannte Inline-Elemente, die in Abschnitt 4.3 ab Seite 104 vorgestellt werden, teilweise sind auch weitere Blockelemente möglich. Des Weiteren können sie in der Regel Text enthalten. Es gibt einige Ausnahmen, die in Abschnitt 4.2 ab Seite 92 eingehend besprochen werden.

Als erster Blockelementtyp werden im Folgenden die unterschiedlichen Überschriften vorgestellt. Sie erfahren auch, wie Sie mit CSS die Schriftgröße von Text bestimmen können und welche unterschiedlichen Maßeinheiten dafür zur Verfügung stehen.

Überschriften definieren

Zur Veranschaulichung der Handhabung von Überschriften in XHTML dient die fiktive Website eines Inline Skating-Vereins. Der folgende Screenshot zeigt die fertig mit CSS formatierte Version der Startseite.

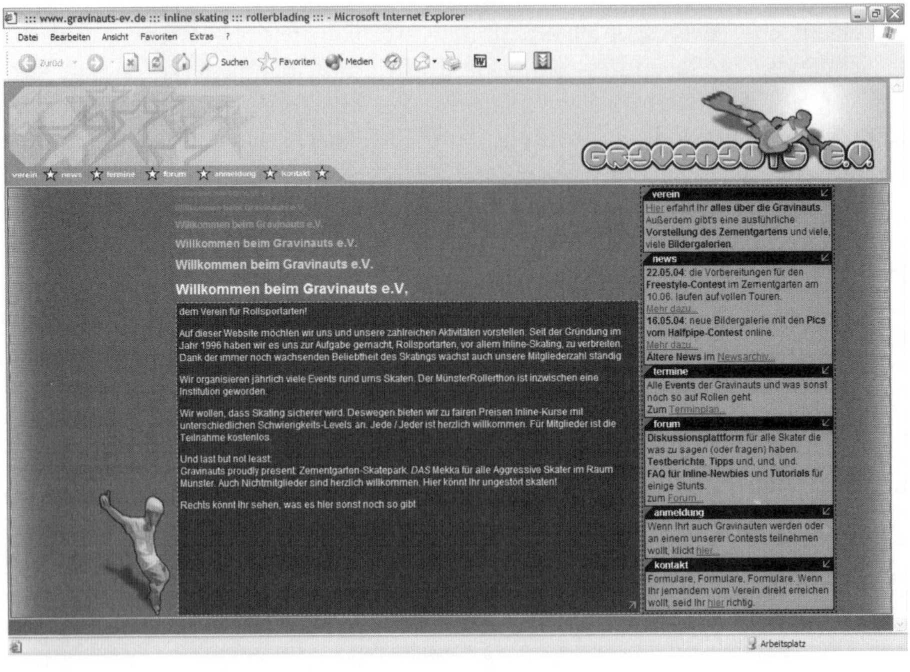

Die Startseite des Internetauftritts des Gravinauts e.V.

In diesem Beispieldokument werden alle in XHTML verfügbaren Überschriftentypen verwendet. In der Beispieldatei ist der Text „*Wilkommen beim Gravinauts e.V.*, in allen sechs Überschriftgraden ausgezeichnet. Die Überschriften der Infoboxen im rechten Bildschirmbereich sind mit H4-Tags eingebunden.

1 Öffnen Sie die Datei *index_raw.htm* im Editor. Sie sehen eine Rohversion der Startseite. Sie ist nur teilweise formatiert und sämtliche Tags zur Definition von Überschriften wurden entfernt.

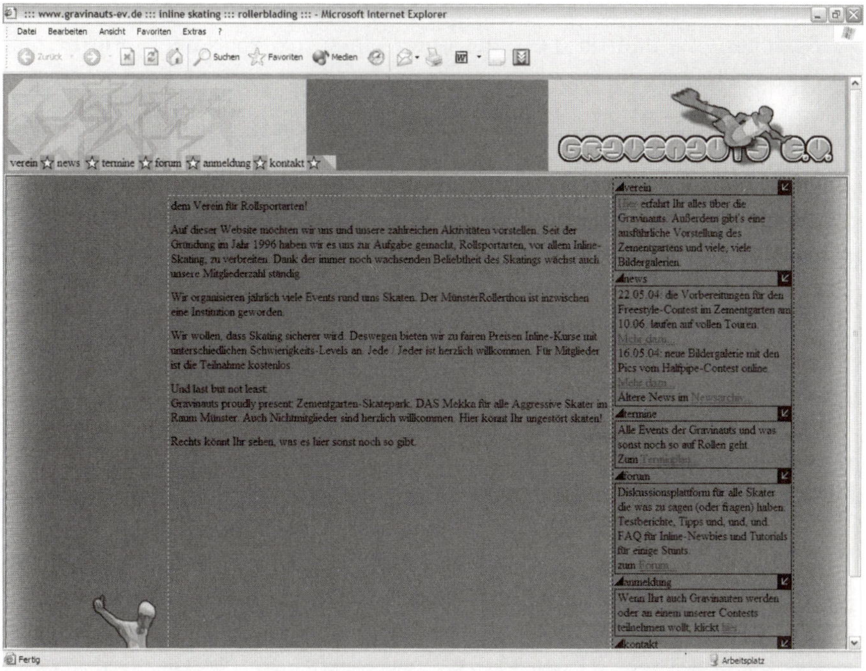

Da das Seitenlayout mit einer mehrfach geschachtelten Tabelle aufgebaut wurde, sind die entsprechenden Stellen im Quellcode durch einen Kommentar markiert. Ergänzen Sie zuerst den Text der Überschriften der Begrüßung: *Willkommen beim Gravinauts e.V.,*. Suchen Sie einen Kommentar mit dem Muster

```
<!-- Ueberschrift Grad X einfuegen -->
```

und ersetzen Sie diesen durch den oben angegebenen Text.

2 Zeichnen Sie jetzt die eingefügten Sätze als Überschriften aus. Es gibt sechs verschiedene Abstufungen, die mit den Tags <h1></h1> bis <h6></h6> ausgezeichnet werden. Das *h1*-Tag erzeugt eine Überschrift ersten Grades, das *h6*-Tag wird für Überschriften des sechsten Grades verwendet. Schließen Sie also den im vorhergehenden Schritt ergänzten Text mit den *h*-Tags ein. Schematisch sieht eine Überschrift dann so aus:

```
<hX>Willkommen beim Gravinauts e.V.,</hX>
```

Mit *X* wird jeweis der Grad der Überschrift bezeichnet. Allen Überschriften ist gemein, dass der darin eingeschlossene Text automatisch gefettet wird. Der Abstand zum nachfolgenden Text ist größer als bei einem normalen Zeilenumbruch, was ebenfalls automatisch festgelegt wird. Außerdem wird die Schriftgröße automatisch verändert. Überschriften ersten Grades sind die größten, Überschriften sechsten Grades die kleinsten. Die Standardtextausrichtung ist wie bei Absätzen linksbündiger Satz. Zeichnen Sie die Überschriften im Beispieldokument in umgekehrter Reihenfolge aus. Beginnen Sie also mit <h6></h6> und enden Sie mit <h1></h1>.

3 Speichern Sie danach die Datei unter einem neuen Namen und betrachten Sie das Ergebnis im Browser:

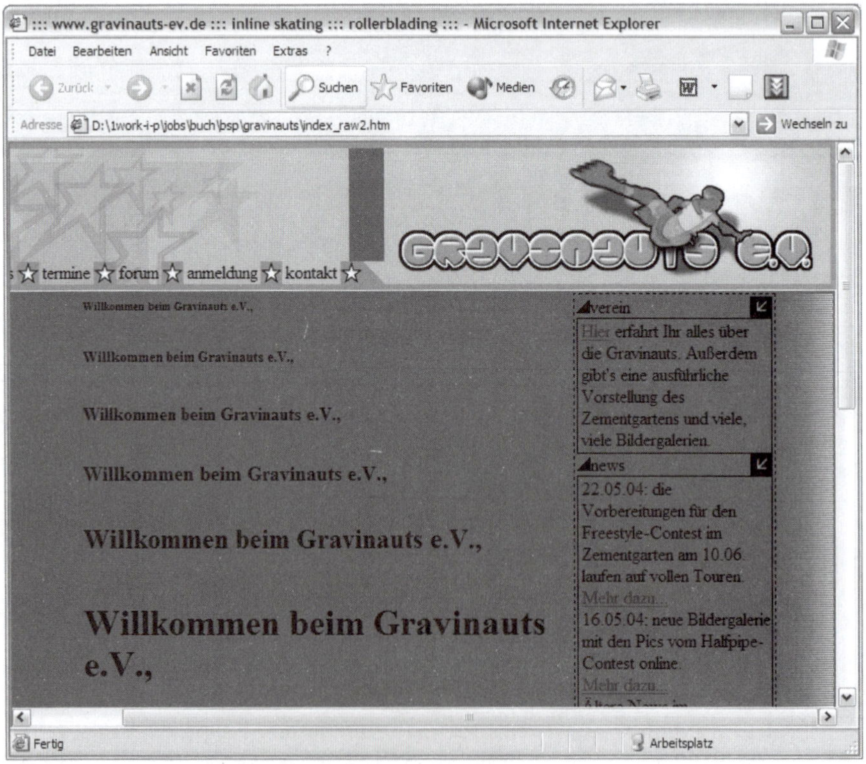

Die erhöhten Zeilenabstände und automatischen Veränderungen an Schriftgröße und -grad (Fettung) sind deutlich zu sehen.

4 Setzen Sie jetzt in Ihrer veränderten Datei die Überschriften für die Infoboxen im rechten Bildschirmteil ein. Auch hier finden Sie wieder Kommentare im Quelltext, die die entsprechenden Stellen kennzeichnen. Ändern Sie beispielsweise den Codeausschnitt

```
<td class="conthead"><img src="img/contboxhead.gif" width="12"
height="12" /><!-- Ueberschrift Grad 4 einfuegen, Bild und Text
einschliessen
-->verein</td>
```

folgendermaßen ab:

```
<td class="conthead"><h4><img src="img/contboxhead.gif" width="12"
height="12" />verein</h4></td>
```

Führen Sie auch bei den anderen Infoboxen die entsprechenden Änderungen wie im jeweiligen Kommentar angegeben aus. Achten Sie dabei darauf, dass das kleine schwarze Dreieck, das in den Tabellenzellen mit den Überschriften eingebunden ist, ebenfalls vom *h4*-Tag eingeschlossen wird.

Wenn die Grafik nicht innerhalb der Überschrift steht, landet sie in einer anderen Zeile als der Text. Das ist so aber nicht vorgesehen. Der folgende Screenshot zeigt, welche Auswirkungen es hat, wenn Sie beispielsweise das Tag für die Überschrift der ersten Infobox, *verein*, erst nach der Grafik einbinden:

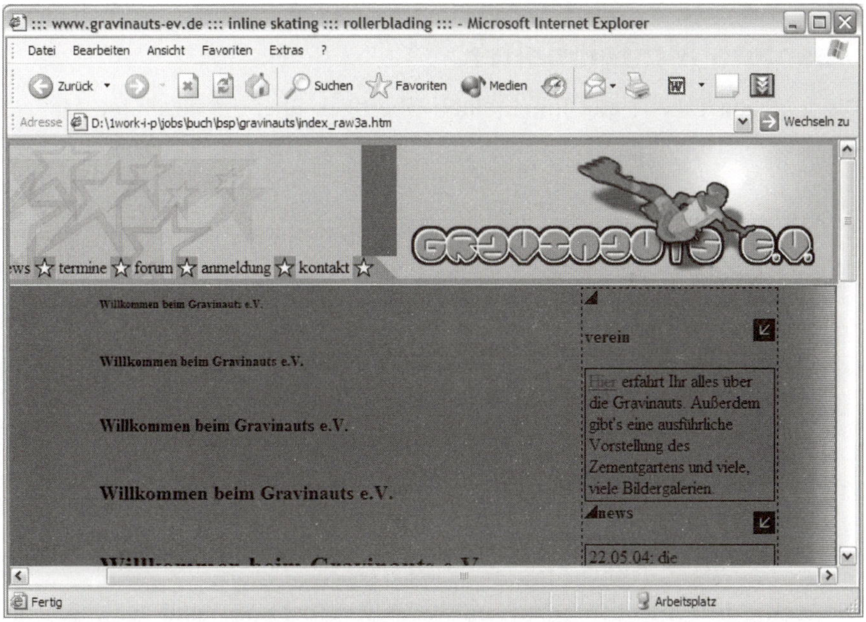

Wie Sie auf dem Screenshot erkennen können, wird beim *h*-Tag auch der Abstand zum vorhergehenden Element automatisch erhöht. Außerdem steht die Überschrift natürlich in einer eigenen Zeile, weil es sich dabei um ein Blockelement handelt.

Die *h*-Tags in den übrigen Infoboxen schließen sowohl die Grafiken als auch den jeweiligen Text ein, sodass beides in einer Zeile steht. Hier haben Sie ein Beispiel dafür, wie ein Blockelement neben Text ein weiteres Element, in diesem Fall das Inline-Element *img*, enthält. Das umschlossene Tag wird in diesem Zusammenhang auch als Kindelement bezeichnet, während das umschließende Tag Elternelement genannt wird.

5 Speichern Sie die fertig bearbeitete Datei erneut ab.

Schriftgrößen festlegen

Im folgenden Arbeitsgang werden Sie mit der CSS-Formatierung des Textes auf der Startseite der Gravinauts-Site beginnen, indem Sie die Schriftgrößen für die unterschiedlichen Textelemente bestimmen.

Mit der Einführung von Cascading Style Sheets wurde es Webentwicklern ermöglicht, Texte mit der gleichen Flexibilität zu formatieren, wie sie in der Textverarbeitung üblich ist.

Zum einen lässt sich die Schriftgröße nunmehr feiner einstellen, da Sie nicht mehr auf die wenigen in HTML vorhandenen Abstufungen angewiesen sind. Zum anderen steht eine ganze Palette von Maßeinheiten zur Verfügung. Mit diesen Maßeinheiten können Sie absolute und relative Größenangaben machen.

Absolute Maßeinheiten

Die folgende Tabelle gibt Ihnen einen Überblick über die absoluten Maßeinheiten:

Einheit	Erklärung
cm	Steht für Zentimeter.
in	Steht für Inch. 1 Inch entspricht 2,54 cm.
mm	Steht für Millimeter.
pt	Steht für die typografische Maßeinheit Punkt. 1 Punkt ist 1/72 Inch groß (0,353 mm).
pc	Steht für Pica. Ebenfalls eine typografische Maßeinheit. 1 Pica entspricht 12 Punkt.
px	Steht für Pixel. Abhängig von der Bildschirmauflösung und -größe, relativ also von Bildschirm zu Bildschirm, absolut dagegen auf ein und dieselbe Auflösung und Bildschirmgröße bezogen.

Die metrischen Angaben beziehungsweise das Inch-Maß sind vor allem für die Formatierung von Ausdrucken interessant. Das Gleiche gilt für die typografischen Maßeinheiten. Für die Bildschirmdarstellung sind sie allerdings nicht ganz unproblematisch, wie Sie in Abschnitt „Probleme mit Größenangaben" ab Seite 48 nachlesen können.

Da sich die tatsächliche Darstellungsgröße bei absoluten Maßangaben, die auf herkömmlichen Längenmaßen beruhen, von Betriebssystem zu Betriebssystem stark unterscheidet, sind sie für die Angaben von Schriftgrößen nicht zu empfehlen.

Pixel als Maß aller Dinge

Einen Sonderfall stellt die Maßeinheit Pixel dar. Sie ist teilweise relativ, teilweise absolut, was sich aus den unterschiedlichen Bildschirmauflösungen und -größen ergibt.

Die Größe eines Pixels ist relativ zur eingestellten Auflösung eines Monitors. Je höher die Bildschirmauflösung auf einem Monitor eingestellt ist, desto kleiner werden die Pixel. Bei gleicher Auflösung ist sie relativ zur Bildschirmgröße. Je größer der Monitor, desto größer die Pixel bei gleicher Auflösung. Absolut ist die Pixelgröße dagegen auf allen Monitoren gleicher Größe und Auflösung, also beispielsweise auf allen 17-Zoll-Monitoren bei 1.024 x 768 Bildschirmauflösung.

Zwar gibt es auch hier von Betriebssystem zu Betriebssystem Schwankungen, diese sind aber verglichen mit denen bei den anderen absoluten Maßangaben gering. Viele Entwickler bevorzugen es daher, alle Größenangaben in Pixeln zu machen. Die Schwankungen zwischen unterschiedlichen Auflösungen und Bildschirmgrößen werden dabei in Kauf genommen. Sie lassen sich zumindest durch einfaches Umstellen der Bildschirmauflösung überprüfen, ohne dass gleich ein ganzer Fuhrpark von Rechnern mit unterschiedlichen Betriebssystemen nötig wäre.

Schriftgrößen in Pixeln angeben

Für einen späteren Vergleich werden Sie nun zunächst die Schriftgrößen in einem Beispieldokument, der Startseite des Gravinauts Webauftritts, in Pixeln definieren.

1 Öffnen Sie Ihre letzte Übungsdatei und die Datei *gravinauts1.css.* im Editor. Letztere ist ein externes Stylesheet mit den Formatangaben für die Beispieldatei. Schauen Sie sich zuerst die CSS-Datei an. Hier sind bereits eine ganze Reihe von Formatangaben notiert. Diese beziehen sich auf Eigenschaften, die erst später besprochen werden, nämlich Abstände, Ausrichtungen und Rahmen. Lassen Sie sie daher unverändert. Allerdings werden Sie in den folgenden Schritten teilweise die vergebenen Klassen und Selektoren um die nötigen Angaben erweitern.

2 Legen Sie die Schriftgröße für die Überschriften fest. Die betreffende CSS-Eigenschaft ist *font-size.* In der CSS-Datei sind die Formatangaben für die Überschriften mit Tag-Selektoren definiert. Sie enthalten bisher nur Angaben zum Abstand zu anderen Elementen. Ergänzen Sie diese Definitionen mit den jeweiligen Angaben zur Schriftgröße. Fangen Sie mit einer Größe von 18 Pixeln für die Überschriften ersten Grades an. Ändern Sie dazu die Formatierung des *h1*-Tags, die bisher nur den Abstand zu anderen Elementen bestimmt, in der Datei *gravinauts1.css* folgendermaßen:

```
h1 {margin:0px; font-size: 18px;}
```

Fahren Sie anschließend fort, indem Sie den anderen Überschriften jeweils um 2 Pixel verkleinerte Größen zuweisen, sodass Sie für die Überschrift sechsten Grades bei einer Schriftgröße von 8 Pixeln herauskommen:

```
h6 {margin:0px; font-size: 8px;}
```

3 Speichern Sie die CSS-Datei unter dem Namen *gravinauts1_px.css* und ändern Sie den Verweis im *link*-Tag im *head*-Bereich Ihrer Übungsdatei entsprechend ab:

```
<link rel="STYLESHEET" type="text/css" href="gravinauts1_px.css" />
```

Speichern Sie auch die veränderte Startseite unter einem neuen Namen, z. B. *index_css_px.htm*, und öffnen Sie sie im Browser. Das Ergebnis sollte aussehen wie in dem folgenden Screenshot:

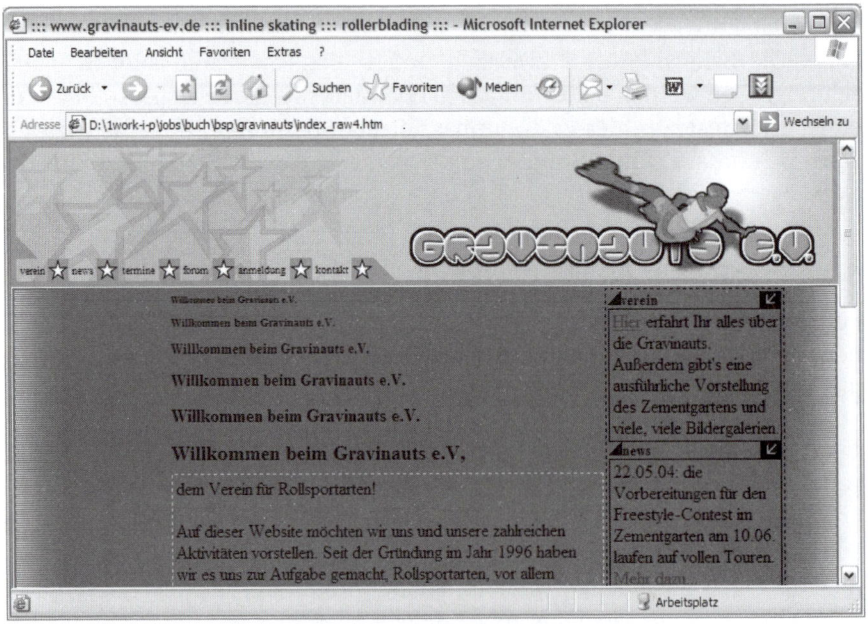

Die Angabe *margin:0px*, die in den CSS-Anweisungen für die Überschriften enthalten ist, schaltet die automatisch erhöhten Abstände zu den anderen Elementen ab. Die Definition von Abständen wird später eingehend besprochen. Lesen Sie dazu den Abschnitt „Abstände definieren“ ab Seite 325.

4 Schriftgrößen lassen sich natürlich nicht nur für Überschriften definieren. Ergänzen Sie also in der CSS-Datei die Definition für Textabschnitte um die *font-size*-Angabe :

```
p {margin-top: 0px; margin-bottom: 0px;font-size:12px}
```

5 Für die Texte in der Navigation ist in der CSS-Datei eine Klasse namens *.navcell* definiert. Fügen Sie hier noch die entsprechende Angabe für 11 Pixel

Schriftgröße hinzu. Kleiner als 11 Pixel sollten Sie Schriften nach Möglichkeit nicht machen. Unterhalb dieser Größe sind die meisten Schriften kaum noch zu lesen.

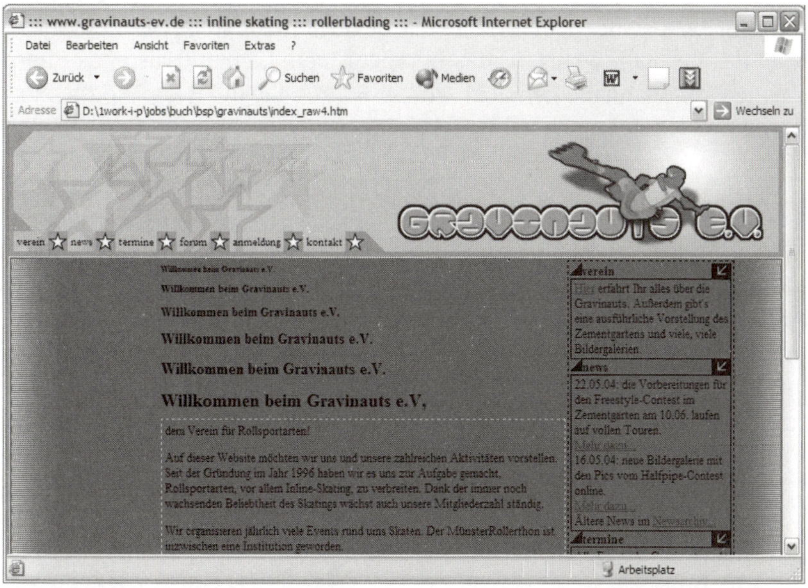

Speichern Sie anschließend die CSS-Datei ab. Um das Ergebnis der Änderungen zu überprüfen, rufen Sie wieder die Startseite im Browser auf.

Relative Maßeinheiten

Neben den absoluten stehen in CSS auch relative Maßeinheiten zur Verfügung:

Einheit	Erklärung
em	Steht für „bezogen auf die Schriftgröße des Elements“. Wird diese Einheit für die Schriftgröße selbst verwendet, bezieht sie sich auf die Schriftgröße des Elternelements.
ex	Steht für „bezogen auf die Höhe des Kleinbuchstaben x in diesem Element“. Wird diese Einheit für die Schriftgröße selbst verwendet, bezieht sie sich auf die Höhe des Kleinbuchstabens x im Elternelement.
%	Steht für „Prozent“. Bezieht sich je nach CSS-Eigenschaft auf die elementeigene Größe oder die des Elternelements oder auf einen allgemeineren Kontext, z. B. die Standardschriftgröße des Browsers.

Relative Maßeinheiten sind eine interessante Alternative für die Angabe von Schriftgrößen. Mit ihnen setzen Sie keinen absoluten Wert fest, sondern, in welchem Verhältnis der Wert einer Eigenschaft zum Wert der Schriftgröße desselben Elements bzw. bei Schriftgrößen zur Schriftgröße des übergeordneten Elements steht. Für die Einheiten *em* und *ex* bedeutet das, dass Werte eine über 1 größere Schrift als im Elternelement erzeugen und Werte unter 1 kleinere. Bei prozentualen Angaben sind das Werte über 100 % für größere und Werte unter 100 % für kleinere Schriften.

Das Interessante daran ist, dass je nachdem, wie Ihre Seiten aufgebaut sind, die browserseitig eingestellte Schriftgröße der Bezugspunkt ist. Bei den Einheiten *em* und *ex* ist das der Fall, wenn für das übergeordnete Element, also das Elternelement, keine Größenangabe gemacht wurde. Statten Sie die Beispieldatei zur Veranschaulichung einmal mit relativen Maßeinheiten aus.

Schriftgrößen in Prozent angeben

1 Prozentuale Schriftgrößenangaben beziehen sich grundsätzlich auf die Einstellungen des Browsers. Diese Einstellung ist standardmäßig an die jeweiligen Gegebenheiten des Betriebssystems angepasst. Mit anderen Worten: Die Probleme, die durch die unterschiedliche Pixeldichte bei der Schriftdarstellung auf unterschiedlichen Betriebssystemen erzeugt werden, lassen sich so vermeiden. Öffnen Sie die Datei *gravinauts1_px.css* und ändern sie die Schriftgrößen in folgende Prozentwerte:

- `h1 {margin: 0px;font-size: 160%;}`
- `h2 {margin: 0px;font-size: 140%;}`
- `h3 {margin: 0px;font-size: 120%;}`
- `h4 {margin: 0px;font-size: 100%;}`
- `h5 {margin: 0px;font-size: 80%;}`
- `h6 {margin: 0px;font-size: 60%;}`
- `p {margin-top: 0px; margin-bottom: 0px; font-size:80%}`

2 Speichern Sie die Datei unter dem Namen *gravinauts1_pr.css* und ändern Sie das *link*-Tag im Kopf Ihrer Übungsdatei entsprechend ab. Lassen Sie die Startseite danach im Browser anzeigen.

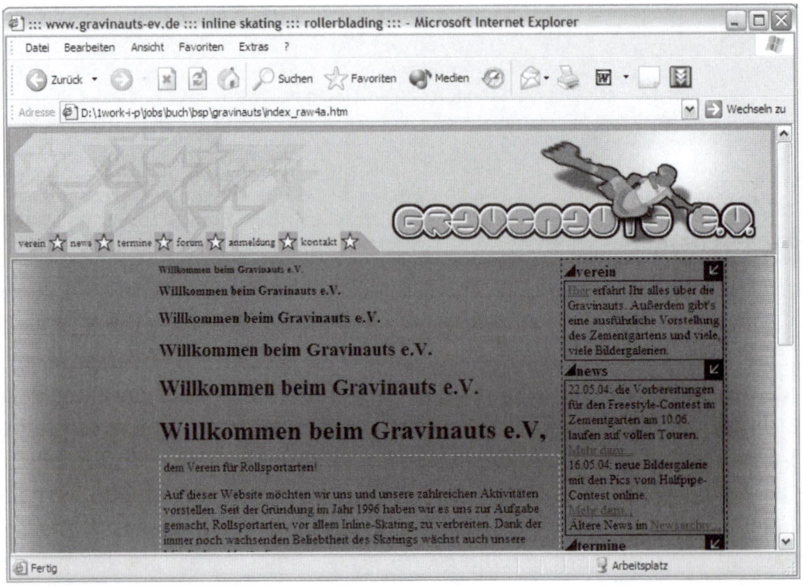

Zunächst unterscheidet sich das Erscheinungsbild der Seite nur geringfügig von der Vorversion.

3 Ändern Sie jetzt die browserseitig eingestellte Schriftgröße über *Ansicht/Schriftgrad/größer* (Internet Explorer 6.0) bzw. *Anzeigen/Text-Zoom/150%* (NC 7.0). Die Schriftgröße und damit der Zeilenumbruch ändern sich daraufhin schlagartig. Mühevoll erstellte Seitenlayouts können so ziemlich durcheinander gewürfelt werden.

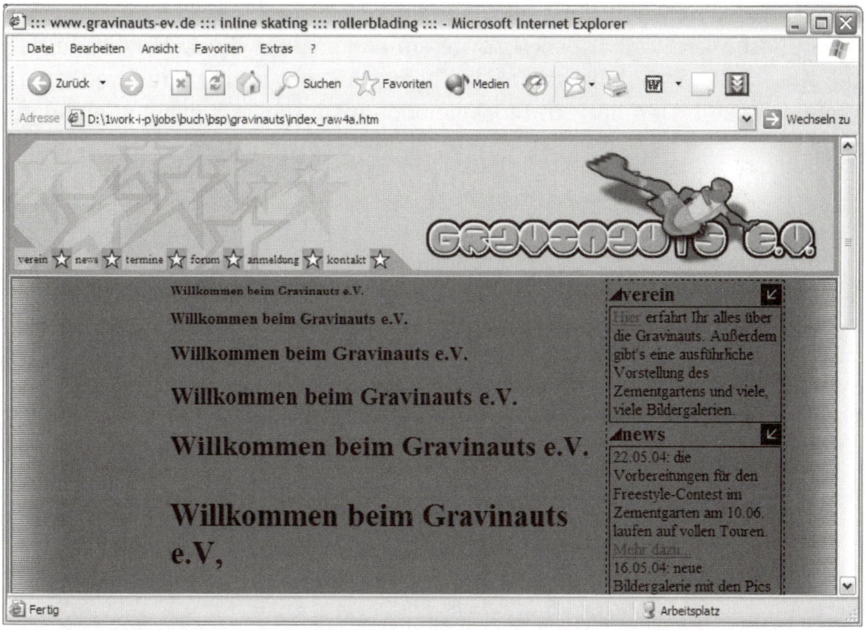

Relative Maßeinheiten stellen also leider keine Ideallösung dar. Sie werden genauso wie absolute von der Bildschirmauflösung beeinflusst. Bei *em* und *ex* kommt hinzu, dass Sie immer darauf achten müssen, welche Größe dem jeweils übergeordneten Element zugewiesen wurde, was in komplex geschachtelten Dokumentstrukturen die Übersicht erschwert. Außerdem verlieren Sie letztlich die Kontrolle über Ihr Seitenlayout, wenn die Größe der Schrift, die ja entscheidend dafür ist, wie der Text umbrochen wird, durch den browserseitig eingestellten Standardwert bestimmt wird.

Die bestmögliche Lösung für die unterschiedliche Größendarstellung ist relativ aufwendig. Zunächst erstellen Sie unterschiedliche Stylesheet-Dateien, deren Einstellungen auf die jeweiligen Gegebenheiten unter unterschiedlichen Auflösungen und Betriebssystemen optimiert sind.

Die Einbindung der Formatangaben erfolgt dann nicht mehr durch einen hart kodierten Link, sondern wird durch ein JavaScript dynamisch angelegt, das beim Laden der Seite zu Anfang gestartet wird. Das Skript ermittelt die relevanten Faktoren (Betriebssystem, Bildschirmauflösung) des Systems des Besuchers und schreibt einen entsprechenden Verweis in das Dokument. Einen solchen Style-Switcher finden Sie im ab Seite 491.

4.2 Blockelemente II: Fließtext

Neben Überschriften gibt es noch weitere Blockelemente. Dazu gehören Textabsätze in verschiedenen Varianten, horizontale Linien, die verschiedenen Listentypen, Formulare und Tabellen sowie ein allgemeines Blockelement. Im folgenden Abschnitt werden die unterschiedlichen Absatzvarianten und horizontale Linien vorgestellt. Den übrigen Blockelementen sind jeweils eigene Kapitel gewidmet.

Textabsätze definieren

Für die Beispiele in diesem Kapitel wurde die Startseite des Internetauftritts des Inline Skating-Vereins erneut modifiziert. Diesmal wurden die Tags zur Definition von Absätzen teilweise entfernt.

1 Öffnen Sie die Datei *index_raw5.htm* im Editor und rufen Sie sie danach im Browser auf.

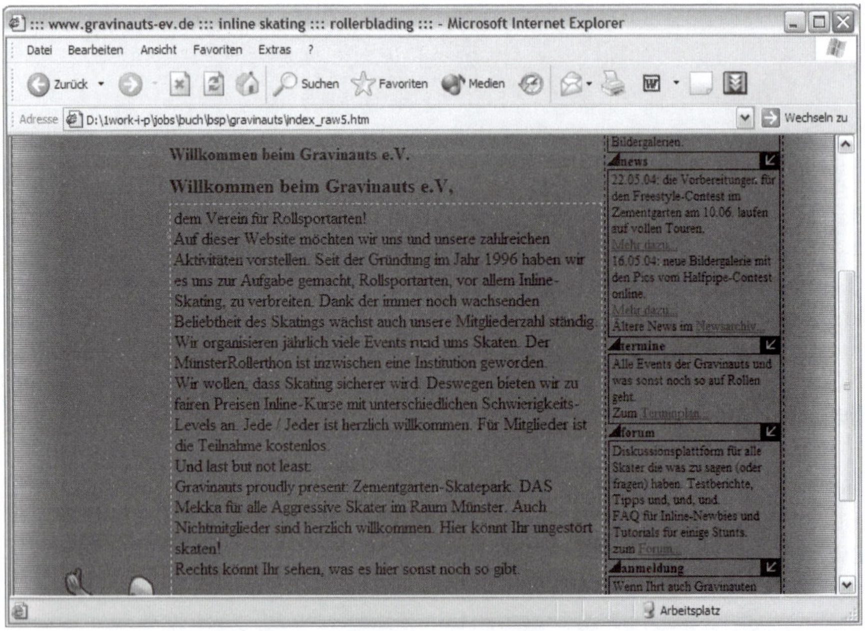

Der Begrüßungstext ist nicht mehr in mehrere Absätze unterteilt. Stattdessen werden neue Absätze durch einfache Zeilenumbrüche <br/> markiert. Außerdem wird der Text jetzt in der browserseitig eingestellten Schriftgröße angezeigt. Nachdem die *p*-Tags entfernt wurden, greift keine der Formatierungen aus der CSS-Datei mehr.

2 Wandeln Sie die Textabschnitte vor und nach den Zeilenumbrüchen in separate Absätze um, indem Sie sie jeweils in <p>Text des Absatzes...</p> einschließen, und speichern Sie die Datei. Der folgende Screenshot zeigt das Ergebnis in der Browseransicht.

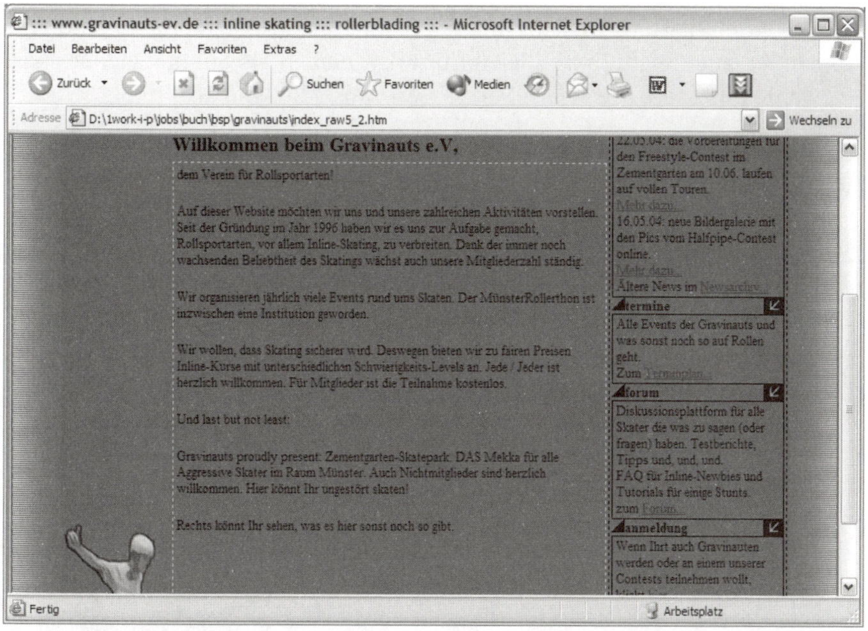

Vor und nach jedem *p*-Tag wird automatisch eine Leerzeile eingefügt. Einzige Ausnahme ist hierbei der erste Absatz auf einer Seite bzw. innerhalb einer Tabellenzelle. Der Text wird sofort auf eine kleinere Schriftgröße gebracht, da die Formatierung für das *p*-Tag wieder greift.

Sonderformen von Textabsätzen

Neben den normalen Textabsätzen, die Sie im vorhergehenden Abschnitt in der Beispieldatei eingesetzt haben, gibt es Sonderformen, die zur Kennzeichnung bestimmter Textabschnitte verwendet werden können.

Für die Auszeichnung von Adressen und mehrzeiligen Zitaten stehen eigene Tags zur Verfügung.

Mehrzeilige Zitate definieren

1 Ändern Sie den Begrüßungstext in der Datei *index_raw5.htm* ab: Ersetzen Sie die Textstelle *Der MünsterRollerthon ist inzwischen eine Institution geworden.* durch den Text *Der Münsteraner Generalanzeiger schreibt über das*

Zugpferd unserer Veranstaltungen: "Jahr für Jahr zieht es Tausende begeisterte Inliner nach Münster. Der MünsterRollerthon ist inzwischen eine Institution geworden, die weit über die Landesgrenzen Nordrhein-Westfalens hinaus bekannt und beliebt ist."

2 Schließen Sie danach den Zitattext in das folgende Tag ein: <blockquote> Zitattext</blockquote>. Schließen Sie den vorhergehenden Absatz mit </p> ab und beginnen Sie nach dem Ende des Zitatblocks mit <p> einen neuen Absatz, weil Zitatblöcke nicht innerhalb von Textabsätzen erlaubt sind. Vergessen Sie auch nicht, dass die Anführungszeichen als Sonderzeichen maskiert werden müssen. Speichern Sie die Datei anschließend ab.

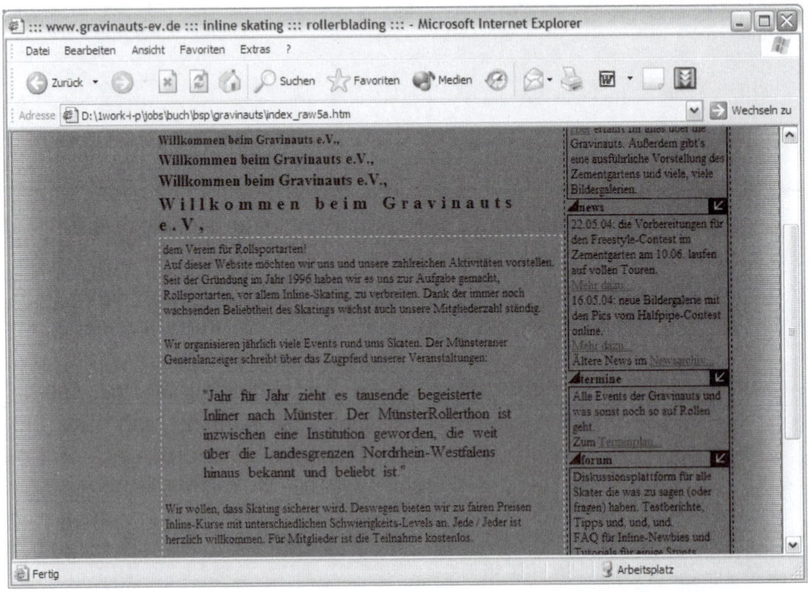

Wie bei einem einfachen Absatz erfolgen vor und nach dem Zitatblock Zeilenumbrüche mit Leerzeilen. Zusätzlich wird der gesamte Block eingerückt. Da für das *blockquote*-Tag in der CSS-Datei noch keine Schriftgröße definiert wurde, erfolgt die Darstellung wieder in der Standardgröße aus den Browsereinstellungen.

Adressblöcke definieren

1 Tragen Sie nun einen Adressblock nach dem letzten Absatz des Begrüßungstextes in das Dokument ein. Ergänzen Sie dazu nach dem Absatz mit dem Text *Rechts könnt ihr sehen, was es hier sonst noch so gibt* folgende Codezeile:

```
<address>Webmaster: ihr.name@gravinauts-ev.de</address>
```

Mit dem *address*-Tag definieren Sie einen Adressblock. Beachten Sie, dass hiermit weder ein Verweis auf eine andere Datei noch ein E-Mail-Link erzeugt wird. Es findet lediglich eine Abgrenzung gegenüber dem übrigen Text statt, die die darin enthaltene Information als Adresse kennzeichnet.

2 Speichern Sie die Datei und rufen Sie sie im Browser auf. Adressblöcke unterscheiden sich optisch von den anderen Absatzformen dadurch, dass der darin enthaltene Text automatisch kursiv gesetzt wird. Auch für Adressen ist in der CSS-Datei keine Formatierung enthalten. Daher erfolgt die Darstellung wieder in der browserseitig eingestellten Schriftgröße.

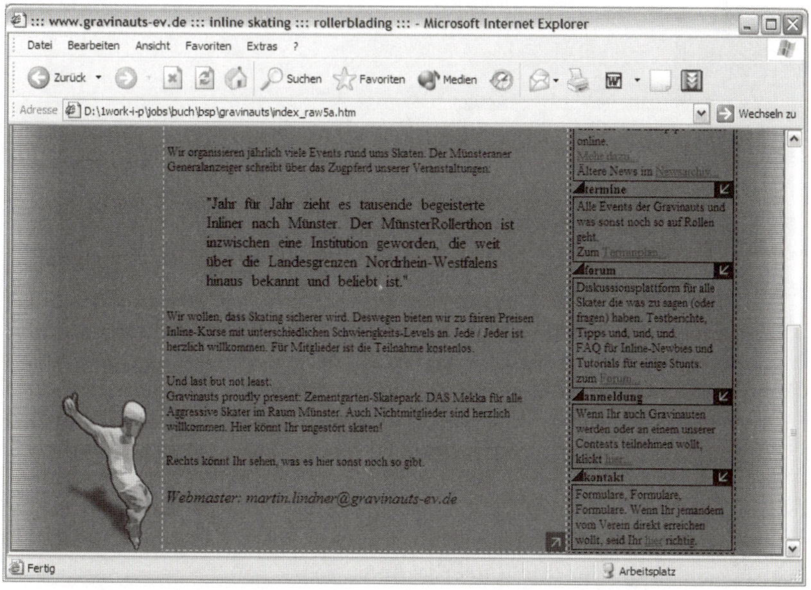

Beachten Sie, dass Adress- und Zitatblöcke logische Texteinheiten sind. Verwenden Sie die betreffenden Tags also nur, um entsprechende Textabschnitte auszuzeichnen. Wenn Sie lediglich eine entsprechende Formatierung, also kursiven oder eingerückten Text, erzeugen wollen, nutzen Sie dafür CSS-Anweisungen oder entsprechend formatierende Textauszeichnungen wie beispielsweise das *i*-Tag für kursiven Text.

Horizontale Linien einfügen

Um den Adressblock zusätzlich optisch vom übrigen Text zu trennen, können Sie eine horizontale Linie verwenden. Hierfür gibt es ein Blockelement, das eine solche Linie erzeugt.

1 Fügen Sie in Ihrer Beispieldatei vor dem Adressblock eine horizontale Linie ein. Hierzu wird das *hr*-Tag verwendet. Es nimmt unter den Blockelementen eine Sonderstellung ein, weil es als einziges Blockelement keinen Inhalt hat. Daher kann es ähnlich wie ein einfacher Zeilenumbruch mit einem Slash vor der geschlossenen spitzen Klammer beendet werden:

- `<hr />`

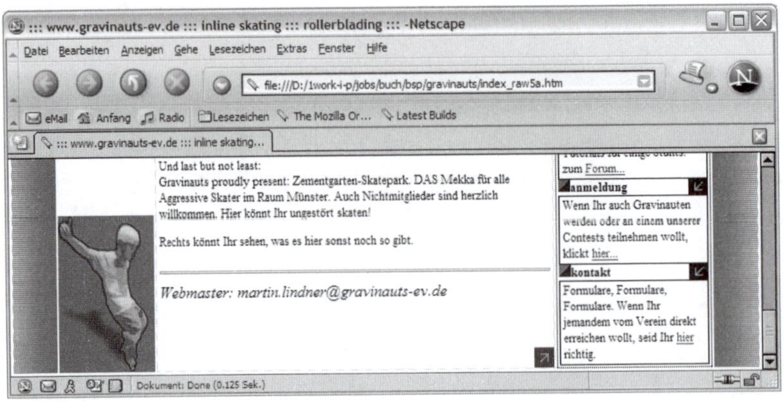

Standardmäßig sind horizontale Linien schattiert, was ihnen eine 3-D-Optik verleiht. Da bei den schmalen Linien der Schattierungseffekt nur sehr schwach zu sehen ist, wurde für den Screenshot kurzfristig die Hintergrundfarbe der Seite auf Weiß eingestellt, um eine höhere Kontrastwirkung zu erzielen. Außerdem sind sie zentriert und laufen über die ganze Breite der Seite bzw. des Elternelements, im Beispiel also die ganze Breite der Tabellenzelle. Diese Eigenschaften sowie die Höhe lassen sich mit HTML-Attributen bzw. CSS-Formatierungen steuern. Da die Festlegung der Ausrichtung, Breite und Höhe von Elementen mit CSS-Anweisungen in späteren Abschnitten zur Sprache kommen, wird in diesem Beispiel lediglich die Schattierung entfernt.

2 Die standardmäßige 3-D-Optik der horizontalen Linie wird mit dem *noshade*-Attribut abgeschaltet, sodass sie im Browser als einfacher Strich erscheint. Ergänzen Sie in der Beispieldatei das *hr*-Tag:

```
<hr noshade="noshade" />
```

Das *noshade*-Attribut gehört in HTML zu den minimierten Attributen, das heißt, es wurde bisher ohne Wert notiert. Da gemäß XHTML-Syntaxkonvention eine Attributsminimierung nicht mehr möglich ist, müssen Sie den Attributsnamen auch als Wert notieren. Lassen Sie sich die Datei nach dem Abspeichern wieder im Browser anzeigen.

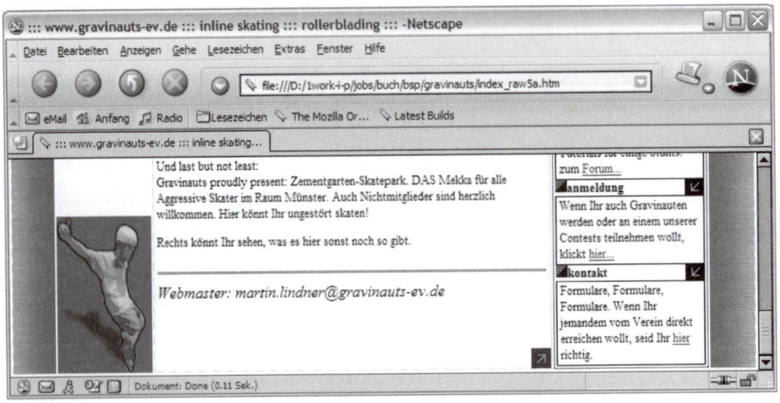

Bei horinzontalen Linien ist der Abstand zum vorhergehenden und nachfolgenden Element vergleichsweise gering. Er entspricht insgesamt ungefähr einer Leerzeile.

Schriftarten und Textausrichtung bestimmen mit CSS

In HTML geht die Formatierung dieser beiden Eigenschaften in der Regel über zwei Elemente. Die Schriftart eines Textes wird wie Schriftgröße und -farbe auch mit dem *font*-Tag festgelegt. Die Textausrichtung wird über ein Attribut bestimmt, das für das *font*-Tag nicht zulässig ist und keine Wirkung hat, wenn es dort verwendet wird. Auch hier findet mit Cascading Style Sheets eine Vereinfachung statt, denn Schriftart und Textausrichtung können per CSS-Anweisung für ein und dasselbe Element definiert werden.

Für die folgenden Formatierungen wurde wieder eine CSS-Datei präpariert, die Sie in Ihre Beispieldatei einbinden können.

Schriftarten festlegen

1 Öffnen Sie die Datei *gravinauts2.css*. Öffnen Sie die CSS-Datei und die zugehörige Übungsdatei, die Sie im vorhergehenden Abschnitt bearbeitet haben, zur Bearbeitung im Editor. Ergänzen Sie schnell die Formatangabe für *p*-Tags, indem Sie *address* und *blockquote* als weitere Tag-Selektoren hinzufügen.

```
p,address,blockquote {font-size:12px;font-family:Arial, Helvetica,
sans-serif}
```

Jetzt werden auch Zitatblöcke und Adressen in der Schriftgröße *12px* angezeigt.

2 Die CSS-Eigenschaft, mit der Sie die Schriftart für den Inhalt eines Elements festlegen, ist *font-family*. Als Werte kommen alle möglichen Schriftartnamen in Frage. Eine Besonderheit sind hierbei Schriftartnamen, die eines oder mehrere Leerzeichen enthalten, also zum Beispiel Comic Sans MS. Solche Schriftartnamen müssen in CSS-Anweisungen in Anführungszeichen gesetzt werden, also wie im folgenden Beispiel:

```
p{font-family:"Comic Sans MS"}
```

Bei Schriftarten ohne Leerzeichen im Namen dürfen Sie jedoch, wie für CSS-Syntax üblich, keine Anführungszeichen verwenden.

Tragen Sie nun in der Datei *gravinauts2.css* die Angaben zur Schriftformatierung für die relevanten Elemente ein. Beginnen Sie wieder mit den Überschriften:

- `h1 {margin: 0px;font-size: 18px;font-family:Arial, Helvetica, sans-serif}`
- `h2 {margin: 0px;font-size: 16px;font-family:Arial, Helvetica, sans-serif}`
- `h3 {margin: 0px;font-size: 14px;font-family:Arial, Helvetica, sans-serif}`
- `h4 {margin: 0px;font-size: 12px;font-family:Arial, Helvetica, sans-serif}`
- `h5 {margin: 0px;font-size: 10px;font-family:Arial, Helvetica, sans-serif}`
- `h6 {margin: 0px;font-size: 8px;font-family:Arial, Helvetica, sans-serif}`

Wie Sie im Abschnitt „XHTML und die Verwendung von Schriftarten" ab Seite 47 lesen können, ist es empfehlenswert, nicht nur eine einzige Schriftart, sondern mehrere Alternativen anzugeben. Eine solche Liste von Schriftarten wird auch in CSS durch Komma getrennt notiert. Ein Browser geht diese Liste von links nach rechts durch, bis er einen Font findet, der auf dem betreffenden Rechner installiert ist.

Mit einer Schriftartenliste, wie sie in diesem Beispiel verwendet wird, sind Sie auf der sicheren Seite. Arial ist eine Windows-Standardschrift. Auf Apple-Rechnern, die keinen Internet Explorer installiert haben, ist sie unter Umständen nicht vorhanden. Bei der Schriftart Helvetica handelt es sich nicht nur um eine Alternativschrift, die der Arial sehr ähnlich sieht, sondern auch um eine Mac OS-Standardschrift. Die dritte Angabe, *sans-serif*, veranlasst einen Rechner, auf dem keine der beiden vorgenannten Schriften zu finden ist, den Text wenigstens in einer verfügbaren serifenlose Schrift darzustellen.

3 Als Nächstes sind die Absätze an der Reihe. Tragen Sie auch hier die CSS-Eigenschaft zur Festlegung der Schriftart ein:

- `p,address,blockquote {font-size:12px;font-family:Arial, Helvetica, sans-serif}`

Absätze, Zitatblöcke und Adressen werden somit ebenfalls in einer der gewählten Schriften angezeigt.

4 Die Texte für die Navigation im oberen Bildschirmteil werden durch die Klasse *.navcell* formatiert. Ergänzen Sie auch in dieser die Angaben zur *font-family*:

- `.navcell {border: 0px none; height: 20px; margin: 0px; padding: 0px 0px 0px 3px; font-size: 10px; font-family:Arial,Helvetica,sans-serif}`

Damit wäre die Schriftformatierung abgeschlossen. Speichern Sie die CSS-Datei und rufen Sie die Startseite zur Überprüfung im Browser auf.

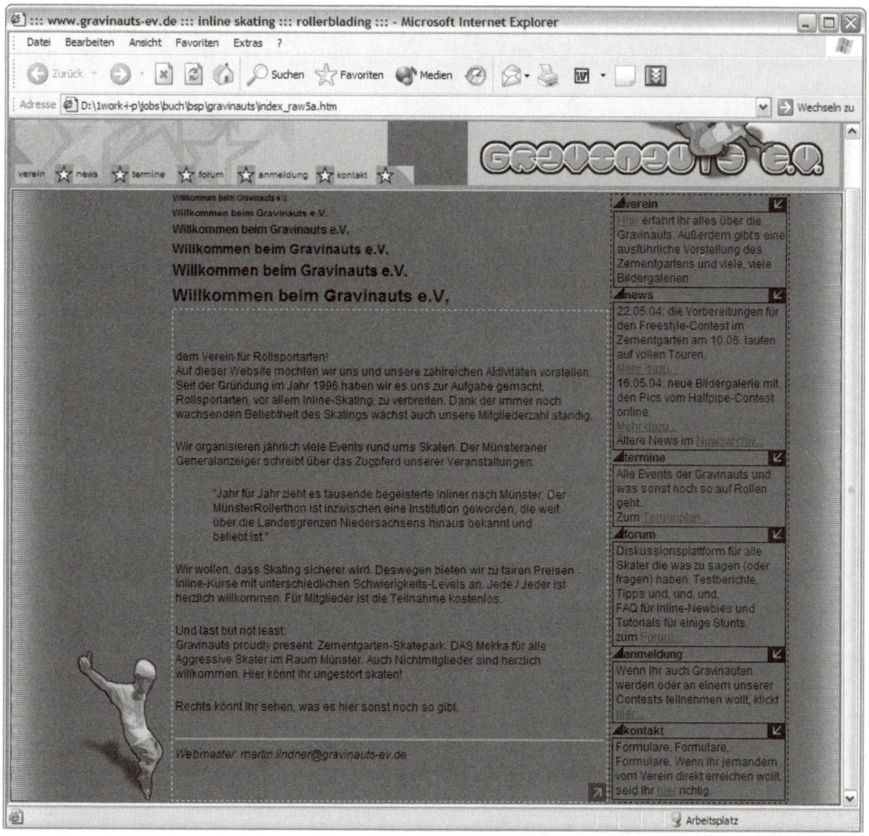

Zu Demonstrationszwecken wurde das Browserfenster ein wenig schmaler gemacht. Achten Sie einmal genau auf den Begrüßungstext im mittleren Bildschirmteil. Da er nicht die volle Höhe des Bildschirmfensters einnimmt und noch keine Angabe zur vertikalen Textausrichtung gemacht wurde, verwendet der Browser hierfür die Standardeinstellung, nämlich mittige Ausrichtung. Wie Sie die Textausrichtung gezielt steuern können, erklärt der folgende Abschnitt.

Textausrichtung festlegen

Mit Cascading Style Sheets können Sie die horizontale und die vertikale Textausrichtung steuern. Diese Einstellungen sind analog zu den HTML-Attributen *align* (horizontale Ausrichtung) und *valign* (vertikale Ausrichtung).

Um die Einstellung für Textausrichtung einmal auszuprobieren, soll der Begrüßungstext im Blocksatz angezeigt werden. Zusätzlich wird der gesamte Textblock so eingestellt, dass er grundsätzlich oben bündig angezeigt wird.

1 Standardmäßig wird Text in den meisten Elementen horizontal linksbündig ausgerichtet. Wenn Sie also ohnehin linksbündigen Satz erzielen wollen, brauchen Sie in den meisten Elementen keine weiteren Angaben zur hori-

zontalen Ausrichtung zu machen. Legen Sie für den Blocksatz in der Datei *gravinauts2.css* eine neue Klasse namens *.maintxt* mit folgender Formatangabe an:

```
.maintxt{text-align:justify}
```

Die Angabe *text-align* ist analog zum HTML-Attribut *align*. Die möglichen Werte sind in der nachstehenden Tabelle aufgeführt.

Wert	Erklärung
left	linksbündig (Standard)
right	rechtsbündig
center	zentriert
justify	Blocksatz

2 Damit die neue Klasse auch wirksam wird, müssen Sie den Absätzen des Begrüßungstextes noch das entsprechende *class*-Attribut zuweisen:

```
<p class="maintxt">Text</p>
```

Speichern Sie anschließend sowohl die CSS- als auch die HTML-Datei und betrachten Sie das Ergebnis im Browser.

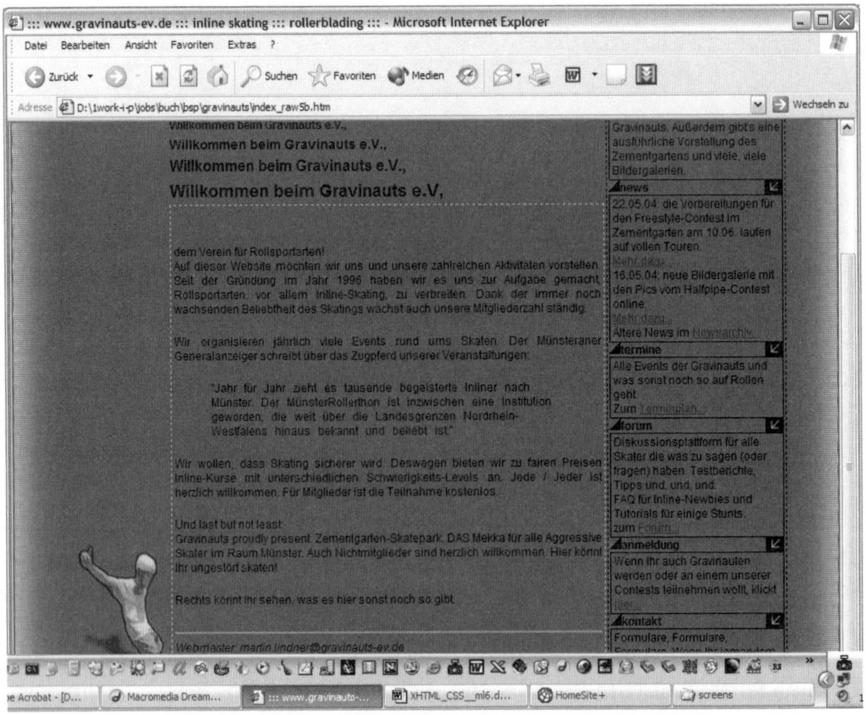

Der Begrüßungstext erscheint jetzt im Blocksatz. Für schmale Texte wie in den Infoboxen ist diese Einstellung nicht empfehlenswert. Bei schmalen Zeilen entstehen teilweise große Lücken zwischen den wenigen Wörtern, damit eine einheitliche Zeilenbreite erzielt werden kann. Dadurch wirkt das Schriftbild löchrig.

Vertikale Textausrichtung einstellen

Damit der gesamte Begrüßungstext oben bündig angezeigt wird, muss die Tabellenzelle, die ihn umschließt, entsprechend formatiert werden.

1 In der Vertikalen ist die Standardausrichtung mittig. Für die Einstellung der vertikalen Textausrichtung wird in CSS die Angabe *vertical-align* verwendet. Die möglichen Werte folgen wieder in einer Tabelle. Die Formatangaben für die betreffende Zelle sind in der Datei *gravinauts2.css* mit dem ID-Selektor *#mainblock* festgelegt. Ergänzen Sie dort nachstehende Formatierungsanweisung:

- `vertical-align:top`

Die weiteren möglichen Werte für die vertikale Textausrichtung sind in der folgenden Tabelle aufgeführt.

Wert	Erklärung
top	oben bündig
middle	mittig (Standard)
bottom	unten bündig
baseline	an der Basislinie ausgerichtet, fehlt diese, wird unten bündig ausgerichtet
sub	tiefer stellen (die Schriftgröße wird nicht reduziert)
super	höher stellen (die Schriftgröße wird nicht reduziert)
text-top	am oberen Schriftrand ausgerichtet
text-bottom	am unteren Schriftrand ausgerichtet

2 Speichern Sie die CSS-Datei und lassen Sie sich die Startseite danach im Browser anzeigen (siehe Abbildung nächste Seite).

Der Begrüßungstext wird jetzt wie gewünscht oben bündig angezeigt, und zwar auch dann, wenn in der Höhe mehr Platz vorhanden ist, als der Text einnimmt. Probieren Sie es aus, indem Sie das Browserfenster auf eine schmalere Breite bringen. Die Infoboxen im rechten Bildschirmbereich werden dann ebenfalls schmaler, sodass der darin enthaltene Text anders umbrochen wird. Auf diese Weise wird die Seite insgesamt höher, sodass für den Begrüßungstext in der Höhe mehr Platz zur Verfügung steht und sich seine vertikale Ausrichtung bemerkbar macht.

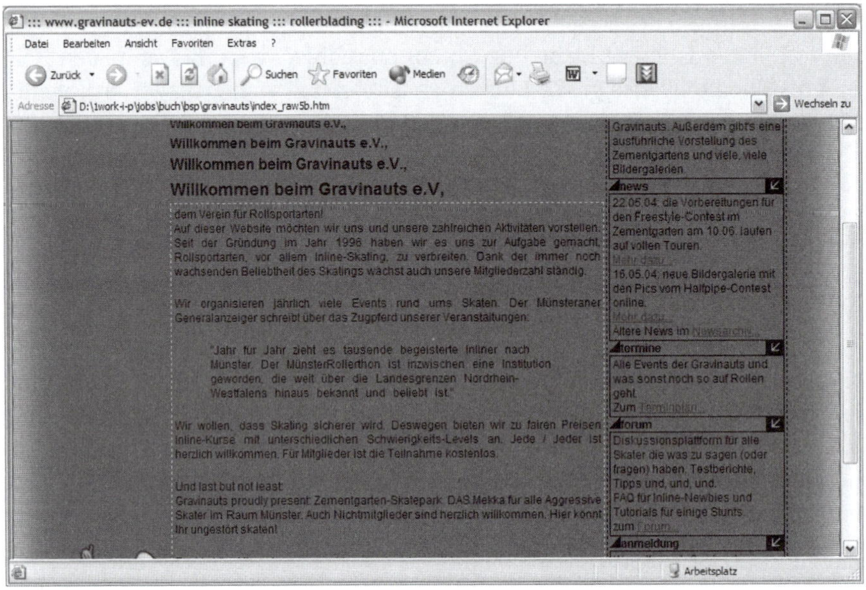

Weitere Möglichkeiten zur Schriftformatierung

Neben den bisher vorgestellten grundlegenden Schriftformatierungsmöglichkeiten können mit Cascading Style Sheets noch weitere Eigenschaften beeinflusst werden, nämlich Zeilenhöhe, Wort- und Buchstabenabstand. Die Werte werden in den CSS-üblichen absoluten und relativen Maßeinheiten angegeben.

Keine extremen Einstellungen

Verändern Sie Zeilenhöhe, Wort- und Zeichenabstand nur in Ausnahmefällen und vermeiden Sie extreme Einstellungen.

Zeilenhöhe, Wort- und Buchstabenabstand festlegen

1 Die Zeilenhöhe wird mit der Angabe *line-height* eingestellt. Sie können mit dieser Einstellung bewirken, dass die einzelnen Zeilen dichter übereinander oder weiter voneinander entfernt liegen. Den Wert dieser Eigenschaft können Sie in absoluten oder relativen Maßeinheiten angeben.

Formatieren Sie die Zeilenhöhe für das *blockquote*-Tag, indem Sie ein *Style*-Attribut mit der entsprechenden Angabe ergänzen.

```
<blockquote style="line-height:200%">
```

Speichern Sie die Datei und kontrollieren Sie das Ergebnis im Browser.

Die Zeilenhöhe im Zitat ist jetzt deutlich höher als im übrigen Text.

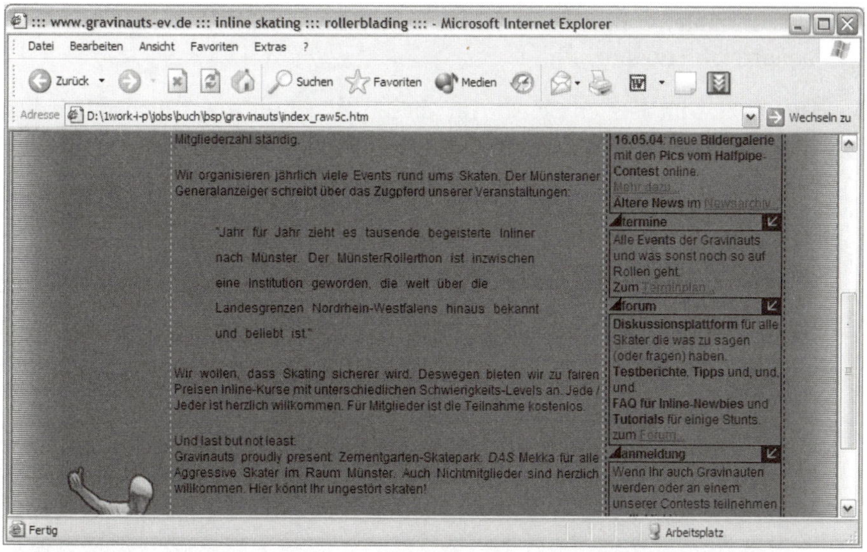

2 Fahren Sie jetzt fort, indem Sie den Wortabstand im Zitatblock erhöhen, sodass die einzelnen Wörter des Textes weiter voneinander entfernt stehen.

Die CSS-Eigenschaft *word-spacing* beeinflusst diese Einstellung. Führen Sie die Veränderung durch die entsprechende Ergänzung des *style*-Attributs im Start-Tag des Zitats aus:

```
<blockquote style=" line-height:200%; word-spacing:10px">
```

Speichern Sie die Datei und rufen Sie sie zur Kontrolle im Browser auf.

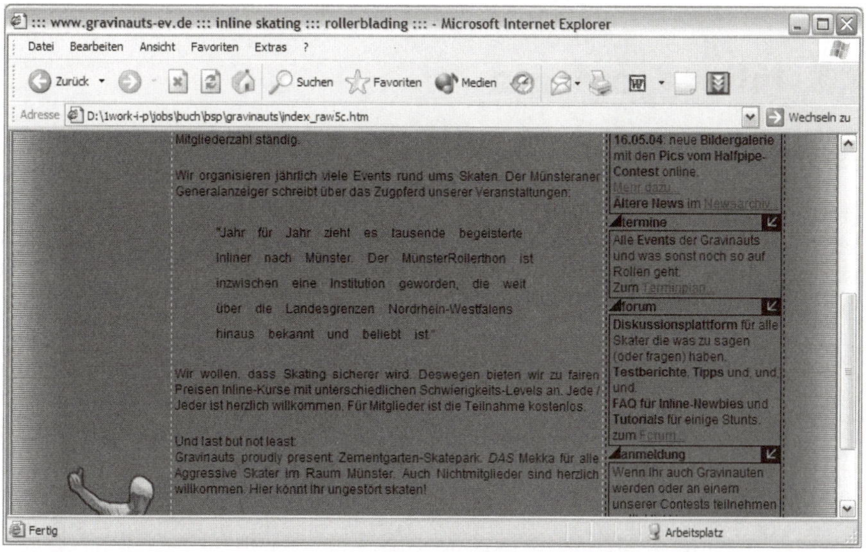

Prozentuale Angaben sind bei dieser Eigenschaft als einzige Maßeinheit nicht möglich. Beachten Sie, dass die Einstellung des Wortabstands mit CSS erst von den neueren Browserversionen interpretiert wird (Netscape und Internet Explorer ab Version 6.0).

3 Ändern Sie im letzten Schritt für diesen Abschnitt den Buchstabenabstand der Überschrift ersten Grades. Das so genannte Sperren eines Textes funktioniert mit der CSS-Eigenschaft *letter-spacing*.

Fügen Sie hierfür im Start-Tag das nachfolgende *style*-Attribut hinzu:

```
<h1 style="letter-spacing:5px">
```

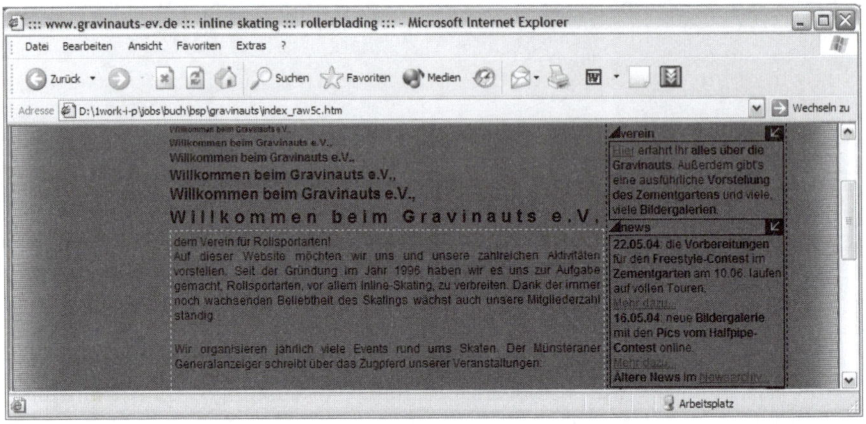

Wie *word-spacing* akzeptiert auch diese Einstellung keine prozentualen Angaben. Netscape Communicator bis Version 4.x einschließlich interpretiert die Eigenschaft *letter-spacing* nicht.

4.3 Inline-Elemente

Charakteristisch für Inline-Elemente ist, dass sie keinen Zeilenumbruch erzeugen. Sie können also innerhalb von Blockelementen bzw. im Text verwendet werden, ohne dass automatisch eine neue Zeile begonnen wird. Als Inhalt kommen für sie nur Text oder weitere Inline-Elemente in Frage. Die meisten von ihnen fallen unter zwei große Kategorien, die logischen und die physischen Textauszeichnungen.

Erstere dienen zur Auszeichnung logischer Einheiten eines Textes wie Abkürzungen, Zitate innerhalb einer Zeile oder Keyboard-Eingaben. Zur optischen Hervorhebung des Inhalts beeinflussen sie in der Regel auch die Schriftdarstellung.

Letztere dienen ausschließlich der Veränderung der Textdarstellung, beispielsweise zur Fettung, Kursivierung oder zur Erzeugung von durchgestrichenem Text. Obwohl es sich dabei also streng genommen um formatierende Tags handelt, können sie bis auf wenige Ausnahmen auch in XHTML weiterhin verwendet werden.

Da die logischen Textauszeichnungen in der Praxis nur selten zum Einsatz kommen, werden sie hier nicht eingehend besprochen. Auch die logischen Auszeichnungselemente sind nur teilweise gebräuchlich. Am Ende dieses Abschnitts finden Sie aber eine Übersichtstabelle, die Ihnen Aufschluss über sämtliche physische und logische Textauszeichnungen sowie deren Wirkung gibt.

Text hervorheben mit Inline-Elementen

Da Texthervorhebungen meistens dazu eingesetzt werden, einzelne Wörter bzw. kurze Textpassagen innerhalb längerer Absätze zu betonen, sind die Tags hierfür als Inline-Elemente implementiert. Gefetteter Text, Kursivierung, Unterstreichung und durchgestrichener Text lassen sich durch Tags erzeugen.

Text fetten

Das Inline-Element <b>...</b> sorgt dafür, dass der darin eingeschlossene Text mit gefetteter Schrift angezeigt wird. Es kann innerhalb von Blockelementen verwendet werden und darf mit anderen Inline-Elementen geschachtelt werden, d. h. sowohl innerhalb anderer Inline-Elemente vorkommen als auch selbst welche einschließen. Weiterhin darf es Text enthalten.

Zur Veranschaulichung seiner Wirkungsweise zeichnen Sie einige Textstellen in der Datei, die Sie schon im vorhergehenden Abschnitt bearbeitet haben, mit dem *b*-Tag aus. Schließen Sie einfach die Wörter, die gefettet werden sollen, damit ein. Speichern Sie die Datei danach ab.

Text kursiv setzen

Für die Erzeugung kursiven Textes steht das *i*-Tag zur Verfügung. In seiner Funktionsweise ähnelt es dem *b*-Tag, nur dass der darin enthaltene Text eben kursiv angezeigt wird.

Suchen Sie in der Beispieldatei die Textstelle *DAS Mekka für alle aggressive Skater* und betten Sie das Wort „DAS“ in ein *i*-Tag ein. Speichern Sie die Datei erneut.

Unterstrichener Text

Mit dem *u*-Tag erzeugen Sie unterstrichenen Text. Ansonsten gleicht es in seiner Funktion dem *b*-Tag und dem *i*-Tag. Ein wesentlicher Unterschied zu den anderen physischen Textauszeichnungen besteht allerdings darin, dass es inzwischen zu den missbilligten Tags gehört, also in absehbarer Zeit aus dem XHTML-Sprachschatz entfallen wird. Aktuelle Validierungs-Tools monieren seine Verwendung bereits, obwohl es zurzeit noch von allen gängigen Browsern unterstützt wird.

Durchgestrichener Text

Hierfür stehen gleich zwei Inline-Elemente zur Verfügung: <strike>...</strike> und in verkürzter Form <s>...</s>. Wie <u>...</u> gehören sie zu den missbilligten Tags.

Physische Textauszeichnungen durch CSS-Angaben ersetzen

Zunächst werden Sie sehen, wie Sie die vorgenannten physischen Textauszeichnungen durch CSS-Formatierungen ersetzen können. Cascading Style Sheets bieten darüber hinaus weitere Gestaltungsmöglichkeiten, die hier ebenfalls vorgestellt werden.

Fetter und kursiver Text

1 Öffnen Sie die Datei, die Sie im vorhergehenden Abschnitt mit den physischen Textauszeichnungen versehen haben, und die zugehörige CSS-Datei *gravinauts2.css* im Editor.

Mit der Angabe *font-weight* stellen Sie den Grad der Fettung ein. Bei der Standardeinstellung *normal* wird der Text nicht gefettet, mit der Einstellung *bold* erzielen Sie eine Fettung, die der durch das *b*-Tag erzeugten entspricht. Außerdem gibt es noch weitere Einstellungsmöglichkeiten, die feinere Abstufungen erlauben. Die folgende Tabelle gibt einen Überblick über die möglichen Werte.

Wert	Auswirkung
normal	keine, normale Schrift (Standardeinstellung)
lighter	dünner als normale Schrift
bold	gefettet, entspricht dem *b*-Tag
bolder	etwas fetter als bold
100, 200, 300, 400, 500, 600, 700, 800, 900	von „extra dünn" (100) bis „extra dick" (900), 500 entspricht *normal*, 700 *bold*, nicht alle Werte haben sichtbare Auswirkungen

Definieren Sie in der CSS-Datei eine neue Klasse mit dem Namen *.fett*:

```
.fett{font-weight:bold}
```

Speichern Sie anschließend die CSS-Datei.

2 Bearbeiten Sie jetzt das XHTML-Dokument. Um Text innerhalb einer Zeile mit CSS-Angaben fetten zu können, müssen Sie ein besonderes Tag verwenden, das bisher noch nicht vorgestellt wurde, das *span*-Tag. Es handelt sich dabei um ein Inline-Element, das sich unformatiert auf dem Bildschirm nicht weiter bemerkbar macht.

Vielmehr ist <span>...</span> ein formatierbarer Container, der es ermöglicht, CSS-Formate innerhalb einer Zeile zur Anwendung zu bringen, um nur Teile eines größeren Blocks gesondert auszuzeichnen. Sie werden davon später im Abschnitt 10.2 ab Seite 332 noch ausgiebigen Gebrauch machen. Hier soll er zunächst nur dazu dienen, physische Textauszeichnungen, die mit CSS erzeugt wurden, auf einzelne Textteile anzuwenden.

Ersetzen Sie also die *b*-Tags durch <span>...</span>. Tragen Sie dabei auch das *class*-Attribut ein und teilen Sie den Elementen die Klasse *.fett* zu.

- `<span class="fett">...</span>`

Speichern Sie auch diese Datei und kontrollieren Sie das Ergebnis im Browser.

3 Erstellen Sie zuerst wieder eine neue Klasse in der Datei *gravinauts2.css* und statten Sie diese mit der CSS-Anweisung für kursive Schrift aus. Verwenden Sie dafür die Eigenschaft *font-style*.

- `.kursiv{font-style:italic}`

Es gibt drei mögliche Werte: *normal* für normalen, *italic* für kursiven und *oblique* für ebenfalls kursiven, allerdings etwas schrägeren Schriftstil. Der Wert *oblique* erzeugt jedoch nur bei wenigen Schriften ein sichtbares Ergebnis, sprich kursive Schrift mit stärkerer Neigung.

Speichern Sie die CSS-Datei anschließend ab.

4 Tauschen Sie danach das *i*-Tag in der Startseite durch ein *span*-Tag mit der Klasse *kursiv* aus.

- `<span class="kursiv">...</span>`

Speichern und betrachten Sie die Datei wieder im Browser.

Textverzierungen/unterstrichener und durchgestrichener Text etc.

Wie bereits erwähnt sind die physischen Textauszeichnungen für unter- und durchgestrichenen Text als missbilligte Tags eingestuft. An ihre Stelle ist die CSS-Eigenschaft *text-decoration* getreten, mit der Sie auch weitere Textverzierungen vornehmen können.

Als praktische Anwendung einer *text-decoration* können Sie die horizontale Linie über der Adresse in der Gravinauts-Startseite durch einen Oberstrich beim Adressblock ersetzen.

1 Öffnen Sie Ihre Beispieldatei im Editor und entfernen Sie die horizontale Linie aus dem Dokument.

2 Formatieren Sie nun das *address*-Tag mit einem *style*-Attribut, das eine Angabe zur *text-decoration* enthält:

```
<address style="text-decoration:overline">Webmaster:
ihr.name@gravinauts-ev.de</address>
```

Die weiteren möglichen Werte können Sie der folgenden Tabelle entnehmen:

Wert	**Auswirkung**
blink	blinkender Text, wird vom Internet Explorer nicht interpretiert
line-through	wie <strike>...</strike> bzw. <s>...</s>
none	Standardeinstellung, keine Textverzierung, eignet sich, um die automatische Unterstreichung von Text-Links zu unterbinden
overline	überstrichener Text
underline	unterstrichener Text

Die Standardeinstellung für Textverzierung, *none* (keine Verzierung), brauchen Sie nur dann anzuwenden, wenn Text bereits durch die Verwendung eines bestimmten Tags verziert wird, Sie das aber unterbinden wollen. In der Praxis wird mit Verweisen häufig so verfahren, um die automatische Unterstreichung abzuschalten bzw. nur beim Überfahren des Links mit dem Cursor anzuzeigen. Über die CSS-Formatierung von Verweisen lesen Sie mehr in Kapitel 7 ab Seite 185.

Der folgende Screenshot zeigt das Ergebnis:

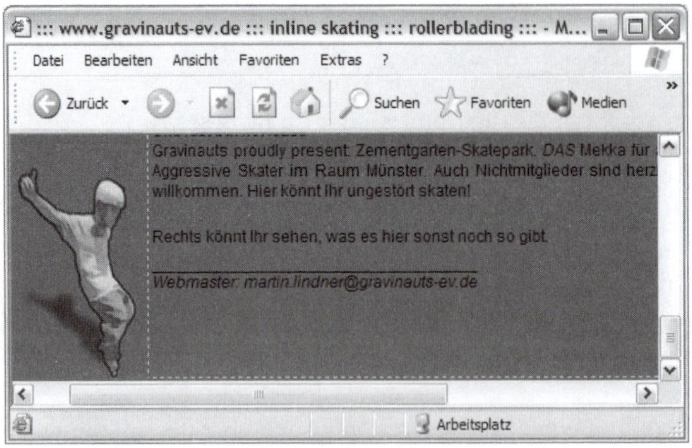

Jetzt ist der Aufbau der Startseite der Beispiel-Website beinahe vollendet. Es fehlen lediglich noch die Texthintergrundfarben und einige Angaben zu Hintergrundgrafiken. Mit diesen Themen macht Sie der nächste Abschnitt vertraut.

Übersichtstabelle: logische Textauszeichnungen

Element	Bedeutung/Auswirkung auf die Darstellung
<abbr>...</abbr>	„abgekürzte Schreibweise" (z. B. „XHTML"), keine veränderte Darstellung
<acronym>...</acronym>	„Abkürzung" (z. B. „bzw."), keine veränderte Darstellung
<cite>...</cite>	„Zitat", Inhalt wird kursiv gesetzt
<code>...</code>	„Quelltext", Inhalt wird in Schrift mit fester Breite angezeigt (z. B. Courier)
<dfn>...</dfn>	„Definition", Inhalt wird kursiv gesetzt
<em>...</em>	„betont" („emphasized"), Inhalt wird kursiv gesetzt
<kbd>...</kbd>	„Tastatureingabe", Inhalt wird in Schrift mit fester Breite angezeigt (z. B. Courier)
<samp>...</samp>	„Beispiel", Inhalt wird in Schrift mit fester Breite angezeigt (z. B. Courier)
<strong>...</strong>	„stark betont", Inhalt wird in gefetteter Schrift dargestellt
<var>...</var>var	„Variable/variabler Name", Inhalt wird kursiv gesetzt

Übersichtstabelle: physische Textauszeichnungen

Element	Bedeutung/Auswirkung auf die Darstellung
<b>...</b>	„bold", gefetteter Text
<big>...</big>	„groß", Darstellung größer als „normal" (Default des Browsers)
<i>...</i>	„italic", kursiver Text
<s>...</s>	„strike through", Text wird durchgestrichen, dieses Tag ist deprecated
<small>...</small>	„klein", kleiner als „normal" (Browserdefault)
<strike>...</strike>	wie <s>...</s>
_{...}	„unterhalb", tiefgestellter Text, gleichzeitig wird die Schrift verkleinert
^{...}	kurz für super „oberhalb", hochgestellter Text, gleichzeitig wird die Schrift verkleinert
<tt>...</tt>	„teletyper" (Fernschreiber) Inhalt wird in Schrift mit fester Breite angezeigt (z. B. Courier)
<u>...</u>	„underline", unterstrichener Text, dieses Tag ist deprecated

4.4 Farben und Hintergrundbilder

Für die Beispiele in diesem Abschnitt wurde wieder eine CSS-Datei vorbereitet, in der die relevanten Angaben noch fehlen. Sie finden die Datei unter dem Namen *gravinauts3.css*.

CSS und Farbangaben

Die meisten Block- und Inline-Elemente können per CSS-Anweisung mit einer Hintergrundfarbe ausgestattet werden. Auch solche, bei denen das bisher nicht möglich war, zum Beispiel Absätze oder Überschriften. In der Beispieldatei werden Hintergrundfarben aber nur für herkömmliche Elemente, also Tabellen, Tabellenzellen, und für die gesamte Seite vergeben.

Hintergrundfarben einstellen

1 Öffnen Sie Ihre modifizierte Gravinauts-Startseite im Editor. Binden Sie die oben genannte CSS-Datei durch Änderung des *link*-Tags im Dokumentkopf ein. Speichern Sie die Datei und überprüfen Sie das Ergebnis im Browser. Das Erscheinungsbild der Seite hat sich gravierend verändert.

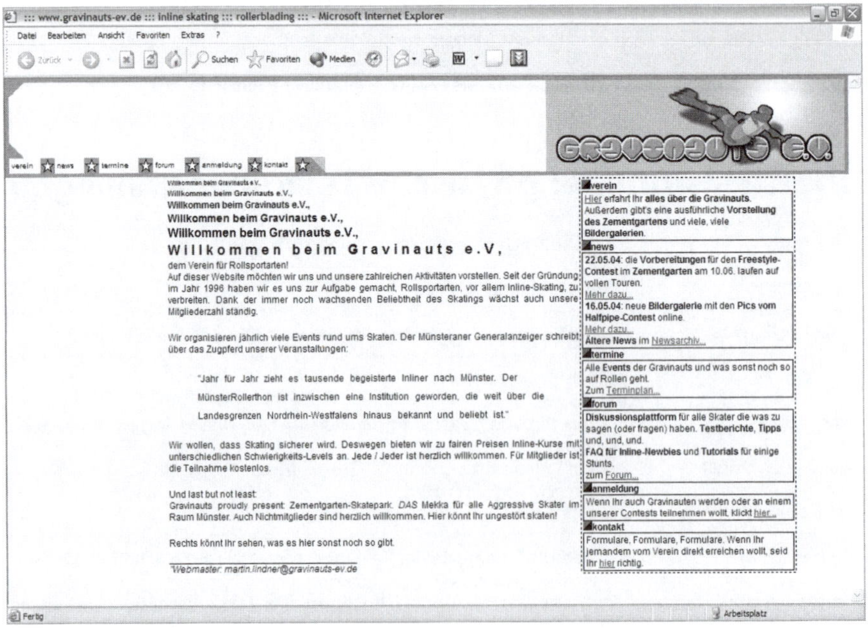

Aber keine Angst, die fehlenden Angaben werden Sie im Verlauf dieses Abschnitts schrittweise wieder hinzufügen.

2 Öffnen Sie die Datei *gravinauts3.css* und weisen Sie dem Dokumentrumpf eine Hintergrundfarbe zu.

Für die Zuweisung einer Hintergrundfarbe nutzen Sie die CSS-Eigenschaft *background-color*. Wie von HTML und XHTML bekannt, kann die Angabe der Farbe entweder durch die Verwendung einer der 256 benannten Farben oder durch die RGB-Werte der betreffenden Farbe in Hexadezimalschreibweise mit vorangestellter Raute (#) erfolgen.

```
body {background-color: #666666; margin: 0px; padding: 0px; }
```

Ändern Sie an den anderen Einstellungen für *body* nichts. Was es damit auf sich hat, werden Sie später im Abschnitt „Abstände definieren“ ab Seite 325 erfahren.

3 Speichern Sie die CSS-Datei und kontrollieren Sie das Ergebnis im Browser, indem Sie sich die Startseite anzeigen lassen.

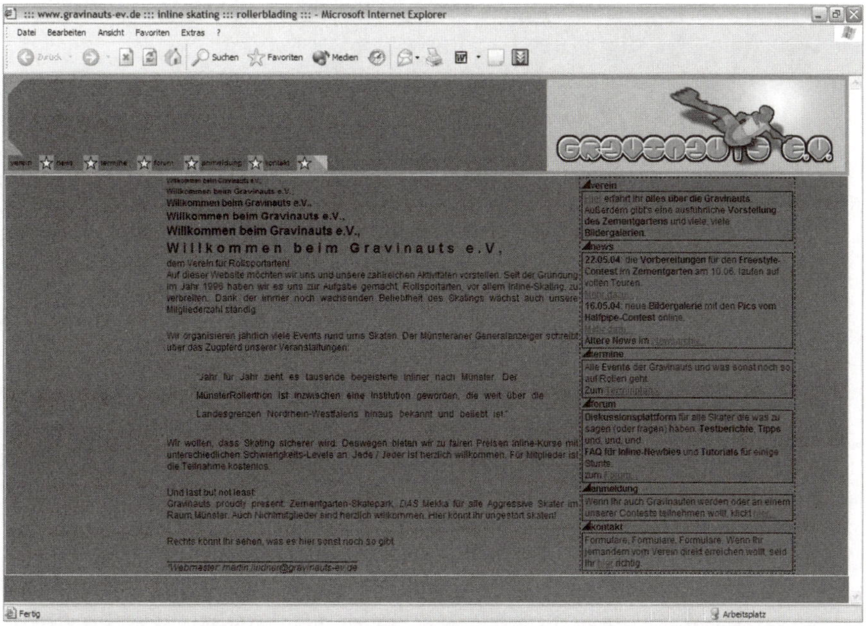

Alternative Möglichkeiten zur Angabe von Farbwerten

Definieren Sie als Nächstes für die Tabellenzelle mit dem Begrüßungstext die Hintergrundfarbe und probieren Sie gleich eine neue Möglichkeit zur Angabe von Farbwerten aus.

1 Suchen Sie in der CSS-Datei die ID-Definition für *#mainblock*. Hier sind die Formatangaben für die Tabellenzelle mit dem Begrüßungstext notiert. Ergänzen Sie die CSS-Definition folgendermaßen:

```
#mainblock {width: 53%;border: 1px dotted #CCCCCC; padding: 3px;
vertical-align:top; background-color: #333;}
```

Die Schreibweise für den Farbwert, die in der Anweisung *background-color:#333* verwendet wird, können Sie immer dann verwenden, wenn die Werte für den Rot-, Grün- und Blauanteil jeweils aus zwei gleichen Zahlen bestehen. So können Sie beispielsweise *#AABBCC* zu *#ABC* verkürzen oder *#55DD11* zu *#5D1*.

2 Speichern Sie die CSS-Datei und rufen Sie die Startseite im Browser auf.

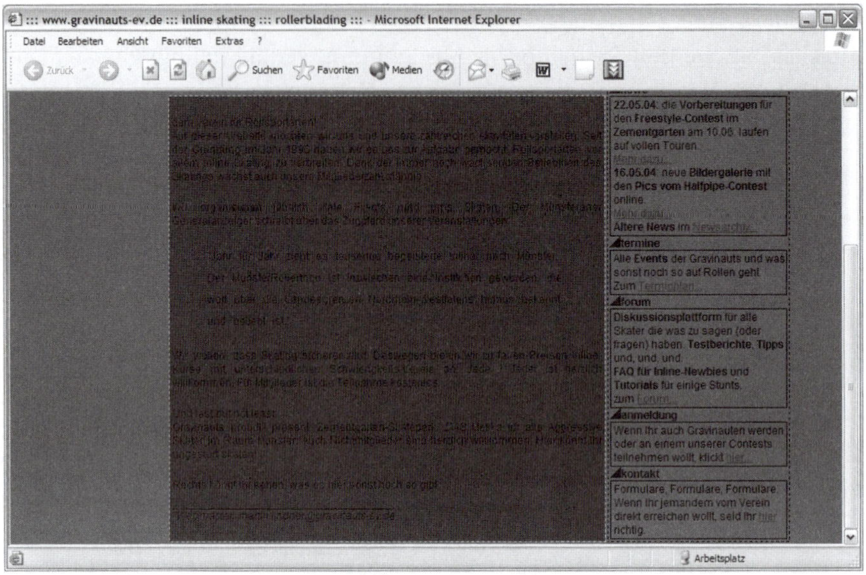

Natürlich ist der schwarze Text auf dem dunkelgrauen Hintergrund ein bisschen zu dunkel, deswegen werden Sie ihn später auf eine hellere Farbe einstellen. Ein hoher Kontrast zwischen Text- und Hintergrundfarbe ist besonders bei Fließtext wichtig, da hierdurch die Lesefreundlichkeit erhöht wird.

3 Wenn Sie in einem Bildbearbeitungsprogramm einen grafischen Entwurf für Ihre Website erstellen, aus dem Sie später einzelne Grafiken zur Verwendung im Layout ausschneiden, ergibt sich häufig das Problem, dass Sie Farbwerte von dezimalen RGB-Angaben in Hexadezimalzahlen umwandeln müssen. Wenn beispielsweise der komplette obere Teil in einem einheitlichen Hellorange hinterlegt sein sollte, um zu kaschieren, dass die Grafik mit dem Logo nicht über die ganze Breite läuft, müssten Sie eine solche Umrechnung vornehmen.

Es gibt zwar Bildbearbeitungsprogramme, die Farben auch direkt in der Hexadezimalskala anzeigen, und zahlreiche Tools, die einem die Umrechnung erleichtern, aber dank CSS können Sie Farbwerte jetzt auch in dezimalen RGB-Werten angeben. Schematisch sieht eine RGB-Farbwertangabe wie folgt aus:

```
background-color: rgb(Rotwert, Grünwert, Blauwert)
```

In der ID-Definition *#navtab11* sind die Angaben für die Tabelle im oberen Bildschirmteil enthalten. Ergänzen Sie die Anweisung um eine Hintergrundfarbe, die in dezimalen RGB-Werten definiert ist.

```
#navtab11 {border: 5px solid #E87117; border-collapse: collapse;
margin: 0px; padding: 0px; background-color: rgb(254, 175, 108) }
```

Der nächste Screenshot zeigt das Ergebnis im Browser.

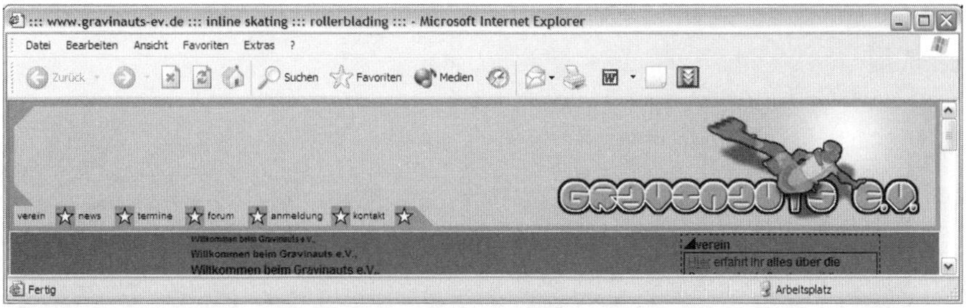

Vergessen Sie nicht, die einzelnen Werte für den Rot-, Grün- und Blauanteil durch Kommas zu trennen. Der Internet Explorer interpretiert die Angabe zwar auch, wenn die Farbanteile nur durch Leerzeichen getrennt sind, der Netscape Communicator reagiert auf diesen Syntaxfehler aber empfindlicher und interpretiert eine RGB-Angabe nicht, wenn die Kommas fehlen.

4 Fahren Sie mit der Definition der Hintergrundfarben für die übrigen Elemente fort. In der CSS-Datei ist eine Klasse namens *.navcell* definiert. Hierin werden die Eigenschaften der Tabellenzellen festgelegt, die zur Navigationsleiste gehören. Ergänzen Sie diese CSS-Definition folgendermaßen:

```
.navcell {border: 0px none; height: 20px; margin: 0px; padding: 0px
0px 0px 3px; font-size: 10px; font-family:Arial,Helvetica,sans-serif;
background-color: #E87117;}
```

Dadurch werden die Zellen der Navigationsleiste mit einem kräftigen Orangeton hinterlegt.

5 Die Infoboxen sind mit einer Tabellenstruktur erstellt, deren einzelne Zellen mit zwei unterschiedlichen CSS-Klassen formatiert werden. Das Aussehen der Zellen mit dem Informationstext wird durch die Klasse *.conttxt* gesteuert. Definieren Sie für diese Klasse einen hellen Grauton als Hintergrundfarbe:

```
.conttxt {margin: 0px; padding-top: 1px; padding-right: 1px; padding-
bottom: 2px; padding-left: 3px; border: 1px solid #000000;
background-color: #999999; }
```

Hier wäre alternativ auch der Einsatz der Kurzschreibweise für die Farbwertangabe möglich.

6 Die Kopfzellen der einzelnen Infoboxen werden mit der Klasse *.conthead* formatiert. Um sie mit Schwarz zu hinterlegen, ergänzen Sie auch hier die Eigenschaft *background-color*:

```
.conthead {padding-top: 0px; padding-right: 1px; padding-bottom: 0px;
padding-left: 0px; margin:0px; border: 0px none; background-color:
#000000; }
```

Rufen Sie nach anschließender Speicherung der CSS-Datei die Startseite erneut im Browser auf und vergleichen Sie das Ergebnis mit dem folgenden Screenshot.

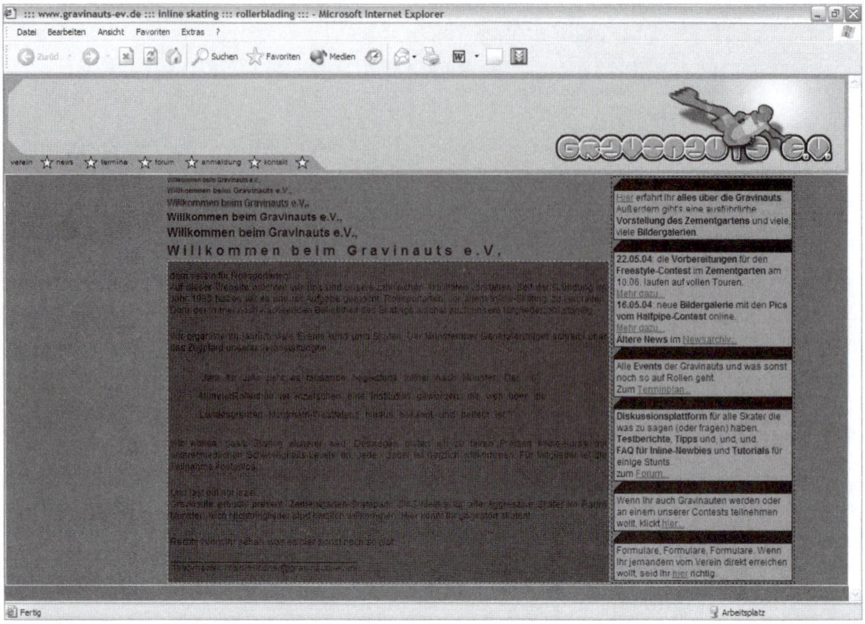

Schriftfarben definieren

Für die Definition von Schriftfarben verwenden Sie die CSS-Eigenschaft *color*. Die Farbwerte können genau wie bei den Hintergrundfarben angegeben werden.

1 Öffnen Sie zunächst wieder sowohl die CSS-Datei (*gravinauts3.css*) als auch die von Ihnen bearbeitete Startseite.

Da mehrere unterschiedliche Elemente in Weiß angezeigt werden sollen, nämlich Überschriften in unterschiedlichen Graden und der Begrüßungstext in dem dunkelgrauen Kasten, empfiehlt sich hierfür die Definition einer Tag-unabhängigen Klasse. Fügen Sie also in der Datei *gravinauts3.css* eine neue Klasse hinzu.

```
.weiss{color: #FFFFFF;}
```

Speichern Sie die CSS-Datei danach ab.

2 Jetzt müssen Sie die soeben definierte Klasse in der XHTML-Datei noch mit dem *class*-Attribut an die Elemente, die weiß erscheinen sollen, anbinden. Weisen Sie also in der Überschrift ersten Grades und den *h4*-Tags der Überschriften in den Kopfzellen der Infoboxen die soeben definierte Klasse zu:

```
<h1 class="weiss"> bzw. <h4 class="weiss">
```

Verfahren Sie ebenso mit dem Zitatblock und der Adresse im Begrüßungstext.

```
<blockquote class="weiss"> bzw. <address class="weiss">
```

3 Die Absätze im Begrüßungstext sind bereits für den Blocksatz mit der Klasse *.maintxt* versehen. Leider kann einem Element nur eine Klasse zugewiesen werden. Sie können Sie die Klasse *.weiss* nicht auch noch auf sie anwenden. Sie haben jetzt drei Möglichkeiten:

Entweder Sie erweitern die Klasse *.maintxt* um die Farbangabe:

- `.maintxt{text-align:justify;color: #ffffff}`

Oder Sie entfernen die Klasse *.maintxt* aus der CSS-Datei und fügen die Angabe für den Blocksatz mit einer zusätzlichen Tag-Selektor gesteuerten Definition hinzu bzw. ergänzen die vorhandene Definition, was dann allerdings auch den Zitatblock und die Adresse sowie Tabellenzellen betrifft.

Alternativ wäre es möglich, die Anweisung für den Blocksatz in den betreffenden Absätzen mit einem *style*-Attribut direkt einzubinden.

Die erste Möglichkeit ist hierbei noch die sinnvollste. Bei der zweiten würden auch Elemente im Blocksatz erscheinen, für die das eigentlich nicht vorgesehen ist. Bei der dritten müssten Sie eine mehrmals verwendete Formatierung mehrmals notieren.

4 Ebenfalls erweitern müssen Sie die Klasse *.navcell*, damit die Texte in der Navigationsleiste auch weiß erscheinen.

- `.navcell {border: 0px none; height: 20px; margin: 0px; padding: 0px 0px 0px 3px; font-size: 10px; font-family:Arial,Helvetica,sans-serif; background-color: #E87117; color:#ffffff; }`

Nach erneuter Speicherung beider Dateien können Sie sich die Startseite für eine Zwischenkontrolle wieder im Browser anzeigen lassen.

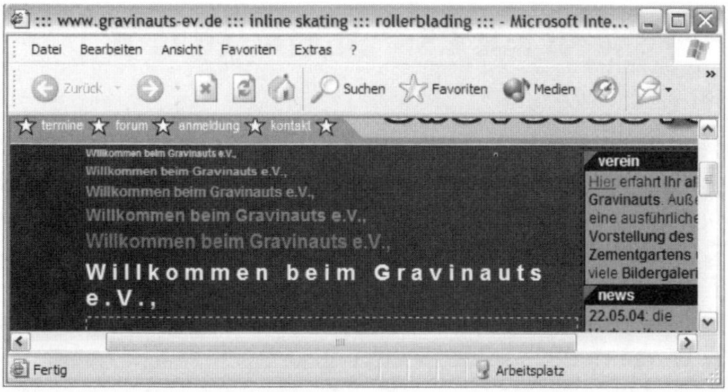

5 Zum Abschluss der Festlegung der Schriftfarben weisen Sie den Überschriften der Grade 2 bis 6 im oberen Bildschirmbereich noch mit absteigendem Überschriftgrad dunkler werdende Grautöne zu.

In diesem Fall handelt es sich um einmalig vorkommende Formatierungen. Am sinnvollsten ist es also, wenn Sie den Überschriften ihre Farbe direkt mit *style*-Attributen zuweisen.

```
<h2 style="color: #DDDDDD">
<h3 style="color: #BBBBBB">
<h4 style="color: #999999">
<h5 style="color: #888888">
<h6 style="color: #777777">
```

Werfen Sie nach der Speicherung beider Dateien im Browser einen Blick auf die Startseite. Im folgenden Screenshot wurde für die Abbildung die Seitenhintergrundfarbe etwas abgedunkelt, damit ein höherer Kontrast zu den Überschriften entsteht und diese besser sichtbar werden.

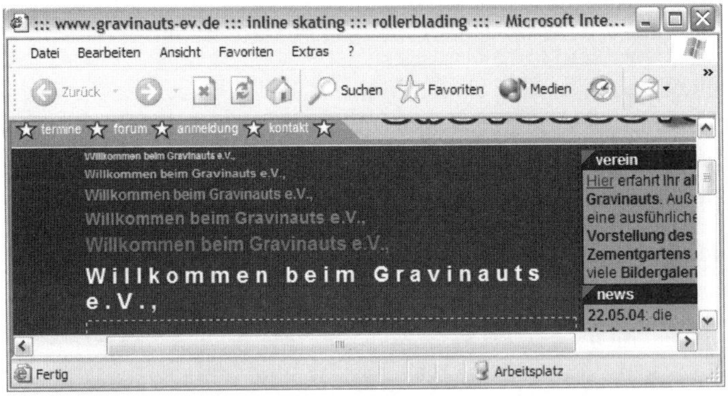

Damit sind alle nötigen Farbangaben definiert und Sie können mit der Einbindung der Hintergrundgrafiken beginnen.

Hintergrundgrafiken mit CSS einbinden und formatieren

Die Einbindung von Hintergrundgrafiken mit CSS bietet weit mehr als die simple Möglichkeit, eine Grafik als Hintergrund für ein Element zu definieren. Durch diverse Fromatierungseinstellungen können Sie Hintergrundgrafiken auf der Seite platzieren, den Kachelungseffekt präzise steuern oder auch dafür sorgen, dass die Grafik nicht mit dem Seiteninhalt mitscrollt.

Da einige dieser Features vom Netscape Communicator erst ab der Version 6 aufwärts unterstützt werden, empfiehlt es sich gegebenenfalls, die kritischen Formatangaben in einer eigenen Datei vorzuhalten, die vor älteren Netscape-Versionen versteckt wird, wenn auf Ihrer Website Besucher mit veralteten Netscape-Browsern zu erwarten sind.

Genau wie bei Hintergrundfarben ist auch die Verwendung von Hintergrundbildern nicht mehr auf Tabellen, Tabellenreihen und -zellen oder den Dokumentrumpf beschränkt. Prinzipiell können beliebige Block- und Inline-Elemente mit Hintergründen versehen werden.

Hintergrundgrafiken einbinden

1 Öffnen Sie die Datei *gravinauts3.css* und die von Ihnen bearbeitete Version der Startseite im Editor.

2 Zur Einbindung von Hintergrundgrafiken wird die CSS-Eigenschaft *background-image* verwendet.

Suchen Sie zunächst in der CSS-Datei die ID-Definition *#lblock* und binden Sie hier eine Hintergrundgrafik ein:

```
#lblock {width: 6%; background-image: url(img/lblock.gif); }
```

Die Angabe in den runden Klammern ist eine relative Pfadangabe von der CSS-Datei zu der Grafikdatei.

3 Verfahren Sie danach genauso mit der ID-Definition *#rblock*.

```
#rblock {width: 6%; background-image: url(img/rblock2.gif); }
```

Nach anschließender Speicherung der Datei *gravinauts3.css* rufen Sie die Startseite im Browser auf.

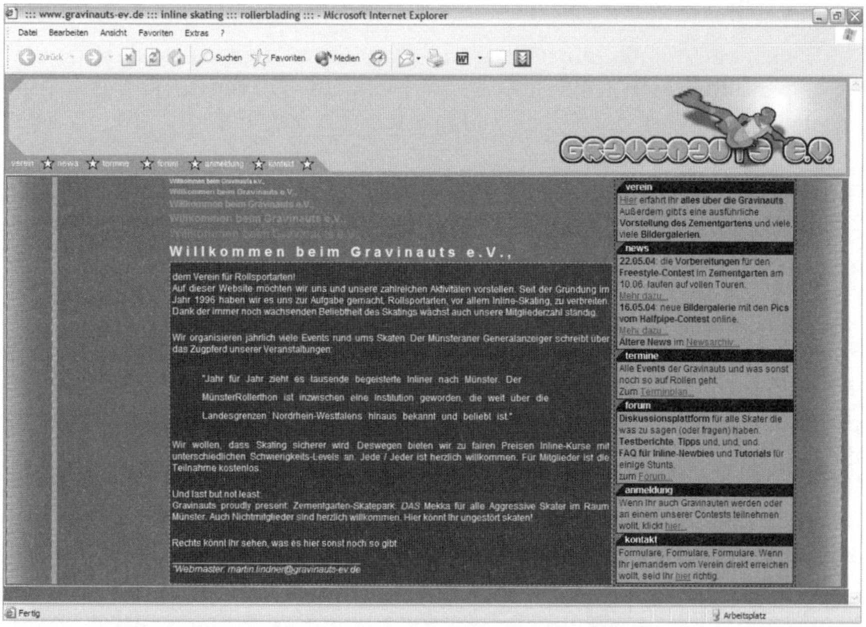

Browser füllen standardmäßig den ganzen Raum eines Elements mit einer Hintergrundgrafik aus. Ist der zur Verfügung stehende Platz größer als die eingebundene Grafik, wird diese wiederholt. Dabei „kachelt" der Browser die gesamte Fläche von links oben beginnend nach rechts unten mit dem Hintergrundbild. Diese Verfahrensweise ist nicht immer wünschenswert.

4 Schauen Sie sich die letzte Version der Startseite genau im Browser an. Maximieren Sie das Browserfenster. Links und rechts wurden die beiden Grafiken eingebunden. Allerdings sind die beiden Ränder größer als das jeweilige Hintergrundbild. Deswegen füllt der Browser die Fläche durch Wiederholung des Bildes auf.

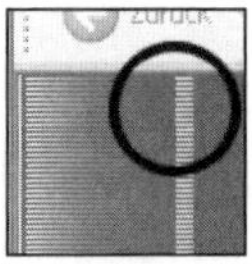

Links macht sich das durch den hellen Streifen bemerkbar, der den Beginn der nächsten Spalte „Kacheln" markiert. Auf der rechten Seite beginnt der Browser am linken oberen Rand der Fläche mit der Auffüllung und kachelt nach rechts und unten weiter. Daher schließt der helle Rand nicht bündig mit dem Rand des Browserfensters ab. Der dunkle Streifen, den Sie sehen, ist die nächste Spalte „Kacheln" dieser Grafik, die auf der linken Seite dunkelgrau ist.

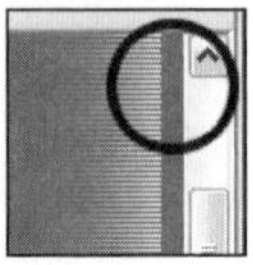

Mit weiteren Formatangaben lässt sich das gewünschte Bild erreichen.

Kacheleffekt steuern

1 Öffnen Sie die Datei *gravinauts3.css* und die von Ihnen bearbeitete Version der Startseite im Editor.

Sie können mit der Einstellung *background-repeat* genau steuern, ob und wie ein Browser eine Hintergrundgrafik wiederholen, sprich kacheln, soll. Die möglichen Werte für diese CSS-Eigenschaft sind in der folgenden Tabelle aufgeführt.

Wert	Wirkung
repeat	Grafik wird horizontal und vertikal wiederholt (Standard).
no-repeat	Grafik wird nicht wiederholt, sondern nur einmal angezeigt.
repeat-x	Grafik wird nur horizontal wiederholt.
repeat-y	Grafik wird nur vertikal wiederholt.

2 Setzen Sie in der CSS-Datei einmal den *repeat*-Wert des Hintergrundbildes von *#lblock* auf *no-repeat*.

```
#lblock {width: 6%; background-image: url(img/lblock.gif);
background-repeat:no-repeat;}
```

Speichern Sie die CSS-Datei und rufen Sie die Startseite im Browser auf. Die Grafik am linken Rand des Browserfensters wird jetzt nur noch einmal angezeigt.

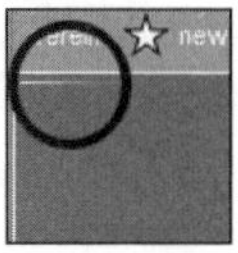

Sie ist nicht verschwunden. Wenn Sie genau hinsehen, können Sie links oben direkt unter der Navigationsleiste einen schmalen waagerechten Streifen erkennen. Um Speicherplatz zu sparen, wurde die Grafik in einer Höhe von nur 2 Pixeln angelegt und nicht über die volle Höhe der Seite. Es ist sogar beabsichtigt, dass die Grafik wiederholt wird, allerdings nur in der Vertikalen, damit immer die volle Seitenhöhe ausgefüllt ist. Das Gleiche gilt übrigens auch für das Hintergrundbild auf der rechten Seite.

3 Ändern Sie also in der Datei *gravinauts3.css* die Einstellung für den *background-repeat* in den beiden ID-Definitionen *#lblock* und *#rblock* in *repeat-y* um.

- `#lblock {width: 6%;background-image: url(img/lblock.gif); background-repeat:repeat-y; }`
- `#rblock {width: 6%;background-image: url(img/rblock2.gif); background-repeat:repeat-y; }`

Das Ergebnis kommt der Sache schon näher.

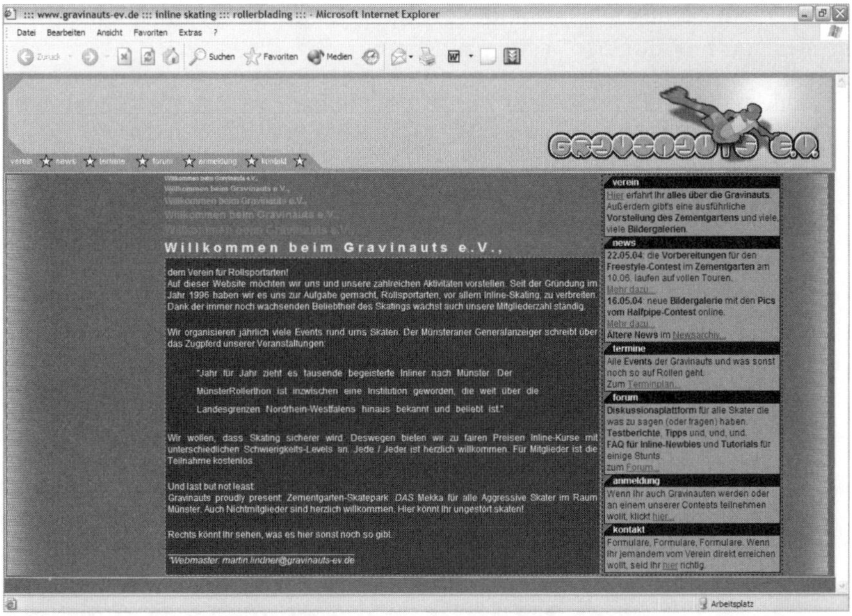

4 Allerdings wird die rechte Grafik beginnend vom linken Rand der Tabellenzelle, in der sie als Hintergrund fungiert, angezeigt. Ist die Tabellenzelle breiter als die Grafik, bleibt an der rechten Seite nach wie vor ein störender grauer Streifen. Besser wäre es, die Grafik an den rechten Rand der Tabellenzelle zu rücken, damit sie dort bündig anliegt.

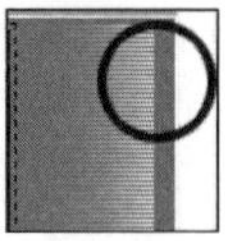

Auch dafür gibt es eine passende CSS-Formateigenschaft: *background-position*. Es folgt wieder eine Tabelle mit den möglichen Werten.

Wert	Wirkung
top	Oberkante des Elements (Standard)
left	Linke Kante des Elements (Standard)
center	horizontale Mitte des Elements
middle	vertikale Mitte des Elements
bottom	Unterkante des Elements
right	Rechte Kante des Elements
Zahl	in Verbindung mit CSS-Maßeinheit zur präzisen Positionierung

Sie können je einen Wert für die horizontale und einen für die vertikale Achse einsetzen. Der erste Wert bestimmt die horizontale, der zweite die vertikale Position. Wenn Sie keinen Wert angeben, geht der Browser von den jeweiligen Standardwerten aus. Wenn Sie zwei Werte verwenden, werden diese nur durch ein Leerzeichen getrennt.

Die rechte Grafik soll nur in der Waagerechten verschoben werden. Es reicht also, nur hierfür einen Wert anzugeben.

Ändern Sie die Formatierung von *#rblock* in der CSS-Datei folgendermaßen:

- ```
  #rblock {width:6%; background-image: url(img/rblock2.gif);
  background-repeat: repeat-y; background-position: right; }
  ```

Wenn Sie die CSS-Datei jetzt speichern und die Startseite erneut im Browser aufrufen, wird die Grafik wie gewünscht angezeigt.

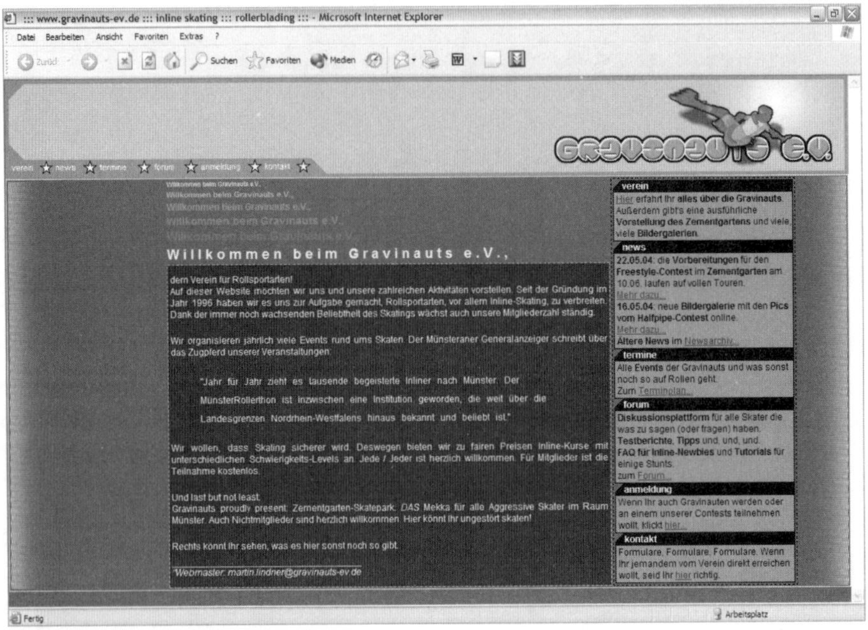
  ```

5 In der Tabellenzelle mit dem Begrüßungstext soll unten rechts ein kleiner oranger Pfeil angezeigt werden. Wenn der Pfeil als Hintergrundgrafik eingebunden wird, muss nicht nur der Kacheleffekt komplett abgeschaltet werden, sondern auch in der Horizontalen und der Vertikalen eine Verschiebung bewirkt werden.

Hierzu müssen Sie wieder die Datei *gravinauts3.css* editieren. Die CSS-Definition für den Kasten mit dem Begrüßungstext ist mit der ID *#mainblock* versehen. Ergänzen Sie diese mit den nötigen Angaben.

```
#mainblock {width: 53%;border: 1px dotted #CCCCCC; padding: 3px;
background-image: url(img/uparr_d.gif); background-repeat: no-repeat;
background-position: right bottom; }
```

Speichern Sie die CSS-Datei erneut und lassen Sie die Startseite im Browser anzeigen.

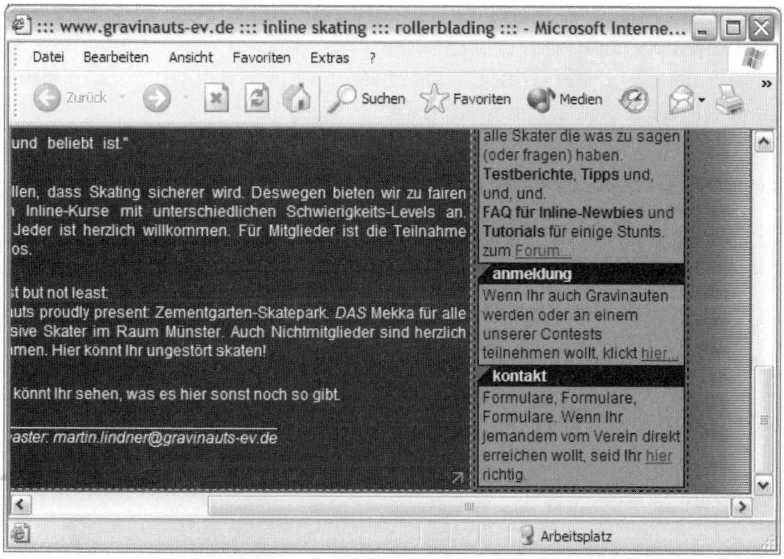

6 Binden Sie danach die Sterne links oben in der Navigation ein. Hier braucht nur der Wiederholungseffekt unterbunden zu werden. Editieren Sie die ID *#navtab11* in der CSS-Datei.

```
#navtab11 {border: 5px solid #E87117; border-collapse:collapse;
margin: 0px; padding: 0px; background-color:rgb(254 175 108);
background-image: url(img/stars_bg2.gif); background-repeat:
no-repeat; }
```

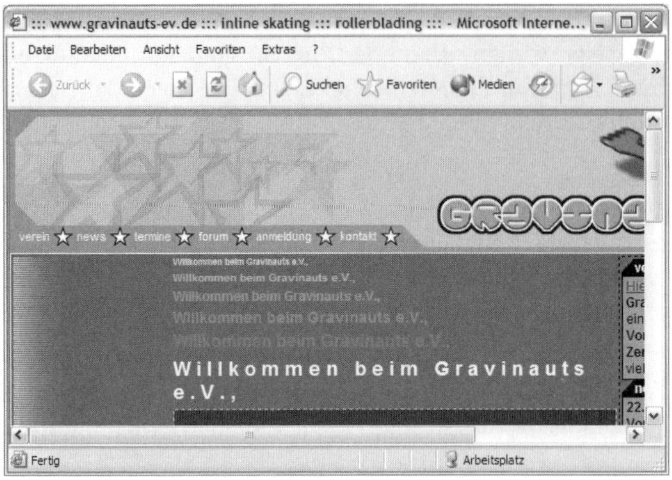

7 Anschließend folgt der Skater unten links. Die dafür erforderlichen Einstellungen tragen Sie in der ID *#lblock2* ein. Sie müssen den Kacheleffekt komplett abschalten und die Grafik nach unten rechts verschieben, also ähnliche Angaben wie in Schritt 5 verwenden.

- `#lblock2 {width: 13%;background-image: url(img/jump2.jpg); background-repeat: no-repeat; background-position: right bottom; }`

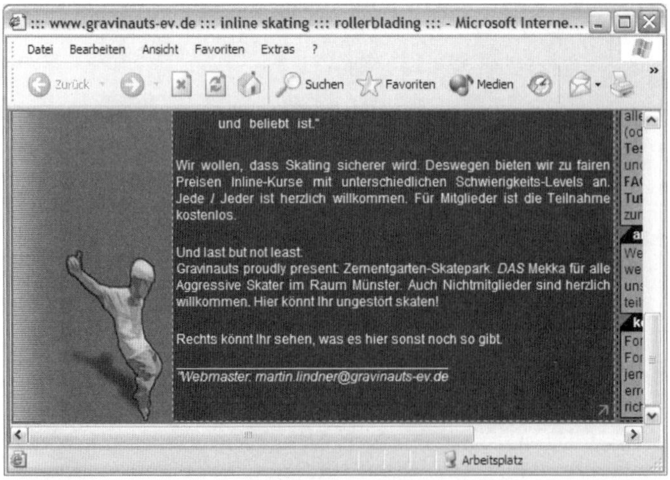

8 Zum Abschluss folgen die Pfeile in den Kopfzellen der Infoboxen. Diese dürfen auch nicht wiederholt werden und müssen nach rechts verschoben werden. Binden Sie die Grafik als Hintergrund für die Klasse *.conthead* ein.

- `.conthead {padding-top: 0px; padding-right: 1px; padding-bottom: 0px; padding-left: 0px; margin:0px; border: 0px none; background-color: #000000; background-image: url(img/d_larr_bl.gif); background-repeat: no-repeat; background-position: right; }`

Speichern Sie die Datei *gravinauts3.css* wieder ab. Rufen Sie danach die Startseite im Browser auf.

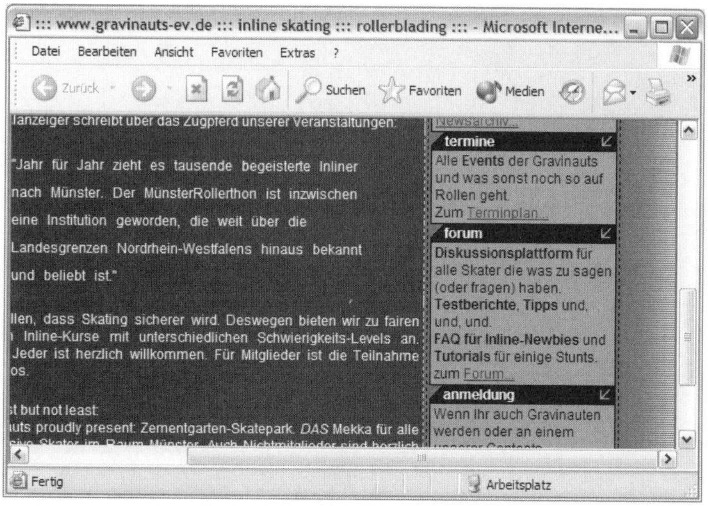

Bis auf die nachträglich eingefügten Textänderungen gleicht die Startseite jetzt wieder dem Screenshot vom Anfang dieses Kapitels.

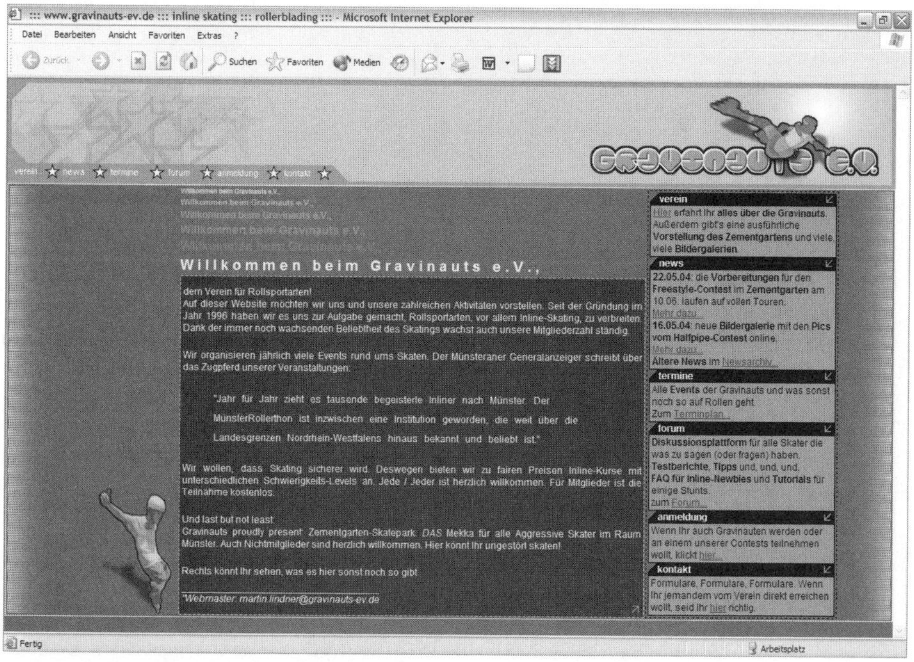

Die Formatierung der Startseite ist abgeschlossen.

Eine Einstellungsmöglichkeit für Hintergrundbilder haben Sie noch nicht kennen gelernt, nämlich wie Sie festlegen, ob Hintergründe mitscrollen oder nicht. Dieses Thema wird eingehend in Kapitel 11 ab Seite 365 besprochen.

5. Listen

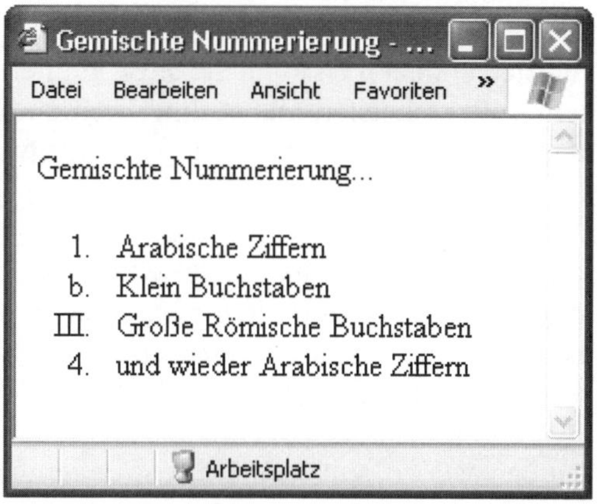

Es gibt eine Reihe von Listen, zu denen wir auf Anhieb einen Bezug herstellen können. Angefangen bei einer Liste mit Sportergebnissen über Mailinglisten bis hin zur simplen Einkaufsliste. Anders ausgedrückt, Listen begleiten uns im täglichen Leben. Ihre Aufgabe ist es, sowohl dem Verfasser als auch dem Leser einen besseren Umgang mit Informationen zu ermöglichen. Dem einen wird die Aufbereitung und Darstellung der Daten erleichtert und dem anderen die Aufnahme der darin enthaltenen Informationen. Ein so starkes Instrument zur Informationsweitergabe darf in HTML und XHTML natürlich nicht fehlen.

5.1 Listentypen

Alle innerhalb von (X)HTML zur Verfügung stehenden Listentypen sind Blockelemente, beginnen in einer neuen Zeile und können ihrerseits wiederum andere Blockelemente aufnehmen. Als eigenes Blockelement kann jedem Listentyp mit den Attributen *id* und *title* eine eindeutige Bezeichnung zugewiesen werden.

Insgesamt gibt es drei verschiedene Listentypen. Eine für spätere Anwendungen sehr wichtige Funktion ist die Möglichkeit, neben senkrechten, auch waagerechte Listen erstellen zu können. Diese können ineinander verschachtelt oder mit einem Anker versehen und verlinkt werden. Sind weitere Reaktionen auf Ereignisse gewünscht, stehen die On-Ereignisattribute von JavaScript zur Verfügung.

Für die Formatierung und Darstellung stehen verschiedene Arten der Nummerierung ebenso zur Verfügung wie eine eingeschränkte Auswahl an Bullets (Aufzählungszeichen zur optischen Abgrenzung der Elemente untereinander). Zusammen genommen genug Eigenschaften, um Listen in einem Text übersichtlich darzustellen und sogar einfache, textbasierte Menüs zu realisieren.

Werden jedoch spezielle Hintergrundgrafiken, eigene Bullets oder sogar JavaScript-ähnliche Menüs gewünscht, dann reichen die zur Verfügung stehenden Formatierungsmöglichkeiten nicht mehr aus. Hier ermöglicht die Nutzung der CSS-spezifischen Attribute *style* und *class* wesentlich mehr Freiraum.

In HTML und XHTML sind drei Listentypen definiert:

- Ungeordnete Listen (z. B. eine Link-Sammlung, Einkaufsliste)
- Geordnete Listen (z. B. die Aufbauanleitung eines Möbelstücks, Weltrangliste)
- Definitionslisten (z. B. Glossar, Lexikon, Literaturliste)

Der erste Typ, die ungeordnete Liste, ist vergleichbar mit einer Einkaufsliste oder einer Link-Sammlung. Es handelt sich dabei um eine Aufzählung in mehr oder weniger willkürlicher Reihenfolge.

Wird eine Liste aber in fester Reihenfolge vorgegeben, wie zum Beispiel bei der Aufbauanleitung für ein Möbelstück, dann wird von einer geordneten Liste gesprochen. Zum besseren Erkennen der Reihenfolge wird der geordneten Liste in der Regel kein grafisches Bullet vorangestellt, sondern eines aus Zahlen oder Ziffern.

Der dritte Listentyp, die Definitionsliste, wird in der gängigen Form für Name/Werte-Paare eingesetzt. Das heißt, dass die enthaltenen Elemente in einer direkten Beziehung zueinander stehen. Bei einem Lexikon könnte der Suchbegriff zum Beispiel Friedrich der Große sein und die folgende Erklärung ist der dazugehörige Wert. Davon abweichend ist es aber durchaus legitim, Definitionslisten für alle Konstrukte zu nutzen, bei denen auf einen Begriff eine Erklärung folgt. In einem Betrieb könnte der Begriff zum Beispiel der Name eines Mitarbeiters sein und die dazugehörige Erklärung, sein Aufgabengebiet.

Die folgende Abbildung zeigt für jeden Listentyp ein Beispiel:

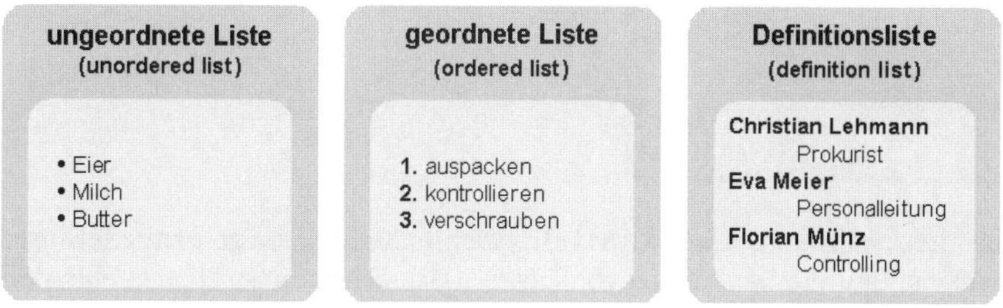

5.2 Ungeordnete Liste

Die eingrenzenden Tags für eine ungeordnete Liste sind <ul> und </ul>. Jedes Element der Liste muss von den Tags <li> und </li> eingeschlossen sein. Die Grundform für eine ungeordnete Liste lautet wie folgt:

```
<!-- Grundform einer ungeordneten Liste -->
<ul>
   <li>erster  Listeneintrag</li>
   <li>zweiter Listeneintrag</li>
   <li>dritter Listeneintrag</li>
</ul>
```

Innerhalb der Tags <li> und </li> kann fast alles enthalten sein, was (X)HTML zulässt. Neben Schriftformatierungen, Bildern und Links können auch weitere Listen eingebunden und so eine Verschachtelung der Listen ineinander erreicht werden.

Jede ungeordnete Liste wird standardmäßig mit einem Bullet als Aufzählungszeichen versehen und etwas eingerückt. Auch wenn die Darstellung auf den verschiedenen Browsern sehr ähnlich ist, kann es doch zu geringen Abweichungen in der Darstellung kommen. Im Folgenden eine einfache ungeordnete Liste:

```
<!-- eine Einkaufsliste -->
Eine Einkaufsliste ...
<ul>
   <li>Eier</li>
   <li>Milch</li>
   <li>Butter</li>
   <li>Honig</li>
   <li>Toast</li>
</ul>
... wenn auch nicht komplett.
```

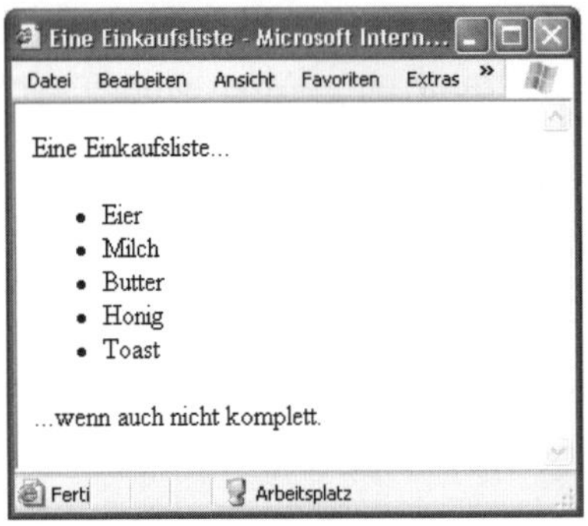

Wie bereits erwähnt, gibt es in (X)HTML, auch ohne CSS, einige Formatierungsmöglichkeiten für die Darstellung von Listen. Das nächste Beispiel zeigt eine verschachtelte Liste mit zusätzlichen Formatierungen:

```
<!-- eine verschachtelte Einkaufsliste -->
Eine verschachtelte Einkaufsliste ...
<ul>
   <li><b>Supermarkt
      <ul>
      <li>Eier</li>
      <li>Milch</li>
      <li>Butter</li>
      </ul>
       </b>
   </li>
   <li type=square>Baumarkt
      <ul>
         <li><a href="http://www.databecker.de">Blaue Farbe</a></li>
      <li>Viele Pinsel</li>
      <li>Terpentin</li>
      </ul>
   </li>
</ul>
```

Die Verschachtelung der Liste wird dadurch erreicht, dass in dem Listenpunkt <li>Supermarkt </li> eine weitere Liste eingeschlossen wird. Beim Internet Explorer wird für die erste Ebene standardmäßig der gefüllte Kreis als Bullet gesetzt und für die zweite der einfache Kreis. Bei dem Tag <li>Baumarkt</li> wird mit dem *type*-Attribut ein anderes Bullet (*square*) zugewiesen.

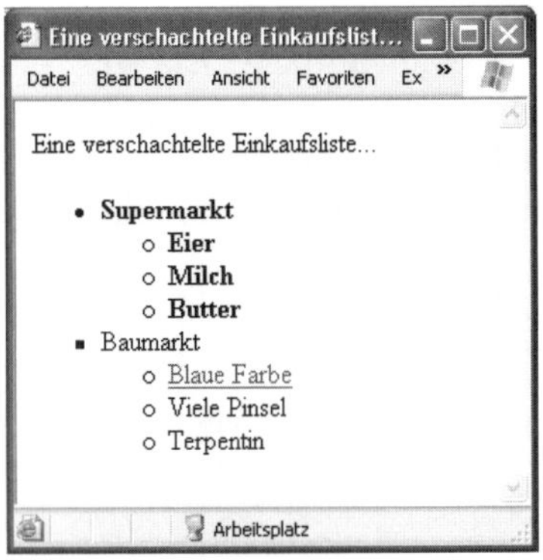

> **Keine Unterstützung mehr für das type-Attribut**
>
> Ohne CSS sind zurzeit drei verschiedene Bullets verfügbar, der geschlossene Kreis (*disc*), der einfache Kreis (*circle*) und das Rechteck (*square*). Mit den letzten Änderungen hat das W3C beschlossen, dass *type*-Attribut nicht mehr zu unterstützen. Da es somit in den nächsten Browsergenerationen nicht mehr nutzbar sein wird, sollte gleich auf die Formatierung des Bullets mit CSS zurückgegriffen werden.

In gewissen Grenzen kann auch die Formatierung der Schrift erfolgen. Fettdruck der Schrift kann wie gewohnt mit <b> oder <strong> erfolgen. Wird die Zuweisung wie im Beispiel der verschachtelten Einkaufsliste in einem <li>-Tag vorgenommen, in dem eine weitere Liste enthalten ist, dann gilt die Zuweisung auch für die gesamte eingebundene Tabelle. Mit Anker und *href* können beliebige Listeneinträge verlinkt werden.

5.3 Geordnete Liste

Geht es darum, eine Besten-, Check- oder schwarze Liste zu erstellen, dann reicht die ungeordnete Liste nicht mehr aus. Die Grundform der geordneten Liste unterscheidet sich lediglich in den eingrenzenden Tags von der der ungeordneten Liste. Die geordnete Liste wird von den Tags <ol> und </ol> eingegrenzt.

```
<!-- Grundform einer geordneten Liste -->
<ol>
   <li>erster  Listeneintrag</li>
   <li>zweiter Listeneintrag</li>
   <li>dritter Listeneintrag</li>
</ol>
```

Das Bullet als Aufzählungszeichen wird bei der Darstellung durch den Browser durch eine Nummerierung ersetzt. Standardmäßig beginnt die Nummerierung bei 1 und wird für jedes Element der Liste um 1 erhöht.

```
 <!-- die erfolgreichsten Filme -->
Die erfolgreichsten Filme ...
<ol>
   <li>Titanic</li>
   <li>Ben Hur</li>
   <li>West Side Story</li>
</ol>
```

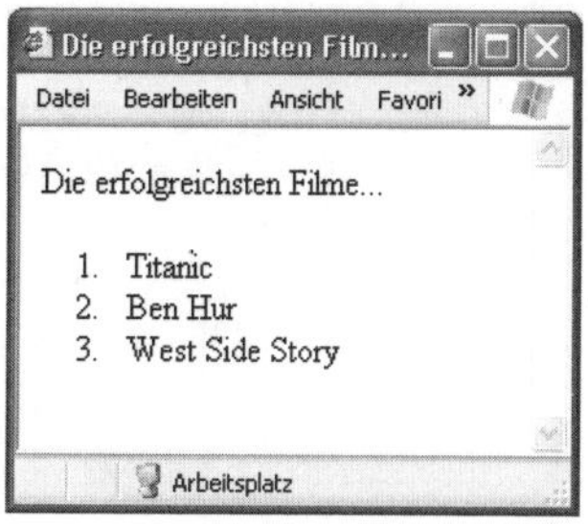

Nummerierungsarten

Es wäre nicht gut, wenn es keine Möglichkeit gäbe, auf die Art der Nummerierung Einfluss zu nehmen. Daher stehen insgesamt fünf verschiedene Nummerierungsarten zur Verfügung und, wenn gewünscht, kann zusätzlich der Anfangswert der Liste bestimmt werden.

Für die Auswahl der verschiedenen Nummerierungen kommt das *type*-Attribut zum Einsatz. Die Grundform hierzu sieht folgendermaßen aus:

```
<ol type="type-Wert"></ol>
```

Für type-Wert sind folgende Zeichen definiert:

Type-Wert	Art der Nummerierung	
1	Arabische Ziffern	1, 2, 3, 4, 5
a	Kleinbuchstaben	a, b, c, d, e
A	Großbuchstaben	A, B, C, D, E
i	Kleine römische Ziffern	i, ii, iii, iv, v
I	Große römische Ziffern	I, II, III, IV, V

Soll zusätzlich der Startwert der Nummerierung geändert werden, genügt es, in das <ol>-Tag das Attribut *start* mit dem gewünschten Wert einzutragen.

```
<ol start="gewünschter Wert"></ol>
```

Mit diesen Attributen ist es nun möglich, die obige Liste der erfolgreichsten Kinofilme präziser darzustellen. In der Liste wird bisher keine Aussage darüber getroffen, wie die Platzierung zustande kommt. Oftmals sind Filme mit derselben Menge Oscars ausgezeichnet worden, haben aber zuvor eine unterschiedliche Zahl an Nominierungen erhalten. Mithilfe einer geordneten und verschachtelten Liste lässt sich das besser darstellen.

```
<!-- die erfolgreichsten Filme -->
Die erfolgreichsten Filme...
<ol>
   <li>Titanic
      <ol type="a">
      <li>11 Oscars</li>
      <li>14 Nominierungen</li>
      </ol>
   </li>
   <li>Ben Hur
      <ol type="a">
      <li>11 Oscars</li>
      <li>12 Nominierungen</li>
      </ol>
   </li>
   <li>West Side Story
      <ol type="a">
      <li>10 Oscars</li>
      <li>11 Nominierungen</li>
```

```
      </ol>
   </li>
</ol>
...gleich geht es hier weiter...
<ol start="16">
   <li>Der mit dem Wolf tanzt
      <ol type="a">
      <li>7 Oscars</li>
      <li>12 Nominierungen</li>
      </ol>
   </li>
   <li>Jenseits von Afrika
      <ol type="a">
      <li>7 Oscars</li>
      <li>10 Nominierungen</li>
      </ol>
   </li>
</ol>
```

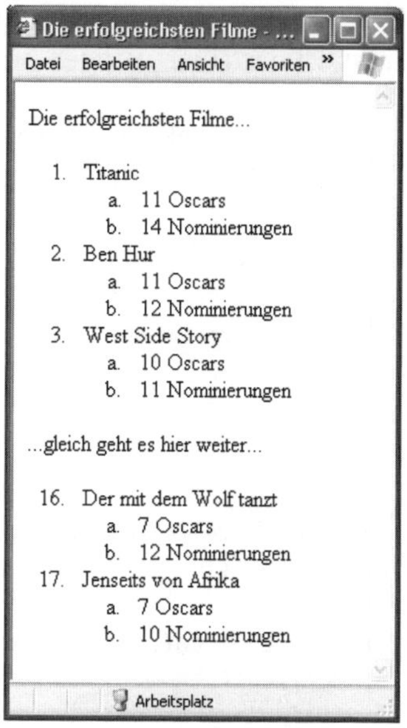

Innerhalb des <li>-Tags eines jeden Filmtitels wird eine geordnete Liste definiert. Das <ol>-Tag der inneren, verschachtelten Liste wird durch *type="a"* ergänzt. Somit wird den einzelnen Listenpunkten, zu der Anzahl erhaltener Oscars und den stattgefundenen Nominierungen, jeweils ein Kleinbuchstabe als Aufzählungszeichen vorangestellt. Nach dem dritten Filmtitel wird die obere Liste beendet.

Eine neue Liste wird angefügt, die aber erst bei dem Film beginnt, der den 16. Platz belegt. Deswegen darf die Nummerierung dieser Liste erst mit der Ziffer 16 beginnen und dem <ol>-Tag der Liste muss das Attribut *start="16"* hinzugefügt werden.

Der Startwert kann auch gesetzt werden, wenn es sich nicht um arabische Ziffern, sondern um Buchstaben handelt. In diesem Fall gilt, dass der Startwert den entsprechenden Buchstaben des Alphabets repräsentiert. Bei Startwerten, die größer sind als die im Alphabet verfügbaren Buchstaben, wird die Nummerierung nach dem z mit aa fortgeführt.

```
<!-- die Startwerte -->
Die Startwerte...
<ol type="a" start="26">
   <li>Start bei Startwert 26</li>
   <li>ab jetzt zwei Buchstaben</li>
   <li>und so weiter...</li>
</ol>
```

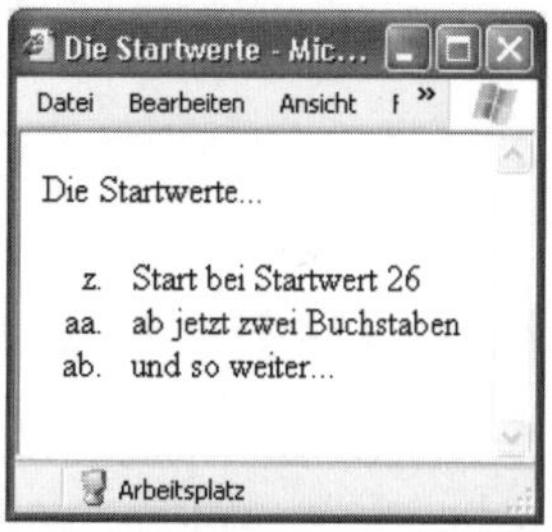

Eine weitere Möglichkeit, Änderungen in der Nummerierungsfolge vorzunehmen, ist das Überspringen bestimmter Nummerierungen mit dem *value*-Attribut.

```
<!-- Attribut value -->
Attribut value...
<ol>
   <li>Nummer eins</li>
   <li>Nummer zwei</li>
   <li value="7">Nummer sieben</li>
   <li>Nummer acht</li>
</ol>
```

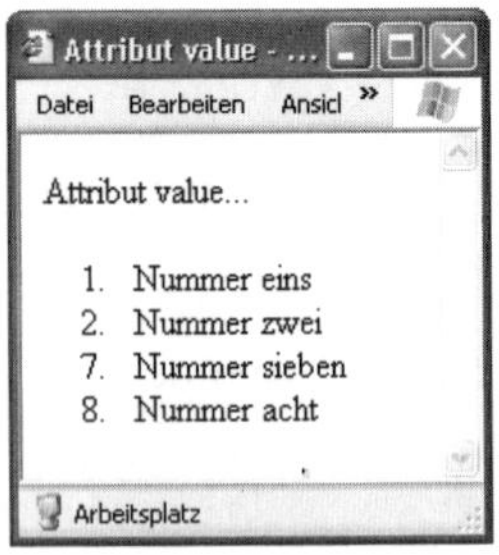

Die Art der Nummerierung kann auch gemischt erfolgen. Um das zu erreichen, muss bei jedem <li>-Tag die explizite Angabe mit dem *type*-Attribut erfolgen:

```
<!-- Gemischte Nummerierung -->
Gemischte Nummerierung...
<ol>
   <li>Arabische Ziffern</li>
   <li type="a">Kleine Buchstaben</li>
   <li type="I">Gro&szlig;e r&ouml;mische
Buchstaben</li>
   <li>und wieder arabische Ziffern</li>
</ol>
```

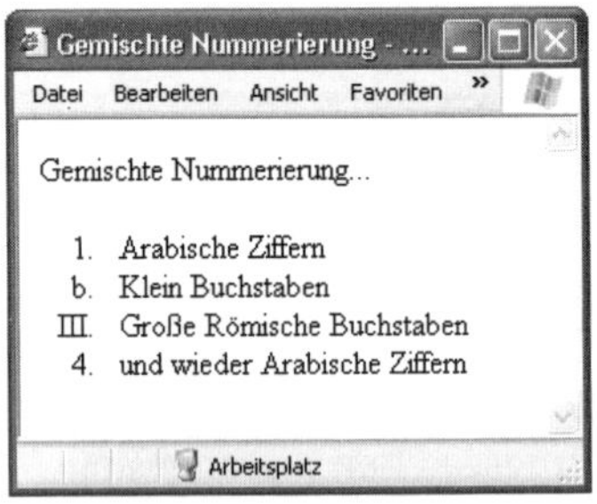

Tipp zur Schreibweise beim Verschachteln von Listen

Grundsätzlich funktioniert das Verschachteln von Listen auch, indem das <li>-Tag wieder geschlossen und im Anschluss daran die neue Liste eingefügt wird (linkes Beispiel).

```
<ol>
   <li>Der mit dem Wolf tanzt</li>
      <ol type="a">
        <li>7 Oscars</li>
        <li>12 Nominierungen</li>
      </ol>
</ol>
```

```
<ol>
   <li>Der mit dem Wolf tanzt
      <ol type="a">
        <li>7 Oscars</li>
        <li>12 Nominierungen</li>
      </ol>
   </li>
</ol>
```

Aus Gründen der Übersichtlichkeit wird diese Schreibweise nicht empfohlen. Wenn das <li>-Tag geschlossen wird, bevor die neue, innere Liste folgt, wird beim Lesen des Quelltextes nicht deutlich, dass es sich um eine Verschachtelung handelt. Daher ist das Einbinden der inneren Liste, zwischen Anfang- und End-Tag von, <li> vorzuziehen (rechtes Beispiel).

5.4 Definitionslisten

Der dritte und letzte Listentyp ist die Definitionsliste. Diese unterscheidet sich lediglich in einem, dafür aber wesentlichen Punkt von der geordneten und ungeordneten Liste. Während bei den anderen beiden Listentypen der einzelne

Listeneintrag von dem <li>-Tag eingeschlossen wird, muss bei der Definitionsliste jeder Eintrag in zwei Teile aufgeteilt werden. Der eine Teil dient der Bezeichnung und der andere der Beschreibung des Eintrags. Infolgedessen sind auch zwei unterschiedliche Tags nötig, um das zu erreichen.

Eingeleitet wird die Definitionsliste durch das Tag <dl>. Danach wird mit dem Bezeichner-Tag <dt> (Definition Term) die Bezeichnung für den Listeneintrag genannt, dessen Beschreibung innerhalb von <dd> (Definition) eingetragen wird. Dementsprechend sieht die Grundform der Definitionsliste wie folgt aus:

```
<!-- Grundform einer Definitionsliste -->
<dl>
   <dt>Bezeichnung 1</dt>
      <dd>Beschreibung 1</dd>
   <dt>Bezeichnung 2</dt>
      <dd>Beschreibung 2</dt>
   ...
</dl>
```

Für den Fall, dass das Prinzip anhand der Grundform nicht gut zu erkennen ist, gleich eine einfache Literaturliste als Beispiel:

```
<!-- Eine kleine Literaturliste -->
Eine kleine Literaturliste...
<dl>
   <dt>Der Drachenbein Thron</dt>
      <dd>Tad Williams, Kr&uuml;ger Verlag</dd>
   <dt>Die S&auml;ulen der Erde</dt>
      <dd>Ken Follet, Bastei-L&uuml;bbe</dt>
   <dt>Vor dem Frost</dt>
      <dd>Henning Mankell, Paul Zsolnay Verlag</dt>
</dl>
```

An dieser Stelle wird ein Problem der Definitionslisten deutlich. Sollte die Beschreibung des genannten Bezeichners, in diesem Fall Autor und Verlag, sehr kurz sein, wird die Leserlichkeit der Liste deutlich erschwert. Gerade bei längeren Listen würde sich das Problem erst recht bemerkbar machen.

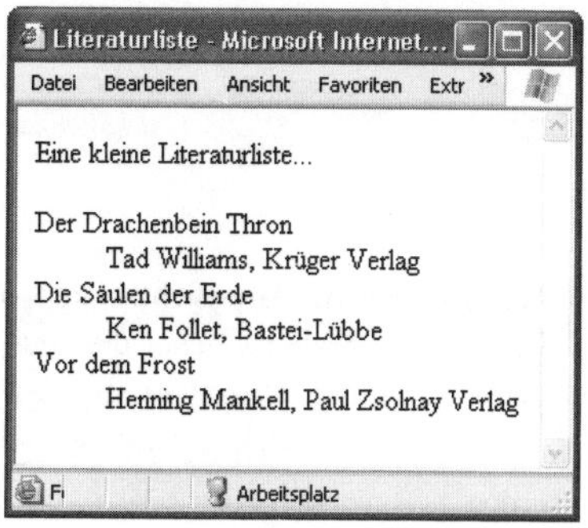

Um Abhilfe zu schaffen, muss der Bezeichner anders formatiert werden. Das geht natürlich mit den gängigen Tags <b>, <strong> oder, schon etwas eleganter, mithilfe des *style*-Attributs.

```
<!-- Eine kleine Literaturliste -->
Eine kleine Literaturliste...
<dl>
   <dt><b>Der Drachenbein Thron</b></dt>
      <dd>Tad Williams, Kr&uuml;ger Verlag</dd>
   <dt><strong>Die S&auml;ulen der Erde</strong></dt>
      <dd>Ken Follet, Bastei-L&uuml;bbe</dt>
   <dt style="font weight:bold">Vor dem Frost</dt>
      <dd>Henning Mankell, Paul Zsolnay Verlag</dt>
</dl>
```

Auch wenn das Ergebnis zufrieden stellend ist, ist von dieser Lösung abzuraten. Schließlich muss für jeden Bezeichner eine feste Vorgabe erfolgen. Wenn später eine Änderung gewünscht ist, muss wieder jeder einzelne Bezeichner editiert werden. Um sich diese Arbeit zu ersparen, gibt es glücklicherweise CSS. Wie viel einfacher die Formatierung dann zu erreichen ist, wird im nächsten Abschnitt gezeigt.

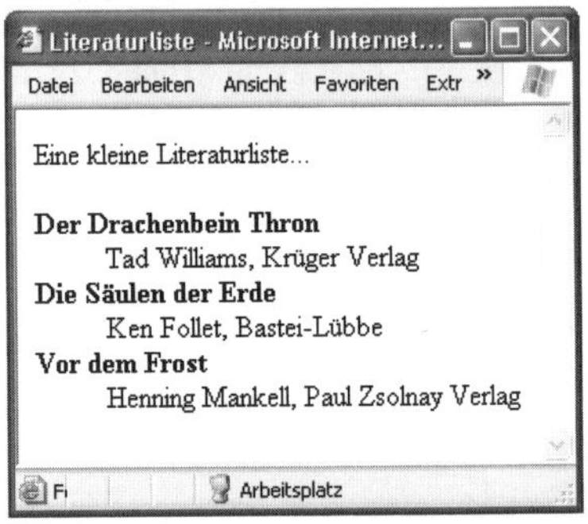

<compact>- und <menu>-Attribut

Mithilfe des <compact>-Attributs gibt es die Möglichkeit, die verschiedenen Listentypen mit einem engeren Zeilenabstand und einer Verringerung der Elementeinrückung darzustellen. Zum einen wird das <compact>-Attribut schon heute nicht 100-prozentig unterstützt und zum anderen ist es, ebenso wie das Attribut <menu> und eine Reihe anderer, seitens der (X)HTML-Spezifikationen bereits für veraltet erklärt worden. Da es sich daher empfiehlt, diese nicht mehr zu verwenden, wird hier auch nicht mehr näher auf diese Attribute eingegangen.

5.5 Verschachtelung der Listentypen

Wie am Anfang erwähnt, handelt es sich bei den Listen um Blockelemente mit der Aufgabe, innerhalb von dem <body>-Tag eines (X)HTML-Dokuments größere Strukturen zu schaffen. Wird also eine Liste erzeugt, wird gleichzeitig für den gesamten Bereich, über den sich die Liste erstreckt, eine Struktur geschaffen. Innerhalb dieser Struktur können neue, kleinere Strukturen bereitgestellt werden. In einem der folgenden Beispiele ist die äußere Struktur eine Definitionsliste. Innerhalb dieser Liste werden geordnete und ungeordnete Listen eingetragen, die ihrerseits auch ihre eigene Struktur erzeugen. Theoretisch können beliebig viele Listen ineinander geschachtelt werden. Bis zu welcher Ebene eine Schachtelung aber wirklich sinnvoll ist, ergibt sich in der Regel aus der Anwendung, zumal der Quelltext mit jeder weiteren Ebene schwieriger zu lesen ist, wie das folgende Beispiel zeigt:

```
<!-- Viele Ebenen -->
Viele Ebenen...
<ol>
  <li>Ebene
    <ol start="2">
      <li>Ebene
        <ol start="3">
         <li>Ebene
           <ol start="4">
             <li>Ebene
...
```

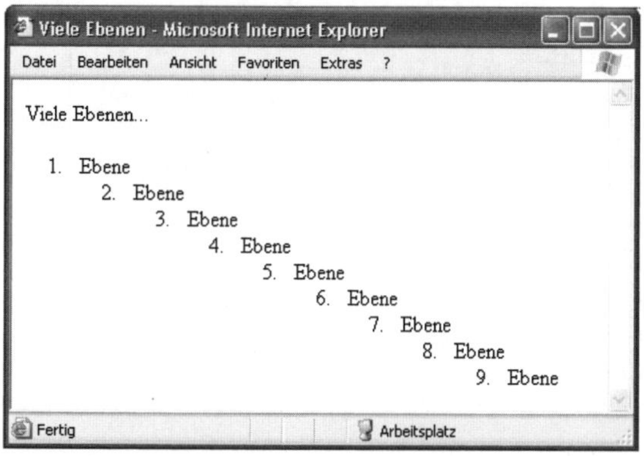

Aber auch Listen, bei denen eine Struktur über zwei oder drei Ebenen sinnvoll ist, verlieren bereits an Leserlichkeit. Wer mit einem grafischen Editor arbeitet, hat hier einen besseren Überblick, kann aber Gefahr laufen, plötzlich vor unüberwindbaren Layoutproblemen zu stehen. Wer dann versucht, durch das vom Editor erzeugte Quellkauderwelsch durchzusteigen, hat es nicht leicht. Natürlich kann das Webdesign mit den grafischen Editoren deutlich erleichtert und beschleunigt werden, aber der erzeugte Quelltext sollte ab und an inspiziert und gegebenenfalls in eine saubere Struktur gebracht werden.

Als abschließendes Beispiel zur Listenformatierung ohne CSS wird der Ablauf einer online Bilderbestellung als verschachtelte Liste dargestellt. Die folgende Übersichtsgrafik zeigt die enthaltenen Listen und ihre Beziehung zueinander. Neben dem Lesen eines Quelltextes ist eine solche Grafik eine zusätzliche Möglichkeit, um sich die Zusammenhänge der Verschachtelung zu veranschaulichen.

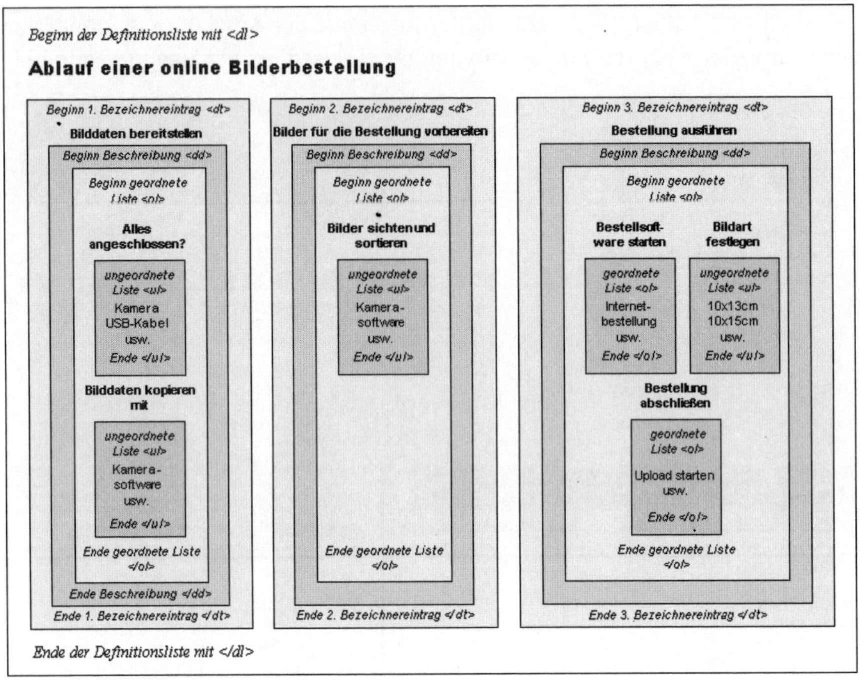


```
<!-- Online Bilderbestellung -->
<dl><h2>Ablaufliste Online Bilderbestellung</h2>
   <dt><b>Bilddaten bereitstellen</b></dt>
      <dd>
          <ol>
             <li><i>Alles angeschlossen?</i>
                 <ul>
                    <li>Kamera</li>
                    <li>USB-Kabel</li>
                    <li>evt. Kartenleser</li>
                 </ul>
             </li>
                <li><i>Bilddaten kopieren mit</i>
                    <ul type="disc">
                       <li>Windows Explorer oder</li>
                       <li>Kamerasoftware</li>
                    </ul>
                </li>
          </ol>
      </dd>
   <dt><b>Bilder f&uuml;r die Bestellung vorbereiten</b></dt>
      <dd>
          <ol>
             <li><i>Bilder sichten und sortieren mit</i>
                 <ul type="disc">
                    <li>Kamerasoftware oder</li>
                    <li>Bildbearbeitungsprogramm</li>
                    <li>Offline Bestellsoftware</li>
                 </ul>
                   </li>
          </ol>
```

```
        <dd>
        </dd>
    <dt><b>Bestellung ausf&uuml;hren</b></dt>
        <dd>
            <ol>
                <li><i>Bestellsoftware starten</i>
                    <ol type="a">
                        <li>Offline Bestellsoftware oder</li>
                        <li>Internetbestellung</li>
                    </ol>
                  </li>
                  <li><i>Gew&uuml;nschte Bildart festlegen</i>
                        <ol type="a">
                            <li>Bildformat ausw&auml;hen</li>
                                <ul>
                                <li>10x13cm</li>
                                <li>10x15cm</li>
                                <li>13x18cm...usw.</li>
                                </ul>
                          <li>Bildoberfl&auml;che</li>
                              <ul>
                              <li>glanz</li>
                              <li>matt</li>
                              </ul>
                        </ul>
                  </li>
                        <li>Bestellung abschlie&szlig;en
                    <ol>
                        <li>Upload starten</li>
                        <li>Empfangsbest&auml;tigung abwarten</li>
                        <li>Software beenden</li>
                    </ol>
                  </li>
            </ol>
        <dd>
    </dd>
</dl>
```

Die Ausgabe im Browser sieht so aus wie in der Abbildung auf der nächsten Seite.

Zu beachten ist, dass die Browser beim Verschachteln von Listen immer das Bullet voranstellen, das der aktuellen Einrücktiefe der Liste entspricht. Zum besseren Vergleich noch einmal das entsprechende Stück des Quelltextes:

```
...
    <dd>
            <ol>
                <li><i>Alles angeschlossen?</i>
                    <ul>
                        <li>Kamera</li>
...
```

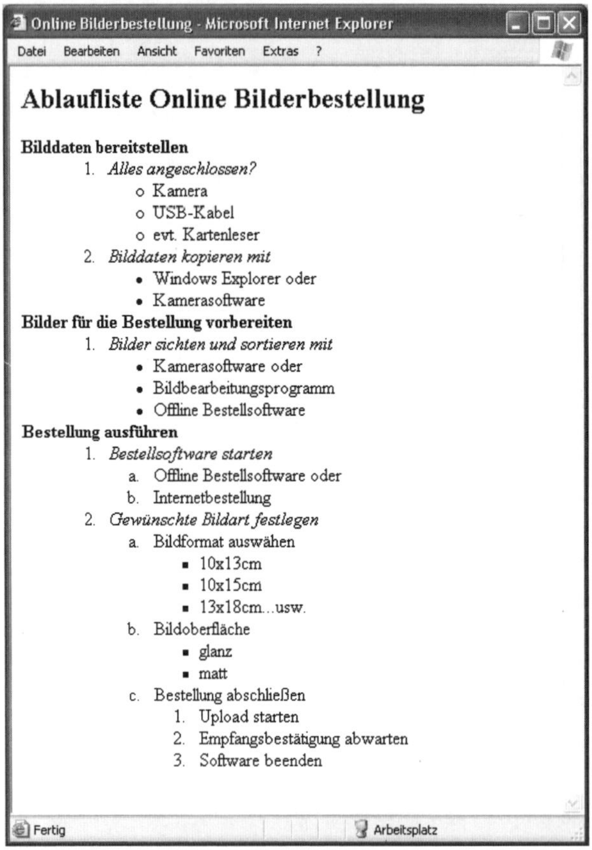

Bei dem Bezeichner - *Bilddaten bereitstellen* - der Definitionsliste folgt als Erstes eine geordnete Liste. In dem ersten folgenden <li>-Tag - *alles angeschlossen?* - wird eine ungeordnete Liste mit den Listenpunkten *Kamera, USB-Kabel* und *Kartenleser* eingefügt. Diese befinden sich somit auf der zweiten Ebene und dementsprechend wählt der Browser das Bullet der zweiten Ebene, beim Internet Explorer das Symbol *circle*, aus.

Auch ohne CSS sind Listen nach wie vor ein gutes und einfaches Mittel, um Informationen übersichtlich aufzubereiten. Vor allem da, wo ein umfangreiches Design die Zugänglichkeit einer Internetseite einschränkt, sind Listen nach wie vor eine gute Wahl. Und geordnete Listen können aufgrund der Nummerierung sehbehinderten Menschen helfen, sich auf Ihrer Website zurechtzufinden. Somit sind Listen ganz nebenbei ein Beitrag zur Barrierefreiheit einer Internetseite.

5.6 CSS-Befehle zur Listenformatierung

Wenn die Listenerstellung ohne CSS auch ihre Vorteile hat, bleibt ein großer Nachteil bestehen. Das Einfügen der einzelnen Formatierungsbefehle sorgt dafür, dass der (X)HTML-Quellcode unübersichtlich wird und schwerer zu pflegen ist. Abgesehen davon, wer möchte nicht gern die zusätzlichen Formatierungsmöglichkeiten nutzen, die CSS bietet? Doch auch hier gilt, dass die verschiedenen Browser leider immer noch recht unterschiedlich auf die verschiedenen CSS-Befehle reagieren. Immerhin wird zumindest der CSS1-Standard von den gängigsten Browserversionen (Internet Explorer ab 5.0, Mozilla ab 1.5, Netscape ab 6.0 und Opera ab 4.0) unterstützt. Die neusten Browserversionen der einzelnen Anbieter unterstützen, bis auf aural CSS, den CSS2-Standard zum Teil sehr gut, aber eben nicht vollständig. Laut *www.webhits.de* lag zum Zeitpunkt der Bucherstellung der Marktanteil der jeweils neusten Programmversion nur bei etwas über 70 %. Daher empfiehlt es sich zu überprüfen, ob und welche Techniken aus Abschnitt 3.6 in den Quelltext integriert werden sollten.

Listen sind Blockelemente und erzeugen eine Block-Box, die ihrerseits weitere Boxen enthält. Um diese, für Blockelemente generierten Boxen, mit CSS beschreiben und kontrollieren zu können, gibt es das CSS-Box-Modell. Die umfangreichen Formatierungsmöglichkeiten des Box-Modells werden in Kapitel 10 ausführlich vorgestellt.

In diesem Kapitel geht es um die vier grundlegenden Eigenschaften, die für die Listenformatierung durch CSS bereitgestellt werden.

Es sind die Eigenschaften:

- *list-style-type*
- *list-style-image*
- *list-style-position*
- *list-style*

Aufzählungsformatierung mit list-style-type

Der Befehl *list-style-type* erlaubt bei ungeordneten Listen die Festlegung von den Aufzählungszeichen, der Bullets. Bei geordneten Listen wird mit *list-style-type* die Art der Nummerierung festgelegt.

Für ungeordnete Listen stehen wie bei (X)HTML nur die drei Bullets *disc, circle* und *square* zur Auswahl. Der Default-, also Standardwert ist das Bullet disc. Im Gegensatz zum Internet Explorer und Opera stellt Mozilla die Bullets *disc* und *circle* nicht als Kreis, sondern als ein um 45 Grad gedrehtes Quadrat dar.

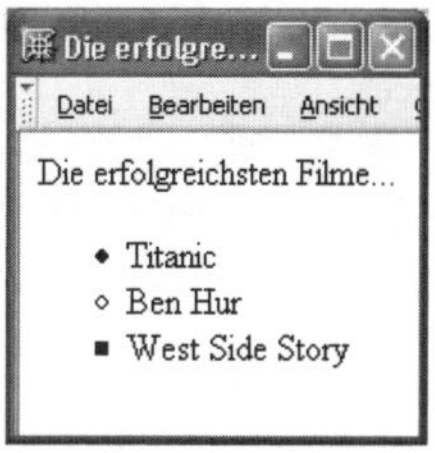

Die übrigen zur Verfügung stehenden Werte entfallen auf die Art der Nummerierung. Einige der folgenden Deklarationswerte werden bisher nur von Mozilla-Browsern richtig interpretiert.

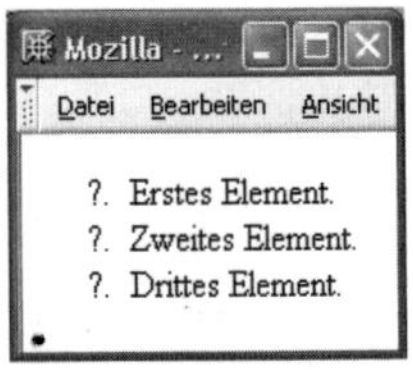

Für Werte, die einem Browser nicht bekannt sind, zeigt er normalerweise den Default-Wert, die dezimale Nummerierung, an. Das funktioniert bei dem Internet Explorer und bei Opera sehr zuverlässig. Mozilla und Netscape haben leider oftmals die Angewohnheit, statt der Standardnummerierung ein Fragezeichen darzustellen. Wer eine auf allen Plattformen zuverlässige Darstellung erreichen möchte, ist daher gezwungen, sich zu überlegen, ob er Nummerierungsarten einsetzen sollte, die nicht von Netscape und Mozilla unterstützt werden.

Die folgende Tabelle gibt einen Überblick über die zur Verfügung stehenden Nummerierungsarten für geordnete Listen:

Wert der Deklaration list-style-type	Darstellung (mit Mozilla 1.6)
none Keine Nummerierung Unterstützung durch alle CSS-fähigen Browser	Erstes Element. Zweites Element. Drittes Element.
decimal Dezimale Nummerierung, Startwert ist 1. Unterstützung durch alle CSS-fähigen Browser	1. Erstes Element. 2. Zweites Element. 3. Drittes Element.
decimal-leading-zero Dezimalzahlen, die, solange sie einstellig sind, eine führende Null vorangestellt bekommen. Wird nicht vom Internet Explorer unterstützt.	01. Erstes Element. 02. Zweites Element. 03. Drittes Element.
upper-alpha, **ab CSS2** *upper-latin* Nummerierung mit großen ASCII-Buchstaben Internet Explorer und Netscape 7 unterstützen nur *upper-alpha*.	A. Erstes Element. B. Zweites Element. C. Drittes Element.
lower-alpha, **ab CSS2** *lower-latin* Nummerierung mit kleinen ASCII-Buchstaben Internet Explorer und Netscape 7 unterstützen nur *upper-alpha*.	a. Erstes Element. b. Zweites Element. c. Drittes Element.
upper-roman Nummerierung mit großen römischen Zahlen Unterstützung durch alle CSS-fähigen Browser	I. Erstes Element. II. Zweites Element. III. Drittes Element.
lower-roman Nummerierung mit großen römischen Zahlen Unterstützung durch alle CSS-fähigen Browser	i. Erstes Element. ii. Zweites Element. iii. Drittes Element.
lower-greek Nummerierung mit griechischen Kleinbuchstaben Wird nicht vom Internet Explorer und Netscape unterstützt.	α. Erstes Element. β. Zweites Element. γ. Drittes Element.

Wert der Deklaration list-style-type	Darstellung (mit Mozilla 1.6)
armenian Nummerierung mit traditionellen armenischen Ziffern Wird nicht vom Internet Explorer und Netscape unterstützt.	Ա. Erstes Element. Բ. Zweites Element. Գ. Drittes Element.
hebrew Nummerierung mit traditionellen hebräischen Ziffern Wird nur von Mozilla unterstützt.	.א Erstes Element. .ב Zweites Element. .ג Drittes Element.
georgian Nummerierung mit georgischen Zahlen Wird nur von Opera 7 unterstützt (die nebenstehende Abbildung ist deshalb auch die des Opera-Browsers).	ა. Erstes Element. ბ. Zweites Element. გ. Drittes Element.
Folgende in CSS2 definierte Werte werden bisher von keinem der aktuellen Browser unterstützt:	
hiragana, hiragana-iroha, katakana, katakana-iroha Japanische Schriftzeichen	
cjk-ideographic Nummerierung mit ideografischen Ziffern	

Bei Nummerierungen mit alphanumerischen Zeichen, die über den Zeichenvorrat von 26 hinausgehen, ist in CSS bisher keine Regelung vorgegeben. Bisher halten sich alle Browser aber an das System, das in (X)HTML angewendet wird. Nach dem *z* wird die Nummerierung zweistellig, mit *aa*, *ab*, *ac* und so weiter, fortgeführt.

Bei der Formatierung mit *list-style-type* gilt wie für alle anderen CSS-Bereiche, dass die Rangfolge der einzelnen Anweisungen beachtet wird. Generell gilt, dass die letzte Anweisung diejenige ist, die der Browser letztendlich darstellt. Dazu ein kurzes Beispiel:

```
<head>
<title>Listenformatierung</title>
<link rel="stylesheet" type="text/css" href="Listenformatierung.css">
<style type="text/css">
   <!--
      ol {list-style-type:upper-roman}
   -->
</style>
</head>
<body>
<ol>
   <li>Erstes Element</li>
   <li>Zweites Element</li>
   <li>Drittes Element</li>
</ol>
</body>
```

Verlinkte Stylesheets ohne Kommentare

Um ein Stylesheet, das komplett in einer (X)HTML-Datei eingebunden ist, vor älteren Browsern zu verbergen, können die *Style*-Anweisungen als HTML-Kommentar gekennzeichnet werden. Wird ein Stylesheet aber importiert oder verlinkt, dann ist das nicht nötig. Wenn ein Browser nicht CSS-fähig ist, kann er auch keine externen Stylesheets laden.

Über den eingefügten Link wird die Datei *Listenformatierung.css* aufgerufen. Diese enthält nur eine einzige CSS-Anweisung:

```
ol {list-style-type:lower-alpha }
```

Da aber nach dem Aufruf von *Listenformatierung.css* noch eine CSS-Anweisung im (X)HTML-Dokument folgt, die verlangt, dass die Nummerierung nicht mit alphanumerischen Kleinbuchstaben erfolgen soll, sondern mit großen römischen Ziffern, werden diese auf dem Browser dargestellt.

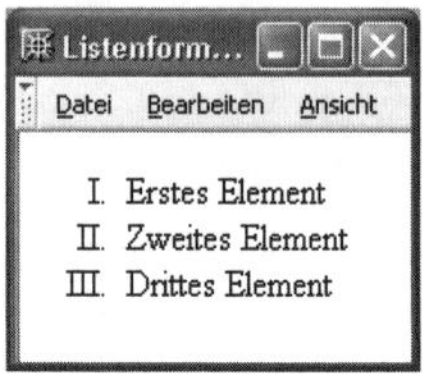

Aufzählungsebene im Stylesheet angeben

Bei verschachtelten Listen kann den einzelnen Ebenen, je nach Listentyp, entweder ein gewünschtes Aufzählungszeichen oder eine bestimmte Nummerierungsart, zugewiesen werden. Bei der Listenformatierung in (X)HTML wurde innerhalb des <ol>- oder <ul>-Tags der jeweiligen Liste die Art der Aufzählungszeichen angegeben. In CSS genügt es, die Verschachtelungsebene durch eine entsprechende Anzahl von Tags zu definieren, die der Eigenschaft *list-style-type* vorangestellt wird.

Das geht sowohl mit dem <li>-Tag als auch mit den Tags <ol> und <ul>.

```
ol    {list-style-type:upper-roman}
ol ol {list-style-type:lower-roman}
```

oder

```
li    {list-style-type:upper-roman}  /* 1. Ebene */
li li {list-style-type:lower-roman}  /* 2. Ebene */
```

Der Vorteil bei der ersten Variante ist, dass genau festgelegt werden kann, ob es sich um die Ebene einer geordneten oder ungeordneten Liste handelt. Das heißt, die Wiederverwendbar- und Leserlichkeit wird erleichtert. Bei der zweiten Variante gibt es sogar das Problem, dass die Browser aufgrund des angegebenen Deklarationswertes die Liste als geordnete oder ungeordnete Liste behandeln, also nicht mehr nach den Tags <ol> und <ul> unterscheiden. Der Sachverhalt soll noch an einem kurzen Beispiel gezeigt werden.

```
<head>
<title>Listenformatierung</title>
<link rel="stylesheet" type="text/css" href="Listenformatierung.css">
</head>
<body>
<ol>
    <li>Erstes Element
          <ul>
            <li>Erstes Element</li>
            <li>Zweites Element</li>
            <li>Drittes Element</li>
        </ul>
    </li>
    <li>Zweites Element</li>
    <li>Drittes Element</li>
</ol>
</body>
```

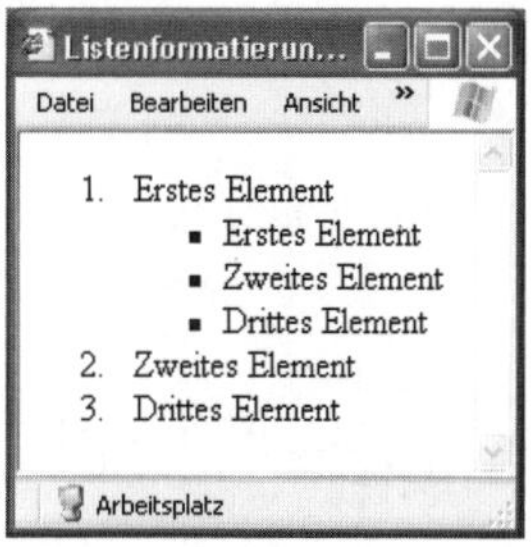

In dem gezeigten Listing wird eine ungeordnete in eine geordnete Liste eingefügt. Die Aufzählungszeichen für die einzelnen Listenelemente sind in der Datei *Listenformatierung.css* definiert und liefern das gewünschte Ergebnis.

```
ol       {list-style-type: decimal}
ol ol    {list-style-type: upper-alpha}
ol ol ol {list-style-type: lower-alpha}
ul       {list-style-type: square}
ul ul    {list-style-type: disc}
ul ul ul {list-style-type: circle}
```

Zu beobachten ist, dass der Browser für die innere ungeordnete Liste das Bullet *square* gewählt hat. Das heißt, er formatiert nicht aufgrund der gesamten Verschachtelungsebene, sondern getrennt nach geordneten und ungeordneten Listen. Die ungeordnete Liste ist zwar in die geordnete Liste eingefügt und somit auf der zweiten Ebene angesiedelt, für sich allein betrachtet steht sie aber in der ersten Ebene. Daher das Symbol *square* als Bullet.

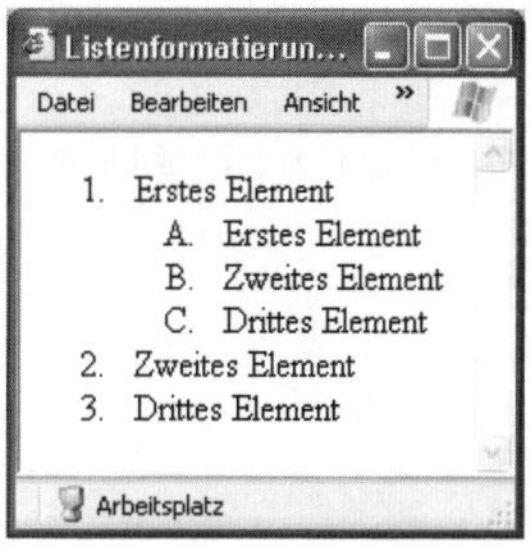

Als Nächstes wird die CSS-Datei dahingehend geändert, dass nicht mehr nach <ol> und <ul> unterschieden wird, sondern der Deklarationswert für *list-style-type* im Zusammenhang mit dem <li>-Tag angegeben wird.

```
li       {list-style-type: decimal}
li li    {list-style-type: upper-alpha}
li li li {list-style-type: lower-alpha}
```

Obwohl die innere Liste als ungeordnete Liste definiert wurde, wird sie als geordnete Liste dargestellt. An dieser Stelle ignoriert der Browser die Deklaration im (X)HTML-Text und entscheidet aufgrund seiner Gewichtungsregeln, welcher Formatierung er den Vorrang gibt.

Grafiken als Aufzählungszeichen

Die bisherige Auswahl an grafischen Bullets für ungeordnete Listen ist standardmäßig sehr eingeschränkt. Das lässt sich aber mit der CSS-Eigenschaft *list-style-image* ändern. Mithilfe von *list-style-image* können eigene Grafiken als Bullet eingebunden werden. Um das zu erreichen, muss lediglich der Speicherort des Bildes mit dem Deklarationswert *url* angegeben werden.

```
ul {
   list-style-image: url(oscar.gif);
   list-style-postion:inside;
}
```

Das Bild *oscar.gif* soll dazu dienen, dass Standard-Bullet aus dem Beispiel „Die erfolgreichsten Filme" zu ersetzen. In dem (X)HTML-Quelltext muss dazu lediglich der Link zu der externen CSS-Datei gesetzt werden.

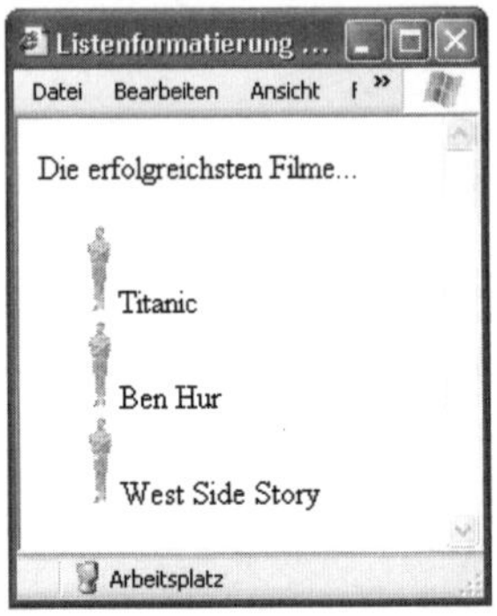


```
<link rel="stylesheet" type="text/css"
href="ListStyleImage.css">
</head>
<body>
Die erfolgreichsten Filme...
<ul>
   <li>Titanic</li>
   <li>Ben Hur</li>
   <li>West Side Story</li>
</ul>
</body>
```

Zulässige Grafikdateitypen sind JPEG- und GIF-Dateien und natürlich sollten die Dateien möglichst klein sein. Die Datei *Oscar.gif* hat eine Dateigröße von 180 Byte und fällt beim Ladevorgang somit überhaupt nicht ins Gewicht.

Die Textpositionierung im Verhältnis zum Bullet kann auch beeinflusst werden. Hierfür reichen die Eigenschaften von *list-style-image* aber nicht aus. Seit CSS2 gibt es so genannte Markierungen (Marker), mit denen ein gewünschtes Bild genauer positioniert werden kann. Auch können mit Marker eigene Nummerierungsarten für geordnete Listen vorgegeben werden. Folgendes Skript würde zum Beispiel das Erscheinungsbild des oberen Beispiels folgendermaßen verändern:

```
ul {
   list-style-type:none;
}
li:before {
   display: marker;
   content: url(oscar.gif);
   vertical-align:bottom;
}
```

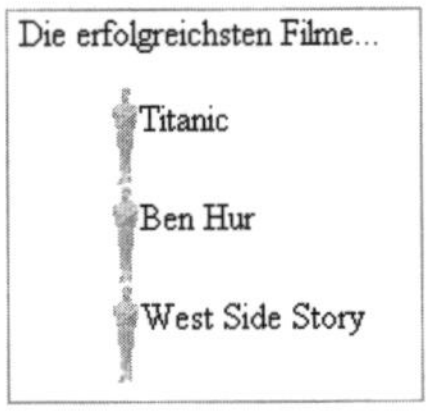

Marker werden in Kapitel 10 zum Box-Modell ausführlich behandelt, weshalb an dieser Stelle dorthin verwiesen wird.

Einrückung mit list-style-position

Die Eigenschaft *list-style-position* macht sich den Umstand zunutze, dass ein Listenelement innerhalb von CSS eine Besonderheit besitzt. Obwohl es ein Blockelement ist, besteht es sozusagen aus zwei Teilen: der Hauptblock-Box und der Markierungs-Box. Das Aufzählungszeichen wird in der Markierungs-Box und der Text des Listenelements in der Hauptblock-Box dargestellt. Durch diese Trennung gehört das Aufzählungszeichen nicht zum Inhalt und darf aus der Hauptblock-Box herausragen.

Für *list-style-type* gibt es nur die beiden Deklarationswerte *outside* und *inside.* Wird die Option *outside* benutzt, liegt die Markierungs-Box außerhalb der Hauptblock-Box. Bei *inside* wird die Markierungs-Box in die Hauptblock-Box verlagert. Die Standardvorgabe ist *outside.*

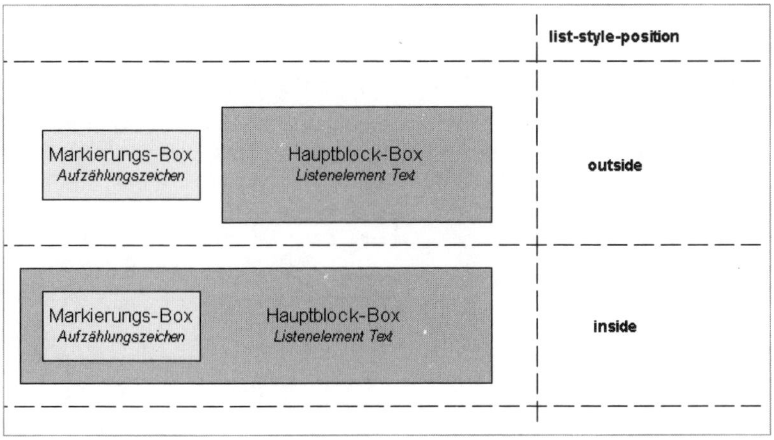


```
<title>Beispiel zu outside/inside</title>
<style type="text/css">
<!--
ul.innen {
     list-style: inside;
     width:3.5cm;
}
-->
</style>
</head>
  <body>
      <ul>
             <li>Erstes Element mit Wert outside
             <li>Zweites Element mit Wert outside
     </ul>
```

```
    <ul class="innen">
        <li>Erstes Element mit Wert inside
        <li>Zweites Element mit Wert inside
    </ul>
</body>
</html>
```

Die erste ungeordnete Liste ist standardmäßig mit *outside* deklariert. Die zweite Liste ist mit dem Element-Identifier *class="innen"* bezeichnet und zusätzlich am eine Breite von 3 cm begrenzt. Das ist nötig, da bei *inside* nur ein Effekt sichtbar ist, wenn es innerhalb des Listenelements zu einem Zeilenumbruch kommt. Wird also ein eingerücktes Bullet gewünscht, geht das nur, wenn

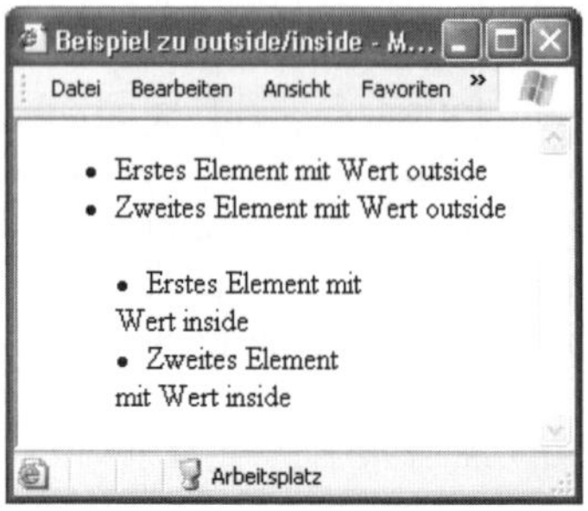

- der Text sehr lang ist,
- das Fenster kleiner als die Textlänge oder
- die Breite des Listenelements mit *width* begrenzt wird.

Je nach dem gewünschten Seitendesign kann auch den Browsern die Entscheidung überlassen werden, ob und wann das Bullet eingerückt wird. Dazu wird bei der Deklaration von *ul.innen* auf die Angabe von *width* verzichtet.

```
ul.innen {
    list-style: inside;
}
```

Angaben von width

Bei Angaben der Breite mit *width* in Zentimetern kann es schnell passieren, dass die Angabe mit einem Komma erfolgt (*3,5cm*). Diese Angabe wird von CSS aber nicht verstanden und die entsprechende Zeile dann ignoriert. Kommaangaben müssen mit einem Punkt erfolgen (*3.5cm*)

Wird die Fenstergröße vom Anwender nun so weit reduziert, dass ein Zeilenumbruch stattfindet, wird auch das Bullet eingerückt. Diese Lösung hat aber den Nachteil, dass die Darstellung auf dem Bildschirm sich mit der Fenstergröße deutlich ändern kann. Aus gestalterischen Gründen empfiehlt es sich daher, nicht zu viel Dynamik in der Darstellung zuzulassen. Die Bildschirmdarstellung ohne die Angabe *width* könnte dann folgendermaßen aussehen.

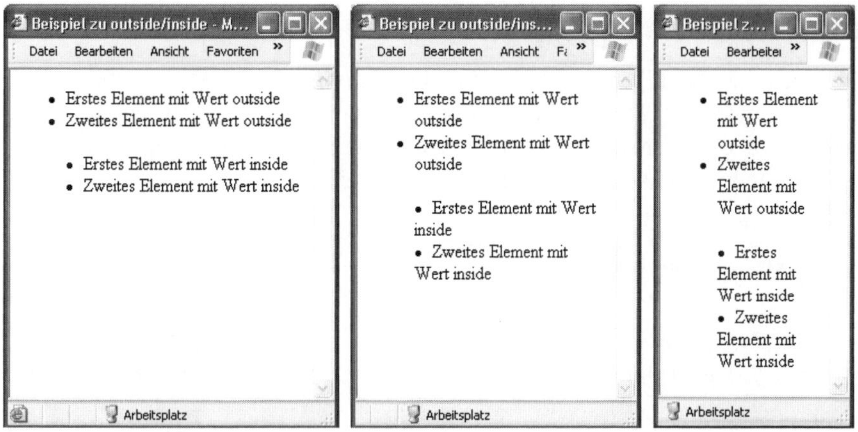

Bei den bisher gezeigten Anwendungen von *list-style-position* halten sich alle neueren Browser korrekt an die verlangte Darstellungsart. Zur besseren Unterscheidung ist es zulässig, nicht nur *inside*, sondern auch explizit eine *outside*-Deklaration vorzunehmen:

```
ul.innen  {
      list-style: inside;
      width:3.5cm;
}
ul.aussen {
    list-style: outside;
}
```

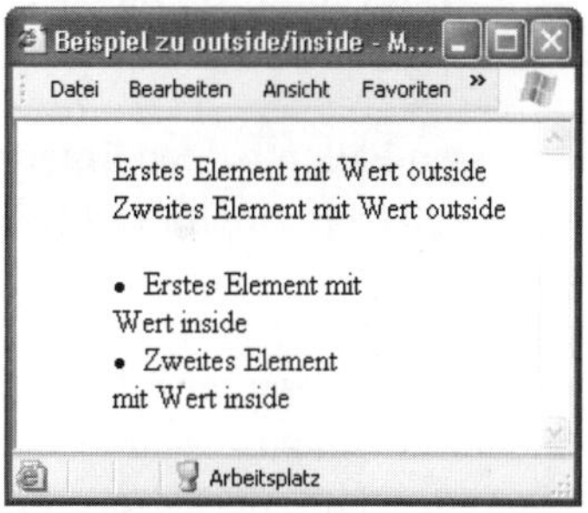

Wird zusätzlich noch eine Breite für *ul.aussen* gewünscht, ist das grundsätzlich möglich, aber führt zu Nebeneffekten. Beim Internet Explorer wird im Zusammenhang mit dem Deklarationswert *outside* und einer Breitenangabe das Bullet nicht mehr dargestellt.

```
ul.innen  {
      list-style: inside;
      width:3.5cm;
}
ul.aussen {
    list-style: outside;
    width:5.5cm;
}
```

Die anderen Browser stellen das Bullet zwar nach wie vor dar, machen es sich dafür anderweitig einfach, sie ignorieren die Angabe von *width* im Zusammenhang mit *outside*.

Zusammenfassung mit list-style

Die vierte und letzte Eigenschaft, die für die Listenformatierung zur Verfügung steht, ist *list-style.* Mit *list-style* können die anderen Eigenschaften *list-style-type, list-style-image* und *list-style-position* zusammen in einer Deklaration definiert werden. Somit sind beide der folgenden Schreibweisen zulässig.

```
ol {
  list-style-type: lower-alpha;
}
ul {
  list-style-type: square;
  list-style-position: inside;
}
```

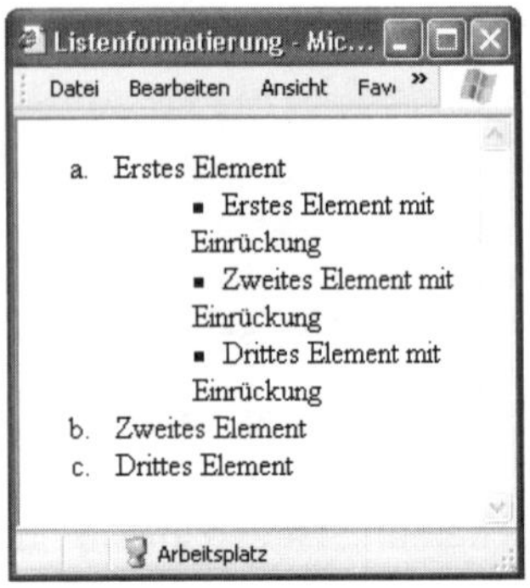

Oder mit *list-style*:

```
ol {
  list-style: lower-alpha;
}
ul {
  list-style: inside square;
}
```

In beiden Fällen ist das Ergebnis gleich. Aufgrund der verschiedenen Kombinationsmöglichkeiten gibt es für *list-style* aber keinen Vorgabewert wie *disc* oder *outside.*

Werden zur besseren Übersicht einzelne Elemente einer Liste mit *class-* oder *id-*Selektoren gekennzeichnet, kann es zu Seiteneffekten kommen. Diese sind ähnlich dem Effekt, der bereits bei den Aufzählungsebenen von Listen erläutert wurde. Es gibt natürlich die Möglichkeit, gezielt Einfluss zu nehmen, um doch das gewünschte Ergebnis zu erhalten, denn die interne Reihenfolge der Formatierung ist an feste Regeln gebunden. Auch wenn an dieser Stelle nicht alle Varianten erläutert werden sollen, die Problematik soll an einem Beispiel aufgezeigt werden.

Bei dem folgenden Quelltext, der bereits bei der Aufzählungsformatierung mit *list-style-type* zum Einsatz kam, wird die geordnete Liste mit dem Selektor *class= "geordnet"* gekennzeichnet.

```
<head>
<title>Listenformatierung</title>
<style type="text/css">
<!--
ol.geordnet li{
  list-style: lower-alpha;
}
ul li{
  list-style: square;
}
-->
```

```
</style>
</head>
<body>
<ol class="geordnet">
    <li>Erstes Element
        <ul>
           <li>Erstes Element</li>
           <li>Zweites Element</li>
           <li>Drittes Element</li>
        </ul>
   </li>
    <li>Zweites Element</li>
    <li>Drittes Element</li>
</ol>
</body>
</html>
```

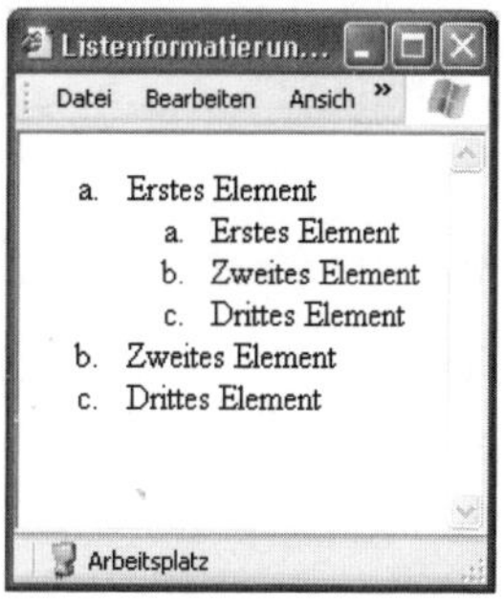

Obwohl für die ungeordnete Liste als Aufzählungssymbol *square* definiert ist, ignoriert der Browser diese Information und behandelt die ungeordnete Liste wie eine geordnete. Aufgrund der in CSS festgelegten Kaskade wird jeder Formatierung eine Gewichtung zugewiesen. Kommt es bei der Anwendung von Stilregeln zu Überschneidungen, wird die Regel mit der höchsten Gewichtung angewendet. In dem obigen Beispiel wird die Stilregel für <ul> durch die Klasseninformation verdeckt. Diese wird höher gewichtet.

Umgangen werden kann das Problem, indem die Stilregeln nicht direkt auf das Listenelement angewendet werden, sondern nur auf die Listen-Tags <ol> und <ul>. Die Listenelemente <li> erben dann die Information von <ol> und <ul>. Für den Quelltext bedeutet das nur eine minimale Änderung in dem Stylesheet.

```
ol.geordnet {
  list-style: lower-alpha;
}
ul {
  list-style: square;
}
```

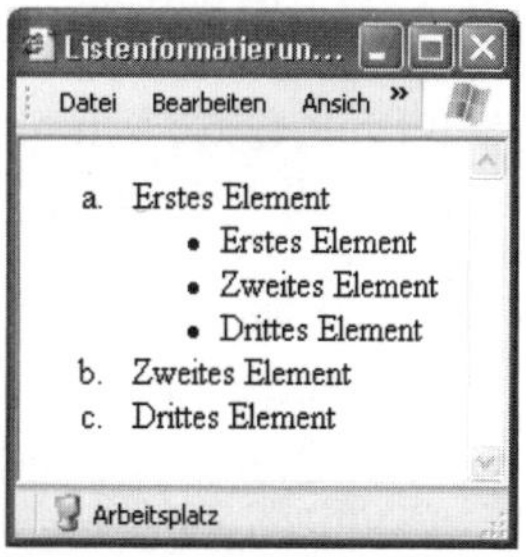

Sollte es trotz aller Überlegung nicht möglich sein, den Quelltext so an die Gewichtung der Stilregeln anzupassen, dass die gewünschte Darstellung erreicht wird, gibt es noch eine weitere Maßnahme. Mit der Anweisung *important* kann einer bestimmten Anweisung ein höherer Wert als allen anderen gegeben werden. Die Anweisung *important* muss lediglich an der gewünschten Stelle angefügt werden. Das Semikolon, das die vorherige Anweisung beendet, muss hinter der Anweisung *important* angefügt werden.

```
list-style: disc !important;
```

Browser, die zurzeit noch nicht CSS2 unterstützen, geben der Anweisung *important*, wenn der Autor sie gesetzt hat, die absolut höchste Gewichtung. Seit CSS2 kann der Anwender durch das Nutzen der Anweisung *important* die höchste Gewichtung für sich beanspruchen.

Listensymbole in Farbe

Sollen zur Abwechslung die Listensymbole farbig dargestellt werden, ist die flexibelste Lösung der Einsatz von Markern. Soll hingegen bei einer kurzen Liste mal schnell das Bullet in Farbe erscheinen, gibt es folgende Lösung.

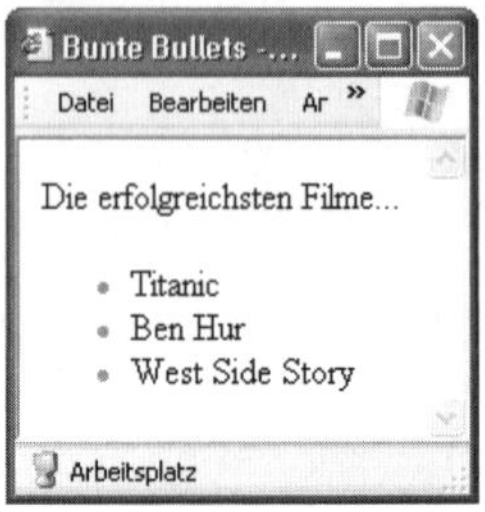


```
<style type="text/css">
<!--
ul {
   color:red;
   list-style: disc;
}
.farbe {
   color:black;
}
-->
</style>
</head>
<body>
Die erfolgreichsten Filme...
<ul>
   <li><span class="farbe">Titanic</span></li>
   <li><span class="farbe">Ben Hur</span></li>
   <li><span class="farbe">West Side Story</span></li>
</ul>
</body>
```

Für die Liste wird generell die Farbe Rot festgelegt. Da dann aber auch der Text innerhalb der Liste Rot dargestellt wird, muss der Text wieder umformatiert werden. Um damit nicht gleichzeitig wieder das Bullet zu verändern, gibt es die Möglichkeit, einen Teil des Listeninhalts mit dem <span>-Tag abzugrenzen.

Das <span>-Tag unterstützt auch viele andere Tag-Attribute, unter anderem *class* und *id*. Deshalb konnte auch die Klasse *farbe* definiert werden, was den Vorteil hat, den Quelltext leserlicher zu halten und Änderungen an einer zentralen Stelle durchführen zu können.

6. Tabellen

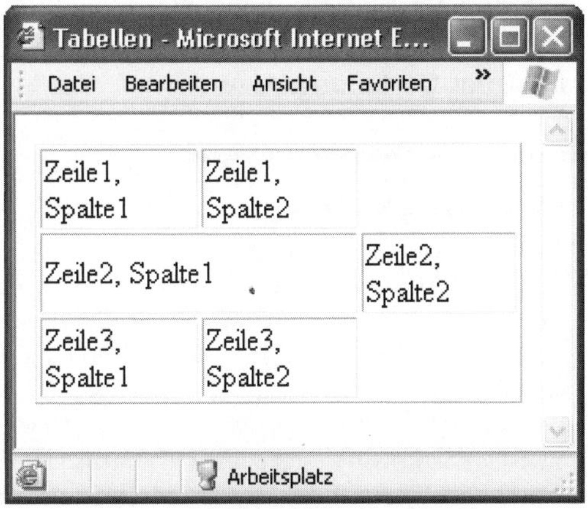

Egal ob es darum geht, Informationen aufzubereiten oder das Layout einer Internetseite zu gestalten, Tabellen sind bis heute fast immer die erste Wahl gewesen und das, obwohl die Konkurrenz nicht schläft. Angefangen bei Flash & Co. über eine stärkere Erweiterung bestehender XHTML-Eigenschaften bis hin zu JavaScript. Aber erst seit CSS umfassend unterstützt wird, zeichnet sich ab, dass Tabellen zumindest im Bereich des Seitenlayouts ihre Vormachtstellung einbüßen werden. Bereits heute wird empfohlen, bei der Layoutgestaltung komplett auf Tabellen zu verzichten. Daher kann es sein, dass es nur noch eine Frage der Zeit ist, bis Tabellen nicht mehr zu Layoutzwecken eingesetzt werden. An einer anderen Stelle werden sie aber auf alle Fälle das Gestaltungsmittel der ersten Wahl bleiben, nämlich in dem Bereich, für den sie konzipiert wurden: bei der Datentabelle.

6.1 Sinn und Zweck

Der erste Gedanke an den Einsatzzweck gilt meistens der Darstellung von Wörtern oder Zahlen mit dem Ziel, Informationen übersichtlich zu präsentieren. Doch im Bereich des Internets hat sich der Einsatzzweck, aus einer Notlage heraus, grundlegend geändert. HTML stellt einen Funktionsumfang bereit, der so gut wie keine Hilfen beinhaltet, um auf das Layout einer Seite Einfluss zu nehmen. So kam es, dass Webdesigner ziemlich schnell auf Fähigkeiten von HTML-Tabellen aufmerksam wurden, denn diese erinnerten sie an ein gängiges Arbeitsmittel: das Gestaltungsraster.

Gestaltungsraster

Um ein Layout zu strukturieren, werden Gestaltungsraster eingesetzt. Jeder Tageszeitung, jedem Buch und natürlich den professionell gestalteten Internetseiten liegt ein Gestaltungsraster zugrunde. Ein leeres Gestaltungsraster ist im weitesten Sinne nichts anderes als eine leere Tabelle mit verschiedenen Zellen, die in Zeilen und Spalten angeordnet sind. Eine Aufgabe des Gestaltungsrasters ist es, dass alle damit gestalteten Seiten ein einheitliches Erscheinungsbild aufweisen. Die andere Aufgabe ist es, die Platzierung der Inhalte zu erleichtern. Hält man sich an ein vorhandenes Gestaltungsraster, muss zum Beispiel nicht mehr lange überlegt werden, in welcher Größe eine Abbildung in die Seite eingefügt wird. Das Gestaltungsraster gibt den Spielraum vor. Und manchmal dient das Gestaltungsraster gleichzeitig als Grundlage für die fertige Seite. So auch bei der Cross Media Agentur Bullpoint Media (*www.bullpoint.de*).

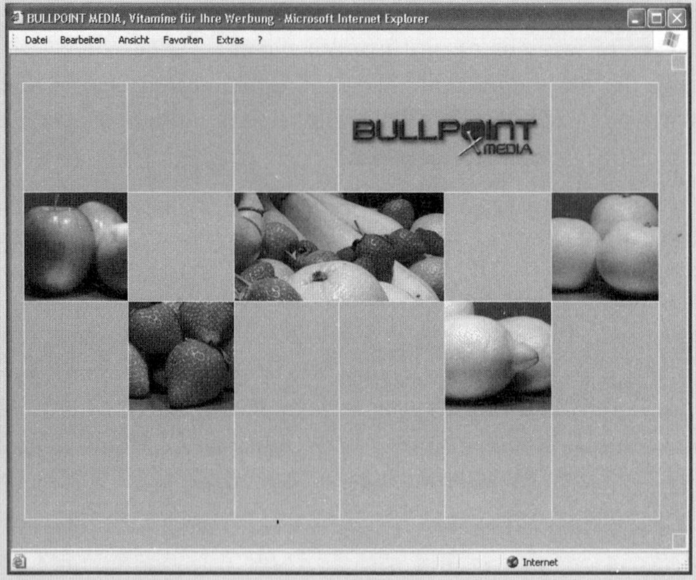

Seitdem werden Tabellen zum Layouten ganzer Internetauftritte verwendet. Leider hat dieser enorme Vorteil von Tabellen auch ein paar Nachteile, von denen der schwer wiegendste der unübersichtliche Quelltext ist. Je mehr Tabellen auf einer Seite präsent sind, desto mühsamer wird es, den Quelltext zu durchschauen. Verschlimmert wird das Problem, wenn grafische Editoren wie PowerPoint oder Dreamweaver genutzt werden. Selbst wenn es aufgrund manch einer mangelnden Browserunterstützung noch etwas dauern wird, bis CSS durchgängig zur Layouterstellung genutzt werden kann, können bereits heute CSS-Formatierungsmöglichkeiten auf Tabelleninhalte angewendet werden. Formatierungsmöglichkeiten, die zumindest von allen CSS-fähigen Browsern korrekt interpretiert werden.

6.2 Genereller Aufbau einer Tabelle

Das kleinste in einer Tabelle enthaltene Element ist die Zelle (*cell*). Jede Zelle kann einer Spalte (*column*) und einer Zeile (*row*) zugeordnet und damit auch einwandfrei benannt werden.

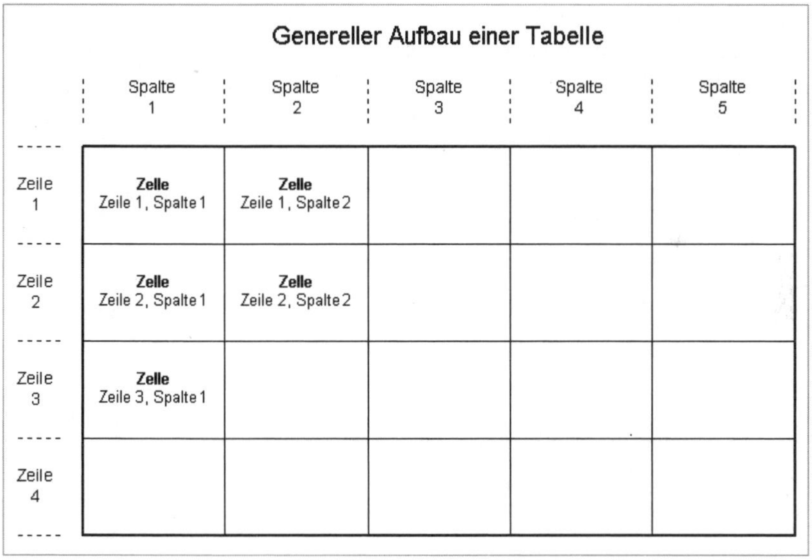

Als Inhalt für die Zellen kann fast alles verwendet werde, was auch in dem <body>-Bereich eines (X)HTML-Dokuments verwendet werden darf. Daher ist es kein Problem, Bilder, Listen, Formulare und weitere Tabellen in der Zelle einer Tabelle zu positionieren. Genauso wenig, wie die Tabelle farbig zu gestalten oder Einfluss auf die Verbindungslinien zwischen den Zellen zu nehmen.

6.3 Tags und Attribute

Standardmäßig verhält sich eine Tabelle wie ein Blockelement bei CSS, sie wird nicht in den Textfluss, sondern extra gesetzt. Auf Wunsch geht es natürlich auch anders. Um eine zeitgemäße und übersichtliche Formatierung, gerade bei größeren Tabellen, zuzulassen, können alle Tags einer Tabelle mit CSS-Befehlen in Form gebracht werden. Als Erstes muss dem (X)HTML-Dokument mitgeteilt werden, dass es eine Tabelle erzeugen soll. Hierfür ist das einleitende Tag <table> und analog dazu der Abschluss mit </table> notwendig. Zwar ist mit dem Tag <table> eine Tabelle eingeleitet, aber bis zum fertigen Ergebnis fehlen noch eine Reihe an Informationen.

Die grundlegenden Tags

Mit dem Tag <caption> kann der Titel für die Tabelle angegeben werden. Dieses Tag ist optional, kann weggelassen werden oder an einer beliebigen Stelle in der Tabelle stehen. Die Aufteilung der Tabelle in Zeilen geschieht mit dem Tag <tr> (table row), und im Anschluss daran werden die einzelnen Zellen innerhalb einer Zeile festgelegt. Handelt es sich bei der zu definierenden Zelle um die Kopfzeile und soll diese auch entsprechend kenntlich gemacht werden, wird die Zelle mit <th> (table head) erzeugt. Alle anderen Zellen sind so genannte Datenzellen, weshalb diese mit <td> (table data) definiert werden. Die Kopfzeile <th> wird standardmäßig zentriert und mit Fettdruck ausgerichtet, während die Datenzellen <td> als Standard linksbündig gesetzt werden.

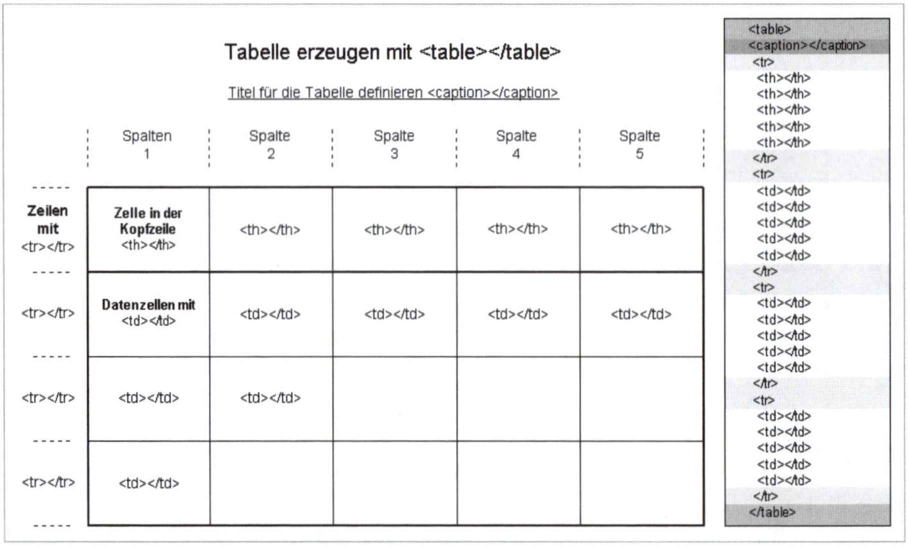

In der Abbildung sind die grundlegenden Tags noch einmal zusammengefasst. Rechts daneben ist die Tabelle in ihrer Grundform als (X)HTML-Quelltext dargestellt. Bereits an dieser Stelle ist zu erkennen, warum umfangreiche Tabellen schwierig zu pflegen sind. Innerhalb der Tabelle ist es nicht mehr ohne weiteres ersichtlich, in welcher Zeile oder Spalte man sich befindet. Solange die Tabelle als Ganzes überblickt werden kann, funktioniert das manuelle Zählen recht gut, aber wenn die Zellen mit weiteren Anweisungen gefüllt sind, ist der Überblick schnell verloren. Hier hilft oftmals nur noch der Griff zum grafischen Editor.

Wenn die gezeigte Grundform der Tabelle mit Textinhalt gefüllt wird, stellt sich die Tabelle im Browser folgendermaßen dar.

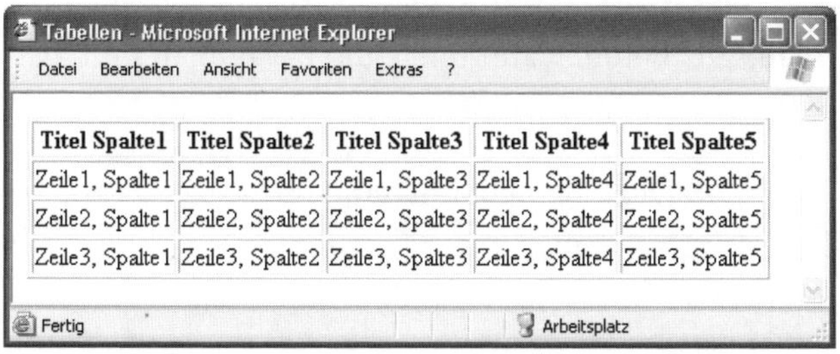

Titel Spalte1	Titel Spalte2	Titel Spalte3	Titel Spalte4	Titel Spalte5
Zeile1, Spalte1	Zeile1, Spalte2	Zeile1, Spalte3	Zeile1, Spalte4	Zeile1, Spalte5
Zeile2, Spalte1	Zeile2, Spalte2	Zeile2, Spalte3	Zeile2, Spalte4	Zeile2, Spalte5
Zeile3, Spalte1	Zeile3, Spalte2	Zeile3, Spalte3	Zeile3, Spalte4	Zeile3, Spalte5

Um die gezeigte Darstellung zu erreichen, musste noch eine Ergänzung vorgenommen werden. In das Tag <table> wurde das Attribut *border* mit aufgenommen. Ohne dieses Attribut wäre die Tabelle nicht besonders gut zu erkennen gewesen.

```
<head>
 <title>Tabellen</title>
</head>
<body>
<table border="border">
<caption></caption>
 <tr>
  <th>Titel Spalte1</th>
  <th>Titel Spalte2</th>
  <th>Titel Spalte3</th>
  <th>Titel Spalte4</th>
  <th>Titel Spalte5</th>
 </tr>
 <tr>
  <td>Zeile1, Spalte1</td>
  <td>Zeile1, Spalte2</td>
  <td>Zeile1, Spalte3</td>
  <td>Zeile1, Spalte4</td>
  <td>Zeile1, Spalte5</td>
 </tr>
... die anderen beiden Zeilen sind genauso definiert ...
</table>
</body>
</html>
```

Die bisherige Tabelle ist in Bezug auf die Darstellung noch stark verbesserungsbedürftig. Angefangen damit, dass eine Titelzeile, die in viele Spalten aufgeteilt ist, wenig Sinn macht, könnten ein paar zusätzliche Formatierungen nicht schaden.

Attribute zum Tag <table>

An dieser Stelle alle Attribute aufzuführen würde den hier verfügbaren Rahmen sprengen. Insgesamt stehen über 35 Attribute für das Tag <table> zur Verfügung, viele davon sind den On-Ereignisattributen zuzuordnen, die zusammen mit JavaScript genutzt werden können.

Die wichtigsten Attribute für den Umgang mit <table> sind:

- *border*, *frame* und *rules* (Rahmen und Regeln)
- *bordercolor* (Rahmenfarbe)
- *width* (Breite) und *height* (Höhe)
- *cellpadding* und *cellspacing* (Zellenauffüllung und Abstand)
- *cols* (Vorgabe Spaltenanzahl)

Alle anderen Attribute wie zum Beispiel *bgcolor*, die auch auf die Zellen einer Tabelle angewendet werden können, werden im nächsten Abschnitt beschrieben.

Border, frame und rules

Das Attribut *border* wurde bereits im ersten Beispiel genutzt, um überhaupt einen sichtbaren Rand um die einzelnen Zellen der Tabelle zu erhalten. Es gibt dem Browser die Anweisung, einen Rahmen um die Zellen der Tabelle zu ziehen. Wird das Attribut *border* nicht gesetzt, gilt die Standardvorgabe, und die erstellt die Tabelle ohne Rahmen. Weil HTML gegenüber XHTML mehr Toleranz beim Auslesen des Quelltextes an den Tag legt, reicht es, das Attribut *border* ohne Zusatz anzugeben. Damit die Anweisung XHTML-konform ist, muss mindestens die Schreibweise <table border="border"> verwendet werden. Wird anstatt *border* ein ganzzahliger Wert eingetragen, gibt dieser die Dicke der äußeren Umrandung vor.

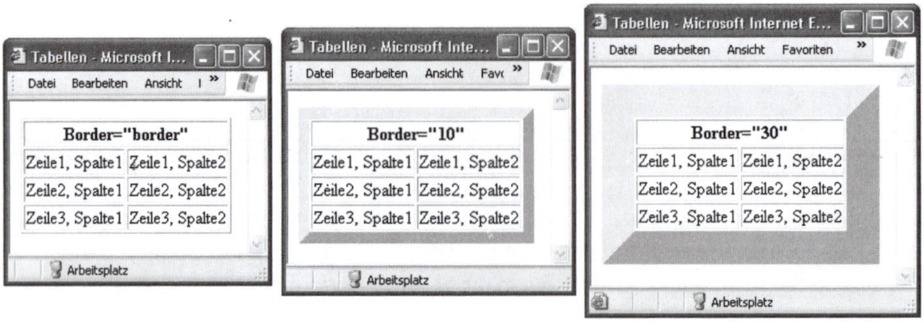

Das Attribut *frame* erweitert die Möglichkeiten von *border* und wird vom Internet Explorer ab Version 4.0, Netscape ab Version 6 und grundsätzlich von Mozilla und Opera unterstützt. Die Darstellung zwischen Mozilla und Opera ist identisch, unterscheidet sich zum Internet Explorer aber geringfügig.

Wie im vorherigen Beispiel gezeigt, erzeugt das Attribut *border* einen äußeren Rahmen um die gesamte Tabelle. Es kann aber auch gewünscht sein, nur bestimmte Seiten mit einem Rahmen zu versehen. Mit der Einführung von *frame* ist das möglich geworden. Für *frame* gibt es folgende Eigenschaften:

Aufruf	**Wert**	**Aktion**
frame="void"	*void* (nichts)	Mit dem Wert *void* (nichts) werden keine Linien innerhalb und außerhalb der Tabelle angezeigt. Ist parallel zu *frame* auch *border* im Tag <table> definiert, wird nur der äußere Rahmen der Tabelle weggelassen. Die inneren Linien zwischen den Zellen bleiben erhalten.
frame="box"	*box* (Kasten)	Hat denselben Effekt wie das Attribut *border="border"*.
frame="hsides"	*hside* (horizontal sides, horizontale Seiten)	Erzeugt nur am oberen und unteren Ende der Tabelle eine Rahmenlinie.
frame="vsides"	*vsides* (vertical sides, vertikale Seiten)	Gegenwert zu *hsides*, erzeugt am linken und rechten Rand der Tabelle eine Rahmenlinie.
frame="above"	*above* (oberhalb)	Lediglich oberhalb wird eine Rahmenlinie dargestellt.
frame="below"	*below* (unterhalb)	Gegenwert zu *above*, nur unterhalb der Tabelle wird eine Rahmenlinie gezeigt.
frame="lhs"	*lhs* (Left hand side, linke Seite)	Die einzige dargestellte Rahmenlinie befindet sich an der linken Seite.
frame="rhs"	*rhs* (right hand side, rechte Seite)	Gegenwert zu *lhs*, Darstellung einer einzelnen Rahmenlinie an der rechten Seite.

Bei den folgenden Abbildungen wurde für ein besseres Erkennen der Rahmen die Rahmenfarbe auf Grau gesetzt.

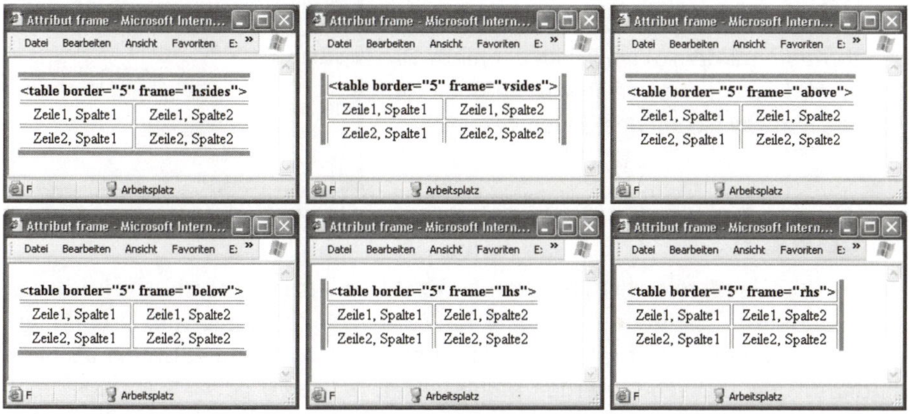

Ein weiteres Attribut, das Einfluss auf die Rahmenlinien nimmt, heißt *rules*. Der Standardwert für *rules* ist *all* (alles). Zwischen den Vorgaben *border="border"* und *rules="all"* gibt es in der Browserdarstellung keinen sichtbaren Unterschied, das heißt, die Tabelle und alle Zellen sind komplett von einem Rahmen umgeben.

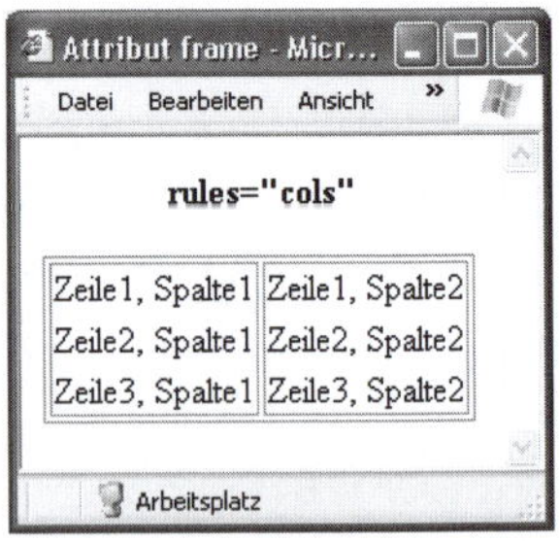

Interessant wird *rules* erst mit den möglichen Werten *groups*, *rows* und *cols*. Wird *rules* der Wert *rows* zugewiesen, werden nur die Linien zwischen den Zeilen, und bei *cols*, die Linien zwischen den Spalten gezogen. Der Wert *groups* zieht dickere Linien um Bereiche, die Tags zum Gruppieren von Zeilen und Spalten erzeugen (z. B. <colgroup>, <thead> usw.). Näheres hierzu wird in dem Abschnitt „Tags für die Gruppierung von Zeilen und Spalten" beschrieben.

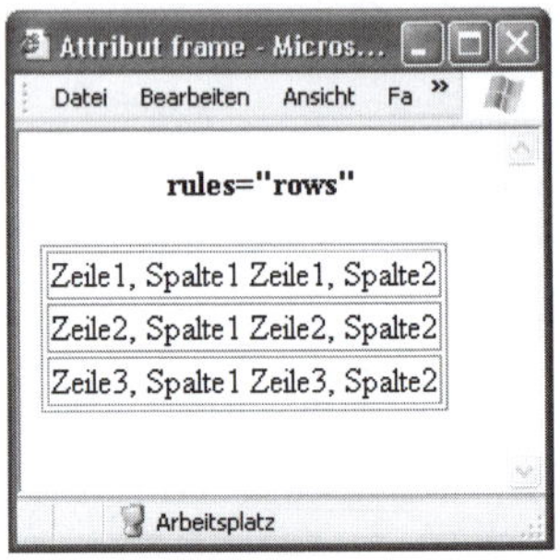

Natürlich können die Attribute *frames* und *rules* gemeinsam eingesetzt werden. Durch entsprechende Kombinationen sind fast dieselben Darstellungsmöglichkeiten gegeben wie in einer Tabellenkalkulation.

Der im folgenden Beispiel erzeugte Rahmen wird nur durch die Attribute im Tag <table> erzeugt. Der übrige Quelltext ist eine gewöhnliche Tabelle.

```
<table rules="rows" frame="below"
bordercolor="gray">
```

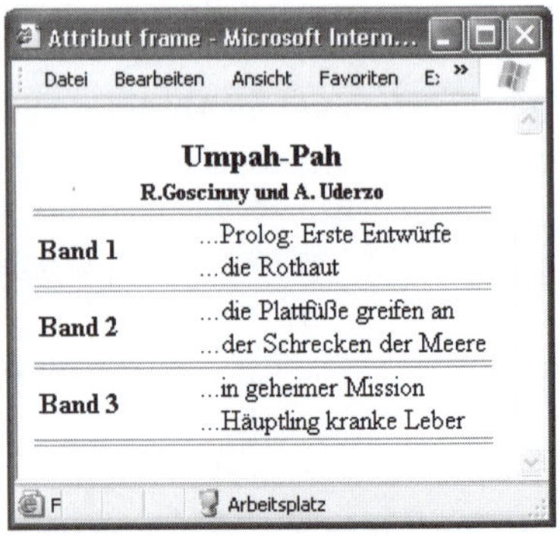

Wenn nur das Attribut *rules* zum Tag <table> hinzugefügt worden wäre, würde die nebenstehende Tabelle genauso einen äußeren Rahmen besitzen wie die Beispieltabellen für das Attribut *rules* (siehe oben). Damit der äußere Rahmen nicht zu sehen ist, wird zusätzlich das Attribut *frame* mit dem Wert *below* definiert. Dadurch wird nur die untere äußere Rahmenlinie und die Linie zwischen den Zeilen gezeigt.

bordercolor

Das Attribut *bordercolor* ist kein standardmäßiges Attribut, sondern wird bisher nur vom Internet Explorer unterstützt. Mit *bordercolor* kann die Standardrahmenfarbe umdefiniert werden. Der Farbwert von *bordercolor* kann entweder als Standardfarbname angegeben werden (*aqua*, *green*, *red* usw.) oder als Hexadezimalzahl (z. B. *#00FFFF* für Aqua). Wesentlich komfortabler und übersichtlicher lassen sich diese Parameter mit CSS beeinflussen, wie später in diesem Kapitel noch gezeigt wird.

width und height

Wie der Name schon sagt, wird hier die Höhe und die Breite der Tabelle festgelegt. Standardmäßig wird eine Tabelle nur in der Größe im Browserfenster dargestellt, die nötig ist, um eine korrekte Darstellung der Zelleninhalte zu gewährleisten. Oft ist es aber aus optischen Gesichtspunkten gewünscht, der Tabelle eine andere Größe zuzuordnen.

Auch wenn es vielleicht verwundert, das Attribut *height* ist kein Standardattribut, sondern lediglich beim Internet Explorer und Netscape zu Hause. Anders sieht es da bei dem Attribut *width* aus. Als Standardattribut wird es von allen gängigen Browsern unterstützt. Daher empfiehlt es sich, auf den Einsatz von *height* zu verzichten und lediglich *width* einzusetzen. Die Breite, die *width* vorgeben soll, kann als Wert entweder in Pixeln oder Prozent erfolgen.

```
<table width="350"> oder <table width="60%">
```

Im ersten Fall wird die Tabelle mit einer Breite von 350 Pixeln angelegt. Ergibt sich aus den Zellinhalten aber eine Tabellenbreite, die größer als 350 Pixel ist, wird die Tabelle in der benötigten Größe angelegt. Als etwas überzogener Wert wurde in dem folgenden Beispiel eine Tabellenbreite von 5 Pixeln angegeben.

```
<table border="border" width="5">
 <tr>
  <th colspan="2">Tabellenbreite width="5"</th>
 </tr>
 <tr>
  <td> ... hier folgt der Zelleninhalt ...
```

Anhand der Bildschirmabbildung ist zu erkennen, dass die Tabelle deutlich breiter gezeichnet wird als die geforderten 5 Pixel.

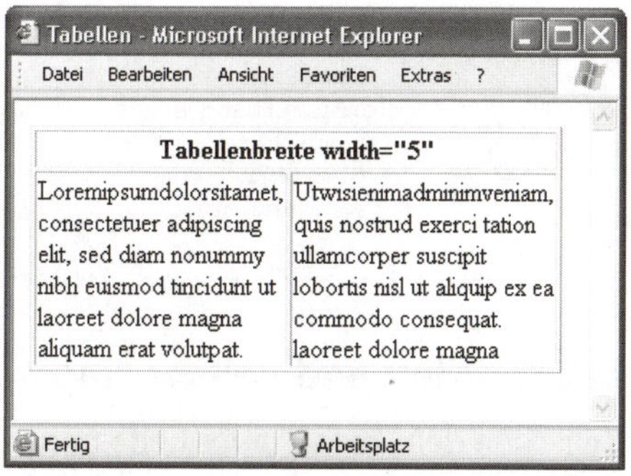

Die Angabe der Breite mit einer festen Pixelanzahl sollte aber nur dann eingesetzt werden, wenn es für eine bestimmte Darstellung unbedingt erforderlich ist. In der Regel sollte der relativen Breitenangabe der Vorzug gegeben werden. Wird mit *width* eine Breite von 70 % vorgegeben, dann wird die Tabelle auch immer mit 70 % der möglichen Darstellungsbreite auf den Bildschirm gebracht. Aber auch für die relative Angabe gilt: Wenn der Inhalt der Tabelle breiter ist, als die geforderte Prozentangabe, dann wird der Wert von *width* ignoriert.

```
<table border="border" width="70%">
```

Was ist Blindtext?

Sicher haben Sie auch schon ab und zu Internetseiten oder wie hier Buchbeispiele gesehen, die alle mit demselben Text gefüllt sind, nur zu verstehen ist dieser Text nicht. Bei diesem Text handelt es sich um so genannten Blindtext, der eine Art abgewandeltes Latein darstellt. Dieser Text ist bereits seit Jahrhunderten im Druckbereich im Einsatz. Er hat das Ziel, ein Layout, das sich noch in der Gestaltung befindet, zu füllen, ohne den Betrachter durch den Inhalt des Textes von dem Entwurf abzulenken. Sein Inhalt soll nach einem Original von Cicero 45 v. Chr. entstanden sein (De Finibus Bonorum et Malorum).

Wird in dem Quelltext einer (X)HTML-Seite die relative Breite von 70 % gefordert, ergibt sich in Abhängigkeit des geöffneten Browserfensters die folgende Darstellung.

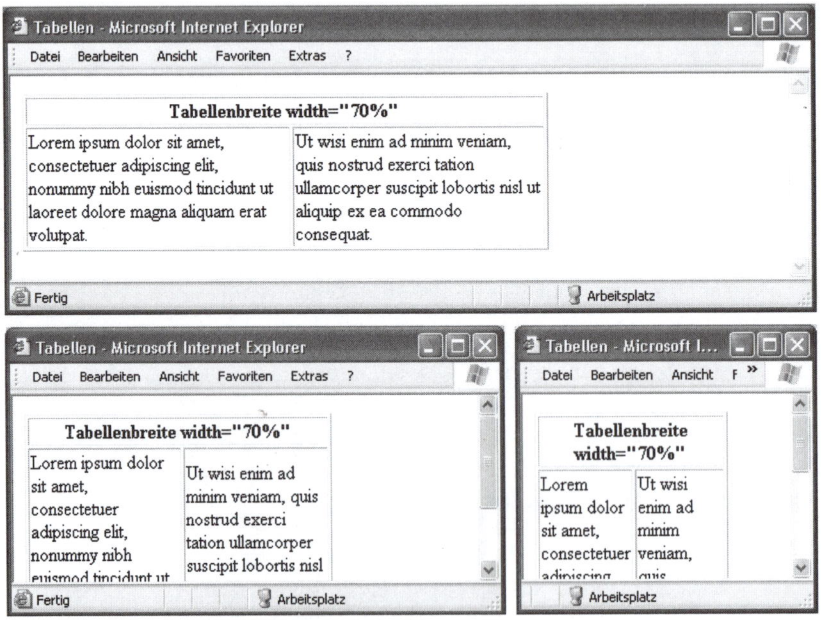

cellpadding und cellspacing

Zwischen dem Inhalt einer Zelle und dem Zellenrand besteht ein Leerraum. Standardmäßig beträgt der Leerraum 1 Pixel, kann aber mit *cellpadding* verändert werden. Wird der Wert auf null gesetzt, berührt der Zelleninhalt den Rand der Zelle. Werden zum Beispiel Bilder in einer Tabelle platziert, kann es sinnvoll sein, den Wert auf null zu setzen. In den folgenden Abbildungen wurden für *cellpadding* die Werte 0, 1 und 10 auf verschiedene Tabellen angewendet.

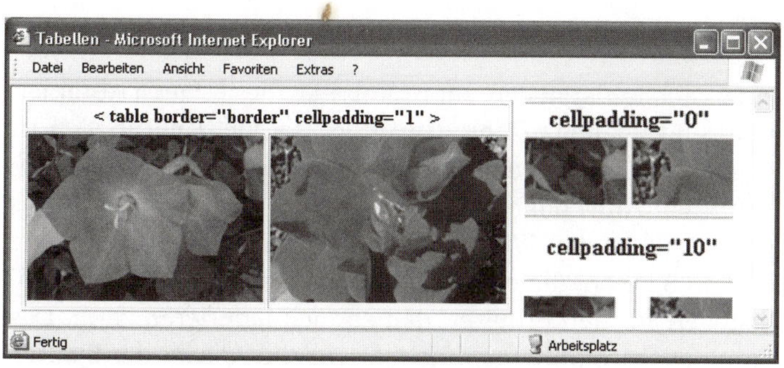

Nachdem der Abstand zwischen Zelle und Zellenrand beeinflusst werden kann, fehlt noch ein Attribut, um den Abstand zwischen den Zellen selbst zu beeinflussen. Hierfür gibt es das Attribut *cellspacing*. Neben dem Abstand zwischen den Zellen wird von *cellspacing* auch ein Abstand zum Tabellenrand erzeugt. Standardmäßig beträgt die Breite der Abstände 2 Pixel.

Auch hierzu ein Beispiel, um die Funktion zu verdeutlichen. *Cellpadding* wurde diesmal nicht gesetzt, dafür erhielt *cellspacing* den Wert 10 zugewiesen.

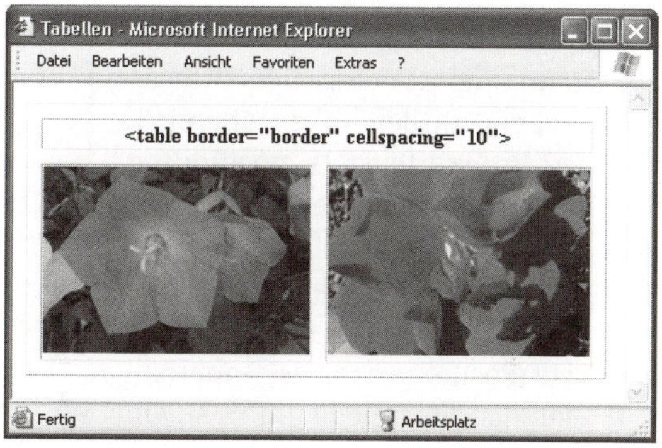

Eine Zusammenfassung der Attribute zum Tag <table> zeigt die folgende Grafik.

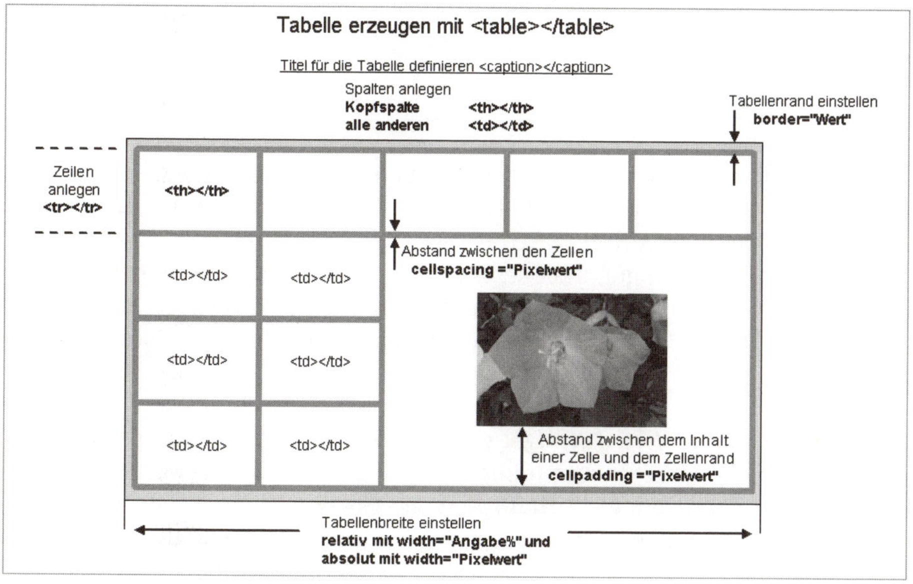

cols

Damit der Browser eine Tabelle darstellen kann, muss er diese zuerst komplett einlesen und die Zeilen- und Spaltenanzahl auswerten. Bei kleinen Tabellen ist das kein Problem. Je größer die Tabellen aber werden, desto eher kann es zu längeren Wartezeiten für den Anwender kommen. Um hier dem Browser etwas unter die Arme zu greifen, gibt es den Wert *cols*. Mit *cols* wird dem Browser eine voraussichtliche Anzahl an Spalten, die er zu erwarten hat, mitgeteilt. Die Angabe ist lediglich ein Richtwert für den Browser, den er auch ignorieren kann. Das kann zum Beispiel dann der Fall sein, wenn die tatsächliche Anzahl der Spalten sich von der, die in dem Attribut angegeben wurde, unterscheidet. *Cols* wird wie die anderen Attribute auch in das Tag <table> eingebunden.

- `<table cols="20">`

Positionieren der Tabelle und Zellinhalte

Die bisher erstellten Tabellen werden der Standardeinstellung der Browser entsprechend in der linken oberen Ecke des Browserfensters positioniert. Eine ganze Seite mit einer einzigen Tabelle in der linken oberen Ecke ist aber nicht unbedingt spannend und auch nicht der Normalfall. Die vielleicht häufigste Positionierung ist innerhalb von Text, der die Tabelle umfließt. Ohne weitere Formatierung umschließt der Text aber nicht die Tabelle, sondern wird vor ihr beendet und nach ihr fortgesetzt.

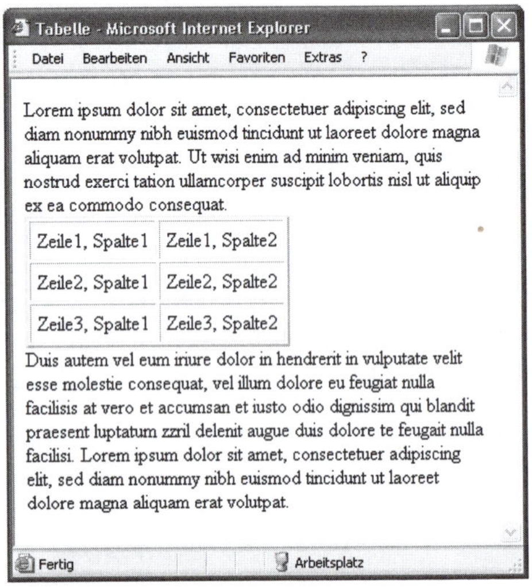

Um die gesamte Tabelle anders zu positionieren, gibt es zum einen CSS oder zum anderen ein seit der Verabschiedung von HTML 4 und XHTML für veraltet erklärtes Attribut. Das Attribut *align* ist zwar veraltet, funktioniert aber in allen gängigen Browsern sehr gut, und wenn es darum geht, mal eben schnell eine Tabelle auszurichten, spricht nichts gegen *align*. In der Regel sollte aber der Positionierung mit CSS der Vorzug gegeben werden, auf die am Ende des Kapitels eingegangen wird.

Für *align* gibt es die Werte *left*, *right* und *center*. Es kann somit gewählt werden, ob die Tabelle links, rechts oder mittig ausgerichtet werden soll. Wenn bei einer linksbündigen Ausrichtung ein Umfließen des Textes gewünscht wird, muss auf alle Fälle *align="links"* gesetzt werden und das, obwohl die Standardeinstellung der Browser *left* ist. Das liegt daran, dass der Browser in Standardeinstellung keinen umfließenden Text erzeugt, sondern die direkte Anweisung dazu erwartet. Eine rechtsbündige Ausrichtung mit *align* erzeugt natürlich ebenfalls einen umfließenden Text. Die Syntax lautet in beiden Fällen folgendermaßen:

- `<table align="left">`

oder

- `<table align="right">`

Wird für *align* der Wert *center* angegeben, erfolgt die Ausrichtung zentriert im Browserfenster, der Text umfließt die Tabelle aber nicht, was in diesem Fall auch sinnvoll ist. Bei einer zentrierten Tabelle links und rechts Text vorbeifließen zu lassen würde die Leserlichkeit nicht gerade verbessern.

- `<table align="center">`

Für die einzelnen Ausrichtungsarten jeweils noch ein Beispiel zur Darstellung im Browser.

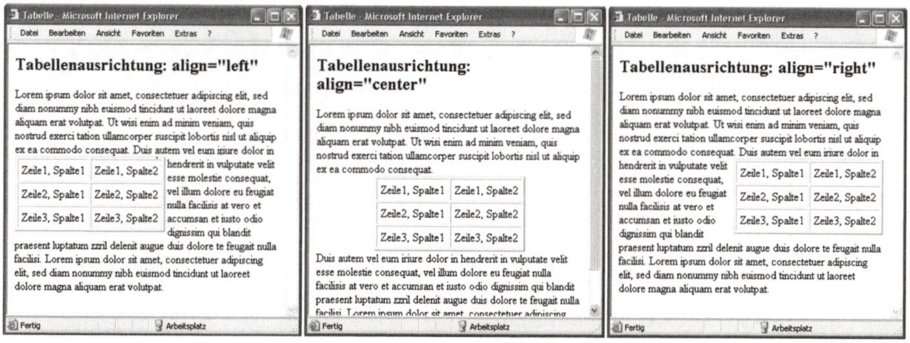

Abstand zwischen Tabelle und umfließenden Text

Mit den Werten *left* oder *right* für das Attribut *align* umfließt der Text zwar die Tabelle, lässt aber keinen Platz zwischen Text und Tabelle. Für das Erzeugen eines definierbaren Abstands gibt es jedoch eine einfache Lösung: das Verschachteln von zwei Tabellen. Hierbei wird die Tabelle, die von dem Text umflossen werden soll, in eine andere Tabelle eingefügt. Der Effekt überzeugt, allerdings wird der Quelltext schwerer lesbar. Eine kleine Abhilfe bietet das Einfügen von erklärenden Kommentaren. Der folgende Auszug aus dem Listing beschränkt sich auf den Bereich der Tabellendefinition, damit nicht der gesamte umfließende Text im Listing mitangegeben werden muss. Die eingefügten Kommentare sind in den (X)HTML-Editoren deutlich besser zu erkennen, da sie dort farblich abgesetzt dargestellt werden.

```
<!-- Erzeugung der aeusseren Tabelle zum Abstand einstellen -->
<table align="left" cellpadding="10">
  <tr>
    <td>
        <!-- Anfang der inneren Tabelle mit Inhalt -->
      <table border="2" cellpadding="5">
       <tr>
         <td>Zeile1, Spalte1</td>
         <td>Zeile1, Spalte2</td>
      </tr>
      <tr>
         <td>Zeile2, Spalte1</td>
         <td>Zeile2, Spalte2</td>
      </tr>
      <tr>
         <td>Zeile3, Spalte1</td>
         <td>Zeile3, Spalte2</td>
       </tr>
      </table>
      <!-- Ende der inneren Tabelle -->
    </td>
  </tr>
</table>
<!-- Ende der aeusseren Tabelle -->
```

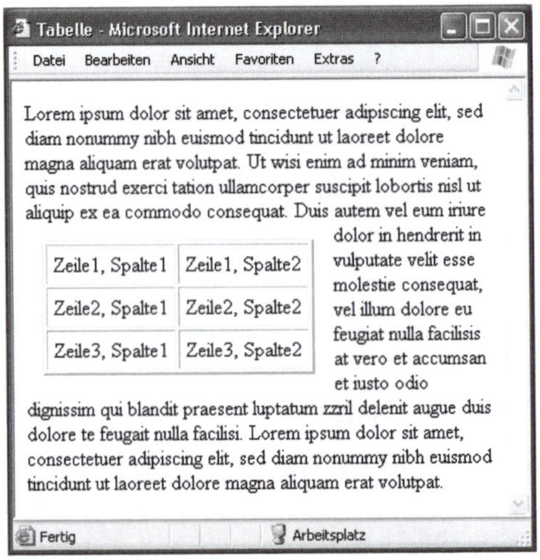

Die äußere Tabelle wird mit nur einer Zeile und einer Spalte, also mit einer einzigen Zelle, angelegt. Als Attribute kommen lediglich *align* und *cellpadding* zum Einsatz. Durch das Weglassen von *border* besitzt die Tabelle keinen Rahmen, und das Attribut *align="left"* sorgt für eine Ausrichtung links mit umfließendem Text. Mit dem Wert des Attributs *cellpadding* erfolgt die Einstellung des Abstands zum umfließenden Text. In die einzige Zelle der äußeren Tabelle wird die eigentliche Datentabelle eingefügt. Dort kann das Attribut *align* weggelassen werden, da für die innere Tabelle keine gesonderte Ausrichtung benötigt wird.

Für die vertikale Ausrichtung einer Tabelle gibt es kein Attribut. Hier muss die Positionierung mit CSS oder entsprechend verschachtelten Tabellen durchgeführt werden. CSS ist hier aber 100-prozentig der Vorzug zu geben, da der Einsatz von Tabellen zur Layoutgestaltung nicht mehr den offiziellen Vorgaben entspricht.

Ausrichten von Zellen, Zeilen und Spalten

Das Attribut *align* ist zwar für das Ausrichten von ganzen Tabellen als veraltet erklärt worden, nicht jedoch in Bezug auf die Tags <td>, <th> und <tr>. Das heißt, zum Ausrichten der Inhalte von Zellen, Zeilen und Spalten ist es weiterhin offizieller Bestandteil der W3C-Empfehlung. Ein Grund dafür dürften die Unterschiede in der Anwendung gegenüber dem Tag <table> sein. Die Ausrichtung der Inhalte erfolgt bei den Tags für Zeilen und Spalten, nur für eine einzelne Zelle oder Zeile und nicht für die gesamte Tabelle. Außerdem steht mit *valign* ein Attribut zur Verfügung, mit dem Zelleninhalten auch eine vertikale Ausrichtung vorgegeben werden kann.

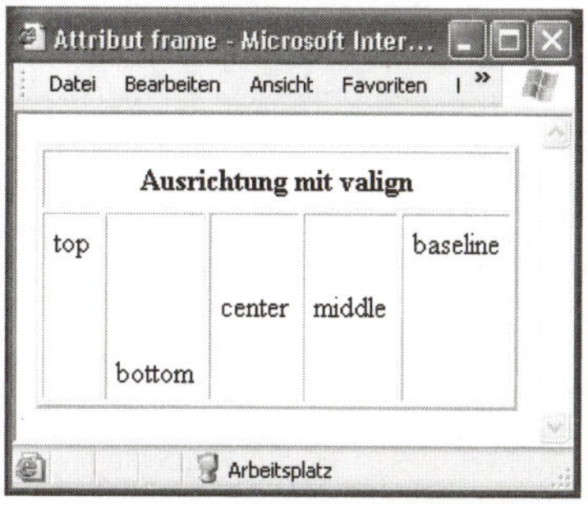

Die Standardausrichtung von *align* ist *center*. Hier liegt ein wichtiger Unterschied gegenüber *align* in Verbindung mit dem Tag <table> vor. Dort ist die Standardausrichtung *left*. Die beiden anderen Werte *left* und *right* sind in der Anwendung identisch.

Für *valign* gibt es insgesamt fünf Werte. Diese sind *top* (oben), *bottom* (unten), *center* (Zentrum), *middle* (Mitte) und *baseline* (Grundlinie), und die Standardvorgabe ist *middle*. Der letzte Wert *baseline* wird nur vom Internet Explorer unterstützt. Die anderen Browser setzen eine Zelle, die mit *valign="baseline"* angegeben wird, auf die Position *top*. Die Schreibweise im Quelltext ist folgendermaßen:

```
<td valign="top">Ausrichtung top</td>
<td valign="bottom">Ausrichtung bottom</td>
<td valign="center">Ausrichtung center</td>
<td valign="middle">Ausrichtung middle</td>
<td valign="baseline">Ausrichtung baseline</td>
```

Bei Tabellen, in denen die Zellenausrichtung sich zwischen den Spalten unterscheidet, kann jede Spalte explizit eine Ausrichtung zugewiesen bekommen. Einfacher und übersichtlicher geht es, wenn dem Tag <tr> der am häufigsten auftretende Wert zugewiesen wird und nur die Spalten einen eigenen Wert erhalten, die davon abweichen.

```
<table border="2" cellpadding="5">
 <tr height="50">
    <th width="10%" >Datum</th>
    <th width="50%">Artikel</th>
    <th width="10%">Betrag</th>
    <th width="15%">Lagerbestand</th>
    <th width="15%">Mindestbestand</th>
 </tr>
 <tr align="right" valign="bottom" height="40">
    <td >10.06.2004</td>
```

```
      <td align="left">Digitalkamera 4 Megapixel</td>
      <td>199.00 &#128;</td>
      <td>9</td>
      <td>2</td>
   </tr>
   <tr align="right" valign="bottom" height="40">
      <td>12.06.2004</td>
      <td align="left">Tintenstrahldrucker 2400dpi</td>
      <td>169.00 &#128;</td>
      <td>17</td>
      <td>4</td>
   </tr>
</table>
```

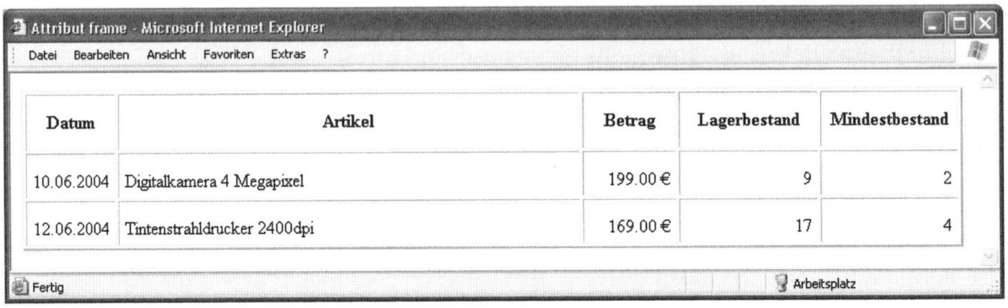

Datum	Artikel	Betrag	Lagerbestand	Mindestbestand
10.06.2004	Digitalkamera 4 Megapixel	199.00 €	9	2
12.06.2004	Tintenstrahldrucker 2400dpi	169.00 €	17	4

Für die Spalten *Datum, Betrag, Lager-* und *Mindestbestand* wird als horizontale Ausrichtung rechtsbündig mit *align="right"* in dem jeweiligen Tag <tr> vorgegeben. Die vertikale Ausrichtung erfolgt mit *valign="bottom"*. Lediglich für die Spalte *Artikel* wird bei dem dazugehörigen Tag <td> die horizontale Ausrichtung mit *align="left"* auf linksbündig gesetzt. Das am Anfang des Quelltextes benutzte Attribut *height* wird weiter unten bei *width* und *height* besprochen.

Weiterführende Tags und Attribute

bgcolor

Bisher wurde nur eine Tabelle erzeugt, die dieselbe Hintergrundfarbe wie die aktuelle Darstellungsseite besitzt. Das muss natürlich nicht so sein und deshalb gibt es das Attribut *bgcolor*.

```
<table bgcolor="silver">
```

Die Hintergrundfarbe kann für die ganze Tabelle oder für einzelne Zeilen, Spalten oder Zellen zugewiesen werden. In dem folgenden Listing besitzt *bgcolor* für das Tag <table> den Attributwert *silver*. Für die Kopfzeile <th> wurde Blauviolett, für die erste Spalte Hellgrün und für die Zelle in der zweiten Zeile und zweiten Spalte Rot als Hintergrundfarbe definiert. Die beiden übrigen Zellen sind in der Farbe Silber belassen worden. Die sehr eigenartige Farbzusammenstellung sei an dieser Stelle verziehen. Die Farben wurden so gewählt, dass auch in Schwarzweiß Unterschiede in der Abbildung zu erkennen sind. In dem Quelltext werden die Attribute *colspan* und *rowspan* benutzt. Näheres zu diesen Attributen steht in dem Abschnitt „colspan und rowspan“.

```
<table border="border" cellpadding="8" bgcolor="silver">
<!-- Kopfzeile -->
<tr>
   <th colspan="2" bgcolor="blueviolet">Die Kopfzeile hat die
         Hintergrundfarbe Blauviolett (bgcolor="blueviolet") </th>
</tr>
<!-- Erste Zeile -->
<tr>
   <td rowspan="3" bgcolor="lightgreen">Die Spalte 1 erhielt die
         Hintergrundfarbe Hellgrün (bgcolor="lightgreen") </td>

   <td>Bei Zeile1 der Spalte2 gilt die Hintergrundfarbe der
         Tabelle   (Silber) </td>
</tr>
<!-- Zweite Zeile -->
<tr>
     <td bgcolor="red">Die Zeile2 der Spalte2 hat die Hintergrundfarbe
        Rot (bgcolor="red")
     </td>
</tr>
<!-- Dritte Zeile -->
<tr>
     <td>Bei Zeile1 der Spalte2 gilt die Hintergrundfarbe der
        Tabelle (Silber)</td>
</tr>
</table>
```

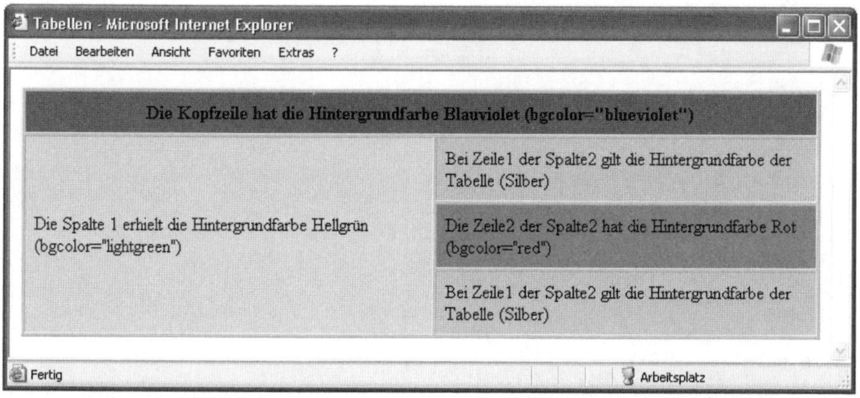

Welche Farbwerte für bgcolor?

Farben können grundsätzlich in Klartext mit den Farbnamen angegeben werden oder als Farbwert mit der Angabe von Hexadezimalzahlen. Wird der Farbname genutzt, reicht es, diesen als Attributwert für *bgcolor* anzugeben (<table bgcolor="red">). Anders ist es bei den Farbwerten. Dort repräsentiert eine sechsstellige Hexadezimalzahl die Farbe. Von den sechs Ziffern entsprechen die ersten beiden der Rot-, die nächsten beiden der Grün- und die letzten der Blaukomponente des RGB-Farbsystems. Vor die Hexadezimalzahl muss noch die Raute platziert werden (<table bgcolor="#F7F7F7">). Welche Art der Farbbeschreibung verwendet wird, ergibt sich oft von allein. Wird zum Beispiel eine Seite zuerst mit der Hilfe eines Bildbearbeitungsprogramms entworfen, dann ist es einfacher, mit dem Pipetten-Werkzeug die Farbe aufzunehmen und sich von dem Bildbearbeitungsprogramm den Hexadezimalwert für die Farbe nennen zu lassen.

width und height

Die Attribute *width* und *height* sind grundsätzlich in dem Abschnitt „Attribute zum Tag <table>“ behandelt worden, um sie aber zum Formatieren von einzelnen Zellen oder Zeilen optimal nutzen zu können, folgen an dieser Stelle noch ein paar Ergänzungen.

Wenn eine einzelne Zelle mit *width* eine bestimmte Breite zugewiesen bekommt, wird die gesamte Spalte, in der die Zelle sich befindet, in ein und derselben Breite dargestellt. Enthält eine Spalte zwei Zellen, die beide eine mit *width* definierte Breite besitzen, wird der größere der beiden Werte übernommen. In der nebenstehenden Abbildung ist eine Zelle mit einer Breite von 33 % und eine andere mit 67 % definiert worden.

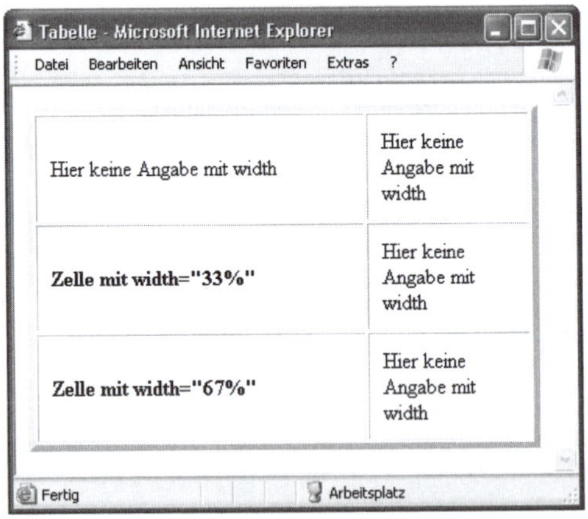

- <td width="33%">
- <td width="67%">

Die Zelle mit *width="67%"* stellt den größten Wert und bestimmt daher die endgültige Breite der Spalte. Der beanspruchte Platz beträgt ungefähr zwei Drittel der gesamten Tabellenbreite.

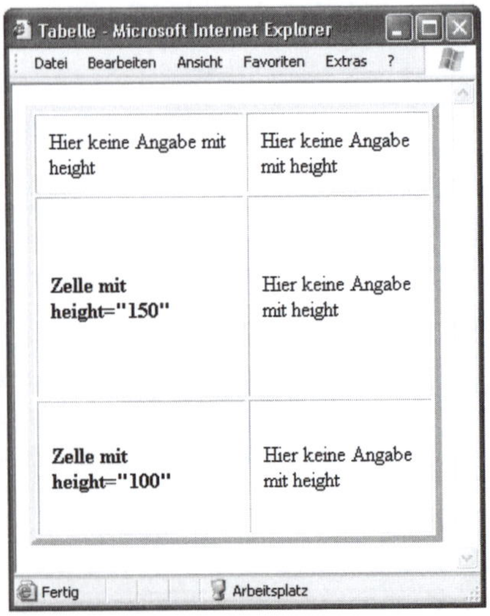

Während für *width* die Angabe sowohl in Pixel als auch in Prozent erfolgen kann, akzeptieren alle gängigen Browser für *height* nur einen Wert in Pixel. Werte in Prozent werden ignoriert. Der in einer Zelle angegebene Wert wird von der einzelnen Zelle auf die gesamte Zeile übertragen.

Für *width* und für *height* gilt für den Fall, dass der gemachte Wert nicht ausreicht, um den Zelleninhalt darzustellen, dass der Browser die gemachten Werte ignoriert und die Zellengröße dem Inhalt anpasst.

Da ohnehin immer nur ein Wert für *width* oder für *height* berücksichtigt wird, sollte die Angabe im Sinne einer besseren Lesbarkeit des Quelltextes nur einmal erfolgen. Idealerweise erfolgt die Angabe gleich zu Beginn der Tabelle. Für *width* kommt daher direkt das Kopfzeilen-Tag <th> oder die erste Datenzelle <td> in Frage. Die Verwendung von *width* in dem Zeilen-Tag <tr> wird von den Browsern ignoriert. Es ist nicht zulässig, einer ganzen Zeile eine Breite zuzuweisen, und natürlich gibt es auch einen guten Grund. Die Zeilenbreite wird letztlich bereits durch die Angabe der Tabellenbreite festgelegt. Wäre jetzt eine erneute Zuweisung möglich, würde das eine zusätzliche Fehlerquelle darstellen.

Bei dem Attribut *height* sieht die Sache anders aus. *Height* kann direkt beim ersten Tag <tr> angegeben werden.

- `<tr height="Pixelwert">`

colspan und rowspan

Die Attribute *colspan* und *rowspan* wirken im ersten Moment oftmals etwas undurchsichtig, sind letzten Endes aber nichts anderes als zum Beispiel der Befehl *Zellen verbinden* bei einer Word-Tabelle.

Bei dem Einsatz von <colspan> wird die Zelle, in der es verwendet wird, über mehrere Zellen ausgedehnt. Die Anzahl, über die sich der Vorgang erstrecken soll, wird als Attributwert angegeben.

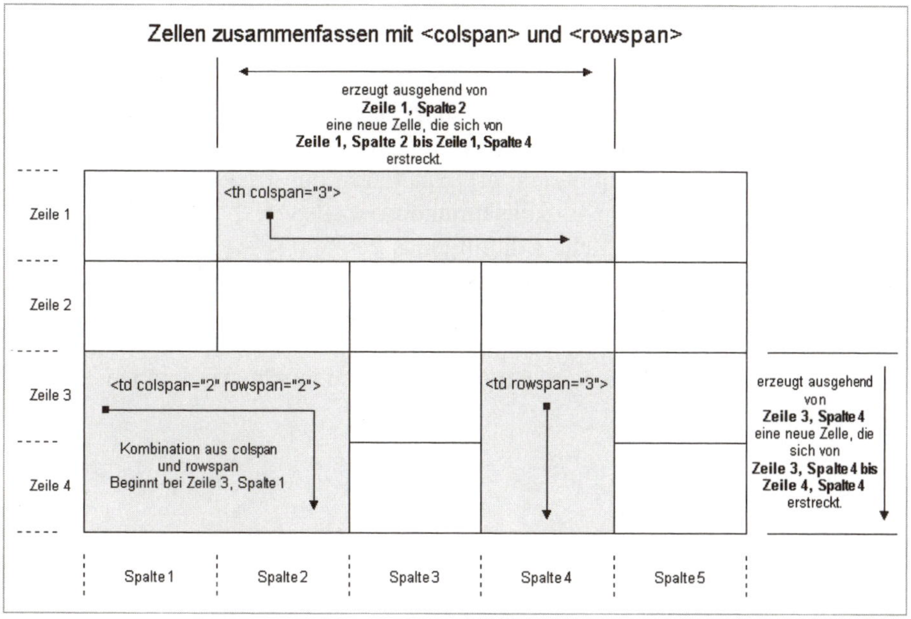

In Analogie dazu wird die Zelle, in der <rowspan> verwendet wird, über eine angegebene Anzahl von Spalten ausgedehnt. Der Vorgang kann auch mit der Übersetzung von *span* (Bereich, Spannweite) veranschaulicht werden. Mit <colspan> werden mehrere Spalten aufgespannt und mit <rowspan> mehrere Zeilen. Die einzelne Zelle wird bei dem Vorgang nicht vergrößert, sondern lediglich mit anderen zusammengefasst. Der von der Tabelle insgesamt beanspruchte Platz bleibt derselbe.

Wird der Attributwert für <colspan> und <rowspan> größer gewählt, als Zeilen oder Spalten zur Verfügung stehen, wird die Tabelle fehlerhaft formatiert. Ebenfalls kommt es zu einer fehlerhaften Anzeige, wenn im Quelltext die Zellen, die von <colspan> oder <rowspan> mit der Ausgangszelle zusammengefasst werden, nicht entfernt werden. Der folgende Quelltext soll die Problematik veranschaulichen und erzeugt eine fehlerhafte Tabelle aus drei Zeilen und zwei Spalten.

```
<table border="border">
 <tr>
  <td>Zeile1, Spalte1</td>
  <td>Zeile1, Spalte2</td>
 </tr>
 <tr>
  <td colspan="2">Zeile2, Spalte1</td>
  <td>Zeile2, Spalte2</td>
 </tr>
 <tr>
  <td>Zeile3, Spalte1</td>
  <td>Zeile3, Spalte2</td>
 </tr>
</table>
```

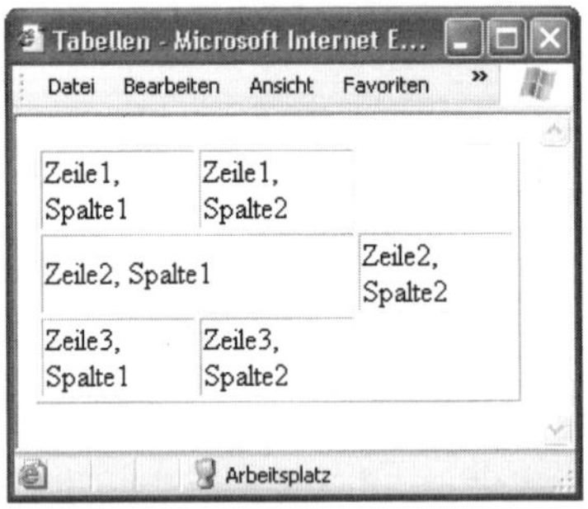

Durch die Angabe *colspan="2"* wird die zweite Zeile der Tabelle von der ersten bis zur zweiten Spalte ausgedehnt. Weil das Tag <td> der zweiten Spalte aber nicht aus dem Quelltext entfernt wurde, darf der Browser es nicht ignorieren und schiebt es einfach weiter nach rechts. Es existieren plötzlich drei Spalten in der Tabelle. Die ungewollt neu hinzugekommenen Zellen in der ersten und zweiten Zeile sind nirgends definiert und dem Browser bleibt nichts anderes übrig, als diese leer zu lassen.

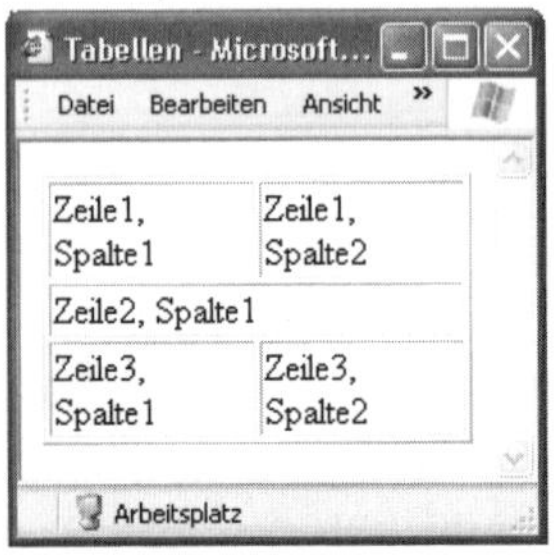

Zur Beseitigung des Problems reicht es, die folgende Zeile aus dem Quelltext zu entfernen.

```
<td>Zeile2, Spalte2</td>
```

nowrap

Jede Zelle einer Tabelle wird von dem Browser wie ein eigenes Fenster behandelt. Der Vorteil ist, dass eine Vielzahl von Attributen auf eine einzelne Zelle angewendet werden kann. Manchmal kann der automatisch erzeugte Fließtext aber störend sein. Das Attribut *nowrap* schafft in diesem Fall Abhilfe. Es zwingt den Browser, den gesamten Text in einer einzigen Zeile darzustellen. Gewünschte Zeilenumbrüche müssen bei der Nutzung von *nowrap* mit dem Befehl für einen Zeilenumbruch <br> oder dem Absatz-Tag <p> eingefügt werden.

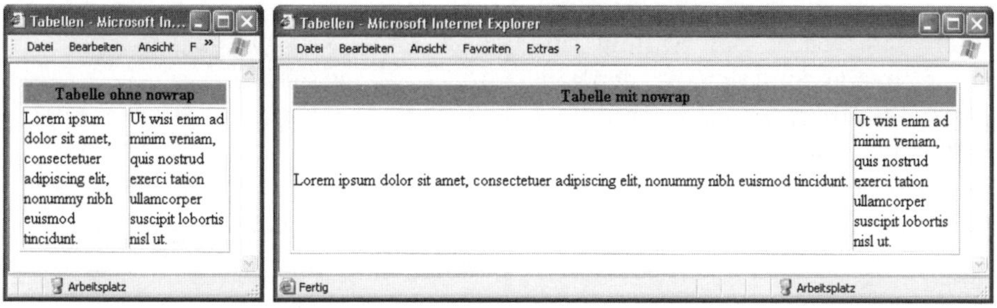

Seit dem Internet Explorer 6 wird *nowrap* nicht mehr im Zusammenhang mit dem Tag <table> unterstützt. Allerdings haben andere Browser bereits nachgezogen. Zumindest Mozilla, Netscape und Opera unterstützen *nowrap* ebenfalls nicht mehr, wenn es im Tag <table> eingesetzt wird. Was bleibt, ist daher der Einsatz bei den Tags <th> oder <td>, denn selbst bei <tr> sind die Browser nicht geneigt, das Attribut zu beachten.

charoff und char

Eine wichtige Eigenschaft für Tabellen wurde erst in HTML 4 und HXTML definiert. Vorweg muss allerdings erwähnt werden, dass die dazu verwendeten Attribute *charoff* und *char* bisher von keinem Browser unterstützt werden. Daher werden diese beiden Attribute hier als zukünftige Option erwähnt.

Durch den Einsatz von *charoff* in Verbindung mit Ganzzahlen kann bestimmt werden, wie groß der Abstand zum ersten Ausrichtungszeichen sein soll. Der Abstand wird durch einen Wert für *charoff* vorgegeben. Bei einer linksbündigen Ausrichtung und *charoff="5"* würden somit alle Zahlen innerhalb der Zellen erst an der sechsten Stelle beginnen. Bei dem Attribut *char* kann festgelegt werden, an welchem Zeichen die Inhalte der Zellen ausgerichtet werden. Wird zum Beispiel *char=","* angegeben, werden die Zahlen einer Tabelle anhand des Dezimalkommas ausgerichtet. Wird für *char* kein Wert angegeben, wird der im Dokument verwendete spezifische Sprachstandard eingesetzt, also bei Deutsch das Komma und bei Englisch der Punkt.

title

Es ist immer sinnvoll, einer Tabelle auch einen Namen zu geben. Eine allgemeine Kennzeichnung wird der Tabelle mit dem Attribut *title* gegeben. Wer möchte, kann auch den einzelnen Segmenten der Tabelle, also den Zeilen, Spalten und den einzelnen Zellen, mit dem Attribut *title* eine allgemeine Kennzeichnung geben. Die Kennzeichnung muss nicht eindeutig sein und der Browser ist nicht verpflichtet, sie zu beachten.

```
<table title="Hier kann der Tabellenname erscheinen">
```

Interessant macht das Attribut *title* vor allem eine Funktion. Bei den gängigen Browserversionen wird der Wert von *title* eingeblendet, wenn mit der Maus über den benannten Bereich gefahren wird.

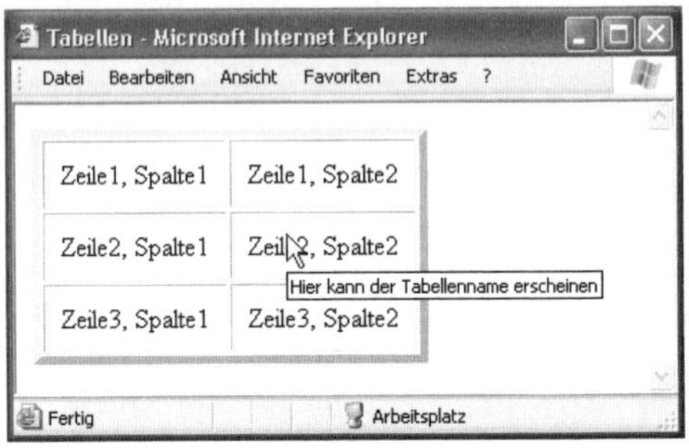

Wie gerade erwähnt, können auch die einzelnen Segmente einer Tabelle mit *title* benannt werden. Dementsprechend funktioniert auch die Anzeige des Wertes von *title* bis hinunter auf die einzelne Zelle.

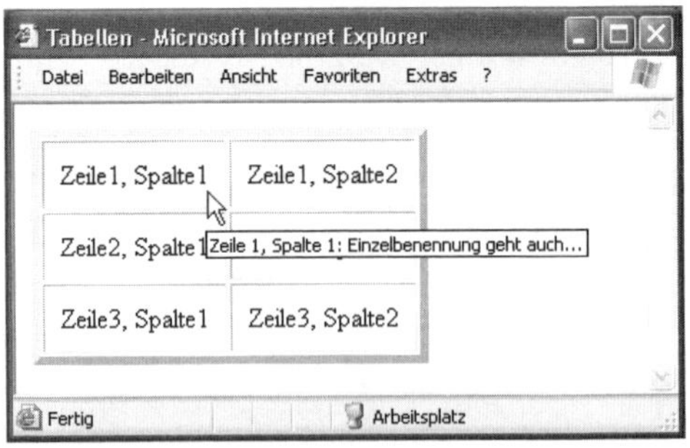

Gerade bei großen Tabellen und wenn diese nicht mehr komplett in dem Browserfenster dargestellt werden, kann diese Funktion von Vorteil sein. Sie ist einfach und zweckmäßig. Wenn der Mauszeiger über der entsprechenden Stelle belassen wird, wird die Anzeige des Attributwertes nach fünf Sekunden von allein wieder ausgeblendet. Da die Eigenschaften von *title* auch mit den meisten anderen Tags wie zum Beispiel <img>, zum Einbinden von Bilddateien, funktionieren, gibt es eine Menge Anwendungsvarianten. Allerdings gilt auch hier, weniger ist mehr. Der Besucher einer Seite kann schnell genervt werden, wenn bei jedem Bild und jeder Tabellenzelle eine Information dazu angezeigt wird.

id, class und style

Die drei Attribute *id*, *class* und *style* sollen hier nur kurz erwähnt werden, da sie bereits an anderer Stelle, im Zusammenhang mit **C**ascading **S**tyle **S**heets (CSS), ausführlich vorgestellt wurden.

Wie alle anderen Tags im Bereich <body> können Tabellen mit dem Attribut *id* einen eindeutigen Bezeichner erhalten. Somit darf eine mit *id* gewählte Bezeichnung nur einmal in dem gesamten Dokument vorkommen. Die Eindeutigkeit muss gewährleistet sein. Genutzt werden kann die *id* eines Elements aber nicht nur für CSS, sondern auch für den Einsatz mit Hyperlinks und Java-Applets.

Die beiden anderen Attribute *class* und *style* hingegen sind nur für den Gebrauch mit CSS vorgesehen. Mit *style* wird Einfluss auf die Darstellungseigenschaften einer Tabelle genommen. Das kann sowohl für die ganze Tabelle geschehen als auch nur für einzelne Elemente der Tabelle. Das Attribut *class* hat selbst keinen Einfluss auf die Darstellung, sondern weist (X)HTML-Tags, also auch allen den Tags von Tabellen, Formatierungen zu. Bevor im weiteren Verlauf dieses Kapitels die ausführliche Formatierung einer Tabelle mit CSS folgt, ein kurzes Beispiel zum Attribut *class*.

Tipp zur Schreibweise von Namen

Es empfiehlt sich dringend, alle Namen, die vergeben werden, immer nur in Kleinschrift und ohne Umlaute zu schreiben. Während Kleinschrift der Einheitlichkeit dient, sind Namen ohne Umlaute oder sonstige landesübliche Sonderzeichen zu verfassen. Nur so kann sichergestellt werden, dass wirklich nur der ASCII-Zeichenvorrat zum Einsatz kommt. ASCII ist nach wie vor der einzige Zeichensatz, der weltweit verstanden wird und somit auf allen Computerplattformen verfügbar ist.

```
<head>
    <title>Tabelle</title>
    <style type="text/css">
       .tabelle{font-size:large}
    </style>
</head>
<body>
  <table class="tabelle" border="5" cellpadding="10">
    <tr>
        <td>Zeile1, Spalte1</td>
        <td>Zeile1, Spalte2</td>
    </tr>
    <tr>
        <td>Zeile2, Spalte1</td>
        <td>Zeile2, Spalte2</td>
    </tr>
    <tr>
        <td>Zeile3, Spalte1</td>
        <td>Zeile3, Spalte2</td>
    </tr>
  </table>
</body>
</html>
```

Die linke der folgenden Abbildungen zeigt das Ergebnis im Browser mit dem Attribut *class="tabelle"* im Tag <table>, also mit Zugriff auf den Bereich *style*. Die rechte Abbildung andererseits zeigt die Darstellung, wenn *class* nicht im Tag <table> verwendet wird und somit kein Zugriff auf den Bereich *style* besteht.

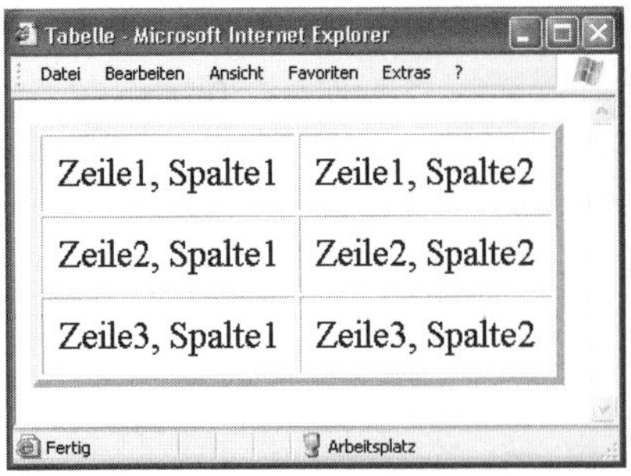

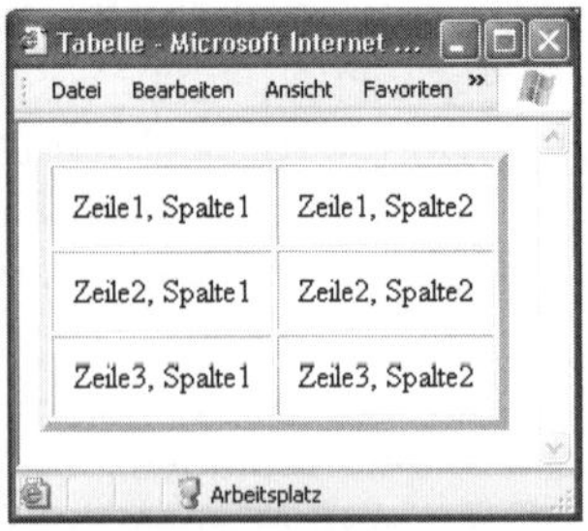

Durch den Verweis auf den Bereich *.tabelle{font-size:large}* der Formatvorlage mit *class="tabelle"* wird in der linken Abbildung die Schriftgröße *large* (groß) gewählt.

Tags für die Gruppierung von Zeilen und Spalten

Bei den bisher beschriebenen Tags und Attributen sind keine dabei gewesen, die es erlauben, Zeilen und Spalten zu gruppieren. Nicht zu verwechseln mit <colspan> und <rowspan>, diese beiden Attribute dienen dazu, einzelne Zellen zusammenzufassen und nicht zum Gruppieren. In (X)HTML können Zeilen am Anfang und am Ende einer Tabelle durch das Hinzufügen einer Kopf- und Fußzeile unterteilt werden. Die entsprechenden Tags sind <thead> für den Tabellenkopf und <tfoot> für die Fußzeile. Der eigentliche Textinhalt kann mit dem Tag <tbody> in eine beliebige Anzahl an Zeilengruppen aufgeteilt werden. Die Gruppierung der Spalten wird von <colgroup> übernommen. Neben dem Effekt, für mehr Übersichtlichkeit in der Tabelle zu sorgen, vermitteln die genannten Tags dem Browser zusätzliche Strukturinformationen über die Tabelle und ermöglichen es ihm so, die Tabelle gezielter und schneller aufzubauen.

Tabellenkopf <thead>

Das Tag <thead> erzeugt für eine Tabelle den Tabellenkopf. Es darf pro Tabelle nur einmal, direkt nach dem <table>-Tag, vorkommen. Innerhalb von <thead> ist aber wieder fast alles erlaubt. So können zum Beispiel Zeilen und Spalten innerhalb des Tabellenkopfes erzeugt und eine Hintergrundfarbe separat zugewiesen werden. In der Grundform ergibt sich folgender Quelltext.

```
<table>
   <thead>
   <tr>Tabellenkopf</tr>
   </thead>
</table>
```

Tabellenfuß <tfoot>

Mit <tfoot> kann der Fuß der Tabelle in mehrere Zeilen unterteilt werden. Wie <thead> darf <tfoot> nur einmal in der Tabelle vorkommen. Besonders wichtig ist, dass <tfoot>, entgegen einer wahrscheinlichen Vermutung, nicht erst am Tabellenende definiert wird, sondern direkt im Anschluss an <thead> stehen muss.

Tabellenrumpf <tbody>

Anders als <thead> und <tfoot> darf <tbody> mehrmals in der Tabelle vorkommen und kann auch bei der Verwendung von den Tags für die Kopf- und Fußzeile weggelassen werden. Wird <tbody> aber verwendet, muss das Tag für sich allein stehen. Es dürfen nur Zeilen-Tags <tr> darin enthalten sein und auch keine Verschachtelungen von <tbody> durchgeführt werden.

Als Beispiel soll die Tabelle mit den Albentiteln von Umpah-Pah, der tapferen Rothaut, dienen. Der Quelltext wurde in die Bereiche <thead>, <tfoot> und <tbody> unterteilt und präsentiert sich jetzt wie folgt:

```
<table rules="rows" frame="below" bordercolor="gray">
<thead>
 <tr>
  <th colspan="2"><big>Umpah-Pah</big><br>
      <small>R.Goscinny und A. Uderzo</small>
  </th>
 </tr>
</thead>
<tfoot>
 <tr>
  <td colspan="2" align="center"><small>Erschienen im Ehapa Verlag
                                         Stuttgart</small>
 </td>
 </tr>
</tfoot>
<tbody>
<tr align="left">
  <td width="35%"><b>Band 1</b></td>
  <td>...Prolog: Erste Entw&uuml;rfe<br>
      ...die Rothaut
  </td>
 </tr>
  <tr align="left">
  <td><b>Band 2</b></td>
  <td>...die Plattf&uuml;&szlig;e greifen an<br>
      ...der Schrecken der Meere
  </td>
 </tr>
  <tr align="left">
  <td><b>Band 3</b></td>
  <td>...in geheimer Mission<br>
      ...H&auml;uptling kranke Leber
  </td>
 </tr>
</tbody>
</table>
```

Für eine bessere Lesbarkeit sind die Tags für <thead>, <tfoot> und <tbody> in Fettschrift dargestellt. Anhand der nebenstehenden Bildschirmabbildung ist zu erkennen, dass die drei Tags keinen sichtbaren Einfluss auf die Darstellung im Browser haben. Durch die Gruppierung in die Bereiche Kopf, Fuß und Körper können jetzt aber gezielt Formatierungen eingefügt werden, was die Handhabung einer Tabelle erleichtert. Um das zu zeigen, wurde der Quelltext bei <thead> und <tfoot> um die Zuweisung einer anderen Hintergrundfarbe ergänzt.

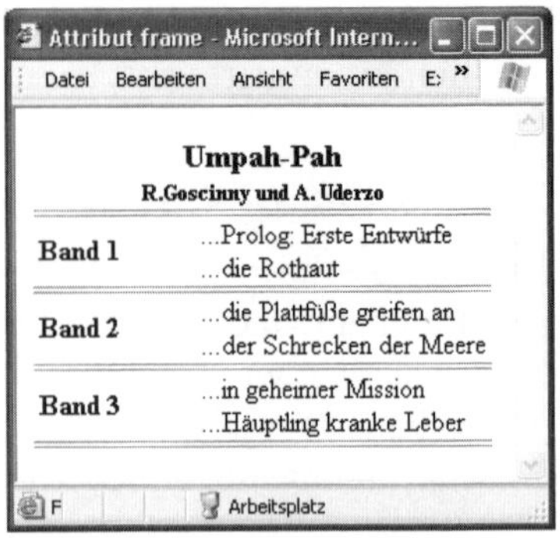


```
<thead bgcolor="silver">
<tfoot bgcolor="silver">
```

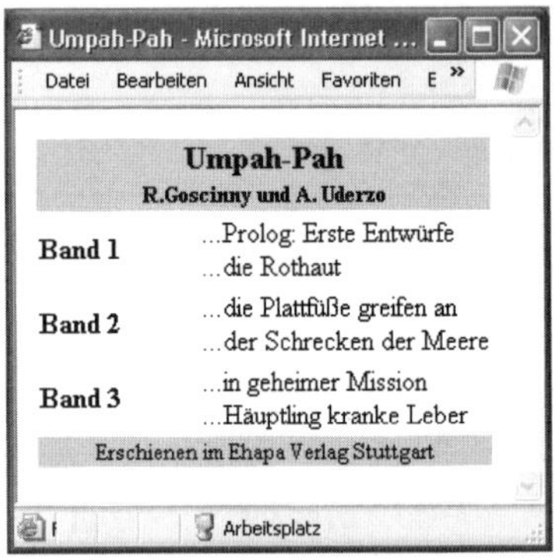

Eine weiter interessante Variante ist der Einsatz des Wertes *groups* bei dem Tag *rules* direkt in der Tabellendefinition. Bei den Erklärungen zu dem Tag *rules* wurde hierher verwiesen. Bei *rules="groups"* werden lediglich Linien um die definierten Gruppen gezogen. Für den nebenstehenden, dritten Screenshot wurde die Anweisung *bgcolor* wieder aus den Tags <thead> und <tfoot> entfernt. Bei dem Tag <table> wurde *rules="groups"* eingetragen und das Attribut *frame* gelöscht.

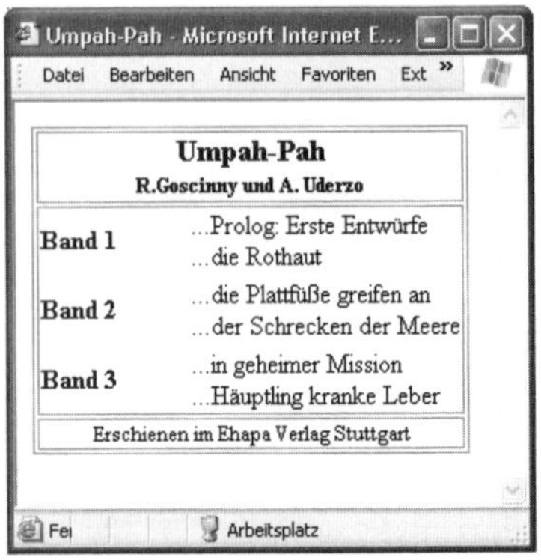


```
<table rules="groups"
  bordercolor="gray">
```

Deutlich sind jetzt die Bereiche Kopf, Fuß und Körper zu erkennen.

Colgroup

Nachdem mit den Tags für den Kopf-, Fuß- und Körperbereich Gruppen innerhalb der Tabelle angelegt wurden, die zeilenorientiert sind, folgt mit <colgroup> die spaltenweise Gruppierung. Hierzu wird <colgroup> vor dem Bereich, ab dem die Gruppierung erfolgen soll, eingesetzt. Als Beispiel wird abermals der Quelltext zu Umpah-Pah modifiziert. Die linke Spalte mit den Einträgen *Band 1*, *Band 2* und *Band 3* soll als Spaltengruppe definiert werden und die Hintergrundfarbe Silber zugewiesen bekommen. Dazu werden im Anschluss an den Bereich <tfoot> folgende Ergänzungen eingefügt.

```
...
</tfoot>
 <colgroup span="1" bgcolor="silver"/>
 <colgroup span="1"/>
<tbody>
...
```

Der Wert *span* gibt an, über wie viele Spalten <colgroup> sich erstrecken soll. Das zweite Tag <colgroup> ist nur für die optische Darstellung eingefügt. Durch die zweite Gruppierung wird auch der Bereich mit den Albentiteln als Spalte gruppiert und mit einer Trennlinie versehen.

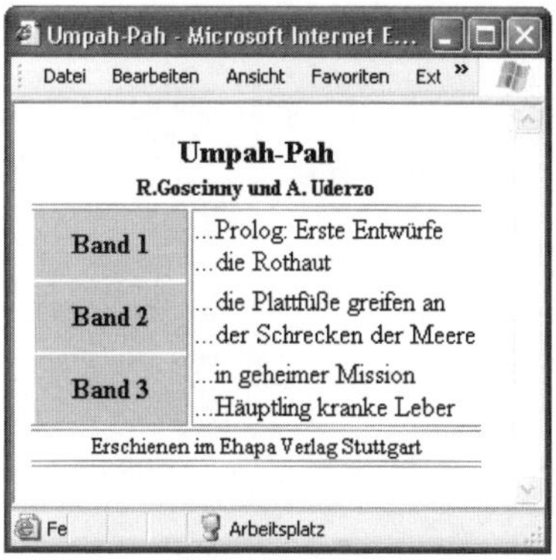

Tabellen für das Seitenlayout

Wie bereits in der Einleitung dieses Kapitels erwähnt, wird in einem immer stärkeren Maße das Erstellen von Seitenlayouts mit CSS in den Vordergrund gestellt und immer mehr Seiten komplett mit CSS erstellt. Doch noch gibt es erheblich mehr Internetseiten, die zum überwiegenden Teil auf ein tabellenbasiertes Layout setzen. Ein sehr bekanntes Beispiel ist Amazon. Wie die Tabellen dort angeordnet sind, zeigt die Abbildung auf der nächsten Seite, in der die definierten Tabellen mit einer grauen Umrandung markiert wurden.

Wird die Seite von Amazon ausgeblendet, ergibt sich der nebenstehende Tabellenrumpf. Eine so umfangreiche Seite wie die von Amazon enthält noch eine Reihe mehr Tabellen als die, die hier gezeigt werden, und mit einem grafischen Editor wie zum Beispiel Dreamweaver oder FrontPage gelingt es, den Überblick zu behalten.

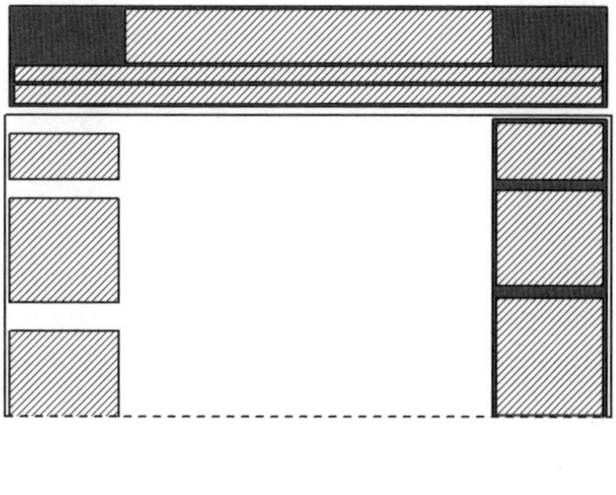

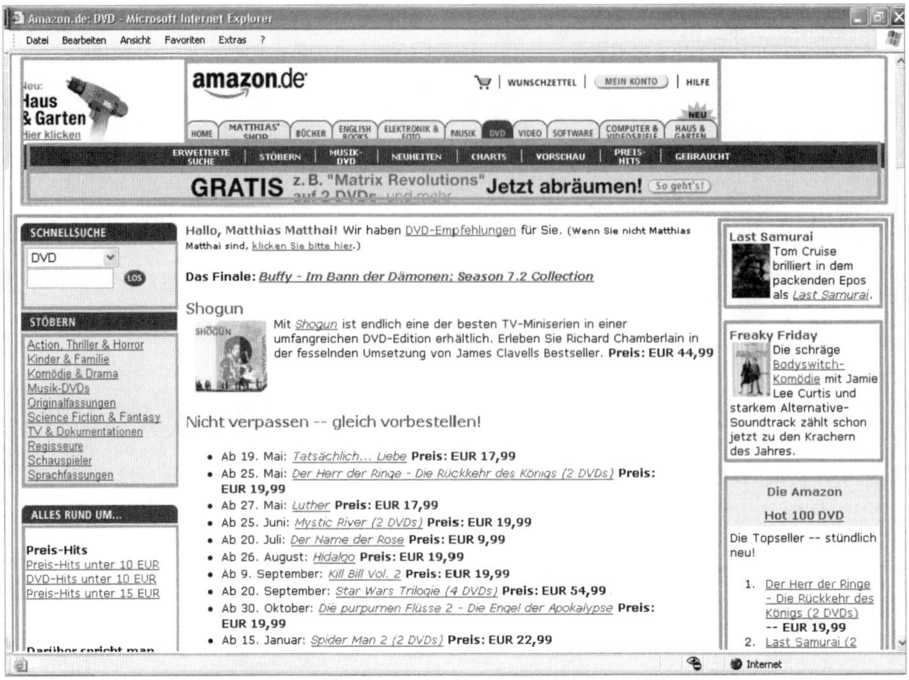

Das Layout der Homepage von www.amazon.de basiert fast ausschließlich auf Tabellen.

Natürlich wäre es ideal, wenn ab sofort alle Webdesigner ihre Internetseiten auf ein CSS-basiertes Layout umstellen würden. Anhand des Beispiels der Seite von Amazon ist es aber leicht, sich vorzustellen, dass solch eine Umstellung mit sehr viel Aufwand verbunden ist. Natürlich gibt es aber auch Beispiele großer Internetpräsenzen, die zumindest auf der Einstiegsseite, schon komplett ohne Tabellen auskommen. Hierzu zählt die Seite der Deutschen Post. Wer das überprüfen möchte, braucht sich nur den Quelltext der Seite anzeigen lassen und durchsuchen, er wird keine Tabellen finden.

Wer heute eine neue Seite erstellt oder für eine vorhandene Seite ein Redesign durchführt, wird abwägen müssen, welchen Weg er beschreitet. Wer gewohnt ist, mit Tabellen zu arbeiten, und mit seinem Editor ein eingespieltes Team ist, der wird eine kleinere Seite wahrscheinlich schnell mit Tabellen gestalten. In der Regel erfordert hier CSS, zumindest in der Lern- und Erprobungsphase, deutlich mehr Aufwand. Und selbst wenn die Begeisterung für CSS vorhanden ist, so manches Mal wird der Terminkalender, der Wunschlösung im Wege stehen. Natürlich werden die Seiten, die ausschließlich mit CSS gestaltet wurden, weiter an Menge zunehmen, bis es aber zu einer kompletten Ablösung von Tabellen als Gestaltungsmittel kommt, wird es noch etwas dauern. Bis dahin werden vor allem Internetpräsenzen dominieren, die beide Techniken einsetzen. Vielleicht liegt hier für viele auch ein erster und guter Mittelweg. Um heute schnell eine gute Seite zu gestalten, auf bekannte Techniken setzen und parallel eine neue einführen. Beim nächsten Redesign werden die Karten dann neu gemischt.

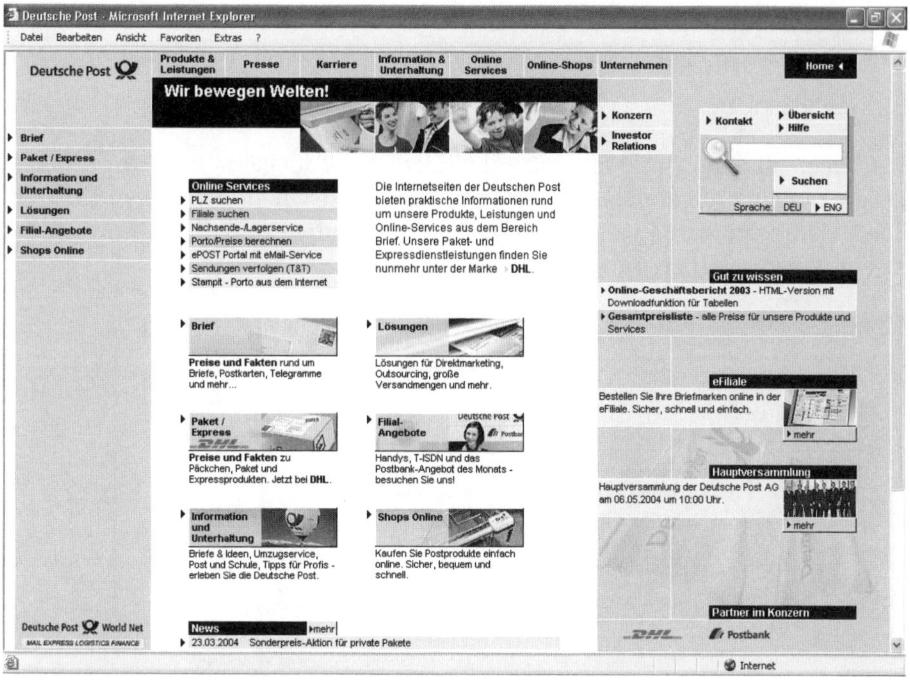

Auf der Einstiegsseite der Deutschen Post (www.post.de) werden keine Tabellen für das Seitenlayout genutzt, sondern CSS.

Formatierung einer Datentabelle mit CSS

Je umfangreicher eine Tabelle wird, desto unübersichtlicher wird der Quelltext. Kommen zu den eigentlichen Inhalten noch die Formatierungsangaben hinzu, passiert es schnell, dass vor lauter Tags und Attributen kein Inhalt mehr zu finden ist. Spätestens an dieser Stelle muss auch für eine normale Datentabelle ein grafischer Editor her oder es wird auf die Formatierung mit CSS zurückgegriffen. Die Vorteile der Trennung von Inhalt und Formatierungsbefehlen bei CSS sind nicht mehr neu und können hier eine Menge zur Übersichtlichkeit beitragen. Sowohl für den Nutzer als auch für den Ersteller der Seite.

Als Beispieltabelle soll eine kleine und stark eingeschränkte Übersicht über im Internet verwendete Formate dienen. Die Liste erhebt natürlich keinen Anspruch auf Vollständigkeit, sondern soll nur als Rahmen dienen, um verschiedene Formatierungsmöglichkeiten zu demonstrieren.

Definition der Tabelle

Die Tabelle wurde für insgesamt zwölf Zeilen und vier Spalten angelegt. Um eine bessere Strukturierung zu erzielen, wurden die Kopfzeile mit <thead>, die Fußzeile mit <tfoot> und insgesamt drei Bereiche mit <tbody> eingefügt. Die einzelnen Bereiche von <tbody> dienen für die Unterteilung in

- Beschreibungssprachen,
- Grafikformate und
- Soundformate.

Die Tabellenbreite wurde mit 100 % definiert. Ein Tabellenrahmen wurde angegeben, um eine Abgrenzung zwischen den Zellen sehen zu können. Auf weitere Formatierungen wurde verzichtet und daher präsentiert sich die Tabelle sozusagen im Rohzustand im Browserfenster.

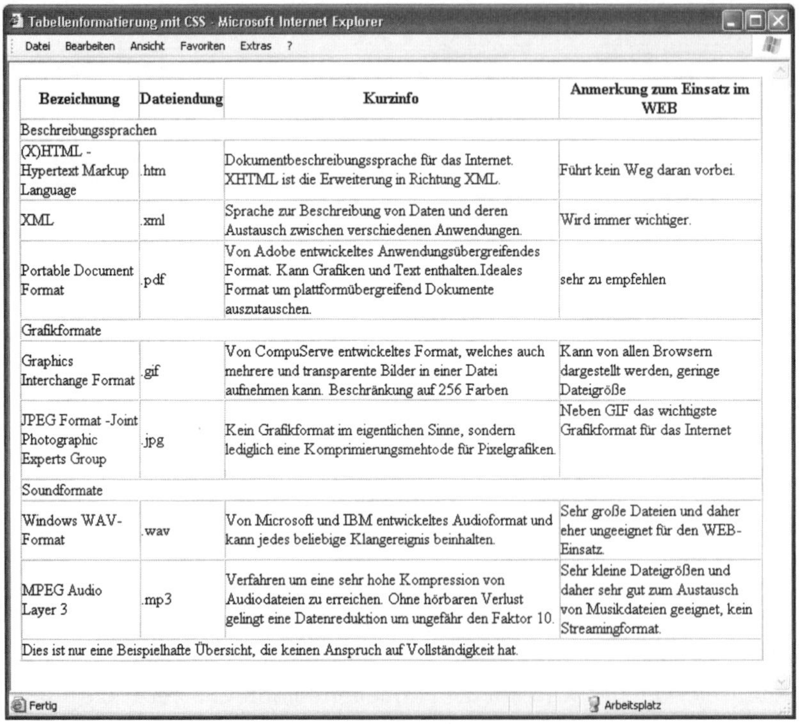

Bezeichnung	Dateiendung	Kurzinfo	Anmerkung zum Einsatz im WEB
Beschreibungssprachen			
(X)HTML - Hypertext Markup Language	.htm	Dokumentbeschreibungssprache für das Internet. XHTML ist die Erweiterung in Richtung XML.	Führt kein Weg daran vorbei.
XML	.xml	Sprache zur Beschreibung von Daten und deren Austausch zwischen verschiedenen Anwendungen.	Wird immer wichtiger.
Portable Document Format	.pdf	Von Adobe entwickeltes Anwendungsübergreifendes Format. Kann Grafiken und Text enthalten.Ideales Format um plattformübergreifend Dokumente auszutauschen.	sehr zu empfehlen
Grafikformate			
Graphics Interchange Format	.gif	Von CompuServe entwickeltes Format, welches auch mehrere und transparente Bilder in einer Datei aufnehmen kann. Beschränkung auf 256 Farben	Kann von allen Browsern dargestellt werden, geringe Dateigröße
JPEG Format -Joint Photographic Experts Group	.jpg	Kein Grafikformat im eigentlichen Sinne, sondern lediglich eine Komprimierungsmehtode für Pixelgrafiken.	Neben GIF das wichtigste Grafikformat für das Internet
Soundformate			
Windows WAV-Format	.wav	Von Microsoft und IBM entwickeltes Audioformat und kann jedes beliebige Klangereignis beinhalten.	Sehr große Dateien und daher eher ungeeignet für den WEB-Einsatz.
MPEG Audio Layer 3	.mp3	Verfahren um eine sehr hohe Kompression von Audiodateien zu erreichen. Ohne hörbaren Verlust gelingt eine Datenreduktion um ungefähr den Faktor 10.	Sehr kleine Dateigrößen und daher sehr gut zum Austausch von Musikdateien geeignet, kein Streamingformat.
Dies ist nur eine Beispielhafte Übersicht, die keinen Anspruch auf Vollständigkeit hat.			

Datentabelle mit Unterteilung in <thead>, <tfoot> und drei Bereichen mit <tbody>.

Das momentane Aussehen der Tabelle bietet viel Spielraum für Formatierungen. Doch bevor das mit CSS geschieht, werden die gewünschten Bereiche mit dem Selektor *class* gekennzeichnet. Für Stileigenschaften, die komplett für ein Tag gelten sollen, kann auf einen Selektor verzichtet werden, zum Beispiel für grundsätzliche Angaben zum Tag <body>.

Der fertige XHTML-Quelltext enthält jetzt die Selektoren, die im Anschluss auch für die Zuweisung der Stileigenschaften verwendet werden. Auch ohne weitere HTML-Tags zur Formatierung ist der Quelltext bereits recht umfangreich. Die Inhalte und Struktur des Dokuments sind aber noch gut erkennbar und dank der anschließenden Formatierung mit CSS wird sich daran auch nichts mehr ändern. Der folgende Quelltext ist an zwei Stellen gekürzt, die komplette Datei steht aber im Downloadbereich zum Buch auf der DATA BECKER-Seite zur Verfügung.

```
<?xml version="1.0" encoding="iso-8859-1"?>
<!DOCTYPE html PUBLIC "-//W3C//DTD XHTML 1.0 Strict//EN"
"http://www.w3.org/TR/xhtml1/DTD/xhtml1-strict.dtd">
<html xmlns="http://www.w3.org/1999/xhtml" xml:lang="de" lang="de">
<head>
<title>Tabellenformatierung mit CSS</title>
<link rel="stylesheet" type="text/css" href="TabelleMitCSS.css">
</head>
<body>
<table cellpadding="0" cellspacing="0">
<!-- Bereich Kopfzeile --------------->
  <thead>
  <tr>
    <th>Bezeichnung</th>
    <th>Dateiendung</th>
    <th>Kurzinfo</th>
    <th>Einsatz im Web</th>
  </tr>
  </thead>
<!------------ Bereich Fusszeile --------------->
  <tfoot>
  <td colspan="4">Dies ist nur eine beispielhafte &Uuml;bersicht, die
            keinen Anspruch auf Vollst&auml;ndigkeit erhebt.</td>
  </tfoot>
<!------------ Bereich tbody - Beschreibungssprachen --------------->
  <tbody class="Beschreibungssprachen">
  <tr>
    <td colspan="4" class="bereichsueberschrift">Beschreibungs-
        sprachen</td>
  </tr>
  <tr>
    <td>(X)HTML - Hypertext Markup Language</td>
    <td class="dateiendung">.htm</td>
    <td>Dokumentbeschreibungssprache f&uuml;r das Internet. XHTML ist
        die Erweiterung in Richtung XML.</td>
    <td>F&uuml;hrt kein Weg daran vorbei.</td>
  </tr>
  <tr>
    <td>XML</td>
    <td class="dateiendung">.xml</td>
    <td>Sprache zur Beschreibung von Daten und deren Austausch zwischen
        verschiedenen Anwendungen. </td>
    <td>Wird immer wichtiger.</td>
  </tr>
  <tr>
    <td>Portable Document Format</td>
    <td class="dateiendung">.pdf</td>
    <td>Von Adobe entwickeltes Anwendungs&uuml;bergreifendes Format.
        Kann Grafiken und Text enthalten. Ideales Format, um
      plattform&uuml;bergreifend Dokumente auszutauschen.</td>
    <td>sehr zu empfehlen</td>
  </tr>
  </tbody>
<!------------ Bereich tbody - Grafikformate --------------->
  <tbody class="Grafikformate">
  Der Aufbau ist identisch mit dem <tbody>-Bereich –
  Beschreibungssprachen
```

```
    </tbody>
 <!------------ Bereich tbody - Soundformate -------------->
    <tbody class="Soundformate">
    Der Aufbau ist identisch mit dem <tbody>-Bereich –
    Beschreibungssprachen
    </tbody>
 </table>
 </body>
 </html>
```

Formatierung mit CSS

Bevor das Stylesheet besprochen wird, an dieser Stelle erst einmal die fertige Tabelle, wie sie sich nach der Formatierung mit CSS darstellt.

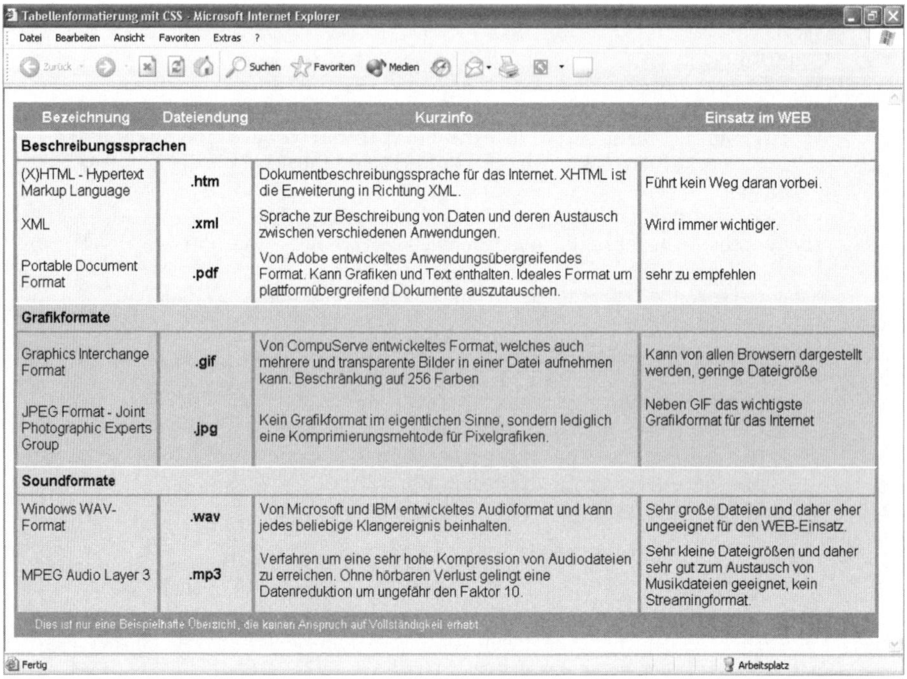

Bezeichnung	Dateiendung	Kurzinfo	Einsatz im WEB
Beschreibungssprachen			
(X)HTML - Hypertext Markup Language	.htm	Dokumentbeschreibungssprache für das Internet. XHTML ist die Erweiterung in Richtung XML.	Führt kein Weg daran vorbei.
XML	.xml	Sprache zur Beschreibung von Daten und deren Austausch zwischen verschiedenen Anwendungen.	Wird immer wichtiger.
Portable Document Format	.pdf	Von Adobe entwickeltes Anwendungsübergreifendes Format. Kann Grafiken und Text enthalten. Ideales Format um plattformübergreifend Dokumente auszutauschen.	sehr zu empfehlen
Grafikformate			
Graphics Interchange Format	.gif	Von CompuServe entwickeltes Format, welches auch mehrere und transparente Bilder in einer Datei aufnehmen kann. Beschränkung auf 256 Farben	Kann von allen Browsern dargestellt werden, geringe Dateigröße
JPEG Format - Joint Photographic Experts Group	.jpg	Kein Grafikformat im eigentlichen Sinne, sondern lediglich eine Komprimierungsmehtode für Pixelgrafiken.	Neben GIF das wichtigste Grafikformat für das Internet
Soundformate			
Windows WAV-Format	.wav	Von Microsoft und IBM entwickeltes Audioformat und kann jedes beliebige Klangereignis beinhalten.	Sehr große Dateien und daher eher ungeeignet für den WEB-Einsatz.
MPEG Audio Layer 3	.mp3	Verfahren um eine sehr hohe Kompression von Audiodateien zu erreichen. Ohne hörbaren Verlust gelingt eine Datenreduktion um ungefähr den Faktor 10.	Sehr kleine Dateigrößen und daher sehr gut zum Austausch von Musikdateien geeignet, kein Streamingformat.
Dies ist nur eine Beispielhafte Übersicht, die keinen Anspruch auf Vollständigkeit erhebt			

Für das Festlegen der Stileigenschaften in einer CSS-Datei gilt die erste Überlegung den Tags, die für die eigentliche Seite verantwortlich sind. Das kann bei einer Tabelle, die in eine bestehende Seite eingebunden wird, natürlich bereits geschehen sein, hier ist das aber nicht der Fall.

Der Anfang galt somit den grundsätzlichen Überlegungen zu den Tags <body> und <table>. Trotz dieser Vorüberlegungen kann es sein, dass für einen bestimmten Stil später eine andere Definition gemacht wird. Diese Situation ist für CSS kein Problem. Eine interne Gewichtung regelt die Rangfolge, nach der letztendlich die endgültige Formatierung erfolgt. Somit können zum Beispiel Styles für <table> nachträglich von <td> ergänzt oder verändert werden.

Die einzelnen Abschnitte von *tbody* sind nicht als *id*-Selektor benannt worden, sondern als *class*-Selektor. Als *id*-Selektor hätte jeder Abschnitt zwar die Sicherheit der einmaligen Bezeichnung, aber das Auffinden und Zuordnen innerhalb der CSS- Datei fällt mit der Zuweisung in der Art *tbody.grafikformate* leichter. Ein weiteres Argument für die Verwendung des *class*-Selektors ist der Umstand, dass frühere Versionen des Internet Explores als Version 6 den *id*-Selektor nicht unterstützen.

In dem zuvor gezeigten XHTML-Quelltext ist zu sehen, dass das Stylesheet als externe Datei angelegt wurde. Die CSS-Datei beginnt mit der Maskierung als CDATA-Sektion und zusätzlich mit den Kommentarsymbolen, um die CSS-Datei vor ganz alten Browsern zu verbergen. Das Einfassen in Kommentarsymbole ist bei externen CSS-Dateien grundsätzlich nicht nötig, da alte Browser erst gar nicht in der Lage sind, das externe Stylesheet zu laden. Sich trotzdem diesen Anfang anzugewöhnen hat den Vorteil, dass bei kurzen Inline-Skripten die Maskierung nicht vergessen wird. Doch nun das Erstellen der CSS-Datei:

1 Die Eigenschaften für <body<, <table> und <td> geben die Hintergrundfarbe der Seite, die Randfarben und Linienstärken für die Tabelle sowie der einzelnen Zellen vor. Die Zellen erhalten nur links und rechts eine Rahmenlinie und die Farbbezeichnungen erfolgen als Hexadezimalzahl.

```
<!--
/*<![CDATA[*/
body  {
     background-color: #F7F7F7;
     font-family: arial, helvetica, sans-serif;
     font-size: small;
}
table {
     border: thin solid #8D8D8D;
     padding: 5px;
}
td {
     border-right: thin solid #8D8D8D;
     border-left: thin solid #8D8D8D;
}
```

2 Als Nächstes werden den Kopf- und Fußbereichen der Tabelle Eigenschaften zugewiesen.

```
thead {
     background-color: #8D8D8D;
     height: 30px;
     font-size: small;
     color: white;
}
tfoot {
     background-color: #8D8D8D;
     padding-left: 20px;
     font-size: x-small;
     color: white;
}
```

Die Kopf- und Fußzeile <thead> und <tfoot> erhalten als Hintergrundfarbe denselben Farbwert wie die Tabelle und ihre Zellen. Dadurch wird erreicht, dass die Tabelle von einem geschlossenen Rahmen umgeben wird. Als Schriftfarbe wird Weiß eingestellt und für die Kopfzeile eine feste Höhe von *30px* vorgegeben.

3 Für den Bereich <tbody> wird generell die Schriftgröße *small* festgelegt, während die einzelnen Unterbereiche jeweils eine andere Hintergrundfarbe zugewiesen bekommen.

```
tbody {
      font-size: small;
}
tbody.Beschreibungssprachen
{
    background-color:#EAEAEA;
}
tbody.grafikformate
{
    background-color:#C8C8C8;
}
tbody.soundformate
{
    background-color:#DADADA;
}
```

4 Um die Dateiendung der einzelnen Dateiarten optisch etwas hervorzuheben, werden diese zentriert ausgerichtet und in Fettdruck gesetzt.

```
.dateiendung {
      text-align:center;
      font-weight: bold;
}
```

5 Die Bereichsüberschrift formatiert die Zeilen, in denen die Überschriften *Beschreibungssprachen, Grafikformate* und *Soundformate* stehen.

```
.bereichsueberschrift {
    padding-top: 5px;
    padding-bottom: 5px;
    border-top: thin solid #FFFFFF;
    border-bottom: thin solid #8D8D8D;
    font-weight: bold;
}
/*]]>*/
-->
```

Eine Rahmenlinie wird nur oben und unten benannt. Die obere erhält den Farbwert Weiß, wodurch ein minimaler 3-D-Effekt ensteht, der die Tabelle plastischer wirken lässt. Die untere Rahmenlinie bekommt denselben Farbwert zugewiesen wie der Tabellenrahmen, und die Schrift wird in Fettdruck gesetzt.

7. Links

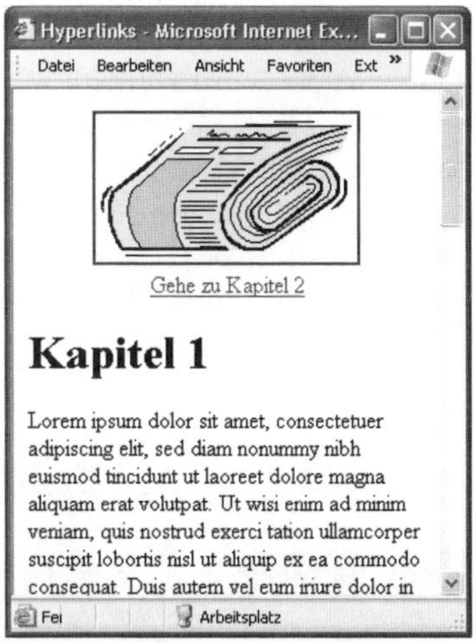

Was wäre das Internet ohne Links?

Jedenfalls nicht das, was wir unter dem Internet verstehen. Links erst sind es, die dem Internet einen Großteil seiner Interaktivität geben. Alles ist nur einen Mausklick entfernt, egal ob der nächste Onlineshop, die Nachrichten oder eine Fahrplanauskunft. Der Link erst ermöglicht das Navigieren durch die enorme Vielfalt an Informationen. Richtig eingesetzt verbindet er vorhandene Informationen sinnvoll miteinander und hilft, sich durch die verschiedenen Wege einer Internetpräsenz zu arbeiten. Neben der reinen Technik bildet die Benutzerführung, die mit den Links vorgegeben wird, die größte Herausforderung. Dieses Kapitel befasst sich in erster Linie mit der Technik und wird parallel dazu den einen oder anderen Hinweis auf die Benutzerführung einfließen lassen.

7.1 Verweismöglichkeiten

Der Link, genauer gesagt der Hyperlink, verknüpft die verschiedensten Dokumente und Internetseiten miteinander, und auch Verweise innerhalb eines Dokuments gehören noch zu seinen Aufgaben. Der Link ist es, der dem Hypertext erst seinen interaktiven Charakter gibt. Ein einfaches Beispiel ist ein Fachaufsatz, bei dem bestimmte Begriffe als Hyperlink gekennzeichnet sind. Sind diese Begriffe direkt im Text angeordnet, wird von einem Inline-Hyperlink gesprochen.

Der Vorteil von Inline-Hyperlinks ist, dass der Fachleser den Text ungehindert lesen kann und der weniger versierte Leser sich über die Hyperlinks direkt die erklärenden Informationen anzeigen lässt. Und während Heinz Rühmann in der Feuerzangenbowle die Dampfmaschine an der Tafel erklärt hat, gibt heutzutage unter anderem die Internetseite von *www.wissen.de* Auskunft über diese Technologie.

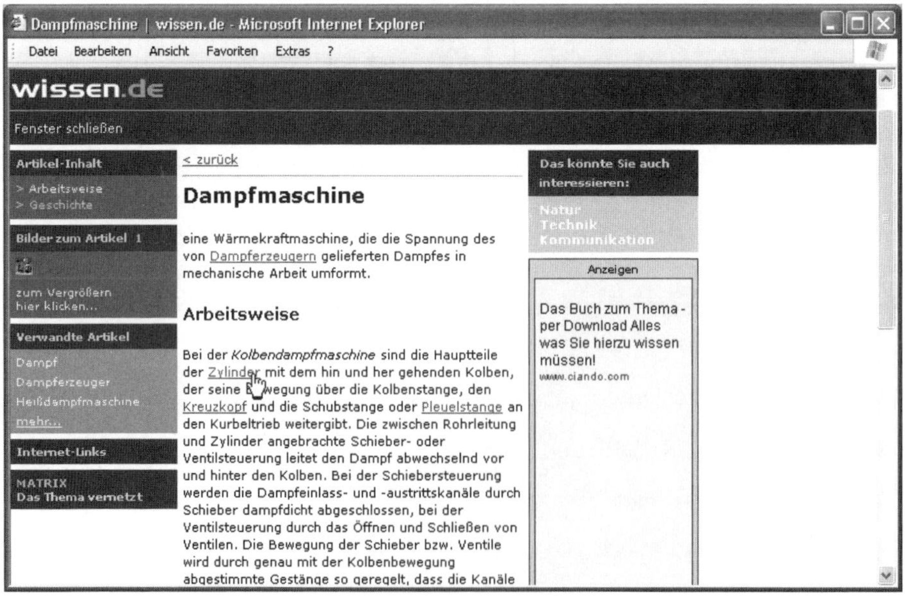

www.wissen.de

Aufgrund der platzierten Hyperlinks innerhalb des Textes über die Dampfmaschine ist es ein Leichtes, zu weiterführenden Informationen zum Beispiel über Zylinder oder Pleuelstangen zu gelangen. Wird einer der Links angeklickt, werden andere Dokumente von Wissen.de aufgerufen. Angezeigt werden die Dokumente normalerweise in einem sich neu öffnenden Browserfenster. Aber auch hier gilt, weniger ist oftmals mehr. Wer seine Seite mit Hyperlinks überfrachtet, nervt irgendwann auch den geduldigsten Leser. Genauso kann die Geduld eines Anwenders auf die Probe gestellt werden, wenn die Hyperlinks überformatiert werden. Wird die Aufmerksamkeit durch zu bunte und blinkende Hyperlinks abgelenkt, bleibt der eigentliche Text auf der Strecke und die gewünschte Information kann nicht transportiert werden.

Externe Links

Selbstverständlich ist es auch möglich, nicht nur auf Seiten der eigenen Internetpräsenz zu verweisen, zumal es gerade die externen Verweise sind, die dem Internet seine Lebendigkeit geben. Aus diesem Grund gibt es fast keine Seite, die nicht in irgendeiner Form externe Verweise integriert hat. Sei es in Form von generellen Link-Listen, Verweisen zu Geschäftspartnern oder eine Suchmaschine, die eigentlich nur aus externen Links besteht. Eigentlich hat jeder etwas, das er seinen Besuchern zusätzlich zeigen oder mitteilen möchte. Dabei ist es völlig egal, ob der Link in einer Liste steht oder es sich um einen Inline-Hyperlink handelt.

Interne Links

Neben dem Verweis auf andere Internetseiten gibt es auch den Hyperlink, der auf Stellen innerhalb des eigenen Dokuments verweist. Diese Eigenschaft wird zum Beispiel von Seiten genutzt, bei denen regelmäßig Ergänzungen in kleine Unterabschnitte eingepflegt werden müssen oder auf denen umfangreichere Abhandlungen veröffentlicht sind. Pauschal gilt aber die Aussage, dass bei allen Seiten, bei denen die Scrollbars benutzt werden, interne Verweise sinnvoll sind.

Etwas zum Thema Scrollen

Scrollbars sind oftmals ein Streitpunkt. Während 1996 Jakob Nielsen, ein anerkannter Usability-Fachmann, die Auffassung vertrat, das Scrollen jeglicher Art sei zu vermeiden, äußerte er sich bereits 1997 etwas moderater. Er räumt ein, dass sich die Anwender mittlerweile an diese Art der Navigation gewöhnt haben. Heutzutage sind vertikale Scrollbars selbstverständlich. Wichtig ist aber, dass am Anfang einer Seite, die vertikale Scrollbars nutzt, mit der Hilfe von Hyperlinks eine Navigation geschaffen wurde, die es erlaubt, sich durch die Seite zu bewegen. Anders sieht es bei horizontalen Scrollbars aus. Natürlich hat man als Ersteller einer Webseite keinen Einfluss auf die Einstellungen des Browserfensters beim Anwender, aber bei einer Vollbilddarstellung dürfen keine vertikalen Scrollbars erscheinen. Jeder, der schon mal versucht hat, einen Text am Bildschirm zu lesen, und dabei vertikal und horizontal scrollen musste, kann wahrscheinlich verstehen, was gemeint ist.

Ein Beispiel, bei dem interne Hyperlinks häufig eingesetzt werden, sind FAQ-Seiten (**F**requently **A**sked **Q**uestions, häufig gestellte Fragen). Nachfolgend ist eine Seite von Fujifilm abgebildet, die in dieser bereits gekürzten Länge nicht auf einen Bildschirm mit einer Auflösung von 1.024 x 768 Pixel passt. Mit Hyperlinks wird innerhalb der FAQ-Seite an die gewünschte Stelle gewechselt. Wichtig bei internen Verweisen ist ein weiterer Hyperlink an der Verweisstelle, der es ermöglicht, wieder zum Anfang der Seite zurückzukehren und gegebenenfalls die nächste Frage anzusteuern. Auf der abgebildeten Seite von Fujifilm symbolisiert der nach oben gerichtete Pfeil diesen Hyperlink.

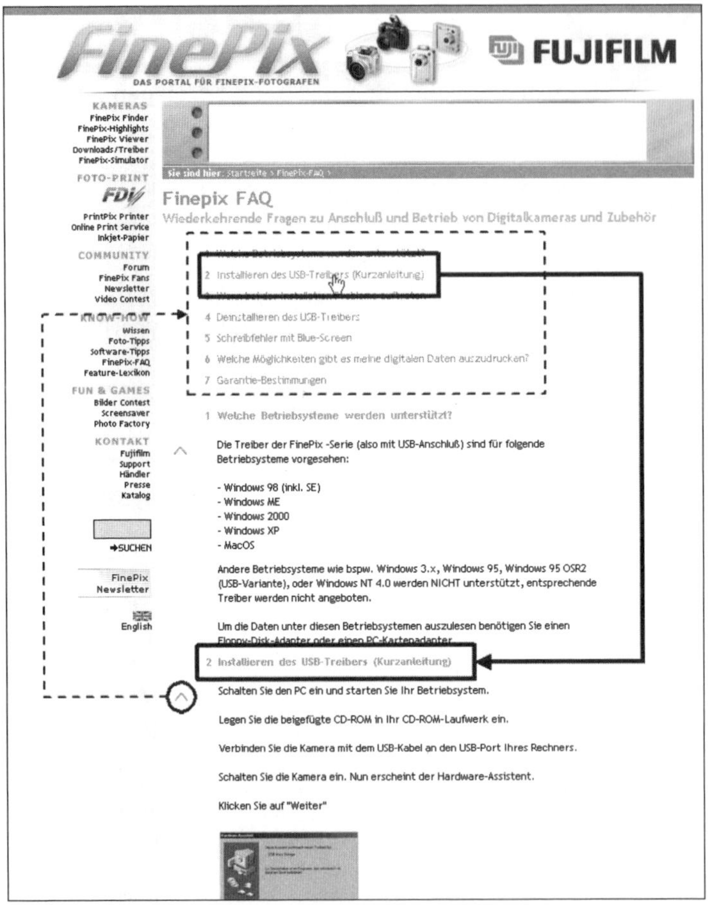

Fujifilm unterhält eine ganze Reihe von Internetseiten. Eine davon ist www.finepix.de.

Links auf Dateien und Nicht-(X)HTML-Dokumente

Neben dem Verweis auf externe und interne Dokumente kann ein Hyperlink auch zu einer Datei oder einem Programm führen. Ist das der Fall, erkennt der Browser, dass es sich nicht um eine (X)HTML-Seite handelt. Je nach Dateityp kann der Browser diese trotzdem anzeigen oder er benötigt Zusätzliche, in der Regel kostenlose Programme. Die Programme, so genannte Plug-Ins (dtsch. einstecken), ermöglichen es dem Browser, die entsprechende Datei darzustellen. Ein sehr bekanntes Beispiel ist das Plug-In von Macromedia, um Flash-Filme abspielen zu können. Flash-Filme sind mittlerweile vollständig etabliert und ermöglichen wesentlich mehr Interaktion als (X)HTML-Seiten.

Um einen Flash-Film mit Hyperlinks aufzurufen, wird der eigentliche Aufruf des Flash Films in ein neues HTML-Dokument verpackt. Dadurch kann der Hyperlink im (X)HTML-Quelltext gestaltet werden wie für andere Verweise auch. Die Einzelheiten zum Einbinden von Flash-Filmen werden in Kapitel 9 behandelt.

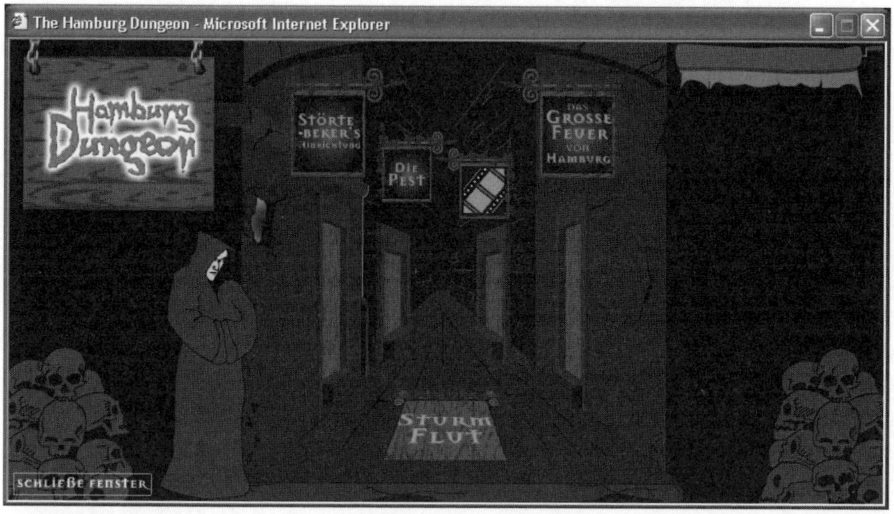

Auf der Homepage des Hamburg Dungeon (www.hamburgdungeon.com) ist der Menüpunkt „Erlebe das Dungeon" als Flash-Film gestaltet.

Ein anderes häufig eingesetztes Dateiformat ist PDF (**P**ortable **D**ocument **F**ormat) von Adobe. Um sich diese Dateien betrachten zu können, wird der Adobe Acrobat Reader benötigt. Bei der Installation installiert dieser in der Regel ein Browser-Plug-In, mit dem die Dateien direkt im Browser betrachtet werden können.

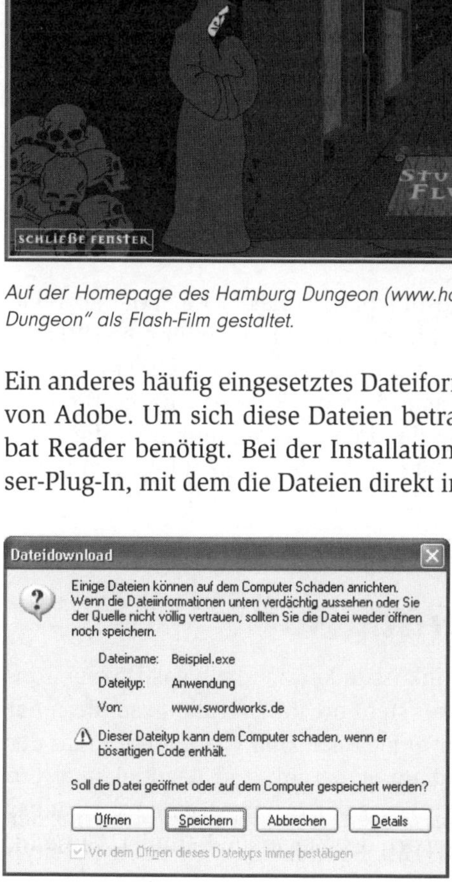

Benachrichtigungsfenster des Internet Explorer für einen Dateidownload.

Andere Dateitypen wie zum Beispiel ZIP-Dateien (Dateien, die mit WinZip komprimiert wurden) oder auch ausführbare Programme (EXE-Dateien), die der Browser nicht direkt anzeigen kann, bietet er zum Speichern auf der Festplatte an. An dieser Stelle sollte man sich aber sicher sein, dass der Anbieter vertrauenswürdig ist, oder zumindest nach dem Herunterladen, bevor etwas anderes mit der Datei gemacht wird, einen aktuellen Virenscanner die Datei überprüfen lassen.

7.2 Unterschied URI, URL und URN

Im HTML-Standard wird von URI (**U**niversal **R**esource **I**dentifier, universelle Quellenbezeichnung) gesprochen. In den meisten Fällen ist aber nur die Bezeichnung URL bekannt. Im Endeffekt verhält es sich fast so wie mit der Glühbirne und der Glühlampe. Die Birne liegt eigentlich im Obstkorb und wird nicht in eine Lampenfassung geschraubt. Durch die Umgangssprache hat sich der Begriff von der Glühbirne aber fest in den Sprachgebrauch eingefügt. URI und URL sind im Gegensatz zur Glühlampe und Glühbirne zwar nicht identisch, aber im Sprachgebrauch stellt URL mittlerweile ein Synonym für den Begriff URI dar. So kommt es, dass eigentlich immer URI gemeint ist, aber URL gesagt wird.

URI ist der Oberbegriff für die Menge aus URL und URN (**U**niform **R**esource **N**ames). Letztlich erfüllt eine URN denselben Zweck wie eine URL, legt aber nicht den physikalischen Speicherort einer Datei fest. Dadurch erlaubt eine URN die verteilte Speicherung von Dokumenten und der Zugriff kann immer auf die nächstgelegene Kopie erfolgen. Die URL hingegen gibt explizit den Speicherort eines Dokuments an.

Wird also in Dokumentationen von URI gesprochen, ist das fachlich der korrekte Weg, da beschriebene Funktionen sowohl für eine URL als auch für eine URN genutzt werden können. Für das Beschreiben und Erklären von (X)HTML-Eigenschaften bleibt es aber ohne Auswirkungen, ob von URI oder URL gesprochen wird, und in der praktischen Anwendung dominiert bekanntermaßen die URL. Damit bei Erklärungen der praktische Aspekt im Vordergrund steht, wird daher immer von einer URL gesprochen.

7.3 Quell- und Zielanker-Tag <a>

Die richtige Bezeichnung für einen Hyperlink ist Anker, weshalb das Dazugehörige (X)HTML-Tag einfach ein *a* ist. Ein Anker steht nie für sich allein, sondern hat immer zwei Enden. Das eine Ende ist der Quellanker und das andere Ende der Zielanker. Der Quellanker ist der anklickbare Hyperlink und der Zielanker die verlinkte Seite, Datei oder Seitenreferenz. Damit das Prinzip funktioniert, muss der Quellanker wissen, wo sich sein Gegenpart, der Zielanker, befindet. Diese Information liefert das Attribut *href*.

Mit *href=" "* wird der Pfad angegeben, über den der Zielanker erreichbar ist. Dabei ist es völlig egal, um was für eine URL es sich handelt. Hauptsache ist nur, dass es sich um eine gültige URL handelt. Benennt die Pfadangabe als Ziel eine exakte URL (**U**niform **R**esource **L**ocator, die Internetadresse), funktioniert das auch. Liegt das Ziel aber innerhalb desselben Dokuments, reicht dem Browser die Angabe der URL nicht aus. Schließlich befindet er sich bereits innerhalb dieser URL und hier kann es eine ganze Reihe von Ankern geben. So wie eine URL eine eindeutige Bezeichnung für eine Internetseite stellt, muss einem Zielanker, der sich auf ein und derselben Seite befindet, ebenfalls eine eindeutige Bezeichnung gegeben werden. Was kann da näher liegen, als dem Tag *<a>* das Attribut *name* hinzuzufügen.

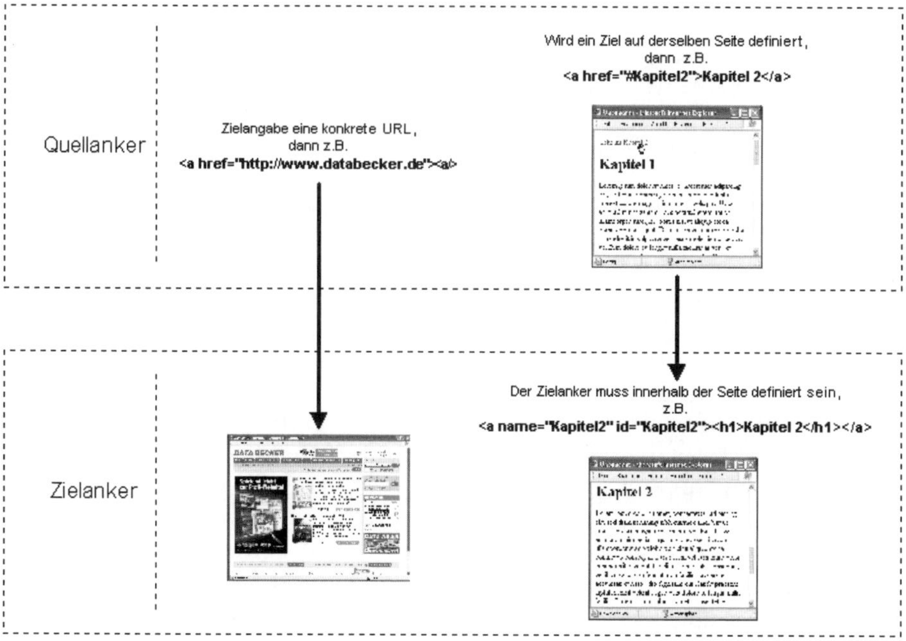

Es gibt immer zwei Anker. Der erste ist der Quellanker und der andere der Zielanker.

Das Attribut *name* muss einen Anker eindeutig benennen. Sein Geltungsbereich ist auf das aktuelle Dokument beschränkt. Dadurch darf die Bezeichnung *name="Kapitel1"* in verschiedenen Dokumenten derselben Internetpräsenz durchaus öfter vorkommen.

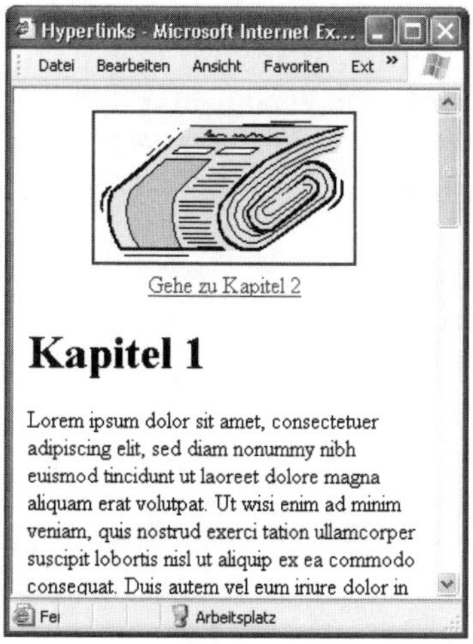

Verweise innerhalb des aktuellen Dokuments.

Innerhalb der Tag-Begrenzung <a> und </a> können neben Text und Grafiken auch verschiedene Formatierungen eingefügt werden. Der Browser fügt bestimmte Markierungen hinzu, um den Bereich zwischen den Tag-Begrenzungen als Hyperlink kenntlich zu machen. Text wird unterstrichen und farbig dargestellt. Bei Grafiken oder Bildern wird von den meisten Browsern eine farbige Umrandung um den Bildbereich erzeugt. Zu den Browsern, die hier eine Ausnahme machen, gehört zum Beispiel Opera. Nach dem ersten Anklicken eines Hyperlinks ändert sich die Farbe des Textes beziehungsweise der Bildumrandung.

Die Quellanker für diese Abbildung sind folgende:

```
<a href="#Kapitel2"><img src="Zeitung.gif"/></a>
<a href="#Kapitel2">Gehe zu Kapitel 2</a>
```

Beide Quellanker zeigen auf denselben Zielanker *Kapitel2*:

```
<h1><a name="Kapitel2" id="Kapitel2">Kapitel 2</a></h1>
```

Um einen internen Link festzulegen, wird als Wert für *href* ein Fragmentbezeichner verwendet. Dieser ist an einer vorangestellten Raute (#) zu erkennen und kann auf ein benanntes Element einer Internetseite direkt zugreifen.

Eine Idee kann auch sein, zwischen dem Tag <a> und </a> des Zielankers keine Information einzutragen und so nur eine Sprungmarke ohne Inhalt zu definieren. Theoretisch funktioniert das auch, nur leider ignorieren viele Browser den Zielanker zwischen <a> und </a>, wenn dort keinerlei Information enthalten ist. Daher sollte auf diese Variante besser verzichtet werden.

Eindeutige Bezeichner: id und name

Die Attribute *name* und *id* müssen einen Anker eindeutig benennen. Um eine der Syntax entsprechende eindeutige Bezeichnung zu erreichen, reicht es nicht, wenn sich ein Bezeichner lediglich in Groß- und Kleinschreibung unterscheidet. Der Fragmentbezeichner aus dem letzten Beispiel wurde ein zweites Mal, dafür aber in Großbuchstaben, in den folgenden gekürzten Quelltext eingefügt.

```
<body>
<center>
<a href="#Kapitel2"><img src="Zeitung.gif"/></a>
<br>
<a href="#Kapitel2">Gehe zu Kapitel 2</a>
</center>
<h1>Kapitel 1</h1>
...
<h1><a name="KAPITEL2" id="KAPITEL2">Kapitel 2</a></h1>
...
<h1><a name="Kapitel2" id="Kapitel2">Kapitel 2</a></h1>
...
</body>
```

Zugegeben, wer wird in einem Text zweimal Kapitel 2 benennen? Aber als Beispiel erfüllt der Quelltext seine Funktion. Der Browser ist nämlich nicht in der Lage, in diesem Fall den Fragmentbezeichner eindeutig zu identifizieren. Für den Browser sind beide Bezeichner identisch. Die Folge ist, dass der Browser beim Erreichen des ersten Fragmentbezeichners anhält. Es wird somit nie gelingen, den zweiten Fragmentbezeichner mithilfe eines Hyperlinks zu lokalisieren. Auch um XHTML-konformen Quelltext zu verfassen, ist es wichtig, auf die Groß- und Kleinschreibung zu achten, da XHTML im Gegensatz zu HTML hier streng unterscheidet.

Im Zuge der Weiterentwicklung wird das Attribut *name* immer mehr durch das Attribut *id* verdrängt. Die Vorteile einer eindeutigen Bezeichnung mit *id* liegen in der Vielzahl der Elemente, die dadurch als Zielanker gekennzeichnet werden können. Wer mit Stylesheets oder JavaScript arbeitet, hat ohnehin schon verschiedene Elemente mit einer eindeutigen *id* gekennzeichnet. Dadurch, dass diese Elemente, egal ob es sich dabei um einen Absatz, Abschnitt oder eine Tabelle handelt, mit ihrer *id* von unterschiedlichen Tags angesprochen werden können, erhöht sich ganz nebenbei die Übersichtlichkeit des gesamten Quelltextes.

Allerdings unterstützen noch nicht alle Browser ein Tag, das mit einer *id* benannt ist, als Zielanker. Das trifft natürlich nicht auf die neueren Browser zu. Wer aber noch mit Netscape 4 oder dem Internet Explorer vor Version 5 unterwegs ist, den wird ein solcher Hyperlink nicht ans Ziel bringen. Daher empfiehlt es sich, einen Zielanker sowohl mit dem Attribut *id* als auch mit *name* zu benennen.

```
<h1><a name="Kapitel2" id="Kapitel2">Kapitel 2</a></h1>
```

Leichter kann eine Abwärtskompatibilität eigentlich nicht mehr realisiert werden.

7.4 Welcher Name für einen Hyperlink?

Handelt es sich um einen Namen oder eine ID, die dem Anwender später nicht zugänglich sind, ist die Frage recht einfach zu beantworten. Der eindeutige Bezeichner im Quelltext muss seinem Autor auch bei einer späteren Überarbeitung der Seite eingängig sein und nicht erst lange Überlegungen nötig machen. Werden zum Beispiel die Menüpunkte eines Menüs mit einer ID benannt, sollten Namen wie *Menüpunkt1*, *Menüpunkt2* usw. vermieden werden. Wer weiß schon nach einem Jahr, was sich hinter *Menüpunkt1* verbirgt. Sinnvoller ist es, eine Struktur festzulegen. Diese könnte zum Beispiel lauten *Menüpunkt_main* oder *Menüpunkt_kontakt*. Sind auf einer Seite wenige Bezeichner verwendet worden, kann genauso gut nur *Main* oder *Kontakt* gewählt werden.

Geht es um die Bezeichnung, die der Nutzer der Seite zu Gesicht bekommt, gibt es einiges zu beachten. Immer wieder gibt es Seiten, auf denen Hinweise zu finden sind wie *hier klicken* oder *für Informationen hier klicken*. Grundsätzlich gilt wie immer, weniger ist mehr. Die heutigen Anwender erkennen sehr wohl einen Hyperlink und benötigen nicht die Aufforderung zum Klicken. Wird eine Hyperlink-Liste erstellt, ist die Namensgebung in der Regel relativ einfach. Sie ergibt sich aus den folgenden Überschriften oder Seiten. Anders sieht es aus, wenn ein bestimmter Textbereich innerhalb eines Textes für einen Inline-Link markiert werden soll. Hier gilt es, die Auswahl so zu treffen, dass der Leser weiß, was ihn hinter dem Link erwartet. Daher muss der markierte Textbereich nicht nur aus einem Wörter bestehen, sondern kann sich auch über mehrere Worte erstrecken.

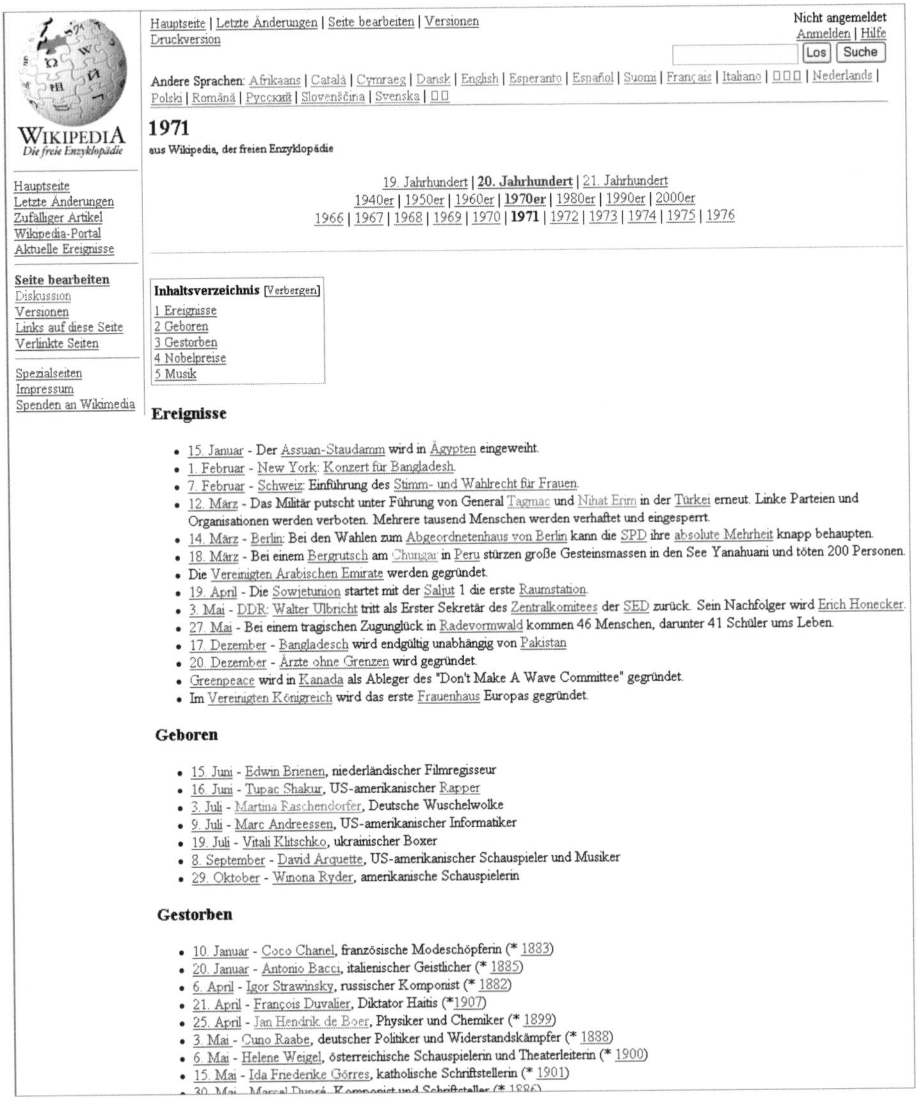

Hauptseite | Letzte Änderungen | Seite bearbeiten | Versionen
Druckversion

Nicht angemeldet
Anmelden | Hilfe
Los | Suche

Andere Sprachen: Afrikaans | Català | Cymraeg | Dansk | English | Esperanto | Español | Suomi | Français | Italiano | □□□ | Nederlands | Polski | Română | Русский | Slovenščina | Svenska | □□

WIKIPEDIA
Die freie Enzyklopädie

Hauptseite
Letzte Änderungen
Zufälliger Artikel
Wikipedia-Portal
Aktuelle Ereignisse

Seite bearbeiten
Diskussion
Versionen
Links auf diese Seite
Verlinkte Seiten

Spezialseiten
Impressum
Spenden an Wikimedia

1971

aus Wikipedia, der freien Enzyklopädie

19. Jahrhundert | **20. Jahrhundert** | 21. Jahrhundert
1940er | 1950er | 1960er | **1970er** | 1980er | 1990er | 2000er
1966 | 1967 | 1968 | 1969 | 1970 | **1971** | 1972 | 1973 | 1974 | 1975 | 1976

Inhaltsverzeichnis [Verbergen]
1 Ereignisse
2 Geboren
3 Gestorben
4 Nobelpreise
5 Musik

Ereignisse

- 15. Januar - Der Assuan-Staudamm wird in Ägypten eingeweiht.
- 1. Februar - New York: Konzert für Bangladesh.
- 7. Februar - Schweiz: Einführung des Stimm- und Wahlrecht für Frauen.
- 12. März - Das Militär putscht unter Führung von General Tagmac und Nihat Erim in der Türkei erneut. Linke Parteien und Organisationen werden verboten. Mehrere tausend Menschen werden verhaftet und eingesperrt.
- 14. März - Berlin: Bei den Wahlen zum Abgeordnetenhaus von Berlin kann die SPD ihre absolute Mehrheit knapp behaupten.
- 18. März - Bei einem Bergrutsch am Chungar in Peru stürzen große Gesteinsmassen in den See Yanahuani und töten 200 Personen.
- Die Vereinigten Arabischen Emirate werden gegründet.
- 19. April - Die Sowjetunion startet mit der Saljut 1 die erste Raumstation.
- 3. Mai - DDR: Walter Ulbricht tritt als Erster Sekretär des Zentralkomitees der SED zurück. Sein Nachfolger wird Erich Honecker.
- 27. Mai - Bei einem tragischen Zugunglück in Radevormwald kommen 46 Menschen, darunter 41 Schüler ums Leben.
- 17. Dezember - Bangladesch wird endgültig unabhängig von Pakistan
- 20. Dezember - Ärzte ohne Grenzen wird gegründet.
- Greenpeace wird in Kanada als Ableger des "Don't Make A Wave Committee" gegründet.
- Im Vereinigten Königreich wird das erste Frauenhaus Europas gegründet.

Geboren

- 15. Juni - Edwin Brienen, niederländischer Filmregisseur
- 16. Juni - Tupac Shakur, US-amerikanischer Rapper
- 3. Juli - Martina Raschendorfer, Deutsche Wuschelwolke
- 9. Juli - Marc Andreessen, US-amerikanischer Informatiker
- 19. Juli - Vitali Klitschko, ukrainischer Boxer
- 8. September - David Arquette, US-amerikanischer Schauspieler und Musiker
- 29. Oktober - Winona Ryder, amerikanische Schauspielerin

Gestorben

- 10. Januar - Coco Chanel, französische Modeschöpferin (* 1883)
- 20. Januar - Antonio Bacci, italienischer Geistlicher (* 1885)
- 6. April - Igor Strawinsky, russischer Komponist (* 1882)
- 21. April - François Duvalier, Diktator Haitis (*1907)
- 25. April - Jan Hendrik de Boer, Physiker und Chemiker (* 1899)
- 3. Mai - Cuno Raabe, deutscher Politiker und Widerstandskämpfer (* 1888)
- 6. Mai - Helene Weigel, österreichische Schauspielerin und Theaterleiterin (* 1900)
- 15. Mai - Ida Friederike Görres, katholische Schriftstellerin (* 1901)
- 30. Mai - Marcel Dupré, Komponist und Schriftsteller (* 1886)

Screenshot der freien Enzyklopädie www.wikipedia.de zum Stichwort „1971".

Eine Seite, auf der die Nutzung der verschiedenen Hyperlinks studiert werden kann, befindet sich unter *www.Wikipedia.de*. Bei Wikipedia handelt sich um eine freie Enzyklopädie, genauer gesagt um eine, bei der die User den Inhalt weitestgehend selbst gestalten. Die vorherige Abbildung zeigt ein Bildschirmfoto von Wikipedia zum Stichwort „1971". Die Seite quillt förmlich über vor Hyperlinks und das so stark, dass mehr Hyperlinks als Text zu sehen sind. Dadurch lässt bereits die Leserlichkeit des normalen Textes nach, was aber angesichts des Lexikacharakters noch vertretbar ist.

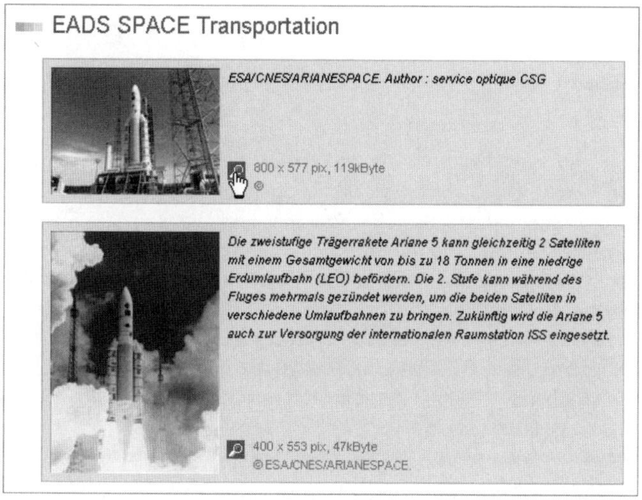

Die Abbildung zeigt einen Ausschnitt der EADS-Fotogalerie (www.eads.com).

Ein Bild sagt mehr als tausend Worte und ist eine Alternative zur textuellen Namensgebung. Warum also nur „vorwärts" oder „zurück" schreiben? Zur Ergänzung kann eine kleine Symbolgrafik eine Richtung anzeigen. Was eine gute Ergänzung sein kann, darf sich nicht in den Vordergrund drängen. Eine Symbolgrafik muss in einem direkten Zusammenhang mit dem aktuellen Dokument stehen. Ein Beispiel für eine gängige Symbolgrafik ist die Lupe. Jeder Anwender, der eine Lupe anklickt, geht davon aus, dass der Inhalt, der im Kontext zu der Lupe steht, vergrößert wird.

7.5 URL-Pfadangaben

Es gibt verschiedene Arten von Pfadangaben, die als Hyperlink-Ziel vorgegeben werden können. Im Großen und Ganzen können folgende Zielarten unterschieden werden:

- URL mit absoluter Pfadangabe
- URL mit relativer Pfadangabe
- URL-Pfadangaben mit Fragmentbezeichner
- Ziel mit JavaScript-Codefragment

URL mit absoluter Pfadangabe

Enthält *href* als Ziel eine URL mit absoluter Pfadangabe, enthält die Angabe alles, was ein Rechner zum Erreichen des Ziels benötigt.

```
<a href="http://www.databecker.de">Zur DATA BECKER Homepage</a>
```

Der Beginn definiert das genutzte Übertragungsprotokoll HTTP. In der Grundform stellt sich die absolute Pfadangabe wie folgt dar:

```
<a href="http://server/pfad"></a>
```

Was ist HTTP?

Das Anwendungsprotokoll des Internets heißt HTTP (Hypertext Transfer Protocol). Die Hauptaufgabe von HTTP besteht darin, durch Hyperlinks verknüpfte Dokumente zwischen einem Client und einem Server zur Verfügung zu stellen. Die Anfragen kommen von dem Client, zum Beispiel der Rechner des Internetnutzers, und werden an einen Server (den Internetdienstanbieter) gerichtet. Dieser stellt die Dokumente dann dem Client zur Verfügung. Da HTTP aber nur für die so genannte Anwendungsschicht zuständig ist, muss der Transport über das Internet von anderen Protokollen erledigt werden. Diese Protokolle sind TCP (Transmission Control Protocol) und IP (Internet Protocol). Diese Übertragung läuft nach einem Schichtenmodell ab. Für genaue Informationen zur Thematik von Schichtenmodellen und Protokollen sei an dieser Stelle auf die einschlägige Literatur verwiesen.

Die angegebene Pfadangabe ist optional, sie wird benötigt, wenn ein Link direkt zu einem bestimmten Bereich innerhalb einer Seite führen soll. Auf Seite 194 ist eine Seite von Wikipedia zum Stichwort „1971" abgebildet. Soll ein Link direkt auf diese Seite führen, muss der absolute Pfad enthalten sein und wie folgt lauten:

```
<a href="http://de.wikipedia.org/ wiki/1971">Wikipedia Stichwort 1971</a>
```

Auch wenn die überwiegende Zahl von Links eine HTTP-URL ansprechen, gibt es noch weitere Möglichkeiten. Eine die auch häufig verwendet wird, ist die File-URL. Durch die File-URL wird auf eine Datei verwiesen, die direkt auf einem Rechner angesprochen wird, und ermöglicht es so, lokal gespeicherte Dokumente zu laden.

Soll eine lokale HTML-Seite, zum Beispiel von Laufwerk D:, verlinkt werden, geschieht dies mit der File-URL.

```
<a href="file://D:/BeispielListing/Kap07.html">Beispiel Listing</a>
```

Alternativ kann auch die Angabe *localhost* erfolgen.

```
<a href="file://localhost/BeispielListing/Kap07.html">Beispiel
Listing</a>
```

Die beiden gezeigten Quelltexte verhalten sich aber nicht identisch. Der obere lädt die angegebene Datei von Laufwerk D:. Der zweite hingegen besitzt nur die Angabe *localhost*. Wird keine weitere Angabe gemacht, erfolgt der Zugriff auf das Standardlaufwerk des *localhost* und das ist in der Regel Laufwerk C:. Soll aber auf Laufwerk D: zugegriffen werden, muss diese Angabe im Anschluss an die Bezeichnung *localhost* erfolgen.

- <a href="file://localhost/d:/BeispielListing/Kap07.html">Beispiel Listing</a>

Die File-URL bietet sich für die lokale Nutzung auf einem PC oder in Netzwerken an. Seiten, die nicht direkt im Internet verfügbar sein sollen, können so vorab getestet werden. Weitere Einsatzformen sind Dokumentensammlungen, die mithilfe anderer Datenträger genutzt werden sollen. Ein Beispiel hierzu ist die Produktion von CD-ROMs. Um die File-URL in diesem Fall aber sinnvoll einsetzen zu können, bedarf es relativer Pfade.

URL mit relativer Pfadangabe

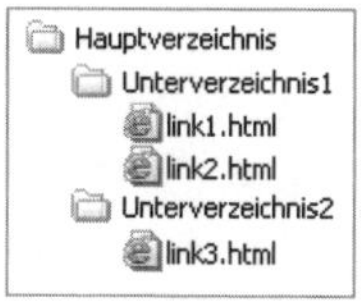

Im Gegensatz zu einem absoluten Pfad wird bei einem relativen Pfad keine Angabe zum Server oder einem Laufwerk gemacht. Bei einem relativen Pfad wird immer von dem aktuellen Dokument ausgegangen. Es werden nur Seiten angegeben, die entweder auf derselben oder in darunter liegenden Ebenen abgelegt sind. Die Eingabe im Quelltext und das Setzen der Links zeigt die folgende Abbildung.

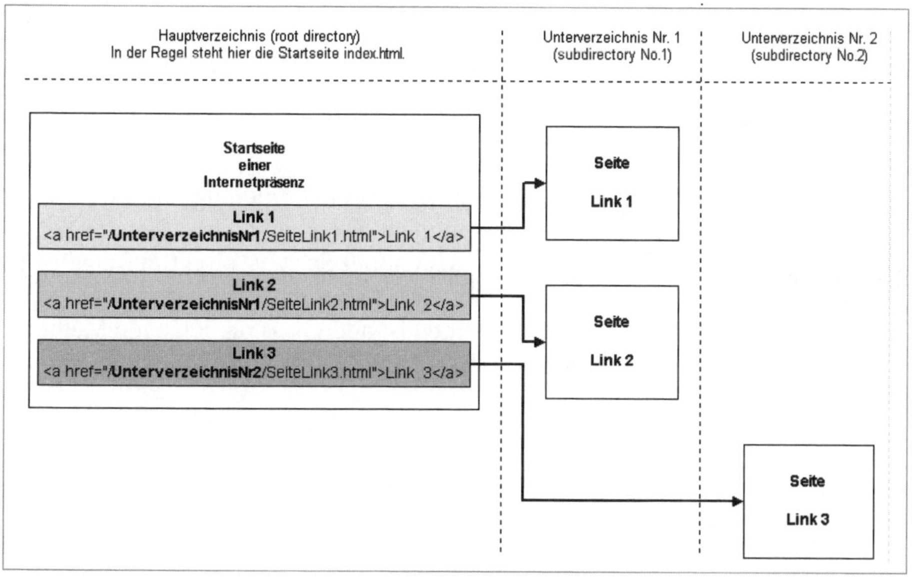

Der Slash (/) vor *UnterverzeichnisNr1* ist optional und kann grundsätzlich weggelassen werden. Die Browser kommen mit beiden Varianten klar. Für welche Schreibweise man sich entscheidet, ist dem persönlichen Geschmack überlassen. Wird ein Link mit einem Editor erzeugt, wird einem die Entscheidung ohnehin abgenommen, der Slash wird weggelassen.

Die Vorteile von relativen Pfaden sind enorm. Durch relative Pfade ist es möglich, eine komplette Internetpräsenz in einen anderen Bereich zu verlagern, ohne bei jedem einzelnen Dokument alle Pfadangaben ändern zu müssen. Wichtig ist nur, dass die Unterverzeichnisse in derselben Anordnung zum Hauptverzeichnis bleiben. Wenn möglich, sollte den relativen Pfadangaben immer der Vorrang gegeben werden.

Auch die vielen CD-ROMs, die den verschiedenen Zeitschriften und Büchern beiliegen, arbeiten mit relativen Pfaden. Beim Einlegen der CD wird eine Autostart-Routine aufgerufen, die in der Regel eine *start.htm* lädt. Von dort aus kann dann die CD erkundet werden oder es erfolgt eine automatische Weiterleitung. Um den Quelltext der *start.htm* zu lesen, reicht es, diese in einem Editor zu öffnen.

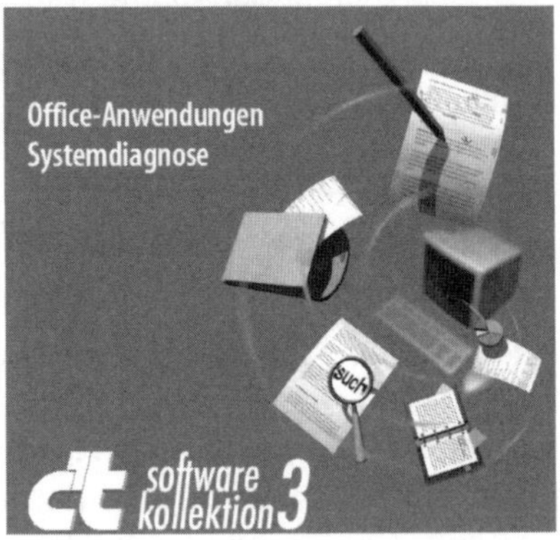

URL-Pfadangaben mit Fragmentbezeichner

Sowohl absolute als auch relative Pfadangaben können um einen Fragmentbezeichner ergänzt werden. In Abschnitt 7.3 wurde der Fragmentbezeichner für einen Inline-Link verwendet. Fragmentbezeichner können aber auch für externe Links eingesetzt werden.

Eine gute Anwendungsmöglichkeit ergibt sich bei der Nutzung von PDF-Dokumenten. Seit 2004 gibt es die Möglichkeit, nicht nur einen Link auf eine PDF-Datei zu setzen, sondern mithilfe eines Fragmentbezeichners direkt auf einen bestimmten Abschnitt innerhalb der Datei. Gerade bei großen Dokumenten ergeben sich hieraus durchaus Vorteile. Nachteil ist aber, dass die folgende Methode bisher noch von keinem Browser zuverlässig unterstützt wird.

- `<a href="file://localhost/d:/PDFs/Beispiel.pdf#nameddest=Marke">PDF</a>`

Besser sieht es mit einer anderen Variante aus: die Möglichkeit, direkt eine bestimmte Seite in einer PDF-Datei anzuzeigen. Hierzu ist die folgende einfache Eingabe nötig:

- `<a href="http://www.pdftest.de/testtext.pdf#page=5">PDF Seite 5</a>`

Nach der Angabe des PDF-Dateinamens folgt der Fragmentbezeichner, der die Seitenzahl vorgibt. Wird ein solcher Link angeklickt und das PDF geöffnet, springt der Acrobat Reader sofort auf die Seite, die mit *page* vorgegeben wurde. Umgekehrt können auch eindeutige Bezeichner in einem HTML-Dokument direkt vorgegeben werden.

```
<a href="http://Servername/Dateiname#Bezeichnername"></a>
```

Für eine fiktive Homepage könnte der Aufruf folgendermaßen aussehen:

```
<a href="http://www.buecher.de/Buch.html#Kapitel5">Buch Kapitel 5</a>
```

Auf diese Art könnte ein gewünschtes Kapitel innerhalb der Seite *Buch.html* direkt angesteuert werden und der Anwender muss nicht erst durch die Seite scrollen.

URL-Angabe mailto

Neben den bisher beschriebenen Adressierungsmöglichkeiten mit URL gibt es noch die URL *mailto*. *Mailto* unterscheidet sich gegenüber den bisher besprochenen Angaben zur URL und nimmt daher eine Art Sonderstellung ein, denn *mailto* hat nur die Aufgabe, eine neue Nachricht zu generieren. Durch die Angabe *mailto* startet der Browser des Anwenders den lokalen E-Mail-Client und der wiederum öffnet sein Nachrichtenformular für eine neue Nachricht.

In der Grundform besteht eine *mailto*-URL nur aus den beiden Bereichen *mailto* und der E-Mail-Adresse des Empfängers. Die eingesetzte Adresse darf jede beliebige gültige E-Mail-Adresse sein.

```
<a href="mailto:bestellung@kaufhaus.de">Mail an Kaufhaus</a>
```

Mit dem oberen Quelltext wird eine neue Nachricht im Standard-E-Mail-Client gestartet und die Empfängeradresse *bestellung@kaufhaus.de* in das *An*-Feld eingetragen.

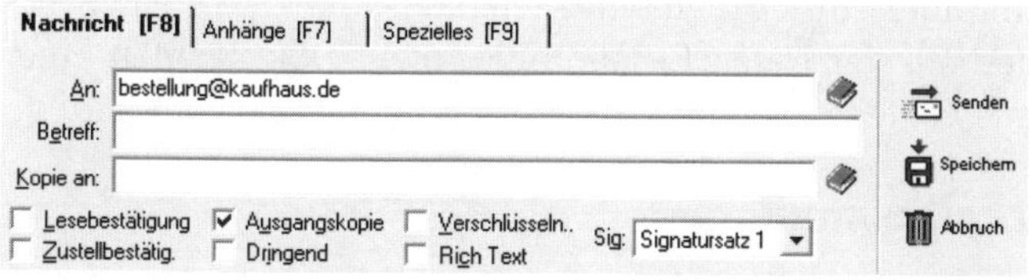

In der Abbildung ist die durch mailto erzeugte Eintragung der E-Mail-Adresse bestellung@kaufhaus.de in den Kopf des Nachrichtenformulars des E-Mai-Client Pegasus abgebildet.

Neben der Adresse des Empfängers können noch sieben zusätzliche Angaben erfolgen: Wenn gewünscht, kann zu der E-Mail-Adresse des Empfängers noch ein

Klartextname angegeben werden, der dann der E-Mail-Adresse im *An*-Feld vorangestellt wird.

```
■ <a href="mailto:Bestellannahme von Kaufhaus
  <bestellung@kaufhaus.de>">Mail an Kaufhaus</a>
```

Soll eine E-Mail an mehr als eine Person verschickt werden, genügt es, die Empfängernamen durch ein Semikolon getrennt nach *mailto* aufzuführen.

```
■ <a href="mailto:bestellung@kaufhaus.de;lager@kaufhaus.de">Mail an
  Kaufhaus</a>
```

Außerdem ist es möglich, einen Text für die Betreffzeile vorzugeben. Zu beachten ist, dass der Betrefftext, der auf *subject* folgt, nicht in Anführungszeichen gesetzt wird.

```
■ <a href="mailto:bestellung@kaufhaus.de?subject=Bestellung">Mail an
  Kaufhaus</a>
```

Ebenso ist es möglich, Kopienempfänger in *cc* mit

```
■ <a href="bestellung@kaufhaus.de?cc=versandabteilung@haufhaus.de">Mail an
  Kaufhaus</a>
```

und für *bcc* mit vorzugeben.

```
■ <a href="bestellung@kaufhaus.de?bcc=buchhaltung@haufhaus.de">Mail an
  Kaufhaus</a>
```

Die Möglichkeit, direkt in den Textbereich der E-Mail Vorgaben zu machen, darf natürlich nicht fehlen.

```
■ <a href="mailto:bestellung@kaufhaus.de?body=Bestellung von folgenden
  Artikeln:">Mail an Kaufhaus</a>
```

Damit der Text im *body*-Bereich nicht ohne Zeilenumbrüche in die neue Nachricht eingetragen wird, müssen diese mit *%0A* an der gewünschten Stelle erzeugt werden. Diese Funktion wird aber nicht von allen Mailprogrammen unterstützt.

```
■ <a href="mailto:bestellung@kaufhaus.de?body=Bestellung von folgenden
  Artikeln:%0AZahlungsweise Nachname">Mail an Kaufhaus</a>
```

Mehrere Parameter auf einmal

Was einzeln geht, geht auch gemeinsam und so ist es auch bei *mailto*. Durch den folgenden Quelltext werden in das „Neue Nachrichten"-Fenster des E-Mail-Clients die gängigsten Eintragungen vorgenommen.

```
■ <a href="mailto:Bestellannahme von Kaufhaus
  <bestellung@kaufhaus.de>?subject=Bestellung?body=Bestellung von folgenden
  Artikeln:">Bestellung an Kaufhaus</a>
```

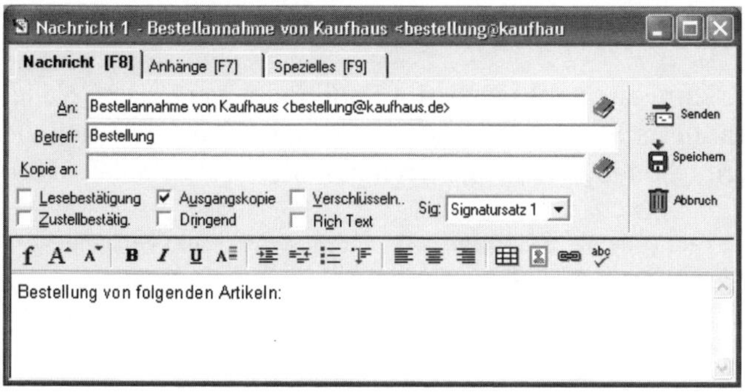

Schwierigkeiten mit mailto

Obwohl die Angabe der URL *mailto* an sich eine feine Sache ist, ergeben sich doch eine Reihe von Schwierigkeiten bei deren Einsatz.

Ein Problem ist, dass nicht jeder Anwender, der im Internet unterwegs ist, auch einen Standard-E-Mail-Client eingerichtet hat. Ist kein Standard-E-Mail-Client eingerichtet, kann auch keine neue Nachricht geöffnet werden. Besucher einer Seite, deren E-Mail-Adresse bei einem Internetanbieter wie web.de oder gmx verwaltet *wird*, gehen ebenfalls leer aus. Auch werden nicht alle vorgestellten Varianten für mailto von allen E-Mail-Programmen unterstützt. Zu guter Letzt gibt es auch keine Möglichkeit, den Inhalt einer Nachricht vor dem Versenden auf Vollständigkeit zu überprüfen, da es sich um eine reine E-Mail handelt.

Trotzdem kann es Situationen geben, in denen *mailto* genutzt werden soll. Sei es, dass kein Server zur Verfügung steht, auf dem Skripte zur Formularüberprüfung abgearbeitet werden können, oder es ist einfach eine schnelle Lösung gefragt.

Zwei Tipps beim Einsatz von mailto

Aufgrund der beschriebenen Schwierigkeiten, die beim Einsatz von *mailto* auftreten können, an dieser Stelle zwei Tipps, um in einem gewissen Rahmen für Abhilfe zu sorgen.

- In der Nähe des *mailto*-Links oder direkt im Link-Text sollte die E-Mail-Adresse in direkt lesbarer Form erscheinen. So kann ein Anwender diese zumindest kopieren und in seinem E-Mail-Client einfügen.
- Außerdem empfiehlt sich ein Hinweis, dass es je nach verwendetem E-Mail-Client oder Internetzugang vorkommen kann, dass der Link nicht funktioniert und die E-Mail gegebenenfalls von Hand in das jeweilige Nachrichtenfenster einkopiert werden muss.

Ziel mit JavaScript-Codefragment

Die Zielangabe einer URL kann auch auf JavaScript-Funktionen verweisen. Näheres steht in Kapitel 14. An dieser Stelle nur ein kurzes Beispiel dafür, wie sich die Einbindung eines JavaScript-Codefragments generell gestaltet.

```
<a href="javascript:alert('Javascrip kann mit einem Hyperlink verbunden
werden.')">JavaScript Meldung anzeigen</a>
```

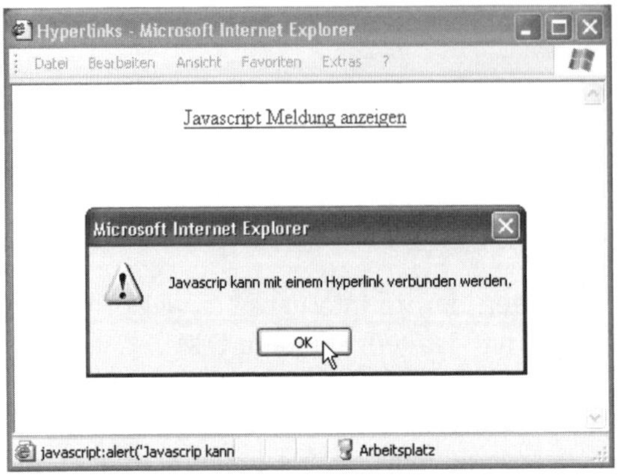

Mit dem JavaScript-Befehl *alert* wird ein Meldungsfenster von Windows geöffnet. In diesem Fenster kann ein beliebiger zuvor definierter Text eingefügt werden. Wird eine JavaScript-Funktion aufgerufen, muss diese vorher im Tag <script> definiert worden sein.

7.6 Definition einer Basisseite mit <base>

Eine relative URL hat viele Vorteile, es gibt aber Probleme, wenn sich auf einer Seite relative URLs befinden und die Seite in einen anderen Bereich verschoben wird.

Wird eine Seite oder eine Seitensammlung in ein anderes Verzeichnis verschoben, kann es passieren, dass die relativen Verweise nicht mehr funktionieren. Abhilfe für dieses Problem bietet das Tag <base>. Mit diesem Tag wird sichergestellt, an welchem Ort sich die Basisseite befindet. Die in <base> angegebene Basisseite wird dem relativen Pfad vorangestellt.

In dem folgenden Beispiel wurde die nebenstehende Verzeichnisstruktur angelegt (als Editor diente Macromedia Dreamweaver MX). Ausgehend von der Hauptseite *index.html* wurden zwei Unterverzeichnisse angelegt. In der *index.html* steht lediglich ein Link mit relativer Pfadangabe für den Aufruf der Fotosammlung.

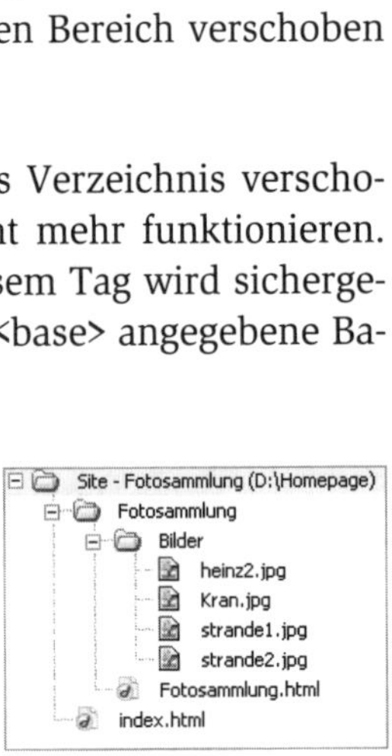

```
<body>
<center>
<h1>HOME</h1>
<p>
   <a href="/fotosammlung/fotosammlung.html">Gehe zur Fotosammlung</a>
</p>
</center>
</body>
```

In der Seite *Fotosammlung.html* wird eine Tabelle definiert, die vier Bilder enthält. Alle Verweise auf die Bilder sind ebenfalls als relative Pfadangaben gemacht worden und es existiert ein Hyperlink zurück zur *index.html*, ebenfalls als relativer Pfad.

```
<table border="10" bgcolor="Silver">
<thead>
 <tr>
   <th colspan="2">Meine Fotosammlung</td>
 </tr>
</thead>
<tfoot>
 <tr>
   <th colspan="2"><a href="../Kap07_base.html">back home</a></td>
 </tr>
</tfoot>
 <tr>
  <td align="center"><img src="Bilder/heinz2.jpg" alt="Heinz" /></td>
  <td><img src="Bilder/Kran.jpg" alt="Kran" /></td>
 </tr>
 <tr>
  <td><img src="Bilder/strandel.jpg" alt="Strandel" /></td>
  <td><img src="Bilder/strande2.jpg" alt="Strande2" /></td>
 </tr>
</table>
</body>
```

Solange die eingangs gezeigte Struktur beibehalten wird, funktioniert die Seite einwandfrei und liefert folgendes Ergebnis.

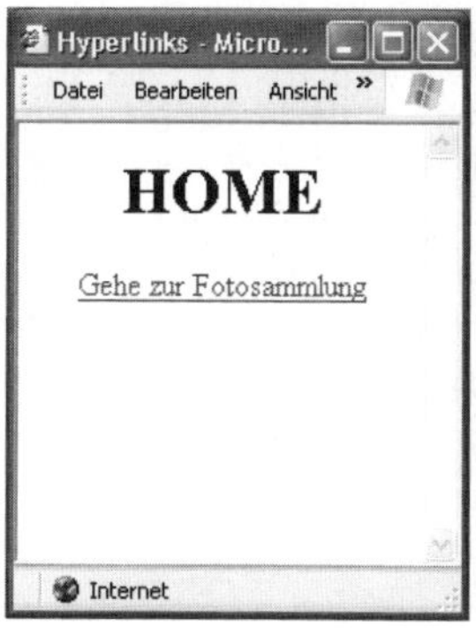

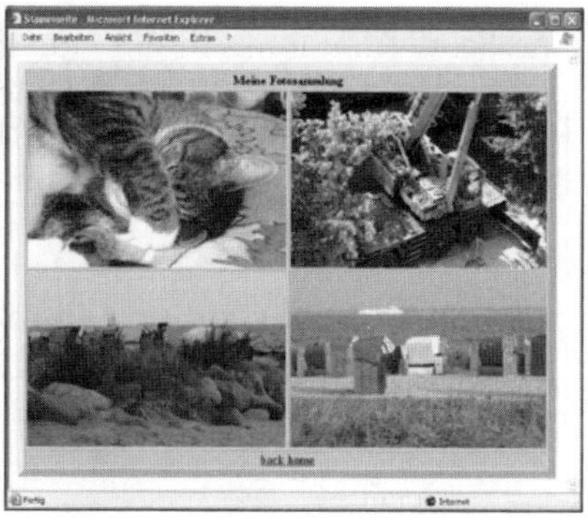

Die linke Abbildung zeigt ein Bildschirmfoto der Datei index.html und daneben ist die Abbildung der Fotosammlung zu sehen.

Wenn die Datei *Fotosammlung.html* aber an einem anderen Ort zur Verfügung gestellt werden soll oder sich die Verzeichnisstruktur ändert, funktionieren die relativen Pfade nicht mehr. Die einzige Ausnahme ist natürlich, wenn die komplette Seitenstruktur so, wie sie ist, an einem anderen Ort zur Verfügung gestellt wird.

Um einzelne Seiten innerhalb der Struktur anders ablegen zu können, muss im <head>-Bereich der jeweiligen Seite das Tag <base> definiert werden.

```
<base href="d:/Homepage/fotosamlung/" />
```

Die obige Anweisung würde innerhalb der Seite *fotosammlung.html* dafür sorgen, dass die dort angegebenen relativen Pfade den Bildern zugeordnet werden können.

```
<td><img src="Bilder/strandel.jpg" alt="Strandel" /></td>
```

Der relative Pfad *"Bilder/strande1.jpg"* aus der Datei *fotosammlung.html* würde durch das Tag <base> folgendermaßen ergänzt werden:

```
<td><img src="d:/Homepage/fotosamlung/Bilder/strandel.jpg"
     alt="Strandel" /></td>
```

Das Ganze funktioniert natürlich auch im Internet. Würde sich die Fotosammlung zum Beispiel unter *www.homepage.de* befinden, wäre die Schreibweise nur geringfügig anders.

```
<base href="www.homepage.de/fotosamlung/" />
```

Diesmal würde der relative Pfad *"Bilder/strande1.jpg"* um die Internetadresse ergänzt werden.

```
<td><img src="www.homepage/fotosamlung/Bilder/strandel.jpg"
     alt="Strandel" /></td>
```

Falls eine erstellte Seite aber leicht auf andere Systeme übertragbar sein soll, empfiehlt es sich, auf eine Adressbasis (Tag <basis>) zu verzichten. In dem Moment, in dem die Beispielseite *www.homepage.de* unter einem anderen Domain-Namen geführt werden soll, müsste bei allen Seiten das Tag <basis> umbenannt werden. Ansonsten gilt innerhalb der einzelnen Seiten immer noch die alte Adressbasis, die nicht mehr existiert. Das Element *basis* kann durchaus wertvolle Dienste leisten, sollte aber mit Bedacht eingesetzt werden. Je intensiver <base> eingesetzt wird, desto eher kann es vorkommen, dass eine Seitenstruktur verloren geht und die Seite immer schwerer zu pflegen ist.

Attribut target

Als zusätzliches Attribut zu einem Hyperlink kann *target* angegeben werden. Die Aufgabe von *target* ist es, das Zielfenster vorzugeben. Es wird also angegeben, in welchem Browserfenster der Link geöffnet wird. Mit dem Wert *"_blank"* für *target* wird der Hyperlink in einer neuen Instanz, einem neu geöffneten Browserfenster angezeigt.

- <a href="Zieladresse" target="_blank"></a>

Ein kleiner Rückgriff auf das Beispiel aus Abschnitt 7.3 soll das Prinzip veranschaulichen.

- <a href="#Kapitel2" target="_blank"><img src="Zeitung.gif"/></a>

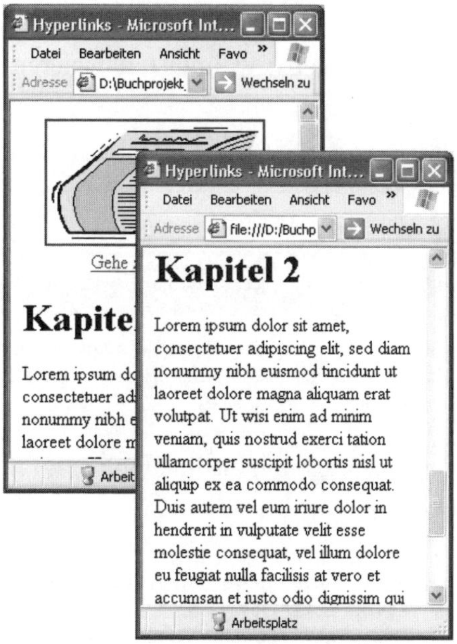

Als Link wurde das ClipArt der Zeitung definiert. Seine Zieladresse ist Kapitel 2 innerhalb desselben Dokuments. Durch die Angabe *target="_blank"* öffnet der Browser ein neues Fenster, lädt das Dokument und springt zu Kapitel 2.

Neben dem Attribut *_blank* gibt es drei weitere reservierte Ziele für *target*:

- *_self*
- *_parent*
- *_top*

Das Attribut *_self* ist gleichzeitig der Default-Wert für *target* und muss nicht extra angegeben werden. Es kann aber sinnvoll sein, ihn anzugeben, wenn mit Frames gearbeitet wird. Das Gleiche gilt für *_top* und *_parent*, weshalb die weiteren Informationen zu diesen Attributen in Kapitel 11 behandelt werden.

7.7 Das Element Link – ein verkanntes Feature

Eines der größten Probleme beim Erstellen von Internetseiten ist eine zuverlässige und saubere Benutzerführung. Einer der Gründe ist nach wie vor, dass die Struktur einer Internetseite nicht offensichtlich ist. Je größer eine Seite desto unmöglicher ist es, die Struktur als Ganzes zu erfassen. Wer spazieren geht, kann sich an Orten, Gebäuden oder Bäumen orientieren und anhand dieser Merkmale wieder nach Hause finden. Im Internet gibt es diese Möglichkeit nicht. Ein Straßenverlauf kann erfasst und ein Gebäude von weitem erkannt werden und das, obwohl vielleicht noch fünf andere Orientierungspunkte dazwischen liegen. Eine Internetseite muss immer Seite für Seite durchgearbeitet werden. Je nach verfügbarer Benutzerführung kann sich der Anwender innerhalb einer Seite unter Umständen regelrecht verlaufen.

An diesem Punkt setzt das Element *Link* an. Für das Element <link> gibt es eine Reihe von Vorgaben. Dazu gehören unter anderem *home, copyright* und *hilfe*. Aus diesen erzeugt der Browser eine zusätzliche Menüleiste (link toolbar), in der die Vorgaben dargestellt werden. So kann der Anwender, wie er es von anderen Anwendungen gewohnt ist, navigieren.

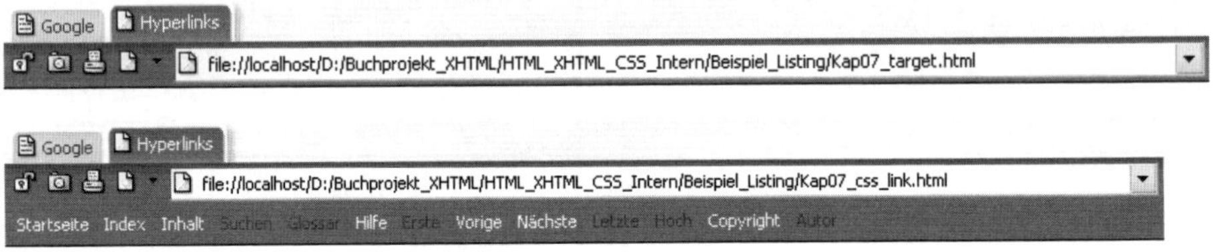

Die obere Abbildung zeigt einen Ausschnitt des Opera-Browsers ohne und die untere mit link toolbar. Die in Weiß dargestellten Links, wie zum Beispiel Startseite, Index usw., sind verfügbar, während die dunklen nicht verfügbar sind.

Der Quelltext, um die link toolbar zu nutzen, sieht folgendermaßen aus.

```
<head>
<link rel="home" href="#" title="Start / Home" />
<link rel="start" href="#" title="Start / Home" />
<link rel="copyright" href="#" title="Copyright" />
<link rel="next" href="#" title="N&auml;chstes / Next" />
<link rel="prev" href="#" title="Vorheriges / Previous" />
<link rel="contents" href="#" title="Inhalt / Content" />
<link rel="index" href="#" title="Index" />
<link rel="help" href="#" title="Hilfe / help" />
<title>Element link</title>
</head>
```

Die Benennung und Zuweisung der einzelnen Tags muss im Header des (X)HTML-Dokuments erfolgen. Das Attribut *rel* gibt an, in welcher Beziehung Quell- und Zieldokument stehen. Bei *start* würde das heißen, dass die Quelle das aktuelle Dokument ist und das Ziel die Startseite. Sowohl *start* als auch *home* haben dieselbe Funktion, aber zum Beispiel kann der Browser Mozilla nichts mit *rel="home"* anfangen, er benötigt den Wert *start*. Bei den Werten *next* und *previous* muss bei jeder Seite der entsprechende Link eingefügt werden. Dafür erspart man sich das separate Anlegen der Vor- und Zurück-Button.

Für den Fall, dass dem einen oder anderen Leser eine derartige Navigation bisher nicht untergekommen ist, ist das kein Grund, ins Grübeln zu geraten. Dieses nette Feature wird leider, obwohl bereits seit 1995 in HTML 2 definiert, nur sehr wenig eingesetzt. Ein Argument, auf den Einsatz zu verzichten, war natürlich, dass die wenigsten Browser dieses Tool bisher unterstützt haben. Ein Umstand, der sich sukzessive ändert. Ein weiterer Aspekt, der die Verbreitung des Elements <link> nicht gerade fördert, ist wahrscheinlich, dass der Internet Explorer auch in der Version 6 <link> nicht unterstützt. Auch wenn Microsoft noch keine Unterstützung anbietet, seit Anfang 2004 gibt es die Möglichkeit, den Internet Explorer mit dem Tool <Link> Navigation bar von Thomas J. Gritzan (*http://www.draig.de/LinkBar/*) so zu erweitern, dass er in der Lage ist, das Element <link> entsprechend zu nutzen. Zusätzlich erweitert das Tool die Funktionen des Internet Explorer um einen Popup-Blocker. Die Menüleiste des Internet Explorer sieht dann folgendermaßen aus.

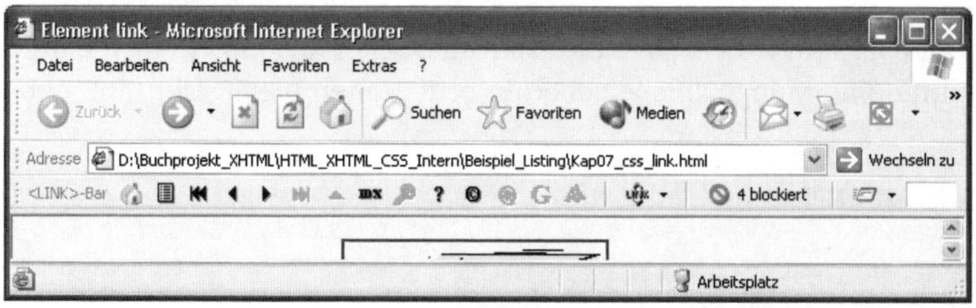

Die Menüleiste des Internet Explorer mit dem Tool <link> Navigation bar von Thomas J. Gritzan.

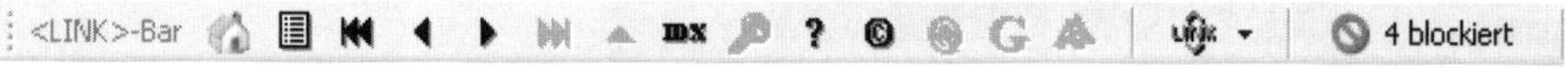

Einzeldarstellung von <link> Navigation bar

Insgesamt gibt es zurzeit 15 definierte Werte, die für *rel* zur Verfügung stehen. Bei dem Einsatz muss die jeweilige Seite, auf die verwiesen wird, erstellt werden. Mit dem Attribut *rel=" "* wird lediglich die Zuordnung zur link toolbar vorgegeben. Der eigentliche Verweis findet mit dem folgenden Attribut *href* statt.

rel="start"	Für einige Browser auch *home*. Definiert den Verweis zur Startseite.
rel="help"	Soll zu einer definierten Hilfeseite verweisen.
rel="next"	Geht zur nächsten Seite. Nicht verwechseln mit dem Vor- und Zurück-Button der Browser. Diese gehen nach der Reihenfolge der aufgerufenen Seiten. Mit *next* wird aber die Reihenfolge der erstellten Seite vorgegeben und die kann von der Navigationsreihenfolge durch den Anwender abweichen.
rel="prev"	Hier gilt dasselbe wie bei *next*, nur wird bei *prev* die vorherige Seite angegeben.
rel="index"	Führt zum Stichwortverzeichnis.
rel="glossary"	Führt zum Glossar.
rel="appendix"	Existiert ein Anhang, kann hiermit zu diesem verwiesen werden.
rel="copyright"	Führt zu den Copyright-Angaben.

rel="contents"	Führt zu dem Inhaltsverzeichnis.
rel="chapter"	Führt zu einem angegebenen Kapitel.
rel="section"	Führt zu einem definierten Textabschnitt.
rel="subsection"	Führt zu Unterabschnitten einer Seite.
rel="bookmark"	Bezug zu einem Lesezeichen
rel="alternate"	Führt zu einer Datei desselben Inhalts. Eine ideale Anwendung ist zum Beispiel das Anbieten verschiedener Sprachen. *Alternate* kann mehrmals angegeben werden. Eine weitere, sehr interessante Möglichkeit ist das Anbieten verschiedener CSS-Styles.
rel="stylesheet"	Führt das Einbinden von CSS-Dateien aus. Gleichzeitig ist dies der bisher einzige Wert für *rel*, der wirklich von allen Browsern richtig interpretiert wird.

Michael Nahrath betreibt eine Seite, die sich ausschließlich mit dem Element <link> befasst und eine Menge an speziellen Informationen bietet. Der Link dorthin lautet:

http://www.subotnik.net/html/link.html

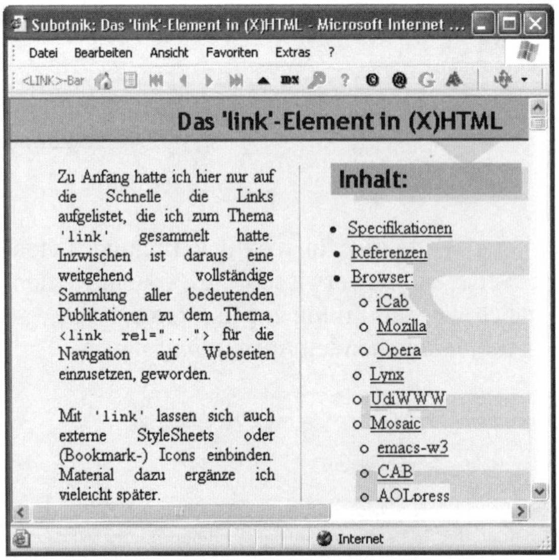

Das erwähnte Tool <link> Navigation bar zur Erweiterung des Funktionsumfangs des Internet Explorer kann unter dem folgenden Link heruntergeladen werden:

http://www.draig.de/LinkBar/

Bisher gibt es nur wenige bekannte Seiten, die das Element *Link* gezielt einsetzen. Eine davon ist die Newsticker-Seite des Heise Verlags. Wenn für den Internet Explorer das Tool <link> Navigation bar installiert ist, kann auch dieser von der zusätzlichen Möglichkeit profitieren.

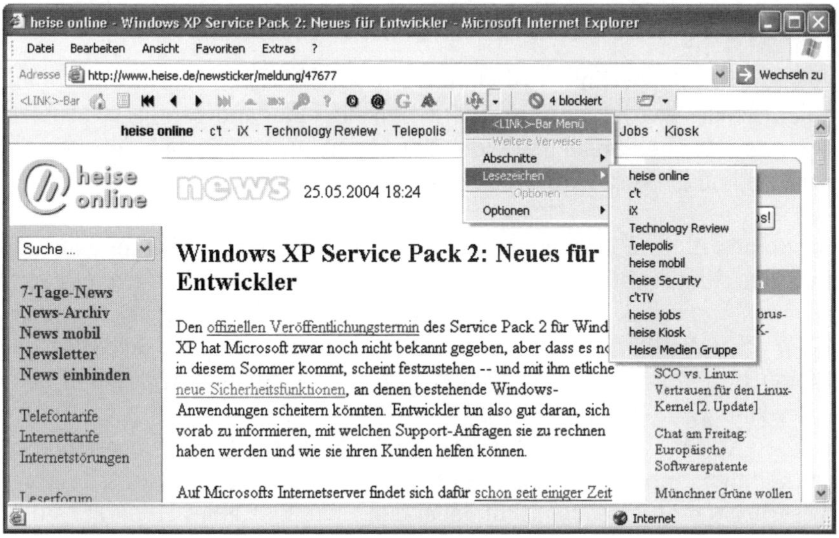

www.heise.de

7.8 Link-Formatierung mit CSS

Wie alles andere auch können auch Links mit CSS formatiert werden. Hierzu gibt es in CSS die so genannten Pseudoklassen. Insgesamt sind in CSS sieben Pseudoklassen definiert. Davon können für die Formatierung von Links zurzeit folgende vier genutzt werden.

- *:link*
- *:active*
- *:visited*
- *:hover*

Die fünfte Pseudoklasse *:focus* wird zurzeit noch nicht von den Browsern unterstützt und die letzten beiden beziehen sich nicht auf das Formatieren von Links.

Jeder Hyperlink besitzt drei Zustände:

- Noch nicht besucht (*:link*)
- Wird gerade besucht, Maus bereits gedrückt (*:active*)
- Wurde bereits besucht (*:visited*)

Jedem der drei Zustände ist eine Pseudoklasse zugeordnet. Die vierte nutzbare Pseudoklasse tritt nur in Aktion, wenn sich die Maus über dem Hyperlink befindet.

- Über dem Hyperlink, Maus noch nicht gedrückt (*:hover*)

In Verbindung mit dem Anker-Tag <a> können nun die verschiedenen Zustände von Hyperlinks formatiert werden.

Formatierung mit link, active und visited

Ein nicht besuchter Hyperlink wird standardmäßig in blauer Schrift und unterstrichen dargestellt. Werden normale Inline-Links in einer anderen Farbe als blau formatiert und eventuell sogar noch die Unterstreichung ausgeblendet, besteht die berechtigte Frage: Woran wird der Hyperlink erkannt?

Gegen die Standardformatierung zu verstoßen kann den Besucher einer Seite vor eine schwierige Aufgabe stellen. Woran erkennt er, dass es sich bei dem farbigen Text um einen Hyperlink handelt? Werden die Standardformatierungen verändert, sollte immer die Frage im Raum stehen, ob der Anwender die Seite und deren Inhalt noch richtig versteht. Natürlich gibt es auch Ausnahmen. Wenn zum Beispiel der Hintergrund einer Seite oder ein Teil der Seite, in dem sich Hyperlinks befinden, in Blau gehalten ist, sind die Standardformatierungen verständlicherweise nicht zu empfehlen. In diesem Fall ist es wichtig, einen guten Kontrast für die Leserlichkeit zu erreichen und dabei den Charakter eines Hyperlinks beizubehalten.

Damit die in den folgenden Beispielen durchgeführten Formatierungen gut zu erkennen sind, werden diese zum Teil stark übertrieben und es wird teilweise bewusst, gegen die eben angeführten Überlegungen zur Gestaltung von Hyperlinks verstoßen.

In dem folgenden Listing werden die Pseudoklassen *link*, *visited* und *active* benutzt, um die drei Standardzustände eines Hyperlinks optisch zu verändern. Jeder Klasse wird eine andere Farbe als die Standardfarbe zugeordnet und die Schriftgröße wird mit *2em* (relative Größe zur eingestellten Elementschriftgröße) vorgegeben. Für die Klasse *active* wurde zusätzlich der Eigenschaftswert *text-decoration* auf *none* gesetzt, wodurch ein aktiver Hyperlink ohne Unterstreichung angezeigt wird.

```
<style type="text/css">
<!--
body  {
        background-color: #F7F7F7;
        font-family: arial, helvetica, sans-serif;
        font-size: small;
}
        a:link{
        color: red;
        font-size: 2em;
}
        a:visited{
        color: aqua;
        font-size: 2em;
}
        a:active{
        color: black;
        font-size: 2em;
        text-decoration: none;
```

```
}
-->
</style>
```

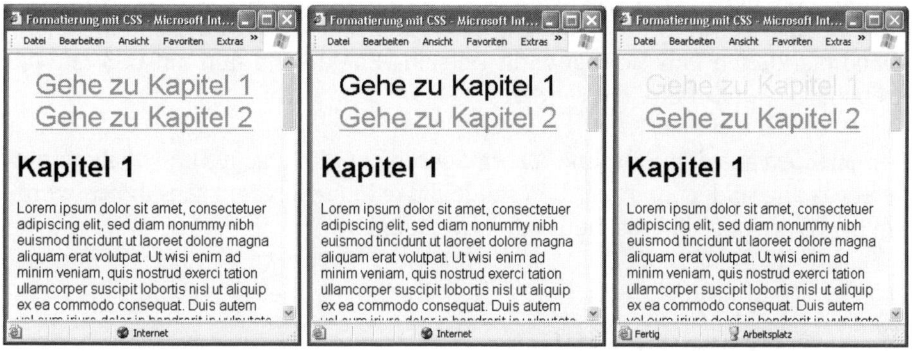

Die drei Abbildungen zeigen die einzelnen Zustände des Hyperlinks *Gehe zu Kapitel 1*. Ganz links ist die Darstellung zu sehen, wenn der Hyperlink noch nicht benutzt wurde (*link*), in der Mitte die Anzeige, wenn er aktiv (*active*) ist, und daneben, wenn er besucht (*visited*) wurde. Bei der mittleren Abbildung für die Klasse *active* ist die Unterstreichung wie gewollt ausgeblendet.

Problem Kaskadierung

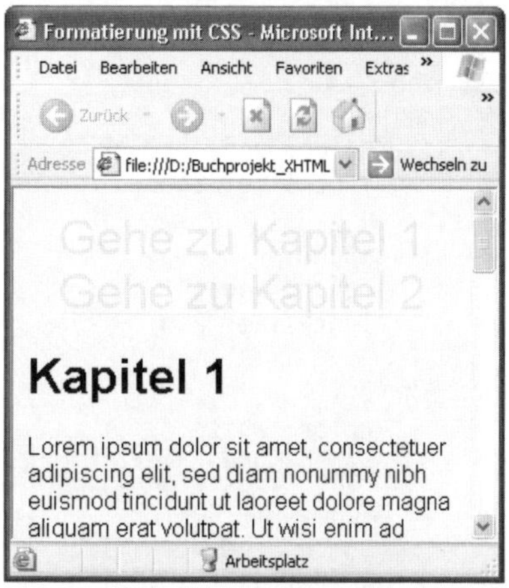

Bei der Benutzung der Pseudoklassen kommt es auch auf die Reihenfolge der Anweisungen an. Wird bei dem vorherigen Quelltext zum Beispiel *:active* nicht als letzte Klasse, sondern als erste oder zweite im Stylesheet genannt, wird die Farbe des Hyperlinks nicht entsprechend dem Wert der *Color*-Eigenschaft von *active* geändert. Die Farbe bleibt *aqua*, wie es in *:visited* definiert wurde. Die Unterstreichung des Hyperlinks wurde jedoch wie gewünscht entfernt.

Die Erklärung für dieses Problem liegt in der Kaskadierung der Elemente. Um sicherzustellen, dass die geschilderte Problematik nicht auftritt, müssen die Anweisungen zum Formatieren von Links in einer eindeutigen Reihenfolge aufgeführt werden.

- *:link*
- *:visited*
- *:focus*
- *:hover*
- *:active*

Zusätzliche Formatierung mit hover

Bisher waren viele Eigenschaften, die nötig sind, um ein Menü zu erstellen, nur mit JavaScript möglich. Dazu gehört unter anderem auch die Funktion *onmouseover*. Bei dieser tritt ein Ereignis ein, sowie der Mauszeiger über einen entsprechend markierten Link bewegt wird. Derselbe Effekt kann nun mit CSS und der Pseudoklasse *:hover* erreicht werden.

Der Quelltext aus dem Abschnitt „Formatierung mit link, active und visited" wurde etwas abgeändert und um die Pseudoklasse *:hover* ergänzt. Zusätzlich wurde um die Hyperlinks ein Abschnitt mit <div> definiert.

```
<!--
body  {
      background-color: #F7F7F7;
      font-family: arial, helvetica, sans-serif;
      font-size: small;
}
div{
      background-color: gray;
      padding: 10px;
      height: 100px;
}
```

Für das Tag <div> wird keine feste Breite, jedoch eine feste Höhe von 100 Pixel definiert. Als Hintergrundfarbe wird Grau gewählt und als Abstand zum Rand ein Wert von 10 Pixeln.

```
a:link{
      color: red;
      font-size: 2em;
}
a:visited{
      color: aqua;
      font-size: 2em;
}
a:hover{
      color: white;
      background-color: black;
}
```

Wenn der Mauszeiger über einen Link bewegt wird, soll die Schriftfarbe auf Weiß wechseln und die Hintergrundfarbe für den Hyperlink auf Schwarz. Dementsprechend werden die Eigenschaftswerte bei *hover* gesetzt.

```
:active
      color: white;
      font-size: 2em;
      text-decoration: none;
}
-->
```

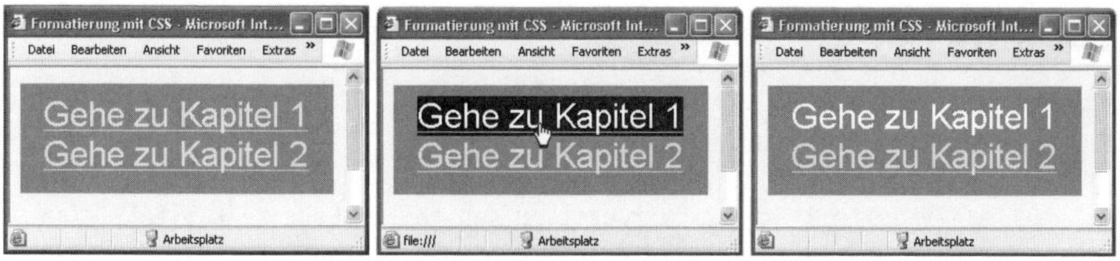

In der linken Abbildung ruhen die Hyperlinks. Je nachdem, ob diese bereits einmal angewählt waren oder nicht, greift die Formatierung von der Pseudoklasse *link* oder *visited*. Wird der Mauszeiger über einen der Hyperlinks bewegt, wechselt die Anzeige des Zeigers von der jeweiligen Standardeinstellung, meistens ein Zeiger, auf das Handsymbol. Zusätzlich greifen die Eigenschaften der Pseudoklasse *hover*, und der Hintergrund des Hyperlinks wird schwarz und die Schrift weiß. In der Abbildung rechts sind die Hyperlinks zu sehen, wenn einer der beiden ausgewählten Hyperlinks aktiv ist.

Hover und der Anker

Bei allen Browsern, bis auf Netscape 4.xx, funktioniert die beschriebende Notation einwandfrei. Das Beispiel funktioniert immer noch, wenn die Zuweisung des Tags <a> vor *hover* weggelassen wird.

```
:hover{
      color: white;
      background-color: black;
}
```

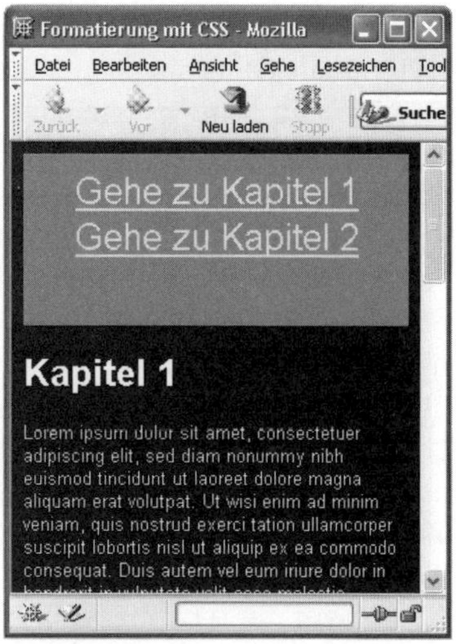

Doch dann funktioniert es nicht mehr überall. Wer den gezeigten Quelltext wie zuvor abändert und anschließend mit dem Browser Mozilla testet, wird der Meinung sein, dass der Quelltext fehlerhaft ist. Was ist passiert?

Mozilla ist bisher der einzige Browser, bei dem die Pseudoklasse *hover* nicht nur auf das Tag <a> angewendet werden kann, sondern auch auf andere Tags und Eigenschaften. Zwei davon sind die Tags <body> und <p>. Wird vor der Pseudoklasse *hover* keine Zuweisung zum Tag <a> angegeben, geht Mozilla davon aus, dass er für alle Tags, wo er nur kann, *hover* nutzen soll. Wird der Mauszeiger nun in den <body>-Bereich des Dokuments bewegt, wechselt Mozilla die Schriftfarbe auf Weiß und den Hintergrund auf Schwarz.

Im Zuge der fortschreitenden Browserentwicklung ist damit zu rechnen, dass auch andere Browser zukünftig mehr als nur das Tag <a> mit *hover* unterstützen. Insofern gilt die Empfehlung, diese Kennzeichnung bereits jetzt immer in dem Quelltext anzugeben.

Tooltips mit CSS

Ohne CSS besteht die Möglichkeit, mit dem Attribut *title* einem Hyperlink eine zusätzliche Information mitzugeben.

```
<a href="#Kapitel1" title="Verweist zu Kapitel 1">Gehe zu Kapitel 1</a>
<a href="#Kapitel2" title="Verweist zu Kapitel 2">Gehe zu Kapitel 2</a>
```

Der Text, der dem Attribut *title* zugeordnet ist, wird beim Verweilen über dem Hyperlink automatisch angezeigt.

Wenn aber diese Zusatzinfo umfangreicher formatiert werden soll, dann bietet sich wieder CSS an. Die meisten Formatierungsmöglichkeiten von CSS lassen sich auch auf einen solchen Tooltip übertragen.

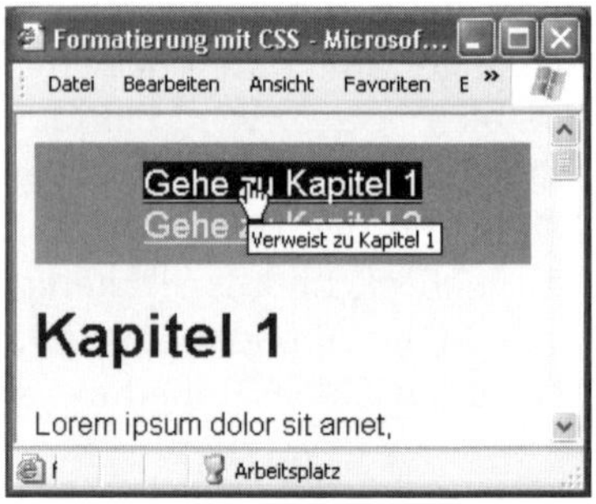

Im Folgenden wird das Beispiel, das in dem Abschnitt „Formatierung mit link, active und visited" begonnen wurde, weiter ausgebaut. Der abgedruckte Quelltext enthält daher auch nur die Ergänzungen, die gegenüber dem letzten Stand im Abschnitt „Zusätzliche Formatierung mit hover" hinzugekommen sind.

Oftmals gibt es innerhalb eines Textes Begriffe, die einem weniger versierten Leser nicht sofort eingängig sind. Hier hilft eine kurze Info, um was es sich bei dem einen oder dem anderen Begriff handelt. Dieser Begriff kann bei umfangreichen Erklärungen verlinkt werden und die entsprechende Information wird in einem neuen Fenster angezeigt. Bei relativ kurzen Informationen bietet sich ein Tooltip ohnehin an und auch längere können gut gestaltet werden, da die komplette Formatierungspalette zur Verfügung steht. So können unter anderem auch Bilder, Tabellen und Link-Listen eingebunden werden. Tooltips können auch in JavaScript realisiert werden, mit CSS geht es aber etwas einfacher.

1 In dem mittlerweile wohl bekannten Blindtext soll ein Wort mit einem Tooltip versehen werden.

```
...
<h1>Kapitel 1</h1>
Lorem ipsum dolor sit amet,
<a class="tooltip" href="#">consectetuer<span>
   Hier ist der Text zu
   dem Tooltip.
</span></a>
 adipiscing elit, sed diam nonummy nibh euismod
...
```

Das gewünschte Wort wird mit einem Anker-Tag versehen. Damit dieser Hyperlink unabhängig von den anderen Hyperlinks angesprochen werden kann, wird zusätzlich ein Klassenname vergeben. Passenderweise lautet er in diesem Beispiel *tooltip*. Der Text, der später im Tooltip zu lesen sein soll, wird mit dem Inline-Tag <span> gesondert erfasst.

2 Das Tag <span> wird im Stylesheet etwas ansprechend formatiert. Dazu gehört neben einer entsprechenden Hintergrundfarbe eine Umrandung, die einen kleinen 3-D-Effekt erzeugt.

```
span {
     color: red;
     background-color: yellow;
     text-decoration: none;
     padding: 10px;
     border-top:2px solid gray;
     border-left:2px solid gray;
     border-right:2px solid black;
     border-bottom:2px solid black;
}
```

3 In dem Moment, in dem der Mauszeiger das Wort, zu dem der Tooltip angezeigt werden soll, berührt, wechselt die Darstellung des Mauszeigers. Hierzu wird die Eigenschaft *Cursor* mit dem Wert *help* versehen. Da für das Wort auch keine Unterstreichung gewünscht ist, wird diese mit der Eigenschaft *text-decoration* ausgeschaltet.

```
.tooltip {
     cursor: help;
     text-decoration: none;
}
```

4 Damit das ausgewählte Wort nicht dieselben Formatierungen erhält wie die anderen Hyperlinks, müssen die Eigenschaften *link*, *visited* und *hover* hier entsprechend zugewiesen werden, was durch den vergebenen Klassennamen *tooltip* kein Problem ist. Als Schriftfarbe wird Blau gewählt, um gegenüber dem schwarzen Text eine Unterscheidung zu haben, die es ermöglicht zu erkennen, dass es sich hier um ein aktives Element handelt, aber ohne den Lesefluss des Anwenders zu stören.

```
a:link.tooltip {
     color: blue;
     font-family: arial, helvetica, sans-serif;
     font-size: small;
     font-size: 1em;
}
a:visited.tooltip {
     color: blue;
     font-family: arial, helvetica, sans-serif;
     font-size: small;
     font-size: 1em;
}
```

5 Der Tooltip-Text, der innerhalb des Tags <span> aufgeführt ist, soll natürlich erst angezeigt werden, wenn der Mauszeiger mit dem Wort in Berührung kommt. Hierfür wird die Eigenschaft *Display* für <span> auf *none* gesetzt.

```
a.tooltip span {
     display: none;
}
```

6 Umgekehrt muss natürlich auch vorgegeben werden, wie der Tooltip angezeigt werden soll, wenn das Maus-darüber-Ereignis eingetreten ist. Die Einstellung für *Display* ist diesmal *block*, was näher in Kapitel 10 erläutert wird. Damit der Tooltip auch in unmittelbarer Nähe zum gewählten Wort dargestellt wird, wird eine absolute Position vorgegeben. Mit *top* und *left* werden die Abstände nach oben und nach links, ausgehend von dem gewählten Wort, gesetzt.

```
a.tooltip:hover span {
     display: block;
     position: absolute;
     top: 2em;
     left:2em;
     width: 9em;
}
```

7 Die Schriftfarbe im Tooltip soll Rot sein und eine auf den ersten Blick merkwürdige Anweisung setzt die Position von *tooltip* jetzt auf *relativ*. Zuvor wurde mit der Eigenschaft *position* gleich *absolute* der Tooltip aus der normalen Dokumentreihenfolge gelöst. Erst dadurch ist es möglich, den Tooltip an das gewünschte Wort zu binden, und zwar deshalb, weil <span> in dem Anker-Tag eingebettet ist. Somit ist das Anker-Tag das nächstgelegene Elternelement von <span> und die Positionierung kann mit *position* gleich *relative* in dessen Abhängigkeit erfolgen.

```
a.tooltip:hover {
     color: red;
}
a.tooltip {
     position: relative;
}
```

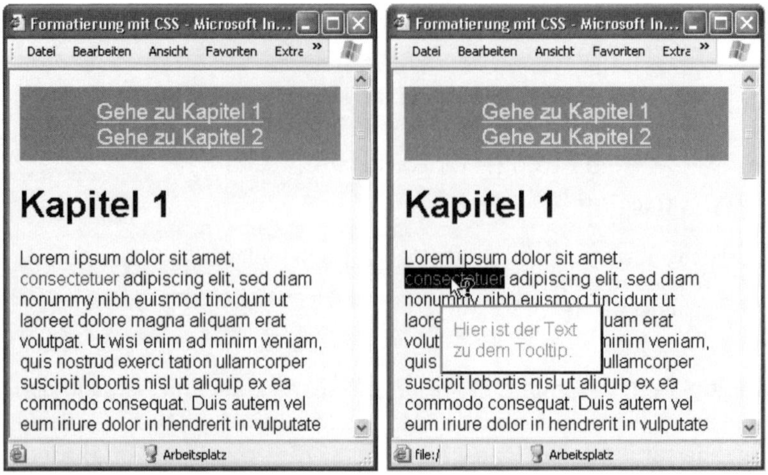

8. Formulare

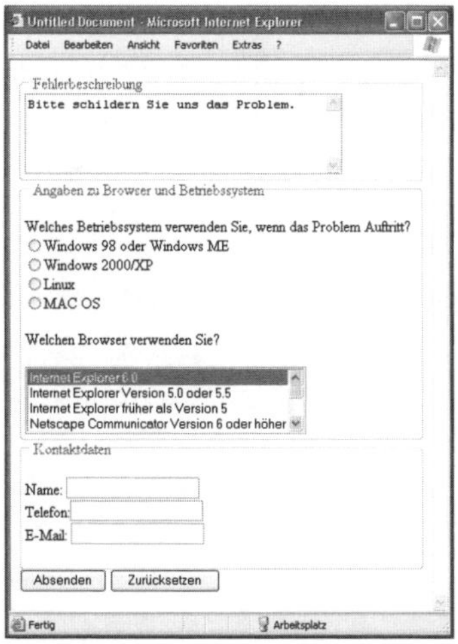

In diesem Kapitel geht es um die Gestaltung, Formatierung und den Versand von Formularen. Als Erstes geht es um die generelle Vorstellung zum Thema Formulare. Im Anschluss daran werden die Tags und Attribute zur Formulargestaltung besprochen – und danach die Möglichkeiten, die CSS bietet, um die einzelnen Formularfelder optisch aufzuwerten. Damit Formulare versendet werden können, gibt es drei Möglichkeiten. Eine davon, die serverseitige Lösung, wird in Kapitel 20 besprochen. Die anderen beiden sind der Befehl *mailto* und der Versand mit einem Formmailer. Die Möglichkeiten mit einem Formmailer schließen das Kapitel über Formulare ab.

8.1 Grundlegendes zu Formularen

„Von der Wiege bis zur Bahre, Formulare, Formulare.“
Erich Kästner (1899-1974)

Zu einer Zeit, als das Internet noch nicht existierte, sprach Erich Kästner allen Menschen aus der Seele. Noch heute ist Deutschland höchstwahrscheinlich Weltmeister im Formularwesen. Allein auf der Internetseite von Formular25 (*www. Formular25.de*) stehen über 20.000 Formulare der einzelnen Bundes-, Länder- und Gemeindebehörden zum Download bereit.

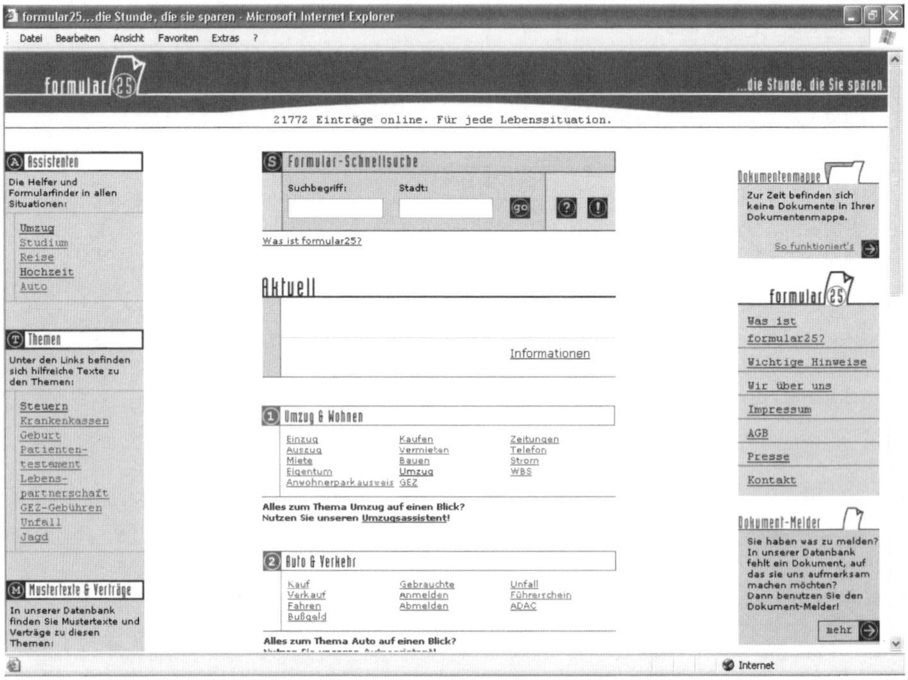

Homepage von Formular25 (www.Formular25.de).

Selbst wenn es viele Formulare gibt, bei denen es nicht auffallen würde, wenn es sie nicht mehr gäbe, gänzlich ohne Formulare geht es nicht. Vor allem im Internet ist die Bestellung eines Artikels ohne Formular nicht möglich. Als Ausgleich für diesen Umstand bietet das Internet gegenüber einem von Hand ausgefüllten Formular den Vorteil, dass die Nutzung einfacher ist und gemachte Eingaben zum Teil überprüft werden können.

Das Prinzip eines Formulars ist sehr vielseitig, und jeder, der das Internet nutzt, ist zwangsläufig schon mit Formularen auf (X)HTML-Basis in Berührung gekommen. Sei es bei einem Onlineshop, Preisausschreiben oder Hotline-Anfragen. Vereine können Mitgliedsanträge bereitstellen und Hochschulen Formulare für die Immatrikulation. Immer öfter fangen auch öffentliche Institutionen an, ihre Verwaltung für den Einsatz elektronischer Formulare auszulegen.

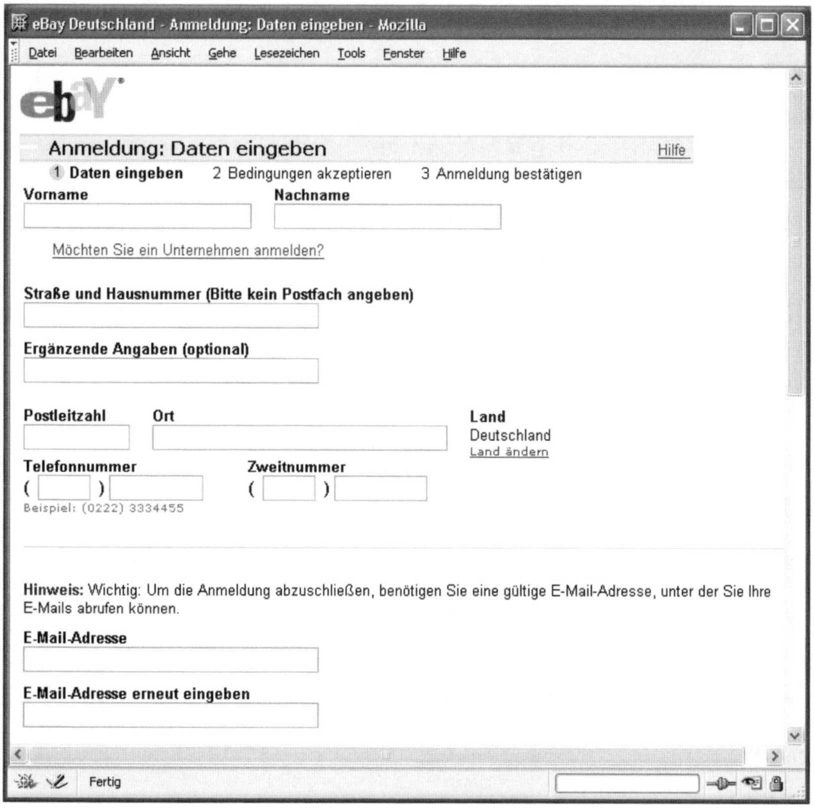

Auszug aus dem Anmeldeformular von eBay (www.ebay.de).

Formulare werden in (X)HTML in einem eigenen Abschnitt angelegt. Dieser wird durch das Tag <form> begrenzt und enthält normale Inhalte wie zum Beispiel Texteingabefelder, anklickbare Buttons, Checkboxen oder auch Pulldown-Menüs. Für den Anwender bietet sich eine ähnliche Bedienung wie bei einem Papierformular. Lediglich um etwas Komfort erweitert. So kann zum Beispiel ein Pulldown-Menü dem Anwender die zur Verfügung stehenden Eingabemöglichkeiten vorgeben. Langes Rätseln, was zu schreiben ist, entfällt. Fehleingaben können so minimiert und der Anwender bei dem Ausfüllen besser angeleitet werden. Anstatt das ausgefüllte Formular wegzuschicken oder abzugeben, gibt es einen Button, um das Formular einzureichen (*submit*). Sollen die Daten verarbeitet werden, ist (X)HTML allerdings überfordert. Hier kommen Programmier- oder Skriptsprachen zum Einsatz. Direkt aus (X)HTML heraus gibt es nur die Möglichkeit, Formulare mit dem Befehl *mailto* per E-Mail zu versenden.

8.2 Das Tag <form>

Zur Gestaltung von Formularen gibt es eine Reihe von Tags mit dazugehörigen Attributen. Das wichtigste Tag ist <form> und dient zum Einleiten des Formularbereichs.

Ähnlich wie die Tags <div> oder <p> unterbricht das Tag <form> den normalen Textfluss und legt einen eigenen Abschnitt an. Innerhalb des angelegten Abschnitts, der sich zwischen dem einleitenden Tag <form> und dem abschließenden Tag </form> befindet, dürfen ganz normale Text- und Bildinhalte verwendet werden.

Das einleitende Tag <form> steht nie für sich allein, sondern benötigt für eine ordnungsgemäße Funktion auf jeden Fall die Angabe von zwei Pflicht- und einem optionalen Attribut. Diese legen fest, wie und wohin das Formular übertragen werden soll.

Action mit Action

Das erste Attribut, das in dem Tag <form> angegeben wird, heißt *Action* und gibt an, wohin der Formularinhalt gesendet werden soll. Hierzu gibt es zwei Varianten. Die eine ist die Angabe einer E-Mail-Adresse mit vorangestelltem *mailto*, und die andere Variante ist die Angabe einer *URL*, hinter der sich ein Webserver mit einer formularverarbeitenden Anwendung verbirgt.

Schreibweise für Variante 1 mit E-Mail-Adresse:

```
<form action="mailto:info@databecker.de">
```

Variante 2 für die Angabe eines Webservers:

```
<form action="http://www.databecker.de/cgi-bin/kontakt">
```

Das Formular wird an den Server von DATA BECKER übertragen und dort in dem Verzeichnis *cgi-bin* das CGI-Programm *kontakt* aufgerufen und abgearbeitet. In der Regel wird von dem CGI-Programm ein Antwortformular generiert, das den Anwender zumindest den ordnungsgemäßen Eingang bestätigt. Die Verzeichnisbezeichnung *cgi-bin* ist eigentlich schon eine Standardbezeichnung. In diesem Verzeichnis werden die CGI-Skripte, die Programme, gespeichert. Durch die zentrale Speicherung wird die Wartung und Pflege der Programme erleichtert.

CGI (Common Gateway Interface)

Hinter CGI verbergen sich Programme und Skripte, die selbstständig ablauffähig sind. In den meisten Fällen werden sie benutzt, um auf Anfragen von Anwendern zu reagieren, wie das auch bei der Formularverarbeitung der Fall ist. Sie sind selbstständig ablauffähig und können zum Beispiel die Formularinhalte anderen Anwendungen zur Verfügung stellen und automatisch Antwortseiten generieren. Die folgende Abbildung zeigt den Idealfall bei der Arbeit mit einem CGI-Skript, allerdings gibt es auch hier Abweichungen. Für genaue Details sei an dieser Stelle auf die entsprechende Literatur zur Programmierung mit CGI verwiesen.

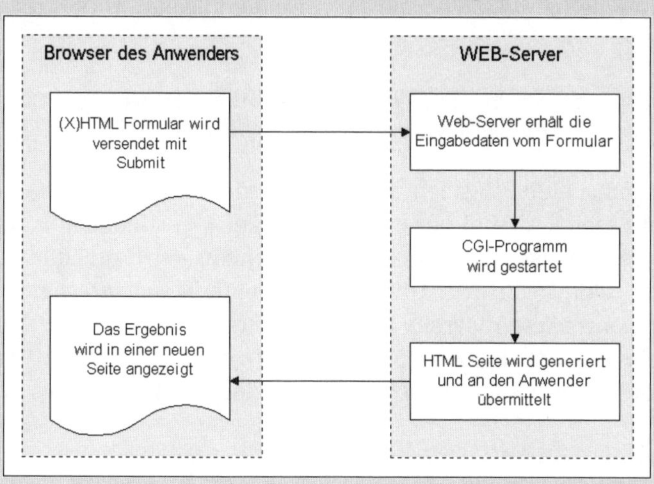

Probleme mit mailto

Mailto wird häufig erwähnt, so auch in diesem Buch. Für die Praxis jedoch kann von dem Formularversand mit *mailto* nur abgeraten werden. Der Versand wirft immer eine Reihe von Problemen auf. Eines von mehreren gängigen Problemen ist, dass bei vielen E-Mail-Programmen die Inhalte des Formulars nur teilweise oder gar nicht übernommen werden und bei dem Anwender nur ein unvollständiges oder sogar leeres Nachrichtenfenster geöffnet wird. Ein anderes Problem ist, wenn ein Firmen- oder Hochschulbenutzerkonto genutzt wird, also kein eigener E-Mail-Client installiert ist. Dann kann *mailto* nicht einmal ansatzweise funktionieren. Daher sollte nach anderen Lösungen gesucht werden. Zwei Alternativen zum *mailto*-Versand ohne eigenen Mailserver werden in Abschnitt 8.9 vorgestellt.

Die Versandmethoden POST und GET

Damit ein Formular auch richtig versendet wird, muss eine Versandmethode ausgewählt werden. Hierzu gibt es die Methoden POST und GET. Beide Übertragungsmethoden werden durch das Attribut *method* eingeleitet.

Welche der beiden Methoden, ob POST oder GET, verwendet werden soll, hängt natürlich von dem gewünschten Ergebnis ab. Stark vereinfacht ausgedrückt stellt die Variante GET eine Postkarte dar, während POST den Standardbriefversand repräsentiert.

Wird GET verwendet, werden die in dem Formular eingegebenen Daten als String an die Serveradresse, die mit dem Attribut *action* angegeben wurde, gesendet. Wurden zum Beispiel in einem Formular der Name, Vorname und das Geschlecht angegeben, würde bei dem Versand mit Get, die folgende URI erzeugt werden.

```
http://www.databecker.de/cgi-bin/update?vorname=Mario&nachname=
            Super&email=Nintendo64@play.de&geschlecht=maennlich
```

Die in dem Formular gemachten Eingaben werden einfach an den mit *action* angegebenen Link angehangen und sind nur durch Sonderzeichen voneinander getrennt. Somit sind diese ohne weiteres lesbar und können aus der Protokolldatei des Empfängerservers oder sogar von Unbefugten - mithilfe entsprechender Tools - ohne Probleme ausgelesen werden. Der komplette Link wird außerdem auch in der Adresszeile des verschickenden Browsers angezeigt. Daher der Vergleich zu einer Postkarte, diese kann auch von jedem, der sie in die Finger bekommt, gelesen werden.

Besser sieht es bei der Methode POST aus. Wird anstatt GET die Methode POST gewählt, wird das Formular mit einer URL verschickt. Zum Beispiel:

```
http://www.databecker.de/cgi-bin/update
```

Es wird exakt die URL übernommen, die mit dem Attribut *action* angegeben wurde. Die Ursache hierfür liegt in der Funktion von POST. Diese Versandmethode arbeitet zwei Schritten, die aufeinander folgen. Im ersten Schritt wird der Kontakt zum angegebenen Server hergestellt und im zweiten Schritt werden die Daten an den Server geschickt. Somit lässt sich die Methode POST mit dem klassischen Standardbrief vergleichen. Einen Brief kann jeder in den Händen halten und transportieren. Der Inhalt ist aber nur für den Empfänger bestimmt und kann nicht zufällig von Unbefugten gelesen werden.

Welche Methode für welchen Einsatz?

- Die Methode GET beschränkt die möglichen Eingabewerte für ein Formular auf den ASCII-Zeichensatz. Nur die Methode POST unterstützt mit der Kodierung *multipart/form data* den Unicode ISO 10646 (siehe Infokasten).
- Bei GET werden alle Feldnamen und Feldinhalte an die URL angehangen. Es gibt aber Server, die eine Beschränkung bei der Befehlszeilenlänge besitzen. In diesem Fall würden Inhalte entweder gekappt werden oder es kommt zu

einer Fehlermeldung. Daher sollte für große Formulare immer die Methode POST eingesetzt werden.

- Wenn die Formulardaten als E-Mail verschickt werden sollen, muss immer die Methode POST mitgewählt werden. Zusätzlich muss das Attribut *enctype* den Wert *text/plain* (auf Deutsch: leicht verständlicher Text) zugewiesen bekommen. Das ist deshalb nötig, damit die Formulardaten in lesbarer Form übermittelt werden. Dies geschieht dann in der Form, dass jedes Formularfeld in eine eigene Zeile gestellt wird.
- Wenn die Formularinhalte nicht in lesbarer Form übermittelt werden sollen, muss ebenfalls POST als Übertragungsmethode gewählt werden. Bei GET werden die gesamten Inhalte als String an die Empfänger-URL angefügt.

Unicode ISO 10646

Am Anfang war die Vielfalt, auch bei den Computersystemen. So kam es, dass im Laufe der Zeit, immer Verfahren entstanden sind, um die verschiedensten Zeichensätze zu kodieren. Zu einer Zeit, als die Rechner mit 7-Bit-, maximal 8-Bit-Prozessoren ausgestattet waren, war es nur möglich, maximal 256 Zeichen in einem Zeichensatz zu kodieren. So kommt es, dass zum Beispiel die deutschen Umlaute in einigen ISO-Normen vorkommen, aber nicht in allen und nicht im ASCII-Zeichensatz. Sollen Umlaute genutzt werden, muss in XHTML explizit ein Zeichensatz angegeben werden, der diese enthält. Um hier für eine Vereinfachung zu sorgen, gründete sich 1984 das Unicode Consortium. Der daraus entstandene Unicode ist ein 16-Bit-Code, der über 65.000 verschiedene Zeichen kodieren kann. Den größten Anteil daran haben die japanische, chinesische und koreanische Schrift, mit insgesamt 27.786 Zeichen. Am Ende werden sogar altägyptische Schriftzeichen im Unicode kodiert sein. Weiterführende Informationen gibt es auf der Seite des Unicode Consortium unter *http://www.unicode.org*.

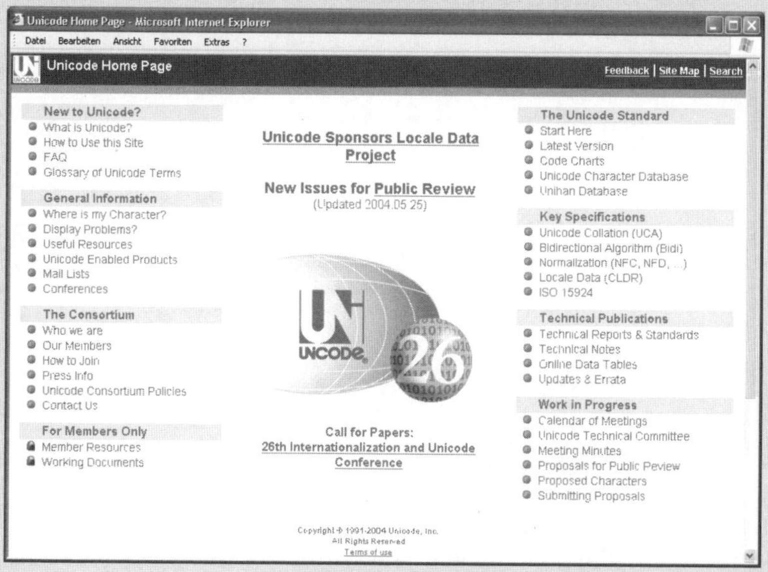

Attribut enctype

Ein zusätzliches Attribut, das sonst nicht zur Verfügung steht, ist das Attribut *enctype*. Während der Übertragung der Formulardaten kann es zu Übertragungsfehlern kommen. Um das zu vermeiden beziehungsweise Fehler sofort beim Empfang feststellen zu können, werden die Formulardaten auch ohne die Angabe des Attributs *enctype* standardmäßig verschlüsselt. Beim Empfang kann die eingehende Nachricht mithilfe verschiedener Prüfverfahren auf Übertragungsfehler geprüft werden. Mit dem Attribut *enctype* kann anstatt der Standardverschlüsselung eine andere Form der Verschlüsselung festgelegt werden.

Es gibt aber lediglich zwei Ausnahmefälle, in denen die Standardverschlüsselung gegen eine andere ausgetauscht werden muss. Die erste Ausnahme ist das Versenden eines Formulars per E-Mail und die andere, wenn das Formular Dateiauswahlfelder enthält. In allen anderen Fällen kann auf das Attribut *enctype* verzichtet werden.

Die drei Verschlüsselungsarten sind:

- *application/x-www-form-urlencoded* (Standardverschlüsselung)
- *multipart/form data* (wenn das Formular Dateiauswahlfelder enthält)
- *text/plain* (für den Versand per E-Mail)

Weitere Attribute für <form>

Für das Tag <form> können andere, bereits bekannte Standardattribute, wie sie auch bei vielen anderen Elementen vorkommen, genutzt werden. Im Einzelnen handelt es sich hierbei um die Attribute

- *title*
- *name*
- *id*
- *target*
- *style*
- *class*
- *dir*
- *lang*

8.3 Ein erstes Formular

Bevor die Tags und Attribute zur Formulargestaltung im Einzelnen vorgestellt werden, zuerst die Erstellung eines einfachen Formulars. An dieser Stelle wird noch nicht auf alle Einzelheiten der verwendeten Tags und Attribute eingegangen, sondern als Erstes der generelle Aufbau eines Formulars beispielhaft gezeigt.

1 In dem <body>-Bereich wird als Erstes die Überschrift definiert.

```
<body>
<center>
<h1>
  Ein erstes Formular
</h1>
```

2 Zu dem Tag <form> werden die Attribute *action*, *enctype* und *method* hinzugefügt. Der Versand des Formulars soll als E-Mail erfolgen.

```
</center>
<form action="mailto:info@databecker.de" enctype="text/plain"
 method="post">
```

3 Mit dem Tag <textarea> können mehrzeilige Textabschnitte definiert werden.

```
<p>
    Ihre Nachricht:<br>
    <textarea name="Name" cols="40" rows="5"></textarea>
</p>
```

4 Durch den Einsatz von <input> werden Formularelemente wie zum Beispiel Textfelder, Mehrfachauswahlen oder Buttons für die Übertragung der Formularinhalte, so genannte Aktions-Buttons, definiert.

```
<p>
    Vorname:  <input type="text" name="vorname" /><br>
    Nachname: <input type="text" name="nachname" /><br>
    E-Mail:     <input type="text" name="email" /><br>
</p>
```

5 Damit eine Mehrfachauswahl möglich ist, wird das Tag <select> eingesetzt. Ohne das Attribut *multiple* kann immer nur eines der mit dem Tag <option> angegebenen Elemente ausgewählt werden.

```
<p>
    Wie sind Sie auf unsere Produkte aufmerksam geworden?<br>
    (Mehrfachauswahl mit STRG+Mausklick)<br>
</p>
<p>
    <select name="aufmerksam" size="3" multiple="multiple">
    <option>Zeitungsanzeige</option>
    <option>Internet</option>
    <option>Rundfunk/Fernsehwerbung</option>
    <option>Empfehlung</option>
    <option>Zufall</option>
    <option>Sonstige</option>
    </select>
</p>
```

6 Weitere Eingabeelemente sind Radiobuttons und Checkboxen. Bei einem Radiobutton ist immer nur eine Auswahl möglich. Eine Checkbox ist vergleichbar mit einem Ja/Nein-Feld. Ohne Markierung ist Nein gewählt, ist die Checkbox angeklickt, ist Ja gewählt.

```
<p>
    <input type="radio" name="geschlecht" value="m&auml;nnlich"
       />M&auml;nnlich
    <input type="radio" name="geschlecht" value="weiblich"
       />Weiblich<br>
</p>
<p>
    <input type="checkbox" Name="Newsletter" />
    M&ouml;chten Sie unseren Newsletter erhalten?<br>
</p>
```

7 Wird für das Attribut *type* der Wert *submit* oder *reset* gewählt, werden Aktions-Button erstellt. Wird ein Aktions-Button angeklickt, reagiert er sofort. Die Eingabe kann nicht widerrufen werden.

```
<p>
    <input type="submit" value="Absenden">
    <input type="reset"  value="Zurücksetzen">
</p>
</form>
</body>
```

8 Das fertige Formular: Als einzige optische Formatierung wurde eine Unterteilung in einzelne Absätze mit dem Tag <p> durchgeführt. Weitergehende Formatierungen werden in Abschnitt 8.8 gemacht.

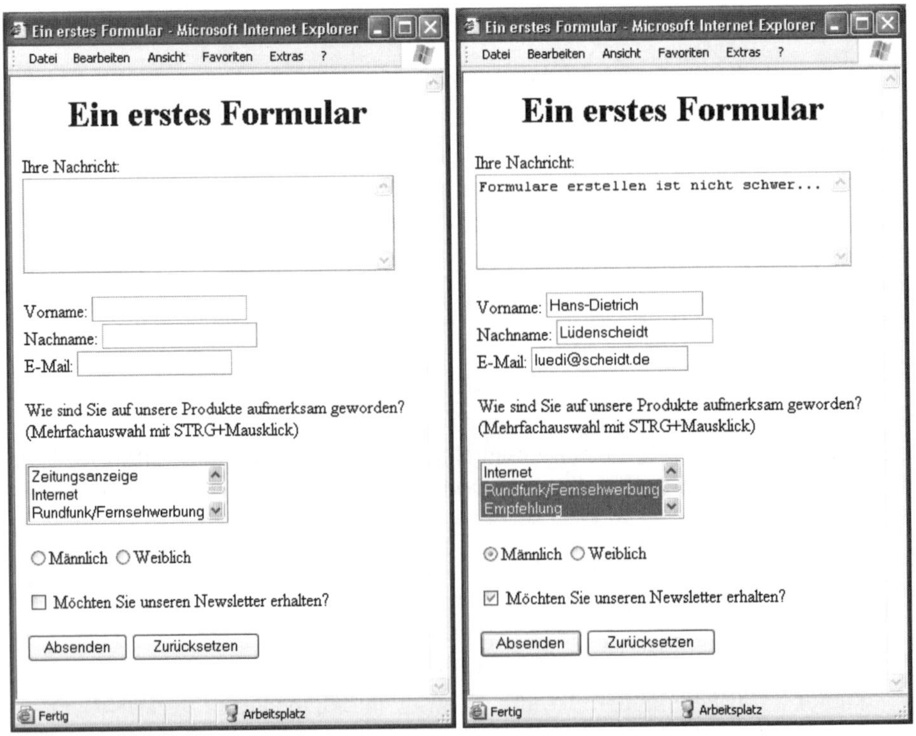

Links das erstellte Formular, ohne dass eine Eingabe erfolgt ist. Daneben das beispielhaft ausgefüllte Formular.

8.4 Das Element <input>

In einem Formular sollen natürlich die verschiedensten Felder ausgefüllt werden. Dazu gehören unter anderem Textfelder oder auch Mehrfachauswahlen. Andere Möglichkeiten sind Aktions- oder Radiobuttons sowie Checkboxen. Auch wenn die genannten Möglichkeiten an sich sehr unterschiedlich sind, haben sie eines gemeinsam. Nach dem Eintippen oder der erfolgten Auswahl durch den Anwender müssen die Daten an den Browser übergeben werden. Diese Aufgabe übernimmt das Tag <input>.

Für <input> kann eine Vielzahl von Attributen eingesetzt werden. Dazu gehören unter anderem die Attribute *id* und *name*. Beide sind für die spätere Formatierung mit CSS von Bedeutung. Ein weiteres Attribut, das später erst erläutert wird, ist *accesskey*. Mit *accesskey* können Hotkeys innerhalb eines Formulars angelegt werden.

Es gibt aber nur zwei Attribute, die im Zusammenhang mit <input> immer angegeben werden müssen. Das sind die Attribute *type* und – bis auf eine Ausnahme – das Attribut *name*. Während *type* immer angegeben werden muss, kann *name* bei der Definition von Aktions-Buttons weggelassen werden. Zum Vergleich zwei Zeilen aus dem Quelltext des im vorherigen Kapitel angelegten Formulars. Die erste Zeile definiert einen Aktions-Button und wurde ohne das Attribut *name* verfasst. Die zweite Zeile definiert eine Checkbox und enthält das Attribut *name*.

```
<input type="submit" value="Absenden">
<input type="checkbox" Name="Newsletter" />
```

Das Tag <input> definiert immer ein Steuerelement, das in direkter Abhängigkeit zu dem Attribut *type* steht. Daher ist *type* auch eine Pflichtangabe bei der Verwendung von <input>. Insgesamt gibt es zehn verschiedene Steuerelementtypen, die als Wert für *type* angegeben werden.

Checkbox

Eine Checkbox ist vergleichbar mir einem Ja/Nein-Auswahlfeld. Wird die Checkbox durch einen Mausklick mit einem Haken versehen, ist Ja gewählt. Bleibt die Checkbox leer, bedeutet das Nein. Jede einzelne Checkbox wird mit den Attributen *name* und *value* versehen. Der Wert für *value* ist derjenige Wert, der bei einer Übertragung des Formulars an einem Server übertragen wird. Im XHTML sieht ein Quelltext wie in dem folgenden Beispiel aus.

```
<form>
<p>
  <h3>Was sind Ihre Hobbies?</h3>
  <input type="checkbox" name="Lesen" value="Lesen"/>Lesen<br>
  <input type="checkbox" name="Sport" value="Sport"/>Sport allgemein<br>
```

```
  <input type="checkbox" name="Kultur" value="Kultur"/>Kultur, Kino und
                                        Theater<br>
  <input type="checkbox" name="Faulenzen" value="Faulenzen"/>
                                        Faulenzen<br>
  <input type="checkbox" name="Reisen" value="Reisen"/>
                                        Reisen und Erholung<br>
</p>
</form>
```

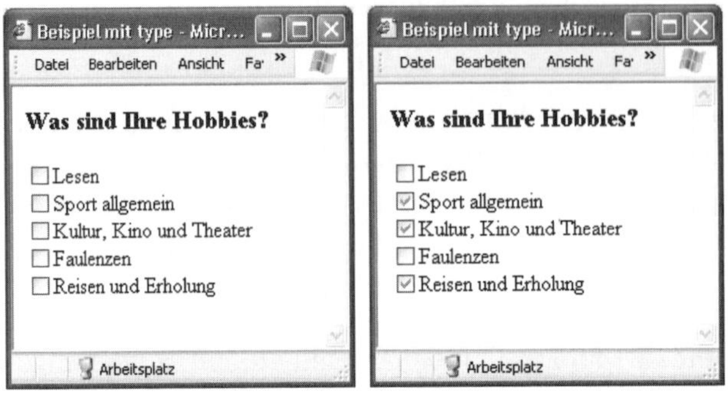

Die linke Abbildung zeigt einen Screenshot direkt nach dem Aufruf der Seite und rechts nach dem Markieren einzelner Checkboxen.

Radiobuttons

Grundsätzlich ähnlich wie eine Checkbox, allerdings mit dem entscheidenden Unterschied, dass mehreren Radiobuttons ein und derselbe Steuerelementname zugeteilt werden kann. Das heißt, mehrere Radiobuttons werden zu einer Gruppe zusammengefasst und innerhalb dieser Gruppe kann nur ein Radiobutton angewählt werden. Wird gar keiner gewählt, ist der Default-Wert der erste Radiobutton der Gruppe.

Der Quelltext aus dem Beispiel für Checkboxen wird insofern abgeändert, dass nur das wichtigste Hobby angegeben werden kann. Eine Mehrfachauswahl ist nicht mehr möglich.

```
<form>
<p>
 <h3>Was sind Ihre Hobbies?</h3>
 <input type="radio" name="hobby" value="Lesen"/>Lesen<br>
 <input type="radio" name="hobby" value="Sport"/>Sport allgemein<br>
 <input type="radio" name="hobby" value="Kultur"/>Kultur, Kino und
                                                 Theater<br>
 <input type="radio" name="hobby" value="Faulenzen"/>Faulenzen<br>
 <input type="radio" name="hobby" value="Reisen"/>Reisen und
                                                 Erholung<br>
</p>
</form>
```

Wie bei Checkboxen werden die Attribute *name* und *value* angegeben. Mit *name* wird jetzt der Name der Gruppe angegeben, zu der die einzelnen Radiobuttons gehören. Der Wert *value* enthält wieder den Wert, der an einen Server übergeben wird.

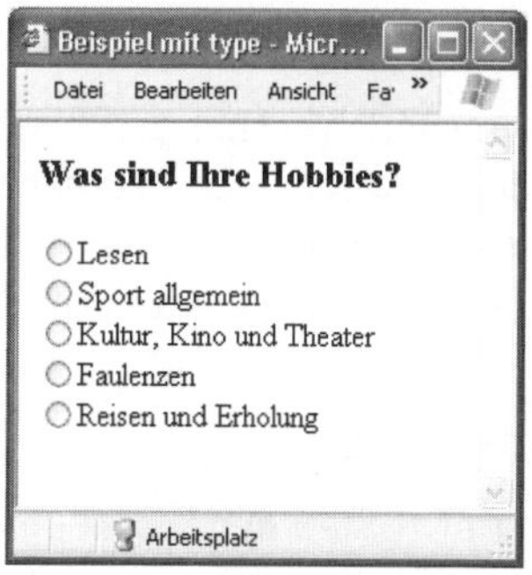

Submit

Für die Buttons zum Versenden der Formularinhalte gibt es drei verschiedene Varianten. Die einfachste ist die folgende Form:

```
■ <input type="submit" />
```

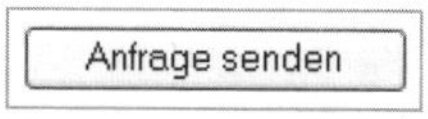

Je nach Browser wird der *Submit*-Button lediglich mit dem vorgegebenen Standardtext versehen. Beim Internet Explorer in der deutschen Version ist das zum Beispiel die Beschriftung *Anfrage senden*. Bei anderen Browsern lautet die Beschriftung ganz pragmatisch einfach *submit*.

Die zweite Variante ist die Angabe einer eigenen Bezeichnung für den *submit*-Button.

```
■ <input type="submit" value="Bestellung
  abschicken"/>
```

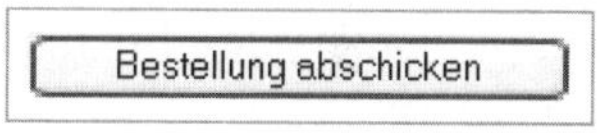

Für eine eigene Bezeichnung muss das Attribut *value* eingefügt werden. Danach kann eine beliebige Bezeichnung gewählt werden.

Die dritte und letzte Variante ergänzt den *submit*-Button um das Attribut *name*. Diese Angabe kann dann sinnvoll sein, wenn es mehrere Formulare gibt oder auf einem Formular mehr als ein *submit*-Button angeboten wird.

Zum Beispiel bestellt ein Kunde bei einem Baumarkt über das Internet verschiedene Artikel. Auf dem Bestellformular werden ihm zwei *submit*-Button angeboten. Der eine veranlasst eine Lieferung nach Hause und der andere markiert die Bestellung als Selbstabholerbestellung.

```
■ <input type="submit" value="Bestellung abschicken mit LIEFERUNG"
  name="Bestellung mit"/>
■     <input type="submit" value="Bestellung abschicken als SELBSTABHOLER"
  name="Bestellung_mit"/>
```

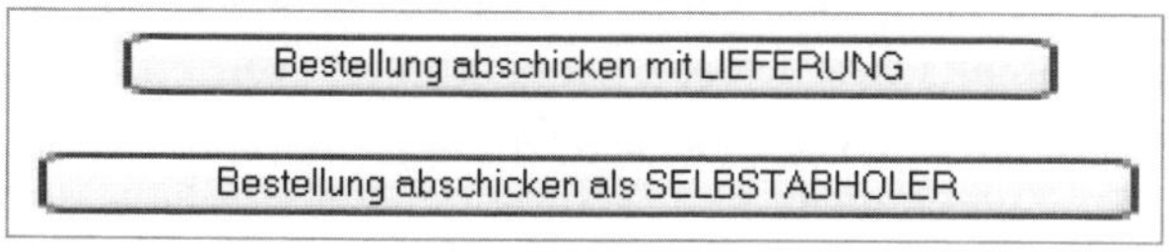

Text

Neben den bisher beschriebenen Elementen gibt es natürlich auch Elemente, bei denen keine festen Vorgaben existieren, sondern ein beliebiger, freier Text eingetragen werden kann. Um flexibel agieren zu können, gibt es mehrere Arten von Textfeldern, die auf Formulare angewendet werden können.

Textfelder

Ein Großteil der Eingaben benötigt lediglich ein Standardtextfeld. Dazu gehören Angaben wie Name und Anschrift, aber auch beliebige andere Informationen, die man von dem Anwender gern erhalten würde.

```
Vorname:    <input type="text" name="vorname" />
Nachname:   <input type="text" name="nachname" />
```

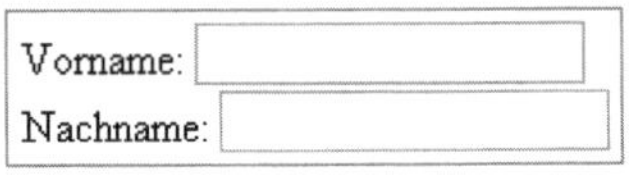

Wird für das Attribut *type* der Wert *text* angegeben, wird ein einzeiliges Textfeld erzeugt. Dessen vorgegebene Länge hängt von den browserspezifischen Vorgaben ab. Damit später eine Zuordnung der eingegebenen Daten erfolgen kann, muss unbedingt das Attribut *name* angegeben werden.

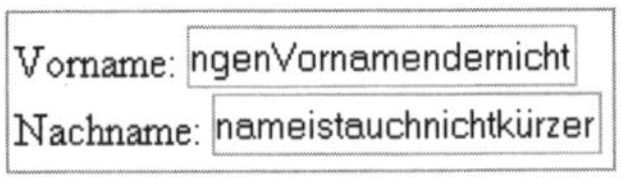

Die maximal mögliche Eingabelänge in das Textfeld ist standardmäßig nicht begrenzt. Das heißt, wird ein Text eingegeben, der über die angezeigte Länge des Eingabefeldes hinausragt, wird der Text nach links gescrollt.

Auf die beiden Parameter - die sichtbare Länge und die maximal einzutragende Länge des Eingabefeldes - kann mit den Attributen *size* und *maxlength* Einfluss genommen werden. Beide Werte sollten sich immer an der zu erwartenden Eingabe orientieren. Die Frage nach der Postleitzahl ist das Klassikerbeispiel für die Attribute *size* und *maxlength*.

```
Postleitzahl: <input type="text" name="plz" size="5" maxlength="5" />
```

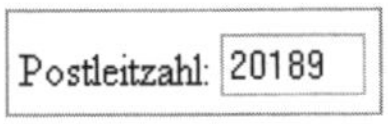

Innerhalb Deutschlands haben die Postleitzahlen eine vorgeschriebene Länge von fünf Ziffern. Durch die entsprechenden Wertangaben für *size* und *maxlength* wird erreicht, dass der Anwender zumindest nicht zu viele Ziffern eingibt und damit eine mögliche Fehlerquelle bei der Eingabe bereits ausgeschlossen ist.

Bei der Angabe für *size* sollte immer die benötige Darstellungsbreite berücksichtigt werden. Ist zu erwarten, dass eine Texteingabe 50 Zeichen lang sein kann, sollte der Wert für *size* nicht automatisch auf diese Länge gesetzt werden. Was ist, wenn der Anwender ein kleineres Browserfenster geöffnet hat, als die Länge von *size* vorgibt? Dann muss der Anwender in dem Browserfenster scrollen, um den Eintrag durchzuführen, was das Ausfüllen des Formulars nicht gerade einfacher macht.

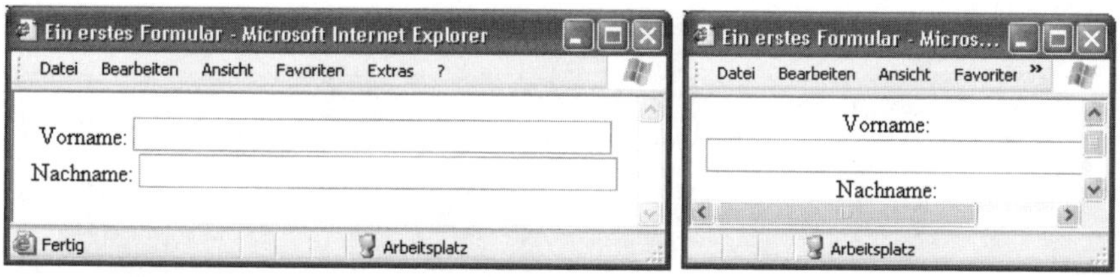

Wie sooft kann natürlich nicht für alle Eventualitäten vorausgedacht werden, aber die Angaben für *size* und *maxlength* sollten in einer sinnvollen Größenordnung liegen.

Es kann ebenfalls vorkommen, dass der Großteil der Seitenbesucher denselben Wert an einer bestimmten Stelle des Formulars eintragen muss. In diesem Fall kann ein Default-Wert mit dem Attribut *value* vorgegeben werden. Der Vorgabewert kann sowohl aus Zeichen als auch aus Ziffern bestehen. Trifft der Vorgabewert nicht auf den aktuellen Anwender zu, kann er diesen einfach überschreiben.

```
Bestellmenge:<input type="text" name="menge" value="1"
size="2" maxlength="3">
```

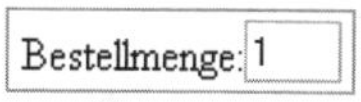

Dateiauswahl

Erhält *type* als Wert die Angabe *file*, wird das im Browser integrierte Dialogfeld zum Auswählen und Mitschicken einer Datei hinzugefügt.

```
Dateiauswahl: <input type="file" name="datei" size="30" maxlength="80">
```

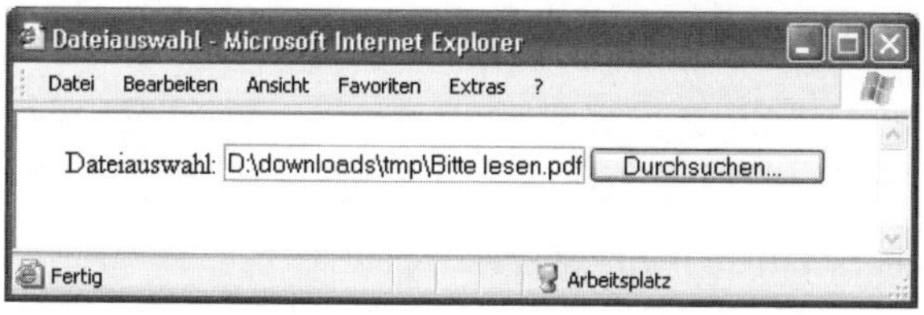

Der Button *Durchsuchen* wurde von dem Internet Explorer automatisch erzeugt. Wird der Button angeklickt, öffnet sich ein Dialogfeld, das von dem verwendeten Betriebssystem abhängig ist. Die ausgewählte Datei wird dann in das Textfeld von dem Browserfenster übernommen und bei der Übertragung an einen Server mitübertragen.

Wie bei anderen Textfeldern können mit *size* und *maxlength* Vorgaben zu der Textlänge gemacht werden. Wird für *maxlength* aber ein Wert eingetragen, der kleiner ist als der Pfad der aus dem Dialogfeld ausgewählten Datei, wird der Wert für *maxlength* ignoriert. So wird sichergestellt, dass die ausgewählte Datei auch richtig übertragen werden kann.

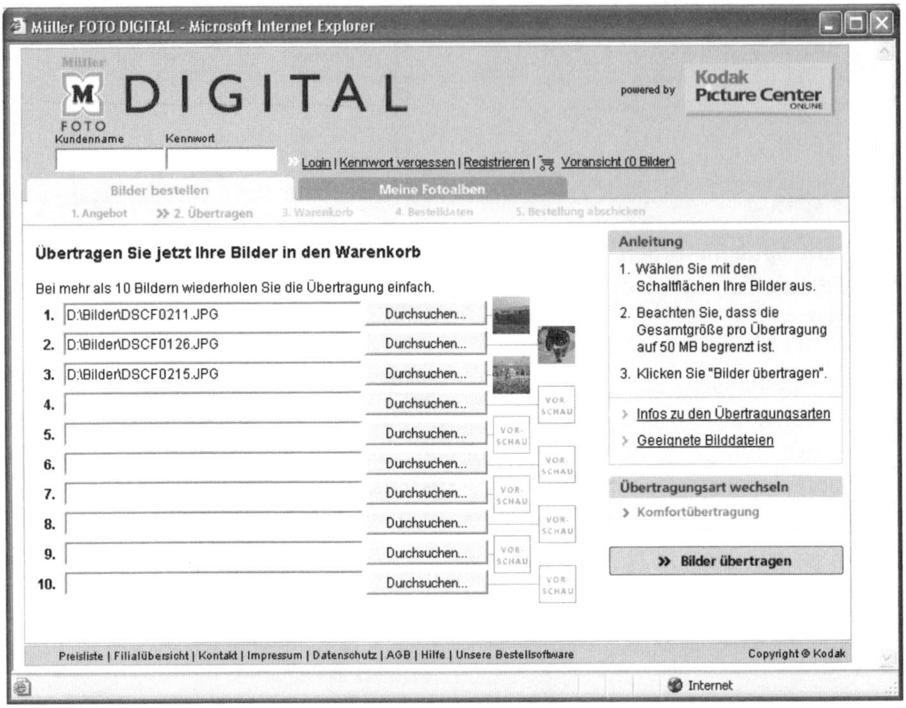

Eine gängige Anwendung für type="file" sind Onlinebilderdienste. Dort können die Bilddateien zuerst ausgewählt und danach zum Ausbelichten an das Labor übertragen werden. Der Screenshot zeigt beispielhaft für alle Bilderdienste die Bestellseite der Drogerie Müller (www.mueller.de).

> **MIME-Typen**
>
> MIME ist die Abkürzung für Multipurpose Internet Mail Extensions. MIME-Typen sind ein Internetstandard, um bestimmte Dateitypen vorzugeben. Im Zusammenhang mit einer Dateiauswahl ermöglichen sie es, die Auswahl von nicht gewünschten Dateien zu vermeiden. Beispiele für MIME-Typen sind *image/gif* für eine GIF-Grafik oder *image/jpeg* für eine JPEG-Grafik. Um alle Grafikarten zuzulassen, würde die Angabe *accept="image/*"* ausreichen.

Eine sinnvolle Ergänzung zu dem obigen Beispiel stellt das Attribut *accept* dar. Mit *accept* kann vorgegeben werden, welche Dateien von dem Server akzeptiert werden sollen. Als Werte für *accept* kommen nur gültige MIME-Typen in Frage.

Password-Textfeld

Innerhalb von (X)HTML kann ein Textfeld so deklariert werden, dass es für eine Passwortabfrage geeignet ist. Hierzu muss einfach der Wert von *type* auf *password* gesetzt werden. Das angezeigte Textfeld unterscheidet sich zuerst nicht von anderen Textfeldern, erfolgt aber die Eingabe, werden die eingegebenen Zeichen maskiert dargestellt.

Je nach verwendetem Browser werden verschiedene Symbole eingeblendet. Diese lassen zwar einen Rückschluss auf die eingegebene Anzahl von Zeichen zu, aber nicht auf die Zeichen selbst.

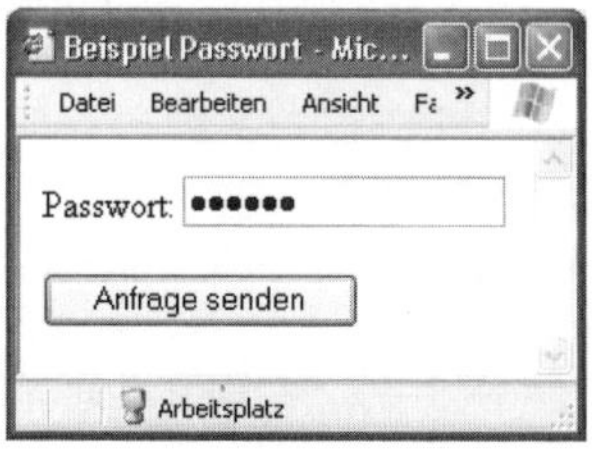

Beispieleingabe von dem Passwort mad123.

Für wichtige Zugangsbeschränkungen taugt diese Lösung aber nicht. Die Daten sind lediglich auf dem Bildschirm verschlüsselt, werden aber nach wie vor unverschlüsselt an den Server übertragen. Ein einfaches Beispiel, bei dem als Passwort *mad123* eingegeben wurde, kann das demonstrieren. Der Quelltext zu dem Beispiel lautet wie folgt.

```
<form action="http://www.testmitpassword.de" method="get">
    Passwort: <input type="password" name="passwort"><br><br>
    <input type="submit" />
</form>
```

Wird das Formular mit dem *submit*-Button abgeschickt, erscheint in der Adressleiste des Browsers folgende Anzeige, in der das Passwort wunderbar zu lesen ist:

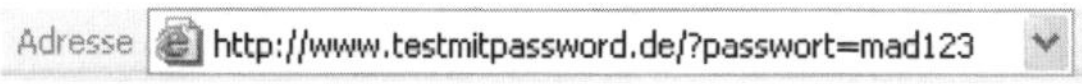

Abhilfe für dieses Problem kann durch eine SSL-Verschlüsselung erreicht werden, wie sie mittlerweile Standard ist.

Formular zurücksetzen

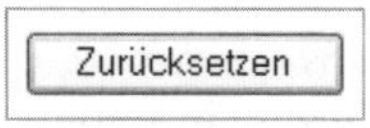

Ein Anwender sollte die Möglichkeit erhalten, seine bereits gemachten Eingaben auch als Ganzes löschen zu können und das Formular neu auszufüllen. Eine solche Reset-Schaltfläche zu erstellen ist denkbar einfach. Dem Attribut *type* wird als Wert *reset* zugewiesen. Aufgrund dieser Angabe erstellt der Browser eine Schaltfläche, die beim Anklicken alle bereits gemachten Eingaben aus dem Formular löscht. Wurden für einzelne Felder Vorgaben gemacht, werden diese wiederhergestellt. Wird zusätzlich das Attribut *value* angegeben, kann die Reset-Schaltfläche natürlich auch anders beschriftet werden.

```
<input type="reset" value="Eingaben l&ouml;schen"/>
```

8.5 Element <textarea>

Werden Textfelder mit dem Tag <input> erzeugt, besitzen diese lediglich eine einzige Zeile für die Eingabe. Was auf der einen Seite für viele Bereiche reicht, ist auf der anderen Seite nicht genug. Wird zum Beispiel in einem Fehlerformular um eine Beschreibung des Fehlers gebeten, wäre die Eingabe in eine einzelne Zeile eine sehr unpraktische Lösung. Mit dem Attribut <textarea> gibt es deshalb die Möglichkeit, mehrzeilige Textelemente zu erzeugen.

Für <textarea> stehen drei Attribute zur Verfügung, die in einem direkten Zusammenhang zur Texteingabe stehen.

Mit den Attributen *rows* und *cols* kann die Zeilen- und Spaltenanzahl des Textfeldes vorgegeben werden und mit *wrap* das Erzeugen von Zeilenumbrüchen bei der Eingabe. Auch wenn *rows* und *cols* nicht zwingend angegeben werden müssen, empfiehlt es sich, sie einzusetzen. Wird ein mehrzeiliges Textfeld ohne zusätzliche Attribute, also mit Standardwerten, vom Browser erzeugt, sieht das folgendermaßen aus.

Attribut wrap

Als Erstes vorneweg, *wrap* ist nicht HTML-konform. Für wrap gibt es drei Werte, um den Zeilenumbruch innerhalb von <textarea> zu beeinflussen. Leider ist es aber so, dass *wrap* wie gesagt nicht HTML-konform ist und noch dazu mit den meisten aktuellen Browsern nicht richtig funktioniert. Bei älteren Browsern wie zum Beispiel bei Netscape, Version 4, funktioniert es.

```
<p>
   <h4>Bitte geben Sie uns eine genaue Fehlerbeschreibung:</h4>
   <textarea name="Fehlerbeschreibung"></textarea>
</p>
   <input type="reset" value="Eingaben l&ouml;schen"/>
```

Ohne zusätzliche Attribute wird von den verschiedenen Browsern nur ein sehr kleines, meistens über zwei Zeilen reichendes Textfeld erzeugt. Mit dieser Größenordnung ist bei der Eingabe von mehrzeiligen Textfeldern kein Start zu machen, zumal der Anwender keine Möglichkeit hat, das Textfeld zu vergrößern. Wesentlich besser kann das Textfeld genutzt werden, wenn mit *rows* und *cols* die Zeilen und Spalten vorgegeben wurden. Das Beispiel von eben um die Attribute *rows* und *cols* ergänzt:

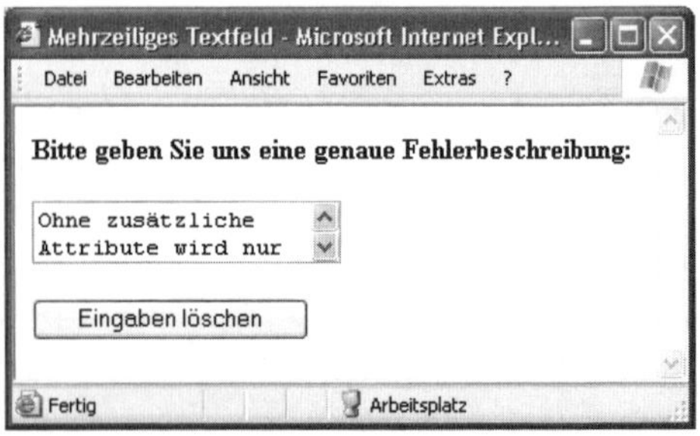


```
<textarea name="Fehlerbeschreibung" rows="8" cols="40"></textarea>
```

Wird über die vorgegebene Zeilenanzahl des Textfeldes hinaus geschrieben, wird der Scrollbalken aktiv. Eine Begrenzung von 40 Zeichen pro Zeile wird sehr häufig genutzt und ist fast schon zu einem Standard geworden.

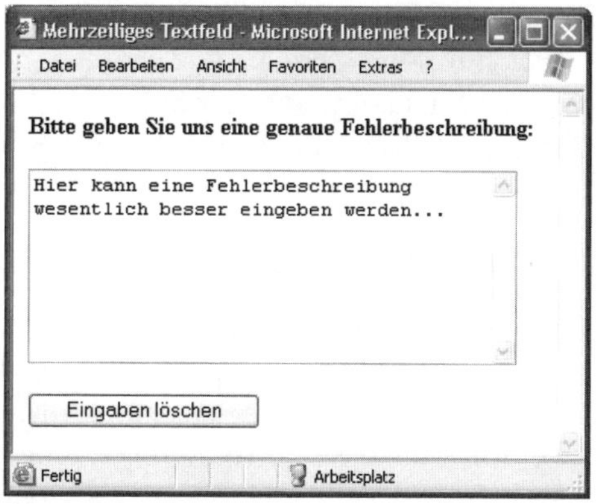

8.6 Auswahllisten mit <select>

Es gibt verschiedene Bereiche, bei denen die Auswahlmöglichkeiten von Checkboxen oder Radiobuttons nicht mehr reichen. Je größer die Anzahl der angebotenen Vorgaben, desto unübersichtlicher werden Checkboxen und Radiobuttons.

Gerade die großen Anbieter haben auf ihren Seiten oft eine Vielzahl von Auswahlkriterien wie zum Beispiel die Auswahl der Sprache. Wird ein Pulldown-Menü mit <select> definiert, kann nur ein Element der Liste gewählt werden. Es ist keine Mehrfachauswahl möglich.

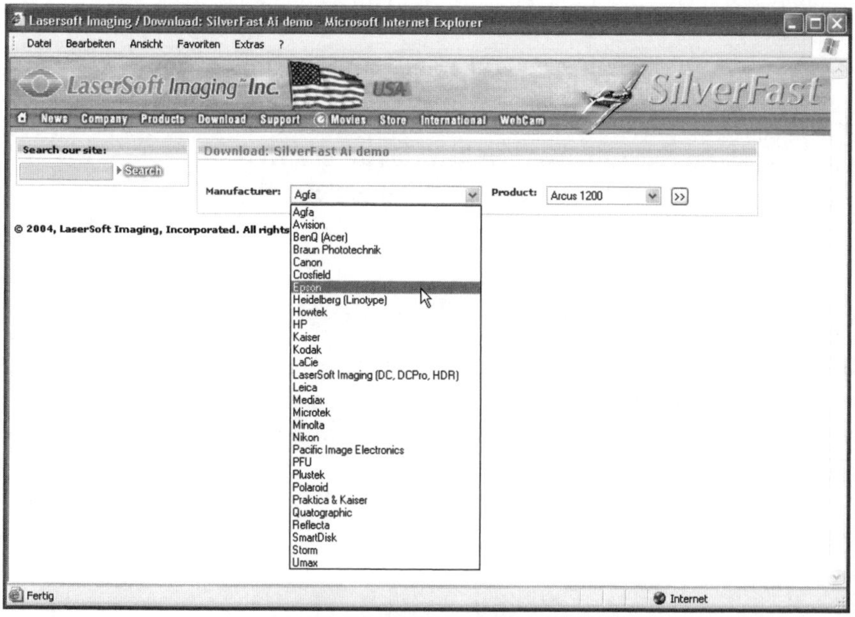

Wer sich eine Demo der SilverFast Scannersoftware herunterladen möchte, muss zuvor seinen Scanner auswählen, damit er die richtige Softwareversion erhält. Screenshot mit aufgeklapptem Pulldown-Menü der Firma Lasersoft Imaging AG (www.silverfast.com).

Bei der Auswahl einer Sprache ist das auch nicht nötig, da der Anwender sich letztlich für eine Sprache entscheiden muss, in der er die Seite betrachten möchte. Was für die Sprachauswahl gilt, gilt auch für andere Bereiche (siehe Abbildung).

Definition einer Auswahlliste

Damit eine Mehrfachauswahl möglich ist, werden zwischen dem Tag <select> mehrere Elemente mit dem Tag <option> eingefügt. Werden die Daten an einen Server übergeben, muss <select> ein Name gegeben werden. Zusätzlich können zwei Attribute gesetzt werden. Das eine, das Attribut *size*, legt fest, wie viele Optionen der Anwender auf einmal betrachten kann. Das andere, das Attribut *multiple*, muss gesetzt werden, wenn eine Mehrfachauswahl möglich sein soll. Zur Veranschaulichung soll das Beispiel aus Abschnitt 8.3 dienen. Dort wurde <select> wie folgt definiert:

```
<select name="aufmerksam" size="4" multiple="multiple" />
```

Aufgrund der gemachten Definition werden vier Elemente in dem Listenfeld angezeigt und durch das Attribut *multiple* ist eine Mehrfachauswahl möglich.

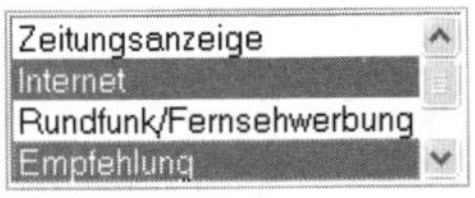

Damit statt einer Auswahlliste ein Pulldown-Menü erzeugt wird, muss der Wert für *size* auf 1 gesetzt und das Attribut *multiple* weggelassen werden. Nach den Änderungen ergibt sich die folgende Definition für <select>.

```
<select name="aufmerksam" size="1">
```

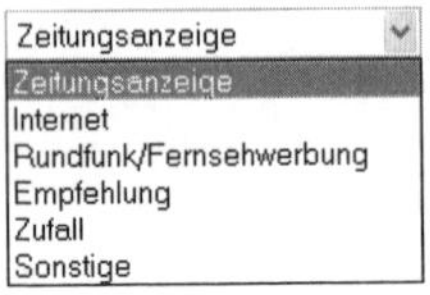

Die gemachte Definition erzeugt ein Pulldown-Menü, aus dem nur ein Wert ausgewählt werden kann. Wird ein Wert angeklickt, wird dieser sofort als Auswahl übernommen und das Pulldown-Menü wieder eingeklappt.

Inhalte festlegen mit dem Tag <option>

Damit ein Pulldown-Menü oder eine Auswahlliste auch Inhalte zum Auswählen anbieten können, müssen Elemente bestimmt werden. Dies geschieht mit der Hilfe des Tags <option>. Das gewünschte Element wird zwischen dem Start- und End-Tag von <option> eingetragen.

```
<option>Elementname</option>
```

Wertfestlegung mit dem Attribut value

Zur optimalen Nutzung einer Auswahlliste müssen die Werte der ausgewählten Elemente an einen Server zur Auswertung übertragen werden. Alternativ können die Daten auch als E-Mail übertragen werden, dann allerdings mit den bereits beschriebenen Einschränkungen bei der Übertragung eines Formulars mit *mailto*.

Standardmäßig wird der Wert übertragen, der in dem Tag <option> eingeschlossen ist. Ist das nicht gewünscht, gibt es die Möglichkeit, das Attribut *value* zu nutzen um jedem Elementnamen einen gesonderten Wert zuzuweisen.

```
<option value="anzeige">Zeitungsanzeige</option>
```

Default-Wert festlegen mit selected

Sollen innerhalb einer Auswahlliste oder eines Pulldown-Menüs einer oder mehrere Werte als Voreinstellung selektiert sein, muss dem jeweiligen Element das Attribut *selected* hinzugefügt werden.

```
<option selected="selected">Zeitungsanzeige</option>
```

Bei einer Auswahlliste werden alle selektierten Elemente als Default-Wert angezeigt. Anders sieht es bei einem Pulldown-Menü aus. Dort darf immer nur ein Wert aus dem gesamten Menü gewählt werden und folgerichtig auch nur ein Wert als Voreinstellung gelten. Werden trotzdem mehrere Werte mit dem Attribut *selected* versehen, übernimmt der Browser lediglich den letzten Eintrag der Liste als Default-Wert. Bei den anderen Elementen wird das Attribut *selected* ignoriert.

```
<p>
    <select name="aufmerksam" size="1" >
    <option>Zeitungsanzeige</option>
    <option selected="selected">Internet</option>
    <option>Rundfunk/Fernsehwerbung</option>
    <option selected="selected">Empfehlung</option>
    <option selected="selected">Zufall</option>
    <option>Sonstige</option>
    </select>
</p>
```

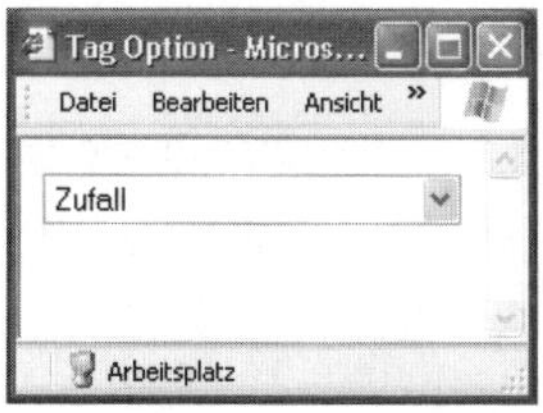

Pulldown-Menü mit Attribut selected.

In dem obigen Quelltext sind insgesamt drei Einträge mit dem Attribut *selected* versehen. Wird der Quelltext in ein XHTML-Formular eingebunden, wird das letzte der selektierten Elemente, in dem Beispiel das Element mit der Bezeichnung *Zufall*, als Default-Wert ausgewählt.

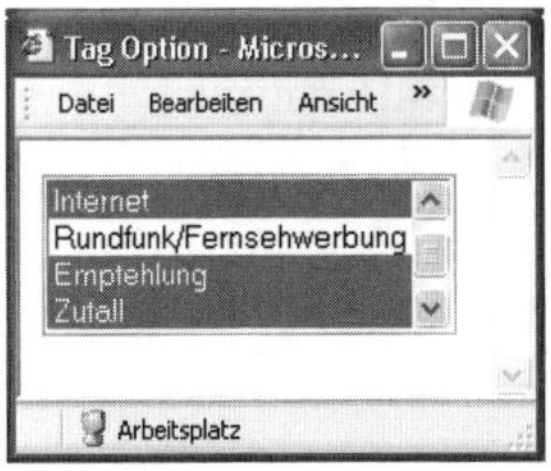

Auswahlliste mit Attribut selected.

Werden dieselben Elemente in eine Deklaration eingebunden, die eine Auswahlliste und kein Pulldown-Menü erzeugt, werden alle mit *selected* versehenen Elemente ausgewählt dargestellt.

Attribut mit Wert

Die in den Quelltexten verwendete Schreibweise für *selected* entspricht der für XHTML vorgegebenen Schreibweise. In XHTML darf kein Attribut ohne Wert angegeben werden. Bei Attributen, die keine Werte besitzen, wird der Attributname als Wert angegeben. Für HTML würde der Eintrag *selected* ausreichen.

8.7 Sonstige Tags und Attribute für Formulare

Neben den bisher besprochenen Tags und Attributen gibt es noch eine Reihe anderer, von denen die wichtigsten hier vorgestellt werden.

Feldauswahl über die Tastatur mit Accesskey

Mit dem Attribut *Accesskey* werden so genannte Hotkeys erzeugt. Mithilfe solch definierter Tastenkürzel ist es möglich, sich direkt durch das Formular zu bewegen, ohne eine Maus einsetzen zu müssen.

```
<input type="text" name="vorname" accesskey="1">
```

Accesskey wird einfach in das Tag <input> als Attribut aufgenommen und mit einer Ziffer oder einem Buchstaben versehen. Bei *accesskey="1"* genügt es, die Tastenkombination Alt+1 zu drücken, um direkt zu dem entsprechenden Eingabefeld zu gelangen. Je nach Betriebssystem kann auch eine andere Taste als die Alt-Taste für die Nutzung der *Accesskey*-Funktion definiert sein. Beim Apple ist es zum Beispiel die Strg-Taste und auch zwischen den verschiedenen Windows-Browsern gibt es keine einheitliche Lösung.

Was gegen das Attribut Accesskey spricht

Im Zuge einer immer stärkeren Tendenz in Richtung barrierefreie Webseiten wird des Öfteren von der Verwendung des Attributs *Accesskey* abgeraten. Da in diesem Punkt die Meinungen zurzeit noch recht unterschiedlich sind, muss letztlich jeder Webentwickler das für seine Seiten selbst entscheiden. Allerdings soll an dieser Stelle, doch auf ein paar Schwierigkeiten mit *Accesskey* aufmerksam gemacht werden, die eher gegen den Einsatz sprechen.

Probleme in der Bedienerführung entstehen unter anderem, wenn das Attribut *Accesskey* auf Radiobuttons oder Checkboxen angewendet wird. Ist das der Fall, wird das entsprechende Feld nicht nur angesprungen, sondern gleichzeitig selektiert. Dieser Umstand kann dazu führen, dass ein anderer als der vom Anwender gewünschte Wert selektiert wird.

Ein weiterer Punkt ist der Umstand, dass es keine einheitliche und somit browserübergreifenden Tastenkombinationen gibt. Erschwert wird dieser Umstand dadurch, dass die meisten Tasten für eine Hotkey-Kombination in anderen Anwendungen bereits vergeben sind. Daraus folgen neue Hindernisse für Anwender, die sich zwar im Internet bewegen, aber nicht gut oder gar nicht sehen können und auf die Nutzung von Screenreadern oder Sprachbrowsern angewiesen sind. Denen müssen die speziellen Tastenkombinationen in gesonderter Form mitgeteilt werden. Dieser Umstand wiegt umso schwerer, da es keine einheitliche Regelung gibt, wie ein Webentwickler diese Tastenkombinationen zu vergeben hat.

Auswahl mit der Tab-Taste

Standardmäßig sind alle Elemente per Voreinstellung in der Tabulatorliste enthalten. Das heißt, die einzelnen Felder können durch Drücken der Tab-Taste nacheinander selektiert werden. Verborgene Felder können mit einem Tabulator nicht ausgewählt werden. Normalerweise entspricht die Reihenfolge innerhalb der Tabulatorliste der Anordnung, in der die Felder in dem Formular enthalten sind.

Mit dem Attribut *tabindex* kann die vorgegebene Reihenfolge verändert werden.

```
<input type="text" name="email" tabindex="1"><br>
```

Durch den Wert, der für *tabindex* angegeben wird, ist die Reihenfolge exakt vorgegeben.

Inwieweit es sinnvoll ist, die Tabulatorreihenfolge zu verändern, hängt von dem Einzelfall ab. Die Vergabe eines *tabindex* ist unter anderem dann sinnvoll, wenn es darum geht, dass sinngemäß zusammenhängende Felder auch in der gewünschten Reihenfolge mit der Tab-Taste selektiert werden. Ein einfaches Beispiel ist ein Feld, in dem die Postleitzahl eingetragen werden muss. Bewegt sich ein Anwender mit der Tab-Taste durch das Formular, ist es für einen gewohnten Umgang wichtig, dass die Postleitzahl vor der Ortsangabe abgefragt wird.

Tipp zur Nummerierung

Wird mit dem Attribut *tabindex* eine explizite Reihenfolge vorgegeben, ist es hilfreich, keine fortlaufende Nummerierung einzusetzen. Besser ist es, in Fünfer- oder Zehnerschritten zu nummerieren. Wenn anstatt mit 1, 2, 3, 4 usw. die einzelnen Felder mit 5, 10, 15, 20 usw. beschriftet werden, ist es erheblich einfacher, nachträglich eingefügte Felder in den Ablauf zu integrieren. Sind keine Zwischennummerierungen vorgesehen, müssen unter Umständen alle Nummerierungen neu vergeben werden.

Anstatt *tabindex* gibt es auch noch das Attribut *taborder*, und für die Angabe *tabindex="0"* kann auch das Attribut *notab* verwendet werden. Der Einheitlichkeit wegen sollte aber auf den Einsatz von *taborder* und *notab* verzichtet werden. Wie immer gibt es aber auch Ausnahmen, denn einige der älteren Browser unterstützen *tabindex* nicht. Dazu gehört unter anderem der Internet Explorer unter Mac bis Version 4.5 und der Netscape Navigator in der Version 4.x sowie Opera für Mac OS 9 bis Version 5. Wird eine Seite für eine Zielgruppe gestaltet, die überwiegend mit den zuvor genannten Browsern arbeitet, sollten natürlich *taborder* und *notab* eingesetzt werden. Idealerweise über eine Browserweiche.

Tipp zum Tabindex

Wenn für ein Feld der *tabindex* auf 0 gesetzt wird, gehört dieses Element nicht mehr zu den Elementen, die über die Tab-Taste anwählbar sind.

Das Tag <label>

Der Einsatz des Tags <label> wird im Zuge des barrierefreien Webdesigns immer wichtiger. Bisher war es üblich, den Zusammenhang zwischen einer Feldbezeichnung und dem Eingabefeld optisch herauszustellen. Ist der Anwender an der Tastatur aber stark sehbehindert, nützt ihm das in der Regel wenig. Setzt der sehbehinderte Anwender für die Nutzung des Internets auf einen Screenreader oder Sprachbrowser, müssen diese eine konkrete Verbindung zwischen der Feldbezeichnung und dem Eingabefeld herstellen können. Um das zu erreichen, wird das Element *label* eingesetzt.

Das Tag <label> kann sowohl implizit

```
<label>E-Mail:<input type="text" name="email" /></label>
```

als auch explizit eingesetzt werden.

```
<label for="email">E-Mail:</label>
<input type="text" id="email" />
```

Bei der impliziten Verwendung von <label> ist nicht gewährleistet, dass der logische Zusammenhang zwischen dem Feldbezeichner, zum Beispiel *E-Mail*, und dem Eingabefeld gegeben ist. Anders sieht es bei der expliziten Verwendung von <label> aus. Dadurch dass mit dem zusätzlichen Attribut *for* dem Tag <label> eindeutig der Feldbezeichner, im Beispiel *email*, angegeben wird, besteht eine eindeutige Zuordnung, die von einem Screenreader oder Sprachbrowser ausgewertet werden kann.

Gruppierung mit <fieldset> und <legend>

Je umfangreicher ein Formular, desto eher besteht die Gefahr, dass es unübersichtlich wird. Das kann nicht nur für sehbehinderte Anwender problematisch werden, sondern auch für Anwender mit normaler Sehkraft. Eine sehr wahrscheinliche Folge dieser Problematik ist eine erhöhte Fehlerquote bei der Eingabe oder bei einem Bestellformular sogar der übermäßig häufige Abbruch einer Bestellung. Aus diesem Grund kann eine Gruppierung zusammenhängender Formularelemente uneingeschränkt empfohlen werden.

Vergleichbar einer Tabelle, bei der mit <table> der Tabellenrahmen und mit <tr> die Zeilen innerhalb der Tabelle definiert werden, geschieht dies beim Gruppieren von Formularfeldern mit <fieldset> und <legend>.

```
<fieldset>
    <legend>Gruppenbezeichnung</legend>
        Inhalte...
</fieldset>
```

Ein Beispiel:

```
<fieldset>
<legend>Pers&ouml;nliche Angaben</legend>
    Vorname:  <input type="text" name="vorname"><br>
    Nachname: <input type="text" name="nachname"><br>
    E-Mail:   <input type="text" name="email" /><br>
</fieldset>
```

Die nebenstehende Abbildung zeigt die Browserdarstellung des Beispielquelltextes. Je nach Browser wird eine zusätzliche optische Abgrenzung um die definierte Gruppe geschaffen. Bei den meisten Browsern ist dies eine schmale Umrandung.

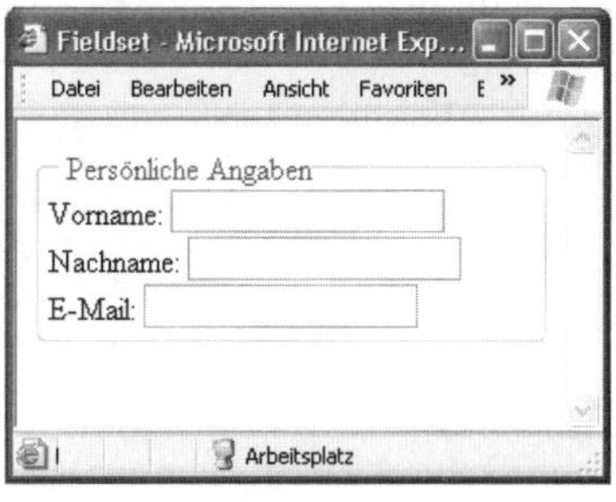

Versteckte Felder

Eingabefelder können auch vor dem Anwender versteckt werden. Um das zu erreichen, wird bei dem Tag <input> das Attribut *type* mit dem Wert *hidden* versehen. Diese Funktion wird unter anderem von Anbietern, die Formulare verarbeiten, genutzt. Das versteckte Eingabefeld enthält dann die E-Mail-Adresse des Empfängers der Formularinhalte.

8.8 Formularfelder mit CSS formatieren

Nachdem die Tags und Attribute vorgestellt wurden, soll in diesem Kapitel mithilfe von CSS etwas an der Optik gearbeitet werden. Neben den bekannten Formatierungsmöglichkeiten für eine (X)HTML-Datei können auch die meisten der Formularelemente direkt mit CSS formatiert werden. Im Einzelnen sind das die folgenden Elemente:

Das Original in XHTML

In XHTML wurde ein Formular erstellt, das der Anwender nutzen kann, um bei Problemen mit dem Betreiber einer Seite Kontakt aufnehmen zu können. Damit das Formular nicht zu umfangreich wird, werden nur wenige Informationen abgefragt. Es soll nur verdeutlicht werden, in welche Richtung ein Fehlerformular gehen kann. Eine der abgefragten Informationen gilt dem vom Anwender benutzten Browser. Natürlich lässt sich diese Information unter anderem mit JavaScript abfragen, aber da sich zum Beispiel ein Opera-Browser als Internet Explorer tarnen kann, ist es nicht verkehrt, noch einmal explizit nach dem verwendeten Browser zu fragen. Doch zuerst den XHTML-Quelltext und das Ergebnis im Browser:

```
<form>
<fieldset>
   <legend>Fehlerbeschreibung</legend>
   <textarea name="Fehlerbeschreibung" rows="5" cols="40">Bitte
        schildern Sie uns das Problem.</textarea>
</fieldset>
<fieldset>
   <legend>Angaben zu Ihrer Nutzerumgebung</legend>
   <p>
      Welches Betriebssystem verwenden Sie, wenn das Problem
       auftritt?<br />
      <input name="BS" type="radio" value="Win98">Windows 98 oder
         Windows ME<br />
      <input name="BS" type="radio" value="WinXP">Windows 2000/XP<br />
      <input name="BS" type="radio" value="Linux">Linux<br />
      <input name="BS" type="radio" value="MACOS">MAC OS<br />
   </p>
   <p>
      Welchen Browser verwenden Sie?<br />
```

```
    <p>
        <select name="Browser" size="4">
          <option selected="selected" value="IE6">Internet Explorer
                    6.0</option>
          <option value="IE5">Internet Explorer Version 5.0 oder
                    5.5</option>
          <option value="IE4">Internet Explorer früher als Version
                    5</option>
          <option value="NC6">Netscape Communicator Version 6 oder
                    h&ouml;her</option>
          <option value="NC5">Netscape Communicator vor Version
                    6</option>
          <option value="NC4">Netscape Communicator Version 4</option>
          <option value="OP">Opera alle Versionen</option>
          <option value="Moz">Mozilla alle Versionen</option>
          <option value="So">Sonstige</option>
        </select>
    </p>
</fieldset>
<fieldset>
    <legend>Kontaktdaten</legend>
      <p>
          Vorname:   <input type="text" name="name"><br />
          Telefon:   <input type="text" name="telefon"><br />
          E-Mail:   <input type="text" name="email"><br />
    </p>
</fieldset>
<p>
    <input type="submit" value="Absenden">
    <input type="reset"  value="Zurücksetzen">
</p>
</form>
```

Insgesamt werden in dem Formular die meisten Elemente verwendet, die für die Formatierung eines Formulars zur Verfügung stehen. Das Formular ist in drei Bereiche gruppiert, die durch den Befehl <fieldset> jeweils eingeleitet werden. Die Abbildung zeigt die Darstellung, wie sich das Formular ohne weitere Formtierungen im Browser präsentiert. Bei der Auswahlliste wurde der Internet Explorer als Standardwert mit dem Attribut *selected* festgelegt.

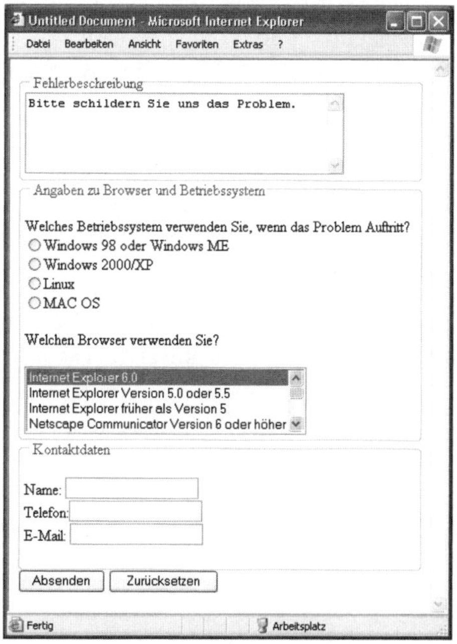

Formatierung mit CSS

Durch die Gruppierung mit dem Tag <fieldset> sieht auch das XHTML-Dokument schon sehr übersichtlich aus. Geht es aber um weitere Formatierungen, wie zum Beispiel eine Hintergrundfarbe für den Formularbereich zu setzen oder das Positionieren der Eingabeelemente, kommen die bekannten Vorteile einer Formatierung mit CSS zum Tragen. Besonders viele Formatierungen sind für das Formular nicht nötig, aber bekanntermaßen liegt der Teufel im Detail.

1 Als Erstes soll für den Formularbereich die Hintergrundfarbe und Schriftart festgelegt werden. Der Selektor für die entsprechenden Definitionen ist das Tag <form>.

```
<style type="text/css">
<!--
form {
     background-color: #F7F7F7;
     font-family: arial, helvetica, sans-serif;
     font-size: small;
}
```

2 Im nächsten Schritt soll der Abstand zwischen den einzelnen Gruppen des Formulars vergrößert werden.

```
fieldset {
     padding: 10px;
     margin: 15px;
}
```

3 Die Schrift der Bezeichnungen für die einzelnen Gruppen zwischen den Tags <legend> und </legend> soll etwas auffälliger gestaltet werden, ohne den Charakter des XHTML-Formulars zu stark zu verändern.

```
legend {
    color: blue;
    font-size: 1.2em;
    font-weight: bold;
    padding-bottom: 0.3em;
}
```

Anhand der Schritte 1-3 sind die generellen Formatierungen bereits abgeschlossen und das Formular präsentiert sich im Browser folgendermaßen:

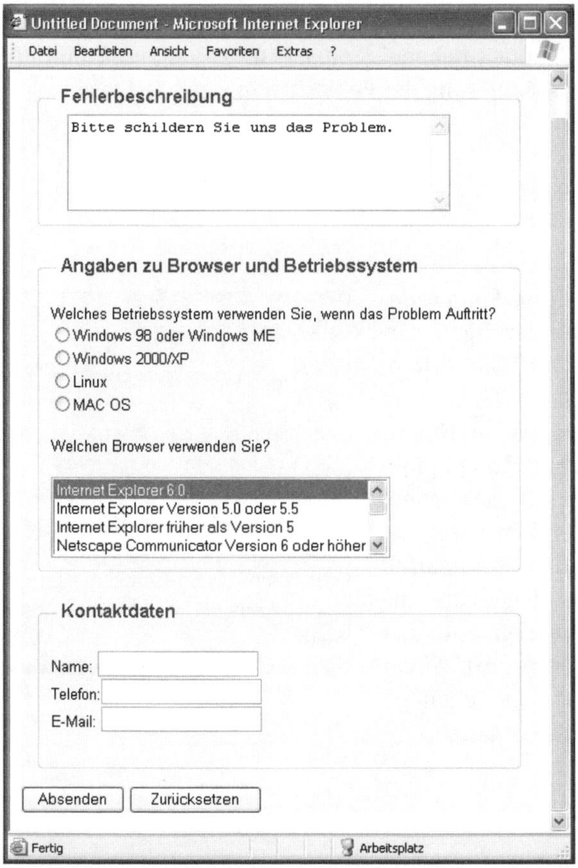

4 Nach der groben Formatierung sollen Feinheiten korrigiert und ein paar Ergänzungen hinzugefügt werden. Eine erste und einfache Ergänzung ist ein zusätzlicher Abstand zwischen den Radiobuttons und der dazugehörigen Beschriftung. Diese Maßnahme hat aber nicht nur kosmetische Aspekte. Einige Browser, zum Beispiel Mozilla, erzeugen automatisch keine Abstände zwischen einzelnen Elementen, sondern bilden diese direkt hintereinander ab.

```
input {
    margin-right: 1em;
}
```

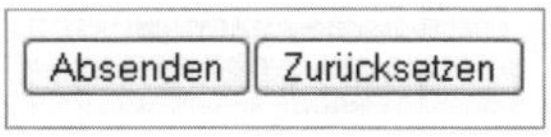

5 Als Nächstes sollen innerhalb der Gruppierung *Angaben zu Browser und Betriebssystem* die Überschriften so verändert werden, dass sie optisch etwas abgesetzt dargestellt werden. Dazu wird im XTHML-Quelltext ein <span>-Bereich um die entsprechenden Überschriften definiert. Dieser ist dann der Selektor innerhalb des Stylesheet. Die Schriften anderer Elemente werden dadurch von dieser Formatierung nicht beeinflusst.

```
span {
    font-weight: bold;
}
```

6 Für den Fall, dass innerhalb des Browserfensters genug Platz ist, dass die mit <fieldset> definierten Gruppen nebeneinander Platz haben, wird mithilfe der Eigenschaft *float* die Positionierung der Felder zueinander festgelegt.

```
div {
    float: left;
    margin-top: 10px;
    margin-right: 20px;
}
```

7 Innerhalb der Gruppierung *Kontaktdaten* werden mehrere Änderungen vorgenommen. Als Erstes wird die Umrandung der Eingabefelder entfernt und das Feld in der Höhe etwas vergrößert. Dies könnte theoretisch und auch praktisch über das Tag <input> geschehen. Mit einer solchen generellen Formatierung würde aber bei allen Formularfeldern, die mit <input> beginnen, die Umrandung entfernt werden. Aus diesem Grund wird die Klasse *textfeld* definiert. Die entsprechenden Zeilen im XHTML-Quelltext wurden ergänzt.

Keine Umrandung

Um keine Umrandungen um ein Feld zu haben, wird für die Eigenschaft *border* standardmäßig der Wert *none* angegeben. Leider kann der Internet Explorer Version 6 mit *border: none;* nichts anfangen. Umgekehrt können die meisten anderen Browser mit dem Wert *0px* sehr gut leben, und auch beim Internet Explorer wird der Wert korrekt interpretiert.

```
.textfeld {
    border: 0px;
    margin: 3px;
    height:20px;
}
```

8 Die nächste Formatierung innerhalb der Gruppierung *Kontaktdaten* gilt dem korrekten Ausrichten der einzelnen Felder. Damit bei allen Eingabefeldern derselbe Abstand zwischen dem Bezeichner wie zum Beispiel *Telefon* und dem dazugehörigen Eingabefeld besteht, wurde die Klasse *bezeichner* definiert.

```
.bezeichner {
   clear: left;
   width: 50px;
}
```

9 Die letzten Formatierungen sollen den Buttons *submit* und *reset* gelten. Die Beschriftung wird stärker hervorgehoben und der Absende-Button erhält die Farbe Grün, während der Button zum Löschen der gemachten Eingaben die Farbe Rot zugewiesen bekommt.

```
.submit, .reset {
    font-weight: bold;
    background-color: #F7F7F7;
    border: 0px;
}
```

```
.submit {
    background-color: lightgreen;
}
.reset {
    background-color: red;
}
-->
</style>
```

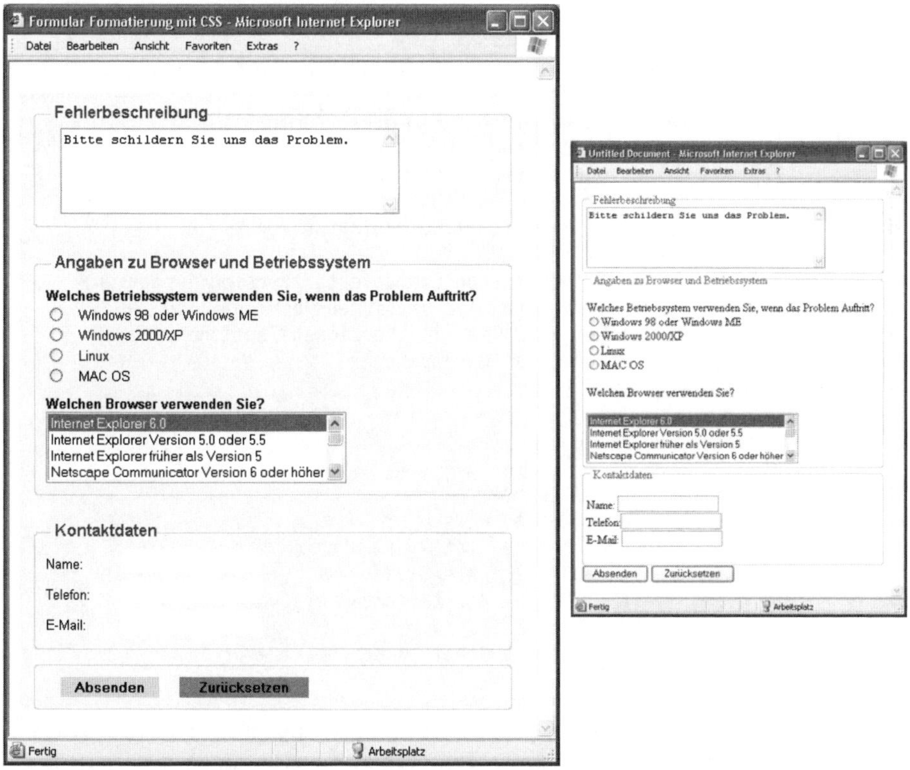

Links das mit CSS formatierte Formular und rechts zum Vergleich die XHTML-Version.

Ergänzter XHTML-Quelltext

Bei dem ergänzten XHTML-Quelltext sind die geänderten Zeilen grau unterlegt.

```
<form action="http://www.formatierungmitcss.de" method="get">
<fieldset>
   <legend>Fehlerbeschreibung</legend>
   <textarea name="Fehlerbeschreibung" rows="5" cols="40">Bitte
                    schildern Sie uns das Problem.</textarea>
</fieldset>
<fieldset>
   <legend>Angaben zu Browser und Betriebssystem</legend>
   <div>
   <span>Welches Betriebssystem verwenden Sie, wenn das Problem
          auftritt?</span><br />
```

```
    <input name="BS" type="radio" value="Win98">Windows 98 oder Windows
                                                    ME<br />
    <input name="BS" type="radio" value="WinXP">Windows 2000/XP<br />
    <input name="BS" type="radio" value="Linux">Linux<br />
    <input name="BS" type="radio" value="MACOS">MAC OS
    </div>
    <div>
    <span>Welchen Browser verwenden Sie?</span><br />
        <select name="Browser" size="4">
        <option selected="selected" value="IE6">Internet
               Explorer 6.0</option>
        <option value="IE5">Internet Explorer Version 5.0
               oder 5.5</option>
        <option value="IE4">Internet Explorer früher als
               Version 5</option>
        <option value="NC6">Netscape Communicator Version 6
               oder h&ouml;her</option>
        <option value="NC5">Netscape Communicator vor
               Version 6</option>
        <option value="NC4">Netscape Communicator Version 4</option>
        <option value="OP">Opera alle Versionen</option>
        <option value="Moz">Mozilla alle Versionen</option>
        <option value="So">Sonstige</option>
        </select>
    </div>
  </fieldset>
  <fieldset>
    <legend>Kontaktdaten</legend>
    <div class="bezeichner">Name:</div>
    <input class="textfeld" type="text" name="name"><br />
    <div class="bezeichner">Telefon:</div>
    <input class="textfeld" type="text" name="telefon"><br />
    <div class="bezeichner">E-Mail:</div>
    <input class="textfeld" type="text" name="email"><br />
  </fieldset>
  <fieldset class="buttons">
     <input class="submit" type="submit" value="Absenden" >
     <input class="reset" type="reset"  value="Zurücksetzen">
  </fieldset>
  </form>
```

Aus die Maus(over)

Wenn die Buttons *Absenden* (*submit*) und *Zurücksetzen* (*reset*) mit CSS formatiert werden, muss zurzeit ein Nachteil in Kauf genommen werden. Der standardmäßig enthaltene Mouseover-Effekt ist nach einer Formatierung mit CSS nicht mehr vorhanden. Bei Browsern wie Opera und Mozilla, die bereits heute die Pseudoklassen *:hover, :active und :focus* nicht nur auf das Anker-Tag <a> anwenden können, kann eine CSS-Formatierung vorgenommen und somit wieder ein Mouseover-Effekt erzeugt werden. Der Internet Explorer und eine Reihe anderer Browser unterstützen *:hover* nur im Zusammenhang mit dem Anker-Tag.

Eine Lösung für das Problem stellt eine Kombination aus JavaScript und CSS dar. In diesem Fall kann das Stylesheet mit den Pseudoklassen *:hover* und *:active* definiert werden und parallel dazu wird JavaScript eingefügt. Damit funktioniert der Mouseover-Effekt dann auch in Browsern, die noch keine Pseudoklasse außerhalb des Anker-Tags unterstützen. Anwender, die JavaScript ausgeschaltet haben, haben diesen Effekt natürlich nicht, es sei denn, ihr Browser unterstützt bereits die Pseudoklassen. Mit dieser Methode werden die meisten Anwender den vollen Funktionsumfang erhalten.

Im Folgenden werden die nötigen Ergänzungen in dem Stylesheet-Quelltext des letzten Abschnitts eingefügt. Bei der Gelegenheit wird gleich noch die Pseudoklasse *:focus* integriert. Dadurch werden Eingabefelder, die den Fokus erhalten, optisch hervorgehoben. Das funktioniert aber nur bei Browsern, die Pseudoklassen nicht nur auf das Anker-Tag anwenden.

```
.textfeld:focus {
    font-size: 1.2em;
    background-color: lightyellow;
}
.reset:hover, .submit:hover {
    background-color: yellow;
    cursor: pointer;
}
.reset:active, .submit:active {
    font-weight: bold;
    background-color: #F7F7F7;
    border: 0px;
}
```

Der XHTML-Quelltext erhält für die Buttons *submit* und *reset* die entsprechende JavaScript-Ergänzung und sieht jetzt folgendermaßen aus:

```
<fieldset class="buttons">
    <input class="submit" type="submit" value="Absenden"
     onmouseover="this.style.background='yellow';"
     onmouseout="this.style.background='lightgreen';">

    <input class="reset" type="reset"  value="Zurücksetzen"
     onmouseover="this.style.background='yellow';"
     onmouseout="this.style.background='red';">
</fieldset>
```

Entscheidend bei dem JavaScript-Bereich ist die Angabe *this*. Dadurch wird sichergestellt, dass ausschließlich das aktuelle Element angesprochen wird. In diesem Fall *submit* und *reset*.

In der Abbildung mit der Darstellung des erstellten Formulars im Browser Mozilla wird deutlich, wie ähnlich sich die Darstellungen zwischen den unterschiedlichen Browsern sein können.

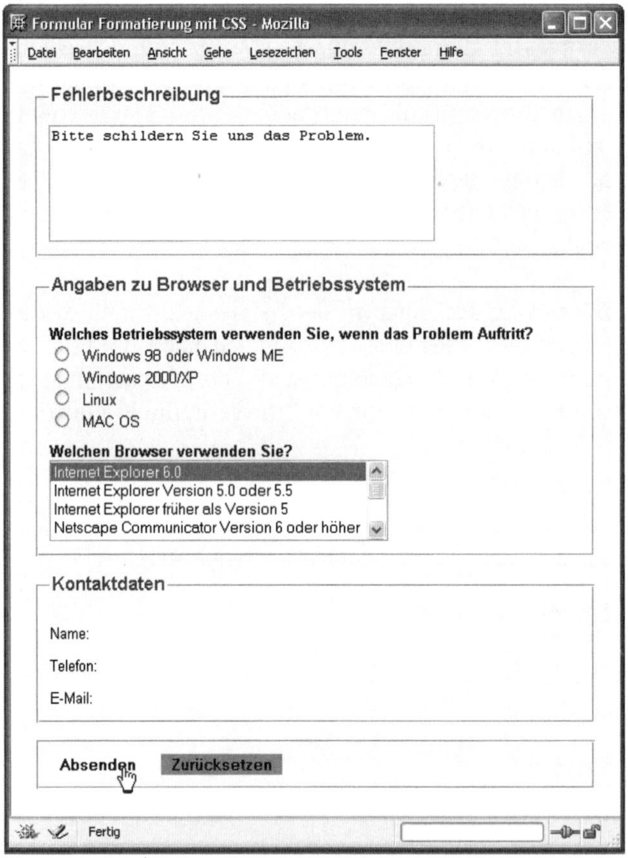

Darstellung des Formulars im Browser Mozilla, mit Pseudoklasse :hover.

Der gesamte Quelltext steht im DATA BECKER-Downloadbereich zum Buch zur Verfügung.

8.9 Alternativen zum eigenen Server

Wie bereits erwähnt, ist der Versand mit *mailto* eine sehr unzulängliche Möglichkeit, ausgefüllte Dokumente zu erhalten. Was sind aber die Alternativen? Nicht jeder ist in der Lage oder willens, einen eigenen Webserver zu unterhalten, auf dem er die entsprechenden CGI-Skripte erstellen kann.

Was ist also die Alternative? Einfach ausgedrückt, das Nutzen von vorgefertigten CGI-Skripten, ohne selbst welche zu erstellen. In diesem Abschnitt werden zwei Möglichkeiten vorgestellt, mit denen ein entsprechender Formularversand realisiert werden kann.

Standardformulare bei einem Webhosting-Anbieter

Die meisten Anbieter von Webhosting bieten bereits zu relativ günstigen Tarifen Standard-CGI-Skripte an. Mit diesen können dann in einem vorgegebenen Rahmen Formulare erstellt werden.

Wie die Gestaltung eines Formulars mit Standardskripten vonstatten geht, soll anhand des erstellbaren Feedback-Formulars der 1&1 Internet AG gezeigt werden. Ist in dem gewählten Tarif das Paket Standard-CGI verfügbar, kann es losgehen. Zur besseren Erkennbarkeit werden in den folgenden Abbildungen lediglich Ausschnitte des Bildschirms abgebildet.

Webhosting

Webhosting beschreibt das Bereitstellen einer Infrastruktur innerhalb des Internets. Etwas genauer ausgedrückt verbirgt sich dahinter die Ablage von Webanwendungen, eben das Hosten. Dazu gehört auch, dass gegen Gebühr eine Domain reserviert wird und dass unter der dadurch verfügbaren Internetadresse der abgelegte Inhalt erreichbar ist. In der Regel kann bei dem jeweiligen Anbieter gewählt werden, ob und, wenn ja, welche zusätzlichen Angebote genutzt werden. Dazu gehören unter anderem E-Mail-Dienste, Skripten, Programmiersprachen und Datenbanken.

1 Nach dem Einloggen und Aufruf der persönlichen Einstellungen folgen eine Reihe von Bildschirmen, die dem Konfigurieren des Formulars dienen.

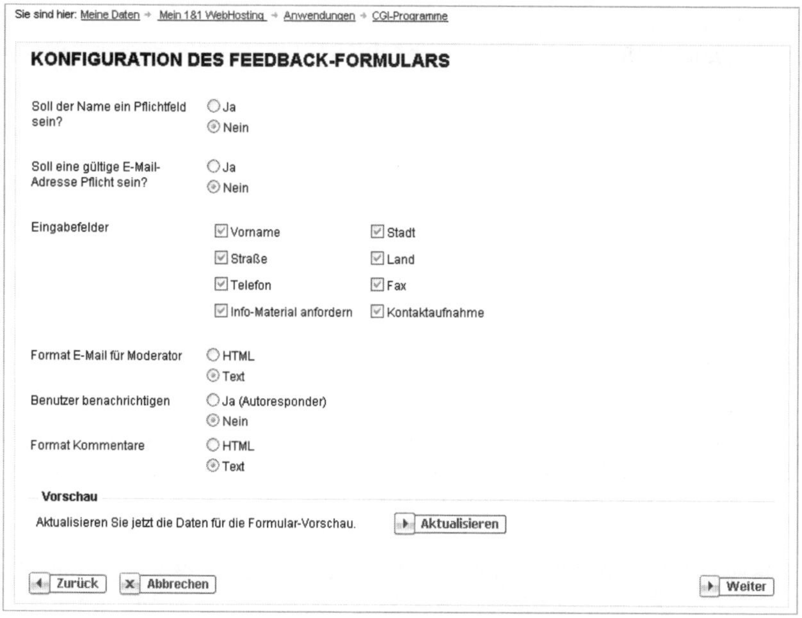

Eine von mehreren Konfigurationsseiten der 1&1 Internet AG (http://hosting.1und1.de).

2 Wenn alle Einstellungen erfolgt sind, kann das erstellte Formular in einer Vorschau betrachtet werden. Aufgrund der einfachen menügesteuerten Erstellung sind die optischen Formatierungsmöglichkeiten etwas eingeschränkt, im Normalfall aber durchaus ausreichend.

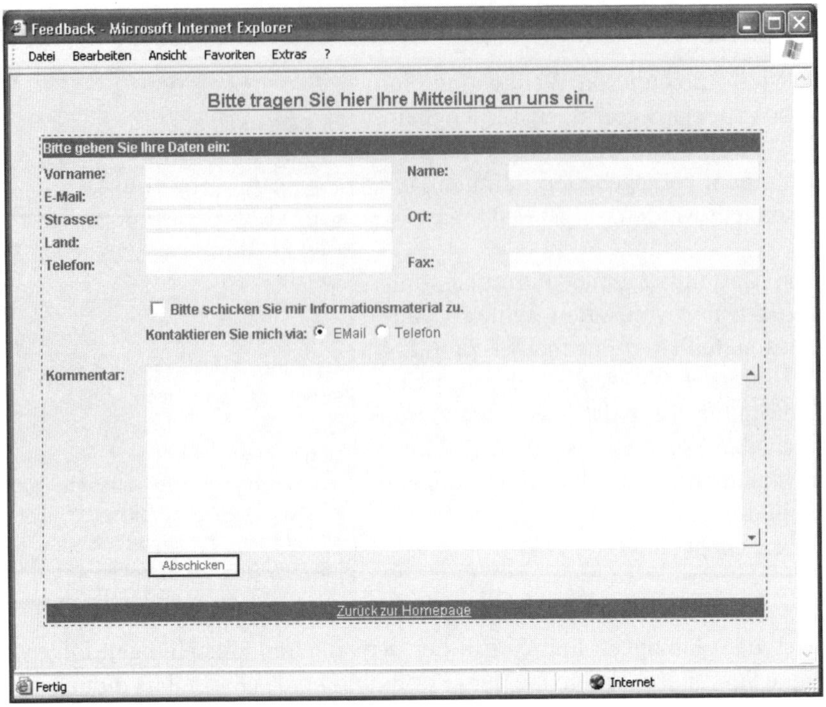

3 Am Ende des Erstellungsvorgangs wird ein Hperlink genannt. Dieser wird in die vorhandene eigene Homepage eingebunden und ruft später das Formular auf. Vom Prinzip her sieht dieser Link wie folgt aus:

```
http://domainname.de/xxxx?key=eNQ7k2Rc
```

Das Einbinden des Links in einen Hyperlink der eigenen Seiten erfolgt dann in gewohnter Form:

```
<a href="http://domainname.de/xxxx?key=eNQ7k2Rc"
target="_blank">Kontaktformular</a>
```

4 Wird das Kontaktformular ausgefüllt, erhält der Anwender automatisch eine erste Rückmeldung.

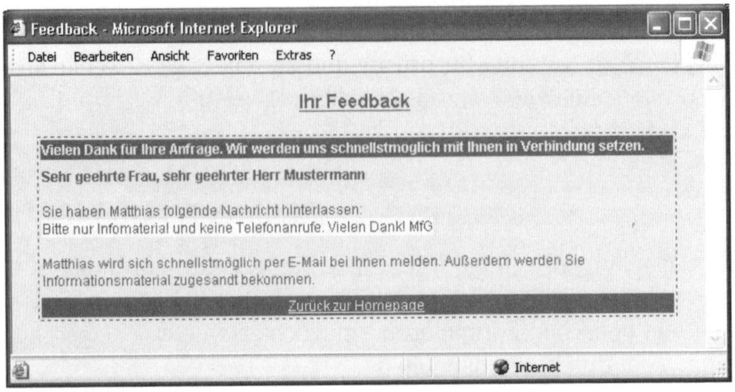

5 Dem Inhaber der Domain wird parallel dazu eine E-Mail mit den Inhalten des Kontaktformulars übermittelt. Je nach verwendetem E-Mail-Client sieht die Nachricht ungefähr so aus:

```
Neues Feedback
Hallo Matthias,
Sie haben ein neues Feedback von Herr/Frau Mustermann erhalten.
Folgende Daten wurden übermittelt:
Vorname      : Hans
Name         : Mustermann
E-Mail       : mail@muster.de
Straße       : Brunnenstraße 23
Stadt        : 13459 Berlin
Land         : Germany
Infomaterial : Ja, zuschicken
Kontakt via  : E-Mail
Kommentar    :
Bitte nur Infomaterial und keine Telefonanrufe.
Vielen Dank!
MfG
```

Nutzung eines Formmailer

Je nachdem, wo die eigene Internetadresse beheimatet ist oder welcher Tarif ausgewählt wurde, kann es sein, dass keine fertigen CGI-Skripte zur Verfügung stehen. Und selbst wenn diese zur Verfügung stehen, möchte man vielleicht doch lieber seine selbst gestalteten Formulare nutzen und sich nicht den Beschränkungen von Standard-CGI-Skripten beugen. Immerhin hat die erstellte Homepage ein bestimmtes Design erhalten, von dem sich ein Standardformular unter Umständen optisch sehr stark unterscheidet.

Für diesen Fall gibt es eine Reihe von Dienstanbietern, die eine Lösung mit einem Formmailer offerieren. In den meisten Fällen entstehen für private Anwender keine Kosten. Bei einer kommerziellen Nutzung werden in der Regel Gebühren fällig, aber auch hier gibt es Anbieter, die keine Gebühren erheben. Der kostenfreie Versand wird im Normalfall durch Werbenachrichten in den E-Mails finanziert. Werbefreiheit kann aber durch eine Anmeldung und einhergehende, meistens moderate Gebühren erreicht werden.

Ein Anbieter, bei dem die Nutzung für private und kommerzielle Zwecke kostenfrei ist, heißt Formular-Chef. Die Nutzung gestaltet sich sehr einfach und soll mit dem in Abschnitt 8.8 erstellten Formular geschehen.

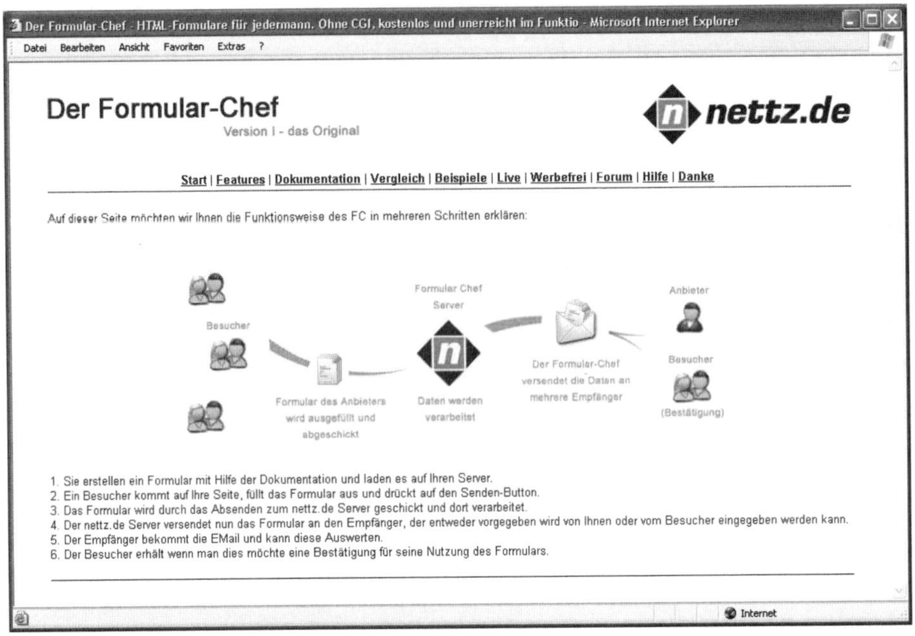

Der Formular-Chef präsentiert sich übersichtlich und leicht verständlich (www.nettz.de)

1 Unter der Adresse *www.nettz.de* ist der Formular-Chef zu Hause. Um ein vorhandenes Formular nutzen zu können, ist lediglich eine Änderung und eine Ergänzung notwendig. Die Ergänzung bezieht sich auf das einleitende Tag <form>.

```
■ <form action="http://www.nettz.de/Formular-Chef/Formular-Chef.cgi"
  method="post">
```

Bei dem Attribut *action* muss die Adresse des Fomular-Chef eingetragen werden. Die nötige Ergänzung bezieht sich auf ein verstecktes Eingabefeld, das die E-Mail-Adresse beinhaltet, an die das ausgefüllte Formular geschickt werden soll.

```
■ <input type="hidden" name="empfaenger" value="beispiel@example.de">
```

Das Eingabefeld wird mit dem Attribut *type* als *hidden* definiert und kann an einer beliebigen Stelle im Formular eingetragen werden.

2 Das nach dem eigenen Geschmack erstellte Formular ist nun bereit, mit dem Formular-Chef zusammenzuarbeiten.

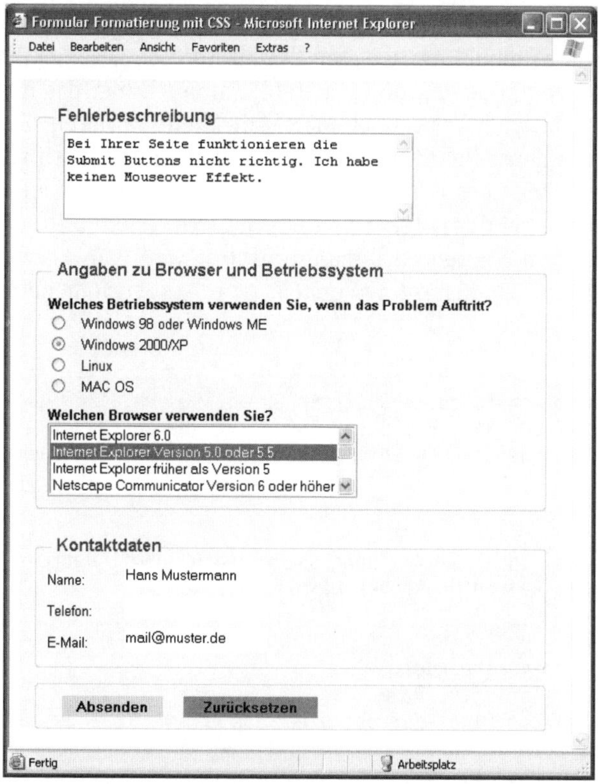

3 Nachdem das ausgefüllte Formular abgeschickt wurde, erhält der Anwender, der das Formular ausgefüllt hat, eine Nachricht über den Versand.

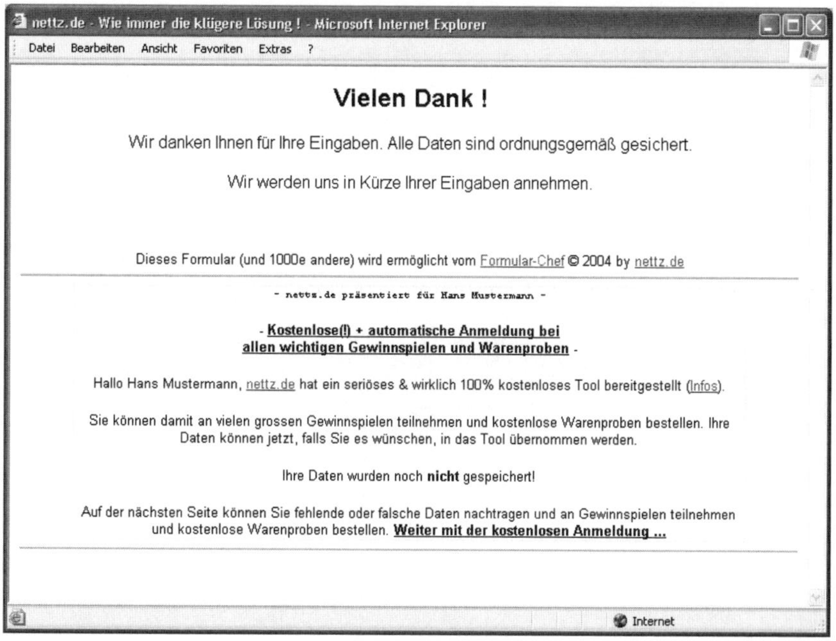

4 Die in dem Formular gemachten Angaben werden verarbeitet und an die in dem versteckten Eingabeelement angegebene E-Mail-Adresse geschickt. Wie bei den zuvor beschriebenen Standardformularen kann auch hier das Aussehen des E-Mail-Textes je nach verwendetem E-Mail-Client variieren. Die in dem E-Mail-Text verwendeten Begriffe und Abkürzungen entsprechen genau denen, die in dem Quellcode des Formulars in Abschnitt 8.8 verwendet wurden. Zum Beispiel wurde bei der Frage nach dem Betriebssystem die Gruppe der Radiobuttons mir dem Namen *BS* benannt. Eine E-Mail vom Formular-Chef, die aufgrund einer Formularanfrage erstellt wurde, sieht folgendermaßen aus:

```
Guten Tag,
dies ist eine Nachricht vom Formular-Chef! Am 06.06.2004 um 01:05:45 hat
ein Besucher mit der IP 80.134.216.138 Ihr Formular Unbekannt (vom
Anbieter unterdrückt) ausgefüllt. Nachfolgend finden Sie die eingegebenen
Daten:
BS = WinXP
Browser = IE5
Fehlerbeschreibung = Bei Ihrer Seite funktionieren die Submit Buttons
nicht richtig. Ich habe keinen Mouseover Effekt.
email = mail@muster.de
name = Hans Mustermann
Die Auflistung der Daten ist beendet.
* Neu vom FC: Der Multi-Tarif für Power-User & Provider *
* Auch neu: Rabatte bei copyright-/werbefreien Zugriffen **
* http://www.nettz.de/Formular-Chef/docu.cgi?subthema=Anmeldung *
Der Formular-Chef    (c) 2004 by www.nettz.de
```

Alles in allem bietet sich hiermit eine gute Möglichkeit, um individuelle Formulare zuverlässig nutzen zu können. Auf *mailto* ist heute keiner mehr angewiesen.

9. Dateien einbinden

Ein leerer Sack steht nicht aufrecht.
(Benjamin Franklin)

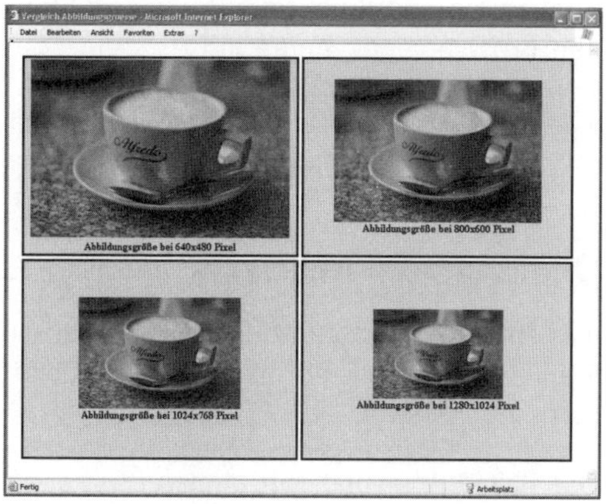

Das Internet ist mittlerweile ein erwachsenes Medium geworden und lebt nicht mehr von der textuellen Information allein. Gerade heute, in einer von den Medien geprägten Zeit, ist es wichtig, nicht nur die pure Information anzubieten, sondern diese auch mit Bildern, Grafiken oder Filmen zu füllen. Dieser Standpunkt ist bestimmt nicht unumstritten, aber gerade in den zusätzlichen Multimedia-Elementen liegt eine der Stärken des Internets und ein Vorteil gegenüber reinen Printmedien. Werden Bilder und Grafiken geschickt eingesetzt, lässt sich die gewünschte Information viel leichter tranportieren. Deshalb geht es in diesem Kapitel zuerst um das Einbinden von Bildern und Grafiken sowie von verlinkten Bildern, den Image Maps. Danach werden weitere Elemente wie zum Beispiel verschiedene Videoformate und natürlich Flash von Macromedia vorgestellt.

9.1 Kleine Bilderkunde für das Internet

Bilder und Grafiken werten eine Internetpräsenz auf und können helfen, die Navigation zu vereinfachen. Zusätzlich erhält ein Dokument durch den geschickten Einsatz und die Anordnung von Bildern ein professionelles Aussehen. Aber wie immer gilt auch hier, weniger ist mehr. Wird eine Seite mit Bildern und blinkenden GIF-Animationen überladen, ist schnell der Punkt erreicht, an dem die Seite unübersichtlich wird.

Wer eine Seite testet und über eine DSL-Leitung ins Internet geht, vergisst schnell, dass der Großteil der Internetnutzer noch immer mit einem 56K-Modem surft. Wird eine Seite also mit Bildern überladen, wird bei vielen Anwendern zusätzlich die Geduld auf die Probe gestellt und so mancher Anwender schaltet seinen Browser noch heute auf die reine Textdarstellung um. Daher empfiehlt es sich, seine Seite immer mal wieder ohne Bilder zu betrachten. Geht es um die Auswahl eines Bildes, sind ein paar Vorüberlegungen zu treffen, denn ein unkomprimiertes Foto erreicht schnell Dateigrößen jenseits der MByte-Grenze.

De-facto-Standards

Aus einer Vielzahl von Bildformaten haben sich zwei für das Internet als eine Art Standard durchgesetzt: das Verfahren der JPEG-Komprimierung und das GIF-Format.

Das PNG-Bildformat galt längere Zeit als Nachfolger des GIF-Formats, was aber nicht daran lag, dass aus technischer Sicht ein Nachfolger benötigt wurde, sondern an Patentrechten.

Das Firmenlogo von ebay ist auch eine GIF-Datei (www.ebay.de).

Die Firma Unisys hatte an dem Algorithmus, der in dem GIF-Format zur Komprimierung eingesetzt wird, 1983 ein Patent angemeldet. In den Neunzigern gab es eine hitzige Diskussion um eine angedrohte Lizenzgebühr seitens Unisys bei einer kommerziellen Nutzung. Mittlerweile hat sich das Problem jedoch erledigt, da das Patent in den USA bereits im letzten Jahr ausgelaufen ist und im Sommer 2004 auch in Europa seine Gültigkeit verliert. Im Zuge dessen gelang es dem PNG-Format nicht, das GIF-Format abzulösen.

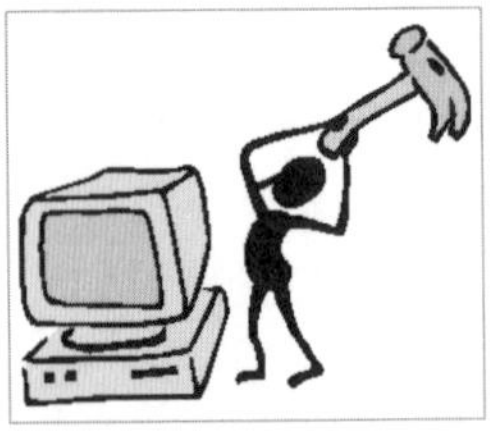

Dieses ClipArt wurde von der Microsoft-Seite „ClipArt und Medien" heruntergeladen (http://office.microsoft.com/clipart/default.aspx).

Das GIF-Format arbeitet mit einer Farbtiefe von 8 Bit und kann somit maximal 256 Farben darstellen. Diese reichen zwar nicht, um Fotos in guter Qualität darzustellen, dafür aber für ClipArts und bestimmte Grafiken.

Ein großer Vorteil des GIF-Formats ist die Möglichkeit, Bilder mit transparenten Bereichen darzustellen. Dazu wird bei einer Grafik eine Farbe ausgewählt und als transparent bestimmt. Zwei weitere positive Eigenschaften des GIF-Formats sind das Erstellen kleiner Animationen und das Erzeugen von Interlace-Effekten. Beim Interlace-Effekt wird das Bild nicht zeilenweise von oben nach unten, sondern zuerst nur jede vierte Bildzeile aufgebaut. So kann bereits sehr früh, noch bevor das Bild komplett geladen ist, ein Eindruck des Bildes vermittelt werden.

Im Gegensatz dazu bietet die JPEG-Komprimierung enorme Reduktionsraten, die jedoch nicht ohne Qualitätsverlust zu erreichen sind.

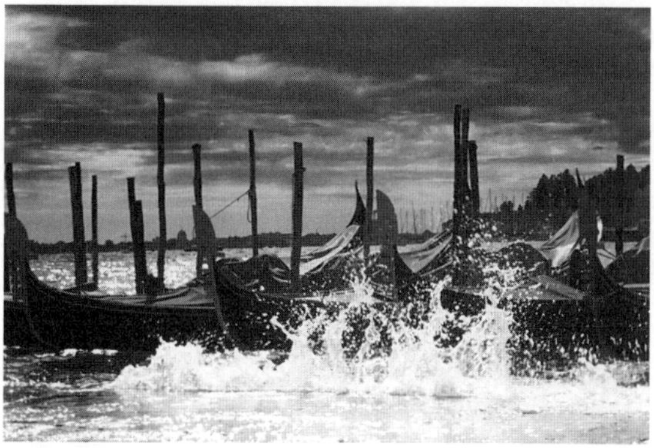

Die JPEG-Komprimierung ermöglicht relativ kleine Bilddateien bei guter Bildqualität.

Bei der JPEG-Komprimierung handelt es sich nicht um ein Bildformat, sondern um ein reines Komprimieren vorhandener Bilddateien. Der Grad der Komprimierung kann aber bei den verschiedenen Bildbearbeitungsprogrammen eingestellt werden. Wird der Wert für die Komprimierung zu stark eingestellt, entstehen innerhalb des Bildes unschöne Artefakte, deutlich sichtbare, rechteckige Klötzchen.

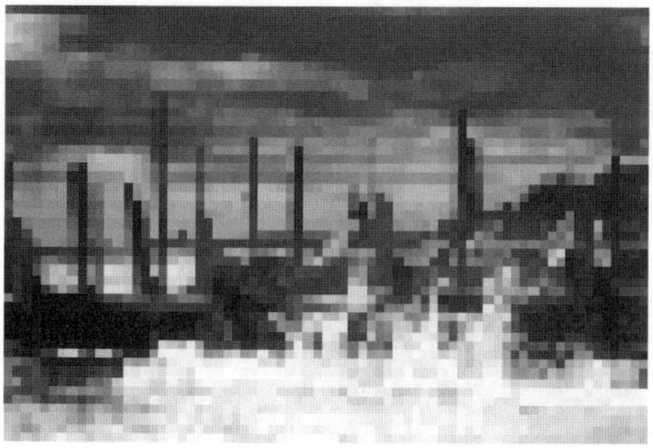

Wird der Komprimierungsfaktor zu stark eingestellt, kommt es zur Bildung von Artefakten.

Der Vorteil sowohl bei JPEG als auch bei GIF ist, dass wirklich alle Browser diese Formate verstehen und interpretieren können. Für weiterführende Informationen zu den beiden Bildformaten sei an die entsprechende Literatur verwiesen.

Was an dieser Stelle aber nicht unerwähnt bleiben soll, sind ein paar grundsätzliche Überlegungen zum Vorbereiten von Bildern für den Interneteinsatz.

Überlegungen zum Bildereinsatz

Um Bilder, Grafiken oder ClipArts optimal in einer Internetpräsenz einsetzen zu können, müssen neben der Wahl des Dateiformats noch weitere Vorüberlegungen getroffen werden.

Wie viel dpi hat ein Monitor?

Eine gängige Ausage ist, dass Bilder für den Monitor mit einer Auflösung von 72 dpi erstellt werden sollen, denn dann würde ein Bild, das zum Beispiel eine Größe von 10 x 15 cm besitzt, auch in dieser Größe, also 1 : 1, angezeigt werden. Leider muss an dieser Stelle ganz klar gesagt werden, dass diese Aussage falsch ist.

1. Um festzustellen, welche Auflösung ein Monitor besitzt, wird zum einen der Punkteabstand und zum anderen die maximale Auflösung benötigt. Aus diesen beiden Werten lässt sich nun die Auflösung pro Inch berechnen.
2. Beispiel 17-Zoll-Monitor mit einer maximalen Auflösung von 1.280 x 1.024 Bildpunkten und einem Punktabstand von 0,25 mm.
3. Die maximale horizontale und vertikale Auflösung wird mit dem Wert für den Punkteabstand multipliziert. Daraus ergibt sich die nutzbare horizontale und vertikale Länge der Bilddröhre.
   - Horizontale Auflösung 1.280 Pixel x 0,25 mm = 320 mm
   - Vertikale Auflösung 1.024 Pixel x 0,25 mm = 256 mm
4. Der errechnete Wert wird durch 25,4 geteilt, da 1 Inch die Länge von 2,54 cm hat.
   - Bildschirmbreite 320 mm / 25,4 = 12,60 Inch
   - Bildschirmhöhe 256 mm / 25,4 = 10,08 Inch
5. Als Nächstes wird die maximale Auflösung durch die errechneten Inch-Werte geteilt. Das Ergebnis ist die Auflösung des Monitors in dpi.
   - Horizontale Auflösung 1.280 Pixel / 12,60 Inch = ˜ 102 dpi
   - Vertikale Auflösung 1.024 Pixel / 10,08 Inch = ˜ 102 dpi

   Daraus folgt, dass der Monitor im Beispiel eine Auflösung von 102 dpi besitzt.

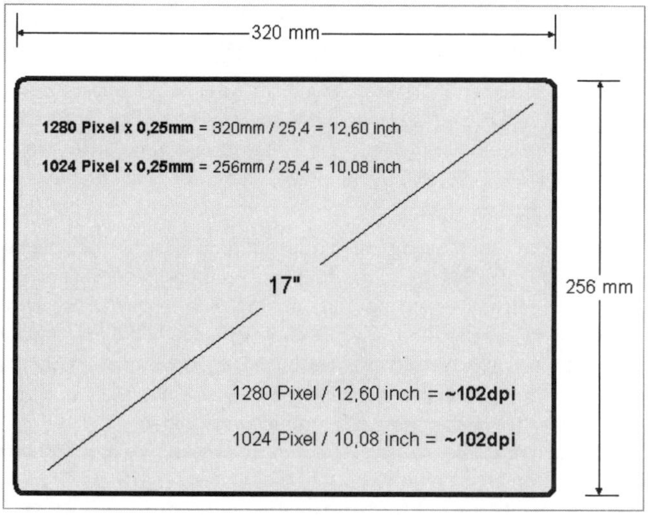

6 Ob die errechneten Inch-Werte zu der Bildschirmdiagonalen des Monitors passen, also richtig gerechnet wurde, ist schnell überprüft.

– Bildschirmdiagonale = $\sqrt{}$ $12{,}6^2$ Inch x $10{,}08^2$ Inch = 16,14 Inch

Dass der errechnete Wert kleiner ist als die bei dem Monitor zugrunde gelegte 17-Zoll-Diagonale, liegt daran, dass bei CRT-Monitoren der gesamte Bereich inklusive der nicht sichtbaren schwarzen Randbereiche mit angegeben wird und daher die effektive Nutzfläche etwas kleiner ausfällt.

Welche Auflösung brauchen Bilder?

Aufgrund der Tatsache, dass Monitore nicht über eine pauschale Auflösung von 72 dpi verfügen, müssen ein paar zusätzliche Betrachtungen zu Bilddateien erfolgen.

Liegen die Bilder in digitaler Form vor, haben diese ein paar bestimmte Eckdaten. Diese Daten sind die physikalischen Abmessungen des Bildes, die dazugehörige Auflösung und die daraus resultierende effektive Pixelanzahl.

Angenommen, ein Foto wurde mit einer digitalen Kamera so aufgenommen, dass es eine effektive Größe von 1.574 x 1.181 Pixel besitzt. Bei dieser Pixelanzahl könnte das Bild zum Beispiel in einer Größe von 10 x 13,33 cm in einem Fotolabor, in sehr guter Qualität, ausbelichtet werden. Allerdings beträgt der benötigte Speicherplatz selbst in komprimierter Form schnell ein paar Hundert KByte.

Soll dieses Bild für eine Internetseite vorbereitet werden, muss es heruntergerechnet werden. In diesem Fall ist es völlig uninteressant, welche Auflösung in ppi ein Monitor hat, eine Darstellungsgröße in Zentimetern lässt sich ohnehin nicht vorab bestimmen. Die Darstellungsgröße in Zentimetern hängt letztlich immer von der am Monitor eingestellten Auflösung ab.

Was denn nun, dpi oder ppi?

Wenn es darum geht, Bilddaten auf einen Drucker auszugeben, dann ist die Angabe von dpi (Dots per Inch) natürlich korrekt. Ein Drucker benötigt in der Regel mehrere Dots per Inch, um ein Pixel auf dem Papier abzubilden. Zum Beispiel muss ein Tintenstrahldrucker unter Umständen drei verschieden farbige Punkte auf dieselbe Stelle setzen, damit ein Pixel des Bildschirms in der gewünschten Farbe wiedergegeben wird.

Geht es darum, Bilder in einem Fotolabor auszubelichten oder auf dem Bildschirm wiederzugeben, gilt die maßgebliche Auflösung des Bildes und das sind ppi (Pixel per Inch). Da aber viele Begriffe aus dem Druckbereich in den digitalen Sektor übernommen wurden, hatte sich irgendwann pauschal die Bezeichnung dpi durchgesetzt, was für die Darstellung auf dem Bildschirm aber nicht korrekt ist, dort dreht sich alles um die Pixel per Inch. Das auch in diesem Buch bisher wider besseren Wissens von dpi gesprochen wurde, lag daran, dass durch die noch nicht eingeführte Bezeichnung ppi eher Missverständnisse hätten auftreten können.

In der Abbildung zum Vergleich der Abbildungsgröße sind die Verhältnisse zu den einzelnen Auflösungen dargestellt. Werden auf ein und demselben Monitor verschiedene Auflösungen eingestellt, dann wird die dargestellte Pixelanzahl des Monitors mit zunehmender Auflösung immer größer. Folgerichtig scheint das dargestellte Bild immer kleiner zu werden, was optisch, in Zentimetern ausgedrückt, auch richtig ist. An dem Bild selbst wurden aber keine Änderungen vorgenommen, es besitzt bei allen Auflösungen dieselbe Pixelanzahl. Die Pixelanzahl des Bildes steht mit zunehmender Auflösung des Monitors aber in einem anderen Verhältnis und wird daher kleiner dargestellt.

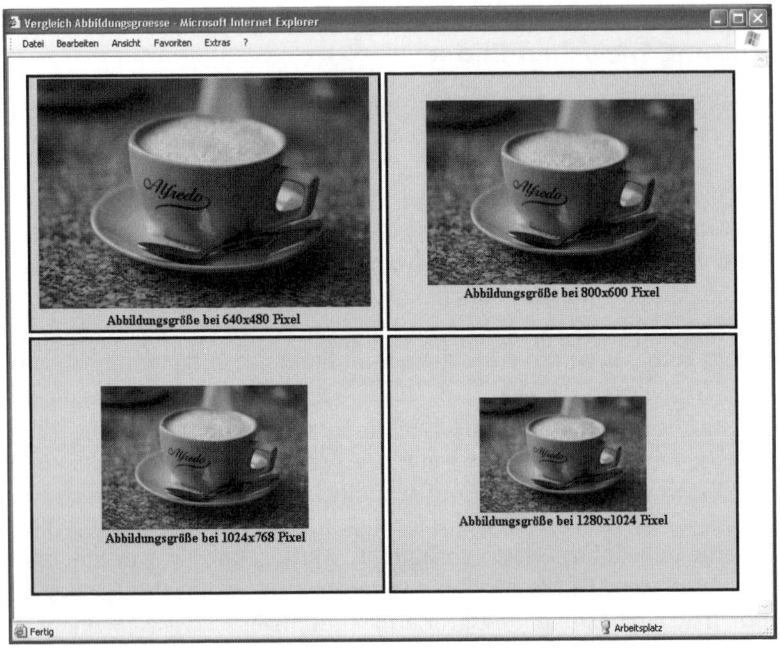

Ein Vergleich der Abbildungsgrößen zeigt, dass ein Bild mit konstanter Pixelanzahl bei zunehmender Bildschirmauflösung immer kleiner dargestellt wird.

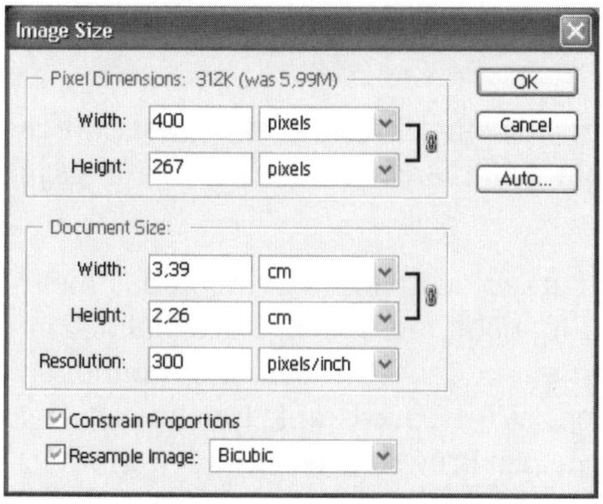

Photoshop-Dialogfeld zum Ändern der Bildgröße.

Bilder für das Internet vorbereiten

Da die Angabe einer Auflösung in ppi für eine spätere Darstellung am Monitor irrelevant ist, muss lediglich die effektive Anzahl an Pixeln betrachtet werden. Die Kaffeetasse aus dem Bild zum Vergleich der Abbildungsgrößen ist 400 Pixel breit und 267 Pixel hoch. Die in der Abbildung zum Photoshop-Dialogfeld *Image Size* zu sehenden Angaben zur Auflösung und zur Bildgröße in Zentimetern müssen uns für die Bildschirmdarstellung nicht mehr interessieren.

Werden farbige Bilder verwendet, sollten auf jeden Fall nicht mehr als 8 Bit Farbtiefe pro Farbkanal verwendet werden. Daraus ergibt sich dann eine Gesamtfarbtiefe von 24 Bit, was bei weitem für eine sehr gute Farbdarstellung ausreicht.

Bei dem Einsatz eines Schwarzweißbildes, lohnt sich ein Blick in die Bildeigenschaften. Liegt die Datei wirklich als Graustufenbild vor? Ist das nicht der Fall, ist die Datei ebenfalls unnötig groß. Durch eine Reduktion auf Graustufen wird dann eine Menge Speicherplatz gespart.

Beim Speichern als JPEG-Datei muss meistens etwas experimentiert werden. Was als Komprimierungsfaktor für einen Fotoausdruck zu viel des Guten ist und zu der Bildung von Artefakten führt, kann am Monitor noch funktionieren. Das jeweilige Motiv wirkt sich ebenfalls auf den noch zu vertretenden Komprimierungsgrad aus. Motive mit großen einfarbigen Flächen lassen sich besser komprimieren als sehr unruhige Motive.

Problem Ladezeiten

Wer mit DSL surft, ist natürlich schneller fertig als der Surfer, der mit einem Modem das Internet bereist. Um den Modemnutzer nicht außen vor zu lassen gilt deshalb, dass eine Internetseite so kompakt wie möglich sein sollte. Niemand wartet gern und die Konkurrenz ist nur einen Klick entfernt.

- Werden viele Bilder auf einer Seite eingesetzt, empfiehlt sich der Einsatz von kleinen Vorschaubildern, so genannten Thumbnails. Die eigentliche Seite wird erheblich kleiner und der Anwender wählt gezielt die Bilder aus, die er in einer größeren Darstellung sehen möchte.

- Im Tag <img> können die exakten Bildmaße eines Bildes dem Browser mitgeteilt werden. Diese Information erhöht beim Browser die Bearbeitungsgeschwindigkeit.
- Bei Symbolen auf die Wiederverwendbarkeit achten. Ein Symbol, das mehrmals innerhalb einer Internetpräsenz auftaucht, muss nicht jedes Mal neu geladen werden. Fast alle Browser haben einen Cache, in dem die Komponenten eines Dokuments abgelegt werden. Wird eine Grafik erneut benötigt, kann diese direkt aus dem lokalen Cache des Browsers nachgeladen werden.

9.2 Das Tag <img>

Geht es um das Einbinden von Grafiken und Bildern, stehen zwei Tags zur Verfügung. Das erste und schon seit langem im Einsatz befindliche Tag ist <img>. Das andere Tag, das erst seit HTML 4 definiert ist und weiter unten in diesem Kapitel behandelt wird, ist <object>.

Das Tag <img> ist ein Inline-Element. Daher wird es von einem Browser nicht allein innerhalb der Seite positioniert, sondern fließt in dem dargestellten Text mit. Die Stelle, an der das Tag <img> steht, wird durch das Bild ersetzt. Während <img> in HTML kein Abschluss-Tag benötigt, muss für eine XHTML-Kompatibilität ein Abschluss-Tag vorhanden sein. Dazu gibt es zwei Möglichkeiten:

```
<img></img> oder <img ..... />
```

Das Attribut src

Damit auf eine Grafik oder Bilder verwiesen werden kann, benötigt das Tag <img> das Attribut *src*. Mit *src* wird der Ort der Bildquelle angegeben. Als Grafikformate sollten ausschließlich JPEG-, GIF- und PNG-Dateien verwendet werden.

Im einfachsten Fall erfolgt das Einbinden eines Bildes lediglich aus dem Tag <img> und dem Attribut *src*.

```
<body>
<img src="dateiname.jpg" />
</body>
```

Bei der Ortsangabe des Bildes in dem obigen Quelltext muss sich die Datei in demselben Verzeichnis befinden wie die aufrufende XHTML-Datei. Hierbei handelt es sich um eine relative Pfadangabe. Absolute Pfadangaben sind aber genauso zulässig. In diesem Fall würde das Attribut *src* unter Umständen folgendermaßen aussehen.

```
<img src="http://www.domain.de/bilder/dateiname.jpg" />
```

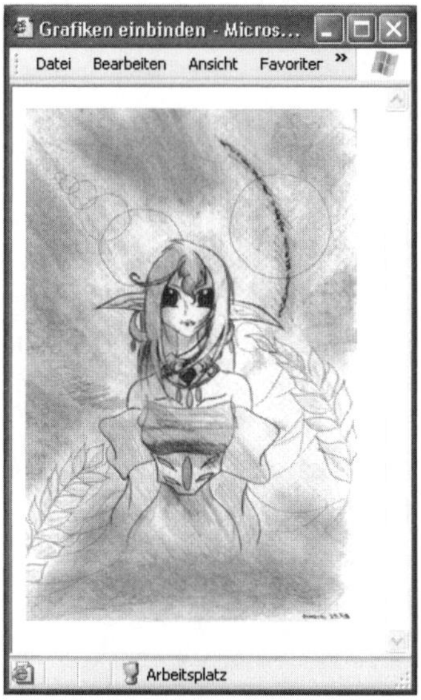

Mit <img> und src eingefügte Mangazeichnung.

Im Normalfall sollte aber die relative Pfadangabe genutzt werden. Bei absoluten Pfadangaben ist der entscheidende Nachteil, dass im Falle von Änderungen alle Verweise im Quelltext geändert werden. Um eine bessere Übersicht zu erhalten, werden Bilder oft in einem eigenen Unterverzeichnis abgelegt.

```
<img src="bilder/elfe.jpg" />
```

In späteren Beispielen wird von diesem Prinzip auch Gebrauch gemacht.

Bilder ausrichten mit align

Im Gegensatz zu anderen Eigenschaften wie zum Beispiel Tabellen gibt es für Bilder keine in dem HTML- und XHTML-Standard festgelegte Default-Ausrichtung (Standardausrichtung).

Missbilligt

Das Attribut *align* ist mittlerweile, gemäß der HTML-4.01-Spezifikation, missbilligt. Statt missbilligt kann auch veraltet gesagt werden, gemeint ist letztenendes dasselbe. Die Folge für die Zukunft ist, dass zukünftige Browsergenerationen nicht mehr Verpflichtet sind, *align* noch zu unterstützen. Im Zuge einer Abwärtskompatibilität kann es aber noch verwendet werden. Andererseits sollen in Zukunft alle Ausrichtungen durch CSS-Skripte erfolgen, was mittlerweile durch die immer stärkere Unterstützung seitens der Browser kein größeres Problem mehr darstellt.

Aufgrund dessen, dass *align* bereits missbilligt ist, werden nur die fünf wichtigsten Werte für align besprochen.

top	Ausrichtung des oberen Bildrands am oberen Textrand.
middle	Ausrichtung nach der Mitte des größten Elements.
bottom	Ausrichtung des unteren Bildrands am unteren Textrand.
left	Grafik wird linksbündig gesetzt und rechts vom Text umflossen.
right	Grafik wird rechtsbündig gesetzt und links vom Text umflossen.

Wie bereits erwähnt, gibt es gemäß der (X)HTML-Spezifikation keinen Default-Wert für *align*. Bei fast allen Browsern hat sich aber der Wert *bottom* als Standardeinstellung etabliert. Im Folgenden drei Beispiele für die Verwendung des Attributs align, jeweils für die Werte *bottom*, *middle* und *top*. Damit der tatsächlich beanspruchte Bildbereich der mit *src* eingefügten Grafik erkennbar ist, wurde das Attribut *border* auf den Wert 1 gesetzt.

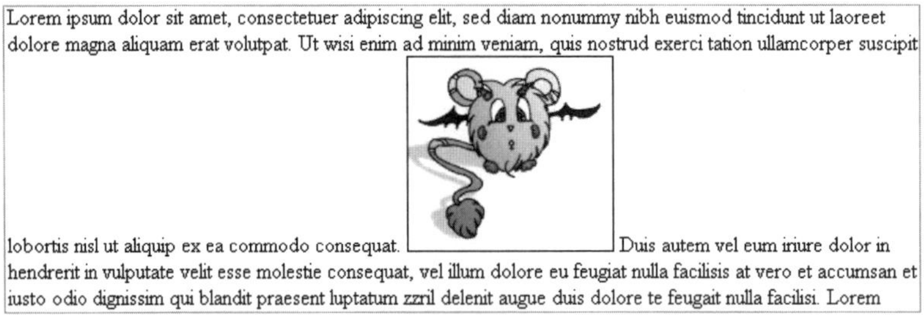


```
<img src="Maskottchen.jpg" border="1" align="bottom" />
```

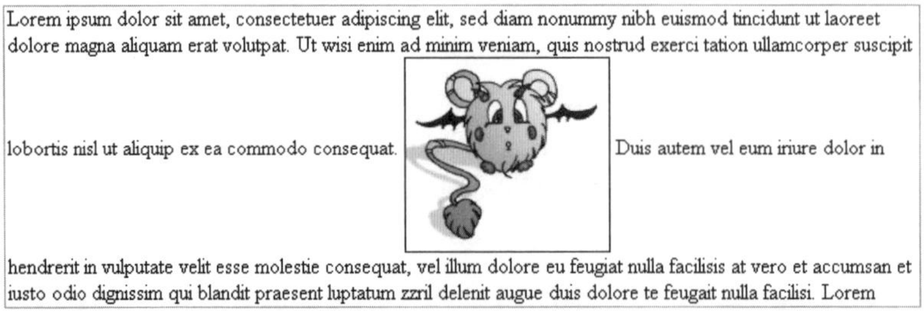


```
<img src="Maskottchen.jpg" border="1" align="middle" />
```

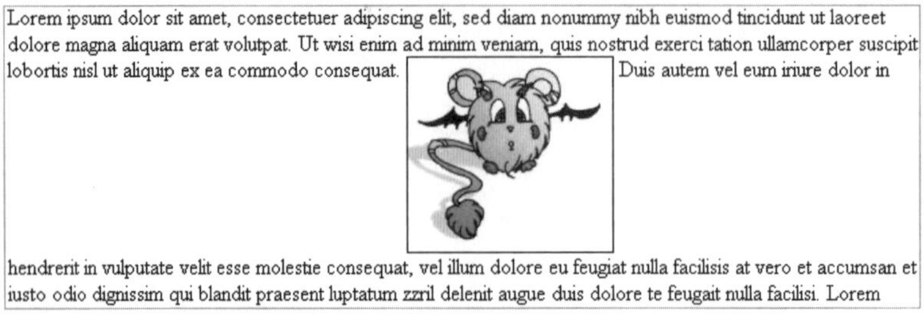


```
<img src="Maskottchen.jpg" border="1" align="top" />
```

Soll ein Bild aber nicht den Textfluss unterbrechen, sondern rechts oder links um ein Bild herumfließen, kommen bei dem Attribut *align* die Werte *left* und *right* zum Einsatz. Die Beispiele hierzu dürfen natürlich nicht fehlen.

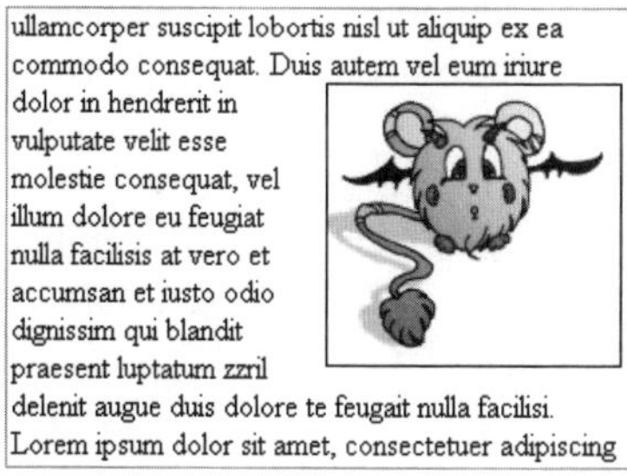

align="left"

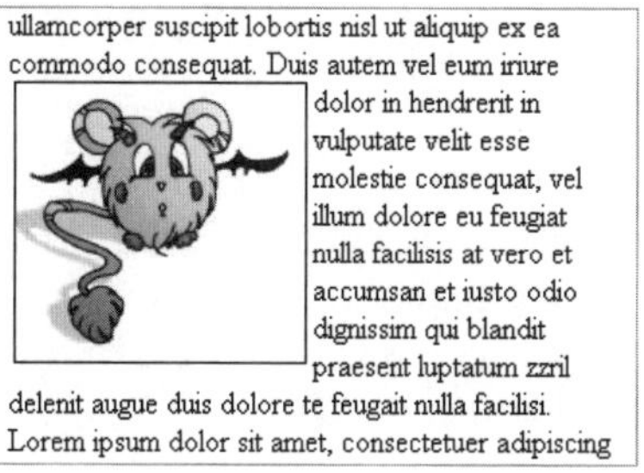

align="right"

Werden zwei Bilder nacheinander einmal mit *align="left"* und einmal mit *align="right"* positioniert, fließt der Text zwischen den beiden Bildern hindurch.

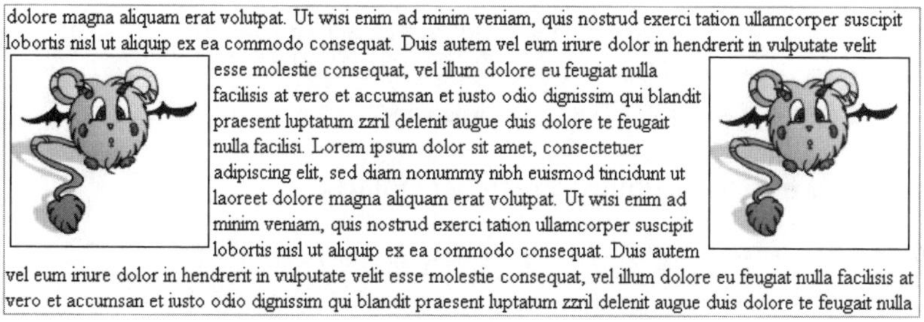


```
<img src="Maskottchen.jpg" border="1" align="left" />
<img src="Maskottchen.jpg" border="1" align="right" />
```

Horizontales Zentrieren eines Bildes

Mit *align* gibt es keine Möglichkeit, ein Bild in horizontaler Richtung zu zentrieren. Um das zu erreichen, muss das Tag <img> entweder durch einen umgebenden <center>-Bereich zentriert werden oder aber mit CSS.

```
<center><img src="Maskottchen.jpg" /></center>
```

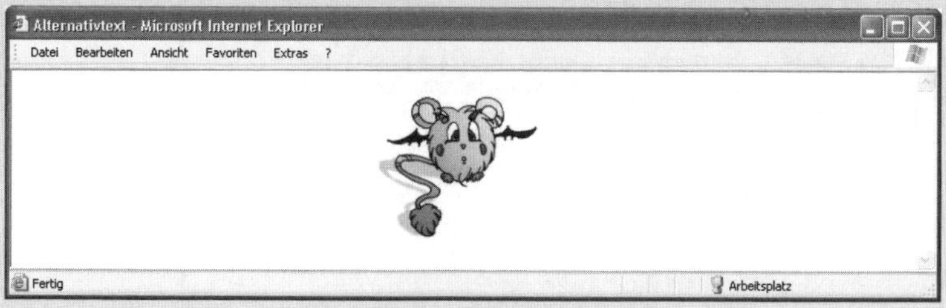

Abstand zum Text mit hspace und vspace

Zwei weitere Attribute, die mittlerweile als missbilligt beziehungsweise veraltet eingestuft wurden, sind *hspace* und *vspace*. Eingesetzt werden die beiden Attribute um zwischen einem Bild und den umliegenden Elementen ein Abstand einzufügen. Auch hier gilt, dass solche Abstände bevorzugt mit CSS gesetzt werden sollen.

Dass es trotzdem von Vorteil ist, die Attribute kennen und nutzen zu können, zeigt zum Beispiel auch die aktuelle Version des grafischen Editors von Macromedia, Dreamweaver MX. Dort werden *hspace* und *vspace* noch benutzt, um Abstände zum Bild zu erzeugen.

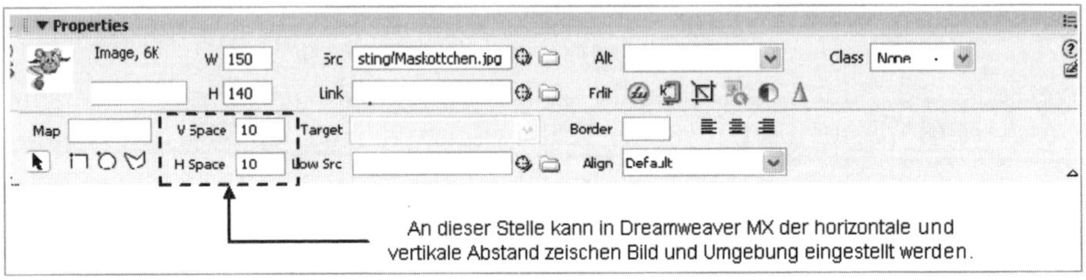

Auszug aus der Menüoberfläche von Macromedia Dreamweaver MX.

Die Anwendung der beiden Attribute ist denkbar einfach:

```
<img src="Maskottchen.jpg" border="1" align="left" hspace="20"
vspace="20"/>
```

Die Werte von *hspace* und *vspace*, im obigen Quelltext 20, geben den Abstand in horizontaler und vertikaler Richtung an. Das Ergebnis zu dem Quelltext stellt sich im Browser wie folgt dar:

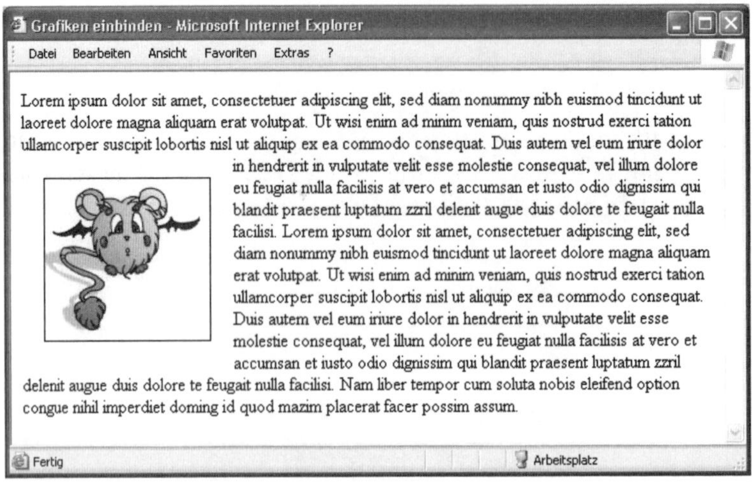

Ein Abstand zwischen dem Bild und angrenzenden Elementen, zum Beispiel umfließender Text, sollte immer eingefügt werden. Steht kein CSS zur Verfügung, dann mit *hspace* und *vspace*. Entscheidend ist vor allem, dass die Leserlichkeit einer Seite durch das Einfügen von Abständen zwischen Bildern und Text erheblich verbessert wird.

Bildumrandungen

Wie bereits im Abschnitt „Bilder ausrichten mit align" eingesetzt, kann eine Abbildung eine Umrandung mit dem Attribut *border* erhalten. Das Attribut *border* kann für Bilder fast genauso eingesetzt werden wie bei der Formatierung von Tabellen. Farbige Rahmen sind in (X)HTML nicht möglich, sondern lediglich Angaben zur Rahmenstärke. Allerdings wird auch *border* gemäß der aktuellen HTML-Spezifikation missbilligt. Stattdessen soll eine Umrandung mit Stylesheets erzeugt werden.

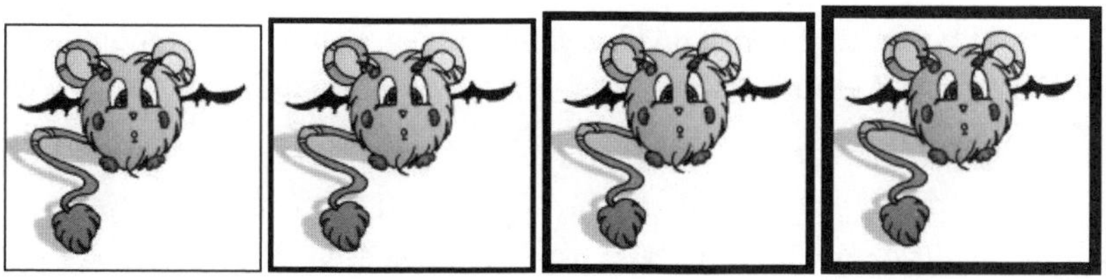

Für die vier Bilder beträgt der Wert von border 1, 3, 5 und 7 (von links nach rechts).

Bildgröße angeben mit height und width

Zu jedem Bild kann die Bildgröße mit *height* und *width* angegeben werden. Im ersten Moment erscheint das eventuell überflüssig, da ein Browser die entsprechenden Größeninformationen aus der jeweiligen Bilddatei auslesen und verwenden kann. Wäre eine Vorgabe der Bildgröße mit *height* und *width* aber so überflüssig, wie es im ersten Moment erscheint, würden die beiden Attribute wahrscheinlich gar nicht erst in dem (X)HTML-Standard auftauchen.

Werden die beiden Attribute verwendet, kennt der Browser die Höhe und Breite des einzubindenen Bildes bereits, bevor er es geladen hat. Anhand dieser Vorabinformation kann er die Seite bereits korrekt aufbauen, während im Hintergrund noch das oder die Bilder geladen werden. Internetseiten, bei denen auf den Einsatz der beiden Attribute verzichtet wurde, können häufig daran erkannt werden, dass sich der Text während des Seitenaufbaus noch mehrmals verschiebt. Jedes Mal dann, wenn der Browser für ein weiteres Bild die Maße eingelesen hat und es nun korrekt positionieren kann.

Skalierung durch width und height

Was aber ist, wenn durch einen Zufall die Attributwerte nicht mit den tatsächlichen Bildmaßen übereinstimmen?

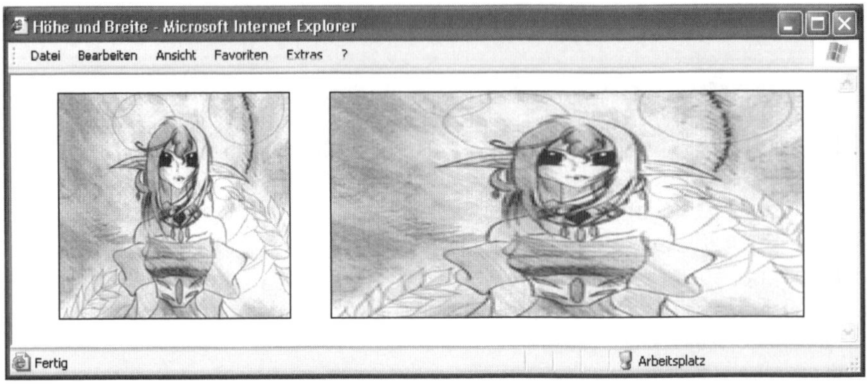

Sind die Attribute *height* und *width* im Tag <img> angegeben, dann werden diese verwendet. Der Browser ignoriert dann Angaben in der Bilddatei und skaliert das Bild nach den Maßen, die im Tag <img> angegeben wurden.

Neben unerwünschten Effekten wie Verzerrungen kann ein Bild auch bewusst skaliert werden. Zu beachten ist nur, dass es exakt dieselben Höhen- und Seitenverhältnisse erhalten muss. Auch bei einer Vergrößerung ist zu Vorsicht geraten. Bilder, die in einer bestimmten Pixelgröße vorliegen und lediglich durch neue Angaben vergrößert werden, verlieren zwangsläufig an Qualität. Die Vergrößerung ist lediglich ein Zoomeffekt, keine physikalische Vergrößerung.

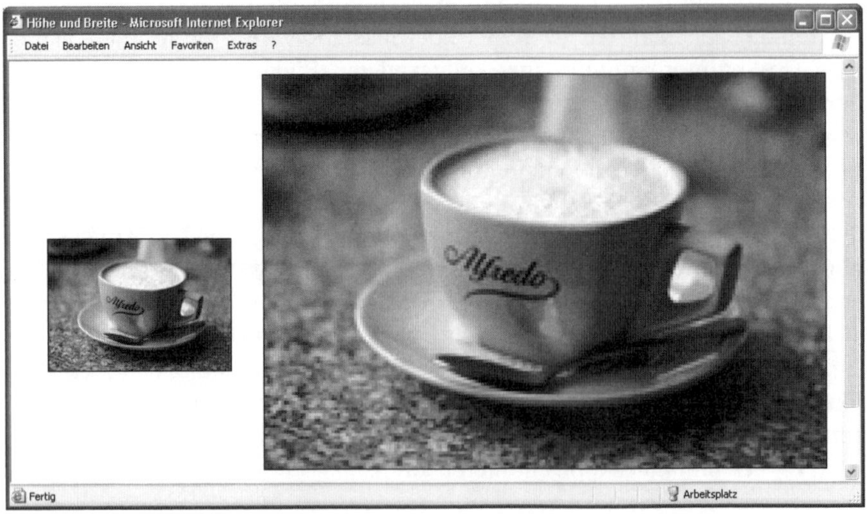

Das linke Bild der Tasse ist in der Originaldateigröße von 200 x 137 Pixel eingebunden, während bei der rechten Abbildung dieselbe Datei mit den Attributen width und height sowie den Werten 600 x 411 vergrößert wurde.

Der für die Abbildung der Tassen verwendete Quelltext:

```
<img src="Tasse200x137.jpg" width="200" height="137" border="1"
        hspace="30" align="middle"/>
<img src="Tasse200x137.jpg" width="600" height="411" border="1"/>
```

Sollen die exakten Bildmaße in Pixel angegeben werden, dann müssen diese Informationen auch irgendwo abrufbar sein. Ein paar Tipps, um an diese Informationen zu gelangen, gibt der Abschnitt „Welche Pixelmaße hat ein Bild?".

Bewusste Verzerrungen

Durch die Skalierungsmöglichkeit von *width* und *height* können bewusst Verzerrungen eingesetzt werden, um damit zum Beispiel senkrechte oder waagerechte Linien beziehungsweise Balken zu erzeugen. Soll eine solche Linie einfarbig sein, reicht im Extremfall eine Bilddatei der Größe 1 x 1 Pixel aus. In dem folgenden Beispiel wurde eine Datei in der Größe 5 x 5 Pixel erzeugt, damit diese noch im Browserfenster zu erkennen ist. Der Vorteil bei dieser Variante ist, dass eine solche Datei extrem klein ist, in dem folgenden Beispiel 45 Byte.

```
<img src="5x5pixel.gif" align="middle" hspace="10" /> Originaldatei mit
                                                      5x5 Pixel<br><br>
<img src="5x5pixel.gif" width="100%" height="20" />
```

Welche Pixelmaße hat ein Bild?

Wenn für die Attribute *width* und *height* die exakten Bildmaße angegeben werden sollen, dann muss diese Information auch irgendwo hergeholt werden. Jeder, der sich mit dem einen oder anderen Bildverarbeitungsprogramm auskennt, wird diese Information unter einem Menüpunkt zu den Eigenschaften des Bildes finden.

Wer noch kein Bildverarbeitungsprogramm sein Eigen nennt, dem sei als Beispiel die Freeware IrfanView an Herz gelegt. Hierbei handelt es sich um ein Bildbetrachtungs- und nicht um ein Bildbearbeitungsprogramm im eigentlichen Sinne. Deshalb sind Funktionen wie Einfärben oder Freistellen nicht verfügbar, aber um vorhandene Bilder für das Internet aufzubereiten, ist alles enthalten.

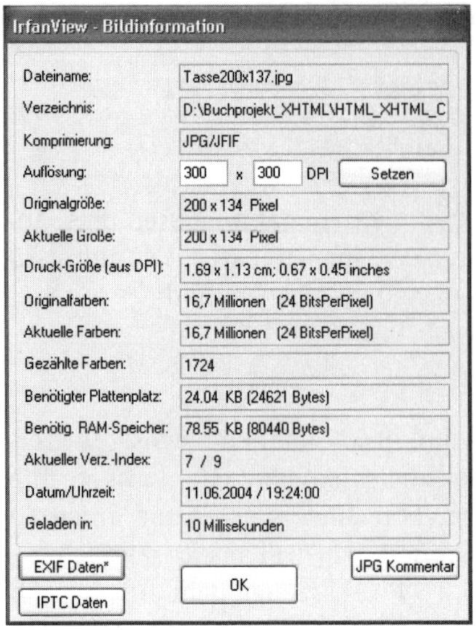

Screenshot IrfanView (http://www.irfanview.com).

Bilder können skaliert, gedreht und geschärft werden. Zusätzlich sind ein paar nette Filterfunktionen enthalten, zu denen auch das Entfernen roter Augen zählt. Natürlich können auch eine Reihe von Informationen zu einer Bilddatei abgefragt werden, inklusive der Pixelmaße. Wer sich selbst einen Eindruck von IrfanView verschaffen möchte, dem sei ein Besuch der Homepage empfohlen.

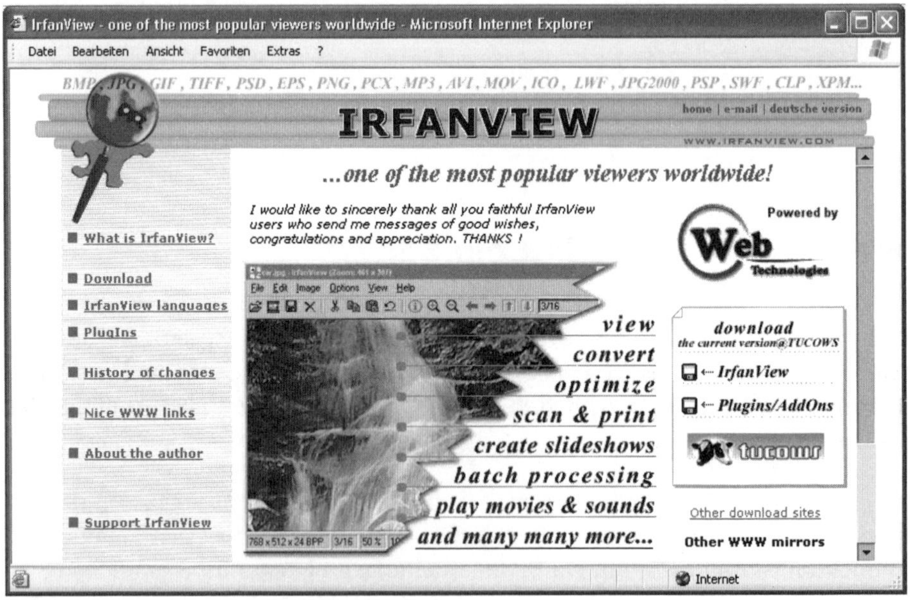

Homepage von IrfanView (http://www.irfanview.com).

Alternative Bildschirmlineal

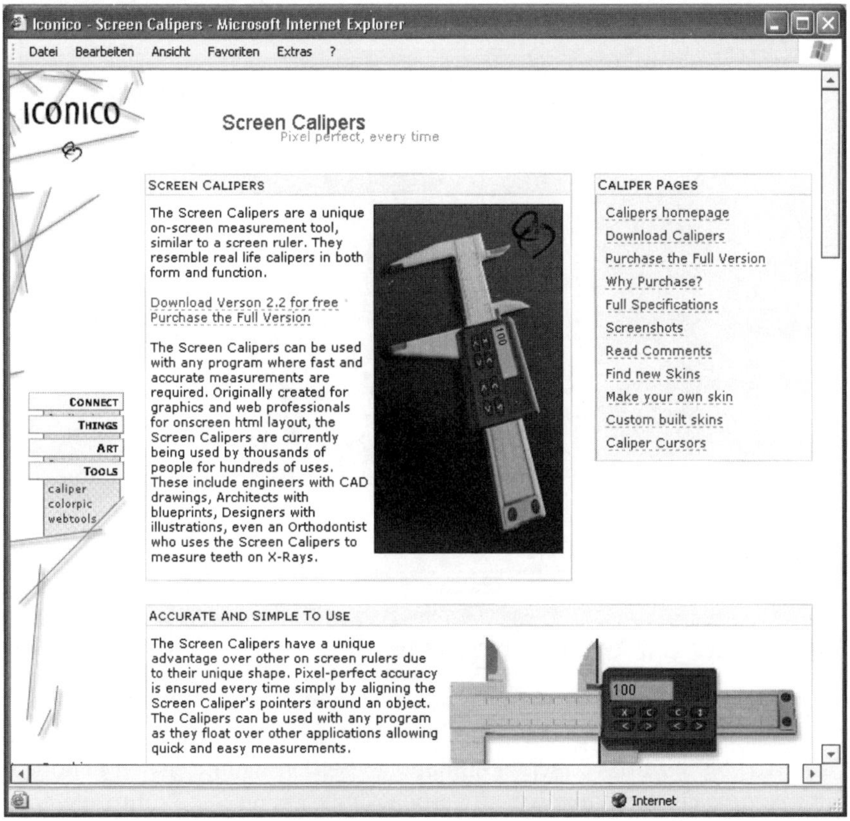

Screenshot der Seite von Iconico (http://www.iconico.com/index.aspx).

Eine weitere Möglichkeit, die Maße eines Bildes in Pixel zu ermitteln, ist ein Bildschirmlineal. Selbstverständlich muss jetzt nicht mit einem Stück Plastik auf der Bildschirmoberfläche hantiert werden, sondern es gibt eine Reihe von Freewaretools, die ein Lineal auf dem Bildschirm darstellen.

Ein sehr schönes Tool ist Caliper. In der Standardversion ist der Caliper Freeware. Um einige zusätzliche Möglichkeiten, wie zum Beispiel eine einstellbare Transparenz des Lineals zu haben, ist der Erwerb einer Vollversion nötig. Der Preis für eine Single-User-Lizenz beträgt zurzeit 15 US-Dollar. Der Download von Caliper kann unter folgender Adresse erfolgen:

http://www.iconico.com/caliper/download.aspx

Die Abbildung auf der nächsten Seite zeigt den Caliper beim Vermessen eines Bildes.

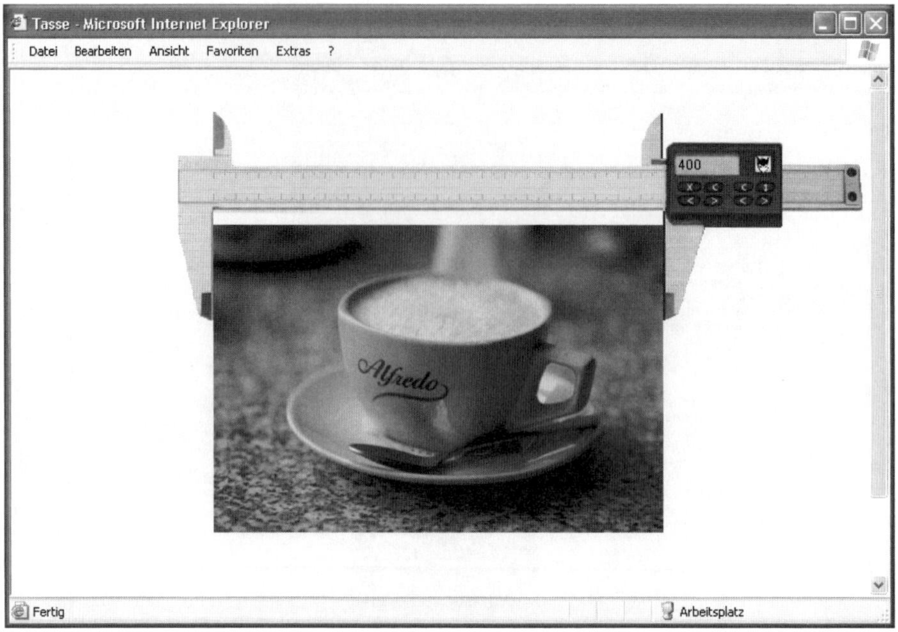

Die Attribute alt und longdesc

Mit den Attributen *alt* und *longdesc* werden textuelle Angaben zu dem Bild gemacht. Das Attribut *alt* enthält eine Kurzbeschreibung zu einem Bild oder einer Grafik und darf bis zu 1.024 Zeichen enthalten. Werden mehr Zeichen benötigt, kann mit *longdesc* ein Link angegeben werden, der zu einer Seite führt, die eine ausführliche Beschreibung enthält. Die Unterstützung von *longdesc* ist bisher aber bei keinem Browser, auch den bei den aktuellen Versionen, implementiert.

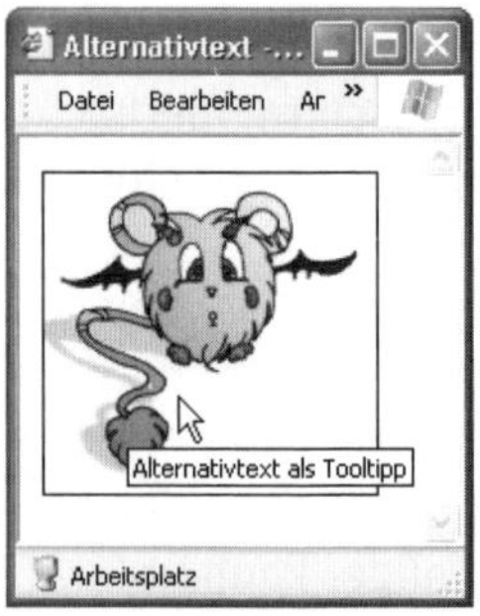

Das Attribut *alt* erhält als Wert einen Alternativtext für den Fall, dass der aufrufende Browser keine Bilder einbindet oder es sich um einen textbasierten Browser handelt. Bei den Browsern der neueren Generation wird der Alternativtext als Tooltip-Information angezeigt.

Auch in Bezug auf eine barrierefreie Seite ist das Attribut *alt* wichtig. Der entsprechende Text wird von entsprechenden Sprachsynthesizern erkannt und verarbeitet. Aus diesem Grund empfiehlt es sich, darauf zu achten, dass der Text nicht belanglos ist. Für die Mangazeichnung einer Elfe wäre zum Beispiel die Bezeichnung *Elfe* etwas zu knapp. Wenn die Information hingegen *Mangazeichnung einer Elfe* lautet, ist der Alternativtext wesentlich aussagekräftiger.

```
■ <img src="Elfe.jpg" alt="Mangazeichnung einer Elfe" align="left"/>
```

Kann das Bild nicht angezeigt werden, da es zum Beispiel auf dem Server nicht verfügbar ist, wird nur der Alternativtext angezeigt.

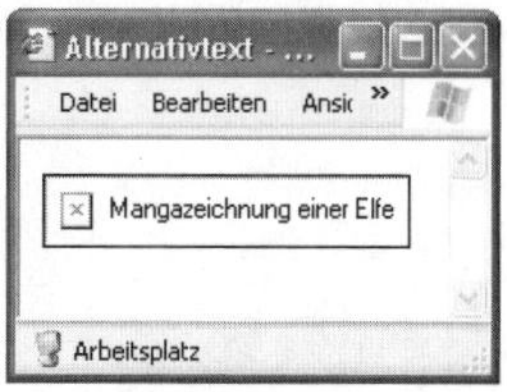

Ist der Browser aber so konfiguriert ist, dass er keine Bilder anzeigen soll, oder wenn es sich um einen textbasierten Browser handelt, wird zum Beispiel beim Internet Explorer ein leeres Feld in der Größe eingefügt, in der das Bild sonst dargestellt werden würde. Das hat den Vorteil, dass ein Seitendesign auch bei nicht dargestelltem Bild erhalten bleibt, allerdings sieht eine solche Seite irgendwie unfertig aus.

Ist das Bild allerdings gar nicht verfügbar oder auch nur der Dateiname falsch geschrieben, wird nur der Alternativtext angezeigt und das Layout der Seite verändert sich unter Umständen entsprechend.

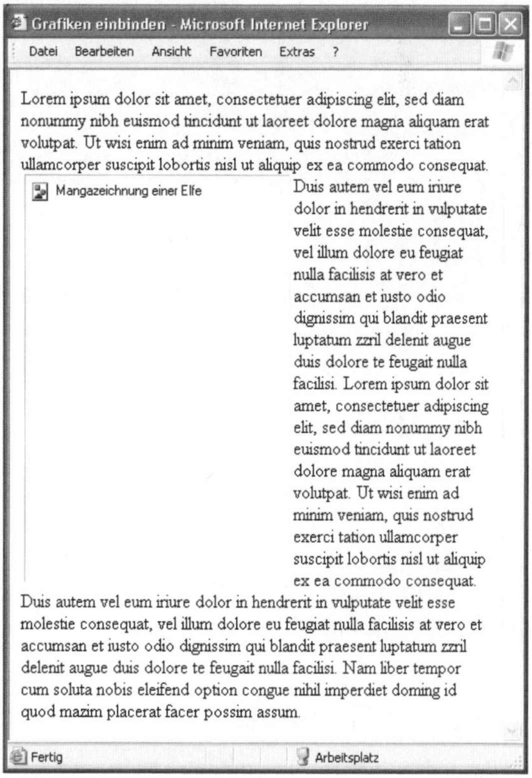

9.3 Bildformatierung mit CSS

Das Formatieren von eingefügten Grafiken mit CSS entlastet wiederum den (X)HTML-Quelltext und sorgt für mehr Übersichtlichkeit. Mit CSS und dem Tag <img> wird in dem folgenden kleinen Workshop eine kleine Fotogalerie erstellt. Die Galerie enthält sechs Fotografien der Berliner Buddy Bären.

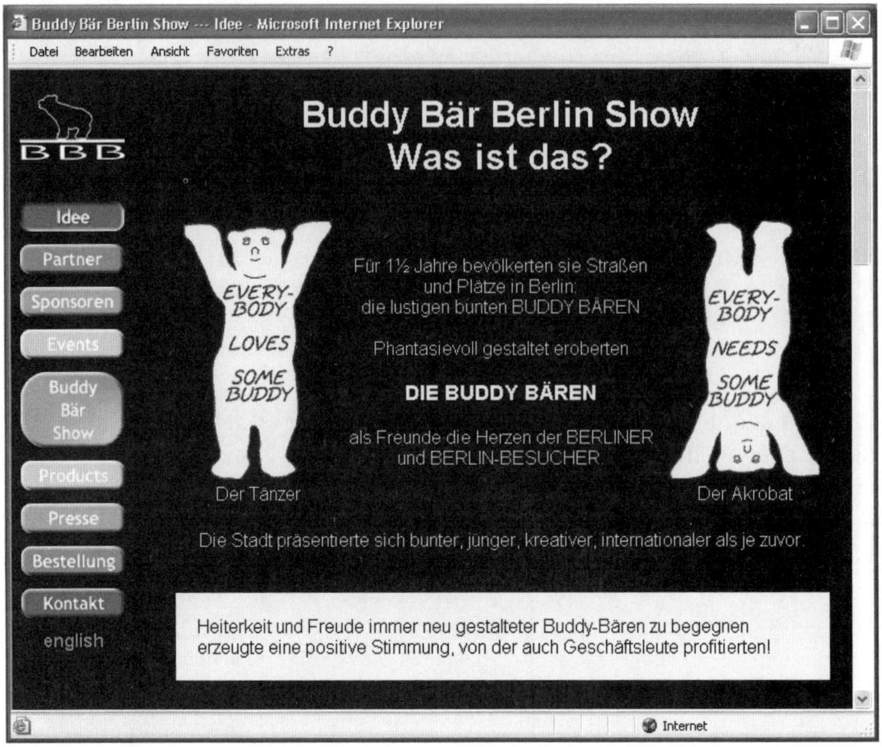

Homepage der Buddy Bär Berlin GmbH http://www.united-buddy-bears.com/.

Wer sich alle der über 350 verschiedenen Buddy Bären im Internet ansehen möchte, für den steht die Homepage der Buddy Bär Berlin GmbH zur Verfügung.

Zu jedem der sechs Bilder soll eine Bildunterschrift mit dem Namen des Bären angegeben werden. Sowohl das Foto des Bären, als auch die Klartextbezeichnung sollen verlinkt sein. Die verlinkten Seiten werden aber nicht erstellt, sondern lediglich die Links dorthin eingefügt.

Der XHMTL-Rumpf

Damit jedes Foto direkt einer Bezeichnung zugeordnet werden kann, werden diese jeweils in eine ungeordnete Liste gesetzt. Somit werden für die sechs Fotos, sechs ungeordnete Listen definiert. Außerdem erhält die Galerie eine Überschrift erster und eine Überschrift zweiter Ordnung. Als Abgrenzung zu den folgenden Fotografien wird eine durchgehende weiße Linie erzeugt. Gemäß diesen Vorgaben wurde der folgende XHTML-Quelltext erstellt.

1 Der Titel der Fotogalerie und die Überschrift zweiter Ordnung werden jeweils in <div>-Blöcke gesetzt, um diese dann besser mit CSS formatieren zu können.

```
<body>
<div id="titel">
Berliner Buddy Bears
</div>
<div>
Die Strassen und Pl&auml;tze Berlins wurden f&uuml;r 1&frac12; Jahre
von den Buddy B&auml;ren bev&ouml;lkert.
</div>
```

2 Für die zu erzeugende Linie wird eine GIF-Grafik in der Größe eines Pixels als Bild eingefügt. Das Erzeugen der Linie aus dieser Grafik wird im Stylesheet über die Eigenschaften *width* und *height* gesteuert.

```
<img class="linie" src="pixel_weiss.gif" alt="" />
```

3 Das erste Bild wird in einer ungeordneten Liste als erstes Element <li> innerhalb eines Anker-Tags eingefügt. Dadurch wird erreicht, dass das gesamte Foto anklickbar ist. Durch den Wert *_blank* für das Attribut *target* wird der Link in einem neuen Browserfenster geöffnet.

```
<ul>
  <li><a href="baer_gedaech1.html" target="_blank"><img
      src="baer_gedaech1.jpg" alt="Klicken f&uuml;r Vollbildanzeige"
      /></a></li>
```

4 Die textuelle Bildbezeichnung wird als zweites Element ebenfalls innerhalb eines Anker-Tags eingefügt. Der mit *href* eingetragene Link verweist auf die extra Seite mit weitergehenden Informationen.

```
  <li><a href="baer_gedaech1.html">Ged&auml;chnis-B&auml;r,
      1</a></li>
</ul>
```

5 Die folgenden fünf Einträge werden genauso wie der erste definiert. Lediglich die Bildernamen und die Bezeichnung des Links müssen angepasst werden.

```
<ul>
  <li><a href="baer_gedaech2.html" target="_blank"><img
      src="baer_gedaech2.jpg" alt="Klicken f&uuml;r Vollbildanzeige"
      /></a></li>
  <li><a href="baer_gedaech2.html">Ged&auml;chtnis-B&auml;r,
      2</a></li>
</ul>
<ul>
  <li><a href="baer_taenzer.html" target="_blank"><img
      src="baer_taenzer.jpg" alt="Klicken f&uuml;r Vollbildanzeige"
      /></a></li>
  <li><a href="baer_taenzer.html">Der T&auml;nzer</a></li>
</ul>
<ul>
  <li><a href="baer_friedrich1.html" target="_blank"><img
      src="baer_friedrich1.jpg" alt="Klicken f&uuml;r
      Vollbildanzeige" /></a></li>
  <li><a href="baer_friedrich1.html">www.friedrichstrasse.de
      #1</a></li>
</ul>
```

```
<ul>
  <li><a href="baer_friedrich2.html" target="_blank"><img
      src="baer_friedrich2.jpg" alt="Klicken f&uuml;r
      Vollbildanzeige" /></a></li>
  <li><a href="baer_friedrich2.html">www.friedrichstrasse.de
      #2</a></li>
</ul>
<ul>
  <li><a href="baer_karrier.html" target="_blank"><img
      src="baer_karrier.jpg" alt="Klicken f&uuml;r Vollbildanzeige"
      /></a></li>
  <li><a href="baer_karrier.html">Der Karrierister</a></li>
</ul>
</body>
```

Die Formatierung mit CSS

Der nun vorhandene XHTML-Rumpf enthält, wie es sein soll, noch keinerlei Aussagen darüber, wie etwas auf dem Bildschirm dargestellt werden soll. Nach der Formatierung durch CSS präsentiert sich die Fotogalerie mit folgendem Aussehen:

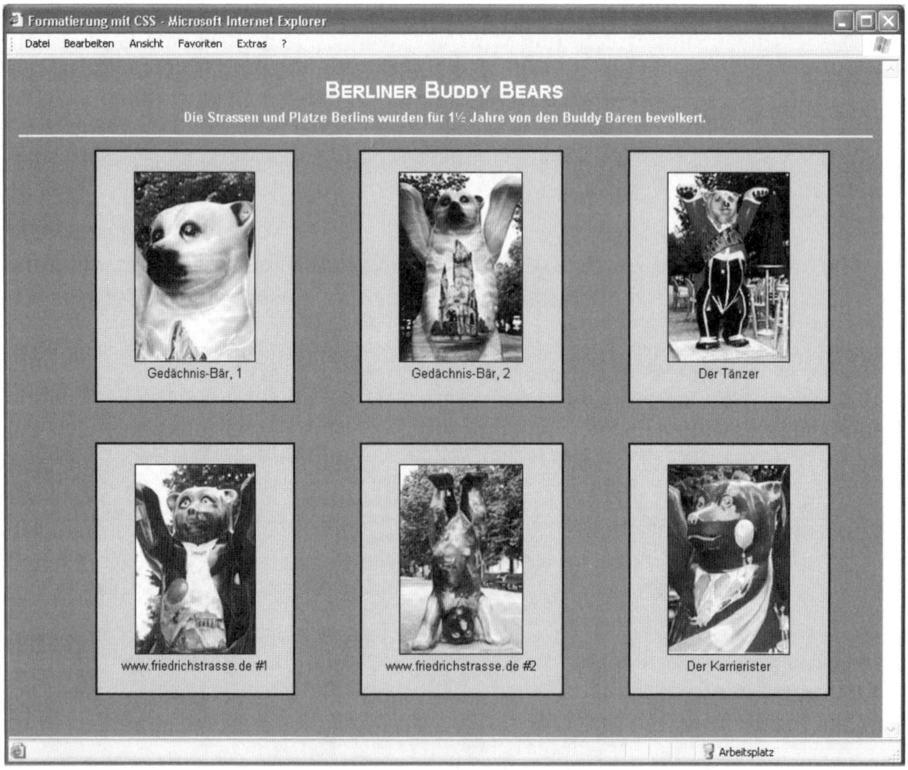

Um das gezeigte Aussehen zu erreichen, bedarf es des folgenden Stylesheets.

1 Für den <body>-Bereich wird die Hintergrundfarbe, die Schriftart, die Schriftgröße und die Textausrichtung festgelegt.

```
<style type="text/css">
<!--
body {
    background-color: #7F7F7F;
    font-family: arial;
    font-size: x-small;
    text-align: center;
}
```

2 Bei Bereichen, die in das Tag <div> eingeschlossen sind, wird für Texte als Schriftfarbe Weiß und Fettdruck festgelegt. Oberhalb eines Elements innerhalb von <div> soll ein Abstand von 5 Pixel erzeugt werden.

```
div {
    color: white;
    font-weight: bold;
    margin-top: 5px;
}
```

3 Für den Titel wurde eine ID Namens *Titel* definiert. Um den Titel optisch von anderen Textbereichen abzugrenzen, wird neben der Schriftgröße *large* und Fettdruck mit der Eigenschaft *font-variant* der Wert *small-caps* festgelegt. Dadurch wird die Überschrift in kleinen Großbuchstaben erstellt.

```
#titel {
    color: white;
    font-size: large;
    font-weight: bold;
    font-variant: small-caps;
    margin-bottom: none;
}
```

4 Die ungeordnete Liste ist genauso ein Selektor wie zum Beispiel ein Absatz <p>. Daher kann eine Liste genauso Eigenschaften mit entsprechenden Werten zugewiesen bekommen. Da in der Fotogalerie keine Aufzählung erfolgen soll, wird als Erstes die Anzeige von Aufzählungssymbolen mit *list-style-type* abgeschaltet.

```
ul {
    list-style-type: none;
    background-color: #C5C5C5;
    border: solid 2px #000000;
```

Als Breite für die Liste werden 210 Pixel angegeben. Erfolgt keine Angabe für die Breite, erfolgt die Darstellung der Liste mit einer Breite von 100 %.

```
width: 210px;
padding: 20px;
```

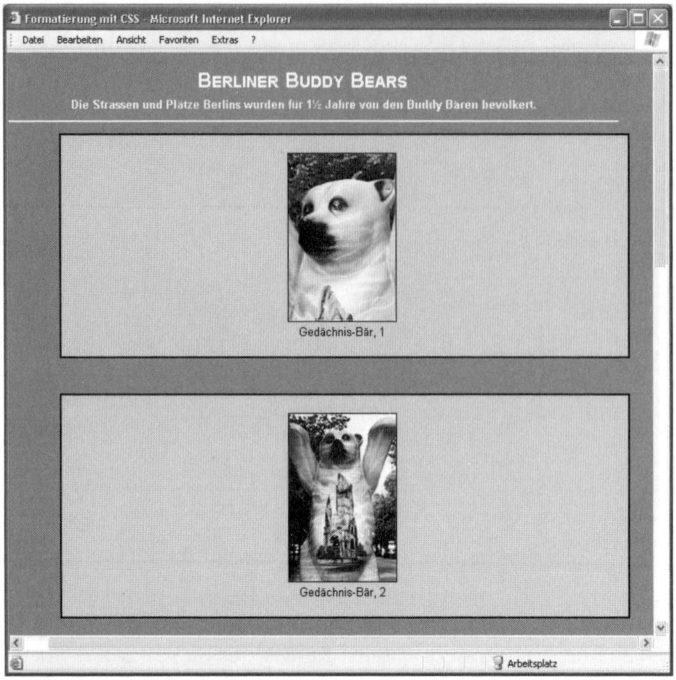

Standardwert für width ist 100 %.

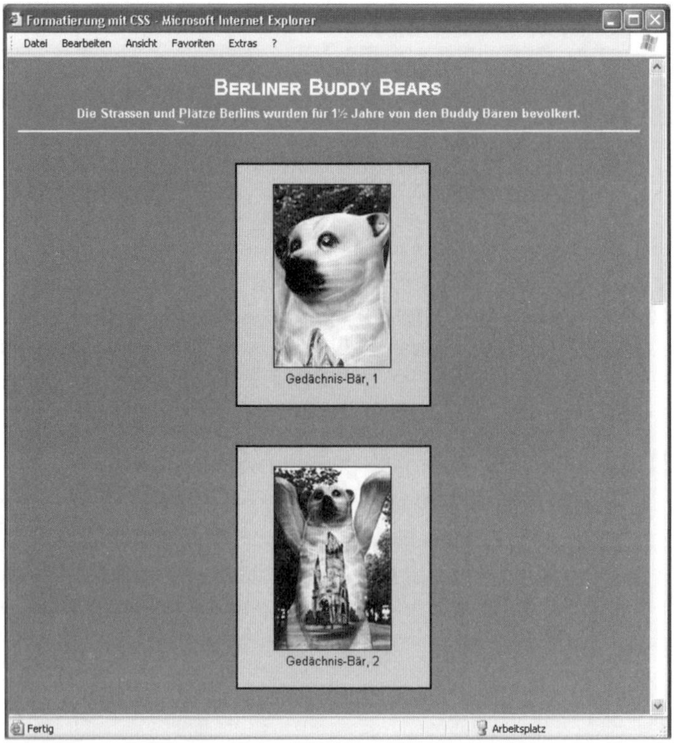

Darstellung ohne die Eigenschaft float: left;.

Die Eigenschaft *float* mit dem Wert *left* wird hinzugefügt, damit die einzelnen Listen zuerst nebeneinander und dann erst untereinander positioniert werden. Ohne *float* würden alle Listen direkt untereinander positioniert werden.

```
    float: left;
    margin-right: 2em;
    margin-bottom: 3em;
}
```

5 Die generellen Vorgaben für Elemente der Liste <li> beschränken sich auf die Schrift.

```
li {
    font-weight: normal;
}
```

6 Das Anker-Tag soll mit Absicht nicht auf den ersten Blick als Hyperlink zu erkennen sein. Daher wird die Standardunterstreichung ausgeschaltet und als generelle Schriftfarbe Schwarz festgelegt. Normalerweise ist davon abzuraten, einen Hyperlink so zu formatieren, dass er nicht mehr als solcher zu erkennen ist, aber in diesem Fall soll in erster Linie das Bild angeklickt werden.

```
a {
    text-decoration: none;
    color: black;
}
```

7 Die Inhalte vom Tag <img> werden in der Größe festgelegt und mit einem durchgehenden Rand von 1 Pixel Stärke versehen. Hier ist darauf zu achten, dass die Bildmaße der Fotografien korrekt angegeben werden.

```
img {
    border: solid 1px #000000;
    width: 125px;
    height: 190px;
}
```

8 Zum Erzeugen einer durchgehenden Linie wird die 1 x 1 Pixel große GIF-Datei auf 100 % der Fensterbreite und eine Höhe von 2 Pixel skaliert. Damit die Linie keine Umrandung besitzt, muss diese mit *border* abgeschaltet werden.

```
img.linie {
    width: 100%;
    height: 2px;
    border: none;
    padding-left: 10%;
    padding-right: 10%;
    margin-top: 10px;
    margin-bottom: 10px;
}
-->
</style>
```

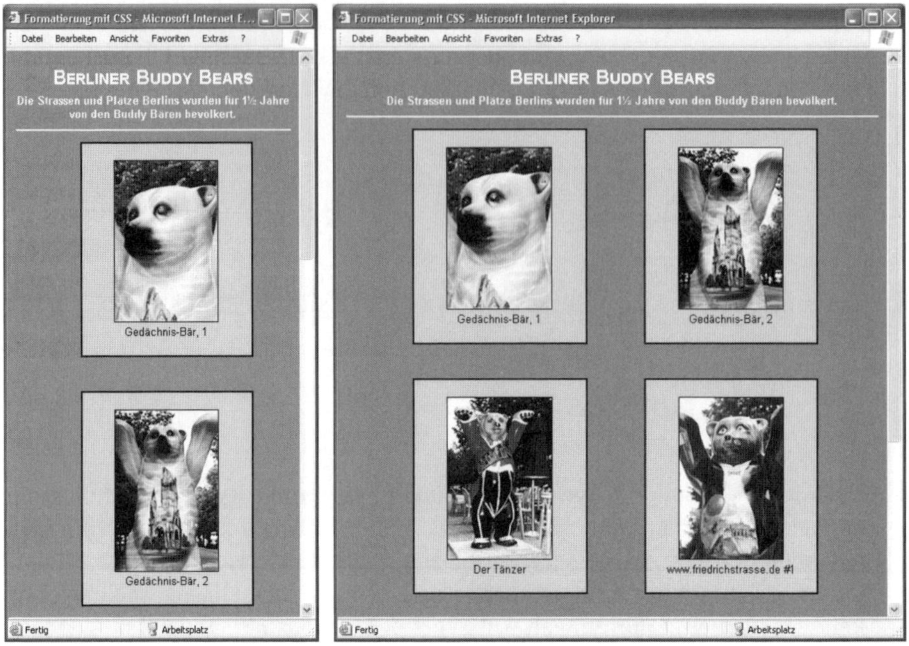

Ein Vorteil an der Formatierung mit CSS anstatt von Tabellen ist unter anderem der Umstand, dass die Fotogalerie auch bei unterschiedlichen Fenstergrößen vernünftig formatiert bleibt.

Ergänzung um ein Lupensymbol

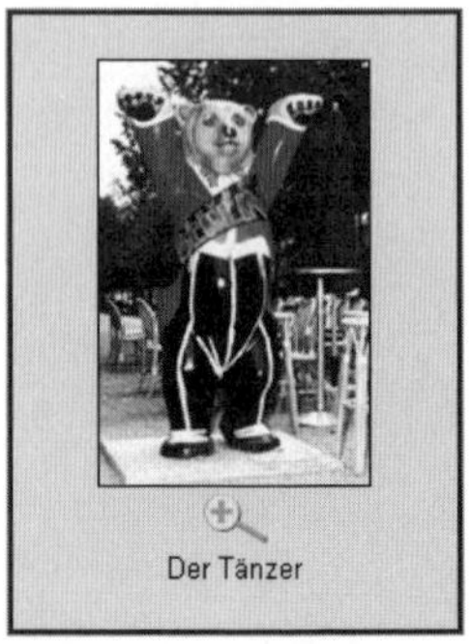

Um dem Besucher einer Seite die Bedienung einfacher zu machen, empfiehlt es sich oftmals, für eine Funktion auf ein gängiges Piktogramm zurückzugreifen. Für eine Fotogalerie bietet sich hier ein Lupensymbol an. Anstatt also zu schreiben „Bitte hier klicken für Vergrößerung“ ist das Piktogramm einer Lupe die ideale Möglichkeit, um auf eine Zoomfunktion aufmerksam zu machen. Dadurch, dass jedes Bild in eine eigene Liste eingebettet ist, kann eine zusätzliche Zeile im XHTML-Quelltext hinzugefügt werden. Zusätzlich muss für die Lupe eine eigene Klasse im Stylesheet angelegt werden. Geschieht das nicht, werden für die Darstellung der Lupe die Werte der Bärenbilder übernommen, das heißt, in dem Fall würde die Lupe in derselben Größe dargestellt werden wie die Fotografien.

Die nötige Ergänzung im XHTML-Quelltext lautet:

```
<li><a href="baer_gedaech1.html" target="_blank"><img class="lupe"
                                        src="lupe.jpg" /></a></li>
```

Im Stylesheet muss nun noch die Definition für die Klasse *Lupe* erfolgen.

```
img.lupe {
      border: none;
      width: 30px;
   height: 22px;
}
```

Gimmick für den Internet Explorer ab Version 4.0

Für Anwender des Internet Explorer ab Version 4.0 gibt es noch eine Reihe zusätzlicher Bildfilter, die über Stylesheets eingebunden werden können. Diese werden von anderen Browsern zwar nicht unterstützt, richten aber auch keinen Schaden an, sondern werden einfach ignoriert. Daher spricht nichts gegen den Einsatz dieser Filter, der zusätzliche Effekt ist aber nur mit dem Internet Explorer zu sehen.

Um die Filter zu nutzen, bietet es sich an, in der entsprechenden CSS-Datei für jeden Filter eine eigene Klasse anzulegen. Auf diese Weise kann der Filter für ein beliebiges Bild eingesetzt werden und Änderungen an den Filterstärken müssen nur an einer zentralen Stelle vorgenommen werden. Anschließend muss noch in dem gewünschten Tag <img> die Klasse angegeben werden, damit das jeweilige Bild mit dem Filtereffekt versehen wird.

Bewegungsunschärfe

Einer dieser Filter versieht ein eingefügtes Bild mit Bewegungsunschärfe. Der Effekt der Bewegungsunschärfe kann über die Parameter *Strength* und *Direction* gesteuert werden. *Direction* bezieht sich auf den Winkel. In dem Beispiel wird als Wert für *Direction* 225 angegeben. Dadurch kommt die Bewegungsunschärfe von unten links. Wird als Wert zum Beispiel 45 angegeben, kommt die Unschärfe von oben rechts.

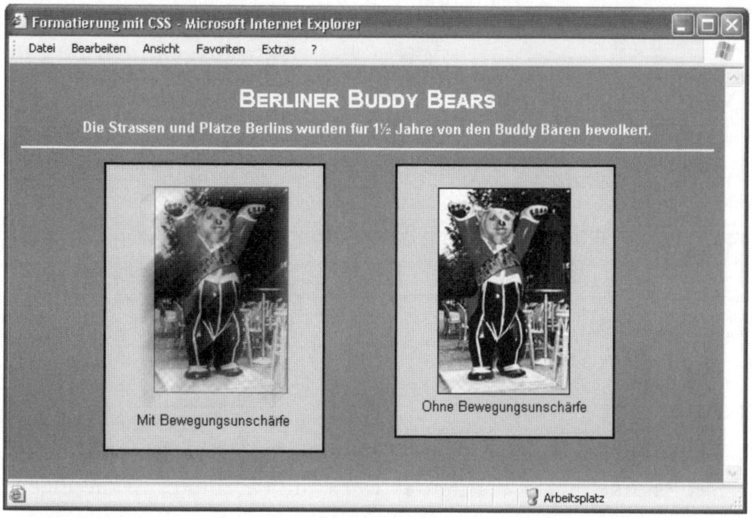

Vergleich: mit und ohne Bewegungsunschärfe-Effekt.

```
img.motion {
   filter:progid:dxImageTransform.Microsoft.MotionBlur(Strength=15,
    Direction=225,Add=true);
}
```

Ergänzung im XHTML-Quelltext bei dem gewünschten Tag <img>:

```
<img class="motion" src="baer_taenzer.jpg" />
```

Unschärfe-Effekt

Dieselbe Einsatzweise trifft auch auf den Filter für einen Unschärfe-Effekt zu. Der entscheidene Wert für die Stärke der Unschärfe ist der Parameter *PixelRadius*. Je größer der Wert für *PixelRadius*, desto stärker die Unschärfe.

```
img.blur {
   filter:progid:dxImageTransform.Microsoft.Blur(PixelRadius=5,
    MakeShadow=false);
}
```

Ergänzung im XHTML-Quelltext bei dem gewünschten Tag <img>:

```
<img class="blur" src="baer_gedaech1.jpg" />
```

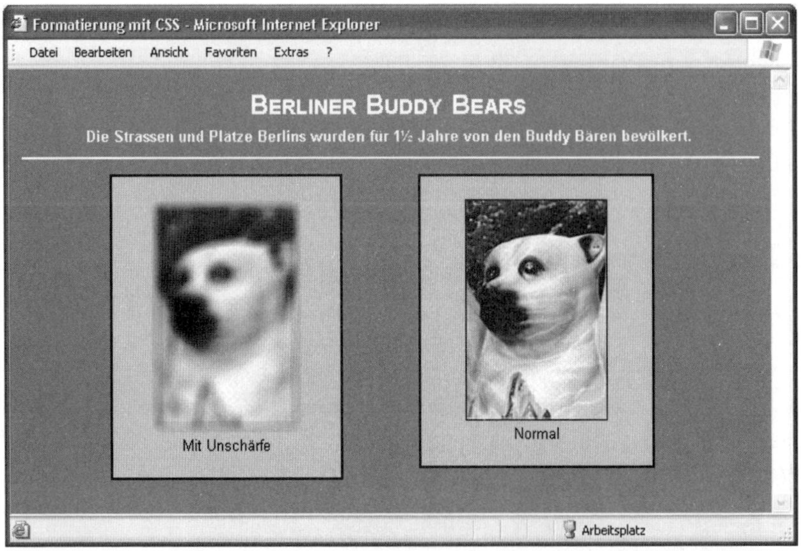

Vergleich: mit und ohne Unschärfe-Effekt.

Schatteneffekt

Ein weiterer Filter versieht das Bild mit einem Schatteneffekt. Um diesen Filter zu steuern, stehen drei Parameter zur Verfügung. Der erste Parameter ist die Eigenschaft *color*, die in diesem Fall die Farbe des Schattens angibt. Die beiden anderen Parameter *offX* und *offY* geben die Lage des Schattens an. Wird für die Parameter ein positiver Wert angegeben, erscheint der Schatten nach rechts unten, bei negativen Werten nach links oben versetzt.

```
img.shadow {
filter:progid:dxImageTransform.Microsoft.dropShadow(color=gray,offX=6,off
Y=6,positive=true);
}
```

Ergänzung im XHTML-Quelltext bei dem gewünschten Tag <img>:

```
<img class="shadow" src="baer_gedaech2.jpg" />
```

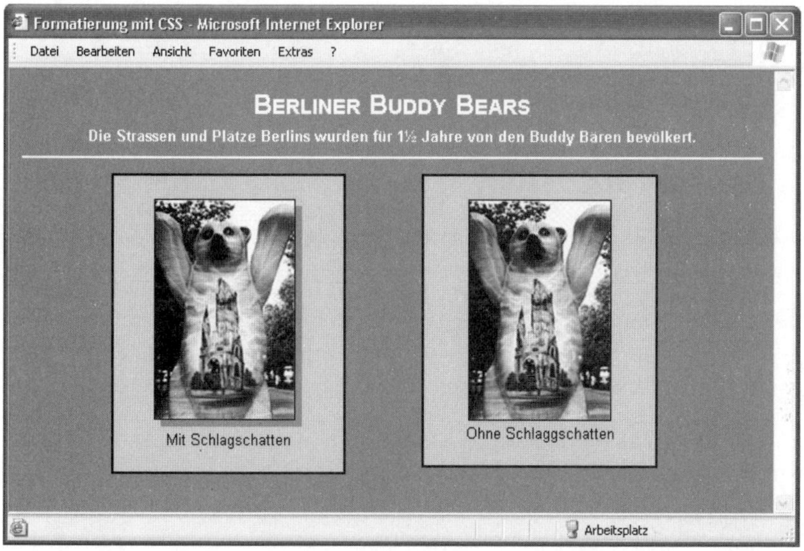

CSS und Bilderklau

Leider hat sich im Internet noch nicht die Erkenntnis durchgesetzt, dass auch hier Urheberrechte gelten. Solange sich jemand Bilder für rein private Zwecke aus einer Seite kopiert, ist das eine Sache und vielleicht noch als Grenzfall zu betrachten. Werden diese aber ohne Erlaubnis in einer anderen Seite verwendet und vielleicht sogar noch als eigene Bilder ausgegeben, verstößt das auf jeden Fall gegen geltendes Urheberrecht.

Einen 100-prozentigen Schutz gibt es auch beim Thema Bilderklau nicht und der Trick mit JavaScript, die rechte Maustaste abzuschalten, ist auch nicht mehr neu. JavaScript ist im Browser schnell ausgeschaltet und schon geht die rechte Maustaste wieder, ganz abgesehen davon, dass es viele Anwender gibt, die auf diese Art der Bevormundung allergisch reagieren und eine solche Seite nicht erneut besuchen.

Aber mithilfe von CSS lässt sich der Bilderklau ohne Einschränkung des Seitenkomforts zumindest erschweren.

Um das unerlaubte Herunterladen von Bildern zu erschweren, wird dem Browser einfach eine andere Datei als das sichtbare Bild angeboten. Um das zu erreichen, wird das zu schützende Bild als Hintergrundgrafik gespeichert und dort, wo mit dem Auswahlmenü der rechten Maustaste der Befehl *Bild speichern unter* ausgelöst wird, befindet sich nur eine tranparente GIF-Datei. Doch vor weiteren Einzelheiten zuerst die Umsetzung anhand der zuvor erstellten Fotogalerie.

1 In einem Bildbearbeitungsprogramm wurde eine 1 x 1 Pixel große, tranparente GIF-Datei erzeugt, die gerade einmal 49 Byte belegt (die Datei ist auch im Downloadbereich zu diesem Buch auf der DATA BECKER-Seite verfügbar).

2 Das für die Fotografien vorhandene Tag <img> muss geändert werden.

```
<img src="baer_gedaech1.jpg" /></a>
```

Gegenüber der Standardversion, in der die Datei *baer_gedaech1.jpg* eingebunden wurde, wird jetzt die Datei *transparent.gif* eingebunden.

```
<img class="bild1" src="transparent.gif" />
```

Zusätzlich wird eine Klasse mit dem Namen *bild1* definiert. Das ist übrigens auch der einzige kleine Nachteil bei dieser Variante, Bilder zu schützen. Für jedes Bild muss eine Klasse angelegt werden, in der später das Originalbild als Hintergrund definiert werden kann.

3 In dem Stylesheet wird jetzt für die Klasse *bild1* das zu schützende Foto als Hintergrundbild definiert.

```
img.bild1 {
background-image: url(baer_gedaech1.jpg);
}
```

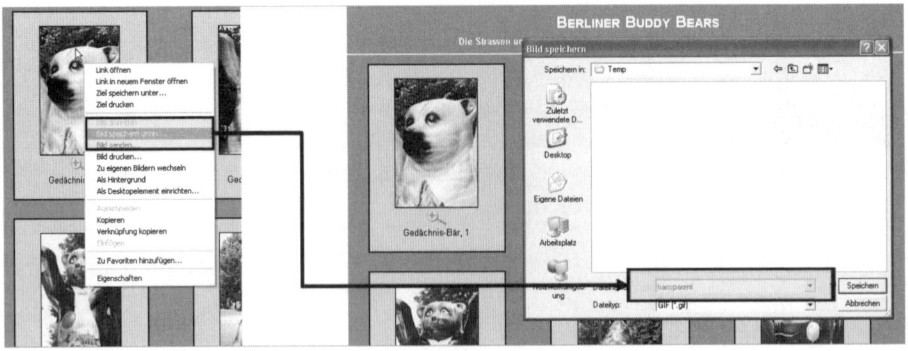

Wird nach den Änderungen versucht, das Bild baer_gedaech1.jpg über das Auswahlmenü der rechten Maustaste herunterzuladen, wird lediglich die transparente GIF-Datei zum Download angeboten.

Bei einem Dateinamen *transparent.gif* ist der Trick natürlich schnell durchschaut und dem Anwender klar, dass hier eine Art durchsichtige Folie über das Bild gelegt wurde. Würde die Datei stattdessen aber *baer1.gif* heißen, würde der Trick erst später auffliegen.

Weniger versierte Anwender werden wahrscheinlich bereits jetzt aufgeben. Andere Anwender hingegen werden sich den Quelltext des Dokuments ansehen. Wurde das Stylesheet aber in einer externen Datei abgelegt, findet sich kein Hinweis auf die echte Datei mit dem gesuchten Foto.

Die nächste Stufe wäre das Suchen des Attributs *href* mit dem Link zu dem Stylesheet. Dann könnte die CSS-Datei heruntergeladen und somit Zugriff auf die echten Dateiangaben erlangt werden. Die Frage ist nur, ob sich jemand diese Mühe macht. Ein Großteil der Anwender wird aber erst gar nicht auf diese Idee kommen.

9.4 Verlinkte Grafiken, Image Maps

Eine weitere Form der Grafik beziehungsweise Bildeinbindung sind die so genannten Image Maps. Hierbei werden unterschiedliche Bereiche innerhalb eines einzelnen Bildes oder einer Grafik verlinkt. In (X)HTML gibt es grundsätzlich keine Beschränkung über die Anzahl der einfügbaren Hyperlinks.

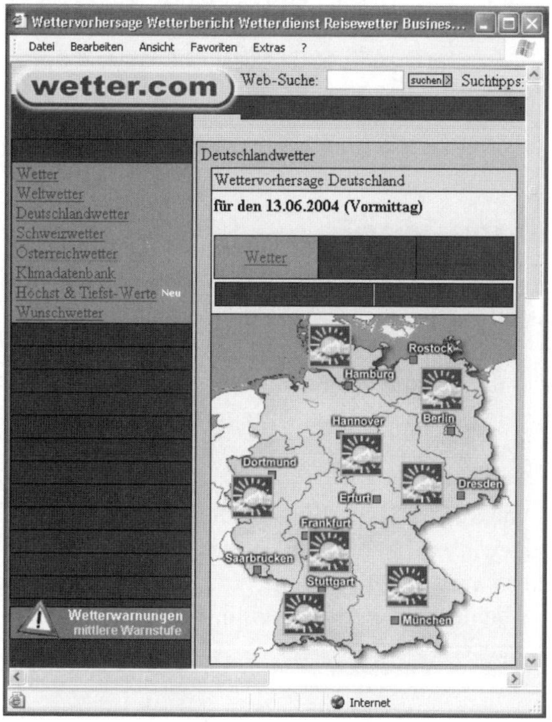

Bundeslandauswahl durch ein Image Map bei Wetter.com (www.wetter.com).

In der Praxis jedoch werden die Grenzen durch die Bedienbarkeit vorgegeben. Eine sehr bekannte Form von Image Maps ist der Einsatz bei Landkarten. Auf der Seite von Wetter.com kann von der Deutschlandkarte durch das Anklicken eines Bundeslandes auf die regionale Wettervorhersage verzweigt werden.

Bei Image Maps wird zwischen den serverseitigen und den clientseitigen Image Maps unterschieden. Im ersten Fall besteht der entscheidende Nachteil in der Tatsache, dass ständig eine Serververbindung bestehen muss. Zusätzlich kommt es je nach Internetverbindung zu zeitlichen Verzögerungen. Diese Probleme bestehen beim erstellen von clientseitigen Image Maps nicht. Mit einer clientseitigen Lösung können auch CD-ROMs oder lokale Lösungen innerhalb eines Systems realisiert werden. Eine Verbindung ins Internet ist erst dann wieder nötig, wenn die aufgerufende Seite lokal nicht verfügbar ist. Die Vorteile sprechen für sich und daher sollte das clientseitige Image Map die erste Wahl sein, weshalb in diesem Kapitel ausschließlich die clientseitige Lösung beschrieben wird.

Mittlerweile unterstützen auch eine Reihe von grafischen Editoren die Erstellung von clientseitigen Image Maps und können so zu einer enormen Zeitersparnis verhelfen. Trotzdem ist es wichtig, sich mit den grundlegenden Aspekten einer verlinkten Grafik vertraut zu machen. Es kann immer mal wieder sein, dass die eine oder andere Änderung ein manuelles Eingreifen verlangt.

Alternative für textorientierte Browser

Wird ein Image Map eingesetzt, empfiehlt es sich, parallel eine Möglichkeit anzubieten, bei der auf den Einsatz von Grafiken verzichtet wird und die die im Image Map verlinkten Seiten über ein reines Textmenü verfügbar macht. Ob dies in einer separaten Seite oder innerhalb der Seite mit dem Image Map geschieht, ist letztlich eine Frage des Designs und der Bedienbarkeit.

Wie funktioniert ein Image Map?

Ein Image Map macht nichts anderes, als ein eingebundenes Bild in einzelne Bereiche zu zerlegen. Dabei wird das Bild selbst nicht verändert, sondern es werden lediglich einzelne Bereiche (area) des Bildes durch exakte Koordinaten bestimmt. Diese Bereiche müssen entweder in der Form eines Rechtecks, eines Kreises oder eines Polygons definiert sein. Für eine bildliche Vorstellung kann man sich das Image Map wie eine zusätzliche Ebene über dem eigentlichen Bild vorstellen.

Die einzelnen Bereiche können - wie andere Hyperlinks auch - mit *href* verlinkt werden und somit Funktionen zugewiesen bekommen. Alternativ zum Tag <a> kann als umschließendes Tag <area> verwendet werden. Wichtig ist dabei, dass innerhalb eines Image Maps nicht beide Tags vertreten sind, sondern entweder das Tag <a> oder das Tag <area> eingesetzt wird.

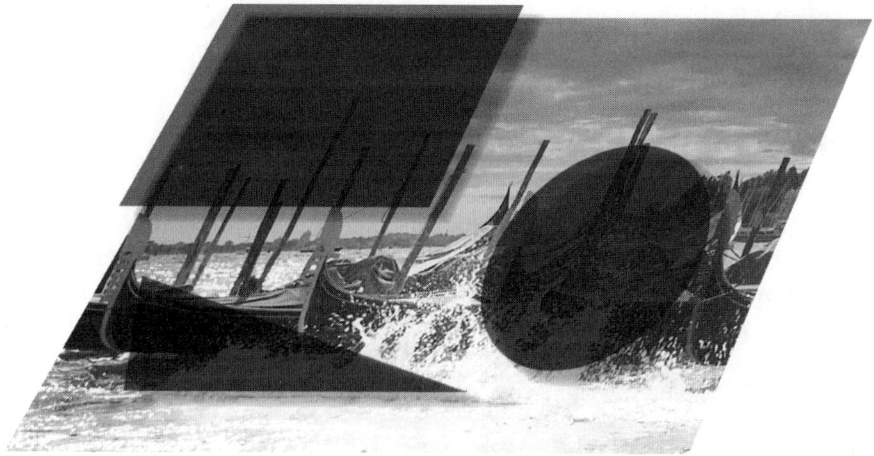

Bei einem Image Map können innerhalb der Bilddatei einzelne Bereiche in Form eines Rechtecks, eines Kreises oder eines Polygons definiert werden. Diese Bereiche sind maussensitiv und können somit die Funktion normaler Hyperlinks übernehmen.

Wann ist ein Image Map ein Image Map?

Da für ein Image Map einzelne Bereiche einer eingefügten Bilddatei maussensitiv gemacht werden, muss der Browser wissen, dass es sich bei einer entsprechenden Bilddatei um ein Image Map handelt. Diese Mitteilung erhält der Browser in dem Tag <img> der jeweiligen Bilddatei durch das Attribut *ismap*.

Diese Information allein reicht jedoch noch nicht aus. Zusätzlich muss dem Browser bekannt sein, welches Abbild (Map) er auf die Bilddatei anwenden soll. Deshalb wird zusätzlich das Attribut *usemap* angegeben. Bei *usemap* wird der Name, der in dem Tag <map> vergeben wurde, eingetragen. Ein Beispiel in XHTML-konformer Schreibweise:

```
■ <img src="Landkarte.jpg" width="150" height="100" ismap="ismap"
■  usemap="#Landkarte" />
```

Das Tag <map>

Ein Image Map wird durch das Tag <map> eingeleitet und durch das dazugehörige End-Tag </map> abgeschlossen. Alle Angaben in Bezug auf das Image Map erfolgen innerhalb des Tags <map>. Mit dem einleitenden Tag wird dem Image Map ein Name zugewiesen, der eindeutig sein muss. Er darf nicht für ein anderes Image Map innerhalb derselben Datei verwendet werden.

```
■ <map name="Landkarte">
```

Der Quelltext zur Definition eines Image Map kann an einer beliebigen Stelle innerhalb des Tags <body> notiert werden. Für eine bessere Übersicht empfiehlt sich aber eine Positionierung an einer Stelle außerhalb des restlichen Quelltextes, zum Beispiel am Ende der (X)HTML-Datei vor dem End-Tag </body>.

Bereiche festlegen mit dem Tag <area>

Innerhalb des Tags <area> werden alle Attribute aufgeführt, die zum Definieren eines Image Maps benötigt werden. Die so definierten Bereiche sind maussensitiv und jeder einzelne reagiert wie ein normaler Hyperlink. Dementsprechend wechselt das Symbol für den Mauszeiger beim Überfahren eines Bereichs mit der Maus auf das Handsymbol. Es ist völlig egal, ob die gesamte Bildfläche mit dem Tag <area> in Bereiche aufgeteilt wird oder nur Teile der Bildfläche. Nicht benannte Bereiche bleiben, was sie vorher auch waren, eine Abbildung ohne hinterlegte Funktion.

Attribut href und das Tag <area>

Bei der Verwendung von *href* besteht kein Unterschied zwischen der Verwendung innerhalb des Tag <area> oder der bisherigen Verwendung innerhalb des Anker-Tags <a>. Der für *href* angegebene Wert muss eine absolute oder relative URL enthalten. Diese muss aber nicht zwangsläufig einen Link auf eine Internetseite setzen, sondern kann auch eine JavaScript-URL beinhalten.

Netscape und JavaScript im Tag <area>

Der Einsatz von JavaScript innerhalb des Area-Tags ist eine gängige Praxis und grundsätzlich kein Problem. Werden JavaScript-Funktionen mit EventHandler aufgerufen, zum Beispiel *onclick*, wird das Attribut *href* nicht mehr benötigt. Lediglich für den Netscape Navigator stellt das Fehlen von *href* ein Problem dar. Ein Problem, was sich aber leicht durch einen Dummy-Hyperlink beheben lässt, der innerhalb des Tag <area> eingefügt wird:

```
<area shape="circ" coords
="120,60,25" href="#" onclick="JavaScriptFunktion()" />
```

Die Form bestimmen mit shape

Wie bereits erwähnt, dürfen Bereiche nicht in einer beliebigen Form definiert werden, sondern müssen entweder die Form eines Rechtecks, eines Kreises oder die eines Polygons besitzen. Welche Form der drei Formen für einen Bereich eingesetzt wird, legt der Wert des Attributs *shape* fest. Für *shape* sind folgende Werte verfügbar:

- *circ* oder *circle*
- *rect* oder *rectangle*
- *poly* oder *polygon*

Um eine maximale Browserkompatibilität zu erzielen, empfiehlt es sich, als Wert für *shape* immer die Abkürzungen zu verwenden. Insbesondere Netscape 4 ignoriert einen Bereich, der zum Beispiel mit *shape="rectangle"* anstatt mit *shape="rect"* definiert wurde.

Koordinatenzuweisung mit dem Attribut coords

Das Attribut *coords* erhält als Wert die Koordinaten der mit *shape* vorgegebenen Form. Soll der zu definierende Bereich zum Beispiel ein Rechteck sein, benötigt *coords* als Wert die vier Punkte *x1,y2,x2,y2*. Alle Angaben werden in Pixel gemacht.

```
<area shape="rect" coords="165,30,280,120" href="#" target="_blank" />
```

Die benötigten Koordinaten ergeben sich aus der Lage des gewünschten Bereichs (area) innerhalb der Grafik.

Ermittlung der Koordinaten eines Bildes

Jedes Bild hat in der linken oberen Ecke die Koordinaten 0,0. Davon ausgehend erstreckt sich die x-Achse nach rechts und die y-Achse nach unten. Auf diese Weise kann jeder Pixel eines zweidimensionalen Bildes benannt werden. Jeder Bereich, der definiert werden soll, ist an der Ursprungskoordinate 0,0 ausgerichtet.

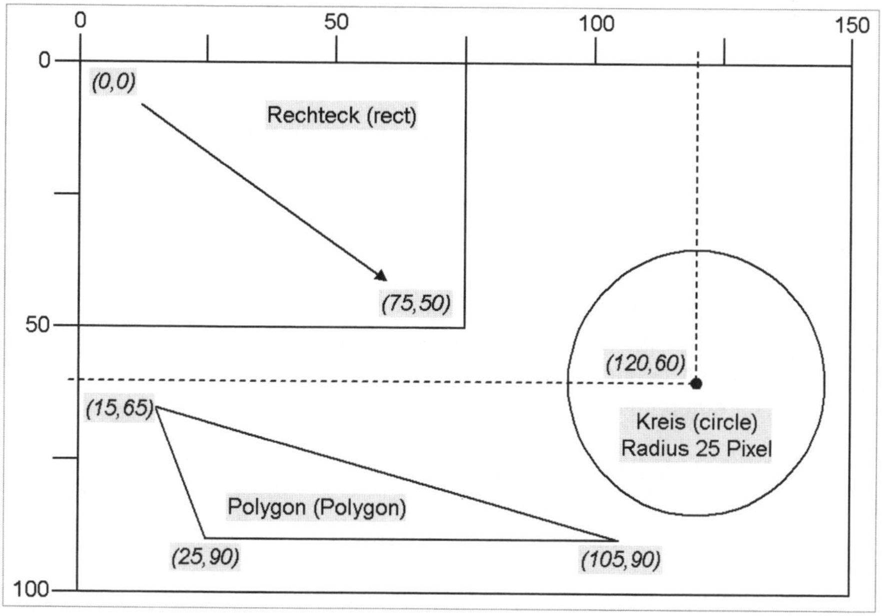

Übersicht über die verschiedenen Möglichkeiten zum Definieren von maussensitiven Bereichen innerhalb eines Image Maps. Der dunkelgraue Bereich repräsentiert eine Bilddatei der Größe 150 x 100 Pixel.

Rechteck (rect oder rectangle)

Für die Beschreibung eines Rechtecks müssen dem Attribut *coords* zwei Wertepaare zugewiesen werden. Das erste Wertepaar gibt die Koordinaten einer der vier Ecken des Rechtecks an (in der Regel wird die linke obere Ecke als erste benannt). Das zweite Wertepaar enthält die Koordinaten der diagonal gegenüberliegenden Ecke. Zwischen den beiden so definierten Eckpunkten wird das Rechteck aufgespannt.

```
<area shape="rect" coords="0,0,75,50" href="#" target="_blank" />
```

Kreis (circ oder circle)

Soll ein Kreis der definierte Bereich sein, genügt die Angabe von drei Werten bei dem Attribut *coords*. Die ersten beiden Werte sind ein Wertepaar, das den Mittelpunkt des Kreises festlegt. Der dritte Wert ist der zu dem Kreis gehörende Radius.

```
<area shape="circ" coords="120,60,25" href="#" target="_blank" />
```

Polygon (poly oder polygon)

Wird mit *shape* ein Polygon vorgegeben, muss für jeden Eckpunkt des Polygons ein Wertepaar angegeben werden.

Der Vorteil dabei ist, dass nahezu jede beliebige Figur oder Form als Bereich definiert werden kann. Der Nachteil dabei ist aber, dass die Werteliste von *coords* unter Umständen sehr lang wird. Gerade beim Definieren von Polygonen lohnt sich der Einsatz von grafischen Editoren, die eine Erstellung von Image Maps unterstützen.

```
<area shape="poly" coords="15,65,25,90,105,90" href="#" target="_blank"
/>
```

Ein Beispiel

Beim Erzeugen von Image Maps kann es immer wieder vorkommen, dass es zu Überlappungen von definierten Bereichen kommt. In diesem Fall gilt immer, dass der zuerst definierte Bereich den anderen Bereich überdeckt. Es kann also sein, dass ein unterer einen oberen Bereich funktional überdeckt.

Durch bewusstes Ausnutzen der Hierarchie-Ebenen können Bereiche erzeugt werden, die sonst nicht realisierbar sind. Dazu rechts ein Beispiel:

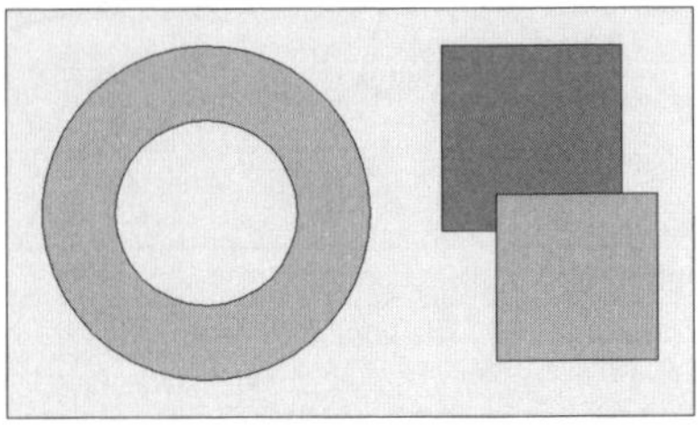

Als Erstes wurde eine einfache Grafik erstellt. Diese besteht aus zwei Kreisen, von denen der kleinere mittig in dem größeren positioniert ist. Daneben wurden zwei Quadrate erstellt, die sich teilweise überlappen. Die Grafik ist insgesamt 450 x 436 Pixel groß. Der innere der beiden Kreise soll nicht verlinkt werden, sodass der Anwender den Eindruck gewinnt, es würde nur ein Ring maussensitiv sein.

Der zu erstellende XHTML-Text für ein Client-Image Map sieht folgendermaßen aus:

```
<body bgcolor="#f7f7f7">
<center>
<img src="kreisinkreis.gif" hspace="20" vspace="20" border="0"
 usemap="#Ueberlappung" />
</center>
<map name="Ueberlappung" id="Ueberlappung">
  <area shape="circle" coords="210,210,94" nohref="nohref" />
  <area shape="circle" coords="210,210,170" href="#" target="_blank"
   alt="Grosser Kreis" />
  <area shape="rect" coords="511,191,683,362" href="#" target="_blank"
   alt="Oberes Quadrat" />
  <area shape="rect" coords="455,41,645,228" href="#" target="_blank"
   alt="Unteres Quadrat" />
</map>
</body>
```

Um die Eigenschaften der Hierarchie-Ebenen zu nutzen, muss der innere Kreis vor dem äußeren Kreis definiert werden. Zusätzlich wird in dem Tag <area> des inneren Kreises kein *href-*, sondern ein *nohref*-Attribut eingefügt. Bei den Quadraten soll das hellgraue komplett aktiv sein und das dunkelgraue nur innerhalb des nicht verdeckten Bereichs. Hier reicht es völlig, sich die Hierarchie-Ebenen zunutze zu machen, da beide Quadrate verlinkt sein sollen. Dazu sollte das hellgraue Quadrat zuerst im Quelltext definiert werden, da es optisch komplett sichtbar ist. Anderenfalls würde der maussensitive Bereich des unteren Quadrats in den maussensitiven Bereich des oberen Quadrats hineinreichen.

Ermitteln der Koordinaten aus der Bilddatei

Die Frage, die sich stellen mag, ist, wie die Koordinaten für das Attribut *coords* in der Praxis gewonnen werden, wenn bereits ein fertiges Bild vorliegt.

Dazu gibt es eine ganze Reihe von Varianten. An dieser Stelle sollen aber nur zwei davon vorgestellt werden. Die erste Variante ist das im Abschnitt „Alternative Bildschirmlineal" vorgestellte Tool Caliper. Mit dem Tool können die einzelnen Objekte innerhalb einer Grafik vermessen und so die erforderlichen Koordinaten ermittelt werden. Schwieriger wird es, wenn es um die Koordinaten für die Mittelpunkte der Kreise geht. In diesem Fall reicht eine Messung nicht aus, sondern es sind mehrere Messungen nötig. Trotz dieser geringen Mehrarbeit ist der Einsatz des Tools Caliper eine gute und kostengünstige Lösung zum Ermitteln der Koordinaten.

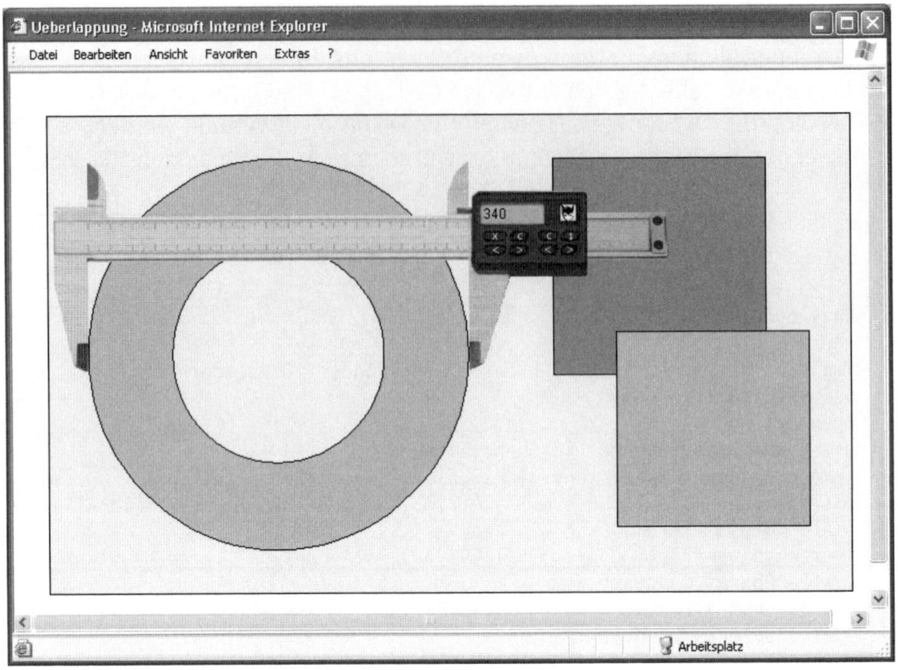

Wer im Besitz eines grafischen Editors wie zum Beispiel Dreamweaver von Macromedia ist, kann sich die Arbeit der Koordinatenermittlung abnehmen lassen. Wird in Dreamweaver eine Grafik in den Quelltext eingefügt, wird ein dazugehöriges Eigenschaftsfeld am unteren Bildschirmrand eingeblendet. Einige der dort zur Verfügung stehenden Optionen betreffen das Anlegen eines Image Maps.

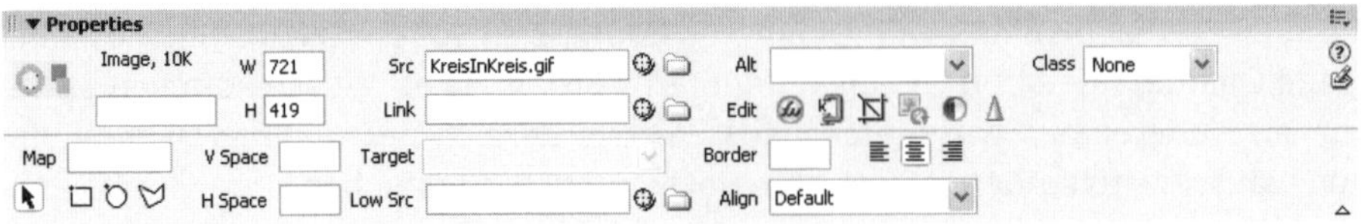

Links unten in dem Screenshot des Eigenschaftsfeldes steht ein Eingabefeld für die Bezeichnung des Image Maps bereit. Darunter sind drei Symbole für die Formen Rectangle, Circle und Polygon abgebildet und können zum Erstellen der Formen genutzt werden.

Wird eine der drei Formen (Hotspot Tool) zum Erstellen eines Bereichs durch Anklicken ausgewählt, dann kann diese Form als Schablone in das Bild hineingezeichnet werden. Damit erkenntlich ist, wie groß und an welcher Position die Form erstellt wird, werden die Formen mit Tranparenz und in Blau dargestellt. In dem linken der beiden folgenden Screenshots wurde gerade die Schablone für den inneren Kreis erstellt. In dem rechten der beiden Screenshots ist die Schablone des inneren Kreises korrekt ausgerichtet, der größere Kreis wurde erstellt und muss nur noch positioniert werden. Parallel zum Aufruf eines Hotspot Tools wechselt die Ansicht des Eigenschaftsfeldes. Dort können jetzt die benötigten Attribute für das Tag <area> ergänzt werden.

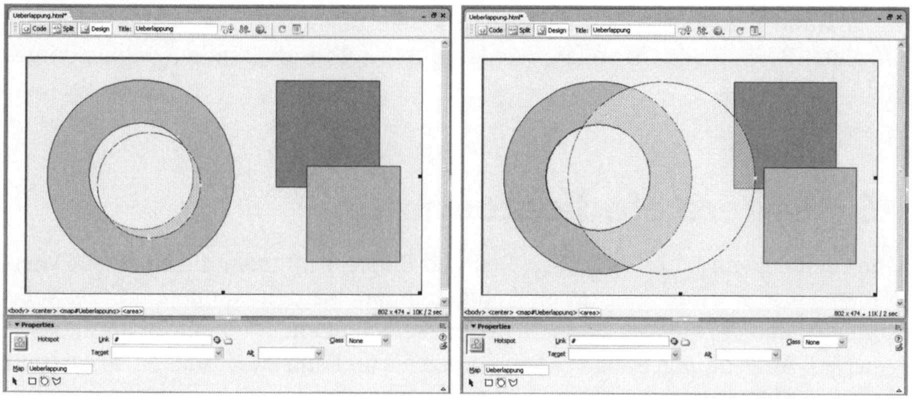

Zwei Ausschnitte aus dem Screenshot des Editors Dreamweaver von der Firma Macromedia.

Ist das Image Map auf diese Weise komplett erstellt, finden sich die gesuchten Koordinaten ganz ordentlich in dem dazugehörigen und von Dreamweaver erzeugten Quelltext.

Image Map des Natural History Museum in London

Ein sehr schönes Beispiel für ein gelungenes Image Map bietet sich auf der Seite des naturhistorischen Museums in London.

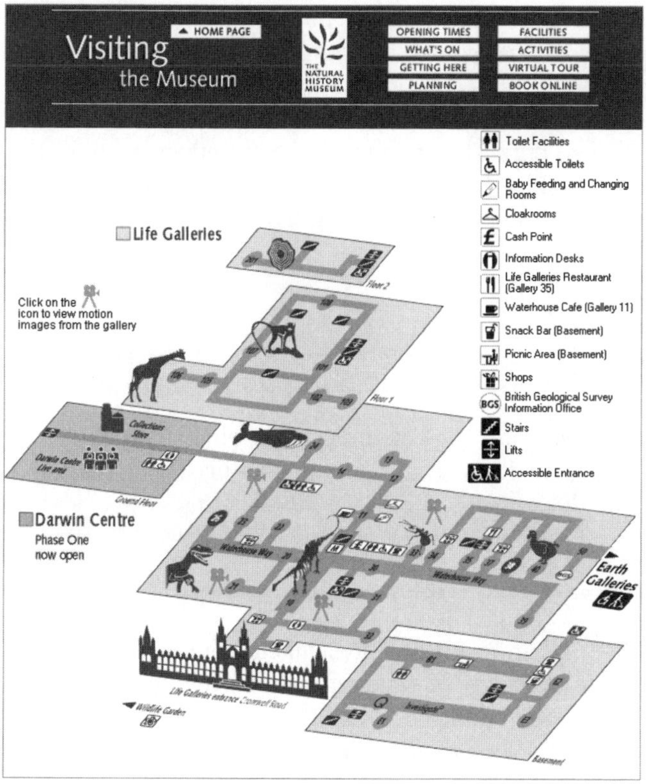

Der Lageplan des naturhistorischen Museums in London kann unter dem folgenden Link besucht werden: http://www.nhm.ac.uk/museum/floorplans/index.dsml?src=&small=201#desc.

Der gesamte Lageplan des Museums wurde sehr übersichtlich konzipiert und die einzelnen Bereiche der Exponate werden durch selbsterklärende Symbole dargestellt.

9.5 Weitere Medienformate

Schon seit einigen Jahren sind Grafiken und Bilder nicht mehr die einzigen Dateiformate, die in eine Internetseite eingebunden werden können. Mittlerweile tummeln sich in diesem Bereich neben verschiedenen Videoformaten, Java-basierten Anwendungen und Anwendungen rund um Macromedia Flash und Macromedia Director eine ganze Reihe von Formaten.

Das Element object

Um die verschiedenen Medienformate in eine XHTML-Datei einzubinden, soll beim Erstellen von neuen Seiten im Idealfall nur noch das Element *object* benutzt werden. Andere Möglichkeiten, um Dateien einzubinden, wie zum Beispiel das Tag <applet>, sind im Standard bereits missbilligt und werden über kurz oder lang auch nicht mehr unterstützt werden.

In einem Browser sind exakte Vorgaben enthalten, wie er allgemeine Datentypen behandeln soll. Dazu gehören unter anderem die unterstützten Dateitypen für Bilder und Grafiken. Nun gibt es aber eine Reihe von Datentypen, die ein Browser nicht standardmäßig unterstützt. In diesem Fall greift er auf externe Anwendungen zurück, zu denen auch die Plug-Ins gehören. Zum Beispiel besitzt Opera keine Möglichkeit, PDF-Dateien darzustellen, auch nicht mit einem Plug-In. Daher muss er zur Darstellung von PDF-Dateien den Acrobat Reader als externe Anwendung außerhalb der eigenen Programmumgebung starten.

Sicherheitsrisiko <object>?

Das Tag <object> benötigt eine eindeutige ActiveX-ID. Daher muss für den Einsatz von <object> ActiveX zugelassen werden. Zur Sicherheit ist der Internet Explorer standardmäßig so eingestellt, dass nur als „sicher" gekennzeichnete ActiveX-Skripte ausgeführt werden. Allerdings ist es recht leicht möglich, durch ein angeblich sicheres Skript, die Sicherheitsstufe herunterzusetzen. Mit der neuen Sicherheitsstufe können nun alle möglichen Skripte ausgeführt werden, was wirklich ein absolutes Sicherheitsrisiko darstellt. Die Diskussion um ActiveX ist noch lange nicht vorbei, aber es gibt regelmäßig Updates von Microsoft, die bekannt gewordene Sicherheitslücken beheben.

Mithilfe des Elements *object* hat ein Autor die Möglichkeit, dem Browser Vorgaben zu machen, wie er einen bestimmten Dateityp behandeln soll, und, wenn möglich, die nötigen Informationen mitzugeben, die ein Browser braucht, um die verschiedensten Dateitypen direkt im Browserfenster anzeigen zu können. Wie so oft, ist es im Moment leider so, dass *object* noch nicht vollständig unterstützt wird. Das liegt aber zum Teil auch an der Komplexität der verschiedenen Formate und deren Schnittstellen.

Netscape und embeded

Bis zur aktuellen Version 7 gibt es mit Netscape Probleme beim Einbinden von Multimedia-Elementen über das Tag <object>. Mit der Version 4 hatte Netscape ein eigenes Element zum Einbinden von Multimedia-Dateien eingeführt, das Element *embeded*. Dieses war jedoch nie Bestandteil des HTML-Standards. Dieser Umstand hat jedoch bisher keinen Einfluss gehabt. *Embeded* erfreut sich immer noch großer Beliebtheit und wird auch noch von fast allen Browsern unterstützt.

Sogar der Internet Explorer unterstützt *embeded* in der aktuellen Version. Allerdings nur, wenn alle aktuellen Patches für die Version 6 installiert sind. Da es aber zwischenzeitlich auch eine Phase gab, in der das Tag <embeded> nicht vom Internet Explorer unterstützt wurde, empfiehlt es sich, dass Tag <embeded> in das Tag <object> zu schachteln, was in fast allen Fällen die praktikabelste Lösung darstellt.

Wer komplett ohne ActiveX-ID auskommen möchte und darauf vertraut, dass der Internet Explorer weiterhin das Tag <embeded> interpretieren kann, verzichtet vielleicht ganz auf das Tag <object>. Allerdings entspricht diese Methode ganz und gar nicht dem aktuellen HTML- und XHTML-Standard und ein solches Dokument wird auch keiner Validierung standhalten. Auf der anderen Seite entfällt ein Sicherheitsproblem, da *embeded* ohne ActiveX-ID auskommt. Ob und wie lange die verschiedenen Browser *embeded* noch unterstützen, lässt sich zurzeit aber nicht abschätzen.

Die Syntax von <object>

Die Syntax des Tags <object> erscheint im ersten Moment recht umfangreich. Wenn sie aber erst einmal verinnerlicht wurde, ist der Aufbau logisch und verständlich. Daher als Erstes die komplette Syntax im „Rohzustand“:

```
<OBJECT
  classid="Control Id Java PlugIn"
  codebase="Alternative URL Java PlugIn"
  width  = "Breite"
  height = "Höhe"
  name   = "Applet Name"
  align  = "Ausrichtung"
  vspace = "Vertikaler Abstand"
  hspace = "Horizontaler Abstand" >
  <param name = "Parameter können mehrere angegeben werden" />
</OBJECT>
```

Innerhalb des Start-Tags von <object> wird als Erstes die *classid* angegeben. Diese ist ein weltweit eindeutiger Bezeichner und setzt sich aus dem Namen der Datei mit einer absoluten oder relativen URL zusammen. Im Falle eines Java-Applets muss dem Applet-Namen noch die Bezeichnung *java* vorangestellt werden.

```
<object classid="java:Appletname.class"...>
```

Andere Plug-Ins haben eine eigene spezielle *classid*, die sich aus einer langen Ziffernfolge zusammensetzt. Zum Beispiel lautet die *classid* für Flash-Filme wie folgt:

```
<object classid="clsid:D27CDB6E-AE6D-11cf-96B8-444553540000"...>
```

Bei *codebase* kann, aber muss nicht, eine alternative Basisadresse angegeben werden. Die anderen Attribute beziehen sich auf die Größe, die Ausrichtung und darauf, wie und wo das Applet im Browserfenster dargestellt wird.

Vor dem End-Tag von <object> wird bei Bedarf das Tag <param> eingefügt. Von <param> können theoretisch beliebig viele Einträge erfolgen. Es dient dazu, bestimmte Werte, die ein eingebundenes Objekt benötigt, vorzugeben.

Java-Applets

Java-Applets sind voll fertige kleine Programme, die in jedem Webbrowser ausgeführt werden. Allerdings nur, wenn der Browser in der Lage ist, Java-Bytecode zu interpretieren und in Maschinensprache zu übersetzen.

Aufgrund der Tatsache, dass Java-Applets voll fertige Programme sind, können sie auch schädlichen Quelltext enthalten, also Programmcode, der unerwünschte Dinge auf dem Rechner der Anwender ausführt. Im ersten Moment hört sich das schlimmer an, als es ist. Normalerweise ist der Anwender bei dem Einsatz von Java-Applets keiner Gefahr ausgesetzt, denn diese werden in einer eigenen Umgebung, innerhalb der Java Virtual Machine, auf dem lokalen Rechner ausgeführt. Diese Umgebung, in der die Applets ausgeführt werden, wird auch als Sandbox bezeichnet. Sicherheitslücken in diesem System können durch Fehler in der Java Virtual Machine entstehen. Treten Fehler in diesem neuralgischen Bereich auf, kann das Konzept von der abgeschotteten Umgebung beschädigt werden. Aus diesem Grund ist eine gesunde Skepsis durchaus angebracht und es sollte von Fall zu Fall entschieden werden, ob dem Anbieter eines Applets das eigene Vertrauen entgegengebracht wird. Glücklicherweise gilt immer noch, dass der absolute Großteil an Applets definitv der Verbesserung von Internetseiten und Service-Angeboten dient.

Ein großer Vorteil von Java-Applets ist und bleibt die plattformübergreifende Funktion. Diese wird dadurch realisiert, dass ein Java-Programm nicht fertig kompiliert, also komplett in Maschinensprache bereitgestellt wird, sondern nur ein Bytecode erzeugt wird. Dieser Bytecode wird auf allen Plattformen, die grundsätzlich Java-tauglich sind, verstanden und erst zur Laufzeit, also erst in dem Moment, in dem das Programm ausgeführt wird, fertig in den Maschinencode der jeweiligen Plattform übersetzt.

Thema Sicherheit

Der Internet Explorer ist nach wie vor die unangefochtene Nummer eins bei Virenangriffen. Ob und woran das liegen kann, soll hier nicht diskutiert werden. Fakt ist, dass ein Produkt mit nahezu maximaler Verbreitung für Virenangriffe besonders interessant ist. Interessanter jedenfalls als ein Browser, der nur über einen geringen Marktanteil verfügt. Letztlich ist es auch egal, welcher Browser genutzt wird, denn wer weiß schon, ob der eigene Browser wirklich sicher ist? Die Zeitschrift c't hat sich des Problems angenommen und einen Browsercheck erstellt. Hier kann jeder prüfen, ob die eigenen Browsereinstellungen die aktuellen Sicherheitskriterien erfüllen. Die Seite kann entweder über die Homepage des Heiseverlages (*www.heise.de*) oder direkt unter dem folgenden Link erreicht werden:

http://www.heise.de/security/dienste/browsercheck/demos/ie/

Einbinden von Applets mit <applet>

Java-Applets können entweder mit der Programmiersprache Java selbst erstellt werden oder, wer das nicht möchte, kann sich auch eine Reihe fertiger Applets über das Internet besorgen. Bei einer privaten Verwendung sind diese meistens auch kostenfrei.

Little application

Die Bezeichnung Applet heißt sinngemäß so viel wie little application, kleines Programm. Im Sprachgebrauch hat sich schon eingebürgert, dass damit ein Java-Applet gemeint ist, da für die Erstellung fast ausschließlich Java verwendet wird. Genau genommen können aber auch andere Programmiersprachen für eine Applet-Erstellung genutzt werden.

Soll ein Applet in eine (X)HTML-Seite eingebunden werden, schreibt der XHTML-Standard in der aktuellen Version vor, das Tag <object> zu verwenden. Soll aber in Bezug auf ältere Browser eine höhere Kompatibilität erreicht werden, kann alternativ das Tag <applet> benutzt werden. Dieses ist zwar gemäß HTML-Standard bereits für veraltet erklärt worden, kann aber einige Vorteile für sich verbuchen. Dazu gehört vor allem ein sicherheitstechnischer Aspekt, aufgrund dessen eher für den Einsatz des Tags <applet> plädiert werden kann. Im Gegensatz zum Tag <object> benötigt <applet> keine eindeutige ActiveX-ID, weshalb beim Einsatz von <applet> ActiveX bei den Browsereinstellungen deaktiviert werden kann.

Zum Einbinden eines Applets reicht grundsätzlich eine Zeile im Quelltext:

```
<applet code="klassenname" width="in Pixel" height="in Pixel"></applet>
```

Java-Applets besitzen immer die Endung *.class*. Die Werte für *width* und *height* geben, wie sonst auch, die Ausgabegröße auf dem Bildschirm in Pixel vor. Je nach Applet können für verschiedene Voreinstellungen des Applets verschiedene Parameter mitangegeben werden. Zum Beispiel:

```
<applet code="klassenname" width="in Pixel" height="in Pixel">
<param name=Color value="#C5C5C5">
<param name=Font Value value="Arial, 14">
</applet>
```

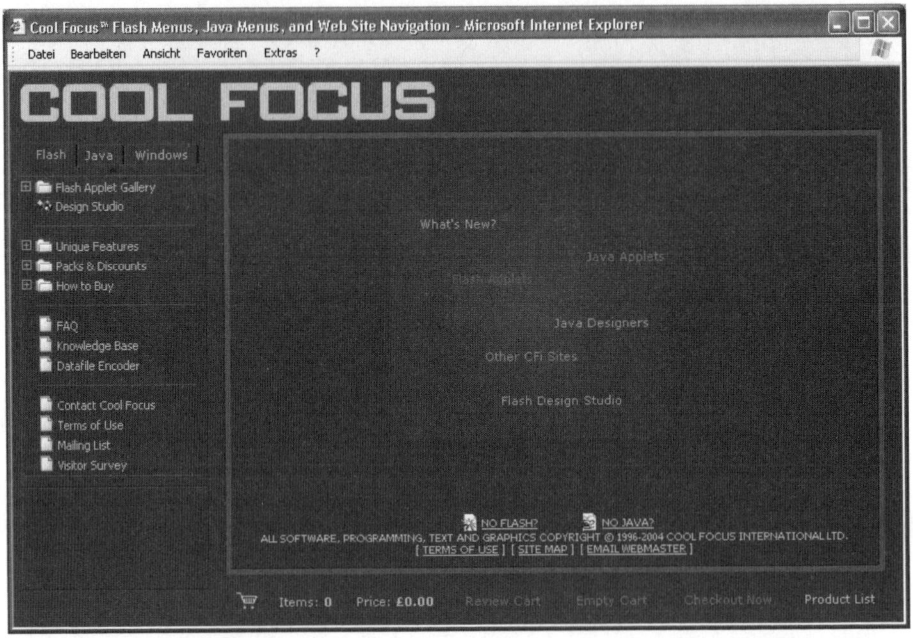

Homepage von Cool Focus (www.coolfocus.com).

Bei der Verwendung von fertigen Applets existiert normalerweise eine Beschreibung, aus der die Parameter und deren mögliche Werte mitsamt Funktion hervorgehen.

Als Beispiel soll ein fertiges Applet von der Seite Cool Focus dienen, auf der einige Applets als Freeware verfügbar sind. Besonders hervorzuheben sind die dazugehörigen sehr guten Erklärungen (allerdings auf Englisch). Das Beispiel-Applet heißt ColorClock und kann auf der Seite von Cool Focus unter dem Menüpunkt *Java/Free Applets* heruntergeladen werden. Nach dem Entpacken der ZIP-Datei einfach die dort enthaltene *index.html* anklicken und es präsentiert sich eine übersichtliche Seite mit allen nötigen Erklärungen.

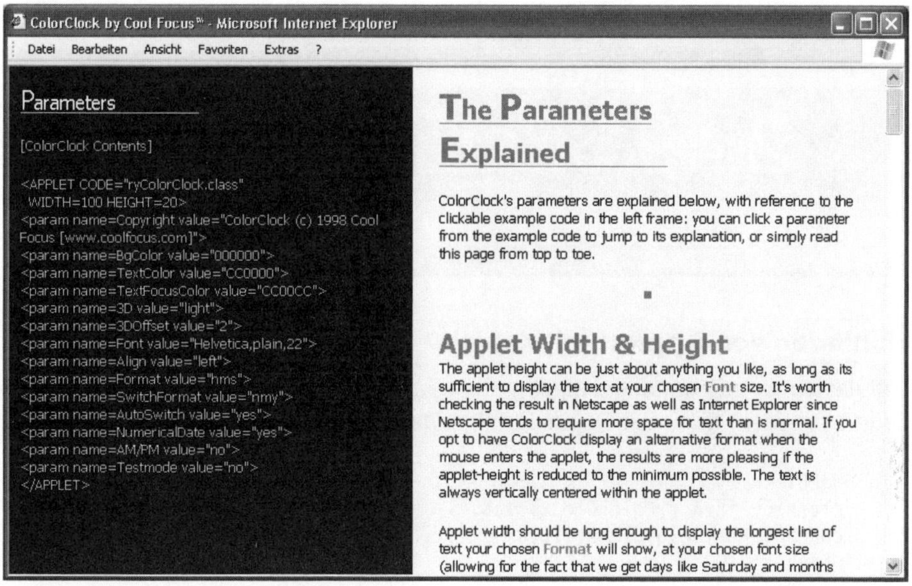

Nach dem Download und dem Anklicken der dann entpackten index.html wird eine detaillierte Beschreibung des Applets angezeigt.

Der in der vorherigen Abbildung zu sehende Quelltext kann direkt in das Tag <body> einer Datei kopiert werden. Der komplette Quelltext, bei dem einige der Parameter angepasst wurden, sieht dann folgendermaßen aus:

```
<body>
<applet code="ryColorClock.class"
   width=500 height=100 align="right">
   <param name=Copyright value="ColorClock (c) 1998 Cool Focus
    [www.coolfocus.com]">
   <param name=BgColor value="7F7F7F">
   <param name=TextColor value="FFFFFF">
   <param name=TextFocusColor value="CC00CC">
   <param name=3D value="light">
   <param name=3DOffset value="1">
   <param name=Font value="Helvetica,plain,72">
   <param name=Align value="center">
   <param name=Format value="hms">
   <param name=SwitchFormat value="nmy">
   <param name=AutoSwitch value="yes">
   <param name=NumericalDate value="yes">
   <param name=AM/PM value="yes">
   <param name=Testmode value="no">
</applet>
</body>
```

Wie sich die Uhr, die das Applet erzeugt, im Browser präsentiert, soll natürlich nicht vorenthalten werden.

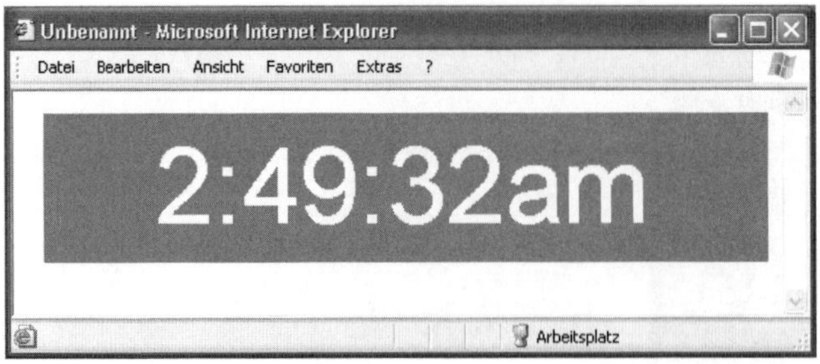

Einbinden von Applets mit <object>

Soll das zuvor mit <applet> eingebundene Java-Applet nun mit dem Tag <object> benutzt werden, muss der Quelltext folgendermaßen modifiziert werden:

```
<OBJECT
  classid="java:ryColorClock.class"
  codebase="ryColorClock.class"
  width = "100"
  height = "20"
  name = "Clock"
  align = "right"
  vspace = "0"
  hspace = "0" >
  <param name = code value = "ryColorClock.class">
  <param name = name value = "clock" >
  <param name ="type" value="application/x-java-applet; version=1.3">
  <param name=Copyright value="ColorClock (c) 1998 Cool Focus
   [www.coolfocus.com]">
  <param name=BgColor value="7F7F7F">
  <param name=TextColor value="FFFFFF">
  <param name=TextFocusColor value="CC00CC">
  <param name=3D value="light">
  <param name=3DOffset value="1">
  <param name=Font value="Helvetica,plain,18">
  <param name=Align value="center">
  <param name=Format value="hms">
  <param name=SwitchFormat value="nmy">
  <param name=AutoSwitch value="yes">
  <param name=NumericalDate value="yes">
  <param name=AM/PM value="yes">
  <param name=Testmode value="no">
</OBJECT>
```

Die zu benennende *classid* setzt sich aus einem vorangestellten *java:* und danach aus dem Dateinamen zusammen. Als alternative Basisadresse, die bei *codebase* genannt werden kann, wurde in dem Beispiel dasselbe Verzeichnis angegeben, in dem auch das Applet abgelegt ist.

Die so erzeugte Einbindung des Applets in das Tag <object> lässt sich in eine beliebige Seite integrieren. Beispielhaft erfolgt das in der folgenden Abbildung mit den mittlerweile bekannten Buddy Bears.

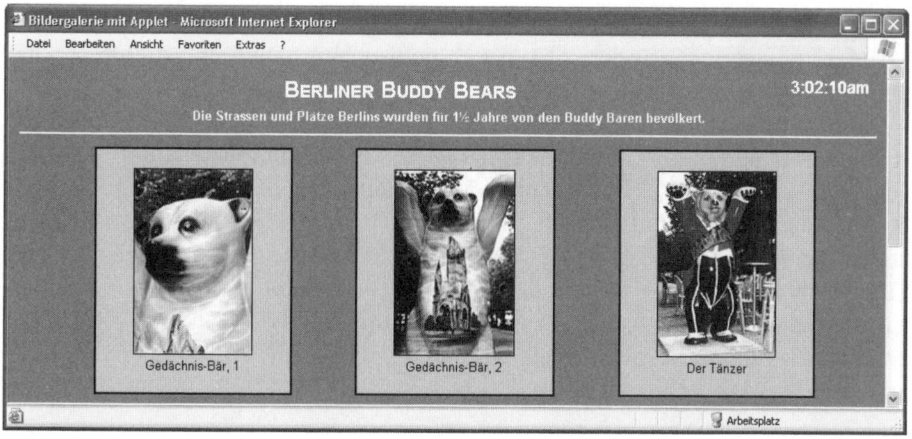

Hier noch einmal die Berliner Buddy Bears. Diesmal aber mit der durch das Java-Applet erzeugten Uhr in der rechten oberen Ecke.

Videoformate

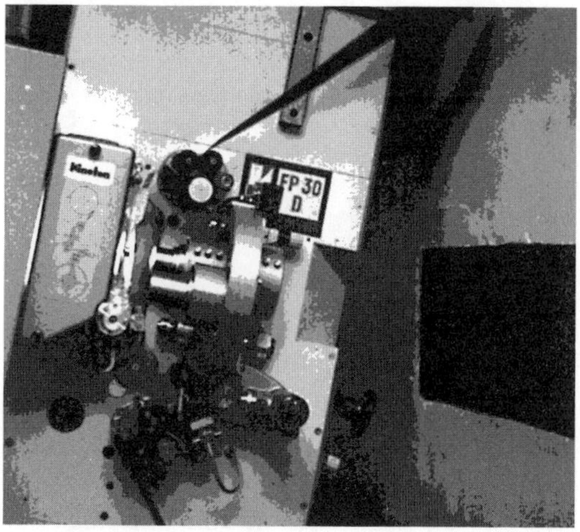

Verfremdetes Foto eines 35-mm-Kinoprojektors.

Die bekanntesten Dateiformate für die Übertragung von Videodateien im Internet wurden von den Anbietern RealNetworks, Apple und Microsoft entwickelt. Alle drei Dateiformate (RealMedia, QuickTime und Windows Media) sind untereinander nicht kompatibel. Die Folge davon ist, dass die externen Player und die Browser-Plug-Ins des einen Anbieters nicht dazu zu bewegen sind, das Format eines anderen Anbieters wiederzugeben.

Sollen auf einer Internetseite Videodateien zum Betrachten angeboten werden, stellt sich die Frage, welches der drei Formate angeboten werden soll. In den meisten Fällen scheint das Windows Media-Format eine gute Wahl zu sein. Normalerweise hat jeder Windows-Anwender diesen Player mit seinem Windows-System zusammen installiert, sodass dieser bei den meisten Anwendern vorausgesetzt werden kann. Es gibt aber nicht wenige Anwender, die den Media Player gar nicht nutzen wollen oder sogar gleich deinstalliert haben und stattdessen lieber den QuickTime oder RealMedia Player nutzen.

Wie das Problem gedreht und gewendet wird, der Idealfall wäre leider nur dann gegeben, wenn alle drei Dateiformate angeboten werden. Auch wenn das nicht immer möglich ist, sollte auf jeden Fall versucht werden, zwei der drei Formate anzubieten. Eine Empfehlung hierzu wären das Windows Media- und das QuickTime-Format. Mit diesen beiden Formaten ist bereits eine sehr große Anzahl an Anwendern abgedeckt. QuickTime ist standardmäßig wie Windows Media bei Windows-Rechnern bei allen Apple-Rechnern dabei. Linux-Anwender mögen mir an dieser Stelle verzeihen.

QuickTime-Movies einbinden

Die Firma Apple bietet auf ihrer Seite Dokumentationen an, die beim Einbinden des QuickTime Player helfen sollen. Zu diesen Informationen gehört auch ein entsprechender Quelltext, der sich wie folgt darstellt:

```
<object
   classid="clsid:02BF25D5-8C17-4B23-BC80-D3488ABDDC6B"
   codebase= http://www.apple.com/qtactivex/qtplugin.cab#version=6,0,2,0
   width="320" height="256" align="middle">
   <param name="src" value="filmdatei.mov" />
   <param name="autoplay" value="true" />
 <embed src="filmdatei.mov" autoplay="false" width="320"
    height="256" align="middle" bgcolor="black"
    pluginspage="http://www.apple.com/quicktime/download/">
 </embed>
</object>
```

Der gezeigte Quelltext sieht auf den ersten Blick vielleicht etwas unleserlich aus, was sich auf den zweiten Blick aber ändert. Nach dem Tag <object> wird als Erstes die *classid* angegeben, danach die alternative Basis-URL bei dem Attribut *codebase* und letztlich die Darstellungsgröße mit *width* und *height*. Mit Angaben bei dem Tag <param> kann Einfluss auf einige der Funktionen des Player genommen werden.

Innerhalb des Tags <object> wird zusätzlich das Tag <embeded> eingebunden. Das geschieht deshalb, weil es außer dem Netscape Communicator noch eine Reihe anderer Browser gibt, die statt <object> das Tag <embeded> ausführen. Dazu gehören unter anderem auch Mozzila und Opera. Dieser Trick ermöglicht es somit, eine einfache Lösung bereitzustellen, mit der eine größtmögliche Browserkompatibilität erreicht wird. So kann der jeweilige Browser sich aussuchen, was er gern hätte. Der eine wertet das Tag <object> aus und ignoriert <embeded> und der andere macht es umgekehrt.

Innerhalb des Tags <embeded> müssen dieselben Eigenschaften und Werte angegeben werden, wie das zuvor für das Tag <object> gemacht wurde. Im Unterschied zu den Benennungen der Eigenschaften bei <object>, bei dem zusätzlich das Tag <param> eingesetzt wird, erfolgt die Angabe der Eigenschaften bei *embeded* ohne <param>. Bei <embeded> muss für alle Eigenschaften die Schreibweise von Attribut und Wert eingesetzt werden.

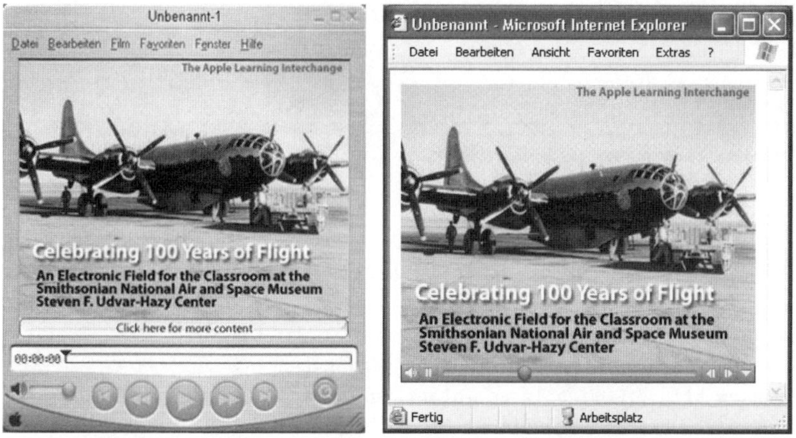

Links ist ein Screenshot des original QuickTime Player, wenn er als eigene Anwendung gestartet wird. Rechts daneben ist ein Screenshot des QuickTime Player, wenn das Plug-In für den Internet Explorer genutzt wird.

Wird der QuickTime Player als eigenständige Anwendung gestartet, präsentiert er sich verständlicherweise im Apple-Design. Wird dagegen das Plug-In im Browser genutzt, wird er ohne Rahmen oder sonstige Verzierungen eingebunden. Lediglich eine Leiste mit Elementen zur Steuerung des Films wird standardmäßig angezeigt.

Diese minimierten äußeren Eigenschaften entsprechen dem Sinn und Zweck eines Plug-In. Sinn ist es schließlich, das eingebundene QuickTime-Movie so in eine Seite einzubetten, dass es sich auch optisch dem restlichen Design anpasst. Da mittlerweile sehr viele Formatierungen mit CSS vorgenommen werden, liegt es nahe, auch ein eingebundenes QuickTime-Movie mit CSS zu formatieren.

Das Tag <object> ist ein Inline-Element. Das hat zur Folge, dass für ein XHTML-Dokument, das strikt sein soll, *object* in einem Blockelement stehen muss. Das ist aber kein Problem, da es sich in einen Block schachteln lässt. Hierfür bietet sich <div> oder <p> an.

In dem folgenden Beispiel soll am Ende der Formatierung eine Darstellung - ähnlich einer Kinoleinwand - erreicht worden sein. Dazu muss ein schwarzer Rahmen in einem Format - ähnlich einer Kinoleinwand - um den QuickTime Player herum erzeugt werden.

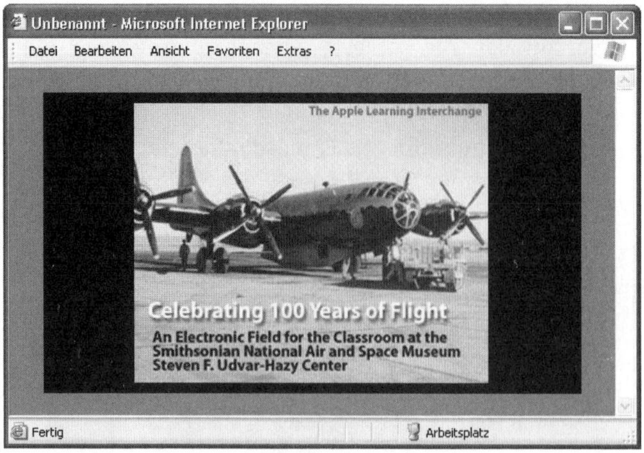

Darstellung nach der Formatierung des QuickTime Player.

Der XHTML-Quelltext für die obige Darstellung sieht folgendermaßen aus:

```
<div>
<object
   classid="clsid:02BF25D5-8C17-4B23-BC80-D3488ABDDC6B"
   codebase= http://www.apple.com/qtactivex/qtplugin.cab#version=6,0,2,0
   width="320" height="256" align="middle">
   <param name="src" value="filmdatei.mov" />
   <param name="controller" value="false" />
   <param name="autoplay" value="true" />
   <param name="bgcolor" value="black" />
  <embed src=" filmdatei.mov" autoplay="true" controller="false"
   width="320"
    height="256" align="middle" bgcolor="black"
    pluginspage="http://www.apple.com/quicktime/download/">
  </embed>
</object>
</div>
```

Das dazugehörige Stylesheet:

```
<!--
body {
   background-color: #7F7F7F;
   text-align: center;
}
div {
   background-color: #000000;
   border: solid 10px #000000;
   margin: 20px;
}
</style>
```

Die Angaben im Stylesheet sind bekannt. Anders sieht es da vielleicht mit den Änderungen im XHTML-Quelltext aus. Dort wurde über die Parameter das Erscheinungsbild der Player modifiziert.

```
   <param name="controller" value="false" />
```

Es gibt einen Parameter, der *controller* heißt. Standardmäßig ist der Wert dazu true und die Elemente zur Bildschirmsteuerung werden unter dem eigentlichen Movie eingeblendet. Wird der Wert auf false gesetzt, wird die Leiste zur Bildschirmsteuerung ausgeblendet. Wäre das die einzige Änderung gewesen, hätte sich das Ergebnis in den verschiedenen Browsern unterschiedlich präsentiert.

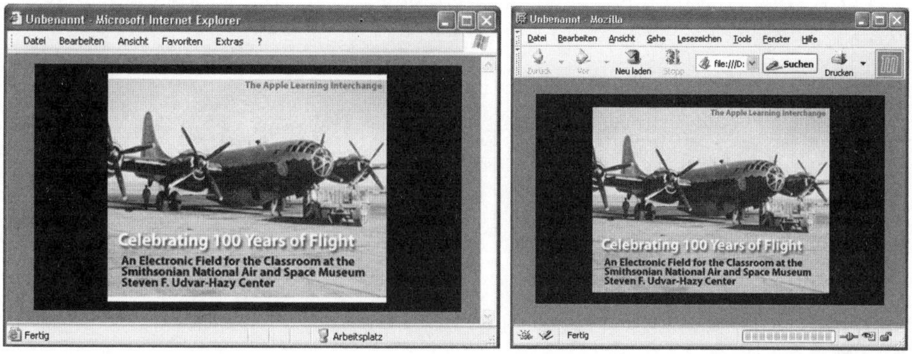

Screenshot nach dem Setzen des Parameters controller auf false. Links die Darstellung im Internet Explorer und recht die von Mozilla.

Am oberen und unteren Ende der eigentlichen Wiedergabefläche sind beim Internet Explorer schmale weiße Balken zu sehen. Mozilla hingegen stellt das QuickTime-Movie ohne weiße Ränder dar.

Da Problem liegt daran, dass der Player für die Darstellung einen bestimmten Bereich reserviert. Wird jetzt die Leiste zur Bildschirmsteuerung abgeschaltet, dann bleibt diese Fläche für den Player reserviert, was zur Folge hat, dass die CSS-Formatierungen über das Tag <div> auf die optisch ungenutzte Fläche nicht zugreifen können. Der Internet Explorer und auch Opera haben als Standardhintergrundfarbe die Vorgabe Weiß. Bei Mozilla hingegen ist die festgelegte Standardhintergrundfarbe Schwarz. Damit das Problem der weißen Flächen behoben wird, muss die Hintergrundfarbe generell auf Schwarz gesetzt werden und dafür gibt es letztlich die Eigenschaft *bgcolor*. Wenn *bgcolor* sowohl bei *embeded* als auch bei *object* den Wert Schwarz zugewiesen bekommt, gibt es eine bei allen Browsern identische Darstellung.

Eine kleine Auswahl weiterer einstellbarer Parameter:

kioskmode (true, false)	Mit dem Wert true wird die Anzeige des Kontextmenüs unterbunden, die ein Speichern des Films auf Festplatte zulässt. Der Standardwert ist false.
autoplay (true, false)	Standardmäßig startet das QuickTime-Movie nach dem Laden des Films. Ist dies nicht erwünscht, muss *Autoplay* auf false gesetzt werden.
loop (true, false, palindrome)	Ein QuickTime-Movie wird nach dem Laden genau einmal abgespielt, das ist der Standard und der Wert dazu ist false. Soll das Movie fortlaufend abgespielt werden, dann muss der Wert true gesetzt werden. Bei *palindrome* erfolgt ebenfalls die fortlaufende Wiedergabe, aber abwechselnd einmal vorwärts und einmal rückwärts.

Windows Media-Dateien einbinden

Grundsätzlich geschieht das Einbinden von Windows Media-Dateien analog zu dem Einbinden von QuickTime-Movies. Die Benutzung des Elements *object* im Zusammenhang mit dem Internet Explorer funktioniert auch reibungslos. Problematisch wird es hingegen bei dem Versuch, andere Browser wie Netscape, Mozilla oder Opera dazu zu bewegen, eine Windows Media-Datei direkt einzubinden und anzuzeigen.

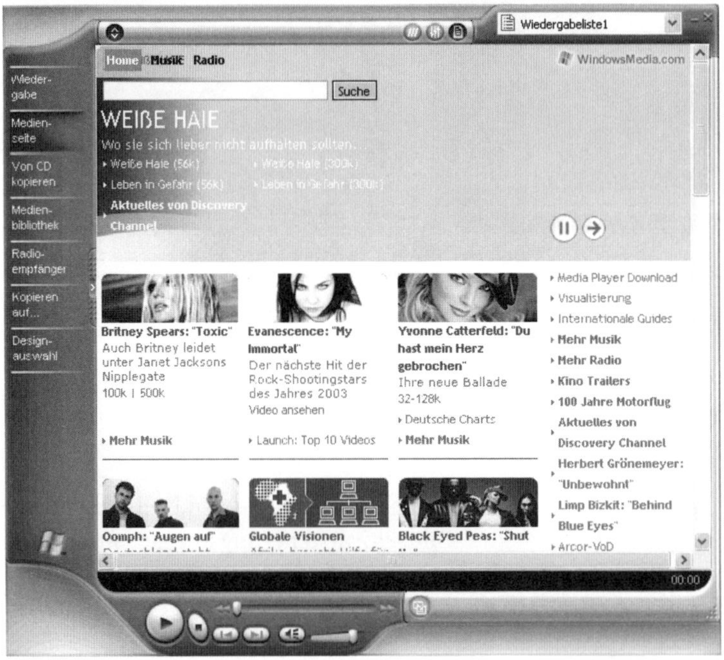

Es gibt zurzeit scheinbar keine vernünftige, browserübergreifende Lösung. Für dieses Problem kann daher nur eine Lösung angeboten werden, die den externen Windows Media Player aufruft.

```
<object
   height="320" width="256"
    classid="clsid:6BF52A52-394A-11d3-B153-00C04F79FAA6">
   <param name="autoStart" value="true">
   <param name="url" value="filmdatei.wmv">
    <a href="filmdatei.wmv">Start Windows Media File/a>
</object>
```

Während das Tag <object> in der gewohnten Weise benutzt wird, fehlt die Angabe von <embeded>. Das Problem ist, dass ein Browser, der auf das Tag <embeded> zugreift und nicht richtig konfiguriert ist, oder wenn ein nicht passender MIME-Type angegeben wurde, sich erbarmungslos aufhängen kann. Um das Problem zu umgehen, wird statt dem Tag <embeded> nur ein Hyperlink eingefügt.

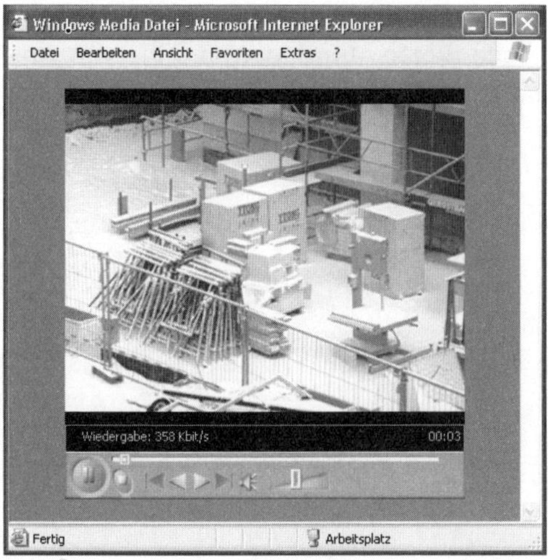

Windows Media-Datei im Internet Explorer.

Ein Browser, der <object> nicht interpretieren kann, stellt den Hyperlink dar. Durch Anklicken des Hyperlinks wird der Windows Media Player außerhalb des Browsers gestartet und die Window Media-Datei dort abgespielt.

Für den Windows Media Player gibt es zwei verschiedene *classid*. Für den Media Player der Version 6.xx oder früher

```
CLASSID="CLSID:22D6F312-B0F6-11D0-94AB-0080C74C7E95"
```

und ab Media Player-Version 7.xx

```
CLASSID="CLSID:6BF52A52-394A-11d3-B153-00C04F79FAA6"
```

Flash-Filme

Ein weiteres, seit längerem etabliertes Format sind die Flash-Filme von Macromedia. Wenn es auch nach wie vor ein proprietäres Format ist, existiert doch auf den meisten Rechnern ein Plug-In, um Flash-Filme wiedergeben zu können. Selbst wenn nicht, ist dieses schnell und problemlos heruntergeladen und installiert.

Wozu Flash?

Das Thema Flash ist immer wieder eine Diskussion wert. Insbesondere wenn Anwender am Beginn einer Internetseite ein minutenlanges Intro erleben dürfen. Manchmal beschleicht einen dann wirklich das Gefühl, dass es sich bei dem Intro um reinen Selbstzweck handelt. Insbesondere dann, wenn es keinen oder nur einen sehr kleinen Skip-Button gibt, um das Intro zu überspringen. Ein weiterer Kritikpunkt ist, dass bei so mancher Seite das Design souverän die Zielgruppe der Seite verfehlt. Zum Beispiel durch überflüssige Spielereien, die dort wirklich nichts verloren haben. Die Kritik richtet sich auch nicht generell gegen eine verspielte Seite oder schöne Animationen, aber es muss passen. Ein gutes Beispiel sind die Seiten aktueller Kinofilme, die ohne Flash so gar nicht machbar wären und zum Teil echte Kunstwerke sind. Auch Seiten, auf denen mithilfe von Animationen Erklärungen oder Produktbeschreibungen angeboten werden, können von Flash enorm profitieren.

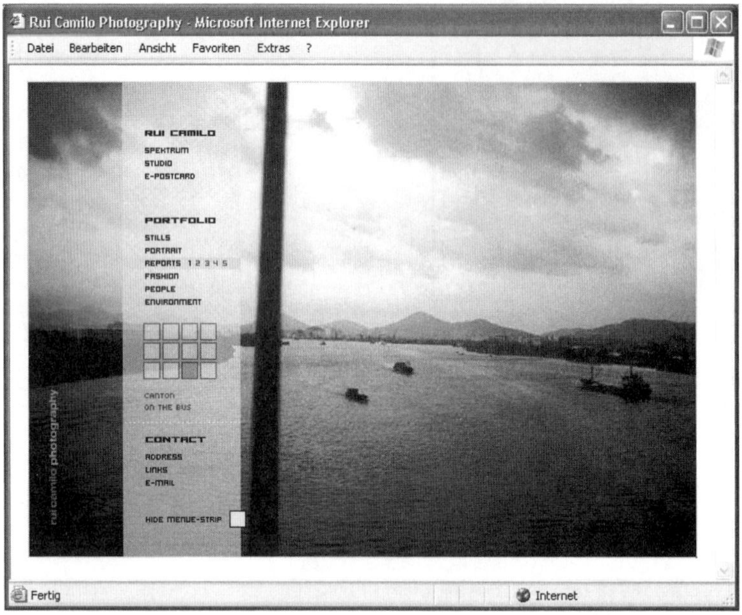

Ein sehr gelungenes Design und Benutzerführung wurden auf der Homepage von Rui Camilo Photography realisiert. Bei dieser Seite lohnt sich ein Besuch: http://www.rui-camillo.de.

Trotz der vorherigen Kritik: Jede Seite, die über ein gutes Design verfügt, verdient Komplimente. Gerade ein zum Produkt, der Zielgruppe und dem Angebot passendes Design zu entwerfen ist immer schwer. Und wenn eine gute Symbiose aus Design und Benutzerführung gelingt, ist es letztlich völlig egal, ob die Realisierung mit Flash oder mit einem anderen Tool durchgeführt wurde.

Natürlich gibt es auch Argumente gegen den Einsatz von Flash-Filmen. Zum Beispiel muss die gesamte Navigation innerhalb des Flash-Films ablaufen. Die Vor- und Zurück-Buttons des Browsers helfen einem nicht weiter und Suchmaschineneinträge sind ein Kapitel für sich, nur um an dieser Stelle zwei Argumente zu nennen.

Andererseits können mit der enthaltenen Programmiersprache ActionScript, die mittlerweile eine enorme Leistungsfähigkeit besitzt, nahezu alle Anforderungen an eine moderne Webseite erfüllt werden. Gegenüber CSS und (X)HTML liegt die Stärke von Flash definitiv in den Möglichkeiten der Animation und des Designs. Und ein gutes oder sogar extravagantes Design ist in Flash besser umzusetzen als mit anderen Methoden.

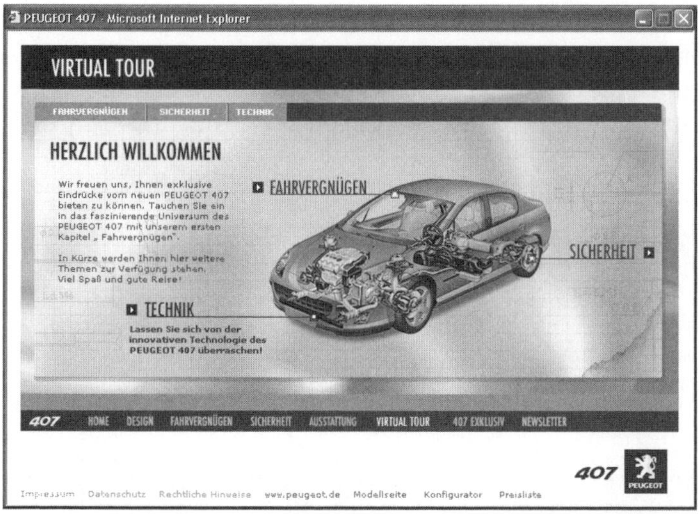

Mithilfe von Flash gelingt es, auch technische Aspekte besser aufzuzeigen und verdeutlichen zu können, wie hier auf der Seite von Peugeot (http://www.peugeot.de).

Wer sich somit für den Einsatz von Flash entscheidet, wird gute Gründe haben, und in vielen Bereichen ist es unbestritten, dass für bestimmte Seiten kaum eine andere Entscheidung getroffen werden kann.

Wie komme ich zu einem Flash-Film?

Wie bei einem Java-Applet gibt es auch für Flash zwei Möglichkeiten. Die eine Möglichkeit ist, es selbst zu machen, und die andere ist, fertige Flash-Filme zu verwenden.

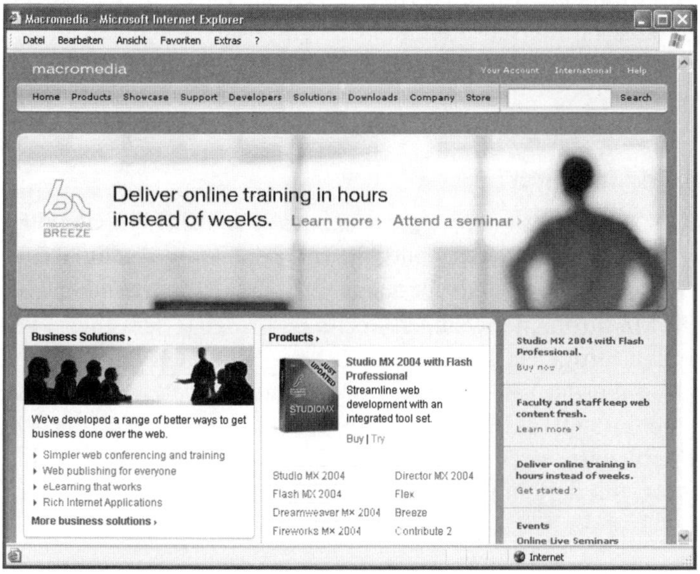

Homepage der Firma Macromedia (http://www.macromedia.com).

Wer sich fürs Selbstmachen entscheidet, kann bei einem Besuch auf den Seiten von Macromedia eine 30-Tage-Testversion herunterladen (*http://www.macromedia.com/cfusion/tdrc/index.cfm?product=dreamweaver*). Zusätzlich gibt es eine Vielzahl Bücher, die sich voll und ganz dem Thema Flash widmen.

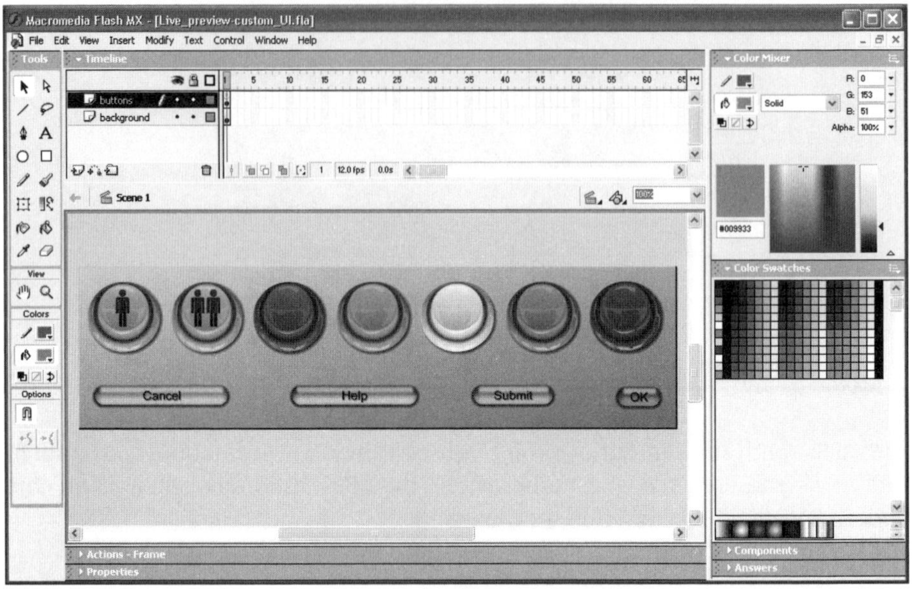

Screenshot der Arbeitsfläche von Macromedia Flash MX. Auf der Arbeitsfläche befindet sich eine der mitgelieferten Beispieldateien.

Wer sich nicht berufen fühlt, Flash-Filme selbst zu erstellen, der kann auf eine Vielzahl fertiger Flash-Animationen zurückgreifen. Neben frei verfügbaren Animationen im Internet oder auf Zeitschriften und CDs gibt es in regelmäßigen Abständen immer wieder CDs zu kaufen, die komplette Sammlungen an Flash Animationen enthalten.

Wie kommt Flash ins Internet?

Nachdem ein Film in Flash MX erstellt wurde, kann dieser selbstverständlich auch exportiert werden. Nach einem Standardexport ist der Film als SWF-Datei auf der Festplatte verfügbar. Dieses Format kann mit einem Flash-Player, also auch ohne dass Flash MX auf dem jeweiligen Rechner verfügbar sein muss, betrachtet werden. Werden fertige Flash-Filme von CD oder aus dem Internet verwendet, kommt auch in diesem Fall das SWF-Format zum Einsatz. Eine solche SWF-Datei ist aber nicht im (X)HTML-Standard vorgesehen, kann also nicht ohne weiteres im Internet publiziert werden. Aus diesem Grund steht in Flash MX eine Funktion zur Verfügung, mit der ein Flash-Film im Internet veröffentlicht werden kann.

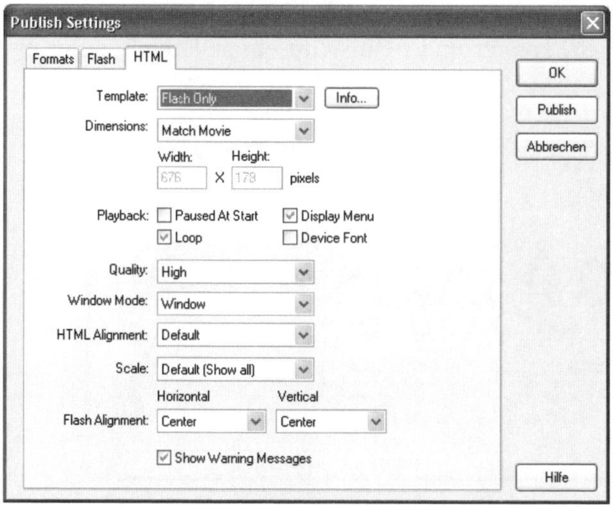

Teil des Menüs von Macromedia Flash MX für die Veröffentlichung eines Flash-Films.

Wird die Funktion genutzt, wird bei der so genannten Veröffentlichung nicht nur eine SWF-Datei, sondern zusätzlich eine HTML-Datei erzeugt. Um den Flash-Film jetzt im Browser betrachten zu können, muss die HTML-Datei aufgerufen werden. Diese startet dann, sofern auf dem jeweiligen Rechner vorhanden, das Plug-In mit dem Flash-Player. Ist das Plug-In nicht in dem Browser vorhanden, wird automatisch die Downloadseite für den Flash-Player aufgerufen.

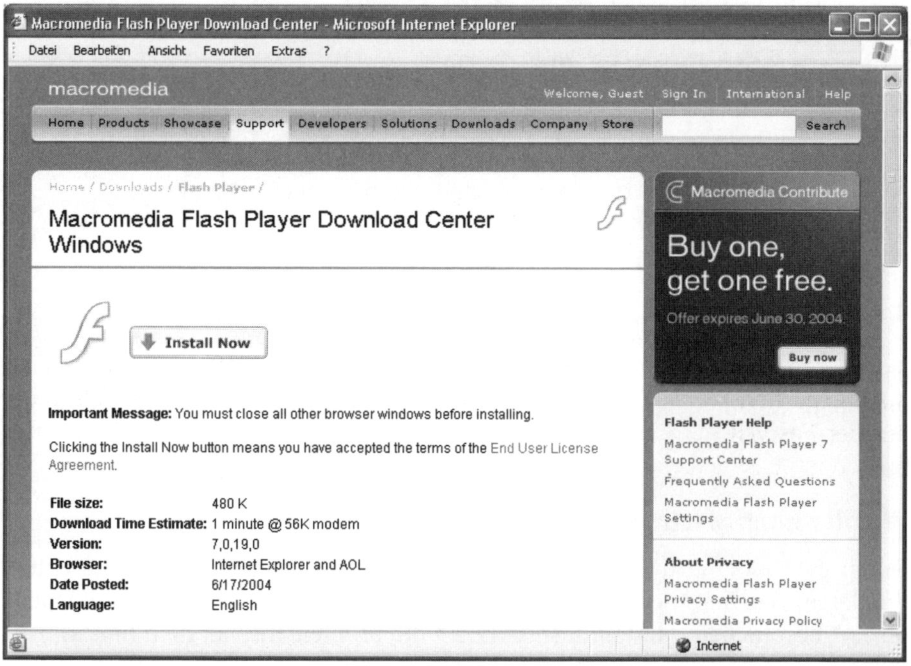

Seite zum Download des Macromedia Flash Player (http://www.macromedia.com/go/getflashplayer).

Der Screenshot zeigt die Seite für den Download von Windows-Versionen, genauer gesagt für den Internet Explorer und AOL. Wird ein anderer Browser genutzt, wird automatisch die entsprechende Downloadseite ausgewählt.

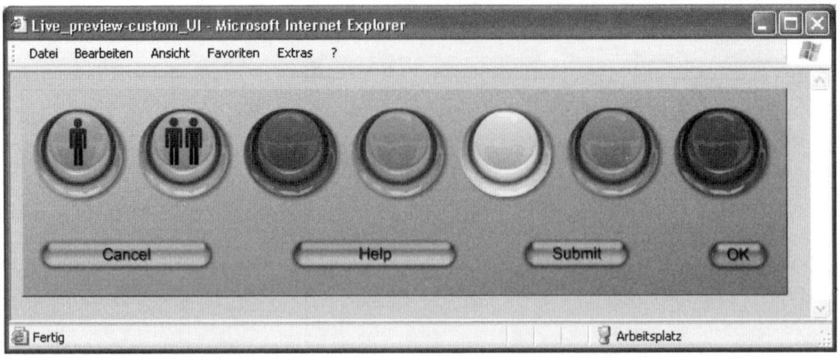

Nach einer Standardveröffentlichung mit Flash MX kann der Flash-Film im Browser betrachtet werden, sofern der Flash-Player installiert ist.

Nachdem die Funktionen der HTML-Datei bekannt sind, wird es Zeit, sich den Quelltext anzusehen:

```
<OBJECT classid="clsid:D27CDB6E-AE6D-11cf-96B8-444553540000"
     codebase="http://download.macromedia.com/pub/shockwave/cabs/flash/
                                          swflash.cab#version=6,0,0,0"
     WIDTH="676" HEIGHT="178" id="Live_preview-custom_UI" ALIGN="">
     <PARAM NAME=movie VALUE="Live_preview-custom_UI.swf">
     <PARAM NAME=quality VALUE=high>
     <PARAM NAME=bgcolor VALUE=#CCCCCC>
   <EMBED src="Live_preview-custom_UI.swf" quality=high bgcolor=#CCCCCC
     WIDTH="676" HEIGHT="178" NAME="Live_preview-custom_UI" ALIGN=""
     TYPE="application/x-shockwave-flash"
     PLUGINSPAGE="http://www.macromedia.com/go/getflashplayer">
  </EMBED>
</OBJECT>
```

In dem Quelltext taucht ein alter Bekannter auf, das Tag <object>. Auch der gesamte Rest der Datei ist nicht neu. Wie immer bei der Nutzung von <object> wird das Tag <embeded> geschachtelt, um eine maximale Browserkompatibilität zu erreichen. Mit dem gezeigten Quelltext kann ein Flash-Film in jede beliebige (X)HTML-Datei eingebunden und formatiert werden.

Was ist noch wichtig?

Durch die Nutzung des Tags <object> gibt es unter Umständen wieder einige Probleme. Das heißt, es gelten alle Aussagen, die in dem Kapitel „Das Element object“ besprochen wurden, insbesondere die Problematik bei dem Einsatz von ActiveX.

Da Flash-Filme über <object> eingebunden werden, gelten die Betrachtungen zu ActiveX natürlich auch für Flash-Filme. Hat ein Anwender aus diesem Grund die Sicherheitseinstellungen seines Browsers so eingestellt, dass ActiveX nicht ausgeführt wird, funktioniert Flash auch nicht.

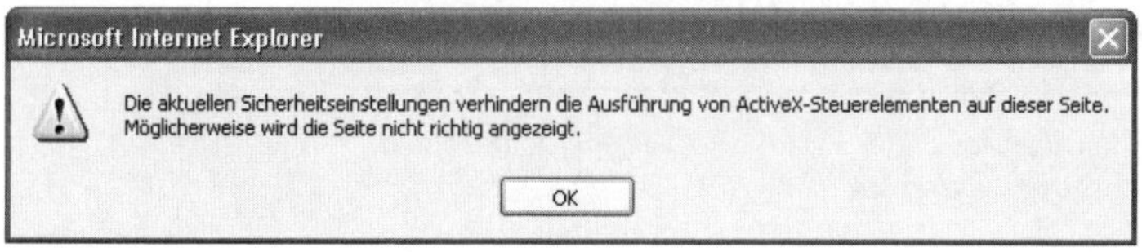

Meldung des Internet Explorer, wenn versucht wird, einen Flash-Film zu starten, aber ActiveX nicht zugelassen wird.

Ist auf dem Rechner aber gar kein Flash-Plug-In installiert, wird automatisch der Download des Flash-Plug-Ins eingeleitet. In diesem Fall bekommt der Anwender ganz kommentarlos eine Sicherheitswarnung. Jeder Anwender, der sich nicht so gut auskennt, wird angesichts der Sicherheitswarnung erst einmal zurückschrecken, zumal ihm der Name Macromedia unter Umständen nicht viel sagen wird.

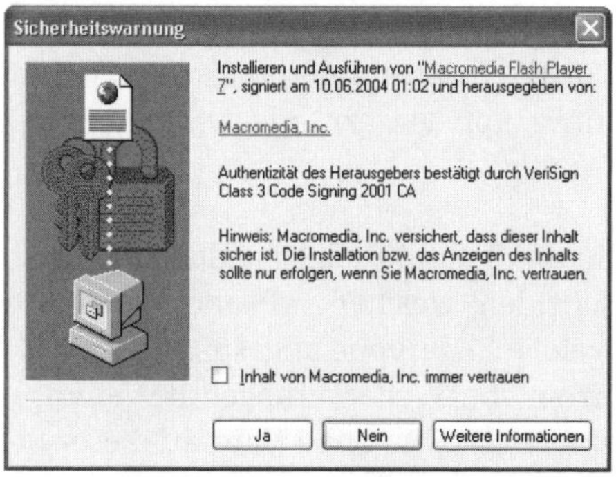

Neben der etwas unglücklichen Lösung des automatischen Downloadversuchs gibt es immer wieder Seiten, bei denen keine alternative (X)HTML-Seite mit entsprechenden Informationen existiert. Gelangt ein Anwender auf eine solche Flash-Seite, erhält er zuerst die beschriebenen Meldungen. Klickt er diese einfach weg und es existiert keine alternative (X)HTML-Seite, wird sich in der Regel gar nichts mehr tun.

Es versteht sich von selbst, dass diese Problematik aus Gründen der Benutzerfreundlichkeit vermieden werden sollte. Es gehört einfach zum guten Ton, parallel zu einer Flash-Seite eine (X)HTML-Seite bereitzustellen. Diese sollte mindestens die nötigen Informationen enthalten, damit auch unerfahrene Anwender sicher in den Besitz eines Flash-Plug-Ins gelangen können. Sollte sogar eine komplette Alternativseite in (X)HTML zur Verfügung stehen, umso besser. Eine gängige Variante ist eine vorgeschaltete Seite mit zwei Links. Der eine Link führt zur HTML-Seite und der andere zur Flash-Seite.

Aus Sicht einer guten Benutzerführung hat diese Variante aber den Nachteil, dass der Anwender entscheiden muss, was er möchte. Was ist, wenn der Anwender überhaupt nicht weiß, was Flash ist?

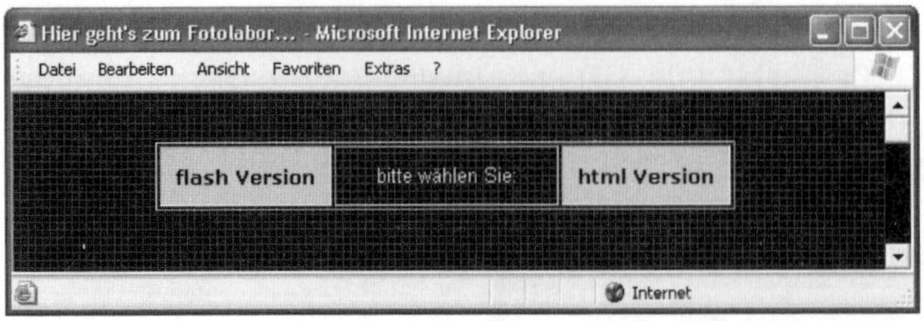

Auf der Seite des Onlinebilderdienstes Bilder Planet wird gefragt, ob die Flash- oder die HTML-Version angezeigt werden soll (http://www.bilderplanet.de).

Aus diesem Grund sollte nach Möglichkeit ein Skript eingesetzt werden, das dem Besucher die Entscheidung abnimmt. Das Skript muss feststellen können, ob das Plug-In vorhanden oder ob eventuell ActiveX deaktiviert ist. Dann wird automatisch die Seite geladen, die der Browser des Anwenders darstellen kann. Diese Lösung ist aber auch nicht ohne Nachteil, denn zwei komplette Versionen einer Internetpräsenz zu pflegen, eine mit (X)HTML und eine mit Flash, ist sehr aufwendig.

Somit bleibt die Entscheidung wieder dem Entwickler überlassen. Er hat zu entscheiden, welcher Aufwand für die Internetpräsenz betrieben werden kann und welche Zielgruppe angesprochen werden soll. Das Realisieren der verschiedenen Arten von Weiterleitungen beziehungsweise das Feststellen von bestimmten installierten Versionen führt an dieser Stelle eindeutig zu weit. Daher nur ein paar Links zu weiterführenden Informationen

Macromedia selbst bietet ein Flash Detection Kit auf seiner Homepage an, das verschiedene Varianten unterstützt.

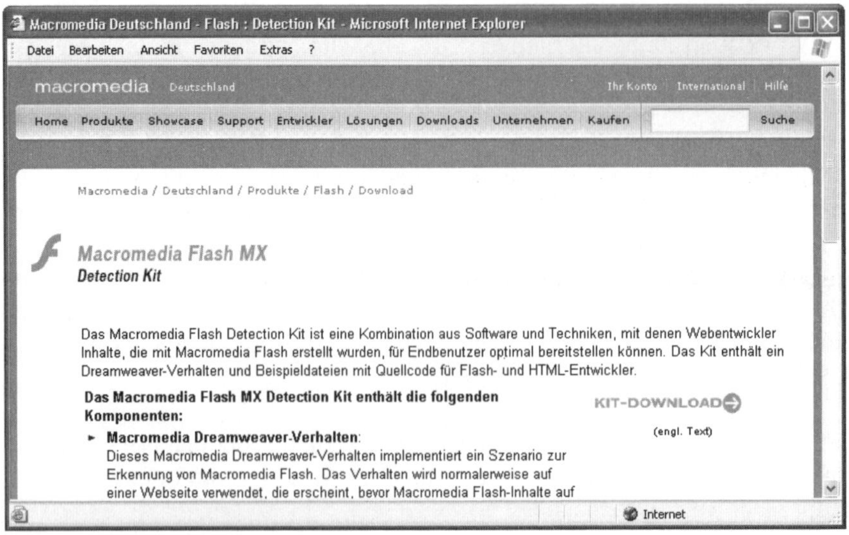

Der Link zum Macromedia Detection Kit: http://www.macromedia.com/de/software/flash/download/deployment_kit/.

Alle Varianten deckt das Kit von Macromedia nicht ab. Wer eine wesentlich weiterführende Lösung bevorzugt, der wird auf der Seite moock.org von Colin Moock und Derek Clayton fündig (*http://www.moock.org*). Unter dem Link *http://www.moock.org/webdesign/flash/detection/moockfpi/* steht ein sehr umfangreiches Skript zur Verfügung, das nicht nur alle Flash-Versionen berücksichtigt, sondern auch für Mac und Linux getestet ist!

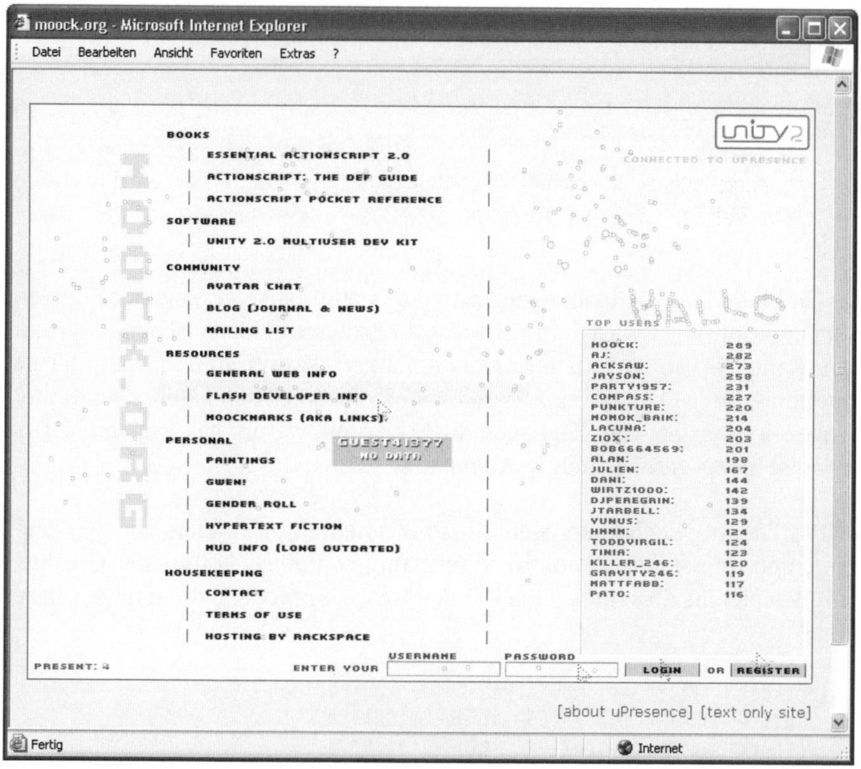

Internetpräsenz moock.org von Colin Moock und Derek Clayton.

Neben den beiden vorgestellten Lösungen gibt es natürlich noch eine Vielzahl anderer Skripte mit verschiedenen Ansätzen im Internet.

Kompatibilität, Object und MIME-Typen

Mittlerweile wird immer mehr das Einbinden von Dateien mit dem Element *object* und mit MIME-Typen empfohlen. Grundsätzlich ist diese Entwicklung sehr zu begrüßen, da zum einen der (X)HTML-Standard dies so vorsieht und zum anderen bei einer konsequenten Umsetzung dieser Syntax ein echter Vorteil besteht. Im Gegensatz zu bisherigen Elementen, die Dateien einbinden, wie zum Beispiel <img>, ist das Element <object> ein Container-Element mit einem klaren Vorteil.

Das Tag <img> ist ein geschlossenes Element und kann als solches keine weiteren Informationen aufnehmen.

```
<img />
```

Das Tag <object> hingegen kann seinerseits wieder Elemente enthalten. Das bekannte Beispiel dazu ist das Tag <param>. In *object* können weitere Elemente geschachtelt und dann von außen nach innen verarbeitet werden. Zu den Elementen, die geschachtelt werden können, gehört auch <object> selbst.

```
<object>
   Anweisungen 1. Ebene
       <object>
         Anweisungen 2. ebene
       </object>
</object>
```

Für das Einbinden von Videodateien könnte das zum Beispiel Folgendes heißen. Im äußersten Container wird dem aufrufenden Browser ein QuickTime-Movie angeboten. Kann der Browser damit nichts anfangen, könnte in dem darunter geschachtelten Object-Element eine Windows Media-Datei bereitstehen und alternativ angezeigt werden. Hier liegt auch die Erklärung, warum das Tag <embeded> in das Tag <object> geschachtelt werden kann.

So viel zur Theorie, doch leider sieht die Praxis heute noch anders aus. Bei einer konsequenten und standardkonformen Nutzung von *object* könnte der Quelltext aus dem Beispiel im Abschnitt „QuickTime-Movies einbinden" um einiges kürzer ausfallen:

```
<object data="filmdatei.mov" type="video/quicktime"
      width="320" height="256" align="middle">
      <param name="controller" value="false" />
      <param name="autoplay" value="true" />
      <param name="bgcolor" value="black" />
      </object>
```

Doch leider kommen mit dieser Anweisung bisher nur die Browser klar, die sich strikt an den Standard halten. Andere Browser wie zum Beispiel der Internet Explorer oder auch Opera sind nicht in der Lage, das QuickTime-Movie aufgrund einer Definition aus *object* und MIME-Type durchzuführen. Der Internet Explorer besteht auf eine *classid*.

Wenn versucht wird, dem Internet Explorer seinen Wunsch zu erfüllen, und es wird zusätzlich zum Tag <object> eine *classid* eingefügt, sieht das wie folgt aus:

```
<object data="wecker.mov" type="video/quicktime"
    classid="clsid:02BF25D5-8C17-4B23-BC80-D3488ABDDC6B" >
   <param> ...
</object>
```

Leider funktioniert die Variante aber nicht. Wird eine *classid* hinzugefügt, scheitern nicht nur der Internet Explorer und Opera an der Anweisung, sondern auch standardtreue Browser wie Netscape und Mozilla und es geht gar nichts mehr.

Aus diesem Grund wird die Lösung einer Schachtelung aus *object* und *embeded* dem Internet noch eine Weile erhalten bleiben.

10. Arbeiten mit dem Box-Modell

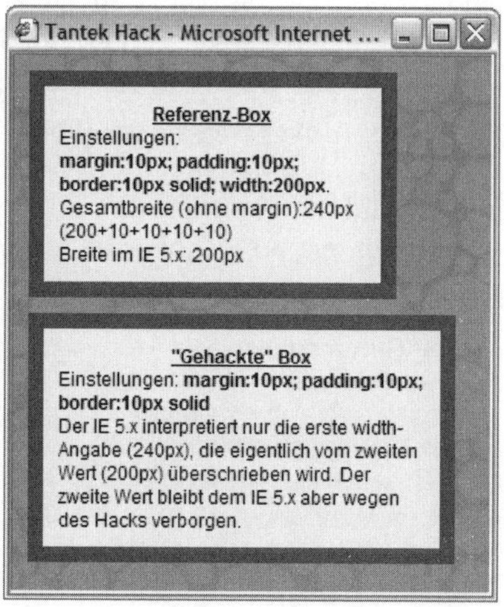

Der Begriff Box-Modell stammt aus der CSS-Spezifikation des World Wide Web Consortium. Er fasst eine Reihe von CSS-Eigenschaften zusammen, mit denen (X)HTML-Elemente wie „Kästen" formatiert werden können. Diese Eigenschaften sind sowohl auf Blockelemente als auch auf Inline-Elemente anwendbar. Im Einzelnen handelt es sich dabei um die Umrandung eines Elements, den Abstand zum nächsten Element, den Abstand von der Umrandung zum Inhalt des Elements, seine Abmessungen und die Beschaffenheit des Hintergrunds sowie die Darstellungsart. Insgesamt stellt das Box-Modell ein mächtiges Layoutwerkzeug dar, mit dem sich teilweise Layouttabellen ersetzen lassen und das außerdem auch Alternativen zur Listen- oder Tabellendarstellung bietet. Dadurch kann der XHTML-Code wiederum weiter vereinfacht werden. Allerdings haben ältere Browser häufig Probleme mit der Interpretation von Box-Modell-Layouts, da nicht alle benötigten CSS-Eigenschaften unterstützt werden. Auch in aktuellen Browsern sind nicht unbedingt alle relevanten CSS-Features implementiert. Ein Sonderfall ist der Internet Explorer 5.x, der eine eigene Auffassung des Box-Modells hat, die zu einer abweichenden Darstellung führt. Dieses Problem lässt sich aber mit entsprechenden Work-arounds umgehen.

10.1 Block-Boxen

Prinzipiell ist jedes (X)HTML-Element eine Box. Dabei spielt es keine Rolle, ob es sich dabei um ein Inline- oder Blockelement handelt. Die Eigenschaften, die eine Box formatieren, sind immer dieselben.

Eine Box besteht aus dem Inhalt mit Hintergrundfarbe und/oder -bild und einer Umrandung. Weiterhin können der Abstand von der Umrandung zum Inhalt und der Abstand zu den nächstliegenden Elementen festgelegt werden. Die Umrandung des Elements selbst lässt sich ebenfalls hinsichtlich Breite, Farbe und Aussehen formatieren. Die Abmessungen können direkt festgelegt werden, werden aber auch von den Abmessungen der anderen Bestandteile beeinflusst.

Die folgende Abbildung illustriert den schematischen Aufbau einer Box und nennt auch die entsprechenden CSS-Eigenschaften.

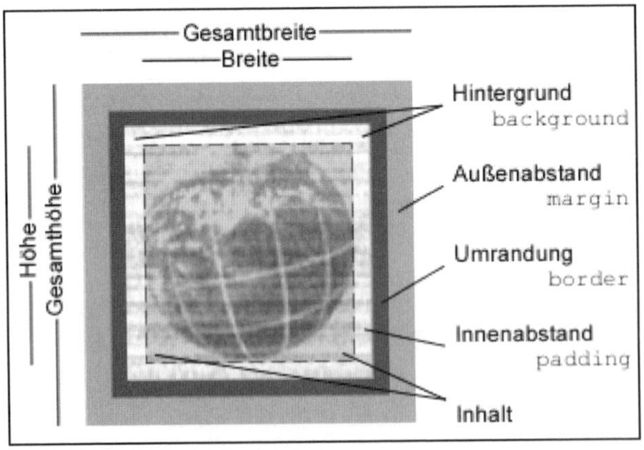

Schematische Darstellung des Box-Modells. Beachten Sie den Unterschied zwischen Breite (width) und Gesamtbreite bzw. Höhe (height) und Gesamthöhe des Elements.

Die Formatierung von Hintergrundfarbe bzw. -bildern wird bereits in Abschnitt 4.4 ab Seite 109 eingehend besprochen. Daher werden die entsprechenden Eigenschaften im Folgenden nicht weiter erklärt.

Im Zusammenhang mit dem Box-Modell ist die CSS-Positionierung von Elementen ebenfalls interessant. Auch diesem Thema ist ein eigener Abschnitt gewidmet. Lesen Sie mehr dazu unter „Positionierung mit CSS" ab Seite 415. Sie können den Elementfluss in einem Dokument aber auch ohne Positionierung der Elemente beeinflussen, indem Sie festlegen, wie eine Box vom übrigen Inhalt umflossen werden soll. Diese Möglichkeit, das Layout einer Seite zu steuern, wird in diesem Kapitel besprochen.

Unter bestimmten Bedingungen können sogar Browser der Vierergeneration Formatierungen, die das Box-Modell nutzen, halbwegs korrekt anzeigen. Allerdings müssen dann ausschließlich *div*-Tags zur Erzeugung der Kästen eingesetzt werden. Einige Entwickler bevorzugen es daher, ihre Seiten einfach aktuellen Standards entsprechend aufzubauen. und veralteten Browsern lediglich die Inhalte in mehr oder weniger undesignter Form zu präsentieren.

Block-Boxen formatieren

Wie bereits erwähnt, können sowohl Block- als auch Inline-Elemente als Boxen betrachtet und formatiert werden. Grundsätzlich gibt es dabei keine Unterschiede. Allerdings haben einige Formatierungen etwas unterschiedliche Auswirkungen, je nachdem, ob sie auf Block- oder Inline-Elemente angewendet werden.

Umrandungen einstellen

Die Umrandung eines Elements wird über die CSS-Eigenschaft *border* formatiert. Breite und Farbe der Umrandung können bestimmt werden. Ferner stehen unterschiedliche Umrandungsstile zur Auswahl, die allerdings nicht von allen Browsern durchgängig unterstützt werden.

1 Öffnen Sie die Datei *boxmod1.htm* aus dem Übungsordner zu diesem Kapitel im Editor. In der Datei sind bereits einige Formatierungen für *body*- und *p*-Tag angelegt, die aber nicht weiter relevant sind. Sie befinden sich in einem dokumentinternen Stylesheet im Kopf des Dokuments. Außer einem einzigen Textabschnitt befindet sich kein Inhalt in der Datei.

2 Statten Sie den Textabschnitt mit einer Umrandung aus. Farbe, Breite und Stil des Rands müssen eingestellt werden. Die CSS-Eigenschaft für den Stil der Umrandung ist *border-style*. Es stehen acht unterschiedliche Stile zur Auswahl. Die folgende Grafik zeigt die möglichen Varianten.

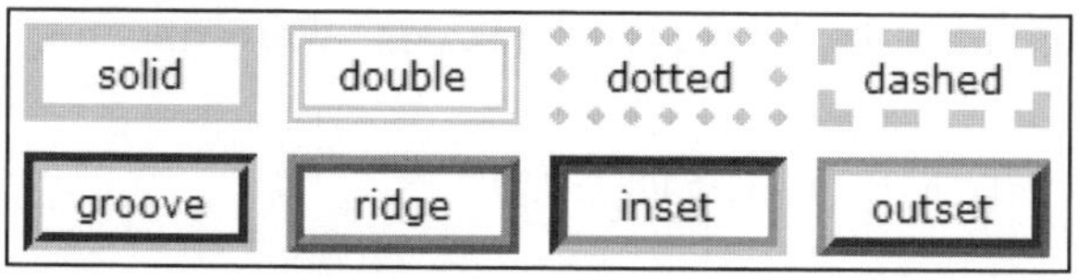

Beachten Sie, dass *dotted* und *dashed* sowohl vom Internet Explorer als auch vom Netscape Communicator jeweils erst seit der Version 6 unterstützt werden. Opera stellt alle Umrandungsarten seit der Version 3.60 korrekt dar. Ferner unterscheidet sich die Darstellung von *inset* und *outset* im Netscape Communicator optisch leicht von der im Internet Explorer.

Die Farbe der Umrandung legen Sie mit der CSS-Eigenschaft *border-color* fest, die Breite mit *border-width*. Farbangaben können in den CSS-üblichen Varianten erfolgen. Die Umrandungsbreite kann mit einem numerischen Wert in absoluten oder relativen Maßeinheiten gemacht werden. Ferner stehen hierfür die Werte *thin* (dünn), *medium* (mittlere Breite) und *thick* (dick) zur Verfügung. Wie diese drei Werte im Browser aussehen, zeigt die nächste Abbildung.

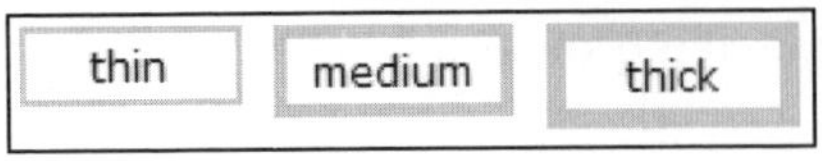

Statten Sie den Textabschnitt mit einer durchgezogenen, roten Umrandung aus, die 10 Pixel breit ist. Ändern Sie dazu die CSS-Definition für *p* im Stylesheet des Dokuments folgendermaßen ab:

```
p {
    font-family: Arial, Helvetica, sans-serif;
    font-size: 12px;
    text-align: justify;
    background-color: #FFFFFF;
    border-style:solid;
    border-width:10px;
    border-color:#990000;
}
```

3 Speichern Sie die Datei und betrachten Sie das Ergebnis im Browser.

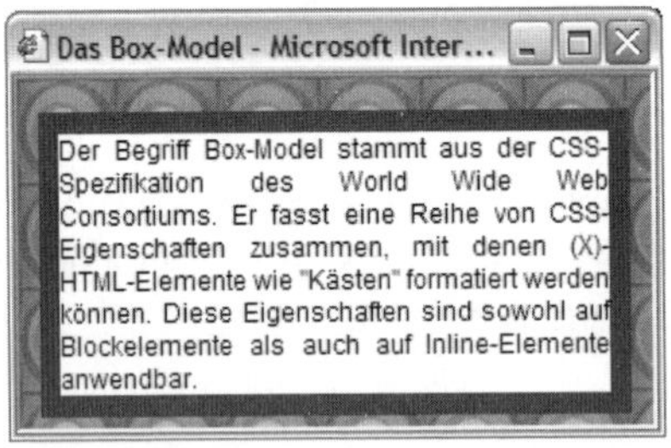

4 Die Eigenschaften der Umrandung können für jede Seite des Elements getrennt definiert werden. Um die obere und rechte Kante in einem helleren Rotton einzufärben und in einer dünneren, doppelten Linie darzustellen, müssen Sie die CSS-Definition für das *p*-Tag auf folgende Weise ändern:

```
p {
    font-family: Arial, Helvetica, sans-serif;
    font-size: 12px;
    text-align: justify;
    background-color: #FFFFFF;
    border-top-width: 5px;
    border-right-width: 5px;
    border-bottom-width: 10px;
    border-left-width: 10px;
    border-top-style: double;
    border-right-style: double;
    border-bottom-style: solid;
    border-left-style: solid;
    border-top-color: #FF0000;
    border-right-color: #FF0000;
    border-bottom-color: #990000;
    border-left-color: #990000;
}
```

5 Speichern Sie die Datei unter dem Namen *boxmodel1a.htm* ab und rufen Sie sie im Browser auf.

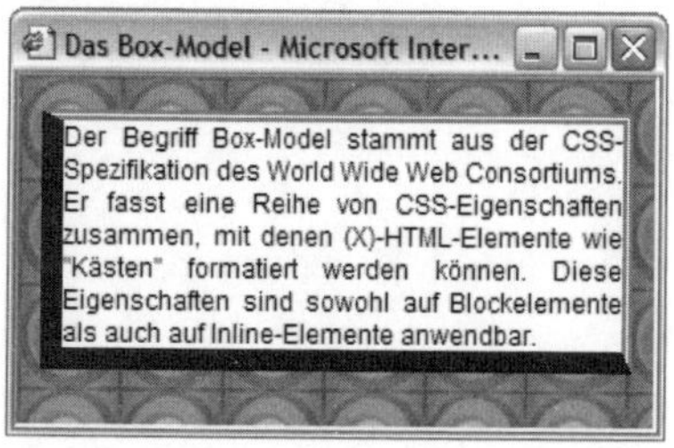

Die unterschiedlichen Rottöne kommen in der Graustufen-Reproduktion des Screenshots nicht so deutlich heraus wie in der farbigen Darstellung im Browser. Beachten Sie, dass Netscape Communicator 4.x lediglich die Breite der Umrandung für jede Seite des Elements individuell anzeigen kann.

6 Sie können die CSS-Formatierung für die Umrandung auch in einer verkürzten Form notieren: *border: Breite Stil Farbe,* wenn der Rand auf allen Seiten gleich aussehen soll, bzw. *border-Seite: Breite Stil Farbe* für individuelle Formatierungen. Wenden Sie die verkürzte Schreibweise in Ihrer Übungsdatei an:

```
p {
   font-family: Arial, Helvetica, sans-serif;
   font-size: 12px;
   text-align: justify;
   background-color: #FFFFFF;
   border-top: 5px double #FF0000;
   border-right: 5px double #FF0000;
   border-bottom: 10px solid #990000;
   border-left:  10px solid #990000;
}
```

Prüfen Sie anschließend wieder das Ergebnis im Browser. Die Darstellung sollte der aus dem vorherigen Schritt entsprechen.

Abstände definieren

Mit den CSS-Eigenschaften *margin* und *padding* bestimmen Sie Außen- und Innenabstand von Elementen. Der Außenabstand ist der Abstand des Elements zu den nächstliegenden Elementen im Dokument, der Innenabstand liegt zwischen Rand und Inhalt des Elements. Die Tabellenattribute *cellspacing* und *cellpadding* verhalten sich ähnlich wie *margin* und *padding*. Die jeweiligen Werte können Sie mit numerischen Angaben in relativen und absoluten Maßeinheiten bestimmen.

1 Öffnen Sie die Datei *boxmod2.htm* aus dem Übungsordner zu diesem Kapitel im Editor. Sie entspricht dem Stand aus Schritt 3 des vorhergehenden Beispiels.

2 Der Inhalt liegt direkt am Rand des Kastens an. Dadurch wirkt der Text optisch ein bisschen gequetscht. Etwas „luftiger" wäre die Wirkung mit einem Abstand zwischen Text und Rand. Fügen Sie also der CSS-Definition für das *p*-Tag eine Angabe für einen Innenabstand von 10 Pixeln hinzu:

```
p {
    font-family: Arial, Helvetica, sans-serif;
    font-size: 12px;
    text-align: justify;
    background-color: #FFFFFF;
    border: 10px solid #990000;
    padding: 10px;
}
```

Speichern Sie die Datei anschließend und kontrollieren Sie das Ergebnis im Browser.

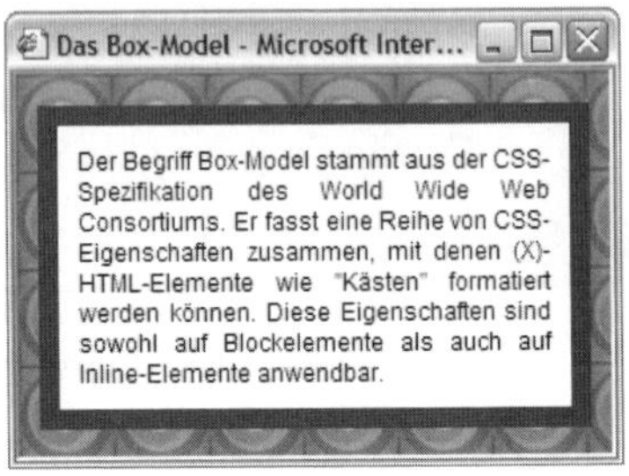

3 Der Abstand von 10 Pixeln ist an allen Kanten des Absatzes eingefügt worden. Ähnlich wie bei Umrandungen können Sie auch *padding* für jede Seite des Elements individuell festlegen. Ändern Sie die CSS-Definition dazu folgendermaßen ab:

```
p {
    font-family: Arial, Helvetica, sans-serif;
    font-size: 12px;
    text-align: justify;
    background-color: #FFFFFF;
    border: 10px solid #990000;
    padding-left: 5px;
    padding-right: 15px;
    padding-bottom:15px;
    padding-top: 5px;
}
```

Der Screenshot zeigt das Ergebnis. Auch hier gibt es wieder eine verkürzte Schreibweise. Die Abstände für die einzelnen Kanten können in einer einzigen *padding*-Angabe zusammengefasst werden, wobei die einzelnen Werte bei der Oberkante beginnend im Uhrzeigersinn nacheinander notiert werden: *padding: Oberkante rechte_Kante Unterkante linke_kante*. Die Darstellung ist bei beiden Schreibweisen identisch, es bleibt also Ihnen überlassen, ob Sie der übersichtlichen oder der kompakten Variante den Vorzug geben wollen.

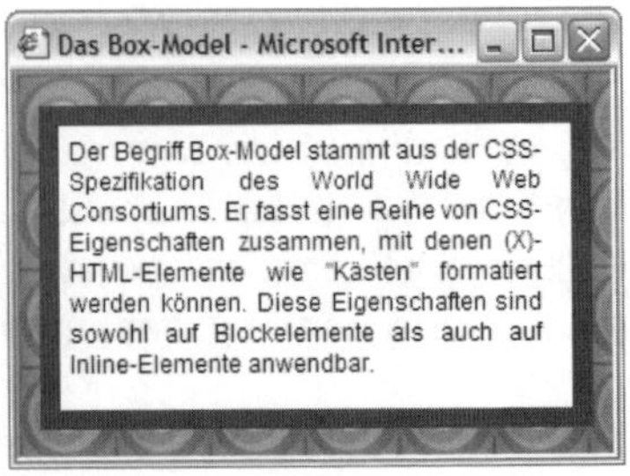

4 Formatieren Sie danach die Außenabstände des Absatzes. Da es hier eine Besonderheit gibt, fügen Sie aber zunächst einen weiteren Absatz in das Dokument ein. Sie können hierzu einfach den vorhandenen kopieren.

Mit der nachstehenden Änderung der CSS-Definition für Absätze legen Sie einen Außenabstand von 30 Pixeln fest:

```
p {
    font-family: Arial, Helvetica, sans-serif;
    font-size: 12px;
    text-align: justify;
    background-color: #FFFFFF;
    border: 10px solid #990000;
    padding: 5px 15px 20px 5px;
    margin:30px;
}
```

Speichern Sie die Datei danach ab und rufen Sie sie im Browser auf.

Das Ergebnis ist ein bisschen erklärungsbedürftig. Zunächst einmal ist der Abstand der beiden Absätze zum linken und oberen Browserfensterrand größer als die eingestellten 30 Pixel. Das liegt an dem Abstand vom Browserfenster zum Dokumentinhalt, den die Browser automatisch einfügen, dem so genannten Browser-Offset.

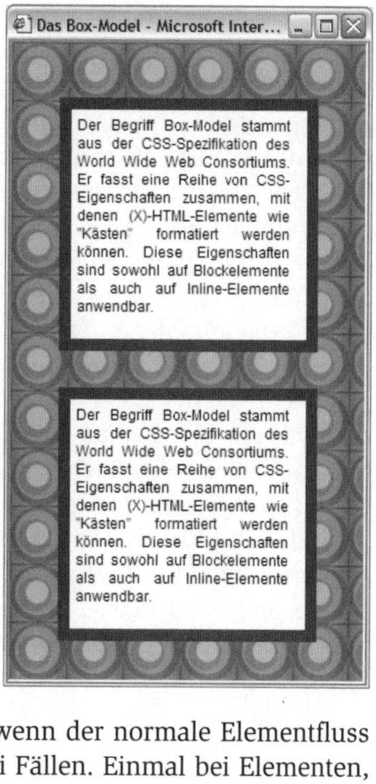

Der Abstand zwischen den beiden Absätzen ist im Gegensatz dazu kleiner, als zu erwarten wäre, nämlich 30 statt 60 Pixel (unterer Abstand des ersten Absatzes + oberer Abstand des zweiten Absatzes). Der Grund hierfür ist, dass bei übereinander liegenden Elementen der vertikale Abstand nicht einfach addiert wird, sondern zusammengezogen.

Von dieser Regelung wird nur abgewichen, wenn der normale Elementfluss außer Kraft gesetzt wird. Das passiert in zwei Fällen. Einmal bei Elementen, die mit CSS positioniert werden, und wenn der Elementfluss gezielt mit der CSS-Eigenschaft *float* verändert wird. Zum Thema CSS-Positionierung lesen Sie mehr im Abschnitt „Positionierung mit CSS“ ab Seite 415. Die Eigenschaft *float* wird im Abschnitt „Elementfluss von Blockelementen steuern“ ab Seite 332 eingehend behandelt.

5 Auch die Eigenschaft *margin* kann für jede Kante des Elements individuell bestimmt werden. Die Syntax ist analog zu *padding*, das heißt, Sie können die Werte für jede Kante einzeln notieren mit der Anweisung *margin-top:Wert; margin-right:Wert; margin-bottom:Wert; margin-left:Wert* oder verkürzt in einer einzigen Anweisung, wobei die Werte in derselben Reihenfolge wie bei *padding* vergeben werden: *margin: Oberkante rechte_Kante Unterkante linke_ Kante.*

Browser-Offset mit CSS abschalten

Wenn Sie den Browser-Offset abschalten wollen, müssen Sie nur die Eigenschaft *margin* für das *body*-Tag auf einen Wert von 0 Pixeln setzen.

Abmessungen festlegen

Breite und Höhe eines Elements werden mit den Eigenschaften *width* und *height* festgelegt. Die Werte hierfür können sowohl mit relativen als auch mit absoluten Maßeinheiten bestimmt werden. Außerdem gibt es noch die Einstellung *auto*, bei der die Festsetzung der Größe des Elements dem Browser überlassen wird. Die beiden Eigenschaften geben an, welche Fläche für den Inhalt des Elements zur Verfügung steht. Um zu ermitteln, wie viel Platz das Element insgesamt im Browserfenster beansprucht, müssen Sie noch den Innen- und Außenabstand sowie die Breite des Rands dazurechnen. Dementsprechend berechnet sich die Gesamtbreite aus dem Wert für *width* zuzüglich dem linken und rechten äußeren Abstand (*margin-left* + *margin-right*), der Breite der linken und rechten Umrandung (*border-left-width* + *border-right-width*) und dem linken und rechten Innenabstand (*padding-left* + *padding-right*).

Ein Absatz mit der CSS-Formatierung *p{width: 100px; border:10px solid; padding:10px; margin10px}* würde also über eine Breite von insgesamt 160 Pixeln laufen: 100 Pixel Inhalt (*width*) + 20 Pixel Innenabstand (je 10 Pixel links und rechts) + 20 Pixel Rand (je 10 links und rechts) + 20 Pixel Außenabstand (dito). Die nebenstehende Abbildung veranschaulicht dieses Prinzip.

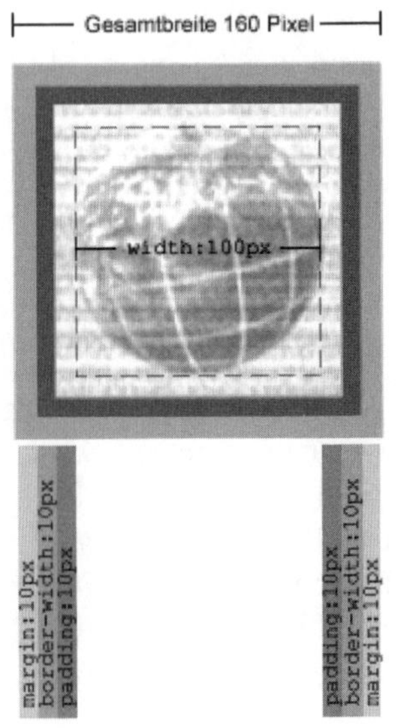

p{width:100px; border:10px solid; padding:10px; margin10px}

Die Implementierung des Box-Modells in der Internet Explorer-Version 5.x weicht allerdings von diesem offiziellen Standard ab. Die Breite der Umrandung sowie der Innenabstand werden hier in die Breite des Inhalts eingerechnet anstatt dazuaddiert. Die Darstellung kann sich daher erheblich von anderen Browsern unterscheiden. Der Abschnitt 10.5 ab Seite 356 beschäftigt sich eingehend mit diesem Problem.

Die tatsächliche Höhe des Elements wird ganz ähnlich ermittelt, allerdings mit dem Unterschied, dass bei normalem Elementfluss die Außenabstände übereinander liegender Elemente zusammengezogen werden (siehe auch „Abstände definieren" ab Seite 325).

1 Öffnen Sie die Datei *boxmod3.htm* aus dem Übungsordner zu diesem Kapitel. Sie entspricht dem Stand nach am Ende des vorhergehenden Beispiels.

2 Legen Sie zuerst die Breite des Elements fest, indem Sie die Formatierung des *p*-Tags wie folgt ergänzen:

```
p {
    ...(bestehende Formate ausgelassen)...
    width:150px;
}
```

Speichern Sie die Datei anschließend ab und überprüfen Sie das Ergebnis im Browser. Der Screenshot zeigt nur den ersten Absatz.

Die Kästen sind jetzt deutlich schmaler als vorher. Der Text läuft über eine Breite von 150 Pixeln und wird dann automatisch umbrochen. Entsprechend sind die beiden Absätze jetzt auch höher als vorher.

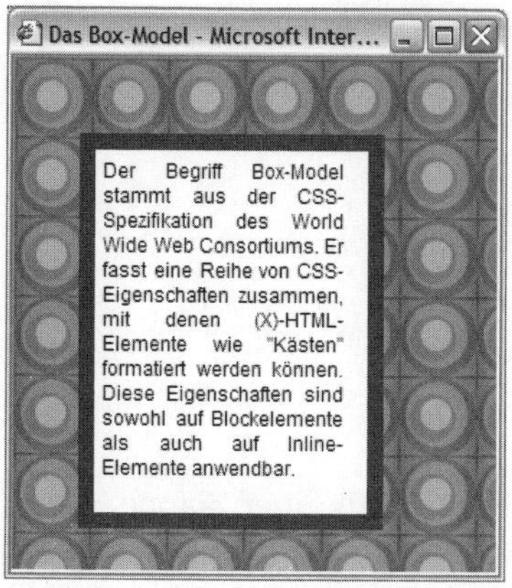

3 Legen Sie jetzt die Höhe ebenfalls auf 150 Pixel fest, indem Sie die entsprechende Angabe in der CSS-Definition ergänzen:

```
p {
...(bestehende Formate ausgelassen)...
   height:150px;
}
```

Trotz dieser Ergänzung bleibt die Darstellung im Internet Explorer unverändert. Der Text wird weiterhin vollständig angezeigt, wobei die Höhe automatisch auf die dafür benötigte Größe ausgedehnt wird.

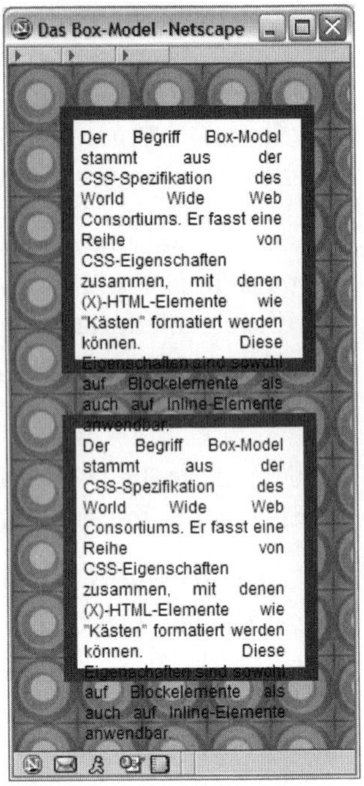

Wie der nebenstehende Screenshot zeigt, verhält sich der Netscape Communicator in diesem Fall leider anders.

Der Text wird zwar wie im Internet Explorer angezeigt, Hintergrundfarbe und Umrandung werden hingegen entsprechend der Größenangabe dargestellt, die durch die Angabe *height* festgelegt wurde.

Im nächsten Schritt sehen Sie, wie Sie dieses Problem umgehen können.

4 Löschen Sie zuerst den Text im zweiten Absatz bis auf den ersten Satz und lassen Sie sich die Datei nach erneuter Speicherung wieder im Browser anzeigen.

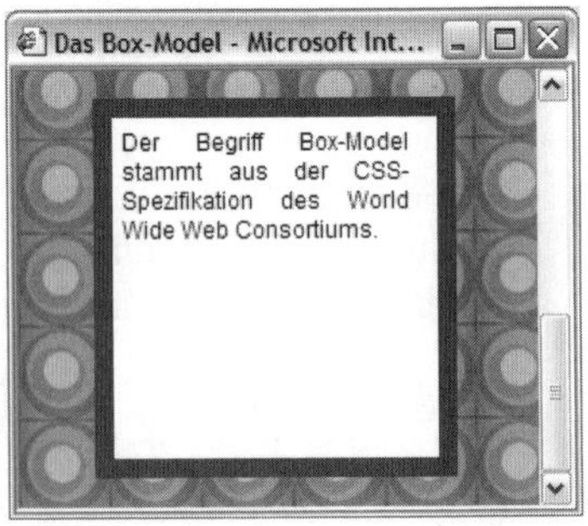

Obwohl der Inhalt des zweiten Absatzes nicht mehr die vollen 150 Pixel Höhe benötigt, wird das Element in beiden Browsern entsprechend der *height*-Einstellung angezeigt. Ein solcher „halb leerer" Kasten sieht natürlich ziemlich merkwürdig aus.

Setzen Sie daher den Wert für die Eigenschaft *height* auf *auto*:

```
p {
...(bestehende Formate ausgelassen)...
   height:auto;
}
```

Mit dieser Einstellung schlagen Sie zwei Fliegen mit einer Klappe. Die unterschiedliche Darstellung übergroßer Inhalte, wie sie im vorhergehenden Schritt aufgetreten ist, wird umgangen und Elemente, die weniger Platz beanspruchen, werden nicht mehr in übergroßen Kästen angezeigt. Stattdessen sind Hintergrund und Umrandung des Elements immer an den Inhalt angepasst, wie Sie sehen können, wenn Sie die Datei nach erneuter Speicherung einmal in beiden Browsern aufrufen.

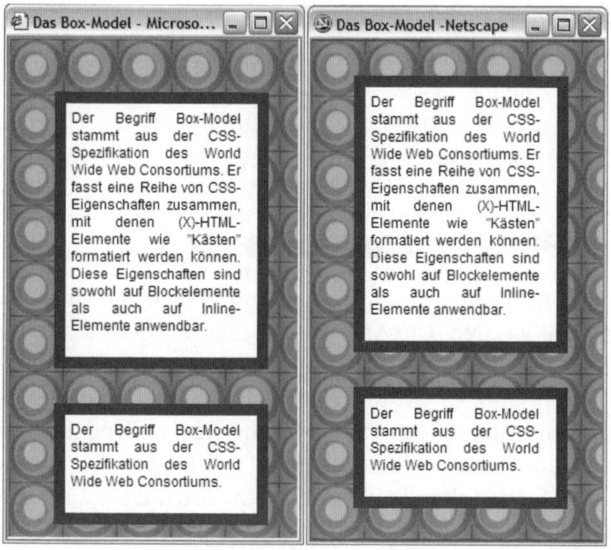

Mindest- und Maximalgröße eines Elements mit CSS bestimmen

In der CSS-Spezifikation 2.0 sind Eigenschaften zur Bestimmung von Mindest- bzw. Maximalgröße von Elementen vorgesehen.

Die Eigenschaften *min-height* und *min-width* bestimmen die Mindestgröße, während Sie mit *max-height* und *max-width* die höchstmöglichen Abmessungen des Elements festlegen können. Die Behandlung übergroßer Inhalte müssen Sie bei der Verwendung von *max-height* durch die zusätzliche Formatierung der Eigenschaft *overflow* steuern, die im Abschnitt „Positionierung mit CSS" ab Seite 415 vorgestellt wird.

Allerdings unterstützt der Internet Explorer in den gegenwärtigen Versionen die CSS-Eigenschaften für Mindest- und Maximalgröße von Elementen gar nicht und overflow nur lückenhaft, weswegen sie derzeit noch nicht verwendet werden sollten. Zur Veranschaulichung ihrer Wirkungsweise wurde die Datei aus dem obigen Beispiel mit einer *max-height* von 150 Pixeln bei Absätzen versehen und im Netscape Communicator geladen.

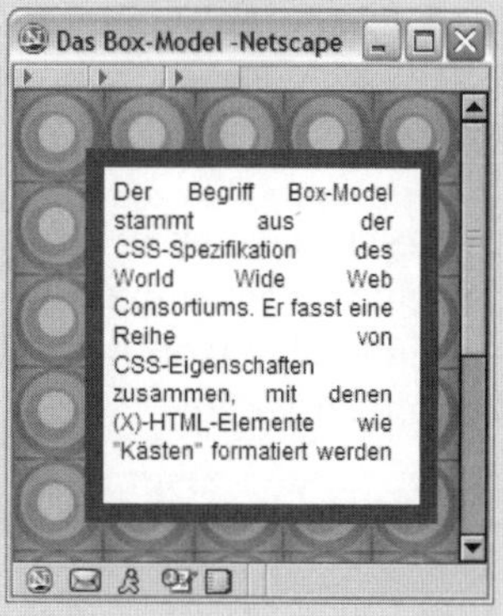

Feste Größenangaben, die Sie mit *width* und *height* machen, werden also vom Browser automatisch „überschrieben", wenn die so festgelegten Abmessungen des Elements nicht zur vollständigen Anzeige seines Inhalts ausreichen. Enthält das Element Text, findet dabei nur in der Höhe eine Ausdehnung statt. Füllt der Inhalt den zur Verfügung stehenden Platz hingegen nicht vollständig aus, wird das Element trotzdem den Größenangaben entsprechend angezeigt.

Allerdings verhalten sich Internet Explorer und Netscape Communicator unterschiedlich, was die Darstellung des übergroßen Inhalts angeht. Um eine unerwünschte Darstellung zu vermeiden, ist es daher empfehlenswert, zumindest die Elementhöhe durch den Browser festlegen zu lassen, indem die Eigenschaft *height* auf den Wert *auto* gesetzt wird.

Elementfluss von Blockelementen steuern

Mit den CSS-Eigenschaften *float, clear* und *display* kann der Elementfluss in Dokumenten gezielt beeinflusst werden. Die Anwendung dieser Eigenschaften wirkt sich auf Block- und Inline-Elemente unterschiedlich aus.

Die Beeinflussung des Elementflusses ermöglicht bereits eine weitreichende Kontrolle des Seitenlayouts. Wenn es also nicht unbedingt auf exakte Positionierung ankommt, können Sie mit entsprechendem Einsatz von *float, clear* und *display* auf die Verwendung von Layouttabellen weitgehend verzichten. Der Quellcode Ihrer Seiten kann dadurch enorm vereinfacht werden. In Abschnitt 13.3 ab Seite 429 wird beschrieben, wie Sie die Verwendung von Layouttabellen durch die Nutzung des Box-Modells in Verbindung mit CSS-Positionierung auch in komplexen Layouts stark reduzieren können.

10.2 Inline-Boxen

Eine weitere Variante von Boxen sind die so genannten Inline-Boxen, die gerade dann entstehen, wenn mit Inline-Elementen wie *em* oder *img* gearbeitet wird. Der folgende Abschnitt vermittelt einen Eindruck der Möglichkeiten für Inline-Boxen sowie insbesondere Unterschiede zu den gerade eben behandelten Block-Boxen.

An dieser Stelle ist es sinnvoll, eine Übersicht über die gängigsten Inline-Level-Elemente zu geben bzw. zu wiederholen, damit Sie im Folgenden einen genaueren Eindruck davon haben, auf welche Elemente die Inline-Formatierungen tatsächlich zutreffen:

A	ABBR	ACRONYM	ADDRESS	B
BDO	BIG	CITE	CODE	DFN
EM	I	IMG	KBD	LABEL
LEGEND	Q	SAMP	SMALL	SPAN
STRONG	SUB	SUP	TT	VAR

Beachten Sie, dass alle als deprecated gekennzeichneten Elemente in dieser Tabelle keine Beachtung finden.

Einführendes Beispiel

Das Prinzip der Inline-Boxen versteht man am besten, indem sie anhand eines einfachen Beispiels demonstriert werden. Schauen Sie sich daher zunächst den folgenden Code an:

```
<p>Das Prinzip der <strong>Inline-Boxen</strong> versteht man am besten,
indem sie anhand eines <em>einfachen</em> Beispiels demonstriert werden.
Schauen Sie sich daher zun&auml;chst den <span style="color:red">
folgenden Code</span> an.</p>
```

Hier das Ergebnis:

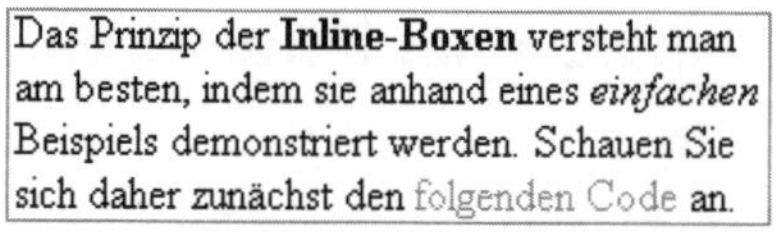

Offensichtlich wird zunächst ein umschließender Block durch das Element *p* erzeugt, der hier allerdings nicht weiter von Relevanz ist. Es ist ausreichend zu wissen, dass Inline-Elemente, die innerhalb eines Blockelements angelegt werden auch direkt zu diesem gehören und von ihm umschlossen werden.

Da Inline-Boxen durch Inline-Elemente erzeugt werden, liegt es nahe, die folgenden Inline-Boxen zu vermuten: eine Inline-Box für das Inline-Element *strong*, eine für das Element *em*, sowie eine dritte für das Element *span*.

Tatsächlich werden hier aber sogar sieben Inline-Boxen generiert. Der Grund dafür ist, dass Elemente nie frei im Raum schweben, sondern immer in eine umgebende Box integriert sein müssen. Es ergeben sich in diesem Fall also die folgenden Boxen

Erzeugte Box	Inhalt der erzeugten Box
Anonyme Inline-Box	Das Prinzip der
Inline-Box *strong*	Inline-Boxen
Anonyme Inline-Box	versteht man am besten, indem sie anhand eines
Inline-Box *em*	einfachen
Anonyme Inline-Box	Beispiels demonstriert werden. Schauen Sie sich daher zunächst den
Inline-Box *span*	folgenden Code
Anonyme Inline-Box	an.

Wie Sie sehen, sind neben den selbst erklärenden Inline-Boxen auch noch so genannte anonyme Inline-Boxen erzeugt worden. Worum es sich hierbei im Detail handelt und welche anderen Varianten von Inline-Boxen es gibt, klärt der folgende Abschnitt.

Inline-Box-Varianten

Eine Inline-Box kann in einer Reihe unterschiedlicher Variationen auftreten, die nun beleuchtet werden sollen:

- als Inline-Box eines Inline-Elements innerhalb eines Block-Level-Elements
- als eine innerhalb eines Block-Level-Elements implizit generierte Inline-Box
- als Compact-Box
- als Marker-Box, die hier nicht näher behandelt werden soll
- als Run-In-Box

Die Inline-Box eines Inline-Elements innerhalb eines Block-Level-Elements

Der erste Fall stellt die am weitesten verbreitete Variante dar – sie entsteht jeweils dann, wenn ein Inline-Element erzeugt wird:

- `<b>fett</b>`

Anonyme Inline-Boxen

Eine innerhalb eines Block-Level-Elements implizit generierte Inline-Box wird auch als anonyme Inline-Box bezeichnet (Sie haben ein umfangreicheres Beispiel hierfür bereits in der Einführung gesehen). Warum das so ist, zeigt das folgende Beispiel:

- `<p>Ein <b>fetter</b> Text.</p>`

In diesem Beispiel wird nicht etwa nur eine Inline-Box erzeugt, sondern drei. Offensichtlich ist hierbei die vom Element *b* generierte Box. Da jedoch die umgebenden Wörter *Ein* und *Text* nun frei im Raum schweben würden, entstehen für sie ebenfalls je eine Inline-Box, die sozusagen im Hintergrund und ohne Zutun des Entwicklers erzeugt werden.

Beachten Sie, dass der Inhalt von anonymen Inline-Boxes nicht durch CSS-Deklarationen angesprochen werden kann.

Die Compact-Box

Eine Compact-Box wird je nach Situation als Inline- oder Block-Box dargestellt. Sie definieren eine Compact-Box durch Angabe der Formatierung *display: compact*. Für *display* gibt es noch eine Reihe weiterer Einstellungen, die in den nachfolgenden Abschnitten detaillierter erläutert werden.

Das nachstehende Beispiel illustriert das Phänomen der Compact-Box:

```
<!DOCTYPE HTML PUBLIC "-//W3C//DTD XHTML 1.0 Strict//EN"
     "http://www.w3.org/TR/xhtml1/DTD/xhtml1-strict.dtd">
<html xmlns="http://www.w3.org/1999/xhtml" xml:lang="de">
<head>
   <title>Compact-Box Beispiel</title>
<style type="text/css">
dt { display: compact; }
dd { margin-left: 8em; }
</style>
</head>
<body>
   <dl>
      <dt>Erster Punkt</dt>
      <dd>Text f&uuml;r den ersten Punkt</dd>
      <dt>Zweiter Punkt mit einem l&auml;ngeren Text</dt>
      <dd>Text f&uuml;r den zweiten Punkt</dd>
   </dl>
</body>
</html>
```

Das Ergebnis sieht wie folgt aus:

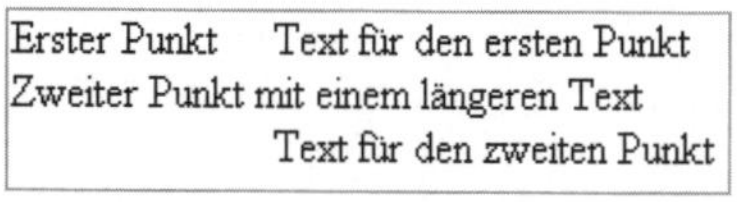

Abhängig von der Länge des *dt*-Elements - in diesem Fall ist die Grenze bei *8em* gesetzt - wird *dt* als Inline-Element oder als Block-Level-Element dargestellt. Dabei wird ein kürzeres Element zum Inline-Element, ein längeres zum Block-Level-Element gemacht.

Leider interpretieren derzeit nur aktuelle Opera-Browser die Compact-Boxes so, wie es eigentlich vorgesehen ist. Der Internet Explorer beispielsweise ignoriert die Inline-Box-Möglichkeit und erzeugt in jedem Fall Block-Level-Elemente:

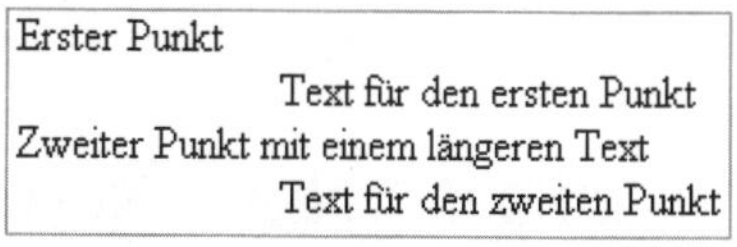

Die Run-In-Box

Ähnlich wie bei der Compact-Box ist hier die Darstellungsweise abhängig von den äußeren Gegebenheiten der Box. Folgt auf die Run-In-Box eine Block-Box, wird die Run-In-Box als erste Inline-Box dieser Block-Box dargestellt.

Folgt auf die Run-In-Box keine Block-Box, wird die Run-In-Box selbst als Blockbox angelegt. Auch hier soll ein kurzes Beispiel das gerade Gesagte illustrieren.

```
<!DOCTYPE HTML PUBLIC "-//W3C//DTD XHTML 1.0 Strict//EN"
     "http://www.w3.org/TR/xhtml1/DTD/xhtml1-strict.dtd">
```

```
<html xmlns="http://www.w3.org/1999/xhtml" xml:lang="de">
<head>
   <title>Run-In-Box Beispiel</title>
<style type="text/css">
.run-in { display: run-in; }
</style>
</head>
<body>
   <p class="run-in">Erster Absatz.</p>
   <p>Ein weiterer Absatz.</p>
</body>
</html>
```

Hier sehen Sie das Ergebnis:

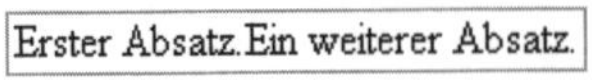

Auch hier gilt, dass nur aktuelle Opera-Browser zu einer richtigen Interpretation dieser Möglichkeit in der Lage sind. Der Internet Explorer ignoriert die Angabe völlig:

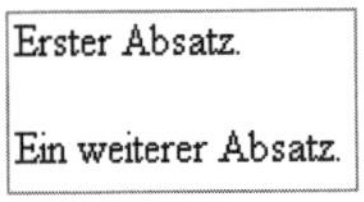

Das Line-Box-Modell

Zwischen der bekannten Block-Box und den hier vorgestellten Inline-Boxen liegt die so genannte Line-Box. Eine Line-Box ist, vereinfacht ausgedrückt, eine Zeile Text. Da Sie mittlerweile wissen, dass eine Zeile Text weit mehr ist als nur der bloße Text, kann die Definition allerdings enger gefasst werden: Eine Line-Box ist die Box, die eine durch eine oder mehrere (anonyme) Inline-Boxen aufgeteilte Zeile Text enthält.

Die Höhe einer Line-Box

Wenn Sie eine Line-Box betrachten, können Sie feststellen, dass alle Elemente innerhalb der Box vertikal an der Textbasislinie ausgerichtet sind (*vertical-align: baseline;*).

Was passiert, wenn nun Elemente mit anderen Schriftgrößen oder Schriftfamilien verwendet werden?

Hier wird in einem ersten Schritt die durch das Element erzeugte Inline-Box berechnet, wobei insbesondere die Höhe von Interesse ist. Die Inline-Box wird danach in der Line-Box entsprechend deren *vertical-align*-Eigenschaft ausgerichtet.

Offensichtlich gibt es zwei Spezialfälle, wenn Inline-Boxes in einer Line-Box aufgenommen werden: Zum einen kann die erzeugte Inline-Box eine geringere Höhe aufweisen als die umschließende Line-Box. In diesem Fall verbleibt oben und unten jeweils eine leere Fläche. Zum anderen ist es möglich, dass eine erzeugte Inline-Box eine größere Höhe aufweist als die umgebende Line-Box. Letztere wird in einem solchen Fall entsprechend erweitert, sodass die Inline-Box komplett aufgenommen werden kann.

Ein Beispiel soll diese Sachverhalte erläutern:

```
<!DOCTYPE HTML PUBLIC "-//W3C//DTD XHTML 1.0 Strict//EN"
    "http://www.w3.org/TR/xhtml1/DTD/xhtml1-strict.dtd">
<html xmlns="http://www.w3.org/1999/xhtml" xml:lang="de">
<head>
  <title>Beispiel für Line-Boxes</title>
</head>
<body>
  <p><span style="background:lightgrey">Ein</span>
    <span style="background:lightgrey">einfaches</span>
     <span style="background:lightgrey">Beispiel</span>.
   </p>
  <p><span style="background:lightgrey">Ein</span>
     <span style="background:lightgrey;font-size:8pt">einfaches</span>
      <span style="background:lightgrey">Beispiel</span>.
  </p>
   <p><span style="background:lightgrey">Ein</span>
      <span style="background:lightgrey">einfaches</span>
       <span style="background:lightgrey;font-size:22pt">Beispiel</span>.
   </p>
</body>
</html>
```

Hier wird ein einfacher Text hergenommen, der auf drei Zeilen jeweils denselben Inhalt hat. Der einzige Unterschied sind die verschiedenen Schriftgrößen einzelner Wörter. Jedes Inline-Element, das nicht anonym ist, wird zusätzlich mit einer Hintergrundfarbe versehen, damit Sie leicht erkennen können, welche Auswirkung die Textformatierung auf die Line-Box hat:

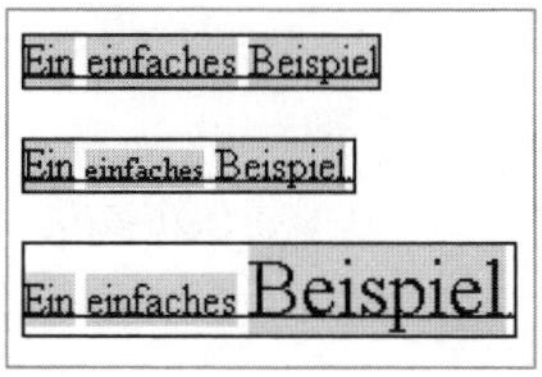

Zur weiteren Verdeutlichung wurde in diesem Beispiel die Textbasislinie als schwarzer Strich eingezeichnet sowie die (normalerweise nicht sichtbare) Umrandung der Line-Box durch ein schwarzes Rechteck angedeutet.

Wie Sie sehen, verändert sich die Höhe einer Line-Box nur dann, falls aufgrund eines Inline-Elements eine erweiterte Höhe notwendig wird. Kleinere Elemente hingegen werden einfach eingefügt und erhalten dann oben und (falls notwendig) unten einen freien Zwischenraum.

Vertikale Ausrichtung innerhalb einer Line-Box

Für die endgültige Höhe einer Line-Box ist auch die vertikale Ausrichtung innerhalb derselben entscheidend.

Im letzten Beispiel wurde implizit die vertikale Ausrichtung *baseline* verwendet. Was passiert, wenn eine andere vertikale Ausrichtung zum Einsatz kommt oder sogar verschiedene vertikale Ausrichtungen innerhalb einer Line-Box genutzt werden?

Auch in diesem Fall wird die Höhe der Line-Box angepasst. Zunächst werden alle Inline-Boxen berechnet und innerhalb der Line-Box vertikal gemäß ihres Eigenschaftswerts für *vertical-align* angeordnet. Entstehen dabei Überhänge - würden Inline-Boxen also über die untere beziehungsweise obere Begrenzung der Line-Box hinausragen -, wird die Höhe der Line-Box so weit vergrößert, dass die Inline-Boxen komplett aufgenommen werden können.

Daraus folgt, dass eine Line-Box immer abhängig von der Formatierung ihrer eingeschlossenen Inline-Boxen ist. Insbesondere entspricht die Höhe eine Line-Box der Differenz zwischen der Oberkante des am höchsten gelegenen Objekts und der Unterkante des am niedrigsten gelegenen Objekts.

Ein Beispiel illustriert diese einfache Rechnung:

```
<!DOCTYPE HTML PUBLIC "-//W3C//DTD XHTML 1.0 Strict//EN"
    "http://www.w3.org/TR/xhtml1/DTD/xhtml1-strict.dtd">
<html xmlns="http://www.w3.org/1999/xhtml" xml:lang="de">
<head>
  <title>Beispiel für Line-Boxes</title>
</head>
<body>
  <p><span style="background:lightgrey">Ein</span>
      <span style="background:lightgrey">einfaches</span>
       <span style="background:lightgrey">Beispiel</span>.
   </p>
  <p><span style="background:lightgrey">Ein</span>
      <span style="background:lightgrey;
                    vertical-align:sub">einfaches</span>
       <span style="background:lightgrey">Beispiel</span>.
  </p>
   <p><span style="background:lightgrey">Ein</span>
      <span style="background:lightgrey">einfaches</span>
       <span style="background:lightgrey;
                          vertical-align:super">Beispiel</span>.
   </p>
   <p><span style="background:lightgrey">Ein</span>
      <span style="background:lightgrey;
                    vertical-align:sub">einfaches</span>
       <span style="background:lightgrey;
                    vertical-align:super">Beispiel</span>.
   </p>
</body>
</html>
```

Analog zum vorangegangenen Beispiel wird hier mit einem zeilenweise identischen Text demonstriert, welche Auswirkungen die verschiedenen Angaben von *vertical-align*-Eigenschaftswerten auf die umgebende Line-Box haben. Das Ergebnis ist im folgenden Screenshot dargestellt:

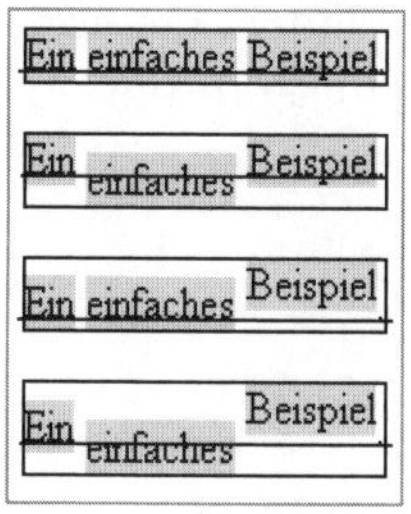

Auch hier wurden zur Verdeutlichung wieder die Basislinie des Textes sowie der Rahmen der umschließenden Line-Box angedeutet.

Konsequenz aus der Höhenberechnung von Line-Boxen

Die logische Konsequenz aus den eben gesehenen Beispielen ist, dass man im Allgemeinen nicht davon ausgehen kann, dass einzelne Zeilen eines Absatzes die gleiche Höhe haben, sobald unterschiedliche Schriftformatierungen oder vertikale Ausrichtungen zum Einsatz kommen. In der Regel dürfte dieses Verhalten nicht den Wünschen des Entwicklers entsprechen, weshalb eine genaue Planung und Prüfung solcher Inhalte notwendig ist.

Eine Möglichkeit zur Vermeidung des Problems besteht darin, die Zeilenhöhen von vornherein größer anzugeben.

Horizontale Ausrichtung und Breite

Die Breite einer Line-Box ergibt sich direkt aus der Summe der Breiten ihrer Inline-Boxen. Limitiert wird sie dabei von der maximalen Breite ihrer umschließenden Block-Box. Wichtig: Die Breite einer Line-Box kann nicht durch die *width*-Eigenschaft bestimmt werden.

Interessant ist nun also die Frage, wie Line-Boxen innerhalb von umgebenden Block-Boxen ausgerichtet werden können.

Standardmäßig ist für Line-Boxen die Ausrichtung *text-align:left* eingetragen. Somit ergibt sich, dass Line-Boxen in den meisten Fällen nicht den rechten Beschränkungsrand, der durch die umschließende Block-Box vorgegeben ist, erreichen können. Das liegt daran, dass Line-Boxen nur jeweils so viele Inline-Boxen aufnehmen, bis kein Element mehr vorhanden ist oder das nächste hinzuzufügende Element die Breitenbeschränkung der Block-Box sprengen würde. Ein solches Element wird in die nächste Line-Box eingefügt:

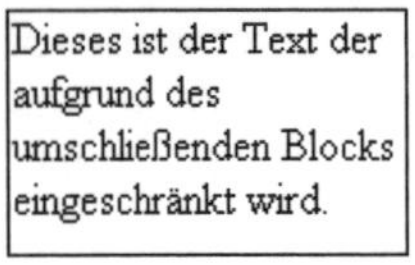

Nun kann der rechte Rand allerdings trotzdem erreicht werden, indem die horizontale Ausrichtung des Inhalts einer Line-Box über das *textalign*-Attribut auf *right* (rechtsbündig) oder *justify* (Blocksatz) gesetzt wird:

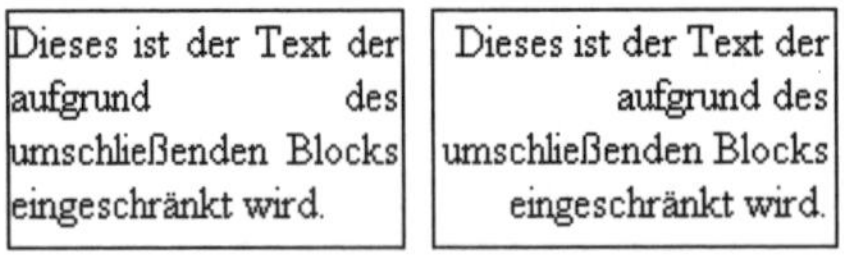

Links wurde eine *justify*-Formatierung gewählt, rechts eine *right*-Formatierung.

Rahmen und Hintergründe

Sie haben bereits die Eigenschaften *background*, *padding*, *border* und *margin* für Block-Boxen kennen gelernt. Im Kontext der Inline- bzw. Line-Boxen haben diese Elemente eine andere Wirkung. Diese Unterschiede sollen zum Abschluss dieses Abschnitts dargestellt werden.

- *margin*: Diese Eigenschaft kann zwar für jede Seite einer Inline-Box festgelegt werden, wirkt sich aber nur auf die rechte und linke Seite aus, wird also insbesondere für die obere und untere Seite nicht beachtet.
- *border*: Die *border*-Eigenschaft ist für alle vier Seiten einer Inline-Box gültig. Die Inline-Box ist dabei oben durch die Oberseite der gesamten Box, unten durch die Unterseite der gesamten Box, links durch die Kante links des ersten Zeichens in der Box und rechts durch die Kante rechts des letzten Zeichens in der Box begrenzt und enthält an diesen Stellen ihren Rahmen.
- *border*- und *padding*-Eigenschaften für Line-Boxen sind zwischen zwei benachbarten Line-Boxen zwar gültig, wirken sich jedoch nicht auf die Höhe der beteiligten Line-Boxen aus. Im Extremfall bedeutet das, dass die eine Line-Box eine andere durch *border*- und *padding*-Einstellungen verdecken kann.

Abschließend sei darauf hingewiesen, dass eine Inline-Box auch leer sein kann (<b></b>). Unabhängig davon werden zugewiesene *padding*-, *border*- und *margin*-Einstellungen dargestellt.

10.3 Listenerzeugung mit dem Box-Modell

Mithilfe des Box-Modells ist es sehr einfach, ein anschauliches Bild vom Aufbau einer Webseite zu erhalten - alles ist in Kästen eingeteilt, wobei jeder Kasten einem bestimmten Typ entspricht und entsprechend dargestellt wird.

Interessanterweise haben Sie durch die Eigenschaft *display* die Möglichkeit, weitergehend zu bestimmen, wie eine bestimmte Box dargestellt werden soll. *Display* bietet Ihnen dabei die folgenden Möglichkeiten:

- *block*: Das Element wird als Blockelement dargestellt und erzeugt also eine Block-Box.
- *inline*: Das Element wird als Inline-Element dargestellt und erzeugt eine oder mehrere Inline-Boxen.
- *list-item*: Das Element wird als Listeneintrag dargestellt.
- *marker*: Das Element wird als Marker-Box dargestellt.
- *none*: Das Element wird nicht dargestellt.
- *run-in*: Das Element wird als Run-In-Box dargestellt.
- *compact*: Das Element wird als Compact-Box dargestellt.

Sie haben Block, Inline-, Run-In- und Compact-Boxen bereits in den vorangegangenen Abschnitten kennen gelernt, sodass diese Varianten hier nicht weiter besprochen werden sollen.

Die *display*-Variante *none* sorgt dafür, dass ein Element nicht dargestellt wird. Bei einem XHTML-Eintrag von

```
<b style="display:none;border:1 px solid">Unsichtbar</b>
```

bleibt das Browserfenster an dieser Stelle also leer - der Zusatzstil *border* wurde hier nur gesetzt, um klarzustellen, dass tatsächlich das gesamte Element nicht gerendert wird und nicht etwa nur der Text.

display: list-item

Besonders spannend und eigentliches Thema dieses Abschnitts ist die Erzeugung von Listen mithilfe des Box-Modells.

Erinnern Sie sich zunächst daran, wie eine herkömmliche Liste definiert wird:

```
<ul>
  <li>Erster Eintrag</li>
  <li>Zweiter Eintrag</li>
  <li>Dritter Eintrag</li>
</ul>
```

In diesem Beispiel wird eine unsortierte Liste mit drei Listeneinträgen erzeugt, die wie folgt dargestellt wird:

- Erster Eintrag
- Zweiter Eintrag
- Dritter Eintrag

Wenn oben von einer herkömmlichen Liste geredet wird, ist damit natürlich nur eine nicht formatierte - oder besser: nur mit Standardwerten formatierte - Liste gemeint. Denn im Rahmen des Box-Modells ist ja ohnehin jedes Element eine Box, die gegebenenfalls aus weiteren Boxen besteht, und somit ist auch diese Liste weit mehr als das, was man auf den ersten Blick sieht.

So sind die bekannten Listenelemente wie *ul* oder *li* bereits mit Stilattributen vorbelegt, die aus der folgenden Liste entnommen werden können:

- *UL, OL, DL, DD* sind definiert als *display: block*, bilden also ein neues Blockelement, in diesem Fall die umschließende Liste.
- *LI* ist definiert als *display: list-item* und steht für einzelne Zeilen innerhalb einer Liste zur Verfügung.

Die Listeneigenschaften gestatten eine Formatierung von Listen, die weit über die Möglichkeiten von normalem HTML hinausreichen.

Ein Element, das mit einem *display: list-item*-Attribut ausgestattet ist, erzeugt eine Haupt-Box für den Elementinhalt sowie eine optionale Markierungs-Box. Die Markierungs-Box bestimmt dabei, wie ein einzelner Listenpunkt gekennzeichnet wird, also beispielsweise durch das Voranstellen eines Gedankenstrichs oder eines ausgefüllten Kreises wie im oberen Beispiel.

Eine als Listentyp deklarierte Box kann durch weitere Eigenschaftswerte genauer definiert werden. Namentlich stehen dem Entwickler hierbei die Eigenschaften *list-style-type* (zum Festlegen des Markierungstyps für diese Liste, insbesondere Verwendung von Glyphen oder Nummern), *list-style-image* (zum Festlegen eines Bildes als Markierung) sowie *list-style-position* (zum Setzen der relativen Position der Markierung zum Inhalt eines Listeneintrags) zur Verfügung, die im Folgenden näher erläutert werden sollen.

list-style-image

Die *list-style-image*-Eigenschaft legt ein Bild fest, das als Listenelementmarkierung verwendet werden soll. Existiert das spezifizierte Bild, wird dieses als Markierung verwendet, anderenfalls wird die Markierung eingesetzt, die im weiter unten beschriebenen *list-style-type* festgelegt wird.

Beispiel:

```
<UL>
      <LI style='list-style-image: url("marker1.bmp")'>
         Das erste Element.
      </LI>
      <LI style='list-style-image: url("marker2.bmp")'>
         Das zweite Element.
      </LI>
      <LI style='list-style-image: url("marker3.bmp")'>
         Das dritte Element.
      </LI>
</UL>
```

Das Ergebnis sieht – bei existierenden Bildern – wie folgt aus:

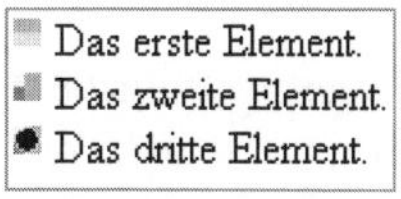

list-style-type

Die Eigenschaft *list-style-type* kommt zum Tragen, falls *list-style-image* nicht gesetzt ist oder auf eine ungültige URI verweist und somit nicht dargestellt werden kann.

Es gibt vier Gruppierungen von möglichen Markierungen, aus denen ausgewählt werden kann.

Die erste Gruppe besteht nur aus einem Element: *none*. Listeneinträge dieser Gruppe werden ohne vorangestellte Markierung dargestellt.

Die zweite Gruppe wird durch die Werte *disc*, *circle* und *square* beschrieben. Hierbei handelt es sich um die typischen Ikone, die bei herkömmlichen ungeordneten Listen verwendet werden.

Numerische Aufzählmöglichkeiten

Die dritte Gruppe umfasst die numerischen Aufzählungsmöglichkeiten, die in der nachstehenden Tabelle zusammengefasst sind:

Wert	Beschreibung	Beispiele
decimal	Dezimalzahlen, beginnend mit 1	1, 2, 3 ...
decimal-leading-zero	Dezimalzahlen, denen, wenn sie einstellig sind, eine Null vorangestellt wird.	01, 02, 03 ...
lower-roman	kleine römische Zahlen	i, ii, iii ...
upper-roman	große römische Zahlen	I, II, III ...

Wert	Beschreibung	Beispiele
hebrew	traditionelle hebräische Nummerierung	Alef, Bet ...
georgian	traditionelle georgianische Nummerierung	an, ban, gan ...
armenian	traditionelle armenische Nummerierung	
cjk-ideographic	einfache ideografische Nummern	z. B. 1, 2, 3 ...
hiragana		a, i, u, e, o, ka, ki ...
katakana		A, I, U, E, O, KA, KI ...
hiragana-iroha		i, ro, ha, ni, ho, he, to ...
katakana-iroha		I, RO, HA, NI, HO, HE, TO ...

Allgemein gesagt ist es empfehlenswert, nummerierte Aufzählungen zu verwenden, da sie es vereinfachen, sich in einer Auflistung zurechtzufinden. Nur in wenigen Ausnahmefällen ist eine ungeordnete Liste ausreichend, beispielsweise, wenn nicht zusammenhängende Inhalte untereinander dargestellt werden sollen.

Alphabetische Systeme

Es gibt drei alphabetische Systeme, die vom Entwickler verwendet werden können:

Wert	Beschreibung	Beispiele
lower-latin, lower-alpha	ASCII-Kleinbuchstaben	a, b, c ...
upper-latin, upper-alpha	ASCII-Großbuchstaben	A, B, C ...
lower-greek	kleine klassische griechische Buchstaben	Alpha, Beta ...

Wichtig: Es ist nicht definiert, wie die Fortführung einer Alphabetaufzählung auszusehen hat, wenn mehr Elemente als Buchstaben im Alphabet vorkommen. Es wird daher - gerade bei längeren Listen - empfohlen, eine nummerierte Aufzählung zu verwenden.

Das folgende Beispiel demonstriert, dass die einzelnen Aufzählungssysteme auch innerhalb einer Liste variiert werden können:

```
<UL>
      <LI style="list-style-type: upper-alpha"> Das erste Element. </LI>
      <LI style="list-style-type: lower-roman"> Das zweite Element.</LI>
      <LI style="list-style-type: decimal"> Das dritte Element.</LI>
</UL>
```

Als Ergebnis erhalten Sie:

A. Das erste Element.
ii. Das zweite Element.
3. Das dritte Element.

list-style-position

Die Eigenschaft *list-style-position* bestimmt, an welcher Stelle das Markierungssymbol in Bezug zu einem Listeneintragsinhalt auftauchen soll.

Mögliche Werte sind:

- *outside*: das Markierungssymbol (besser: die Markierungs-Box) liegt außerhalb der Hauptblock-Box. Wichtiger Hinweis: Bei CSS1 wurde die exakte Position der Markierungs-Box nicht angegeben. CSS2 ist aus Kompatibilitätsgründen in diesem Belang ebenfalls nicht eindeutig. Für eine genauere Kontrolle über die Markierungs-Boxen, müssen daher reine Markierungen verwendet werden.
- *inside*: Die Markierungs-Box ist hier die erste Inline-Box in der Hauptblock-Box, der der Elementinhalt folgt.

Ein Beispiel soll auch hier die Bedeutung des eben Gesagten verdeutlichen:

```
<HTML>
  <HEAD>
    <TITLE>Comparison of inside/outside position</TITLE>
    <STYLE type="text/css">
      UL.outside { list-style-position: outside }
     UL.inside  { list-style-position: inside }
    </STYLE>
  </HEAD>

  <BODY>
    <UL class="outside">
      <LI>Erste Zeile mit langem Inhalt</LI>
      <LI>Zweite Zeile mit langem Inhalt</LI>
    </UL>

    <UL class="inside">
      <LI>Erste Zeile mit langem Inhalt </LI>
      <LI>Zweite Zeile mit langem Inhalt </LI>
    </UL>
  </BODY>
</HTML>
```

Hier werden zwei Klassen (*UL.outside* und *UL.inside*) definiert, von denen eine den Stil *outside*, die andere den Stil *inside* hat. Das Ergebnis ist im Browser leicht zu erkennen:

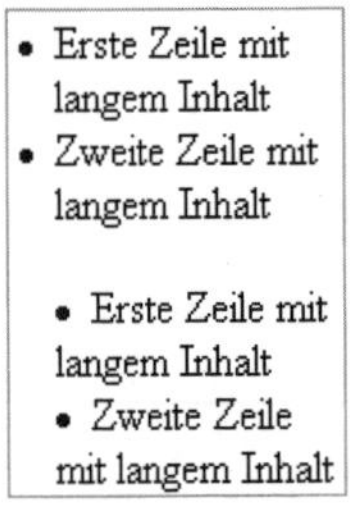

Zum einen fällt auf, dass die eigentliche Markierungs-Box leer gelassen wird, zum anderen, dass der Text ab der zweiten Zeile in den horizontalen Bereich der Markierung hineinragt.

Andere Elemente als Listenelemente verwenden

Wie Sie sich sicherlich schon denken können, ist es auch möglich, andere Tags als die typischen *LI-*, *OL-* oder *UL-*Tags als Listenelemente auszuzeichnen.

Hierzu ist es lediglich notwendig, beim gewünschten Element eine *display: list-style-*Angabe hinzuzufügen.

Im folgenden Beispiel wird das *p*-Tag zum Listenelement umfunktioniert:

```
<!DOCTYPE HTML PUBLIC "-//W3C//DTD XHTML 1.0 Strict//EN"
     "http://www.w3.org/TR/xhtml1/DTD/xhtml1-strict.dtd">

<html xmlns="http://www.w3.org/1999/xhtml" xml:lang="de">
<head>
   <title>Listenbeispiel mit p</title>

<style type="text/css">
P
{
   display: list-item;
    list-style-type: disc;
    list-style-position: inside;
}
</style>
</head>

<body>
    <p>Ein Absatz?</p>
    <p>Oder doch kein Absatz?</p>
</body>
</html>
```

Neben der Einstellung von *display: list-item* wird noch der Markierungstyp über *list-style-type* sowie die Positionierung der Markierung via *list-style-position* festgelegt. Es ergibt sich somit folgendes Bild:

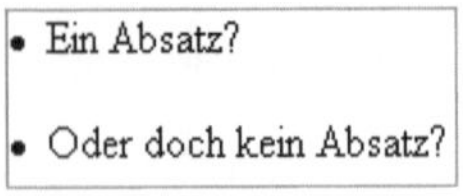

Automatische Zähler und Nummerierung

Sie kennen sicherlich das Problem, dass auf einer Webseite eine Nummerierung von Textabschnitten durchgeführt werden muss, um beispielsweise Kapitel und Unterkapitel übersichtlich darstellen und referenzieren zu können.

Herkömmlicherweise ging man bisher dabei wie folgt vor:

```
<h1>Kapitel 1: Ein Thema</h1>
<h2>1.1: Ein Unterthema</h2>
<h2>1.2: Noch ein Unterthema</h2>
<h1>Kapitel 2: Ein weiteres Thema</h1>
<h2>2.1: Ein Unterthema</h2>
```

Diese Vorgehensweise funktioniert prinzipiell gut, hat aber den Nachteil, dass sie sehr statisch ist. Wenn beispielsweise das Kapitel 2 um ein Kapitel nach hinten verschoben werden muss, müssten Sie alle Zahlenangaben ab diesem Punkt ändern, insbesondere auch in den vorhandenen Unterkapiteln.

In CSS2 gibt es nun eine automatische Zählersteuerung, die durch den Entwickler steuerbar ist und die Möglichkeit bereithält, solche Probleme von vornherein auszuschließen.

content, before und after

Um Zähler dieser Art zu verwenden, muss man zunächst sehen, wie es möglich ist, herkömmliche Tags, die im XHTML-Quelltext vorkommen, bei der Ausgabe um Zusatzinformationen zu erweitern.

Hierzu dienen die beiden Schlüsselwörter *before* und *after*. Definiert man für den *before*- oder *after*-Teil eines Elements ein *content*-Tag, wird dieses zusätzlich jeweils vor beziehungsweise hinter den eigentlichen Inhalt des Tags positioniert.

Ein Beispiel:

```
<style type="text/css">
b:before
{
  content: "START";
}
b:after
{
  content: "ENDE";
}
</style>
```

Kommen diese Definitionen innerhalb des XHTML-Dokuments zum Einsatz, beispielsweise so:

```
Achtung: <b>eingeschlossen</b>!
```

dann erhalten Sie das folgende Resultat im Browser:

Achtung: **STARTeingeschlossenENDE**!

Einfügen von Zählern

Nachdem Sie nun wissen, wie man Präfix- und Postfix-Inhalte an Tags anhängen beziehungsweise voranstellen kann, können Sie nun lernen, wie Zähler definiert und aktualisiert werden.

Hierfür gibt es zwei Befehle, die Hand in Hand miteinander gehen und alle nötigen Fähigkeiten zur Verfügung stellen:

- *counter-reset* setzt einen oder mehrere spezifizierte Zähler auf 0 oder auf den angegebenen Wert.
- *counter-increment* erhöht (inkrementiert) den angegebenen Zähler um 1 oder um den angegebenen Wert.

Wie so häufig erklärt auch hier ein einfaches Beispiel die Anwendungsweise am wirkungsvollsten. Es soll das Einführungsbeispiel des Zählerabschnitts so umgeschrieben werden, dass eine automatische Nummerierung durchgeführt wird.

```
<!DOCTYPE HTML PUBLIC "-//W3C//DTD XHTML 1.0 Strict//EN"
       "http://www.w3.org/TR/xhtml1/DTD/xhtml1-strict.dtd">
  <html xmlns="http://www.w3.org/1999/xhtml" xml:lang="de">
  <head>
    <title>Beispiel</title>
     <style type="text/css">
    H1:before
      {
         content: "Kapitel " counter(kapitel) ": ";
        counter-increment: kapitel;
               counter-reset: unterkapitel;
      }

  H2:before
      {
               content: counter(kapitel) "." counter(unterkapitel) ": ";
               counter-increment: unterkapitel;
            }
   </style>

  </head>
  <body>
  <h1>Ein Thema</h1>
  <h2>Ein Unterthema</h2>
  <h2>Noch ein Unterthema</h2>
  <h1>Ein weiteres Thema</h1>
  <h2>Ein Unterthema</h2>
  </body>
  </html>
```

Das Ergebnis sieht vielversprechend aus – und ist es auch:

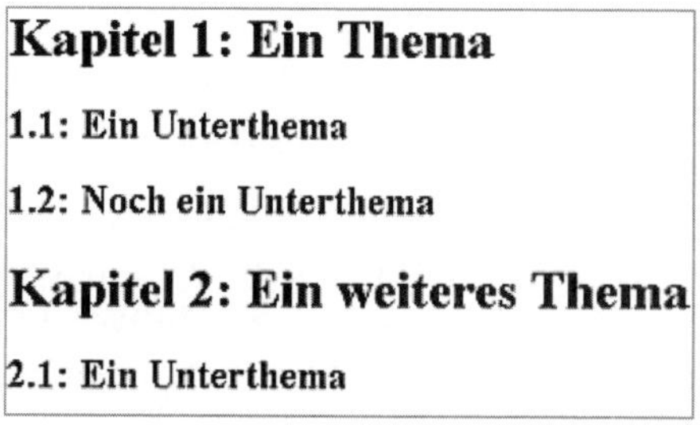

Zählereckdaten

Wie Sie sehen, ist eine Initialisierung des Zählers nicht notwendig, standardmäßig erhält jeder neu definierte Zähler den Wert 0, was ja normalerweise auch gerade das ist, was man als Entwickler benötigt.

Ein Zähler wird gerade dann neu angelegt, sobald er das erste Mal erwähnt wird. Somit ist auch keine Definition erforderlich.

Wird ein Zähler innerhalb eines Elements im *content*-Bereich verwendet, haben Reset- und Inkrementierungsanweisungen Vorrang. Daher wird im Beispiel auch Kapitel 1 als erstes Kapitel ausgegeben und nicht fälschlicherweise Kapitel 0. Weiterhin hat das Zurücksetzen Vorrang vor einer Inkrementierung, falls diese im selben Element durchgeführt wird.

Details zu counter-reset

Sie können beim Zurücksetzen eines Zählers mit *counter-reset* spezifizieren, auf welchen Wert der Zähler zurückgesetzt werden soll. Geben Sie hierzu nach dem Namen einfach den gewünschten Wert ein:

```
■ h1 {counter-reset: zaehler1 55}
```

Das Setzen eines Zählers auf den Wert eines anderen Zählers ist nicht möglich. Die Zeile

```
■ h1 {counter-reset: zaehler1 zaehler2}
```

setzt vielmehr sowohl *zaehler1* als auch *zaehler2* auf den Wert 0 zurück.

counter-reset folgt den bekannten Kaskadierungsregeln. Die beiden folgenden Stylesheet-Definitionen würden also nur das Element *zaehler2* zurücksetzen:

```
■ h1 {counter-reset: zaehler1}
■ h1 {counter-reset: zaehler2}
```

Um dennoch beide Zähler auf einmal zurücksetzen zu können, müssen Sie die Anweisungen zusammenfassen:

```
h1 {counter-reset: zaehler1 0 zaehler2 0}
```

Details zu counter-increment

Es ist möglich, den Erhöhungsschritt für einen Zähler direkt anzugeben, indem Sie gefolgt auf den Namen die Zahl angeben, um die der Zähler erhöht werden soll. Hier sind auch negative Werte erlaubt. Wie bei *counter-reset* können auch hier mehrere Werte gleichzeitig gesetzt werden:

```
h1 {counter-increment: zaehler1 5 zaehler2 -10}
```

Verschachtelungen von Zählern

Zähler sind, wie man in der Programmierung sagen würde, verschachtelbar mit einem jeweils eigenen Gültigkeitsbereich. Verschachtelbar sagt aus, dass es Zähler mit gleichem Namen in untergeordneten Elementen geben kann, die vollkommen autark sind.

Das ist auch sinnvoll, wenn Sie beispielsweise an eine Listenstruktur denken, in der die einzelnen Listenelemente jeweils einen eigenen Zähler benötigen, der unabhängig von dem übergeordneter Listenelemente ist.

Zähler werden automatisch verschachtelt erzeugt, sobald sie in einem Element mit *counter-reset* zurückgesetzt werden. Das folgende Beispiel demonstriert, wie es möglich ist, eine Aufzählung zu simulieren, wie sie von <LI> ohne weitere Formatierungsangaben als sortierte Liste normalerweise dargestellt wird:

```
<!DOCTYPE HTML PUBLIC "-//W3C//DTD XHTML 1.0 Strict//EN"
    "http://www.w3.org/TR/xhtml1/DTD/xhtml1-strict.dtd">
<html xmlns="http://www.w3.org/1999/xhtml" xml:lang="de">
<head>
  <title>Beispiel</title>
   <style type="text/css">
  OL { counter-reset: item }
    LI { display: block }
    LI:before { content: counter(item) ". ";
                          counter-increment: item }
 </style>

</head>
<body>
<OL>
      <LI>Erster Punkt
            <OL>
               <LI>Verschachtelt</LI>
                <LI>Verschachtelt 2</LI>
            </OL>
      </LI>
```

```
        <LI>Zweiter Punkt</LI>
        <LI>Dritter Punkt
            <OL>
                <LI>Verschachtelt</LI>
              </OL>
        </LI>
  </OL>
  </body>
  </html>LI { display: block }
```

Das Ergebnis dürfte Ihnen sehr bekannt vorkommen:

```
1. Erster Punkt
     1. Verschachtelt
     2. Verschachtelt 2
2. Zweiter Punkt
3. Dritter Punkt
     1. Verschachtelt
```

Zugriff auf übergeordnete Zähler

Häufig will der Entwickler auf die Werte der vorhergehenden Zähler zurückgreifen, um beispielsweise eine fortlaufende Nummerierung für Unterpunkte zu erhalten, die als Präfix die Nummer des übergeordneten Zählers erhalten.

Hierfür hält CSS2 die Funktion *counters()* bereit, die eine Zeichenkette aller in übergeordneten Kontexten definierten Zähler mit gleichem Namen, getrennt durch ein übergebenes Trennzeichen, erzeugt.

Das nachstehende Beispiel demonstriert dieses Verfahren. Ersetzen Sie hierzu einfach die Style-Definitionen des vorangegangenen Beispiels durch die folgenden Zeilen:

```
    <style type="text/css">
     OL { counter-reset: item }
     LI { display: block }
    LI:before { content: counters(item, ".") ". ";
                counter-increment: item }
     </style>
```

Als Ausgabe erhalten Sie:

```
1. Erster Punkt
     1.1. Verschachtelt
     1.2. Verschachtelt 2
2. Zweiter Punkt
3. Dritter Punkt
     3.1. Verschachtelt
```

Wie Sie sehen, ist es mithilfe von Zählern sehr leicht möglich, eine ansprechende Struktur zu erzeugen und in XHTML-Dokumente einfließen zu lassen. Der große

Vorteil liegt dabei natürlich in der Tatsache, dass die Nummerierung von Elementen dem Browser überlassen wird und eine Änderung von Dokumentinhalten in Bezug auf eine Auflistung sehr unkompliziert ist.

10.4 Tabellen

Sie haben sich mit herkömmlichen Tabellen bereits in Kapitel 6 auseinander gesetzt. In diesem Abschnitt soll nun kurz darauf eingegangen werden, wie Tabellenformatierungen im Kontext des Box-Modells durchgeführt werden können.

Das wichtigste Merkmal einer Tabelle ist ihr visuelles Layout, man sagt, ihre Struktur sei eng mit dem Layout verknüpft. Es ist daher wenig verwunderlich, dass für die Definition eines Tabellenmodells gerade auf diese visuelle Eigenschaften zurückgegriffen wird - das ist bei HTML 4.0 so und beim darauf basierenden CSS-Tabellenmodell ebenfalls.

Aufbau einer Tabelle

Eine Tabelle besteht, wie Sie wissen, aus einer (optionalen) Überschrift und einer darauf folgenden beliebigen Anzahl von Zeilen, die wiederum aus jeweils mehreren Zellen bestehen können.

Der Hauptbestandteil der Tabelle ist jedoch die Zeile selbst: Während ein Entwickler in der Dokumentsprache explizit die einzelnen Zeilen angeben kann, ist dieses bei Spalten nicht der Fall - vielmehr werden die Spalten erst nach dem Abarbeiten aller Zeilen implizit erzeugt, wobei eine Zuweisung der ersten Zelle jeder Zeile zur ersten Spalte, der zweiten Zelle jeder Zeile zur zweiten Spalte und so weiter durchgeführt wird.

Es besteht allerdings die Möglichkeit, sowohl Zeilen als auch Spalten zu Gruppen zusammenzufassen - diese Gruppierung wird beim Aufbau einer Tabelle natürlich berücksichtigt.

Das Tabellenmodell besteht also aus Tabellen, Überschriften, Zeilen, Zeilengruppen, Spalten, Spaltengruppen und Zellen.

Ähnlich wie bei den Listen, die Sie im vorangegangenen Abschnitt kennen gelernt haben, wird auch bei den Tabellen die grundlegende Formatierung der einzelnen Elemente des Tabellenmodells durch ein Festlegen der *display*-Eigenschaft durchgeführt.

Die folgende Liste stellt die Verknüpfung zwischen den Ihnen bekannten Tags und den zugehörigen *display*-Attributen dar:

Tag	Zugehöriges display-Attribut
table	*table*
tr	*table-row*
thead	*table-header-group*
tbody	*table-row-group*
tfoot	*table-footer-group*
col	*table-column*
colgroup	*table-column-group*
td	*table-cell*
th	*table-cell*
caption	*table-caption*

Etwas anders als Stylesheet ausgedrückt sieht die oben stehende Tabelle wie folgt aus:

```
■ TABLE    { display: table }
■ TR       { display: table-row }
■ THEAD    { display: table-header-group }
■ TBODY    { display: table-row-group }
■ TFOOT    { display: table-footer-group }
■ COL      { display: table-column }
■ COLGROUP { display: table-column-group }
■ TD, TH   { display: table-cell }
■ CAPTION  { display: table-caption }
```

Bevor Sie sich damit beschäftigen können, wie Tabellen mit CSS formatiert werden können, ist es sinnvoll, einmal zu betrachten, was die einzelnen *display*-Möglichkeiten im Detail bedeuten:

display-Eigenschaft	Bedeutung
table	Ein solches Element definiert eine Tabelle auf Blockebene. Es entsteht ein rechteckiger Block, der Teil eines Blockformatierungskontextes ist.
inline-table	Ein solches Element definiert eine Tabelle auf Inline-Ebene. Es entsteht ein rechteckiger Block, der Teil eines Inline-Formatierungskontextes ist.
table-row	Ein solches Element definiert eine Zeile mit einer beliebigen Anzahl von zugehörigen Zellen.
table-row-group	Ein Element dieser Art gruppiert eine oder mehrere Zeilen zu einer einzigen, gemeinsam formatierten Gruppe.
table-header-group	Ein Element dieser Art gruppiert eine oder mehrere Zeilen zu einer einzigen, gemeinsam formatierten Gruppe. Der Unterschied zu *table-row-group* besteht darin, dass die Zeilengruppe immer vor allen anderen Zeilen oder Zeilengruppen und nach allen nach oben ausgelagerten Überschriften angezeigt wird. Diese Kopfzeilen können beispielsweise bei einem Ausdruck auf jeder Seite wiederholt werden.

display-Eigenschaft	Bedeutung
table-footer-group	Ein Element dieser Art gruppiert eine oder mehrere Zeilen zu einer einzigen, gemeinsam formatierten, Gruppe. Der Unterschied zu *table-row-group* besteht darin, dass die Zeilengruppe immer nach allen anderen Zeilen oder Zeilengruppen und vor allen nach unten ausgelagerten Überschriften angezeigt wird. Diese Fußzeilen können beispielsweise bei einem Ausdruck auf jeder Seite wiederholt werden.
table-column	Ein solches Element definiert eine Spalte.
table-column-group	Definiert eine Gruppierung von einer oder mehreren Spalten.
table-cell	Die kleinste Einheit, dieses Element definiert eine Tabellenzelle.
table-caption	Definiert eine Tabellenüberschrift.

Beachten Sie, dass Elemente, für die *display* auf *table-column* oder *table-column-group* gesetzt ist, nicht dargestellt werden, gerade als wäre *display* auf *none* gesetzt. Ihr Nutzen liegt vielmehr in der Möglichkeit, einen Stil für Spalten vorzugeben, die durch sie dargestellt werden.

Erzeugen von Tabellen ohne Tabellen-Tags

Wie mit anderen Tags ist es auch hier möglich, die Eigenschaften beliebiger Tags so umzustellen, dass diese wie echte Tabellenelemente formatiert werden. Anhand des folgenden Beispiels wird klar, wie so etwas aussehen kann:

```
<!DOCTYPE HTML PUBLIC "-//W3C//DTD HTML 4.01 Transitional//EN"
       "http://www.w3.org/TR/html4/loose.dtd">
<html>
<head>
<title>Eigene Tabellen</title>
<style type="text/css">
div.table { display:table; border-collapse:collapse;}
div.tr { display:table-row; }
div.td { display:table-cell; border:thin solid red; padding:5px; }
</style>
</head>
<body>

<div class="table">
 <div class="tr">
  <div class="td">Eine</div>
  <div class="td">einfache</div>
  <div class="td">einfache</div>
 </div>
 <div class="tr">
   <div class="td">Tabelle</div>
    <div class="td">ohne</div>
    <div class="td">table, tr oder td</div>
 </div>
</div>

</body>
</html>
```

Das Ergebnis sieht erwartungsgemäß aus:

Eine	einfache	
Tabelle	ohne	table, tr oder td

XML-Exkurs

Die *display*-Eigenschaften für Tabellen wie *table-row, table-cell* etc. sind im Grunde für die tabellarische Darstellung von XML-Daten gedacht und weniger für den Einsatz in herkömmlichen XHTML-Seiten.

XML selbst kennt keine Möglichkeit, Daten als tabellarisch zu kennzeichnen, dieser Schritt muss von der Style-Sprache übernommen werden, mit deren Hilfe die XML-Daten angezeigt werden. In CSS hat man gerade die *display*-Eigenschaft zu diesem Zweck auserkoren.

Dokumentsprachen wie XML müssen im Gegensatz zu HTML keine Elemente für jedes der verschiedenen Tabellenelemente enthalten. Ausgehend von der Vorstellung, dass nur diejenigen Elemente definiert sein sollen, die auch in einem Dokument vorkommen, wäre das folgende Beispiel daher vollkommen zulässig:

```
 <ZEILE>
  <SPALTE>George</SPALTE>
  <SPALTE >4287</SPALTE >
  <SPALTE >1998</SPALTE >
</ZEILE>
```

Falls es ein Stylesheet gibt, das ähnlich wie dieses aufgebaut ist:

```
ZEILE { display: table-row }
SPALTE { display: table-cell }
```

In diesem Fall werden die fehlenden Elemente (insbesondere das fehlende *table-* bzw. *inline-table*-Element) implizit angefertigt. Man spricht in diesem Zusammenhang auch von anonymen Tabellenobjekten.

Die genauen Regeln für die Erzeugung der anonymen Objekte spielen hier keine Rolle und würden zu weit führen. Da der moderne XHTML-Entwickler aber immer mehr mit XML konfrontiert wird, ist zumindest eine grundlegende Kenntnis dieses Sachverhalts notwendig.

10.5 Troubleshooting

Wie Sie bereits im Abschnitt „Abmessungen festlegen“ ab Seite 328 lesen konnten, weicht die Implementierung des Box-Modells in den Fünferversionen des Internet Explorer vom gültigen Standard ab.

Die Breite der Umrandung und des Innenabstands werden nicht zur Eigenschaft *width* des Elements dazuaddiert, sondern vielmehr eingerechnet, wie die nebenstehende Grafik zeigt. Dadurch steht entsprechend weniger Platz für den Inhalt zur Verfügung, während das Element insgesamt schmaler angezeigt wird, als in anderen Browsern.

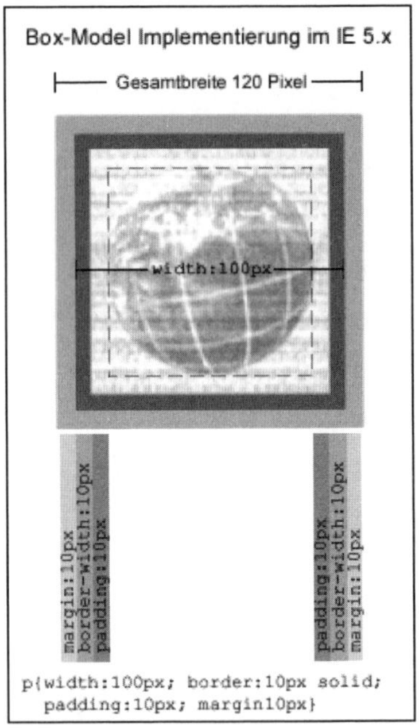

Gerade bei Texten kann das schwer wiegende Folgen haben, denn schon Abweichungen von wenigen Pixeln in der Breite können dazu führen, dass der Text ganz anders umbrochen wird. Zusätzlich dehnt sich das Element dann in der Höhe aus. Kurz gesagt, das gesamte Seitenlayout kann im Internet Explorer 5.x ganz anders aussehen als in anderen Browsern.

Internet Explorer-5.x-Box-Modell im Internet Explorer 6.0 simulieren

Sie können das Verhalten des Internet Explorer 5.x auch im Internet Explorer 6.0 simulieren. Entfernen Sie hierzu die Dokumenttypdefinition und die Einbindung des Namensraums im HTML-Start-Tag aus dem betreffenden Dokument. Bei Dokumenten mit *xml*-Deklaration verwendet der Internet Explorer 6.0 ebenfalls das Box-Modell des Internet Explorer 5.x

Da diese Browserversionen noch relativ verbreitet sind, ist es empfehlenswert, sich mit den Möglichkeiten vertraut zu machen, mit denen Sie trotzdem in allen Browsern eine einheitliche Darstellung erzielen können. Im Folgenden werden die gängigsten Methoden hierfür vorgestellt.

Geschachtelte Boxen

Wie die Überschrift schon sagt, besteht der Trick darin, durch eine Schachtelung von Elementen für eine einheitliche Darstellung in allen Browsern zu sorgen. Die Formatierung der Abstände wird hierbei auf zwei Elemente aufgeteilt.

1 Öffnen Sie die Datei *boxmodel_hack1.htm* im Editor. Das Dokument wurde entsprechend präpariert, um die Box-Modell-Implementierung des Internet Explorer 5.x auch im Internet Explorer 6.0 nachstellen zu können.

Zum Vergleich können Sie die Datei *boxmodel_hack1a.htm* aufrufen, die denselben Inhalt hat, aber dem Standard entsprechend dargestellt wird.

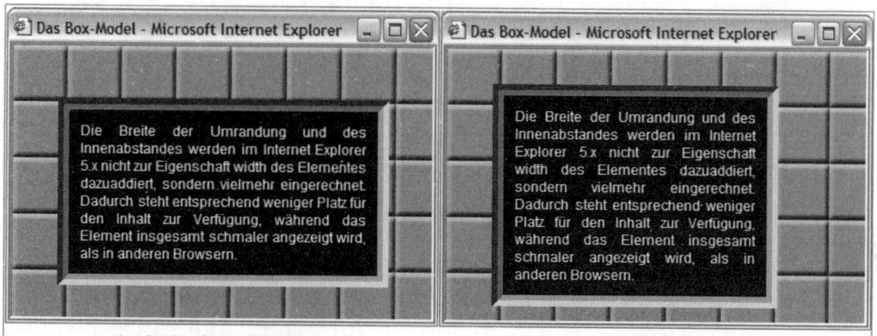

standardkonforme Darstellung — Darstellung im IE 5.x

Bei gleicher Formatierung zeigt der Internet Explorer 5.x das Element deutlich schmaler und höher an.

2 Ändern Sie zuerst die Struktur des Dokuments, indem Sie den Absatz in ein *div*-Tag einschließen:

```
<div>
<p>... </p>
</div>
```

Beachten Sie, dass das Elternelement ein *div*-Tag sein muss, da nur hierin Blockelemente als Inhalt erlaubt sind.

3 Danach müssen Sie noch die Aufteilung der Formatierung vornehmen. Die Angaben zur Breite und zum Außenabstand werden dem Elternelement zugewiesen, während Umrandung und Innenabstand weiterhin für das Kindelement definiert sind. Das zugehörige Stylesheet sieht folgendermaßen aus:

```
div{
   width:250px;
   margin:30px;
}
p {
   font-family: Arial, Helvetica, sans-serif;
   font-size: 12px;
   text-align: justify;
   color:#ffffff;
   background-color: #000000;
   padding: 10px;
   border: 10px inset #33FF00;
   height:auto;
}
```

Speichern Sie die Datei anschließend und rufen Sie sie nacheinander im Internet Explorer und im Netscape Communicator auf.

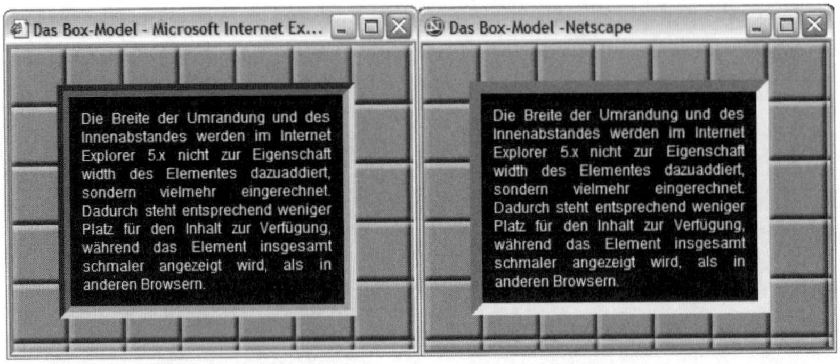

Im Grunde genommen wird durch diese Umstrukturierung des Dokuments die eigenwillige Interpretation des Box-Modells, wie sie der Internet Explorer 5.x vornimmt, den standardkonformen Browsern „aufs Auge gedrückt" – Rand und Innenabstand werden dem Inhalt des Elements zugeschlagen.

Ein Nachteil dieser Methode liegt darin, dass der Quellcode durch die Schachtelung der Elemente komplexer wird, als das bei einheitlicher Umsetzung des Box-Modells unbedingt nötig wäre. Sollte sich das Problem einmal erledigt haben, weil niemand mehr den Internet Explorer 5.x verwendet, ist die nachträgliche Entfernung dieser Trickserei mit erheblichem Aufwand verbunden, da dann der Quellcode sämtlicher betroffener Dokumente durchforstet werden muss.

Im Folgenden werden daher einige Alternativen vorgestellt, die den Hebel an zentraler Stelle, nämlich der CSS-Formatierung, ansetzen.

Der „Tantek-Hack"

Dieser Trick zur Erzielung einheitlicher Box-Darstellung ist nach seinem Entwickler, Tantek Çelik, einem Mitglied der CSS-Arbeitsgruppe des W3C, benannt. Eine Erklärung in englischer Sprache finden Sie im Internet unter der Adresse *http://www.tantek.com/CSS/Examples/boxmodelhack.html.*

Ein Bug im Parser eines bestimmten Browsers, in diesem Fall die Version 5.x des Internet Explorer, wird dazu genutzt, den fehlerträchtigen Kandidaten mit speziellen Formatangaben zu versorgen, während die übrigen Browser andere Werte verwenden. Da der betreffende Parser-Fehler im Internet Explorer 6.0 nicht vorkommt, können Sie das Verhalten des Internet Explorer 5.x nicht wie im vorherigen Beispiel simulieren.

1 Öffnen Sie die Datei *boxmod_hack2.htm* im Editor. Sie enthält zwei Textabsätze, die mit zwei unterschiedlichen CSS-Klassen formatiert wurden. Der erste Absatz dient nur als Vergleichselement. Die Formatangaben gleichen sich bis auf die Breite. Der erste Abschnitt hat eine *width* von 200 Pixeln. Zuzüglich der Werte für *padding* und *border*, die auf jeweils 10 Pixel eingestellt sind, ergibt sich eine Breite von 240 Pixeln. Insgesamt nimmt der Kasten im Browserfenster 260 Pixel ein, wenn man den Außenabstand noch dazuzählt.

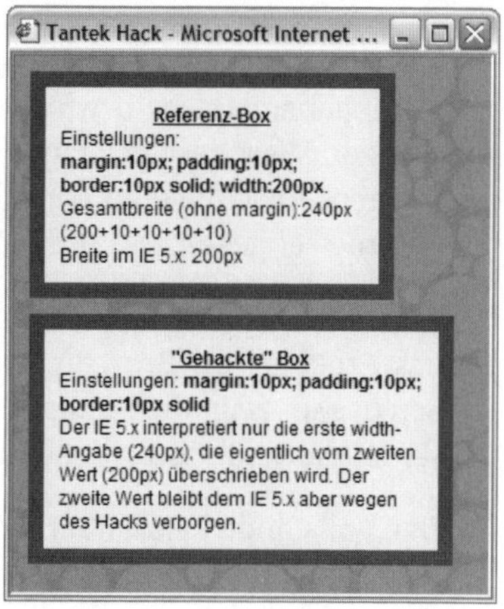

Durch die fehlerhafte Implementierung des Box-Modells im Internet Explorer 5.x wird dieser Absatz dort nur mit einer Breite von 200 Pixeln dargestellt. Die standardkonforme Breite von 240 Pixeln kann hier nur erreicht werden, wenn die *width*-Angabe auch auf diesen Wert gesetzt wird. Der zweite Absatz ist entsprechend formatiert worden.

Dadurch allein ist natürlich noch nichts gewonnen, denn die Darstellung ist ja immer noch uneinheitlich, je nachdem, in welchem Browser das Dokument angezeigt wird.

2 Der eigentliche Kniff besteht nun darin, die Größenangabe mit der „Internet Explorer-5.x-Nahtzugabe“, wie sie für den zweiten Absatz gemacht wurde, in standardkonformen Browsern abzustellen. Ändern Sie dazu die Klasse *.haxed*, die den zweiten Absatz formatiert, folgendermaßen ab:

```
.haxed {
   margin: 10px;
   padding: 10px;
   height: auto;
   border: 10px solid #006633;
}
.haxed {
   width:240px;
   voice-family:"\"}\"";
   voice-family:inherit;
   width:200px;
}
```

Die CSS-Eigenschaft *voice-family* stammt aus dem CSS-Standard 2.0 und bestimmt, mit welcher Stimme Screenreader den Inhalt des betreffenden Elements vorlesen sollen. Für den Internet Explorer, der Dokumente ja grafisch darstellt, ist diese Angabe irrelevant, sodass ungültige Werte keine Störungen verursachen können. Der folgende Wert *"\"}"\"* ist für *voice-family* zwar ungültig, aber nach CSS 2.0 dennoch korrekte Syntax. Ein CSS-2.0-konformer Browser interpretiert diesen Wert einfach als Text mit maskierten Sonderzeichen (der Backslash maskiert Sonderzeichen in CSS 2.0), der auf den Bildschirm ausgegeben werden soll.

Die Fünferversionen des Internet Explorer stolpern jedoch über diese Angabe und „sehen“ lediglich die geschlossene geschweifte Klammer, die ja nach CSS-Syntax eine CSS-Definition beendet. Die weiteren Formatierungen für die Klasse *.haxed* werden also im Internet Explorer 5.x nicht mehr eingelesen.

CSS-2.0-konforme Browser hingegen interpretieren auch die folgenden Formatangaben. Deshalb wird zunächst die Eigenschaft *voice-family* auf einen gültigen Wert gesetzt, damit Screenreader den Inhalt des Elements vorlesen können. Anschließend wird dann die Breite auf den Wert für standardgemäße Browser gesetzt, wodurch die erste Formatierung überschrieben wird.

3 Speichern Sie die Datei ab und betrachten Sie das Ergebnis im Browser. Der nebenstehende Screenshot zeigt die Darstellung in einem Browser mit korrekter Box-Modell-Implementierung.

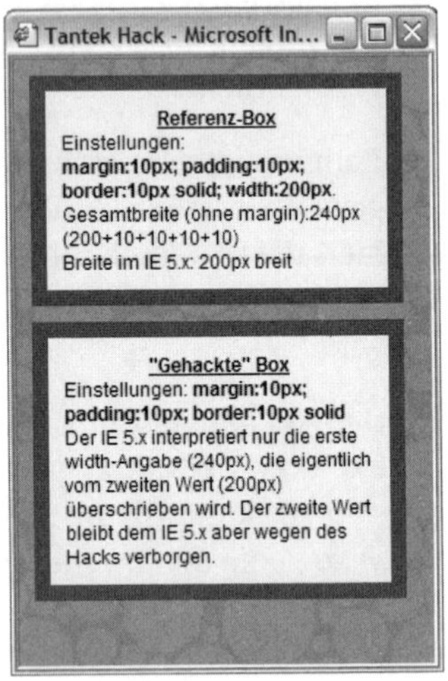

Der Vollständigkeit halber sei erwähnt, dass einige Browser, beispielsweise Opera 5.0, zwar das Box-Modell standardkonform umsetzen, aber denselben Parser-Bug wie der Internet Explorer 5.x haben. In diesen Browsern werden die Elemente zu breit angezeigt. Um dieses Problem zu umgehen, ist noch ein weiterer Schritt nötig.

4 Fügen Sie im Stylesheet noch eine weitere Definition hinzu, um in Browsern, die sich wie Opera 5.0 verhalten, ebenfalls eine korrekte Darstellung zu erzielen:

```
html>body .haxed {
  width:200px;
}
```

In dieser Formatierung wird ein CSS-2.0-spezifischer Selektor für geschachtelte Elemente genutzt.

Mit dem Tantek-Hack umgehen Sie das vom Standard abweichende Box-Modell des Internet Explorer 5.x auf relativ elegante Weise. Da das Problem hier von der CSS-Seite her angegangen wird, lässt sich dieser Work-around später vergleichsweise einfach wieder aus dem Code entfernen.

Allerdings sind die notwendigen Änderungen am Stylesheet noch einigermaßen umfangreich. Es geht auch noch kompakter, wie die nächsten Beispiele zeigen.

Vereinfachter CSS-Hack

Ähnlich wie beim vorhergehenden Beispiel wird hier der Umstand ausgenutzt, dass der Internet Explorer 5.x Maskierungen von Sonderzeichen nicht vollständig unterstützt. Im Vergleich zum Ansatz des Tantek Hack ist diese Lösung kompakter und greift direkt auf die CSS-Eigenschaft zu.

1 Öffnen Sie die Datei *boxmod_hack3.htm* im Editor. Sie gleicht inhaltlich der Ausgangsdatei aus dem vorhergehenden Beispiel. Lediglich die Breite der Klasse *.haxed* ist bereits auf den Wert *200px* eingestellt. Diese Angabe dient dazu, Browser mit korrekter Box-Modell-Implementierung, die denselben Parser-Bug wie der Internet Explorer 5.x haben, mit der richtigen Abmessung zu versorgen. Anders als im vorhergehenden Beispiel bleibt diese Anweisung nach Einbindung des Hack bestehen.

2 Ergänzen Sie jetzt eine weitere CSS-Definition mit den modifizierten Angaben zur Breite. Notieren Sie zuerst den Wert für den Internet Explorer 5.x und danach erneut den eigentlich gewünschten Wert:

```
.haxed {
   margin: 10px;
   padding: 10px;
   height: auto;
   border: 10px solid #006633;
   width:200px;
}
.haxed{

   \width: 240px;
   w\idth: 200px;
}
```

Während Opera 5.0 CSS-Anweisungen mit maskierten Zeichen grundsätzlich ignoriert, liest der Internet Explorer diese nur dann, wenn die Maskierung (der Backslash) direkt am Anfang steht. Das bedeutet nicht, dass er maskierte Zeichen in CSS-Definitionen in diesem speziellen Fall unterstützt. Vielmehr scheint er sie zu übersehen und nur die Anweisung dahinter zu interpretieren. Das funktioniert aber nur, wenn der Backslash direkt vor dem ersten Buchstaben der Eigenschaft steht.

Dieser Umstand wird hier ausgenutzt. Da die zweite Definition für *.haxed* nur Anweisungen mit Maskierungen enthält, wird sie von Opera 5.0 gänzlich ignoriert. Deswegen muss die erste Angabe zur Breite auch erhalten bleiben. Der Internet Explorer 5.x liest die Angabe *\width:240px* und stellt somit das Element in der gewünschten Breite dar. Die folgende Angabe mit der Maskierung vor dem zweiten Buchstaben wird auch vom Internet Explorer 5.x ignoriert, wohl aber von CSS-2.0-konformen Browsern gelesen, sodass der Absatz dort wieder auf die richtige Breite gesetzt wird.

Vorsicht beim Einsatz von Maskierungen in Stylesheets

Nach CSS-2.0-Syntax wird eine Maskierung, auf die einer der ersten sechs Buchstaben des Alphabets folgt, als Hexadezimalzahl gewertet. Achten Sie also darauf, nicht irrtümlich die Buchstaben a–f zu maskieren, da CSS-2.0-fähige Browser sonst das Stylesheet nicht mehr korrekt umsetzen.

Leider ist auch diese Methode nicht ohne Nachteile. Zwar ist sie kompakter als der Tantek-Hack, letztlich müssen Sie aber immer noch die Breite für jede Box insgesamt dreimal definieren. Auch trägt die dafür notwendige Aufspaltung der CSS-Definitionen für die betroffenen Elemente nicht unbedingt zur Übersichtlichkeit des Stylesheets bei. Zudem ist die Nutzung von Browser-Bugs immer mit dem Risiko verbunden, dass bei unbedachtem Einsatz oder unter unvorhergesehenen Bedingungen unerwünschte Ergebnisse erzielt werden (siehe Infokasten). Glücklicherweise gibt es noch eine „bugfreie" Lösung, die im nächsten Beispiel vorgestellt wird.

Bedingte Kommentare verwenden

Mit der Version 5 des Internet Explorer hat Microsoft ein proprietäres Feature eingeführt, das sich nutzen lässt, um die eigenwillige Implementierung des Box-Modells im Internet Explorer 5.x zu umgehen, die so genannten Conditional Comments (bedingte Kommentare).

Anders als andere User Agents ignorieren Microsoft-Browser den Inhalt von HTML-Kommentaren nicht völlig, sondern parsen sie ebenfalls, wenn eine am Anfang des Kommentars spezifizierte Bedingung, beispielsweise die Abfrage einer bestimmten Browserversion, als zutreffend ausgewertet werden kann. Die Syntax der Conditional Comments ist auf der Microsoft-Website ausführlich dokumentiert. Sie finden sie im Internet unter der folgenden Adresse: *http://msdn.microsoft.com/library/default.asp?url=/workshop/author/dhtml/overview/ccomment_ovw.asp*.

1 Öffnen Sie die Datei *boxmod_hack3.htm* im Editor. Der Inhalt besteht aus einem einzigen Textabsatz, der mit CSS als Box formatiert ist. Außerdem enthält sie bereits einen bedingten Kommentar, der im Internet Explorer 6.0 Text- und Hintergrundfarbe des Absatzes miteinander vertauscht. Dieser bedingte Kommentar dient nur dazu, deren Wirkungsweise zu demonstrieren, wenn Sie keine Gelegenheit haben, die Datei in einer Fünferversion des Internet Explorer zu betrachten. Wenn Sie Conditional Comments in der Praxis einsetzen möchten, brauchen Sie ihn also nicht.

2 Fügen Sie im *head*-Bereich des Dokuments nach dem ersten Stylesheet einen weiteren bedingten Kommentar ein, der nur im Internet Explorer 5.x geparst

wird. Der Inhalt dieses Kommentars ist ein kompletter *Style*-Bereich, in dem Sie die Breite für *p*-Tags auf 240 Pixel setzen.

```
<!--[if IE 5]>
<style type="text/css">
p{width:240px}
</style>
<![endif]-->
```

Als Versionsnummer ist in der Bedingung nur *5* angegeben, nicht etwa 5.0 oder 5.5. In dieser Form wird die Bedingung bei allen Fünferversionen als zutreffend gewertet.

3 Speichern Sie die Datei anschließend und rufen Sie sie im Internet Explorer und im Netscape Communicator auf. Die folgende Abbildung zeigt die Darstellung im Internet Explorer 6.0 und im Netscape Communicator 7.0.

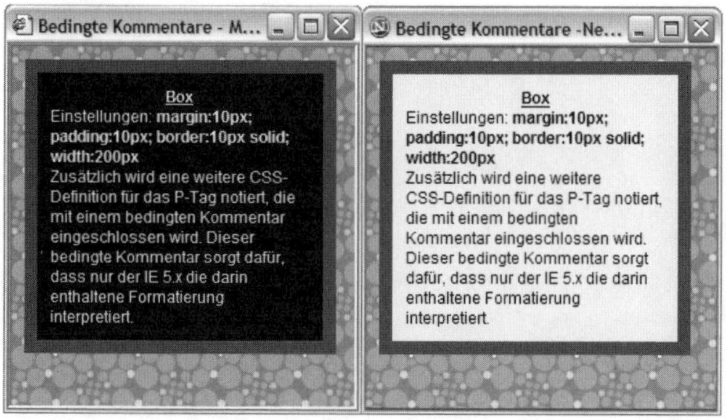

Wie gesagt dient die invertierte Darstellung im Internet Explorer 6.0 nur zur Demonstration der Wirkungsweise bedingter Kommentare. Sie hat keinerlei funktionelle Bedeutung für die Umsetzung des Box-Modells.

Der einzige Nachteil dieser Lösungsvariante besteht darin, dass bedingte Kommentare nur innerhalb von (X)HTML funktionieren. Sie können sie also nicht in externen CSS-Dateien einsetzen, sondern müssen sie in jedem Dokument Ihres Internetauftritts notieren. Letztlich müssen Sie also abwägen, welche der hier vorgestellten Lösungen für Ihre Zwecke zum schlankeren, übersichtlicheren und somit pflegeleichteren Code führt.

11. Framesets und Alternativen

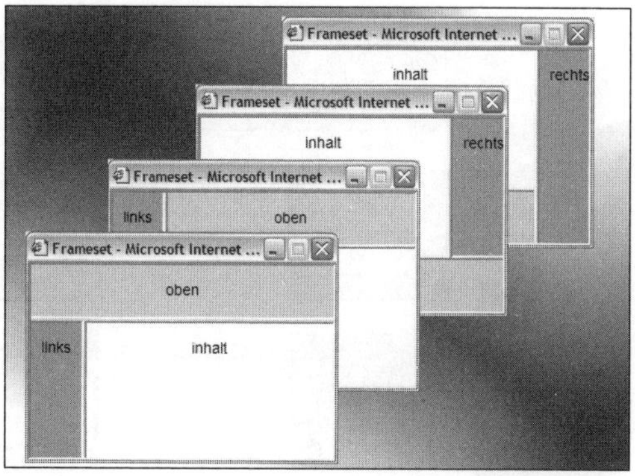

Obwohl es Framesets als Bestandteil von HTML schon recht lange gibt, der Netscape-Browser unterstützt sie seit der Navigator-Version 2.0, der Internet Explorer seit Version 3.0, waren und sind sie umstritten, wobei die Diskussion um Für und Wider dieser Technik nicht immer sachlich geführt wird. Daran hat auch die Aufnahme in den offiziellen Standard HTML 3.0 nichts ändern können. Dabei ist das Konzept der Frames praktisch. Die Unterteilung des Browserfensters in mehrere Teilfenster eröffnet neue Möglichkeiten, Inhalte rationell als Hypertext aufzubereiten. Die wichtigste ist, dass in einem Teil des Browserfensters Navigationselemente angezeigt werden können, während im anderen Teil der jeweilige Inhalt zu einem Themenbereich erscheint. Auf diese Weise bleiben die Navigationselemente immer sichtbar, unabhängig davon, ob der Bereich mit dem Inhalt gescrollt wird oder nicht. Überdies müssen die Navigationselemente nicht in jedes Dokument des Internetauftritts integriert sein, weil sie als eigenständige Datei vorliegen. Hierdurch wird auch die Quellcode-Menge in den einzelnen Dateien reduziert.

Allerdings sind Framesets in ihrer Handhabung nicht unproblematisch, weswegen von ihrer Verwendung vielfach abgeraten wird. Zum Beispiel erschweren Framesets die Benutzung eines Internetauftritts auf Ausgabegeräten mit kleinen Bildschirmen wie Handys oder PDAs.

Mittlerweile gibt es zur Erzielung der nützlichen Effekte von Framesets Alternativen, die den Einsatz von Frames häufig verzichtbar machen.

11.1 Framesets definieren

Mit einem Frameset unterteilen Sie das Browserfenster in mehrere Teilfenster bzw. Frames (engl. „Rahmen"). In jedem dieser Teilfenster wird eine eigene Datei angezeigt. Seitenelemente, die immer sichtbar sein sollen, wie beispielsweise Navigation oder Firmenname bzw. -logo, können so in eigenen Teilfenstern untergebracht werden und bleiben selbst dann sichtbar, wenn der Anwender bei längeren Dokumenten nach unten scrollt. Der Internetauftritt des schweizer Fernsehsenders SF DRS (*www.sfdrs.ch*) veranschaulicht dieses Prinzip.

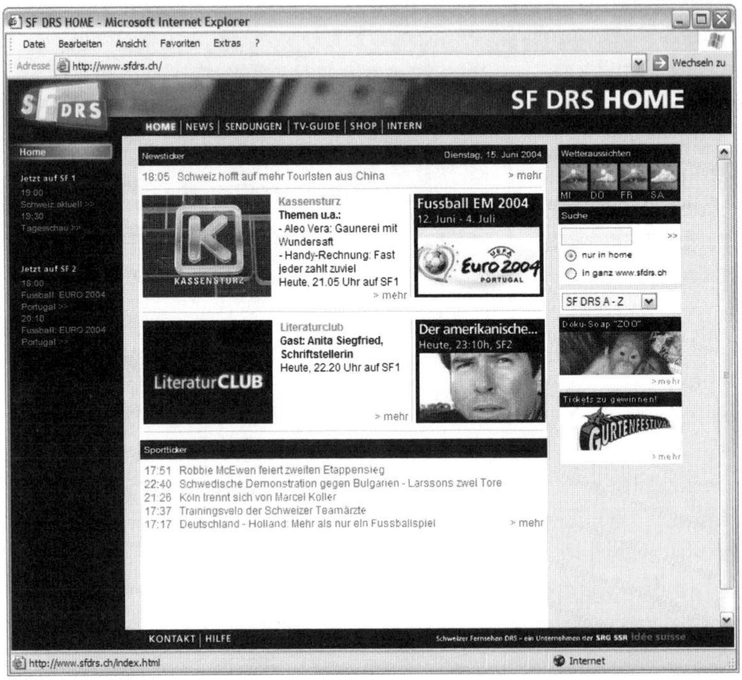

www.sfdrs.ch – Navigationselemente und Senderlogo sind ständig sichtbar, während der Inhalt davon unabhängig gescrollt werden kann.

Auch müssen Sie diese Elemente dann nicht mehr in jedes Dokument integrieren, da sie in separaten Dateien getrennt von den übrigen Inhalten des Internetauftritts vorliegen.

Einfache Framesets anlegen

1 Erstellen Sie im Editor ein neues XHTML-Dokument. Achten Sie darauf, auf die richtige DTD zu verweisen:

```
<!DOCTYPE html PUBLIC "-//W3C//DTD XHTML 1.0 Frameset//EN"
"http://www.w3.org/TR/xhtml1/DTD/xhtml1-frameset.dtd">
```

2 Framesets werden mit dem Tag <frameset>...</frameset> definiert. Dieses Tag ist ausschließlich als Kindelement von <html>...</html> verwendbar, darf also weder innerhalb von <head>...</head> noch innerhalb von <body>...</body> stehen. Meistens wird es zwischen *head*- und *body*-Bereich des Dokuments eingesetzt:

```
<!DOCTYPE html PUBLIC "-//W3C//DTD XHTML 1.0 Frameset//EN"
"http://www.w3.org/TR/xhtml1/DTD/xhtml1-frameset.dtd">
<html xmlns="http://www.w3.org/1999/xhtml">
<head>
<meta http-equiv="Content-Type" content="text/html; charset=iso-8859-
1" />
<title>Frameset-Datei</title>
</head>

<frameset>

</frameset>
<body>
</body>
</html>
```

3 Die eigentliche Einteilung des Bildschirms wird über die Attribute des *frameset*-Tags vorgenommen. Sie können vertikale oder horizontale Unterteilungen vornehmen. Verwenden Sie das Attribut *cols* (columns = engl. „Spalten") für eine senkrechte und das Attribut *rows* (engl. „Reihen") für eine waagerechte Einteilung des Bildschirms. Teilen Sie das Browserfenster zunächst senkrecht in zwei Frames. Dazu müssen Sie das *frameset*-Tag folgendermaßen ergänzen:

```
<frameset cols="Wert,Wert">
```

4 Durch die Werte der Attribute bestimmen Sie Anzahl und Abmessungen der einzelnen Rahmen. Zwei Werte erzeugen eine Einteilung in zwei Frames, drei Werte würden das Browserfenster in drei Teile zerlegen usw. Als Werte kommen absolute und relative Maßangaben, die durch Zahlen bzw. Prozentwerte dargestellt werden, sowie ein Stern (*) in Frage. Letzterer sorgt dafür, dass der betreffende Rahmen den gesamten Platz einnimmt, der nach Abzug der anderen Frames übrig bleibt. Es handelt sich hierbei also auch um eine relative Maßangabe, denn dieser Rest ändert sich mit der Größe des Browserfensters.

Geben Sie dem linken Frame eine Breite von 100 Pixeln, während der rechte Frame sich über den Rest des Browserfensters erstrecken soll.

```
<frameset cols="100,*">
```

5 Zur Vervollständigung der Frameset-Definition müssen Sie noch die Einstellungen für die einzelnen Rahmen vornehmen. Jeder Rahmen wird mit einem eigenen Tag und den zugehörigen Attributen innerhalb des Framesets eingerichtet. Hierfür wird das Tag <frame> verwendet. In HTML wird es ohne End-

Tag notiert, daher hat sich in XHTML die Schreibweise mit dem Slash am Ende eingebürgert:

```
<frame Attribute />
```

Für die Funktion des Framesets müssen wenigstens die *frame*-Attribute *name* und *src* definiert werden. Mit dem *name*-Attribut wird die eindeutige Identifizierung der einzelnen Rahmen ermöglicht, um sie als Verweisziele nutzen zu können. Lesen Sie hierzu mehr im Abschnitt „Verweise in Framesets“ ab Seite 369.

Die Frameset-Datei selbst dient ausschließlich der Festlegung der Bildschirmaufteilung. Sämtliche Inhalte der Website liegen davon getrennt in eigenen Dateien vor. Damit in den einzelnen Teilfenstern auch Inhalte angezeigt werden, müssen Sie festlegen, welche Dokumente beim Aufruf des Framesets dort hineingeladen werden sollen. Hierzu dient das *src*-Attribut. Die Einbindung der Quelldatei eines Frames erfolgt in Form einer relativen Pfadangabe.

Zum Ausprobieren sind einige Übungsquelldateien bereits vorbereitet. Sie finden diese im Übungsordner zu diesem Kapitel im Downloadbereich. Ändern Sie jetzt Ihre Frameset-Definition folgendermaßen:

```
...
<frameset cols="100,*">
  <frame src="kap_11_nav.htm" name="navigation" />
  <frame src="kap_11_inh_1.htm" name="inhalt" />
</frameset>
...
```

Beachten Sie, dass die Pfadangaben für die Dateien nur stimmen, wenn Sie die Frameset-Datei im selben Verzeichnis wie die Quelldateien abspeichern.

6 Speichern Sie die Frameset-Datei ab. Verwenden Sie als Zielverzeichnis am besten den Ordner mit den Übungsdateien zu diesem Kapitel (siehe oben). Rufen Sie die Datei anschließend im Browser auf.

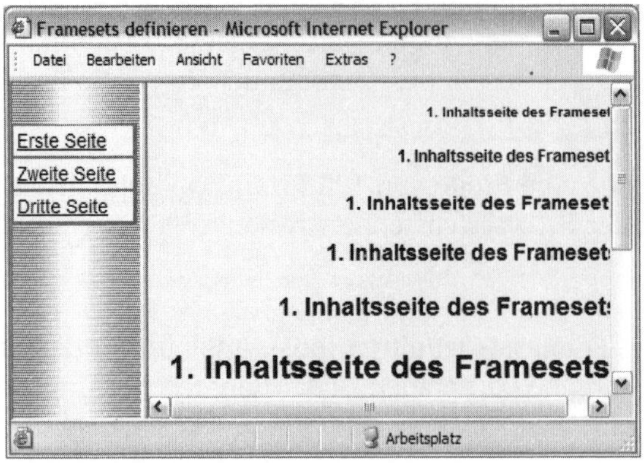

Wenn Sie die Links im linken Frame ausprobieren, werden Sie feststellen, dass sie noch nicht richtig funktionieren. Die neue Datei wird im Navigations-Frame aufgerufen, der nicht nur zu klein ist, sondern eigentlich auch weiterhin die Navigation anzeigen soll. Damit die per Link aufgerufenen Dateien im rechten Frame angezeigt werden, müssen die Verweise in der Navigation korrigiert werden. Wie das funktioniert, wird weiter unten erklärt. Außerdem gibt es für Framesets, von denen Sie bisher nur die einfachste Variante kennen gelernt haben, noch weitere Einstellungsmöglichkeiten.

Zugriff auf Frames für Suchmaschinen und Webclients ohne Frame-Unterstützung ermöglichen

Wie bereits erwähnt, dienen Frameset-Dateien eigentlich nur zur Festlegung der Bildschirmaufteilung. Trotzdem sollten Sie den *body*-Bereich der Datei nicht völlig leer lassen. Hierfür gibt es zwei Gründe: Erstens können nicht alle Ausgabeprogramme für Internetseiten Framesets anzeigen, zweitens haben einige Suchmaschinen Probleme bei der Indizierung von Frame-Inhalten und der Verfolgung von Links in Frame-Seiten.

Dieser Inhalt soll natürlich in Frameset-tauglichen Browsern nicht angezeigt werden. Deshalb müssen Sie den kompletten *body*-Bereich mit dem Tag <noframes> ...</noframes> einschließen.

```
<noframes><body>
Inhalte für frameuntaugliche Browser und Suchmaschinen
</body></noframes>
```

Dort einen Satz wie *Ihr Browser unterstützt keine Frames* zu notieren ist allerdings weder besonders hilfreich noch guter Stil. Sinnvolle Inhalte für den *noframes*-Bereich sind viel mehr eine Inhaltsangabe für die Website und eine alternative Navigationsmöglichkeit ohne Frames. Letztere kann beispielsweise durch einen Verweis auf eine verlinkte Sitemap umgesetzt werden. Hierdurch wird der Internetauftritt auch mit Software ohne Frame-Unterstützung navigierbar. Gleichzeitig können Suchmaschinen diesem Verweis ohne Probleme folgen und die von dort aus ebenfalls problemlos erreichbaren Seiten in den Index aufnehmen.

Verweise in Framesets

1 Öffnen Sie die Dateien *kap_11_nav.htm* und *kap_11_frameset2a.htm* aus dem Übungsordner für dieses Kapitel im Editor. Die Verweise in der Datei mit der Navigation funktionieren im Frameset noch nicht richtig.

Wird das Frameset im Browser geladen und ein Link angeklickt, erscheint die Datei im Navigations-Frame, wie der auf der nächsten Seite abgebildete Screenshot zeigt. Das ist natürlich unerwünscht. Eigentlich sollte die neue Datei im rechten Frame angezeigt werden.

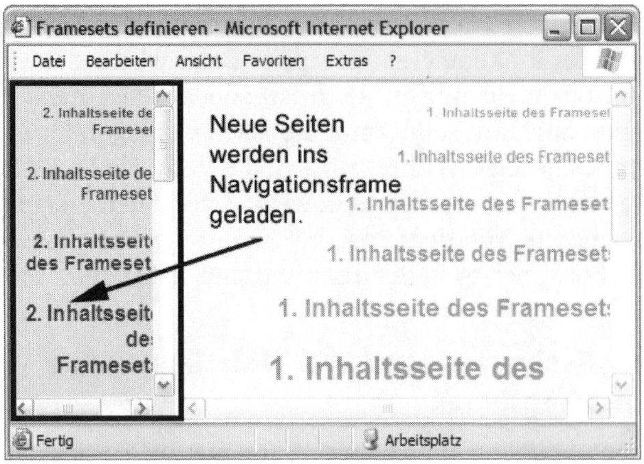

2 Um eine Datei in einem anderen Frame als dem, aus dem heraus sie aufgerufen wurde, anzuzeigen, muss der Link mit einer entsprechenden Angabe versehen werden. Dazu dient das Attribut *target* (engl. „Ziel"). Als Wert bekommt dieses Attribut den Namen des Ziel-Frames zugewiesen, wie Sie ihn in der Frameset-Datei mit dem *name*-Attribut definiert haben.

Im Beispiel-Frameset ist der rechte Frame mit *name="inhalt"* benannt. Ändern Sie also die Verweise in der Navigationsdatei folgendermaßen ab:

```
<p><a href="kap_11_inh_1.htm" target="inhalt">Erste Seite</a></p>
<p><a href="kap_11_inh_2.htm" target="inhalt">Zweite Seite</a></p>
<p ><a href="kap_11_inh_3.htm" target="inhalt">Dritte Seite</a></p>
```

Achten Sie darauf, dass die Schreibweise des Frame-Namens im *target*-Attribut der Verweise mit der in der Frameset-Definition übereinstimmt. Andernfalls „findet" der Browser das betreffende Frame nicht, was dazu führt, dass er ein neues Fenster öffnet und die Datei darin anzeigt.

Neben den Namen der Frames können Sie das *target*-Attribut noch mit einigen speziellen Werten für besondere Zwecke versehen. Diese besonderen Werte sind in der folgenden Tabelle aufgeführt und erklärt:

Wert	Erklärung
_self	Datei wird im aktuellen Fenster geöffnet (wie bei Verweisen ohne *target*).
_top	Frame-Unterteilung des Browserfensters wird aufgehoben. Datei wird im selben Browserfenster vollflächig geöffnet.
_parent	Bei geschachtelten Framesets (Frameset-Definition als Quelldatei eines übergeordneten Framesets) wird das Kind-Frameset aufgehoben und die Datei vollflächig im betreffenden Frame des Eltern-Framesets angezeigt.
_blank	Datei wird in einem neuen Browserfenster geöffnet. Eigentlich beliebig, z. B. *target="_neues_fenster"*, da der Browser grundsätzlich ein neues Fenster öffnet, wenn kein Frame mit dem betreffenden Namen vorhanden ist.

11.2 Probleme mit Framesets lösen

So praktisch Framesets auch sein mögen, sie werfen doch einiges an Problemen auf, wenn es um Feinheiten wie Suchmaschinen, Bookmarks oder Kompatibilitätsfragen geht.

Dieses Unterkapitel beschäftigt sich mit häufig auftretenden Problemen und ihrer Lösung. Ob Frames allgemein eine Alternative zu sonstigen Layoutmöglichkeiten sind, soll an dieser Stelle jedoch nicht weiter geklärt werden, stattdessen sei auf den nachfolgenden Abschnitt verwiesen, der sich näher mit der Thematik beschäftigen wird.

Einzelne Dateien im Frameset

Ein Problem, das stets auftritt, sobald man es mit Framesets zu tun bekommt, ist die Frage, wie einzelne Dateien, die irgendwo innerhalb eines Framesets dargestellt werden, mit den übrigen Dateien verknüpft werden können.

Stellen Sie sich vor, Sie haben ein dreigeteiltes Seitenlayout in der Art, wie es der folgende Screenshot illustriert:

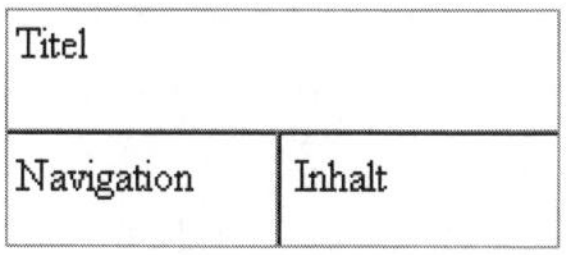

Dieses Frameset wird durch folgenden Quelltext erzeugt (sämtliche hier aufgeführten Quelltexte finden Sie in ihrer kompletten Form natürlich auch im Downloadbereich zu diesem Buch auf der DATA BECKER-Seite - die Frameset-Datei heißt dabei *frameset.html*):

```
<!DOCTYPE html PUBLIC "-//W3C//DTD XHTML 1.0 Frameset//EN"
   "http://www.w3.org/TR/xhtml1/DTD/xhtml1-frameset.dtd">
<html xmlns="http://www.w3.org/1999/xhtml">
<head>
<meta http-equiv="Content-Type"
      content="text/html; charset=iso-8859-1" />
<title>Frameset-Datei</title>
</head>

<frameset rows="100,*">
  <frame src="oben.htm" name="titel" />
  <frameset cols="100,*">
     <frame src="links.htm" name="navigation" />
      <frame src="rechts.htm" name="inhalt" />
   </frameset>
</frameset>
<body>
</body>
</html>
```

Das Öffnen dieser Datei erzeugt gerade die oben abgebildete Darstellung. Doch was passiert, wenn ein Benutzer nicht auf *frameset.html* zugreift, sondern beispielsweise direkt auf *oben.htm*?

Der Browser öffnet dann eine Seite, auf der nur *Titel* steht, losgelöst vom umgebenden Kontext. Gerade bei diesem Beispiel sieht man, dass ein Öffnen einer einzelnen Frame-Unterseite wenig Sinn ergibt, stattdessen wäre es wünschenswert, wenn beim Zugriff auf eine solche Seite stets das übergeordnete Frameset geöffnet würde.

JavaScript als Prüfinstrument

Eine Lösung besteht darin, beim Zugriff auf eine Unterseite zu prüfen, ob sie innerhalb des Frame-Kontextes oder losgelöst davon geöffnet wird.

Hierzu stellt JavaScript praktikable Möglichkeiten zur Verfügung. In Kapitel 14 wird näher auf JavaScript eingegangen, sodass hier nur einige grundlegende Erklärungen geliefert werden sollen.

Folgen Sie einfach der nachstehenden Schritt-für-Schritt-Anleitung, um Ihre Frame-Seiten vor dem beschriebenen Problem zu schützen.

1 Zunächst müssen Sie in jede Seite, die innerhalb eines Framesets geöffnet werden kann (im Beispiel etwa *inhalt.htm*), die folgenden Zeilen in den <head>-Bereich einfügen, um zu prüfen, ob die Seite innerhalb oder außerhalb des Framesets geöffnet wurde:

```
<script language="JavaScript" type="text/javascript">
  <!--
    if (window==top)
    {
      top.location="frameset.htm?inhalt.htm";
    }
  //-->
</script>
```

Mithilfe der Abfrage *if (window==top)* überprüfen Sie, ob das aktuelle Dokument in der höchstgelegenen Fensterhierarchie geöffnet wurde. Im Falle eines Framesets ist jedoch das Set die höchstgelegene Hierarchie. Ist also die Unterseite auf der höchsten Hierarchie-Ebene, wurde das umgebene Frameset nicht geöffnet.

Mit *top.location=...* können Sie die Zieladresse für die oberste Hierarchie-Ebene neu setzen und die Seite zum erneuten Laden auffordern. Als Ziel wird hierbei die Frameset-Datei *frameset.htm* mit einem durch das Trennzeichen *?* angegebenen Dateinamen (gerade dem Namen der ursprünglich geöffneten Datei) spezifiziert.

2 Greift ein Benutzer auf eine Frame-Inhaltsseite zu, wird er nun bereits auf die umgebende Frame-Datei weitergeleitet. Allerdings soll dort nun auch der gewünschte Inhalt angezeigt werden und nicht die Daten der Standard-Frameset-Definition. Hierzu muss in der Frameset-Datei in den <head>-Bereich ein Codefragment eingefügt werden, das im Folgenden dargestellt ist:

```
<script language="JavaScript" type="text/javascript">
   <!--
   var FramesetGeladen = 1;
   function SeiteLaden()
   {
   if(self.location.search.length> 0)
      {
      var laenge = self.location.search.length;
      var Neue_url = self.location.search.substring(1,laenge);
         if (document.images)
         self.inhalt.location.replace(Neue_url);
      else
         self.inhalt.location.href = (Neue_url);
      }
   }
   //-->
   </script>
```

Dieses Skript ist ein wenig umfangreicher und komplizierter, macht aber prinzipiell nichts anderes, als eine Funktion *SeiteGeladen()* zur Verfügung zu stellen, die überprüft, ob weitere Schritte durchgeführt werden müssen, um eine vorangegangene fehlerhafte Anforderung einer Unterseite zu korrigieren. Die Erklärung der genauen Funktionsweise würde an dieser Stelle zu weit führen, sodass auf Kapitel 14 verwiesen sei.

3 Der letzte Schritt wird ebenfalls in der Frameset-Datei durchgeführt und sorgt dafür, dass die eben eingeführte JavaScript-Funktion beim Laden der Seite auch ausgeführt wird. Der Aufruf selbst soll bei der Definition des Framesets durchgeführt werden, sodass Sie die Definition des Framesets wie folgt ergänzen müssen:

```
<frameset rows="100,*" onload="SeiteLaden(); return true;">
  <frame src="oben.htm" name="titel" />
  <frameset cols="100,*">
     <frame src="links.htm" name="navigation" />
      <frame src="rechts.htm" name="inhalt" />
   </frameset>
</frameset>
```

Wenn ein Benutzer nun nicht auf die Frameset-Seite geht, sondern direkt eine Unterseite ansteuern möchte, landet er trotzdem im ursprünglich vorgesehenen Kontext.

Interessanterweise erledigt sich hiermit auch automatisch das Problem, Bookmarks für Frameset-Inhalte zu setzen, da ja auch das Bookmarken einer Unterseite beim Aufruf in den korrekten Zusammenhang weiterleitet.

Ein Kommentar ist vielleicht noch zu JavaScript notwendig, da es immer noch Zweifel dahingehend gibt, ob JavaScript ein gültiges und zulässiges Instrument für Webseiten ist oder sein sollte.

Umfragen und Untersuchungen haben gezeigt, dass nur knapp 2 % der Internetsurfer keinen Browser mit JavaScript-Unterstützung besitzen beziehungsweise JavaScript deaktiviert haben. Damit entspricht diese Zahl ungefähr den Benutzern, die nicht den Internet Explorer zum Surfen verwenden. Ein Einsatz von JavaScript ist also durchaus legitim und wird von den meisten Besuchern akzeptiert.

Ein Lösung ohne JavaScript

Eine Alternative, die ohne JavaScript auskommt, besteht einfach darin, in den jeweiligen Unterseiten die Verweise derart zu gestalten, dass ein Benutzer beim Anwählen stets zunächst über die Frameset-Seite geleitet wird.

Sehr plakativ kann man diese Lösung dadurch einsetzen, dass am Ende (oder Anfang) jeder Seite ein Hinweis der Art *Wenn diese Seite nicht in einem Frame angezeigt wird, klicken Sie bitte hier* angezeigt wird.

Seiten in fremden Framesets

Sozusagen der umgekehrte Fall vom vorangegangenen Problem stellt sich ein, wenn der Anbieter einer fremden Webseite Framesets verwendet und innerhalb dieses Framesets externe Links öffnet, was über die *target*-Direktive unproblematisch durchführbar ist.

Angenommen, Sie haben eine ganz normale Webseite, die ohne Frames auskommt - oder auch mit, was für die Betrachtung eigentlich keine Rolle spielt -, die von einem solchen Frameset aus verlinkt und dann innerhalb dieses Sets geöffnet wird.

Für einen Besucher der Fremdanbieterseite kann es nun leicht so wirken, als würde der gezeigte Inhalt zur fremden Seite und nicht zu Ihnen gehören. Sie benötigen also eine Möglichkeit, das Öffnen Ihrer Seiten innerhalb eines fremden Framesets zu unterbinden.

Neuer Einsatz für JavaScript

Auch hier wird JavaScript wieder eine wertvolle Hilfestellung leisten. Wie im letzten Abschnitt werden Sie auch hier wieder ein paar Zeilen JavaScript-Code in Ihre Seite integrieren und dort prüfen, ob Ihre Seite innerhalb eines (fremden) Framesets aufgerufen wurde.

Nehmen Sie sich die Beispieldateien des letzten Problems und ändern Sie *rechts.htm* wie folgt ab:

```
<!DOCTYPE html PUBLIC "-//W3C//DTD XHTML 1.0 Frameset//EN"
   "http://www.w3.org/TR/xhtml1/DTD/xhtml1-frameset.dtd">
<html xmlns="http://www.w3.org/1999/xhtml">
<head>
<meta http-equiv="Content-Type"
      content="text/html; charset=iso-8859-1" />
<title>Frameset-Datei</title>
</head>
<body>
<a href="externeseite.htm">Externe Seite</a>
</body>
</html>
```

Die Frameset-Dateien des letzten Beispiels sollen die Fremdanbieterseite simulieren, *externeseite.htm* wird Ihre eigene Seite, die Sie gegen den unbefugten Zugriff schützen möchten.

Erzeugen Sie die Datei *externeseite.htm* nun wie folgt:

```
<!DOCTYPE html PUBLIC "-//W3C//DTD XHTML 1.0 Frameset//EN"
   "http://www.w3.org/TR/xhtml1/DTD/xhtml1-frameset.dtd">
<html xmlns="http://www.w3.org/1999/xhtml">
<head>
<meta http-equiv="Content-Type"
      content="text/html; charset=iso-8859-1" />
<title>Eigene Datei</title>
</head>
<body>
Inhalt der externen (eigenen) Datei
</body>
</html>
```

Prüfen Sie nun, dass die externe Seite innerhalb des Framesets aufgerufen wird:

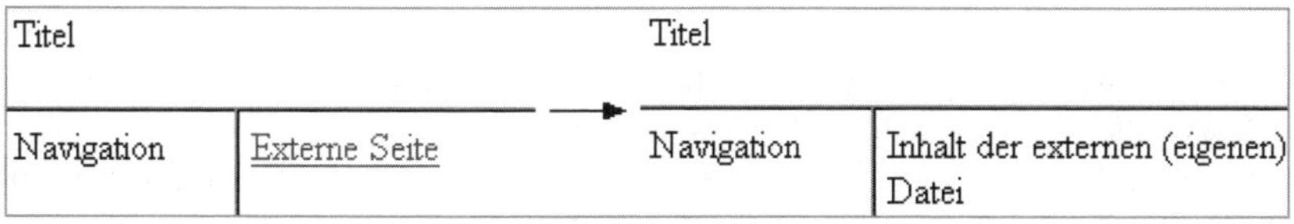

Zur Unterbindung dieses Phänomens editieren Sie die Datei *externeseite.htm* und fügen die unten stehenden JavaScript-Anweisungen in den <head>-Bereich der Seite ein:

```
<script language="JavaScript" type="text/javascript">
   if (self.parent.frames.length != 0)
   self.parent.location="externeSeite.htm";
</script>
```

Testen Sie nun das Verhalten erneut aus: Die Seite wird sich nun selbst neu aufrufen und somit aus dem Frameset entkommen. Skripte wie dieses bezeichnet man daher auch als Frame-Brecher-Skripte.

Die Funktionsweise ist dabei recht einfach: Es wird geprüft, ob die Seite innerhalb eines Frames aufgerufen wurde, indem die Anzahl der Frames auf der Seite mit 0 verglichen wird. Ist sie von 0 verschieden, existieren Frames und es kommt zu einem erneuten Aufruf der Seite.

Kompatibilitätsfragen

Wie bereits bei der Einführung beschrieben wurde, kann es durchaus vorkommen, dass ein Browser keine Frames darstellen kann. Dieses sollte normalerweise nur bei älteren Browsern der Fall sein, trifft aber insbesondere auch immer noch auf die weit verbreiteten Textbrowser zu und nicht zuletzt natürlich auf Suchmaschinen-Bots.

Auch sollte man kommende Innovationen nicht außer Acht lassen, wenn Klein- und mobile Endgeräte den Zugang zum Netz suchen und auf eine Seite mit Frames stoßen, die sie nicht interpretieren können.

Es wurde darauf hingewiesen, den Einsatz des <noframes>-Bereichs in der Frameset-Definition dieses Problem durch eine alternative Navigation zu umgehen.

Doch auch in Seiten, die von einer Frame-Navigation abhängig sind, sollten Sie daran denken, eine alternative zur herkömmlichen Navigation anzubieten, entweder implizit oder explizit.

Der implizite Weg definiert sich dadurch, dass Verweise, die innerhalb von Frame-Unterseiten auftreten, stets ohne umgebendes Framework auskommen. Beispielsweise wird hier eine Liste von Links komplett angezeigt und nicht die Verantwortung durch ein „Verwenden Sie bitte die Navigation im linken Frame“ von sich geschoben.

Die explizite Lösung besteht darin, auch auf den Frame-Unterseiten einen *noframes*-Bereich anzubieten, wie es das folgende Beispiel zeigt:

```
<!DOCTYPE HTML PUBLIC "-//W3C//DTD HTML 4.01 Transitional//EN"
        "http://www.w3.org/TR/html4/loose.dtd">
<html>
<head>
<title>Titel</title>
</head>
<body>
<h1>Willkommen</h1>
<p>W&auml;hlen Sie links einen Verweis aus!</p>
<noframes>
<p>Ihr Browser kann keine Frames darstellen. Verwenden Sie daher
bitte die folgende Navigation:</p>
```

```
<p><a href="link.htm">Link</a></p>
</noframes>
</body>
</html>
```

Beachten Sie jedoch, dass *noframes*-Bereiche nicht nur von nicht framefähigen Browsern angezeigt werden, sondern auch beispielsweise von der Netscape-4.x-Familie. Es ist daher mit Sorgfalt zu überlegen, welche Art von Navigation und Seitenaufbau Sie bevorzugen, wenn ältere Browser Ihre Seite ebenfalls noch korrekt darstellen sollen.

11.3 Alternativen sinnvoll einsetzen

Es mag Fälle geben, in denen Sie die Verwendung von Frames nicht für sinnvoll erachten. Tatsächlich gibt es eine recht große Fraktion von Webseiten-Entwicklern, die Frames für absolut ungeeignet und statisch halten, um anspruchsvolle Webseiten-Applikationen entwerfen zu können.

An dieser Stelle soll keine Grundsatzdiskussion darüber gehalten werden, ob Frames gut oder schlecht sind - hierüber möge sich jeder Leser seine eigene Meinung bilden. Dennoch möchten wir im Folgenden eine Reihe von Alternativen vorstellen, die den Einsatz von Frames unter Umständen unnötig machen können.

IFrame

Ein naher Verwandter der herkömmlichen Frames ist der so genannte Inline-Frame, oder kurz IFrame. Anstelle einer eigenen Layoutstruktur werden mit IFrames allerdings sozusagen Frame-Objekte in ein bestehendes Seitenlayout integriert.

Ein einfaches Beispiel:

```
<!DOCTYPE HTML PUBLIC "-//W3C//DTD HTML 4.01 Transitional//EN"
        "http://www.w3.org/TR/html4/loose.dtd">
<html>
<head>
<title>IFrames</title>
</head>
<body>
<p>Eine Seite in einem IFrame:</p>
<iframe src="http://www.databecker.de" width="90%" height="400"
        name="databecker">
<p>Ihr Browser kann leider keine eingebetteten Frames anzeigen:
Sie k&ouml;nnen die eingebettete Seite &uuml;ber den folgenden Verweis
aufrufen: <a href="http://www.databecker.de">Data Becker</a></p>
</iframe>
</body>
</html>
```

Beachten Sie, dass Sie die HTML-Variante *Transitional* wählen müssen, um ein IFrame-Objekt in einer Seite darstellen zu können.

Das Ergebnis sieht dann so aus:

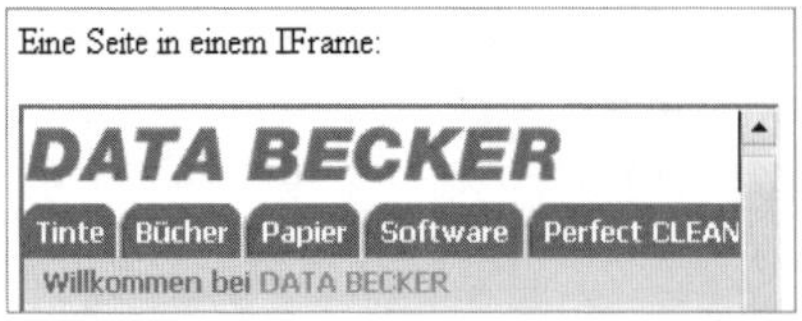

Neben der Quelle für den IFrame können Sie die Größe (Breite und Höhe) und vor allem einen Namen spezifizieren. Den Namen benötigen Sie, wenn Sie Verweise zu dem eingebetteten Frame vornehmen wollen.

Denn an dieser Stelle werden IFrames interessant: Fügen Sie in die oben stehende Datei innerhalb des <body>-Bereichs einen Link folgender Art hinzu:

- `<a href=http://www.google.de" target="databecker">zu Google</a>`

Klicken Sie diesen Link an, ändert sich der Inhalt der Seite von der DATA BECKER zur Google-Deutschland-Homepage.

Der Text, den Sie zwischen öffnendem und schließendem <iframe>-Tag eintragen, wird übrigens angezeigt, falls der verwendete Browser keine *iframe*-Unterstützung anbietet.

Weitere IFrame-Eigenschaften

IFrame bietet noch eine Reihe weiterer Eigenschaften, die hier nur grundlegend angerissen werden sollen:

- Mit *text-align: "left"* richten Sie den eingebetteten Frame links aus. Darauf nachfolgende Inhalte werden dann rechts um den Frame herumfließen. Analog dazu richten Sie mit *text-align: "right"* den eingebetteten Frame rechts aus und lassen somit nachfolgende Inhalte links um den Frame herumfließen.
- *scrolling="yes"* erzwingt Bildlaufleisten in dem eingebetteten Frame, *scrolling="no"* unterbindet diese. Die Voreinstellung *scrolling="auto"* blendet die Bildlaufleisten nur dann ein, wenn sie tatsächlich benötigt werden.
- *frameborder="0"* unterdrückt den sichtbaren Außenrahmen des IFrame-Objekts. Die Voreinstellung *frameborder="1"* stellt den Rahmen dar.

Layouttabellen

Die große Konkurrenz zu Frames ist seit jeher der Einsatz von Layouttabellen gewesen. Das Hauptargument gegen die Verwendung von Layouttabellen, nämlich die degradierende Browserperformance, wird in Zukunft dazu führen, dass hauptsächlich mit CSS-Formatierungen gearbeitet wird, statt auf dieses Stilmittel zurückzugreifen.

Zum Aufbau einfacher Layouts sind Tabellen jedoch nach wie vor geeignet, nicht zuletzt, da sie schnell zu entwerfen und zu bearbeiten sind - mit zunehmender Verschachtelungstiefe wird die Wartung und Pflege jedoch deutlich mühsamer und zeitaufwendiger.

Als kleines Beispiel soll nun die weiter oben beschriebene Frameset-Datei durch eine äquivalente Layouttabelle ersetzt werden.

Analyse der Frameset-Datei

Die beschriebene Frameset-Datei besteht aus drei Frames, von denen einer die obere Zeile ausmacht und dort die komplette Browserbreite einnimmt. Der untere Bereich ist wiederum zweigeteilt, mit einer links befindlichen Navigationsleiste und einer rechts befindlichen Inhaltsseite.

Nach der Analyse ist die Umsetzung recht einfach. Falls Sie sich nicht mehr recht an die Verwendung von Tabellen erinnern, schlagen Sie noch einmal in Kapitel 6 nach, um die Grundlagen nachzulesen.

Umsetzen des Framesets in eine Layouttabelle

Erzeugen Sie eine neue Datei *layout.htm* und editieren Sie sie wie folgt:

```
<!DOCTYPE HTML PUBLIC "-//W3C//DTD HTML 4.01 Transitional//EN"
       "http://www.w3.org/TR/html4/loose.dtd">
<html>
<head>
<title>Layout ohne Frames</title>
</head>
<body>
<table width="100%" border="1">
  <tr><td colspan="2">Titel</td></tr>
  <tr>
     <td width="100px">
        <table>
           <tr>
              <td>Navigation</td>
           </tr>
        </table>
     </td>
     <td>
        <table>
```

```
            <tr>
               <td>Inhalt</td>
             </tr>
          </table>
       </td>
    </tr>
 </table>
 </body>
 </html>
```

Speichern Sie die Datei und öffnen Sie sie in Ihrem Browser. Sie erhalten ein Ergebnis, das dem der Frame-Variante sehr ähnlich ist:

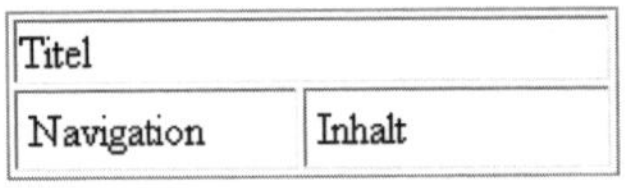

Der Rahmen ist hier nur aus Gründen der Verdeutlichung eingeschaltet worden.

CSS-Formatierung

Vermutlich die Lösung der Zukunft ist der Griff zu CSS-Formatierungen, um Frame- oder auch Layouttabellen-Lösungen zu ersetzen.

An dieser Stelle soll jedoch nicht weiter auf diese Möglichkeit eingegangen werden, da sich Kapitel 13 noch ausführlicher mit der Thematik auseinander setzen wird.

12. Navigation

Leute werden Ihre Webseite nicht benutzen, wenn sie sich nicht darin zurechtfinden.

(Steve Krug, Web Usability, 2002)

Eine Seite wird erst bedienbar durch den Einsatz von Hyperlinks, und ein Menü besteht aus nichts anderem als entsprechend angeordneter und kombinierter Hyperlinks. Eine weitere Möglichkeit, sich durch eine Seite zu navigieren, sind verschiedene Suchfunktionen, was aber nicht Inhalt dieses Kapitels ist. Der Schwerpunkt der nächsten Seiten liegt in der Menügestaltung und dort wiederum verstärkt in der Erstellung von CSS-basierenden Menüs.

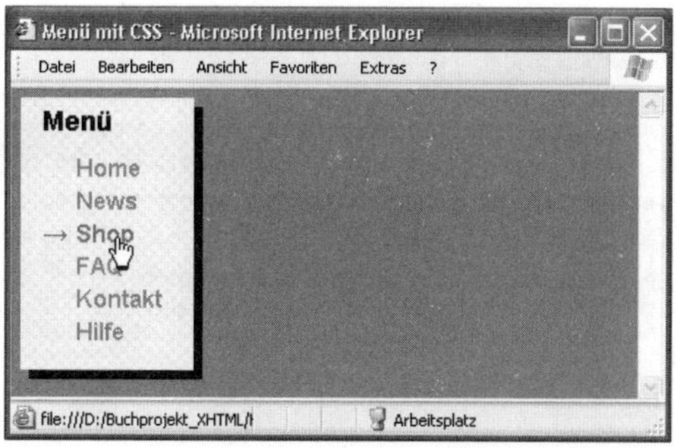

Auch wenn es in diesem Buch und diesem Kapitel in erster Linie nicht um Prinzipien der Bedienerführung geht, dürfen Betrachtungen dazu in einem Kapitel zu den Navigationsmöglichkeiten im Web nicht fehlen. Was nützen die Tricks bei der Menügestaltung, wenn die Besucher einer Seite sich anschließend nicht in der Seite zurechtfinden? Natürlich können und sollen die kurzen Informationen zu einer guten Bedienerführung kein Buch zur Usability ersetzen, aber vielleicht Appetit auf mehr machen.

12.1 Die Kursbestimmung

Gemäß dem Duden heißt Navigation nicht anderes als Standort- und Kursbestimmung bei Schiffen und Flugzeugen. Das Web ist zwar kein Flugzeug und auch kein Schiff, aber ohne Kurs- und Standortbestimmung ist ein Anwender auch im Web schnell verloren. Daher sind dies zwei wichtige Punkte für eine gute Navigation. Der Anwender muss jederzeit erkennen können, wohin die Reise geht und vor allem wo innerhalb einer Seite er sich gerade befindet.

Eine Möglichkeit, ihm diese Information zu geben, sind Breadcrumbs (Brotkrümel). Damit ist eine Anzeige innerhalb der gerade aktuellen Seite gemeint, die den bisherigen Weg im Verhältnis zur Anfangsseite aufzeigt. In der folgenden Abbildung ist dazu ein Beispiel von der Homepage der Zeitschrift Spiegel zu sehen. Breadcrumbs allein reichen nicht, um eine gute Benutzerführung zu realisieren, aber sie tragen ihren Teil dazu bei.

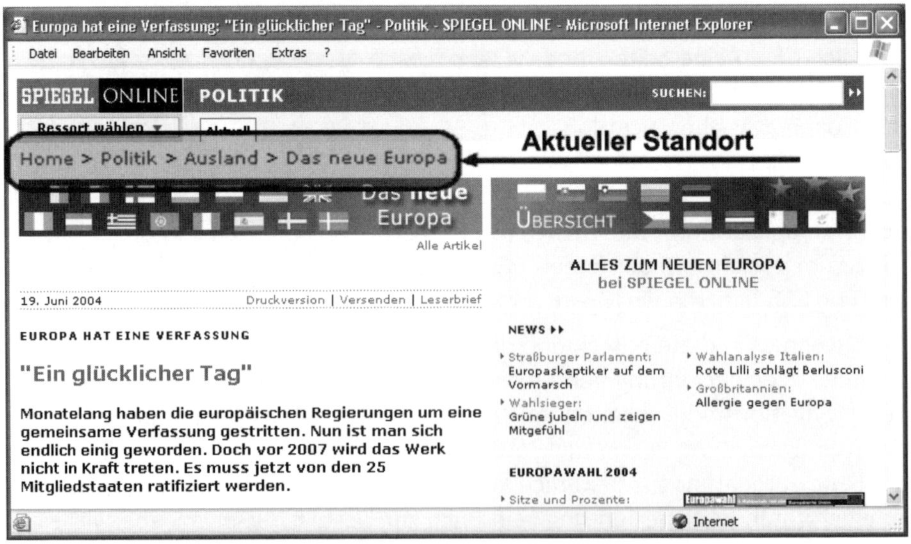

Wer die Internetseite der Zeitschrift Spiegel besucht, bekommt auf jeder Seite links oben seine aktuelle Position angezeigt (http://www.spiegel.de).

Schon seit einiger Zeit ist bei vielen Seiten ein neuer Menüpunkt hinzugekommen: der Menüpunkt *Sitemap*. Damit soll einem Anwender ermöglicht werden, sich über eine Seite einen Gesamtüberblick zu verschaffen. Die Firma Printpartner Fotolabor GmbH setzt dieses Orientierungsmittel bei ihrem Onlinebilderdienst Super Foto ein.

Ganz nebenbei, es lohnt sich, einen Blick in den Quelltext zu werfen. Die Seite ist komplett auf der Basis von CSS erstellt worden, Tabellen sucht man vergeblich.

Das Orientierungsmittel Sitemap ist natürlich nur für Seiten bis zu einer bestimmten Größe geeignet. Bei zu großen Seiten wird die Sitemap auch wieder unübersichtlich und ist dann eher kontraproduktiv. Die Seite von Super Foto besitzt eine Größenordnung, bei der ein Sitemap einen zusätzlichen Vorteil bietet. Das alle in einer Sitemap angegebenen Punkte auch verlinkt sein müssen, versteht sich von selbst.

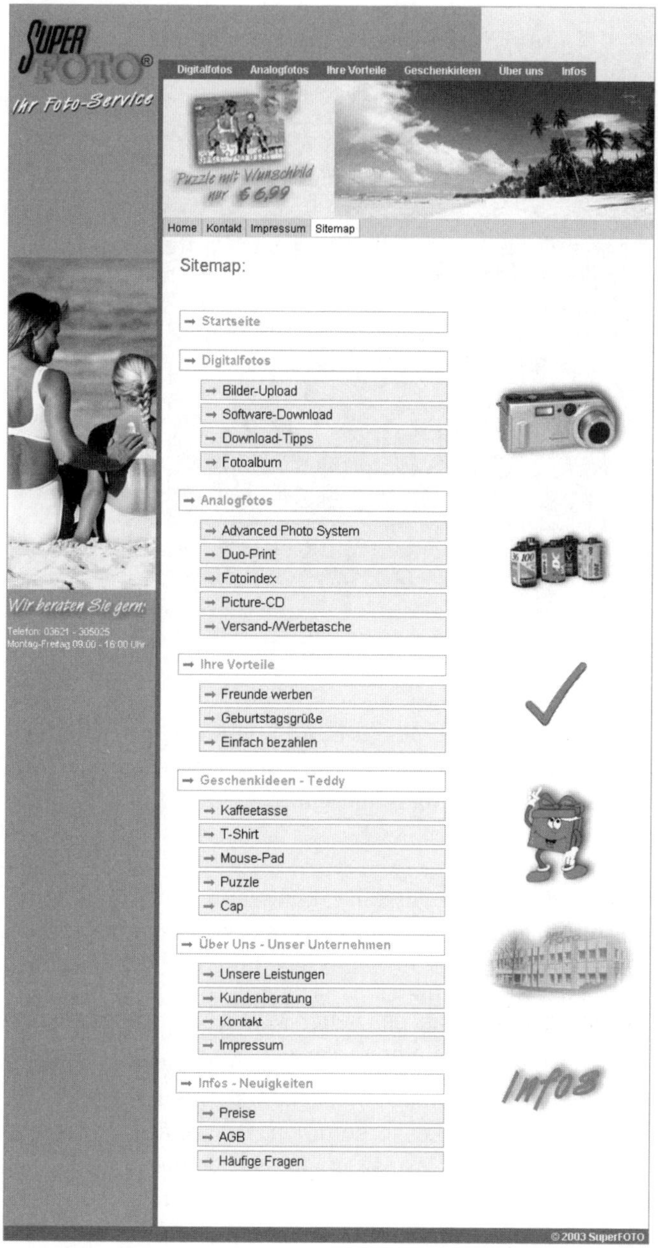

Sitemap von dem Bilderdienst Super Foto (http://www.superfoto.de).

Zu Hause ist es am schönsten

Eine weitere wichtige Orientierung, die auf einer Internetpräsenz nicht fehlen darf, ist ein Home-Button. Der Home-Button ermöglicht es, von jedem Bereich einer Seite wieder direkt auf die Anfangsseite zurückzugelangen.

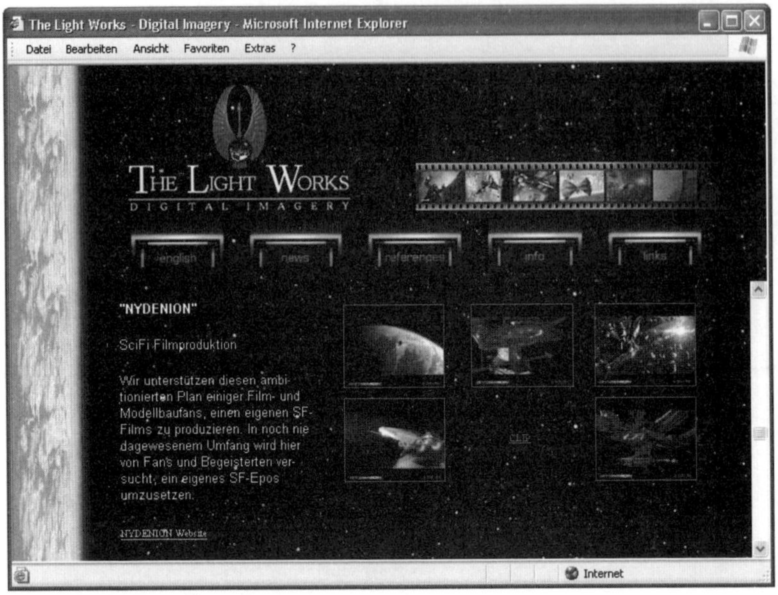

Auf der Homepage von The Light Works ist das Firmenlogo gleichzeitig der Home-Button (http://www.thelightworks.com/).

Es lässt sich natürlich die Frage stellen, ob so ein Button wirklich so wichtig ist. Die Antwort würde Ja lauten. Schließlich kann es trotz aller Vorkehrungen passieren, dass sich ein Besucher innerhalb einer Seite im wahrsten Sinne des Wortes verirrt.

Bewegt man sich im wirklichen Leben irgendwohin, können immer Abschätzungen zu der Richtung, Entfernung oder zu den Größenverhältnissen gemacht werden. Im Internet gibt es diese „natürlichen" Orientierungshilfen nicht. Allein der Versuch, die Seitenanzahl einer Internetpräsenz zu schätzen, wird meistens scheitern. Befindet man sich auf einer Eingangsseite, lässt sich nicht sagen, ob diese Internetpräsenz aus 5, 10, 100 oder 1.000 Einzelseiten besteht. Ebenso kann kein Gefühl von Räumlichkeit entwickelt werden, was uns helfen würde, uns zu orientieren. So kann es immer mal vorkommen, dass man nicht mehr weiß, an welchem Punkt innerhalb einer Website man sich befindet. Genau an dieser Stelle kommt dann der Home-Button zum Einsatz. Natürlich ist er auch eine gute Möglichkeit, sich das Zurückklicken durch eine besuchte Struktur zu ersparen und direkt von vorn zu beginnen.

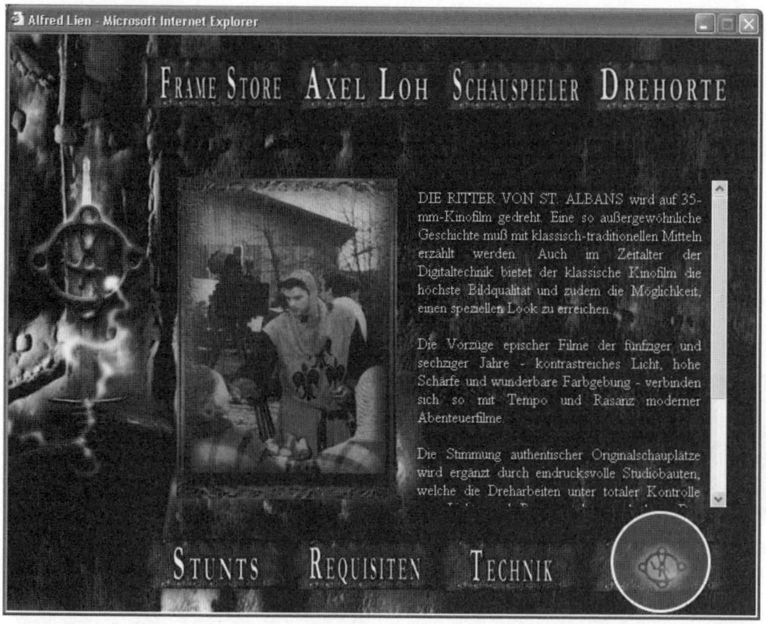

Bei FRAME STORE Video-/Filmproduktion GmbH verbirgt sich der Home-Button rechts unten (siehe Kreismarkierung) www.frame-store.de.

Neben dem klassischen Button mit der Beschriftung *Home* hat sich schon seit längerem eingebürgert, dass das Logo einer Seite dieselbe Funktion besitzt. Bei Seiten, die so gestaltet sind, dass ein Button mit der Beschriftung *Home* das Designkonzept stören würde, kann dieser auch irgendwo in der Seite versteckt sein. Allerdings ist diese Variante mit Vorsicht zu genießen, viele Besucher werden den Home-Button unter Umständen nicht finden.

Das bisher Beschriebene bietet nur einen minimalen Einblick in die Überlegungen, die zum Erzielen einer guten Benutzerführung nötig sind. Das Ziel sollte immer sein, dass der Anwender zu jedem Zeitpunkt weiß, wo er sich gerade befindet und wie er sich weiterbewegen kann. Besonders interessant zu diesem Thema sind die Abhandlungen von Michael L. Bernard von der Wichita State University (*http://psychology.wichita.edu/optimalweb/default.htm*), oder für diejenigen, die deutsche Literatur bevorzugen, sei die deutsche Ausgabe des Buches „Don't make me think! Web Usability" von Steve Krug empfohlen.

12.2 Grafik oder Text

In der ersten Zeit des Webdesigns gab es nur textuelle Menüs. Ziemlich schnell jedoch gab es erste, durch Grafik unterstützte Menüs, und siehe da, es folgte eine Zeit, in der das Sprichwort „Ein Bild sagt mehr als tausend Worte" das Maß aller Dinge war. Und heute? Heute findet man entweder eine Mischung aus Bildsymbolen und Text oder wieder reine textbasierte Menüs. Was ist also nun richtig?

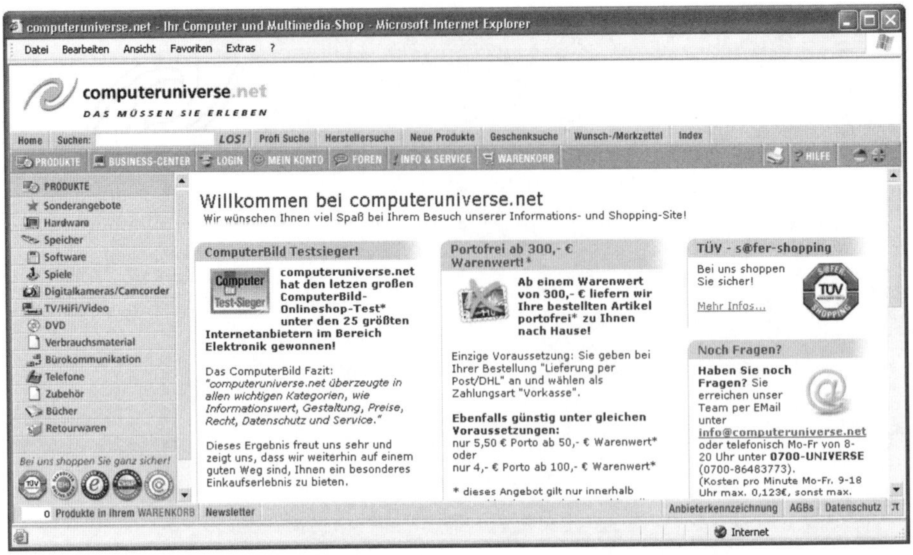

Ein gutes Beispiel für eine Mischung aus textbasierten Menüs, die durch kleine Piktogramme ergänzt werden, ist die Seite von Computeruniverse.net (http://www.computeruniverse.net).

Richtig ist auf jeden Fall, dass sich recht schnell herausgestellt hat, dass Bilder in der Navigation zwar das gesamte Erscheinungsbild verbessern und beim Besucher auch ein stärkeres positives Empfinden für die Seite verursachen können, aber die Navigation selbst fast immer umständlicher wird.

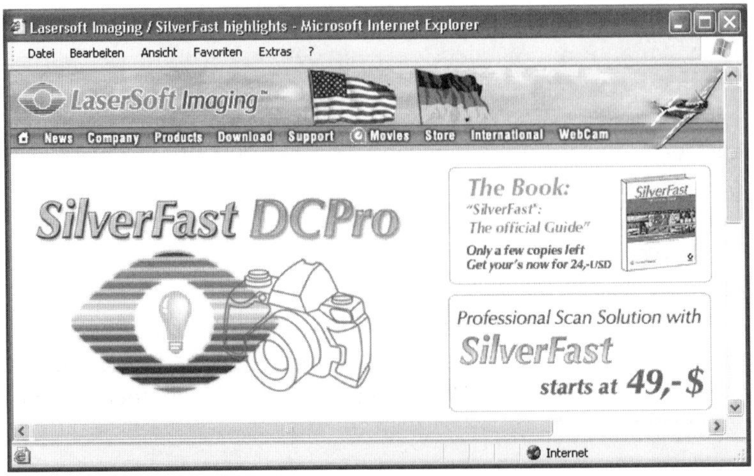

Auf der Seite der Lasersoft Imaging AG ist links unter dem Logo ein kleines Haus abgebildet, das den Home-Button symbolisiert (www.silverfast.com).

Es gibt nur wenige Symbole, mit denen ein Menüpunkt so eindeutig bezeichnet werden kann, dass wirklich jeder sich das Richtige darunter vorstellt. Symbole, die sich derart etabliert haben, sind zum Beispiel ein kleines Haus für den Home-Button oder der Briefumschlag für E-Mail. Diese Symbole dürfen auch in verschiedenen Varianten eingesetzt werden, denn in der Regel weiß wirklich jeder, was damit gemeint ist.

Zuerst der Text

Ein Effekt, den jeder bei sich selbst nachvollziehen kann, ist die Tatsache, dass zuerst der Text einer Seite durchsucht wird. Bilder und Grafiken sind Beiwerk, das erst nach dem Durchforsten der textuellen Information wahrgenommen wird. Auch wenn visuelle Eindrücke beim Menschen einen bleibenderen Eindruck hinterlassen, im Web wird nach Information gesucht und die verbirgt sich im Text. Auch hier gibt es natürlich die eine oder andere Ausnahme von der Regel, aber Fakt ist, dass uns in unserer Gesellschaft bereits in der Schule beigebracht wird, dass wichtige Dinge geschrieben werden.

Konventionen sind nichts Schlechtes

Mittlerweile gibt es klare Erkenntnissse über das Verhalten bei der Internetnutzung. Trotzdem wird immer wieder versucht, das Rad ein zweites Mal zu erfinden. Viele Webdesigner weigern sich, eine gute Lösung auch für ihre Seite zu übernehmen. Sie haben Angst, dass ihnen mangelnde Kreativität nachgesagt wird. Das Nachsehen hat dabei oftmals der Anwender, nämlich dann, wenn eine Seite das erste Mal besucht wird und dort mal wieder etwas ganz Tolles und Neues ausprobiert werden darf.

Werden bestehende Konventionen eingesetzt, hat der Besucher einer Seite es leicht, sich zurechtzufinden. Die Aufforderung, Konventionen zu übernehmen, soll keine Aufforderung zum Ideenklau darstellen. Es geht nicht darum, eine Seite zu kopieren oder das Design zu übernehmen. Es geht darum, mittlerweile etablierte Konzepte für eine gute Bedienerführung anzunehmen und mit den eigenen Ideen zu verbinden.

Ein Beispiel für ein Bedienerkonzept, mit dem wirklich jeder Anwender auf Anhieb zurechtkommt, sind Register. Amazon hat als einer der ersten Anbieter Register eingesetzt. Mittlerweile hat viele andere Anbieter das Konzept überzeugt, denn Register sind eine Unterteilungsform, die den meisten Leuten bekannt ist. Angefangen bei Karteikartenregistern, Hängeregistraturen oder Ordnerunterteilungen. Wer sich eine CD oder DVD im Laden kaufen möchte, findet diese dort in langen Reihen sortiert. Die Unterteilung dazwischen nach Genre oder Alphabet erledigen Register.

Nach einer Zeit des wilden Ausprobierens und der Verliebtheit in immer neue visuelle Möglichkeiten steht heute die Benutzerfreundlichkeit im Vordergrund. Allerdings gilt wie immer, dass die Zielgruppe nicht aus den Augen verloren werden darf. Was für die eine Zielgruppe schon zu bunt ist, ist für eine andere Zielgruppe noch zu farblos. Wer also eine sehr große Anzahl an Nutzer aus unterschiedlichen Zielgruppen ansprechen möchte, der sollte ruhig auf bestehenden Konventionen aufbauen. Wer aber für eine bestimmte Zielgruppe etwas ganz Besonderes zaubern möchte, der sollte auch den Mut zur Lücke haben.

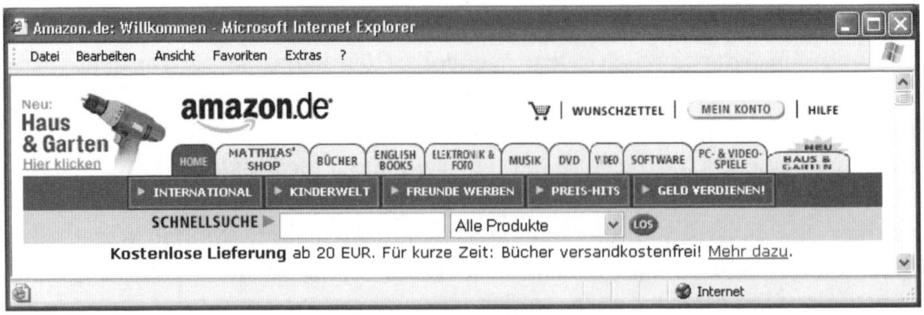

Amazon setzt schon seit mehreren Jahren Register zur Navigation ein (www.amazon.de).

12.3 Möglichkeiten der Menüerstellung

Es gibt mehrere Varianten, um ein Menü zu erstellen. Die einfachste ist, mehrere Hyperlinks unter- oder nebeneinander zu positionieren. Etwas besser strukturiert geht es mit einer ungeordneten Liste. Geht es um das genaue Positionieren eines Menüs innerhalb einer Seite, werden sehr häufig Tabellen eingesetzt. Im Zuge der erweiterten Möglichkeiten und Browserunterstützung bietet sich mittlerweile auch CSS zum Formatieren von Menüs an.

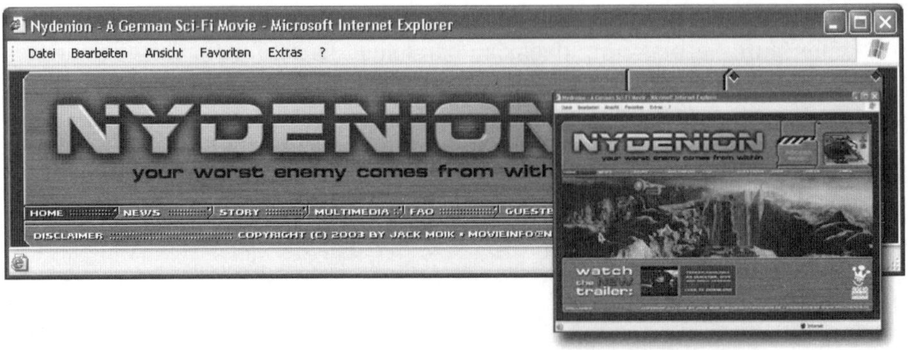

Auf der Seite von dem privaten Filmprojekt Nydenion (www.nydenion.de) ist das Menü als waagerechte Liste angeordnet. Realisiert wurde das Menü sowohl mit CSS als auch mit JavaScript.

Pulldown oder Liste

Soll es ein Pulldown- oder ein Listenmenü sein? Das hängt - wie so vieles andere auch - vom jeweiligen Design einer Seite ab. Grundsätzlich sind beide Menüarten, oder eine Kombination aus beiden diejenigen, die für die Menügestaltung zur Verfügung stehen. Daneben gibt es natürlich nahezu unzählige Varianten zur

Anordnung und Gestaltung von Menüs. Das kann zum einem die Richtung sein, in der die Menüliste angeordnet ist, also waagerecht oder senkrecht, und zum anderen können Pulldown-Menüs nach unten oder zur Seite ausgeklappt werden. Zusätzlich können Rollover-Effekte eingesetzt und durch kleine Zusatzsymbole ergänzt werden. Farbige Abgrenzungen, Schattierungen und vieles mehr, es gibt kaum etwas, das nicht machbar ist.

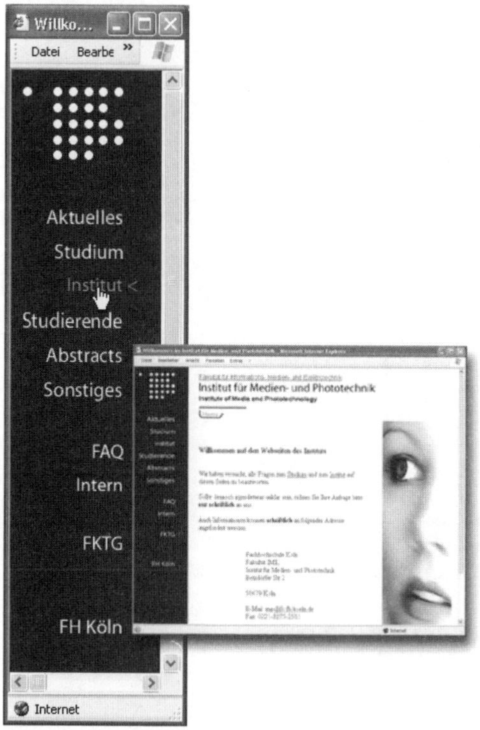

Auf der Homepage des Instituts für Medien- und Phototechnik werden die Menüpunkte in Form einer Liste untereinander angeordnet. Ein Mouseover-Effekt zeigt an, dass der Link selektiert ist (http://www.fo.fh-koeln.de/index.html).

Techniken

Um ein Menü zu gestalten, gibt es zum einen den reinen Text-Button und zum anderen das Platzieren eines Bildes als Menüpunkt. Oft werden auch Texte als Bilder erstellt und eingebunden. Das ist unter anderem dann sinnvoll, wenn sichergestellt sein soll, dass der Button in allen Browsern identisch angezeigt wird. Außerdem stehen Schrifteffekte zur Verfügung, die sonst nicht machbar wären.

Damit das Menü funktioniert, reicht im einfachsten Fall eine Reihe von Wörtern, die mit einem Anker-Tag versehen und verlinkt werden. Darüber hinaus kann nahezu alles, was für die Webprogrammierung eingesetzt werden kann, auch für die Menüerstellung und Formatierung verwendet werden. Angefangen bei JavaScript über CSS und Java bis hin zur Datenbank gestützten Erzeugung von Menüs ist alles möglich. Während bisher fast ausschließlich Tabellen zur exakten Positionierung von Menüelementen eingesetzt wurden, befindet sich CSS im Moment auf dem besten Weg, den Tabellen den Rang abzulaufen.

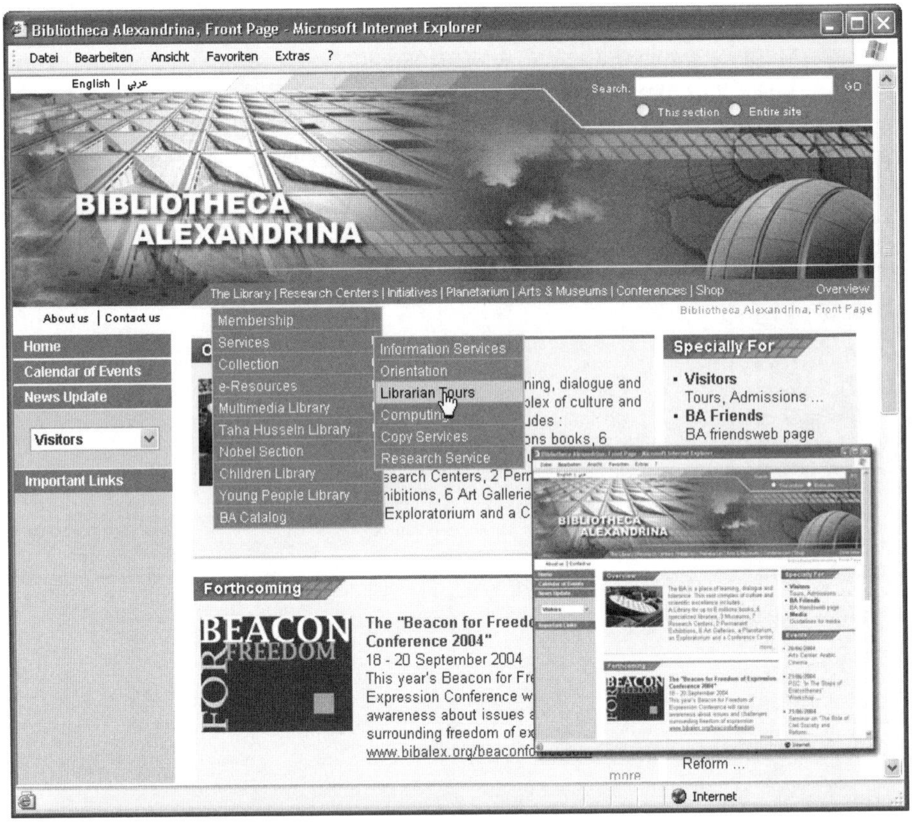

Auf der Homepage der neuen Bibliothek von Alexandria werden Pulldown-Menüs zur Navigation eingesetzt. Die erste Ebene klappt nach unten aus und die zweite dann nach rechts zur Seite (http://www.bibalex.org/newwebsite/English/index.aspx).

12.4 Praktische Menüerstellung

Das Einfachste zuerst

Das wirklich einfachste Menü, das erstellt werden kann, lässt sich aus verlinktem Text erstellen.

```
<body>
<h3>Men&uuml;</h3>
<a href="home.htm">Home</a>
<a href="news.htm">News</a>
<a href="shop.htm">Shop</a>
<a href="faq.htm">FAQ</a>
<a href="kontakt.htm">Kontakt</a>
<a href="hilfe.htm">Hilfe</a>
</body>
```

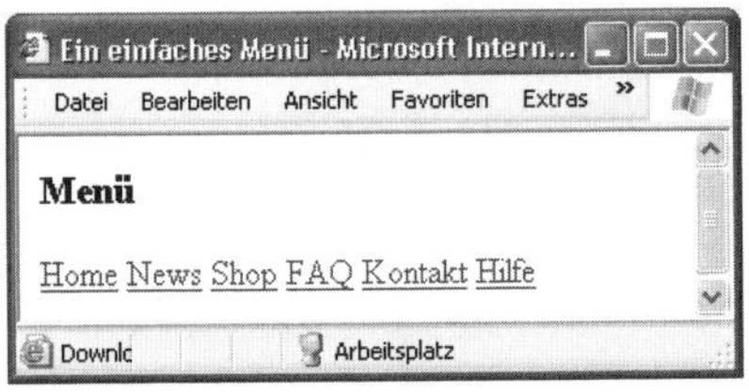

Die einzige Formatierung, die durchgeführt wurde, betrifft die Überschrift. Der Vorteil von solch einem einfachen Menü ist: Es funktioniert auf allen verfügbaren Browsern, hat also 100 % Browserkompatibilität.

Soll das Menü nicht waagerecht, sondern senkrecht dargestellt werden, kann nach jedem Menüpunkt ein Zeilenumbruch mit <br> erzwungen werden. Schöner geht es aber mit einer ungeordneten Liste:

```
<body>
<h3>Men&uuml;</h3>
<ul>
<li><a href="home.htm">Home</a></li>
<li><a href="news.htm">News</a></li>
<li><a href="shop.htm">Shop</a></li>
<li><a href="faq.htm">FAQ</a></li>
<li><a href="kontakt.htm">Kontakt</a></li>
<li><a href="hilfe.htm">Hilfe</a></li>
</ul>
</body>
```

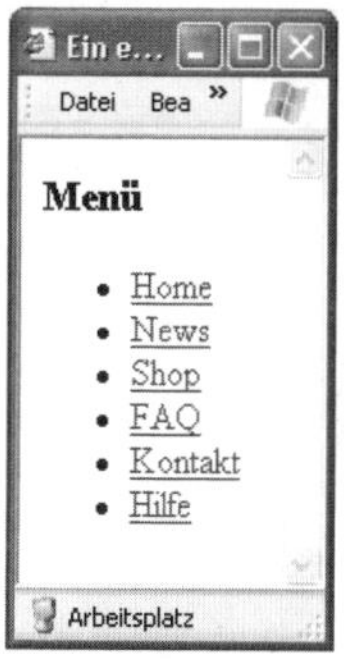

Zusätzlich zu der senkrechten Darstellung hat jeder Menüpunkt automatisch ein Aufzählungszeichen erhalten. Das Bullet-Symbol hängt von der Listenart und dem mit dem Attribut *type* gewählten Symbol ab.

Mit CSS formatierte Liste als Menü – Teil 1

Wurde entschieden, das Menü in einer Liste eingebettet darzustellen, kommt normalerweise der nächste Schritt. Die Liste soll optisch etwas aufgewertet werden. Um das zu errreichen, werden alle weiteren Formatierungen in CSS vorgenommen. Durch diese Entscheidung werden mehrere Fliegen mit einer Klappe geschlagen. Nicht nur dass es mit CSS mehr Gestaltungsmöglichkeiten gibt, ein weiterer Vorteil ist, dass das Menü ohne weitere Formatierungen im eigentlichen (X)HTML-Quelltext auch weiterhin von allen Browsern dargestellt werden kann, denn ein Browser, der nicht CSS-kompatibel ist, formatiert nur aufgrund der HTML-Vorgaben.

1 Im ersten Anlauf soll das Menü eine Umrandung erhalten, die Aufzählungszeichen entfernt und die Überschrift und die Elemente untereinander ausgerichtet werden. Nach den Formatierungen soll das Menü wie nebenstehend aussehen.

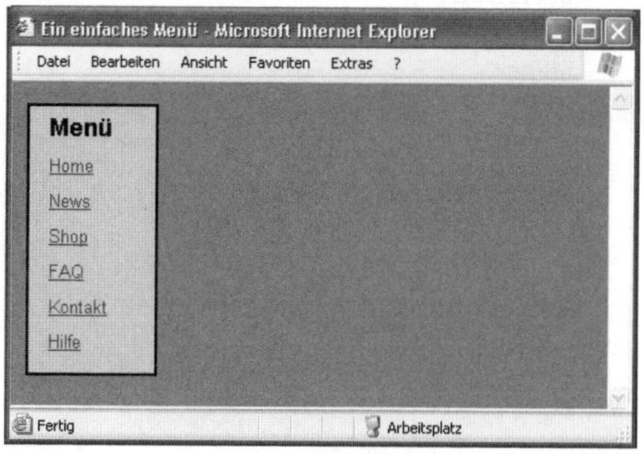

In dem XHTML-Quelltext werden als Erstes die einzelnen Bereiche mit einer ID benannt. Durch die Vergabe von Namen wird das Stylesheet später besser lesbar und außerdem werden HTML-Standardelemente nicht mit Formatierungen versehen. Geschieht dies doch, kann es bei großen Seiten durchaus zu überraschenden Seiteneffekten führen, nämlich dann, wenn ein Standardelement plötzlich ganz anders aussieht als erwartet. Der um *id*-Elemente ergänzte XHTML-Quelltext:

```
<body>
  <div id="menu">
    <span id="menuueberschrift">Men&uuml;</span>
    <ul id="menueliste">
    <li><a href="home.htm">Home</a></li>
    <li><a href="news.htm">News</a></li>
    <li><a href="shop.htm">Shop</a></li>
    <li><a href="faq.htm">FAQ</a></li>
    <li><a href="kontakt.htm">Kontakt</a></li>
    <li><a href="hilfe.htm">Hilfe</a></li>
    </ul>
  </div>
</body>
```

2 Im Stylesheet werden als Erstes die Formatierungen für den Selektor *body* vorgenommen.

```
<!--
body {
    background-color: #7F7F7F;
    font-family: arial;
    font-size: x-small;
}
```

3 Bei den Änderungen in der XHTML-Datei wurde um die Liste und die Menüüberschrift ein <div>-Bereich angelegt und mit der ID *Menü* benannt. Daher kann das Menü als Ganzes Formatierungen zugewiesen bekommen:

```
#menu {
    list-style-type: none;
       background-color: #C5C5C5;
    border: solid 2px #000000;
    width: 100px;
       padding: 5px;
}
```

Durch die Angabe einer festen Breite wird das Menü zwar in der Breite beschränkt, in der Höhe hingegen passt sich der Menürahmen den Einträgen an. Außerdem wurden mit *list-style-type* die Aufzählungszeichen abgeschaltet.

4 Die Menüüberschrift verdient natürlich eine Sonderbehandlung.

```
#menuueberschrift {
       font-size: medium;
    font-weight: bold;
```

```
	padding-top: 5px;
	padding-left: 10px;
}
```

5 Zum Abschluss werden noch die Aufzählungszeichen abgeschaltet und für die einzelnen Listenelemente der benötigte Abstand eingegeben, um die Liste bündig unter der Überschrift auszurichten.

```
#menueliste {
		list-style-type: none;
	margin: 0px;
	padding: 5px;
}
li {
	padding: 5px;
}
-->
</style>
```

Mit CSS formatierte Liste als Menü – Teil 2

Die zuvor mit CSS formatierte Liste sieht schon gar nicht schlecht aus. Was allerdings noch nicht mit CSS formatiert wurde, sind die Hyperlinks. Diese wurden bisher in der Standardformatierung belassen. Für eine Formatierung reicht es in diesem Fall nicht, einfach nur die Farbe zu verändern und die Standardunterstreichung wegzulassen. Das würde die Besucher einer solchen Seite nur verwirren, zumal durch das Entfernen der Unterstreichung ebenfalls der Mouseover-Effekt des Anker-Tags entfernt wird. Also entweder alles so lassen, wie es ist, oder es muss dafür gesorgt werden, dass auch ein neuer, dazugehöriger Mouseover-Effekt vorhanden ist. Am Ende von Teil 2 sieht das Menü folgendermaßen aus:

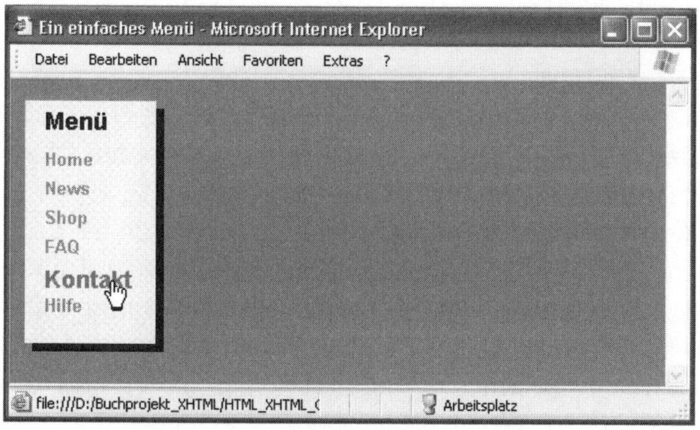

Ein Listenmenü komplett mit CSS formatiert, inklusive Mouseover-Effekten.

Die im Folgenden verwendeten Farben sind wieder so gewählt, dass sie in diesem Buch, bei einem Schwarzweißdruck, gut zu erkennen sind. Gegebenenfalls sollten die Farbwerte für die Darstellung am Monitor geändert werden.

1 Für die vorzunehmenden Änderungen ist im XHTML-Quelltext bei jedem Hyperlink dieselbe Änderung einzufügen, eine Klasse mit dem Namen *menupunkt*:

```
<li><a class="menupunkt" href="home.htm">Home</a></li>
```

2 Nun können die entsprechenden Änderungen im Stylesheet erfolgen. Als Erstes wird im ID-Selektor *Menü* einiges geändert. Die mit *border* erzeugte Umrandung wird entfernt und die Hintergrundfarbe geändert. Für den Schlagschatteneffekt wird ein vordefinierter Filter eingesetzt. Dieser Effekt ist aber nur mit dem Internet Explorer zu sehen.

```
#menu {
        list-style-type: none;
    background-color: antiquewhite;
    width: 100px;
    padding: 5px;
    filter:progid:dxImageTransform.Microsoft.dropShadow
    (color=black,offX=6,offY=6,positive=true);
}
```

3 Die nächste Änderung findet bei dem Selektor für Listenelemente statt. Dort wird *padding* auf *0px* gesetzt.

```
li {
    padding: 0px;
}
```

4 Als Letztes werden die benötigten Eintragungen für den Mouseover-Effekt durchgeführt. Zuerst werden die generellen Eigenschaften der Klasse *menupunkt* vorgegeben:

```
.menupunkt {
      height:22px;
        text-decoration: none;
        color: gray;
          font-weight: bold;
}
```

Dazu gehört als Erstes eine feste Höhe für jeden einzelnen Menüpunkt. Wird dieser Wert nicht oder zu klein festgelegt, verschieben sich beim Überfahren eines Menüpunkts mit der Maus die darunter folgenden Menüpunkte nach unten. Beim Verlassen des Menüpunkts rutschen die verschobenen Punkte zurück an die alte Stelle. Das Ergebnis wäre ein wildes Hin- und Hergeschiebe. Durch die Vorgabe von *height* wird das Menü korrekt dargestellt. Dann wird die typische Unterstreichung eines Hyperlinks abgeschaltet und die Schriftfarbe auf Grau festgelegt.

5 Für die Formatierung der Hyperlinks werden die Pseudoklassen *:link*, *:hover*, *:active* und *:visited* verwendet. Damit innerhalb des Menüs die einzelnen Menüpunkte keine unterschiedlichen Farben haben, werden den Pseudoklassen *:link* und *:visited* dieselben Eigenschaften zugewiesen.

```
.menupunkt:link, .menupunkt:visited{
        text-decoration: none;
        color: gray;
          font-weight: bold;
          font-size: small;
}
```

6 Der eigentliche Mouseover-Effekt wird durch die Pseudoklasse *:hover* erzeugt. In dem Moment, in dem ein Menüpunkt mit der Maus überfahren wird, wechselt die Schriftfarbe und -größe sowie die Darstellung des Mauszeigers. Diese wechselt von der Zeiger- auf die Handdarstellung.

```
.menupunkt:hover {
      color: green;
      font-size: medium;
    cursor: pointer;
}
.menupunkt:active {
      color: red;
}
-->
</style>
```

Browserkompatibilität des Menüs

Das so erstellte Menü funktioniert grundsätzlich in allen Browsern, auch in denen, die kein CSS unterstützen, dann aber nur mit den HTML-Formatierungen, und auch bei Browsern, die CSS unterstützen, gibt es ebenfalls Differenzen.

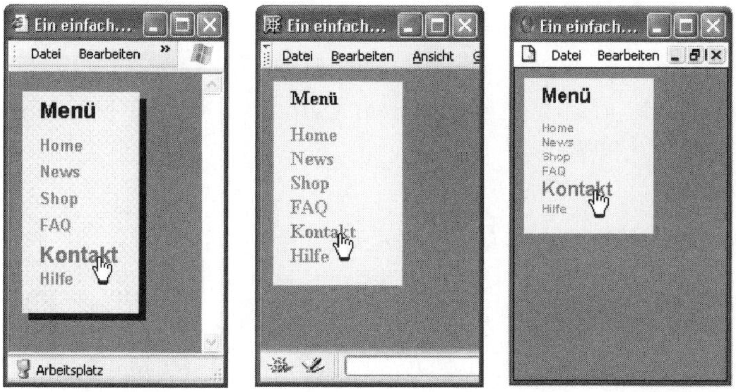

Darstellung in den verschiedenen Browsern von links nach rechts: Internet Explorer, Mozilla und Opera.

Dass der Schlagschatten nur im Internet Explorer angezeigt wird, ist bereits bekannt und kein Problem. In Mozilla sind lediglich die Interpretationen beziehungsweise die browserspezifischen Vorgaben etwas anders als im Internet Explorer.

Die Darstellung in Opera ist wesentlich enger als bei den anderen beiden Browsern. Das liegt daran, dass die Eigenschaft *height* in der Klasse *menupunkt* nicht verarbeitet und die Schriftvorgabe anders dargestellt wird. Während die Schriftgröße kein besonders großes Problem ist, verursacht das Fehlen einer festen Höhenvorgabe für die einzelnen Menüpunkte ein wildes Hin- und Hergeschiebe beim Überfahren der Menüpunkte mit der Maus.

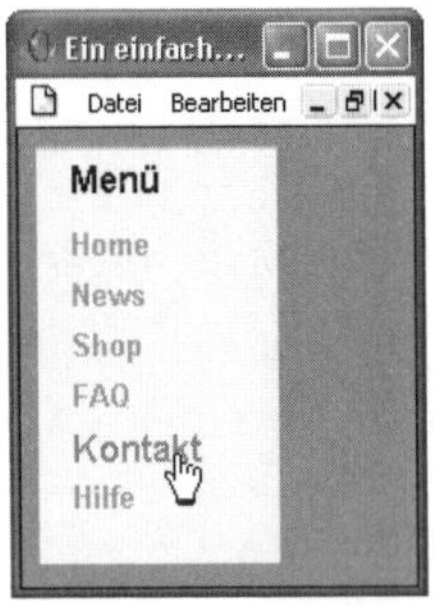

Korrigierte Darstellung im Browser Opera.

Die Lösung ist, die Eigenschaft *height* direkt bei dem Selektor *li* einzufügen. Andere Browser kommen mit beiden Varianten klar.

```
li {
   padding: 0px;
   height:22px;
}
```

Der Internet Explorer rückt das Menü weiter in den Bildschirmbereich als Mozilla und Opera. Das liegt daran, dass jeder Browser andere Standardwerte für *padding* und *margin* hat. Um sichergehen zu können, dass die Abstände alle gleich sind, muss am Anfang des Stylesheets folgende Zeile eingefügt werden:

```
* {margin:0; padding: 0;}
```

Nun müssen alle Abstände von Hand eingegeben werden. Lohn der Mühe ist, derselbe Abstand bei allen Browsern.

CSS-formatierte Liste mit Bullet-Grafik

Eine weitere Variante ist ein optischer Effekt, der sonst mit JavaScript erzeugt wird. Mit JavaScript gibt es die Möglichkeit, in Zusammenhang mit der Funktion *onmouseover* die Grafik für einen Button beim Überfahren mit der Maus auszutauschen. Dadurch wird der selektierte Menüpunkt optisch von den anderen abgehoben. Als Alternative zu JavaScript kann für bestimmte Fälle auch CSS genommen werden. Kommt CSS in Frage, geht das Ganze sogar ohne zusätzliche Ladezeiten.

Kernstück dieser Möglichkeit ist die Eigenschaft *visibility*, für die es die Werte *hidden* und *visible* gibt. Wird bei einem Bereich gleich zu Beginn für *visibility* der Wert auf *hidden* gesetzt, werden die darauf folgenden Angaben nicht angezeigt. Erst bei einem Mouseover, sprich dem Einsatz der Pseudoklasse *:hover*, wird *vi-*

sibility dann auf *visible* gesetzt und die Eigenschaften des Bereichs werden angezeigt.

Damit eine zusätzliche Ladezeit vermieden wird, kommt lediglich ein HTML-Sonderzeichen zum Einsatz. Dem jeweils angewählten Menüpunkt soll ein Pfeil vorangestellt werden.

Zusätzlich wurden noch einige andere Änderungen im Quelltext der vorherigen beiden Kapitel vorgenommen. Die wichtigste ist die Änderung des ID-Selektors *menu* in die Klasse *menu* und das Einfügen eines <span>-Bereichs mit der Klasse *bullet*.

Nach Durchführung der Änderungen präsentiert sich das Menü in anderer Form:

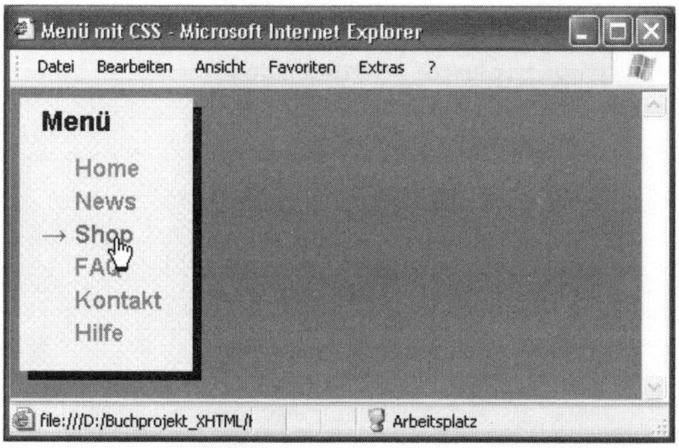

1 Im Gegensatz zu den vorhergehenden Menübeispielen wird jetzt auf ein Vergrößern der Schrift verzichtet, da der Pfeil und die Änderung der Schriftfarbe genug Hervorhebung bedeuten. Der geänderte XHTML-Quelltext mit dem <span>-Bereich und der Klasse *bullet* kommt nach wie vor ohne Formatierungen aus:

```
<body>
  <div class="menu">
    <span id="menuueberschrift">Men&uuml;</span>
    <ul id="menueliste">
    <li><a href="home.html">
        <span class="bullet">&rarr; </span>Home</a></li>
    <li><a href="news.htm">
        <span class="bullet">&rarr; </span>News</a></li>
    <li><a href="shop.htm">
        <span class="bullet">&rarr; </span>Shop</a></li>
    <li><a href="faq.htm">
        <span class="bullet">&rarr; </span>FAQ</a></li>
    <li><a href="kontakt.htm">
        <span class="bullet">&rarr; </span>Kontakt</a></li>
    <li><a href="hilfe.htm">
        <span class="bullet">&rarr; </span>Hilfe</a></li>
    </ul>
  </div>
</body>
```

2 In der dazugehörigen CSS-Datei hat sich bei den ersten Selektoren nicht viel geändert. Lediglich alle Rahmenabstände zwischen dem Menü und dem Browserfenster werden am Anfang ausgeschaltet und anstatt des ID-Selektors *menu* kommt nun die Kasse *menu* zum Einsatz.

```
<!--
* {margin:0; padding: 0;}
body {
       margin: 5px;
    background-color: #7F7F7F;
    font-family: arial;
    font-size: x-small;
}
div.menu {
        position: fixed;
    background-color: antiquewhite;
    width: 120px;
    padding: 5px;
    filter:progid:dxImageTransform.Microsoft.dropShadow
        (color=black,offX=6,offY=6,positive=true);
}
#menueliste {
    list-style-type: none;
    margin: 5px;
    padding: 5px;
}
```

3 Der nächste Selektor definiert die Eigenschaften für die Klasse *bullet*.

```
div.menu .bullet {
   visibility: hidden;
    font-size: medium;
}
```

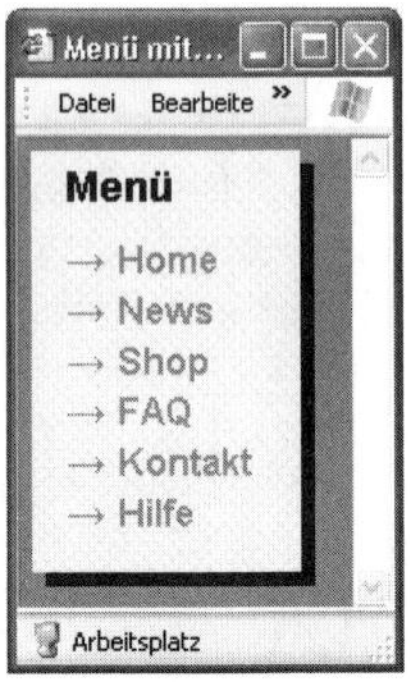

Der später sichtbar werdende Pfeil ist bereits durch das HTML-Sonderzeichen *→* grundsätzlich für jeden einzelnen Menüpunkt vorhanden. Würde die Eigenschaft *visibility* nicht auf *hidden* gesetzt werden, wäre vor jedem Menüpunkt der Pfeil ständig sichtbar, wie es in der nebenstehenden Abbildung zu sehen ist.

4 Bei den restlichen Eigenschaften im Stylesheet ist besonders zu beachten, dass durch die Verwendung der Klasse *.menu* im <div>-Bereich sichergestellt ist, dass alle Formatierungsangaben, die dort für die Anker-Tags erfolgen, auch nur dort Gültigkeit haben. Hyperlinks, die außerhalb von *div.menu* definiert werden, besitzen keine gesonderte Formatierung, sondern lediglich die Standardvorgaben. Dadurch können diese Hyperlinks eigene CSS-Zuweisungen erhalten.

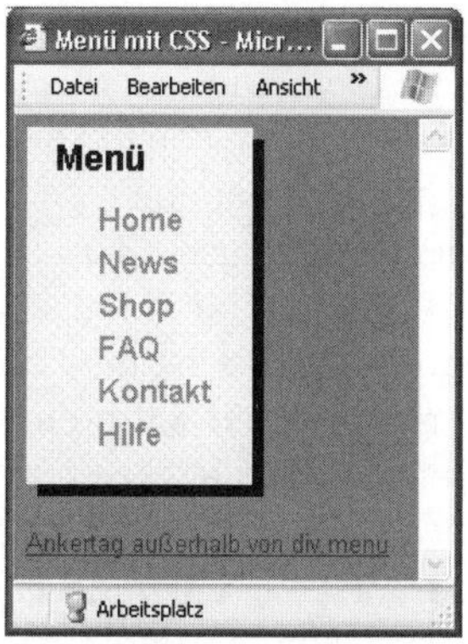

Formatierungen für Anker-Tags haben durch die Klasse .menu im <div>-Bereich, auch nur dort Gültigkeit. Hyperlink-Definitionen außerhalb von div.menu werden nach Standardvorgaben behandelt.

```
div.menu a:link, div.menu a:visited{
        text-decoration: none;
        color: gray;
          font-weight: bold;
          font-size: small;
}
div.menu a:hover {
      color: green;
   cursor: pointer;
}
div.menu a:hover .bullet {
      visibility: visible;
}
div.menu a:active {
      color: red;
    border: 0px;
}
#menueueberschrift {
    font-size: medium;
       font-weight: bold;
    padding-top: 5px;
       padding-left: 10px;
}
li {
    padding: 0px;
       height:22px;
}
-->
```

Für die Pseudoklasse *:hover* gibt es zwei Einträge. Der zweite Eintrag bezieht sich auf die Klasse *.bullet* und sorgt dafür, dass die zuvor auf nicht sichtbar gesetzten Eigenschaften in dem Moment einer Selektierung durch die Maus aktiv werden.

12.5 Feststehendes Menü mit CSS

Das in Abschnitt 12.4 erstellte Menü soll nun in eine Seite eingebettet und dort dem Layout angepasst werden. Gleichzeitig wird ein anderes Problem diskutiert, das in vielen Fällen bisher mit Frames gelöst wurde. Es geht um die Positionierung des Menüs. Wird eine Seite so lang, dass sie nicht mehr komplett auf dem Bildschirm dargestellt werden kann, muss gescrollt werden. Die Folge ist, das Menü wird ebenfalls gescrollt und sich nach dem Scrollen wahrscheinlich nicht mehr in dem Sichtbereich des Anwenders befinden. Möchte dieser einen anderen Menüpunkt auswählen, ist er gezwungen, zuerst wieder zurückzuscrollen.

Ein Ansatz in Richtung eines feststehenden Menüs ohne Frames ist die CSS-Eigenschaft *Position*. Einer der möglichen Werte ist *fixed*. Hiermit kann ein Element immer bezüglich des aktuellen Browserfensters ausgerichtet werden. Leider wird dieser Wert aber vom Internet Explorer nicht unterstützt. Um trotzdem ein Menü fest positionieren zu können, gibt es mehrere Ansätze. Einer dieser Ansätze ist die Variante, ein Element für das Menü zu positionieren und eines für den Inhalt. Wird in dem Bereich, der den Seiteninhalt enthält, die Eigenschaft *overflow* verwendet, können wie Scrollbars wie gewohnt eingesetzt werden. Das Ergebnis der Mühe wird sich wie in dem folgenden Screenshot präsentieren.

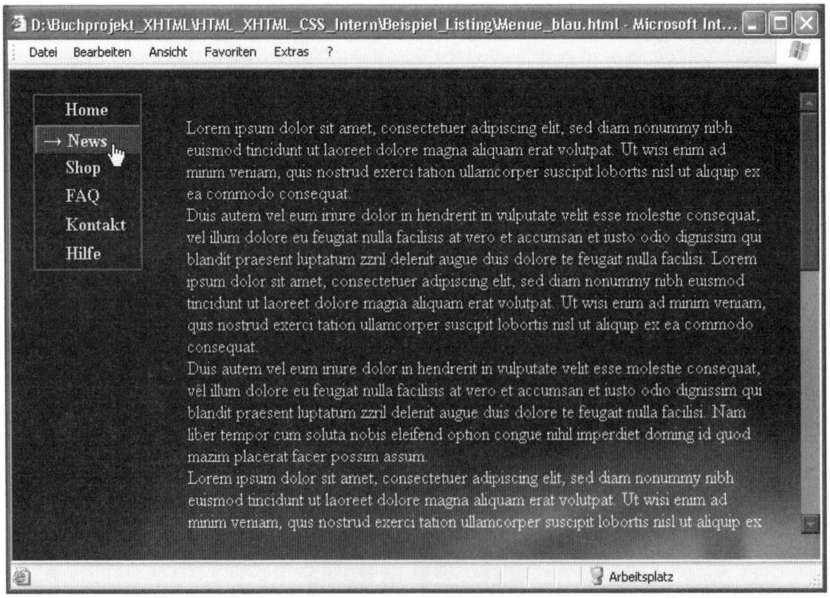

Internet Explorer mit einem positionierten Menü und einem Bereich für den Inhalt.

Damit das Rad nicht ein zweites Mal erfunden werden muss, wird, wie bereits erwähnt, das Menü aus dem Abschnitt „CSS-formatierte Liste mit Bullet-Grafik" entsprechend angepasst. Einige Formatierungen entsprechen nicht dem Standard, worauf aber an den jeweiligen Stellen hingewiesen wird.

Die Version für den Internet Explorer

Das folgende Beispiel funktioniert nur im Internet Explorer einwandfrei. In dem folgenden Kapitel werden dann die nötigen Änderungen besprochen, damit der

Quelltext auch auf anderen Browsern einwandfrei dargestellt wird und funktioniert.

1 Als Erstes auch hier der HTML-Quelltext:

```
<body>
  <div class="menu">
     <ul class="menueliste">
    <li><a href="home.html"><span class="bullet">
        &rarr; </span>Home</a></li>
    <li><a href="news.htm"><span class="bullet">
        &rarr; </span>News</a></li>
    <li><a href="shop.htm"><span class="bullet">
        &rarr; </span>Shop</a></li>
    <li><a href="faq.htm"><span class="bullet">
        &rarr; </span>FAQ</a></li>
    <li><a href="kontakt.htm"><span class="bullet">
        &rarr; </span>Kontakt</a></li>
    <li><a href="hilfe.htm"><span class="bullet">
        &rarr; </span>Hilfe</a></li>
     </ul>
  </div>
 <div class="rahmen_fuer_inhalt">
    <div class="inhalt">
Lorem ipsum dolor sit amet, consectetuer adipiscing....
...hier folgt der gesamte Blindtext.
    </div>
 </div>
</body>
```

Durch die einzelnen <div>-Bereiche werden ein Bereich für das Menü und ein Rahmen für den Inhalt erstellt. In diesem Rahmen befindet sich dann ein Bereich mit dem eigentlichen Seiteninhalt. Dieser wird wieder durch den lieb gewonnenen Blindtext repräsentiert.

2 Als Erstes werden in dem Stylesheet alle Abstände der Seite auf den Wert 0 gesetzt, um in allen Browsern gleiche Bedingungen zu schaffen. Für das Tag <body> wird diesmal eine Hintergrundgrafik in das Dokument eingebettet. Diese hat eine Größe von 1.024 x 768 Pixel, und durch die Eigenschaft *background-repeat* wird festgelegt, dass der Hintergrund bei höheren Auflösungen nicht gekachelt wird. Wird das Beispiel daher auf einem Monitor mit einer Auflösung von 1.280 x 1.024 Pixel dargestellt, bleiben unten und rechts weiße Ränder. Würde statt *no-repeat* aber der Wert *repeat* festgelegt, wäre die Kachelung erfolgt.

Besonders wichtig ist die Eigenschaft *overflow*. Diese regelt das Verhalten, wenn der Inhalt eines Bereichs über diesen hinausragt, also ob Scrollbars eingeblendet werden oder nicht.

```
<style type="text/css">
<!--
* {margin:0; padding: 0;}
body {
```

```
■       background: url(hintergrund.jpg);
■       background-repeat: no-repeat;
■       background-position: 0px 0px;
■       overflow: hidden;
■       scrollbar-arrow-color: #1F6EFC;
■       scrollbar-base-color: #0A40C5;
■       scrollbar-highlight-color: #1F6EFC;
■ }
```

Die eingefärbten Scrollbars sind nicht standardkonform! Die Eigenschaften - insgesamt sind acht verschiedene möglich - funktionieren nur im Internet Explorer. Werden diese benutzt, kommen die Nutzer anderer Browser nicht in den Genuss der farbigen Scrollbars. Ob das wirklich nachteilig ist, sei dahingestellt, und zwar deshalb, weil der Einsatz eingefärbter Scrollbars recht umstritten ist. Verfärbte Scrollbars verändern ziemlich massiv das Erscheinungsbild des Browsers. Das dürfte zum einen nicht jedem Anwender gefallen und zum anderen kann es dazu führen, dass die Scrollbars schlicht und ergreifend übersehen werden. Andererseits können die standardgrauen Scrollbars das Layout einer Seite auch nachteilig beeinflussen.

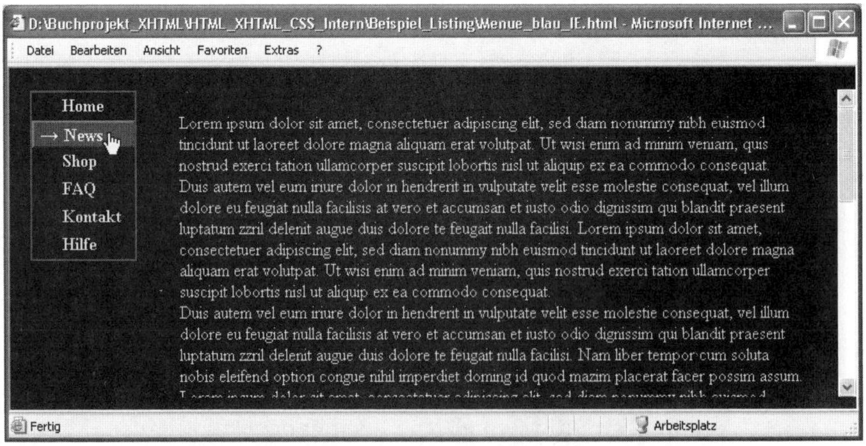

3 Als Nächstes werden im Stylesheet die Eigenschaften der Bereiche für den eigentlichen Inhalt formatiert.

```
■ div.rahmen_fuer_inhalt {
■         position: absolute;
■     overflow: auto;
■     top: 20px;
■     left: 0px;
■     height: 90%;
■     width: 100%;
■ }
■ div.inhalt {
■     position: static;
■     margin-top: 0px;
■     margin-right: 10px;
■     margin-bottom: 10px;
■     margin-left: 140px;
```

```
        color: white;
        padding: 20px;
    }
```

Der äußere Rahmen für den Inhalt wird auf dieselbe Höhe gesetzt wie das Menü, und die Breite wird mit 100 % angegeben. An dieser Stelle muss später zwischen den verschiedenen Browsern unterschieden werden. Doch dazu mehr im nächsten Kapitel. Ansonsten erfolgen hier die Angaben für die Außenabstände. Der eigentliche Inhalt wird um *140px* vom linken Rand eingerückt, um sich nicht mit dem Menü zu überschneiden. Somit ist die Aufteilung des Bildschirms auch schon abgeschlossen. Die nächsten Schritte sind die Anpassungen am Menü.

4 Von der Funktion her, also bei den Pseudoklassen, sind keine Änderungen notwendig. Lediglich die Optik muss angepasst werden. Dazu werden die Werte unter anderem für *border* und *color* geändert.

```
.menu {
    border: 2px solid #0A40C5;
    width: 100px;
    margin: 20px;
    filter:progid:dxImageTransform.Microsoft.dropShadow
       (color=black,offX=6,offY=6,positive=true);
}
ul.menueliste {
    list-style-type: none;
    margin: 0px;
    padding: 0px;
}
div.menu .bullet {
    visibility: hidden;
      font-size: medium;
}
div.menu a:link, div.menu a:visited {
    display:block;
    width:96px;
    height:25px;
    text-decoration: none;
    color: #EBEBEB;
    font-weight: bold;
      font-size: small;
}
div.menu a:hover {
    border-top:2px solid #1F6EFC;
    border-right:2px solid #013F4A;
    border-bottom:2px solid #013F4A;
    border-left:2px solid #1F6EFC;
    background-color:#000DFB;
       color: white;
    cursor: pointer;
}
div.menu a:hover .bullet {
    visibility: visible;
}
```

```
div.menu a:active {
    color: red;
    border: 0px;
}
-->
</style>
```

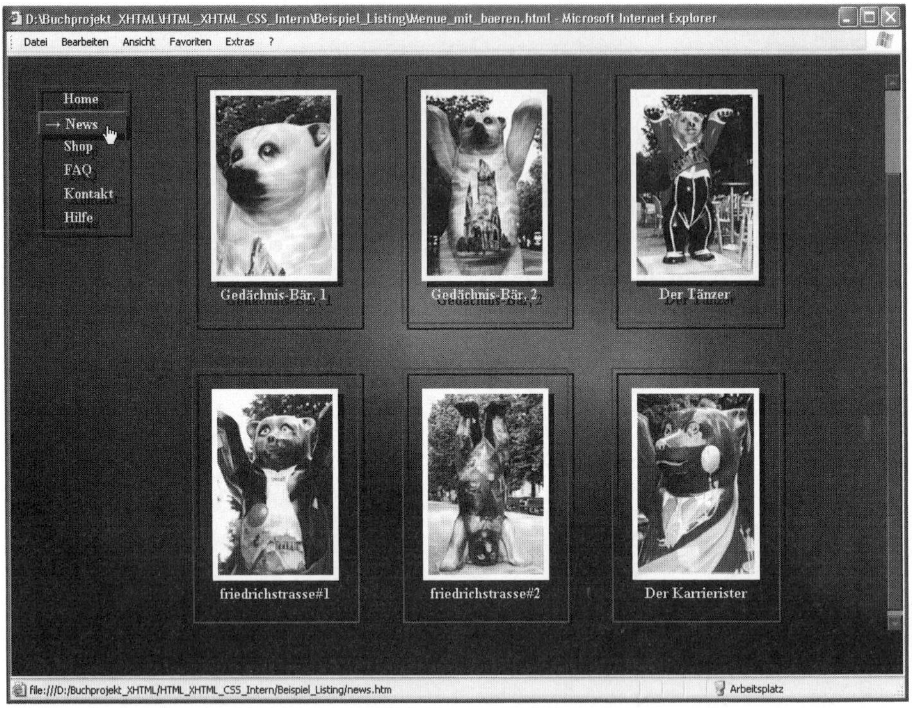

Ein Beispiel, wie der Microsoft-eigene Filter drop.shadow wirken kann. In dem Quelltext, der diesem Screenshot zugrunde liegt, wurde drop.shadow nicht nur auf das Menü angewendet, sondern auch auf die eingebundenen Bilder.

Version für andere Browser

Für die Version mit dem Internet Explorer musste extra ein Bereich angelegt werden, in dem dann der Inhalt formatiert werden konnte. Das war deshalb nötig, weil der Internet Explorer zwar die Eigenschaft *position* kennt, aber mit einem der dazugehörigen Werte nichts anzufangen weiß. Es geht um den Wert *fixed*. Der Vorteil von *fixed* ist, dass ein Element, dessen Wert für *position fixed* ist, immer am Browserfenster ausgerichtet wird. Daher wird ein solches Element, wenn innerhalb einer Seite gescrollt wird, nicht mitgescrollt, sondern bleibt fest an seiner Position. Ein Umstand, der zur Vereinfachung des Stylesheets beiträgt, und insgesamt sind nur recht wenige Änderungen zum vorhergehenden Quelltext notwendig.

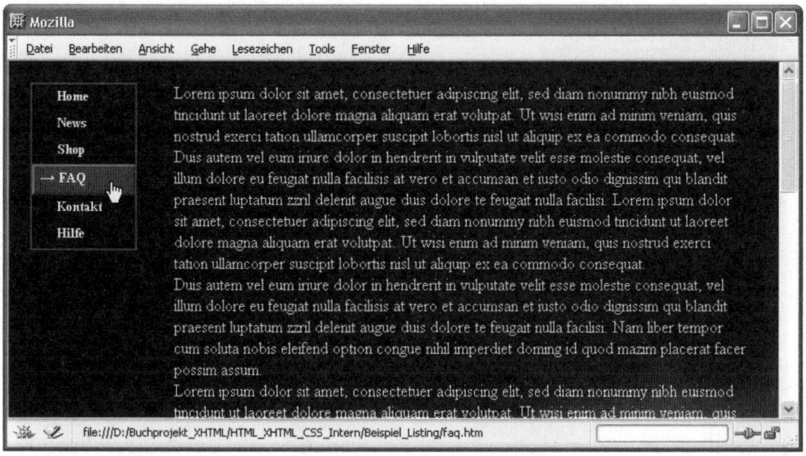

Darstellung in Mozilla nach der Modifizierung des Quelltextes.

1 Als Erstes wird wieder der Selektor *body* formatiert. Dort werden die Selektoren für Scrollbar und *overflow* entfernt. Stattdessen wird für das Hintergrundbild *position: fixed* eingesetzt.

```
body {
    background: url(hintergrund.jpg) fixed;
    background-repeat: no-repeat;
    background-position: 0px 0px;
}
```

2 Die Reihenfolge im Stylesheet wird jetzt geringfügig geändert. Der Selektor für die Klasse *menu* wird als Nächstes formatiert. Auf die Funktion hat das keinen Einfluss, sondern dient lediglich einer besseren Lesbarkeit. Der Selektor *menu* wird mit *position:fixed* belegt und stellt somit für den folgenden Selektor *div.inhalt* den Ausgangspunkt.

```
.menu {
        position: fixed;
        border: 2px solid #0A40C5;
        left:0px;
    top:0px;
    width: 100px;
    margin: 20px;
}
```

3 Nun kommt der Bereich für den Inhalt an die Reihe. Dieser erhält für die Eigenschaft *Position* den Wert *static*. Dadurch erfolgt dessen Ausrichtung anhand der linken oberen Ecke des übergeordneten Elements, in diesem Fall die Klasse *.menu*. Aus diesem Grund wird für *margin-left* auch der Wert *140px* angegeben. Nur so ist gewährleistet, dass der Inhalt nicht in das Menü hineinragt.

```
div.inhalt {
    position: static;
    margin-top: 0px;
```

```
    margin-right: 10px;
    margin-bottom: 10px;
    margin-left: 140px;
    color: white;
    padding: 20px;
}
```

4 Der Rest ist wie gehabt. An dem HTML-Quelltext müssen keine Änderungen vorgenommen werden, da der Bereich mit der nicht genutzten Klasse *rahmen_fuer_inhalt* keine Formatierungen erhält und somit auch keine Auswirkungen auf das Ergebnis hat.

... und jetzt alle zusammen

Natürlich ist es nicht Sinn der Sache, dass nur der eine oder der andere Browser eine Seite richtig darstellen kann. Um eine hohe Browserkompatibilität zu erzielen, empfiehlt sich eine Browserweiche. Doch zuvor noch kurz die Beispiele, warum die besprochenen Lösungen nicht zwischen dem Internet Explorer und anderen Browsern kompatibel sind.

Die Abbildung zeigt den Screenshot, wenn der Quelltext für den Internet Explorer von Mozilla dargestellt wird. Auf den ersten Blick sieht alles bestens aus, doch bei näherer Betrachtung des Menüs fällt auf, dass der Mouseover-Effekt scheinbar nicht geht. Es ist aber nicht nur, dass der Mouseover-Effekt ausbleibt, sondern die Links funktionieren überhaupt nicht mehr. Wer seine Fehlersuche nun auf die Formatierungen der Hyperlinks beschränkt, wird nicht fündig werden. Das Problem liegt in der grau markierten Zeile des Quelltextes.

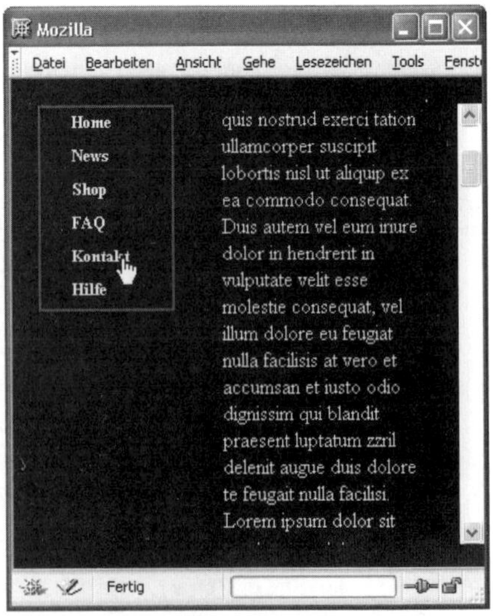

Darstellung von Mozilla mit dem Skript des Internet Explorer.

```
div.rahmen_fuer_inhalt {
    position: absolute;
    overflow: auto;
    top: 20px;
    left: 0px;
    height: 90%;
    width: 100%;
}
```

Durch die Angabe einer Breite von 100 % für den Rahmen des Inhalts liegt für andere Browser dieser Bereich über dem Menü und kann nicht mehr angesprochen werden. Wird für den Bereich *rahmen_fuer_inhalt* eine Hintergrundfarbe angegeben, offenbart sich das Dilemma.

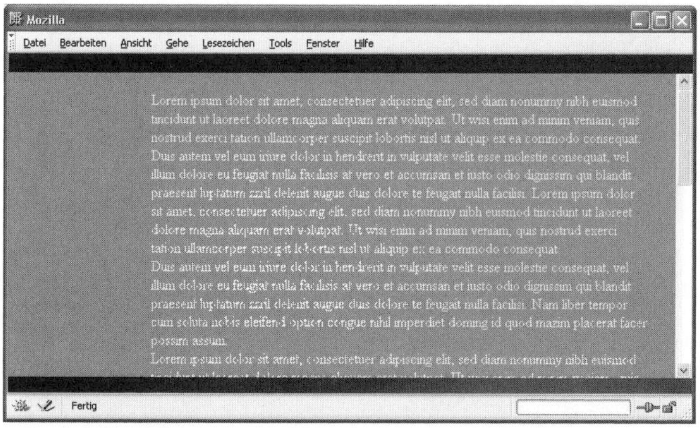

Bei div.rahmen_fuer_inhalt wurde die Formatierung background-color: gray; eingefügt. Oben und unten ist noch der Hintergrund zu erkennen, auf dem das Menü positioniert ist. Das Menü selbst ist aber vollkommen verdeckt.

Umgekehrt mag der Internet Explorer ganz und gar nicht den Quelltext der anderen Browser, besser gesagt, mit diesem Quelltext ist das Menü beim Internet Explorer nicht feststehend.

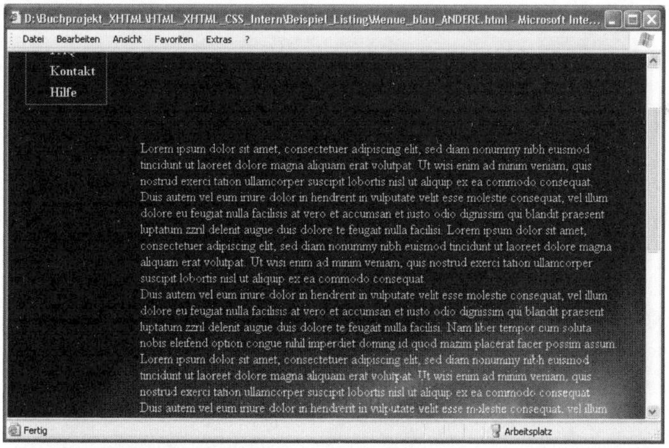

Der Internet Explorer mit dem Skript für die anderen Browser. Das Menü wird gescrollt.

Die Browserweiche

Aufgrund der zuvor gezeigten Problematik ist es nötig, eine Möglichkeit zu haben, immer genau das Stylesheet zu verwenden, das gerade benötigt wird. Das Ganze soll ohne Skriptsprachen geschehen. Für diesen Fall kommt eine Eigenschaft des Internet Explorer gerade recht. Er kann Kommentare auswerten. Das heißt, wenn in einem Kommentar eine Bedingung aufgeführt ist und diese erfüllt wird, führt der Internet Explorer die Anweisung innerhalb der Bedingung aus, obwohl es sich um einen Kommentar handelt. Andere Browser haben diese Möglichkeit nicht, ignorieren also den Kommentar. Kleiner Nachteil dabei ist, dass der Internet Explorer erst ab Version 5.1 diese Möglichkeit besitzt.

Das heißt, Anwender, die noch mit früheren Versionen im Netz unterwegs sind, müssen ohne feststehendes Menü auskommen, oder aber es muss doch eine Skriptlösung her. Da aber die Nutzer von Versionen des Internet Explorer vor Version 5 nur noch eine Minderheit stellen, ist die vorgestellte Lösung durchaus akzeptabel. Die Lösung selbst sieht so aus:

```
<head>
<link href="nicht IE.css" rel="stylesheet" type="text/css" />
<!--[if gte IE 5]>
    <link href="IE.css" rel="stylesheet" type="text/css">
<![endif]-->
</head>
```

In den <head>-Bereich der (X)HTML-Seite wird als Erstes das Stylesheet eingebunden, das für alle Browser außer dem Internet Explorer gilt. Danach folgt die Abfrage für den Internet Explorer. Die Abkürzung *gte* ist nichts anderes als eine Größer-oder-gleich-Abfrage (greater than or equal).

Ist die Bedingung erfüllt, werden die Anweisungen innerhalb der Abfrage bis zu *[endif]* ausgeführt. Innerhalb der Abfrage kann jegliche Form von Quellcode verwendet werden, der auch sonst im Rahmen einer (X)HTML-Datei verwendet werden kann. Für die gewünschte Browserweiche muss lediglich ein anderes Stylesheet eingebunden werden. Durch das Einbinden des zweiten Stylesheets, wenn die Bedingung erfüllt ist, wird das erste Stylesheet überschrieben und der Internet Explorer erhält seine korrekten Anweisungen.

Der komplette Quelltext kann auf der Internetseite zum Buch heruntergeladen werden. Wird der Quellcode so verwendet, sieht das Ergebnis in den einzelnen Browsern nahzu identisch aus.

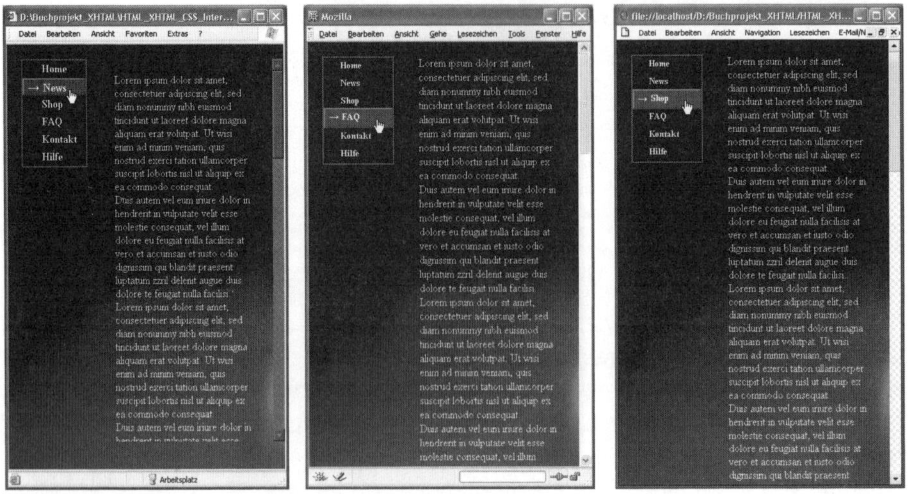

Unter Nutzung der Browserweiche erzielte Ergebnisse in den verschiedenen Browsern. Von links nach rechts: Internet Explorer, Mozilla und als Letztes Opera.

12.6 Online-Erstellen von CSS-Menüs

Neben all den Möglichkeiten, die das Erstellen von CSS-basierten Menüs bietet, manchmal fehlt einfach die Zeit, um alles selbst zu machen. Wenn also schnell ein Menü gebraucht wird, warum nicht eines von der „Stange"?

Auf der Seite von Accessify (*http://www.accessify.com*) gibt es neben einer Menge Tools und Informationen auch den Wizard List-o-Matic.

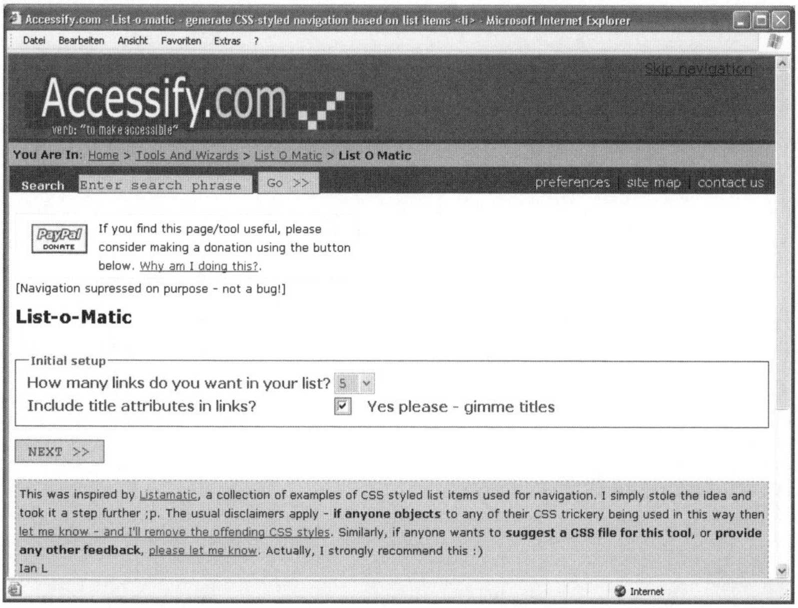

Startseite des List-o-Matic bei Accessify.com (http://www.accessify.com/tools-and-wizards/list-o-matic/list-o-matic.asp).

1 Die Bedienung ist sehr einfach. Als Erstes muss die Anzahl der Links angegeben werden, die das Menü später haben soll. In unserem Beispiel soll das Menü sechs Einträge haben. Wird die Checkbox angeklickt, werden in dem folgenden Formular Felder für die Link-Titel zur Verfügung gestellt.

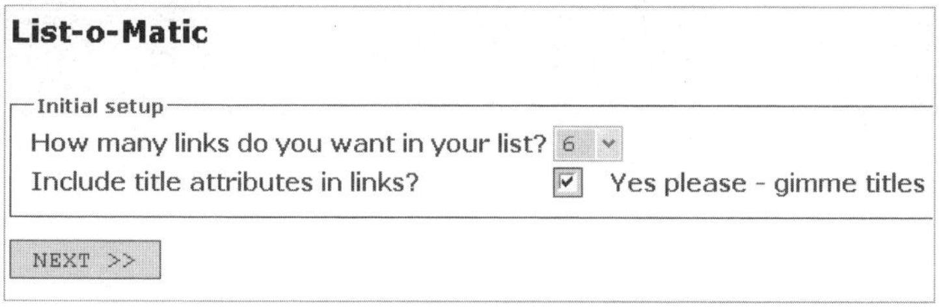

2 Als Nächstes folgt ein Formular, in dem die entsprechenden Einträge vorgenommen werden können. Das ausgefüllte Formular bei List-O-Matic.

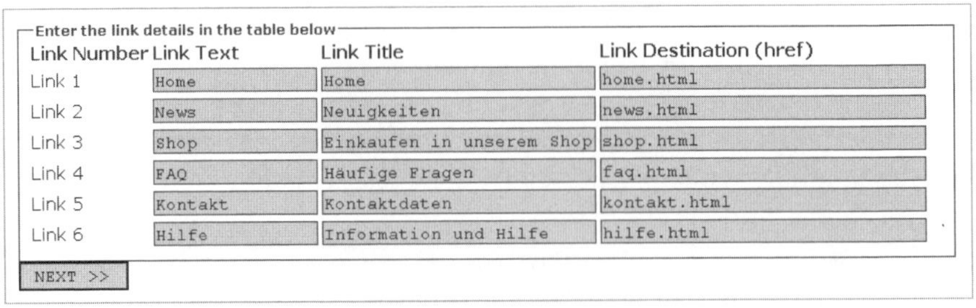

Enter the link details in the table below

Link Number	Link Text	Link Title	Link Destination (href)
Link 1	Home	Home	home.html
Link 2	News	Neuigkeiten	news.html
Link 3	Shop	Einkaufen in unserem Shop	shop.html
Link 4	FAQ	Häufige Fragen	faq.html
Link 5	Kontakt	Kontaktdaten	kontakt.html
Link 6	Hilfe	Information und Hilfe	hilfe.html

NEXT >>

3 Nachdem die Daten eingegeben wurden, darf gewählt werden, welche Menüart und welches Design bevorzugt wird. Die Auswahl an zur Verfügung stehenden Menü- und Designarten.

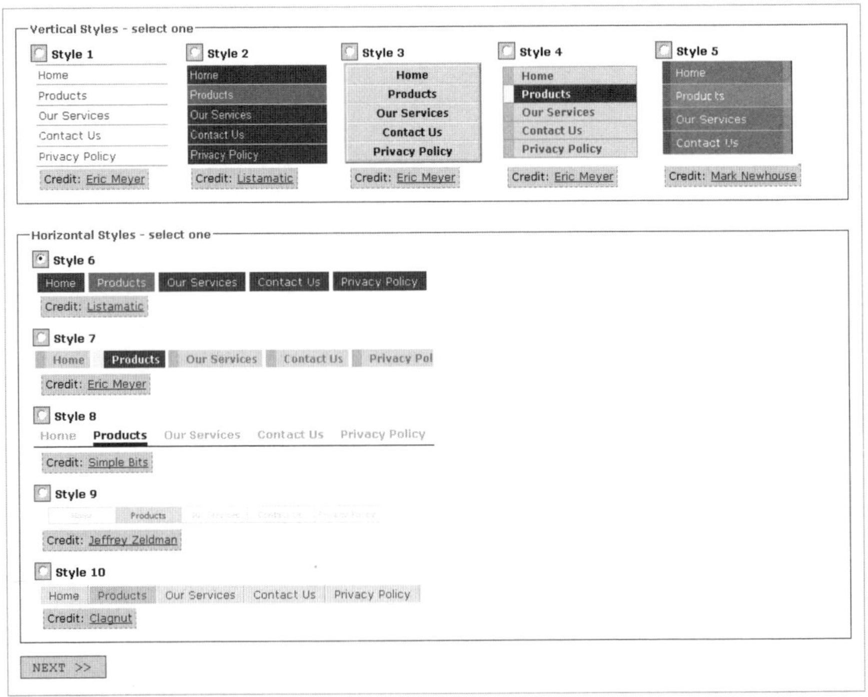

4 Den Abschluss bildet die Anzeige des fertigen Menüs mitsamt dem erzeugten Quelltext.

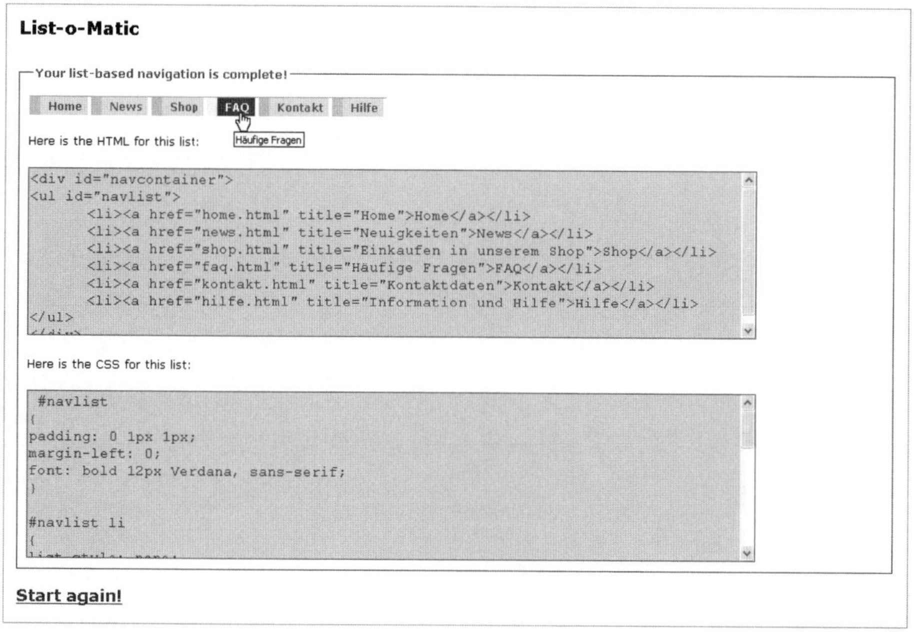

List-o-Matic

Your list-based navigation is complete!

Home News Shop FAQ Kontakt Hilfe

Häufige Fragen

Here is the HTML for this list:

```
<div id="navcontainer">
<ul id="navlist">
      <li><a href="home.html" title="Home">Home</a></li>
      <li><a href="news.html" title="Neuigkeiten">News</a></li>
      <li><a href="shop.html" title="Einkaufen in unserem Shop">Shop</a></li>
      <li><a href="faq.html" title="Häufige Fragen">FAQ</a></li>
      <li><a href="kontakt.html" title="Kontaktdaten">Kontakt</a></li>
      <li><a href="hilfe.html" title="Information und Hilfe">Hilfe</a></li>
</ul>
```

Here is the CSS for this list:

```
 #navlist
{
padding: 0 1px 1px;
margin-left: 0;
font: bold 12px Verdana, sans-serif;
}

#navlist li
{
```

Start again!

Das fertige Menü mit dem Quelltext.

13. Pflegeleichte Seitenlayouts mit CSS

Komplexe Seitenlayouts lassen sich ohne Cascading Style Sheets nur auf Umwegen erreichen. Zur genauen Positionierung von Elementen müssen die Inhalte in „unsichtbaren" Tabellen eingebettet werden, die oft vielfach geschachtelt sind. Das Grundprinzip ist dabei, genau bemessenen Leerraum zu erzeugen, der die Inhalte an die richtigen Stellen „schiebt". Beliebtes und zugleich verfluchtes Hilfsmittel zur Erzeugung des benötigten Leerraums sind die unsichtbaren Ein-Pixel-Grafiken.

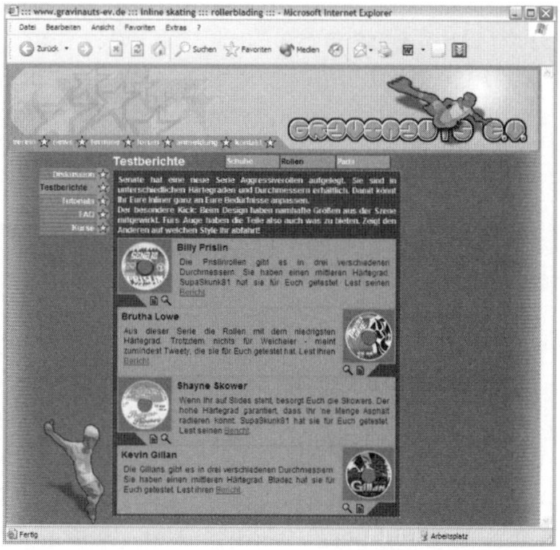

13.1 Ebenen erstellen und formatieren

Der Quellcode komplexer Seiten ohne CSS ist unübersichtlich und wird durch die unsichtbare Layoutstruktur stark aufgebläht, was wiederum längere Ladezeiten verursacht. Mit der Komplexität der Layouttabelle steigt auch die Berechnungsdauer der Seite für die Browserdarstellung. Die Platzhaltergrafiken tragen ihren Teil zur Verlängerung der Ladezeit bei. Ein transparentes GIF, das nur 1 Pixel groß ist, mag zwar nur wenige Byte an Speicherplatz benötigen, aber der Browser prüft jedes Mal, wenn die Grafik im Quellcode der Seite auftaucht, ob die betreffende Datei bereits im Cache ist oder heruntergeladen werden muss. Außerdem wird auch der benötigte Platz im Browserfenster berechnet und reserviert sowie der übrige Inhalt entsprechend positioniert. Bei üppigem Einsatz von Platzhaltern kann sich der zeitliche Aufwand für Berechnung und Abgleich mit dem Browsercache durchaus bemerkbar machen. Die Struktur von Layouttabellen ist höchst sensibel und unbedachte Änderungen am Quellcode können das mühsam erstellte Seitenlayout zerstören.

Cascading Style Sheets hingegen ermöglichen die direkte, pixelgenaue Positionierung von Seitenelementen. Hierdurch lässt sich der Einsatz von Layouttabellen ganz vermeiden bzw. auf ein übersichtliches Maß reduzieren. Teilstrukturen einer Seite wie Navigationsleisten oder bebilderte Texte können mit einfachen Layouttabellen aufgebaut werden, die dann in CSS-Ebenen eingebunden und positioniert werden. Die störungsanfällige und aufwendige Schachtelung von Tabellen wird somit überflüssig. Auf den Einsatz unsichtbarer GIFs kann vollends verzichtet werden. Darüber hinaus lassen sich mit CSS-Ebenen, die in einer virtuellen dritten Dimension übereinander gelegt und mit JavaScript dynamisch verändert werden können, ganz neue visuelle Effekte erzielen.

Eine CSS-Ebene ist ein Container für Elemente eines XHTML-Dokuments. Durch entsprechende Formatierung eines solchen Containers kann dieser an einer beliebigen Stelle des Browserfensters positioniert werden, wobei letztlich der sichtbare Inhalt der Ebene ebenfalls positioniert wird. Für die Erstellung von Weblayouts bedeutet das, dass die Inhalte einer Seite nun direkt positioniert werden können und nicht mehr durch die Generierung von Leerraum an die gewünschte Stelle „geschoben" werden müssen.

Der Begriff „Ebene" rührt daher, dass es bei der Formatierung mit CSS neben der Angabe der horizontalen und vertikalen Position auch möglich ist festzulegen, in welcher Reihenfolge die Seitenelemente „übereinander" liegen. Durch die Einführung dieser gedachten dritten Dimension ergibt sich ein in mehrere Schichten oder Ebenen unterteilter Seitenaufbau.

CSS-Ebenen sind nicht zu verwechseln mit dem Netscape-proprietären *layer*-Tag, das durch die Viererversionen des Communicator geistert, aber weder zum offiziellen HTML-Standard gehört noch von den Folgeversionen des Netscape-Browsers unterstützt wird.

13.2 Tags und Eigenschaften für CSS-Ebenen

Theoretisch ist es möglich, alle Tags mit entsprechenden CSS-Anweisungen als Ebenen zu formatieren. Allerdings lässt die Browserunterstützung hierbei immer noch zu wünschen übrig, sodass es zu unerwünschten Ergebnissen kommen kann. In der Praxis werden daher zwei bestimmte Tags zur Erstellung von CSS-Ebenen eingesetzt, bei denen die betreffenden CSS-Features auch in älteren Browsern korrekt umgesetzt werden.

Tags zur Ebenenerstellung

Bei der Erstellung von CSS-Ebenen kommen in der Praxis das *div*-Tag und das *span*-Tag zum Einsatz. Beide Tags dienen in XHTML lediglich dazu, mehrere Elemente zu gruppieren, um diese dann einheitlich formatieren zu können. Anders als andere Tags beeinflussen <div>...</div> und <span>...</span> die Darstellung ihres Inhalts zunächst in keinster Weise. Erst wenn sie formatiert werden, machen sie sich überhaupt optisch bemerkbar. Grundsätzlich handelt es sich also um „unsichtbare" Container zur Gruppierung von sichtbaren Inhalten, wobei das *div*-Tag ein Blockelement und das *span*-Tag ein Inline-Element ist. Innerhalb eines *div*-Bereichs können beliebige Inhalte, auch weitere Ebenen, vorkommen, *span* kann Text und Inline-Elemente enthalten.

Da sie keine „störenden" eigenen Eigenschaften wie erhöhte Abstände zu benachbarten Elementen oder Beeinflussung von Textdarstellung o. Ä. besitzen, aber gleichzeitig sämtliche CSS-Eigenschaften auf sie anwendbar sind, sind <div>...</div> und <span>...</span> dafür prädestiniert als positionierbare Elemente zu fungieren. In Abschnitt 13.3 ab Seite 429 können Sie sehen, dass CSS-Positionierung gut geeignet ist, die sperrigen Layouttabellen als Mittel zur Erstellung komplexer Seitenlayouts abzulösen.

Positionierung mit CSS

Bei der Positionierung von Elementen mit CSS kommen eine ganze Reihe von Eigenschaften zum Einsatz, die Sie am Ende dieses Abschnitts in einer tabellarischen Übersicht finden. Wie Sie bei der Positionierung vorgehen, demonstrieren die folgenden Beispiele.

Absolute Positionierung

1 Legen Sie ein neues, leeres XHTML-Dokument an.

2 Fügen Sie ein *span*-Tag in das Dokument ein und tragen Sie innerhalb des Tags den Text *"Text ohne Positionierung"* ein. Dieser Text dient später als Vergleichselement und wird nicht positioniert. Wenn Sie möchten, können Sie ihn aber mit CSS-Formatangaben versehen.

3 Binden Sie danach eine Grafik, beispielsweise das Logo des Gravinauts-Internetauftritts, in das Dokument ein. Da sowohl <span>...</span> als auch <img.../> Inline-Elemente und noch keine Angaben zu Abständen etc. vorhanden sind, werden beide Elemente vom Browser im normalen Elementfluss angezeigt, also in einer Zeile direkt nebeneinander. Der Text, der im Quellcode des Dokuments zuerst steht, wird auch zuerst angezeigt, danach erscheint die eingebundene Grafik.

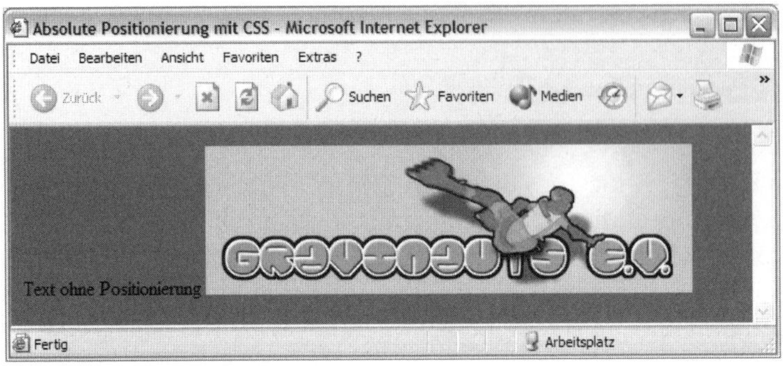

4 Schließen Sie jetzt die Grafik in ein *div*-Tag ein.

```
<div><img src=" img/gravinauts_logo2.jpg" width="400" height="119"
/></div>
```

Wie der folgende Screenshot zeigt, sorgt <div>...</div> ohne weitere Formatierung als Blockelement lediglich für einen Zeilenumbruch zwischen Text und Grafik.

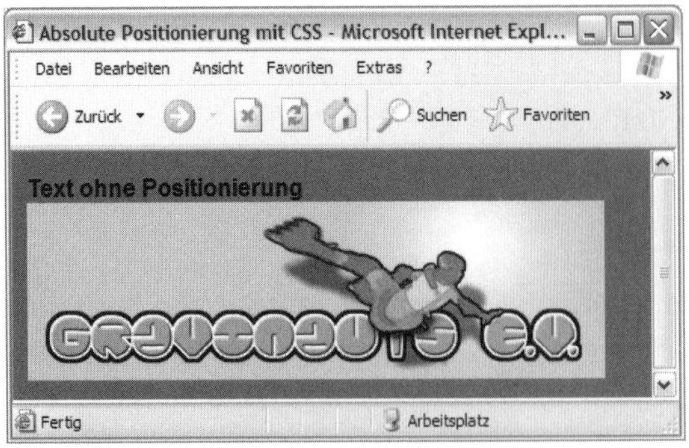

Beachten Sie auch, dass zwischen Text und Bild kein Abstand liegt, weil weder *div*- noch *span*-Tag automatische Abstände erzeugen.

5 Beginnen Sie jetzt mit der Positionierung des *div*-Elements. Die entsprechenden CSS-Angaben sind in der Regel für jede Ebene verschieden, sodass sie entweder in einem dokumentinternen *style*-Bereich oder durch ein *style*-Attribut eingebunden werden sollten. Wenn Sie CSS-Ebenen mit JavaScript dynamisch verändern wollen, empfiehlt sich die Verwendung des *style*-Attributs, weil der Internet Explorer in der Viererversion andernfalls die ursprünglichen Koordinaten der Ebenen nicht erfassen kann. Um eine eindeutige Identifikation der Ebene zu ermöglichen, wie sie für den Zugriff mit JavaScript benötigt wird, verwenden Sie das *id*-Attribut.

Für die Positionierung sind mindestens drei Angaben notwendig: Positionsart sowie horizontale und vertikale Position müssen festgelegt werden. Ergänzen Sie also das *div*-Tag folgendermaßen:

```
<div id="logo" style="position:absolute;left:50px;top:50px">
```

Mit der Eigenschaft *position* bestimmen Sie die Positionsart. Es stehen vier verschiedene Werte zur Verfügung: *absolute*, *relative*, *fixed* und *static*. Der Wert *static* sorgt für normalen Elementfluss, was keine besondere Positionierung darstellt. Die Einstellung *relative* wird im Abschnitt „Relative Positionierung" ab Seite 421 eingehend behandelt. Mit *fixed* sollte das Element bezogen auf sein Elternelement positioniert werden und auch stehen bleiben, wenn der Anwender im Dokument scrollt. Allerdings wird diese Angabe derzeit weder vom Internet Explorer noch vom Netscape Communicator interpretiert. Die im Beispiel verwendete Einstellung *absolute* ist eigentlich etwas verwirrend bezeichnet, weil das Element dann relativ zu den Kanten seines Elternelements ausgerichtet wird. Wenn allerdings das *body*-Tag das Elternelement ist, sind das die Kanten des Browserfensters, sodass man von einer absoluten Positionierung sprechen kann.

6 Speichern Sie die Datei ab und lassen Sie sie im Browser anzeigen.

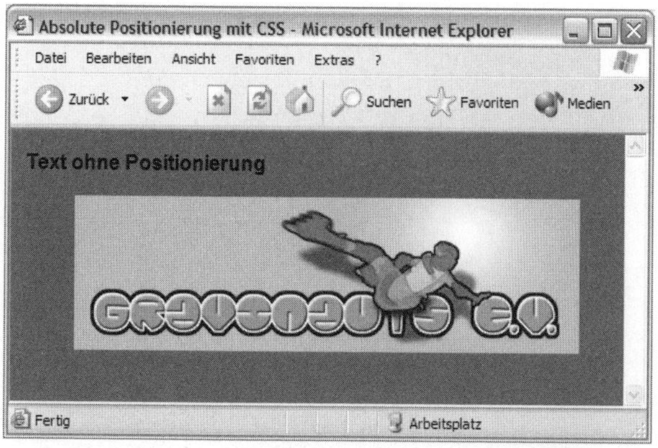

Die Eigenschaften *left* und *top* legen die Koordinaten der Ebene fest. Sie sorgen für die eigentliche Positionierung des Elements. Im Beispiel werden die Werte auf die linke und obere Kante des Browserfensters bezogen, weil das *body*-Tag das Elternelement der Ebene ist.

7 Um zu verdeutlichen, dass die Positionierung der Ebene unabhängig vom Text geschieht, setzen Sie die Werte der beiden Koordinaten auf jeweils 10 Pixel und lassen sich die Datei nach erneuter Speicherung wieder im Browser anzeigen.

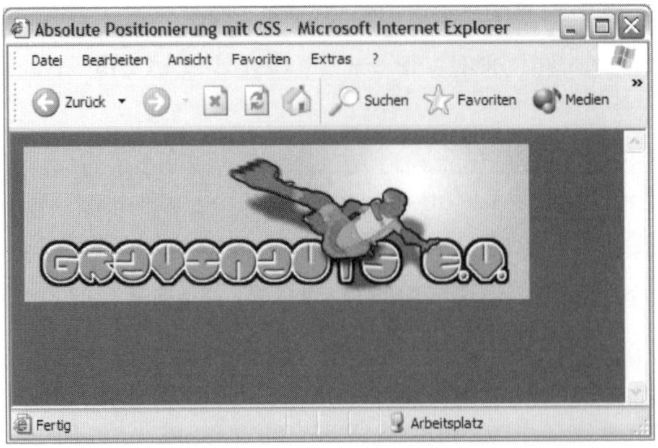

Der unpositionierte Text wird durch die Ebene verdeckt. Positionierte Elemente liegen grundsätzlich vor unpositionierten. Die Reihenfolge der positionierten Ebenen untereinander wird durch die Eigenschaft *z-index* festgelegt. Der Abschnitt „Schichtlage von Ebenen steuern“ auf der nächsten Seite beschäftigt sich eingehend mit diesem Thema.

8 Alternativ können Sie eine Ebene auch auf die rechte bzw. untere Kante des Elternelements bezogen positionieren. Ändern Sie die Formatierung der Ebene in der Beispieldatei folgendermaßen ab:

```
<div id="logo" style="position:absolute;right:0px;bottom:0px">
```

Hierbei gibt *right* die horizontale und *bottom* die vertikale Position an. Allerdings interpretieren die Viererversionen von Internet Explorer und Netscape Communicator beide Angaben noch nicht.

9 Speichern Sie die Datei und rufen Sie sie im Browser auf.

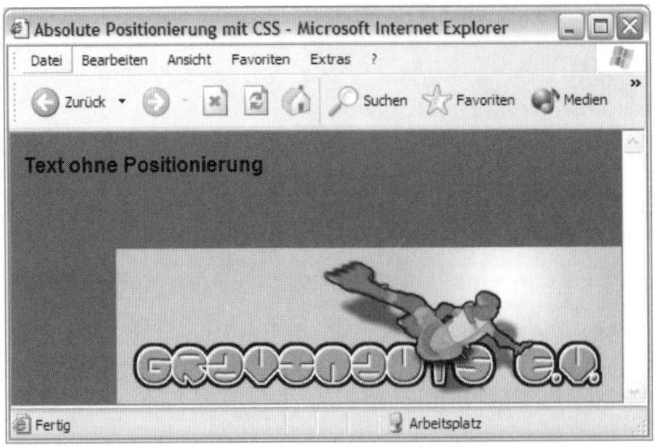

Schichtlage von Ebenen steuern

1 Öffnen Sie die Datei aus dem letzten Beispiel im Editor und ändern Sie die Position der Ebene so ab, dass sie jeweils 50 Pixel von der linken und oberen Kante des Browserfensters entfernt liegt:

```
<div id="logo" style="position:absolute;left:50px;top:50px">
```

2 Legen Sie jetzt zwischen dem *span*-Tag und der Ebene, die das Bild enthält, ein weiteres *div*-Element an, das Text enthält und die folgenden Koordinaten hat:

```
<div id="text" style="position:absolute;left:30px;top:30px">
positionierter Text </div>
```

Wenn Sie die Datei jetzt speichern und im Browser anzeigen lassen, wird die soeben eingefügte Ebene nur teilweise sichtbar sein. Das liegt daran, dass Browser bei überlappenden bzw. an gleicher Stelle positionierten Elementen die Schichtlage nach der Reihenfolge im Quelltext des Dokuments festlegen. Das bedeutet, dass zuerst notierte Elemente weiter „hinten" liegen, also von nachfolgenden Elementen verdeckt werden.

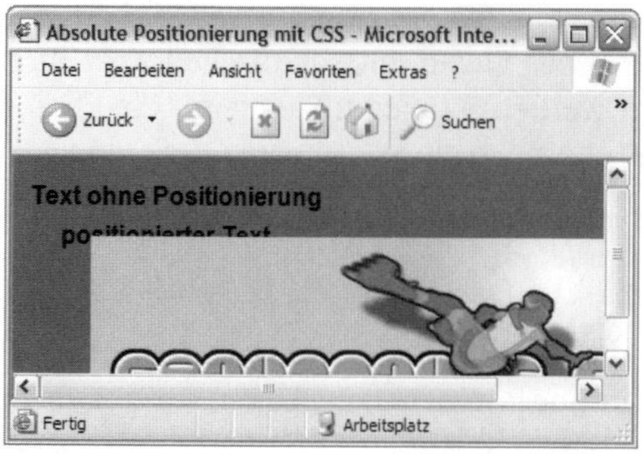

Natürlich ist es nicht praktikabel, die Schichtlage der Ebenen durch deren Reihenfolge im Quelltext zu steuern. Zudem kann es in einigen Browsern zu Darstellungsfehlern kommen. Wenn Sie überlappende Ebenen einsetzen wollen, empfiehlt sich die gezielte Steuerung der Ebenenreihenfolge mit CSS-Formatierung.

3 Um zu bestimmen, ob ein Element weiter „vorn" oder „hinten" liegt als ein anderes, verwenden Sie die Eigenschaft *z-index*. Damit der positionierte Text die Grafik überlagert, müssen Sie diese Eigenschaft in den beiden Ebenen ergänzen:

```
<div id="text" style="position:absolute;left:30px;top:40px;z-
index:2"> positionierter Text </div>
```

```
<div id="logo" style="position:absolute;left:50px;top:50px;z-
index:1"><img src="img/gravinauts_logo2.jpg" width="400" height="119"
/></div>
```

Der *z-index* kann nur mit ganzzahligen Werten bestimmt werden. Allerdings ist es nicht notwendig, dass die Werte lückenlos aufeinander folgen. Dabei liegt eine Ebene mit einem höheren *z-index* „vor" einer mit einem niedrigeren.

Lassen Sie sich anschließend die erneut gespeicherte Datei im Browser anzeigen.

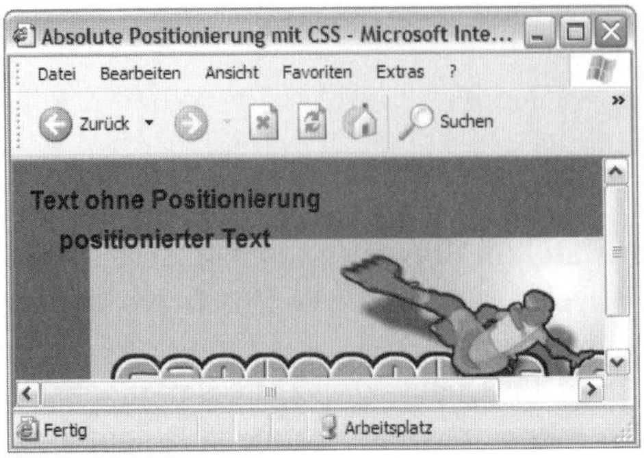

4 Durch gezielte Überlappung von CSS-Ebenen eröffnen sich ganz neue Gestaltungsmöglichkeiten. Beispielsweise können Texte mit einem Schatteneffekt versehen werden, indem sie mit einer Ebene, die identischen Text in einer anderen Farbe enthält, hinterlegt werden. Kopieren Sie hierzu die Ebene mit dem positionierten Text und verändern Sie die Koordinaten geringfügig:

- `<div id="text" style="position:absolute;left:30px;top:40px;z-index:3"> positionierter Text</div>`
- `<div id="schatten" style="position:absolute;left:33px;top:43px;z-index:2"> positionierter Text</div>`

Die Textformatierung können Sie über die IDs der Ebenen im dokumentinternen Stylesheet vornehmen.

Der folgende Screenshot zeigt das Ergebnis im Browser.

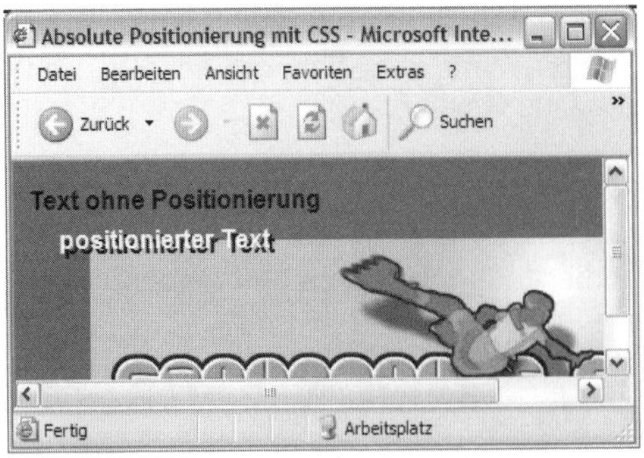

Relative Positionierung

1 Öffnen Sie die Datei aus dem letzten Beispiel und entfernen Sie die beiden Textebenen.

2 Ändern Sie die Positionierungsart der Ebene mit der Grafik in *relative*. Speichern Sie anschließend die Datei unter einem neuen Namen und rufen Sie sie im Browser auf.

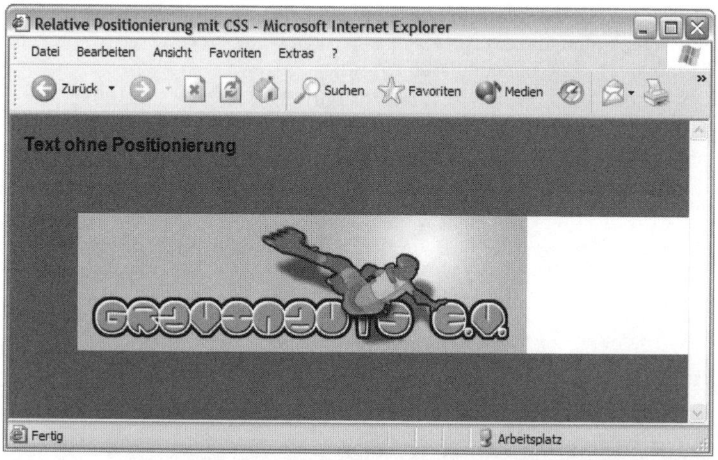

Die Änderung der Positionierungsart hat zwei wesentliche Auswirkungen:

Für die Position ist nicht die Kante des Elternelements allein ausschlaggebend. Vielmehr werden relativ positionierte Elemente anhand ihrer Normalposition ausgerichtet. Das bedeutet, dass die Koordinaten auf das nächstliegende, nicht positionierte Element, das im selben Elternelement liegt, bezogen werden.

Sofern in der Formatierung eines relativ positionierten Elements keine Angabe zur Breite gemacht wurde, gehen Browser davon aus, dass sich das Element von der Startposition aus über die ganze Breite des Browserfensters erstreckt. Zur Verdeutlichung dieses Effekts wurde die Ebene für den Screenshot mit einer weißen Hintergrundfarbe versehen.

Hintergrundfarben in CSS-Ebenen

Wie andere Elemente auch können CSS-Ebenen durch die Eigenschaft *background-color* mit Hintergrundfarben ausgestattet werden. In den Viererversionen des Netscape Communicator wird diese Angabe allerdings nicht korrekt umgesetzt. Der Grund hierfür ist, dass Netscape 4.x CSS-Ebenen unabhängig vom tatsächlich verwendeten Tag so behandelt, als wären sie mit dem *layer*-Tag erstellt worden. Zur korrekten Darstellung der Hintergrundfarbe in veralteten Netscape-Versionen müssen Sie zusätzlich die Eigenschaft *layer-background-color* definieren. Andere Browser ignorieren diese Eigenschaft.

3 Etwas anders verhalten sich relativ positionierte Ebenen, wenn sie innerhalb absolut positionierter Elternelemente liegen. Schließen Sie das unpositionierte *span*-Tag und das relativ positionierte *div*-Tag in eine weitere Ebene ein, die sie absolut positionieren und mit Grau hinterlegen:

```
■ <div style="position:absolute; left:100px; top:100px; z-index:1;
  background-color: #999999; layer-background-color: #999999; border:
  1px none #000000; width: 50; height: 50;">
■        <span class="vgl">Text ohne Positionierung</span>
■        <div id="logo" style="position:relative; left:50px; top:50px;
  z-index:1; background-color: #FFFFFF; layer-background-color:
  #FFFFFF; border: 1px none #000000;"><img
  src="gravinauts/img/gravinauts_logo2.jpg" width="400" height="119"
  /></div>
■ </div>
```

Speichern Sie die Datei ab und lassen Sie sie im Browser anzeigen.

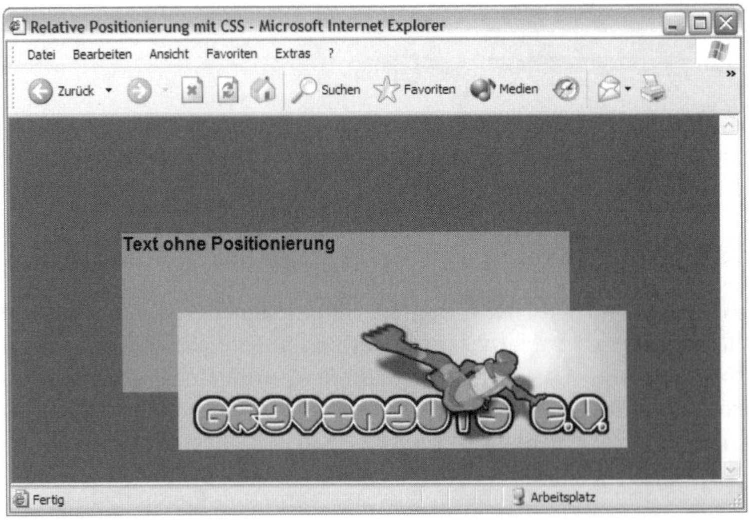

Der Browser versetzt die Normalposition der relativ positionierten Ebene entsprechend zur Position des absolut positionierten Elternelements. Dabei beeinflusst das *span*-Tag, das im selben Elternelement liegt, die vertikale Position. Obwohl weiterhin keine Angabe zur Breite der Logo-Ebene gemacht wird, geht der Browser nicht mehr davon aus, dass sich das Element über die ganze Breite des Browserfensters erstreckt, weil sie nun innerhalb einer absolut positionierten Ebene liegt.

Beachten Sie auch, wie der Browser mit der Abmessung des Elternelements verfährt. Im *style*-Attribut der absolut positionierten Ebene werden deren Höhe und Breite auf jeweils 50 Pixel festgelegt. Wenn es nicht anders eingestellt wird, werden Ebenen automatisch ausgedehnt, wenn ihr Inhalt mehr Platz beansprucht, als entsprechend den *width*- und *height*-Angaben eigentlich vorgesehen ist. Wie sich an der Hintergrundfarbe erkennen lässt, passt der Browser die Breite des Elternelements auf die der Logo-Ebene an und die

Höhe auf die des gesamten Inhalts. Bedingt durch die Positionierung ragt die relativ positionierte Ebene optisch über die Abgrenzung des Elternelements hinaus. Die Behandlung solcher „überlaufenden" Inhalte kann mit einer weiteren CSS-Eigenschaft gesteuert werden, die im Abschnitt „Überlauf in CSS-Ebenen" ab Seite 425 erklärt wird.

Anzeigebereich von CSS-Ebenen

Standardmäßig wird der gesamte Inhalt einer CSS-Ebene angezeigt. Durch die CSS-Eigenschaft *clip* können Sie den Anzeigebereich einer Ebene beschneiden.

1 Legen Sie eine neue XHTML-Datei an. Erstellen Sie darin eine CSS-Ebene und binden Sie den Skater aus der Gravinauts Website in diese Ebene ein. Sie finden diese Grafik unter dem Dateinamen *jump2.jpg* im Grafikordner der Gravinauts-Dateien. Da die Eigenschaft *clip* nur mit absolut positionierten Ebenen funktioniert, muss der Wert für *position* auf *absolute* gesetzt werden.

2 Bringen Sie *width* und *height* der Ebene auf die Maße der Grafik. Die Abmessungen von *jump2.jpg* sind 100 Pixel (Breite) x 157 Pixel (Höhe).

3 Setzen Sie jetzt die Eigenschaft *clip* zur Beschneidung des Anzeigenbereichs der Ebene ein. Die Syntax zur Festlegung der *clip*-Werte sieht folgendermaßen aus:

- `clip:rect(obere_Kantepx rechte_Kantepx untere_Kantepx linke_Kantepx)`

Clip-Einstellungen mit Dreamweaver MX vornehmen

Wenn Sie mit Dreamweaver MX 2004 arbeiten und die Werte für *clip* mit dem Eigenschafts-Inspektor einstellen, müssen Sie den automatisch erzeugten Quellcode von Hand korrigieren. Das Programm trennt die Werte für die einzelnen Kanten durch Komma voneinander. Das führt dazu, dass der Internet Explorer die *clip*-Einstellungen nicht mehr interpretiert. Die *clip*-Werte für die einzelnen Kanten dürfen nur durch Leerzeichen getrennt werden. Achten Sie auch darauf, dass die zwingende Angabe der Maßeinheit Pixel nicht automatisch ergänzt wird. Ohne diese Angabe setzen die Browser die Beschneidung des Anzeigenbereichs ebenfalls nicht um.

Es dürfen nur ganzzahlige Werte verwendet werden. Die einzige mögliche Maßeinheit sind Pixel. Die Angabe der Maßeinheit darf nicht fehlen, da die Browser die Anweisung sonst nicht interpretieren. Die Werte für die Beschneidung an den einzelnen Kanten dürfen ausschließlich durch Leerzeichen getrennt werden. Das Wort *rect* nach dem Doppelpunkt steht für *rectangle* (Rechteck) und beschreibt die Form des sichtbaren Bereichs. Andere Formen als das Rechteck stehen allerdings (noch) nicht zur Verfügung.

Die Festlegung der Werte für die Beschneidung an den einzelnen Kanten ist etwas verwirrend, weil der waagerechte Bezugspunkt für Ober- und Unterkante in beiden Fällen die obere Kante der Ebene ist, während die Werte für linke und rechte Kante grundsätzlich von der linken Kante der Ebene ausgehend festgelegt werden. Die folgende Grafik illustriert dieses Schema für eine Ebene mit 100 Pixeln Breite und Höhe, deren Anzeigebereich auf 80 x 80 Pixel beschnitten wurde.

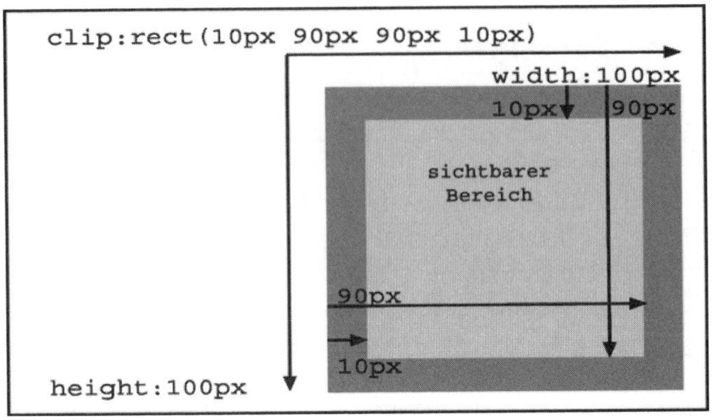

Beschneiden Sie den sichtbaren Bereich der Ebene links und rechts um je 10 Pixel und oben und unten um je 30 Pixel:

- `<div id="skater" style="position:absolute; left:50px; top:50px; width:100px; height:157px; z-index:1; clip: rect(30px 90px 127px 10px);">...</div>`

4 Speichern Sie die Datei und betrachten Sie das Ergebnis im Browser.

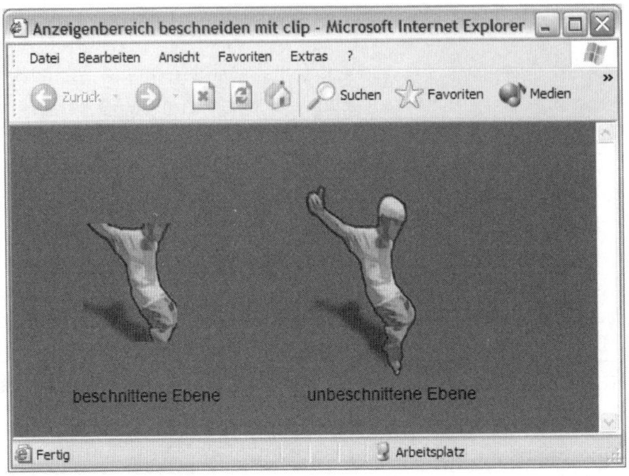

Zum Vergleich wurde in der Datei für den Screenshot noch eine weitere unbeschnittene Ebene mit derselben Grafik ergänzt.

In der Praxis kommt die Eigenschaft *clip* fast ausschließlich bei DHTML-Anwendungen zum Einsatz. Da sich die Beschneidung des Anzeigebereichs von CSS-Ebenen mit JavaScript dynamisch verändern lässt, sind interessante optische Effekte wie beispielsweise das langsame „Aufblenden“ von Grafiken oder Klappmenüs möglich. Leider ist der JavaScript-Zugriff auf diese CSS-Eigenschaft mit erheblichen Browserinkompatibilitäten verbunden, sodass die Implementierung entsprechender DHTML-Scripte relativ aufwendig ist, wenn auch veraltete Browser unterstützt werden sollen.

Überlauf in CSS-Ebenen

Die Maße einer Ebene werden normalerweise ausgedehnt, wenn ihr Inhalt größer ist als die durch ihre *width* und *height* festgelegten Abmessungen. Wenn mit übergroßen Inhalten in Ebenen anders verfahren werden soll, kommt die CSS-Eigenschaft *overflow* zum Einsatz.

1 Legen Sie ein neues, leeres XHTML-Dokument an. Erstellen Sie in der neuen Datei eine CSS-Ebene und positionieren Sie diese mit den folgenden Einstellungen:

```
<div id="text" style="position:absolute; left:75px; top:70px;
width:400px; height:400px; z-index:1; background-color: #CCCCCC;
layer-background-color: #CCCCCC;">...</div>
```

2 Fügen Sie eine Überschrift ersten Grades in die Datei ein:

```
<h1>Ebenen mit &uuml;bergro&szlig;en Inhalten steuern</h1>
```

3 Öffnen Sie die Startseite der Gravinauts Website, die in Kapitel 4 als Beispiel verwendet wird, im Editor und kopieren Sie den Begrüßungstext aus dieser Datei in die CSS-Ebene in Ihrer neuen Datei.

4 In der Datei *overflow.css* sind einige CSS-Angaben hinterlegt, die lediglich zur Schriftformatierung und Bestimmung der Seitenhintergrundfarbe dienen. Binden Sie diese Datei in Ihr neu erstelltes Dokument ein, damit die Ergebnisse der folgenden Schritte optisch mit den Screenshots übereinstimmen. Die weiteren CSS-Angaben werden jedoch im *style*-Attribut der CSS-Ebene ergänzt.

5 Speichern Sie die neu erstellte Datei und rufen Sie sie im Browser auf.

Da die Abmessungen der Ebene, die in Schritt 1 auf eine Höhe und Breite von je 400 Pixeln festgelegt wurden, nicht zur kompletten Darstellung ihres Inhalts ausreichen, wird diese automatisch in der Höhe so weit ausgedehnt, dass eine Anzeige des vollständigen Textes möglich wird.

Die voreingestellte Breite der Ebene bleibt nur erhalten, da der darin enthaltene Text entsprechend umbrochen werden kann. Ebenen, die übergroße Grafiken enthalten, werden sowohl in der Breite als auch in der Höhe ausgedehnt.

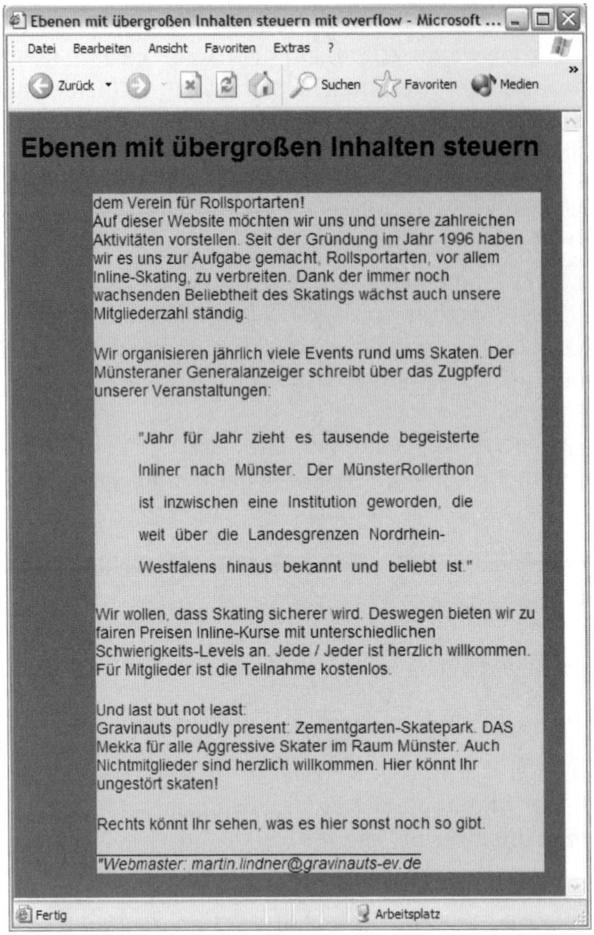

6 Ergänzen Sie jetzt die Einstellung für den Überlauf mit der Eigenschaft *overflow*:

```
<div id="text" style="position:absolute; left:75px; top:70px;
width:400px; height:400px; z-index:1; background-color: #CCCCCC;
layer-background-color: #CCCCCC; overflow:scroll"> ... </div>
```

Durch den Wert *scroll* erreichen Sie, dass der Browser in der betreffenden Ebene, wenn nötig, Scrollbalken anzeigt, um den vollständigen Inhalt verfügbar zu machen. Gleichzeitig behält die Ebene die Abmessungen, die mit *width* und *height* festgelegt wurden.

7 Speichern Sie die Datei und lassen Sie sie im Browser anzeigen. Vergleichen Sie das Ergebnis mit dem Screenshot auf der nächsten Seite.

Scrollbare Ebenen sind mit IFrame-Elementen vergleichbar und lassen sich gut als Ersatz für Framesets verwenden. Mehr zu diesem Thema lesen Sie im Abschnitt „Framesets und Alternativen" ab Seite 365. Über die weiteren Einstellungsmöglichkeiten für *overflow* und deren Wirkungsweise gibt Ihnen die folgende Übersichtstabelle Aufschluss.

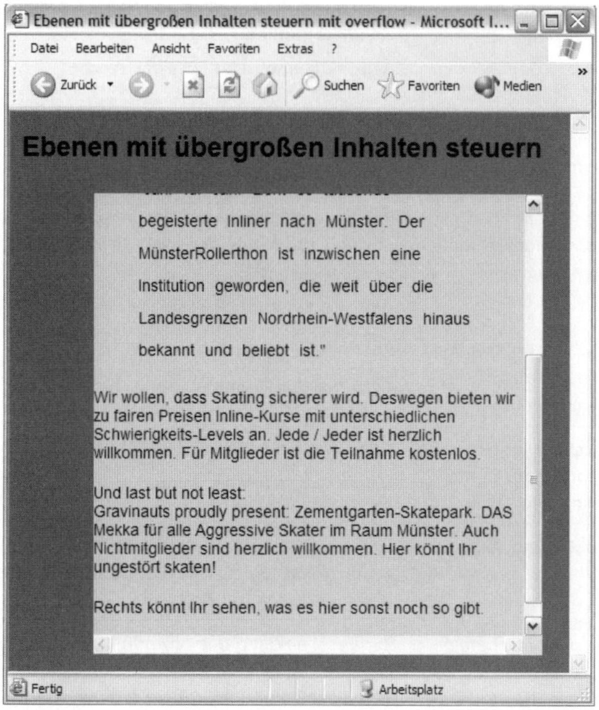

Beachten Sie, dass die Viererversionen des Netscape Communicator *overflow* nicht unterstützen. Ferner interpretiert der Internet Explorer die Einstellung *visible* (explizite Anweisung zur Ausdehnung der Ebene) nicht.

Übersichtstabelle: Eigenschaften für CSS-Ebenen

CSS-Eigenschaft	Mögliche Werte	Erklärung
position	*absolute, relative, fixed, static*	Art der Positionierung *absolute* = gemessen am Rand des Elternelements, scrollt mit *relative* = gemessen an der Normalposition *fixed* = gemessen am Rand des Elternelements, scrollt nicht mit, Internet Explorer und Netscape Communicator interpretieren diese Angabe nicht! *static* = normaler Elementfluss, keine besondere Positionierung
top	numerische Angaben mit absoluten/relativen Maßeinheiten, *auto*	Positionsangabe in der Senkrechten, Startposition von oben. *auto* = automatische Positionierung

CSS-Eigenschaft	Mögliche Werte	Erklärung
bottom	numerische Angaben mit absoluten/relativen Maßeinheiten, *auto*	Positionsangabe in der Senkrechten, Startposition von unten. Wird von Viererbrowsern nicht interpretiert! *auto* = automatische Positionierung
left	numerische Angaben mit absoluten/relativen Maßeinheiten, *auto*	Positionsangabe in der Waagerechten, Startposition von links *auto* = automatische Positionierung
right	numerische Angaben mit absoluten/relativen Maßeinheiten, *auto*	Positionsangabe in der Waagerechten, Startposition von rechts. Wird von Viererbrowsern nicht interpretiert! *auto* = automatische Positionierung
width	numerische Angaben mit absoluten/relativen Maßeinheiten, *auto*	Breite des Elements *auto* = automatische Breite
height	numerische Angaben mit absoluten/relativen Maßeinheiten, *auto*	Höhe des Elements *auto* = automatische Höhe
z-index	numerische Angaben	Schichtlage des Elements, Je höher die Zahl, desto weiter „vorn" liegt das Element. Wichtig bei überlappenden Elementen.
clip	numerische Angaben in Pixeln, *auto*	Zur Beschneidung des Anzeigenbereichs des Elements. Die vier Werte geben an, wie viel an den einzelnen Kanten abgeschnitten werden soll. Angaben erfolgen in folgender Reihenfolge: Oberkante, rechte Kante, Unterkante, linke Kante. Bei der Einstellung *auto* wird an der betreffenden Kante nichts abgeschnitten.
overflow	*visible, hidden, scroll, auto*	Regelt die Behandlung von Inhalten, die größer sind, als das Element selbst: *visible* = Inhalt wird vollständig angezeigt, Element wird ausgedehnt. Internet Explorer interpretiert diese Einstellung nicht. *hidden* = überstehender Inhalt wird „abgeschnitten" *scroll* = überstehender Inhalt wird „abgeschnitten", aber es werden Scrollbalken eingeblendet *auto* = automatische Behandlung des überstehenden Inhalts durch den Browser Netscape Communicator 4.x kennt die Eigenschaft *overflow* nicht.
visibility	*visible, hidden*	Sichtbarkeit des Elements *visible* = das Element wird angezeigt. *hidden* = das Element wird nicht angezeigt.

13.3 Praxisbeispiel: Layouttabellen durch CSS-Ebenen ersetzen

Wie bereits zu Anfang dieses Kapitels erwähnt, stellen CSS-Ebenen eine gute Alternative zu den störanfälligen und schwer zu pflegenden Layouttabellen dar, die bisher für komplexe Seitenlayouts eingesetzt wurden.

Wie Sie eine Website, die mit einer mehrfach geschachtelten Layouttabelle aufgebaut wurde, schrittweise in ein auf CSS-Ebenen basierendes Modell umwandeln, zeigt der folgende Workshop. Als Beispiel dient der fiktive Internetauftritt des Inline-Skatervereins Gravinauts e. V. Der folgende Screenshot veranschaulicht die zugrunde liegende Tabellenstruktur.

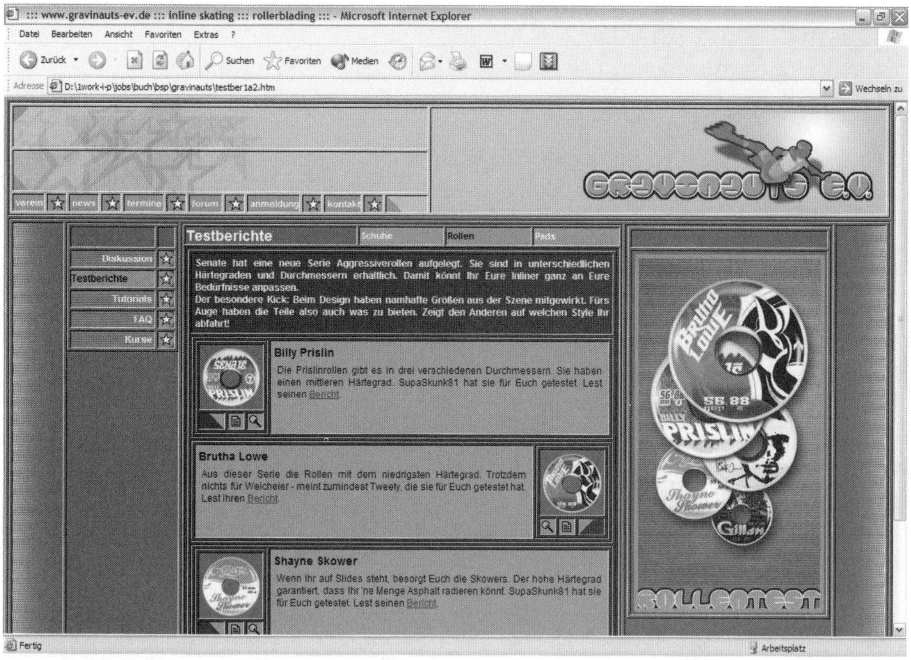

Die Tabellenbegrenzungslinien wurden für den Screenshot sichtbar gemacht.

Erläuterungen zur Positionierung von Elementen mit CSS finden Sie in Abschnitt 13.1 ab Seite 414, die Formatierung von Rahmen, Außen- und Innenabständen sowie den Abmessungen von Elementen wird im Abschnitt „Abmessungen festlegen" ab Seite 328 erklärt.

Von der Layouttabelle zu CSS-Ebenen

Ausgangspunkt für diesen Workshop ist die Datei *testber_tab.htm*. Die zugehörigen CSS-Formatangaben finden Sie in der Datei *gravinauts5a.css*. Das Layout basiert auf einer mehrfach geschachtelten Layouttabelle, deren Abmessungen mit relativen Werten eingestellt sind, um zu gewährleisten, dass die Seite sich an die Größe des Browserfensters anpasst.

Ist die Umwandlung einer Tabellenstruktur in CSS-Ebenen mit absoluten Maßangaben vergleichsweise einfach, steckt bei der Verwendung relativer Maße der Teufel im Detail. Da die Anpassung an die Größe des Browserfensters natürlich auch in der überarbeiteten Version der Seite erhalten bleiben soll, werden Sie sehen, wie Sie diese Probleme lösen können.

Das Gesamtlayout der Seite lässt sich in mehrere Teilbereiche untergliedern. Die einzelnen Teilbereiche sind im Quellcode der Datei durch Kommentare eingeschlossen. Der folgende Screenshot gibt eine Übersicht über die Aufteilung der Seite.

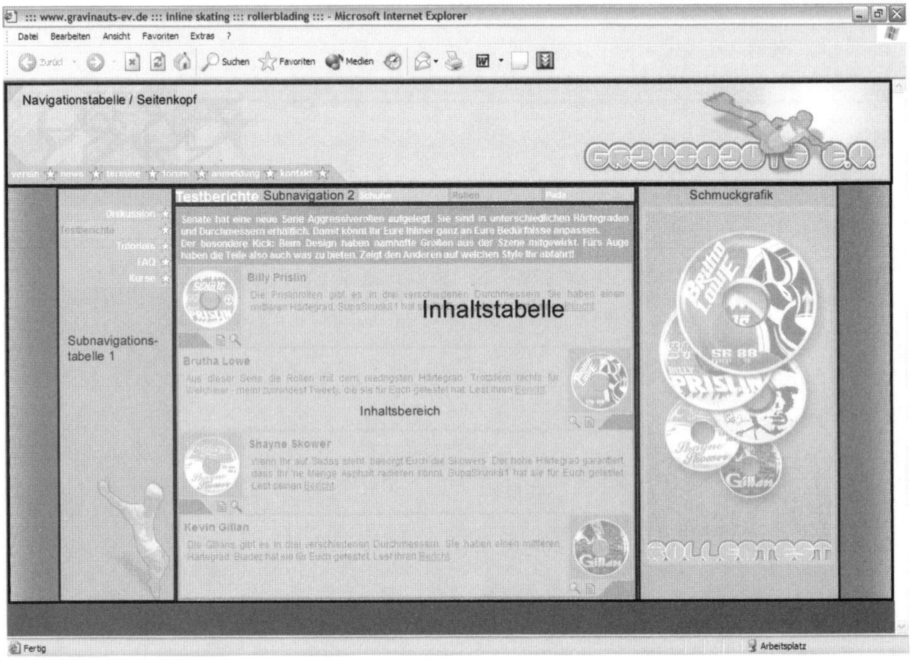

Die Benennung der Teilbereiche entspricht den Kommentaren in der Datei.

Umwandlung des Seitenkopfes mit der Navigation

1 Öffnen Sie die Datei *testber_tab.htm* im Editor. Teilweise Veränderungen an der Tabellenstruktur können zur Auflösung des Seitenlayouts führen. Daher ist es eher empfehlenswert, diese Datei als Rohmaterial für einen Neuaufbau der Seite mit CSS-Ebenen zu nutzen, sodass die ursprüngliche Version als Vorlage erhalten bleibt.

2 Kopieren Sie den Inhalt der Datei *gravinauts5a.css* in eine neue Datei und speichern Sie diese unter dem Namen *gravinauts5b.css* ab. Erstellen Sie anschließend ein neues, leeres XHTML-Dokument, das Sie unter dem Namen *testber_ebenen.htm* abspeichern, und binden Sie die neue externe Stylesheet-Datei dort ein. Behalten Sie im weiteren Verlauf alle vier Dateien im Editor geöffnet.

3 Der Code für den Seitenkopf mit Logo und Navigationsleiste ist in der Datei *testber_tab.htm* zwischen den Kommentaren <!-- Beginn Navigationstabelle/Seitenkopf --> und <!-- Ende Navigationstabelle/Seitenkopf --> eingeschlossen. Es handelt sich dabei um eine Tabelle mit einigen spalten- und reihenübergreifenden Zellen, die über die gesamte Breite des Browserfensters läuft und ihrerseits in einer Tabellenzelle liegt. Außerdem enthält sie die Navigationsleiste, die sich aus zahlreichen kleinen Tabellenzellen zusammensetzt.

Da Tabellenstrukturen mit reihen- und spaltenübergreifenden Zellen bei Änderungen recht störanfällig sind, bietet es sich an, diese Teilstruktur zu vereinfachen, indem Sie einen Großteil durch CSS-Ebenen ersetzen und lediglich die Navigationsleiste weiterhin mit einer einfachen einreihigen Layouttabelle eingebunden wird.

Erstellen Sie in der neuen XHTML-Datei eine CSS-Ebene mit den folgenden Einstellungen:

```
■ <div id="navtab11" style="position:absolute; left:0px; top:0px;
  height:119px; right:0px; padding:0px; z-index:2">
■ </div>
```

In den folgenden Schritten werden Sie innerhalb dieser Ebene weitere Ebenen mit den übrigen Elementen des Seitenkopfes anlegen.

4 Wie Sie im Abschnitt „Abmessungen festlegen“ ab Seite 328 lesen können, wird die Umrahmung eines Elements außen an das betreffende Element angefügt.

Der Seitenkopf läuft über die ganze Breite des Browserfensters (*width:100%*). Die Formatierung für *#navtab11*, die Ebene mit dem Seitenkopf, sieht eine Umrahmung mit 5 Pixeln Breite vor. Das bedeutet, dass das Element insgesamt 10 Pixel breiter wird als das Browserfenster, was zu einem unnötigen und störenden horizontalen Scrollbalken führt. Um diesen Scrollbalken zu unterbinden, müssen Sie die CSS-Definition für *#navtab11* in der Datei *gravinauts5b.css* ändern:

```
■ #navtab11 {width:100%; background-color:rgb(254, 175, 108);
  background-image: url(img/stars_bg2.gif); background-repeat: no-
  repeat; border-top: 5px solid #E87117; border-right: 0px none;
  border-bottom: 5px solid #E87117; border-left: 0px none; }
```

Die Umrahmung der Ebene wird hierdurch an der linken und rechten Seite abgeschaltet. Die Angabe zum Innenabstand (*padding*) ist nur für eine Tabellenstruktur relevant und kann entfernt werden. Speichern Sie die bearbeiteten Dateien ab und rufen Sie die XHTML-Datei im Browser auf.

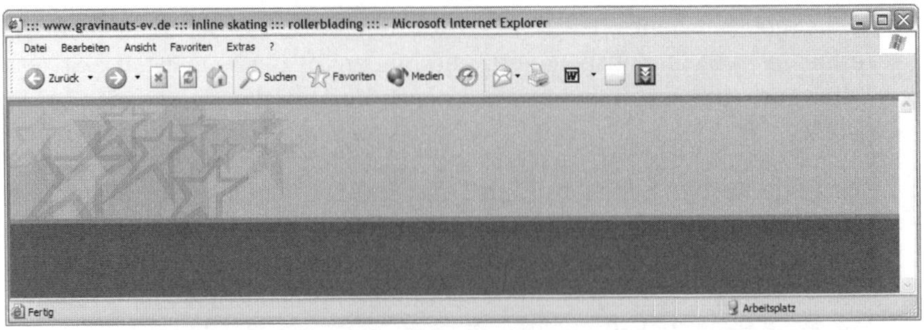

5 Erstellen Sie innerhalb der Ebene *navtab11* eine weitere CSS-Ebene und binden Sie das Gravinauts-Logo darin ein.

```
■ <div id="logo" style="position:absolute; right:0px; top:0px;
  width:400px; height:119px; z-index:3; border-right: 5px solid
  #E87117;">
■   <img src="img/gravinauts_logo2.jpg" alt="Gravinauts Logo"
  width="400" height="119" /></div>
```

Beachten Sie, dass die horizontale Position der Ebene durch die Angabe *right:0px* bestimmt wird. Dadurch liegt das Logo bündig am rechten Rand an. Mit der Angabe *border-right: 5px solid #E87117* erzielen Sie die orange Umrahmung am rechten Rand des Seitenkopfes. Speichern Sie die Datei anschließend und kontrollieren Sie das Ergebnis im Browser.

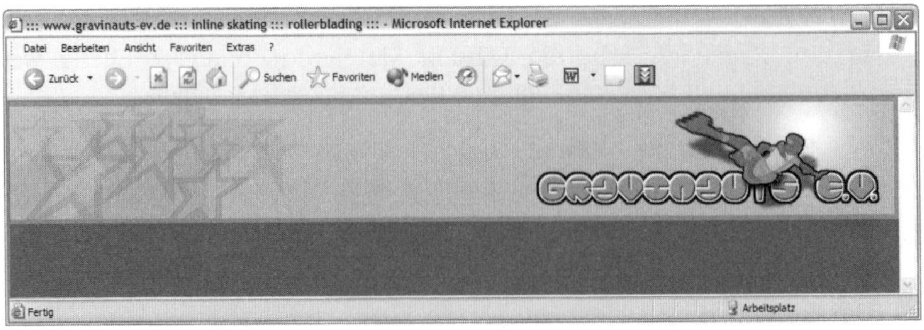

6 Legen Sie innerhalb von *navtab11* eine weitere Ebene an. Diese Ebene bekommt an der linken Kante eine orange Umrahmung und als Inhalt die Grafik *navtop.gif* zugewiesen.

```
■ <div id="navtop" style="position:absolute; left:0px; top:0px;
  width:20px; height:100%; z-index:3; border-left: 5px solid #E87117;">
■     <img src="img/navtop.gif" width="20" height="20" /></div>
```

Rufen Sie die Datei nach erneuter Speicherung im Browser auf.

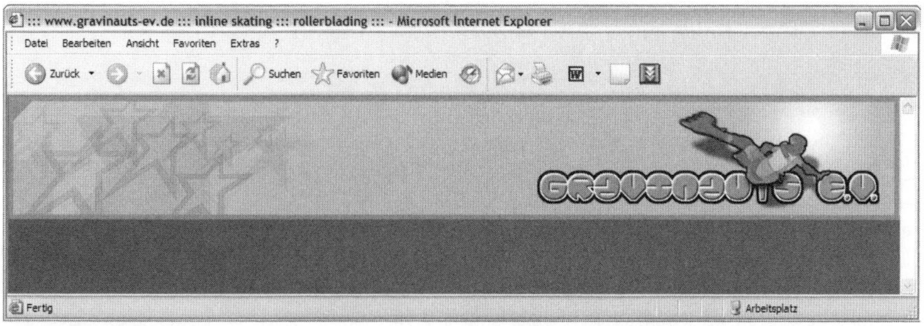

7 Binden Sie eine weitere Ebene als Kindelement in *navtab11* ein.

```
<div id="buttontab" style="position:absolute; left:5px; top:99px;
height:20px; z-index:4;></div>
```

Damit die Ebene nicht die orange Umrahmung des Seitenkopfes überlagert, muss sie in entsprechendem Abstand vom linken Rand positioniert werden.

In der Datei *testber_tab.htm* ist die Navigationsleiste in einer Tabellenreihe eingebunden, die von den Kommentaren <!-- Beginn Navigationsleiste --> und <!-- Ende Navigationsleiste --> eingeschlossen wird. Kopieren Sie diese Tabellenreihe aus der Datei und fügen Sie sie in die Ebene *buttontab* in Ihrer neuen Datei ein. Vervollständigen Sie die Tabelle durch Ergänzung des *table*-Start- und End-Tags. Die *width*-Attribute und die Formatierung der vertikalen Ausrichtung in der letzten Tabellenzelle können Sie entfernen, weil sie nicht mehr benötigt werden.

```
<div id="buttontab" style="position:absolute; left:5px; top:99px;
height:20px; z-index:4;">
<table border="0" cellpadding="0" cellspacing="0">
<tr>
<td class="navcell">verein</td>
<td class="navcell"><img src="img/star.gif" width="20" height="20"
/></td>
<td class="navcell">news</td>
<td class="navcell"><img src="img/star.gif" width="20" height="20"
/></td>
<td class="navcell">termine</td>
<td class="navcell"><img src="img/star.gif" width="20" height="20"
/></td>
<td class="navcell">forum</td>
<td class="navcell"><img src="img/star.gif" width="20" height="20"
/></td>
<td class="navcell">anmeldung</td>
<td class="navcell"><img src="img/star.gif" width="20" height="20"
/></td>
<td class="navcell">kontakt</td>
<td class="navcell"><img src="img/star.gif" width="20" height="20"
/></td>
<td><img src="img/navend.gif" width="20" height="20" /></td>
</tr>
</table>
</div>
```

Speichern Sie die Datei und lassen Sie sie im Browser anzeigen.

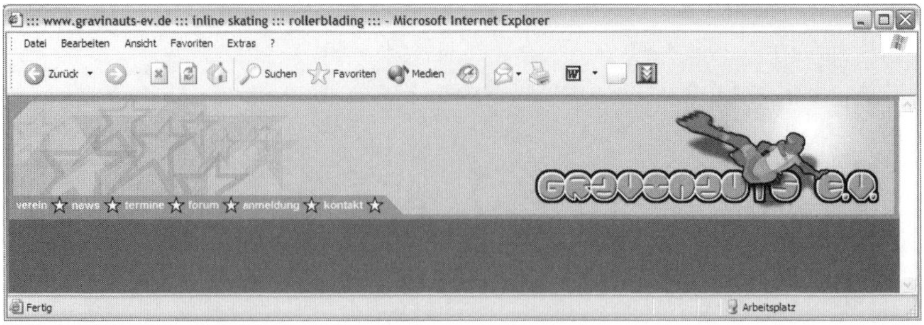

8 Zur Vervollständigung des Seitenkopfes fehlt nur noch die dreieckige Schmuckgrafik oberhalb der Navigationsleiste. Erstellen Sie also innerhalb von *navtab11* eine weitere Ebene, die Sie mit der Grafik *navend_t.gif* füllen.

```
■ <div id="navbt" style="position:absolute; left:5px; top:79px;
  width:20px; height:20px; z-index:5; ">
■ <img src="img/navend_t.gif" width="20" height="20" /></div>
```

Betrachten Sie das Ergebnis nach erneuter Speicherung der Datei im Browser.

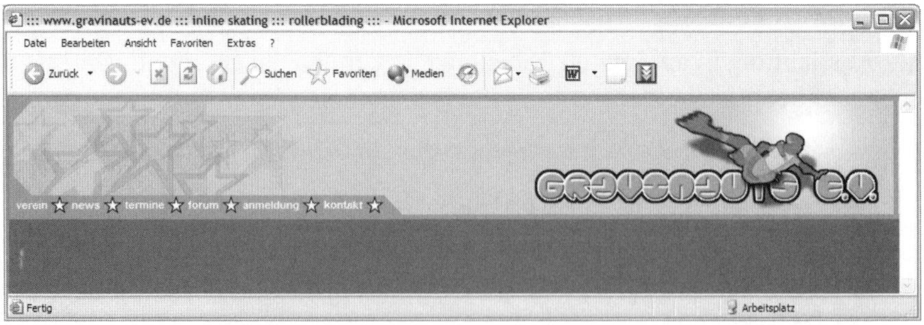

Einbindung der Zierstreifen am linken und rechten Seitenrand

1 Öffnen Sie zunächst die Dateien *testber_tab.htm*, *gravinauts5b.css* und *testber_ebenen.htm* im Editor. Wie im vorhergehenden Abschnitt dient die erste Datei als Vorlage, während Sie die anderen beiden bearbeiten.

2 Die Zierstreifen an den Seitenrändern sind in der Vorlagendatei als vertikal kachelnde Hintergrundgrafiken in den Tabellenzellen mit den IDs *lblock* und *rblock* eingebunden. Ersetzen Sie diese beiden Tabellenzellen durch Ebenen, indem Sie in der Datei *testber_ebenen.htm* zwei neue CSS-Ebenen mit entsprechenden IDs anlegen:

```
■ <div id="lblock" style="position:absolute; left:0; top:0;
  height:100%; z-index:1"> </div>
■ <div id="rblock" style="position:absolute; right:0; top:0;
  height:100%; z-index:1"> </div>
```

3 Wird die Eigenschaft *height* mit einem Prozentwert versehen, ermittelt der Browser die Höhe des Elements anhand seines Elternelements. Handelt es sich dabei um *body*, geht der Netscape Communicator implizit von der Gesamthöhe des Browserfensters aus und stellt das betreffende Element entsprechend dar. Der Internet Explorer hingegen verfährt nur in HTML-Dokumenten so. In XHTML-Dokumenten kann er die Gesamthöhe nicht automatisch feststellen. Ergänzen Sie daher in der Datei *gravinauts5b.css* die Formatierung des *body*-Tags um die Angabe *height:100%*.

Speichern Sie die bearbeiteten Dateien anschließend und rufen Sie *testber_ebenen.htm* im Browser auf.

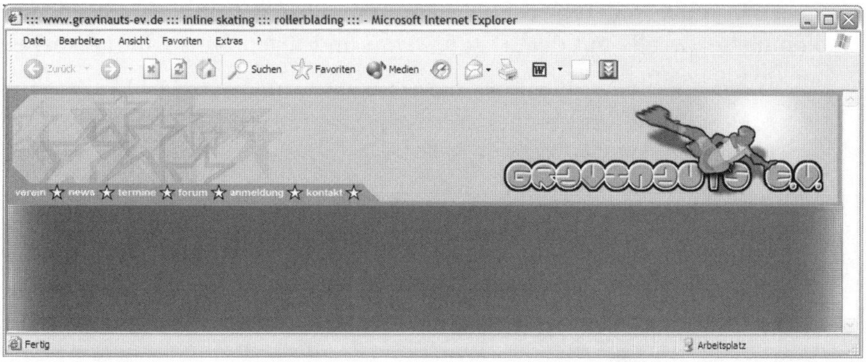

Einbindung der Subnavigation und der linken Schmuckgrafik

1 Öffnen Sie die Dateien *testber_tab.htm*, *gravinauts5b.css* und *testber_ebenen.htm* im Editor. Der relevante Code für die Schmuckgrafik und die Subnavigation befindet sich in der Vorlagendatei in dem Bereich, der durch den Kommentar mit der Bezeichnung *Subnavigationstabelle 1* eingeschlossen wird. Die Schmuckgrafik (*jump2.jpg*) ist als Hintergrundgrafik der Tabellenzelle mit der ID *lblock2* eingebunden. Die Subnavigation wird durch eine Tabelle mit der ID *subnavtab* gebildet, die innerhalb von *lblock2* liegt.

2 Erstellen Sie in der Datei *testber_ebenen.htm* eine neue Ebene mit den folgenden Einstellungen und binden Sie die Grafik *jump2.jpg* darin ein:

```
■ <div id="skater" style="position:absolute; left:6%; bottom:0px;
  width:13%; height:157px; z-index:3;text-align:right;padding:0px">
■ <img src="img/jump2.jpg" width="100" height="157" /></div>
```

Die Formatierung für *#lblock2* wird nicht mehr benötigt. Löschen Sie sie daher aus der CSS-Datei. Speichern Sie danach die bearbeiteten Dateien und kontrollieren Sie das Ergebnis im Browser.

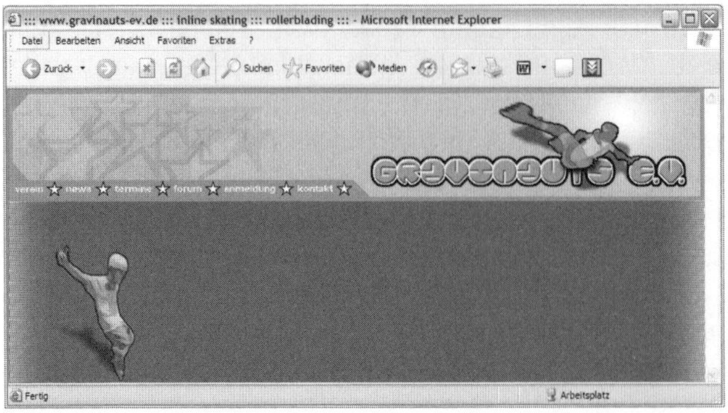

3 Legen Sie eine weitere CSS-Ebene an. Kopieren Sie aus der Vorlagendatei die komplette Tabelle mit der ID *subnavtab* und fügen Sie sie in die soeben erstellte Ebene ein.

```
<div id="snav" style="position:absolute; left:6%; top:153px;
width:13%; height:200px; z-index:3">
<table id="subnavtab">
<tr>
<td class="subnav">Diskussion</td>
<td class="subnav2"><img src="img/star_bull3.gif" width="20"
height="20" /></td>
</tr>
   ...weitere Tabellenreihen...
</table></div>
```

Die erste Reihe der Tabelle können Sie löschen, da sie in der Tabellenstruktur lediglich als Abstandhalter diente. Durch die Positionierung der Ebene ist sie überflüssig geworden. Rufen Sie das Dokument nach erneuter Speicherung anschließend im Browser auf.

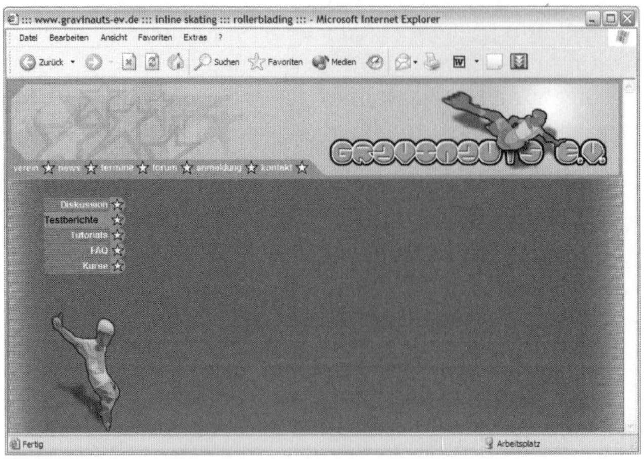

Einbindung der zweiten Subnavigation

1 Öffnen Sie die Dateien *testber_tab.htm, gravinauts5b.css* und *testber_ebenen.htm* im Editor. Die zweite Subnavigation mit der Seitenüberschrift und der eigentliche Inhalt der Seite liegen in einer gemeinsamen Layouttabelle. Im Quelltext der Datei *testber_tab.htm* ist dieser Abschnitt durch den Kommentar mit der Bezeichnung *Subnavigation 2 / Inhaltsbereich* markiert, wobei die beiden Teilbereiche durch die Kommentare *Subnavigation 2* und *Inhaltsbereich* gekennzeichnet sind.

2 Übertragen Sie zunächst die Seitenüberschrift und die drei Buttons in die Datei mit den CSS-Ebenen. Legen Sie hierfür eine neue Ebene an, die Sie folgendermaßen formatieren:

```
<div id="snav2" style="position:absolute; left:19%; top:129px;
width:52%; z-index:4; border: 0px none; margin-left:4px;
padding:0px;">...</div>
```

3 Kopieren Sie danach die Subnavigation 2 aus der Vorlagendatei und binden Sie sie in die neue Ebene ein. Start- und End-Tag der Tabelle müssen Sie noch ergänzen. Damit die Tabelle nicht direkt an dem darüber liegenden Seitenkopf anliegt, versehen Sie sie an der Oberkante mit einem Abstand (*margin-top*).

```
<table cellpadding="0" cellspacing="0" style="width:100%; margin-
top:3px;border:0px none">
<tr>
<td width="40%"><h1 class="weiss">Testberichte</h1></td>
<td width="20%" class="lreiter">Schuhe</td>
<td width="20%" class="hreiter">Rollen</td>
<td width="20%" class="lreiter">Pads</td>
</tr>
</table>
```

Die prozentuale Breitenangabe bezieht sich auf das Elternelement, also die Ebene *snav2*. Speichern Sie die Datei und kontrollieren Sie das Ergebnis im Browser.

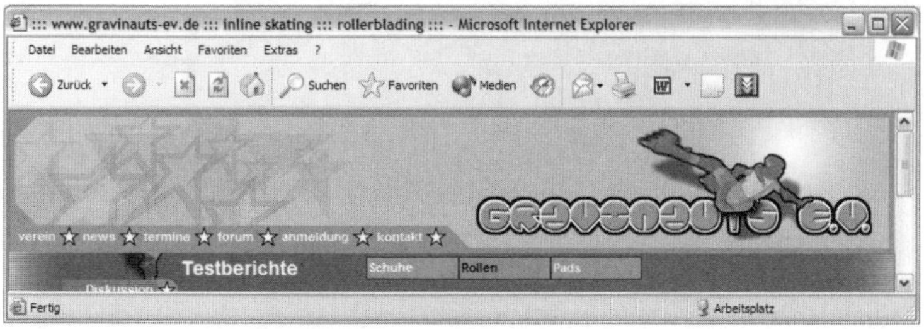

Einbindung des Inhaltsbereichs

1 Öffnen Sie die Dateien *testber_tab.htm, gravinauts5b.css* und *testber_ebenen.htm* im Editor. Der Inhaltsbereich gliedert sich dabei in mehrere geschachtelte Tabellen auf.

2 Um das Layout mit den abwechselnd links und rechts stehenden Grafiken zu ermöglichen, ist dieser Bereich mit einer mehrfach geschachtelten Tabelle aufgebaut.

Die einzelnen Elemente liegen in einer Tabelle mit fünf Reihen. Der Einleitungstext füllt die erste Reihe, die folgenden Reihen enthalten jeweils eine einreihige, zweispaltige Tabelle, in deren Zellen jeweils Text und Grafiken liegen. Die Grafiken befinden sich in einer weiteren Tabelle, die den Inhalt der betreffenden Zelle bildet.

Diese Struktur lässt sich durch die Verwendung von CSS-Ebenen erheblich vereinfachen.

Legen Sie zunächst eine neue Ebene an, die Sie mit der ID *mainbox* versehen. Ähnlich wie im Seitenkopf werden die weiteren Elemente des Inhaltsbereichs in dieser Ebene untergebracht.

```
<div id="mainbox" style="position:absolute; left:19%; top:155px;
z-index:4;margin-left:4px">...</div>
```

In der CSS-Datei sind bereits Formatangaben für ein Element mit dieser ID vorhanden. Ändern Sie dort die Breite von 53 % auf 51 %. Den Textabschnitt mit der Einleitung können Sie unverändert aus der Vorlagendatei übernehmen und in die neue Ebene einkopieren. Speichern Sie anschließend die bearbeiteten Dateien ab und betrachten Sie das XHTML-Dokument im Browser.

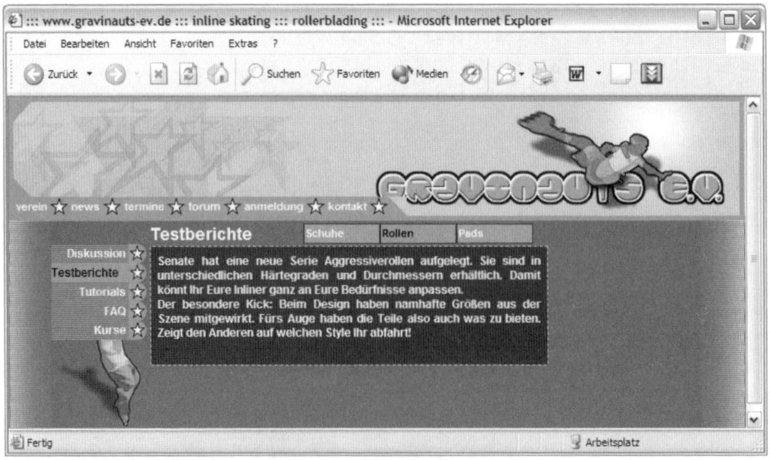

3 Legen Sie zunächst innerhalb von *mainbox* eine weitere Ebene an:

```
<div id="prislin" style="position:relative; left: 2px; width:100%;
top: 0px; height:103px">...</div>
```

Beachten Sie, dass die Positionierungsart auf den Wert *relative* gesetzt wird. Hierdurch wird gewährleistet, dass die Ebene unabhängig von der Höhe des Einleitungstextes, die sich mit der Fensterbreite ändern kann, immer an den Text anschließt. Eine absolut positionierte Ebene hätte immer dieselbe Position und würde den Text so unter Umständen verdecken. Die horizontale Position wird auf einen Abstand von 2 Pixeln gesetzt, um die Umrahmung auszugleichen, die außen an der linken Kante anliegt.

4 Erstellen Sie als Kindelement von *prislin* eine weitere Ebene und füllen Sie diese mit den entsprechenden Grafiken wie folgt:

```
■ <div class="lft"><img src="img/rolle1_s.jpg" alt="Rolle S. Skower"
  width="80" height="80" class="smallpic" /><img src="img/cont_end.gif"
  width="19" height="19" class="smallpicl2a" /><img src="img/sheet.gif"
  alt="Testbericht" width="19" height="19" /><img src="img/lupe.gif"
  alt="Gro&szlig;es Bild" width="19" height="19" /></div>
```

Achten Sie darauf, die Tags für die Bilder nahtlos aneinander zu reihen, da es sonst in den Browsern zu Darstellungsfehlern kommt.

5 Die Klassen *.lft*, *.smallpic* und *.smallpicl2a* sind in der CSS-Datei noch nicht angelegt. Ergänzen Sie daher die Datei *gravinauts5b.css* auf folgende Weise:

```
■ .smallpic {border: 2px solid #E16108; display:block;}
■ .lft{position:absolute; top:0px; left:2px; z-index: 5;
  margin-right:2px;}
■ .smallpicl2a {margin-left:27px; }
```

Durch *display:block* in der Klasse *.smallpic*, die die Grafik mit der Rolle formatiert, erreichen Sie, dass das *img*-Tag, das eigentlich ein Inline-Element ist, wie ein Blockelement behandelt wird. Dadurch werden die übrigen Grafiken dieser Ebene in einer neuen Zeile angezeigt. Da die Formatierung von *.lft* mehrfach eingesetzt wird, kann Sie als Klasse definiert werden, um ein wenig Code zu sparen. Die Formatierung von *.smallpicl2a* sorgt dafür, dass das kleine Dreieck bündig an die nebenstehenden Grafiken anschließt.

Speichern Sie Stylesheet und XHTML-Dokument und rufen Sie die veränderte Seite im Browser auf.

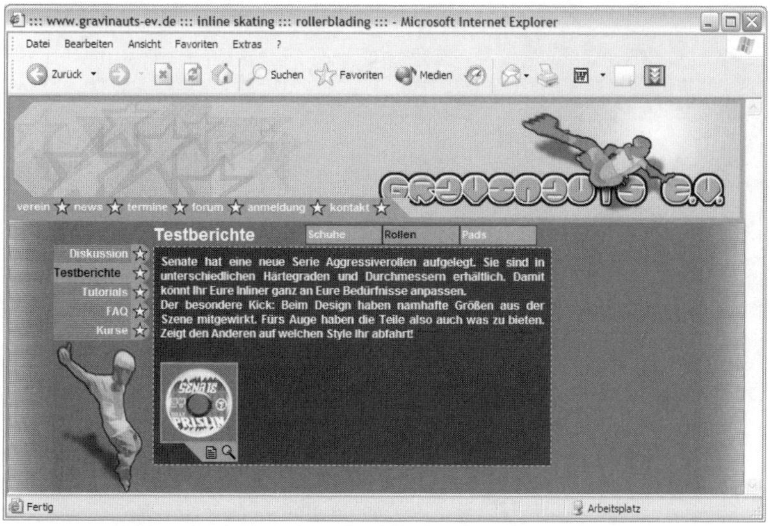

6 Legen Sie zur Einbindung des Textes innerhalb von *prislin* eine neue Ebene an:

```
<div class="tstxt" style="left:86px;right:6px;">...</div>
```

Es erscheint sicher merkwürdig, dass hier für die waagerechte Positionierung zwei Koordinaten angegeben werden, statt die Breite und einen Abstand nach rechts zu definieren. Die Eigenschaften *width* und *margin* bzw. *padding*, die Sie hierfür üblicherweise verwenden würden, funktionieren in diesem Zusammenhang aber nicht mit vollständiger Browserkompatibilität. Durch die Anwendung dieses kleinen Tricks erreichen Sie hingegen im Internet Explorer und im Netscape Communicator eine identische Darstellung.

Den Text können Sie aus der entsprechenden Tabellenzelle der Vorlagendatei kopieren und unverändert in die Ebene einfügen.

7 Die Klasse *.tstxt* in der Stylesheet-Datei müssen Sie noch ergänzen:

```
.tstxt {background-color: #999; height:91px; border: 2px solid
#E87117; color: #000000; padding: 4px; position:absolute; }
```

Speichern Sie die veränderten Dateien und überprüfen Sie das Ergebnis im Browser.

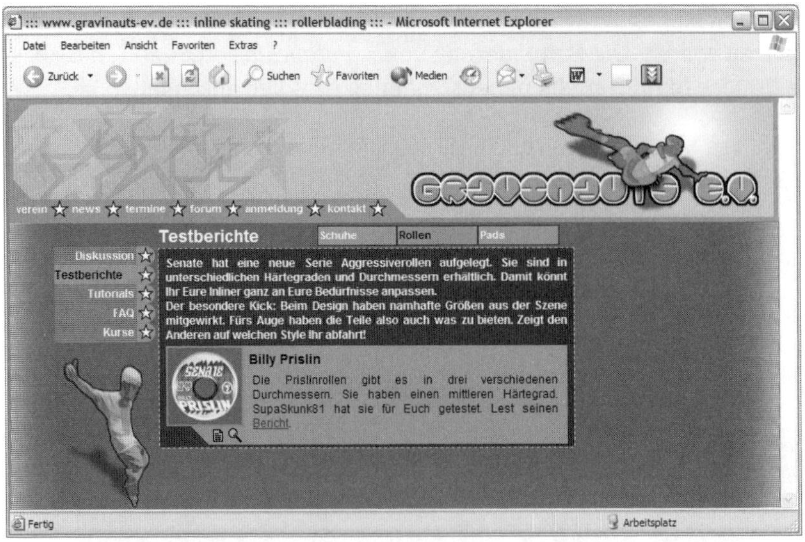

8 Der Aufbau des nächsten Teilbereichs erfolgt prinzipiell ähnlich, nur dass das Layout gespiegelt wird und wieder einige neue Klassen hinzukommen.

Beginnen Sie wieder mit der Erstellung einer relativ positionierten Ebene. Die Formatierung gleicht der Ebene mit der ID *prislin*.

```
<div id="lowe" style="position:relative; left: 2px; width:100%; top:
0; height:103px">...</div>
```

9 Es folgt wieder die Einbindung einer absolut positionierten Ebene mit den Grafiken:

```
<div class="rgt"><img src="img/rolle2_s.jpg" alt="Rolle K. Gillan"
width="80" height="80" class="smallpic" /><img src="img/lupe.gif"
alt="Gro&szlig;es Bild" width="19" height="19" /><img
src="img/sheet.gif" alt="Testbericht" width="19" height="19" /><img
src="img/cont_end2.gif" width="19" height="19" class="smallpicr2a"
/></div>
```

Da sowohl Grafik- als auch Textebene absolut positioniert werden, ist deren Reihenfolge im Quellcode unerheblich.

10 Die CSS-Datei muss um die zusätzlichen Klassen *.rgt* und *.smallpicr2a* erweitert werden:

```
.rgt{position:absolute; top:0px; right:6px; z-index:5;}
.smallpicr2a {margin-right:27px; }
```

11 Der Text, den Sie wieder aus der Vorlagendatei kopieren können, wird mit einer weiteren CSS-Ebene eingebunden:

```
<div class="tstxt" style="left:2px;right:90px;">...</div>
```

Hier kommt erneut der Trick mit den zwei Koordinaten für die waagerechte Positionierung zum Einsatz. Allerdings wird die Ebene diesmal so positioniert, dass sie links von den Grafiken liegt.

Speichern Sie die bearbeiteten Dateien wieder ab und rufen Sie die Datei *testber_ebenen.htm* im Browser auf.

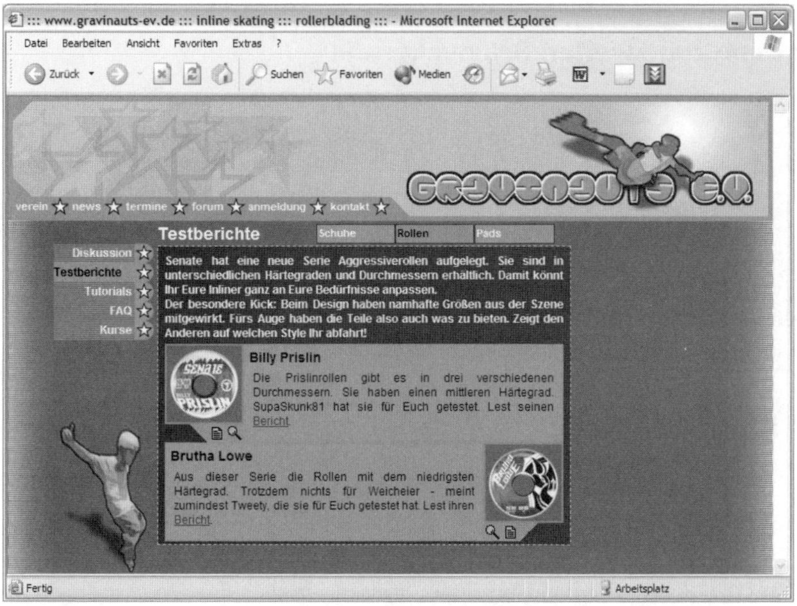

12 Zur Einbindung der fehlenden Elemente wiederholen Sie die Schritte 3, 4, 6, 8, 9 und 11, wobei sich lediglich die Inhalte ändern. Der nächste Screenshot zeigt die fertig bearbeitete Datei.

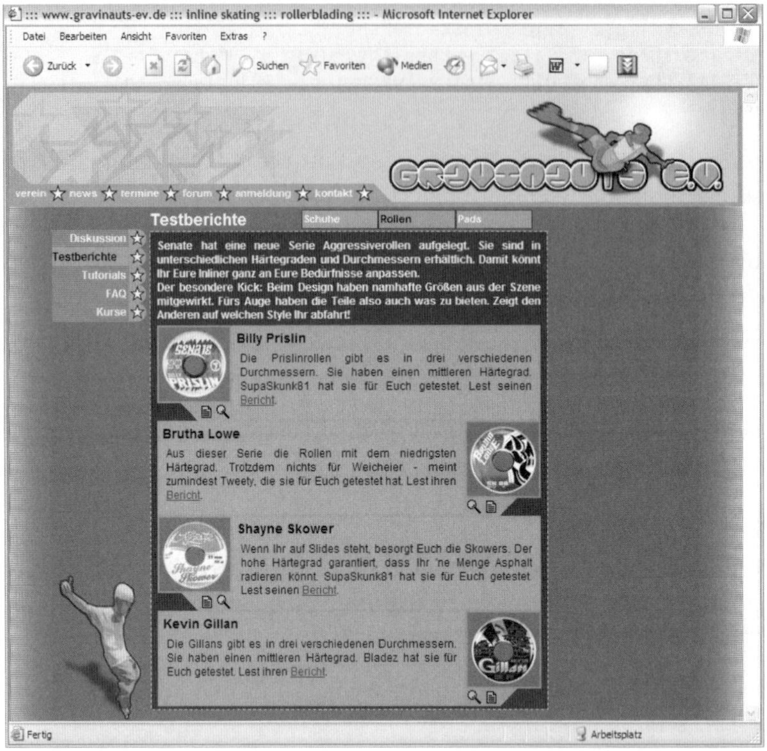

Einbindung der zweiten Schmuckgrafik

1 Öffnen Sie die Dateien *testber_tab.htm*, *gravinauts5b.css* und *testber_ebenen.htm* im Editor. Die Schmuckgrafik *rollentest.jpg* befindet sich in einer zweizeiligen Tabelle, die in der Zelle mit der ID *#contblock* liegt. Die obere Zelle sorgt ähnlich wie bei der Subnavigation auf der linken Seite für den Abstand zum Seitenkopf. Auch hier können Sie durch den Einsatz einer CSS-Ebene den Code entschlacken.

2 Legen Sie in der XHTML-Datei eine neue CSS-Ebene an und weisen Sie dieser die ID *#contblock* zu. Binden Sie die Grafik in diese Ebene ein.

```
<div id="contblock" style="position:absolute; left:72%; top:130px;
z-index:5;"><img src="img/rollentest.jpg" /></div>
```

3 Ändern Sie in der Datei *gravinauts5b.css* die Formatierung der ID *#contblock* folgendermaßen ab:

```
#contblock {border: 1px dotted #000000; padding-left: 2px; padding-
bottom: 2px; padding-top: 23px; padding-right: 2px; vertical-align:
top; }
```

Der Abstand zum Seitenkopf, der vorher durch die leere Tabellenreihe erzielt wurde, wird nun mit der Einstellung für *padding-top* umgesetzt. Auf eine Tabellenstruktur kann in diesem Fall gänzlich verzichtet werden.

Speichern Sie die Dateien, die Sie verändert haben, ab und kontrollieren Sie das Ergebnis im Browser.

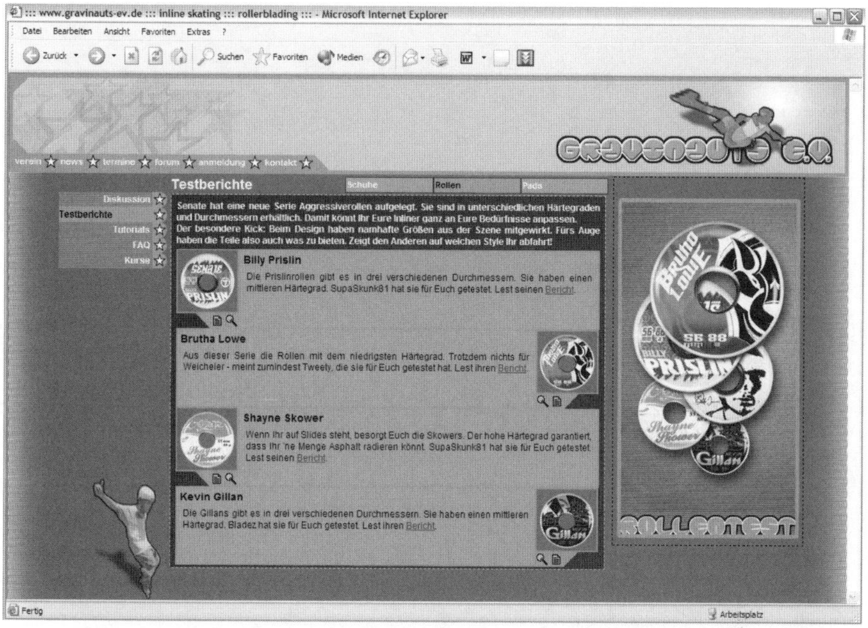

Die Umwandlung der Seite vom Tabellenlayout zum CSS-basierten Layout ist damit abgeschlossen. Wenn Sie die beiden Dateien im Editor vergleichen, werden Sie feststellen, dass das CSS-Layout erheblich kompakter ist als die Datei mit der Layouttabelle. Allerdings werden einige der verwendeten CSS-Features von den Browsern der Vierergeneration noch nicht unterstützt.

14. Dynamik im Web

Mit HTML und CSS lassen sich Webinhalte mit vielen Designmöglichkeiten und wenig Pflegeaufwand ins Netz stellen. Was jetzt noch fehlt, ist die Möglichkeit der dynamischen Interaktion mit dem Benutzer, die dem statischen Dokument Leben einhaucht. JavaScript bildet die Grundlage dynamischer Inhalte durch die Bereitstellung einer Programmiersprache, und mit DHTML werden CSS-Eigenschaften in bereits geladenen Dokumenten verändert.

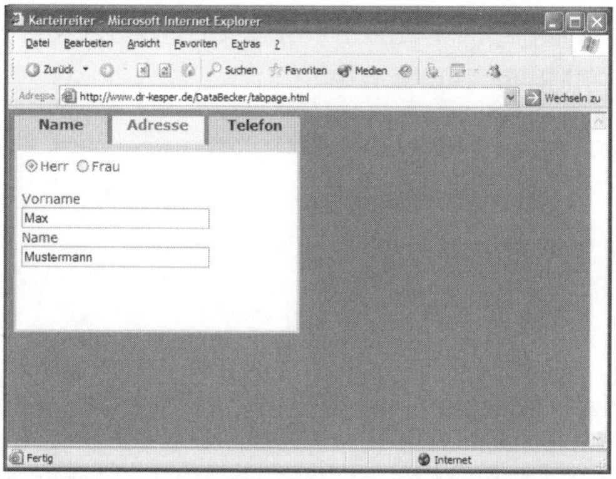

14.1 JavaScript

JavaScript erweitert HTML als starre Beschreibungssprache von Webdokumenten um die Fähigkeiten einer Programmiersprache. Damit lassen sich Formulare auswerten, Berechnungen durchführen, Texte dynamisch verändern und Ereignisse abfragen. Somit ist die direkte Interaktion mit dem Besucher einer Seite möglich, um beispielsweise auf Bewegungen oder Klicks der Maus ohne ein Neuladen der Seite reagieren zu können.

JavaScript ist eine Interpreter-Sprache, die durch den Browser zur Ausführungszeit interpretiert wird.

Eigenschaften einer interpretierten Sprache

Interpretierte Sprachen wie Visual Basic oder JavaScript werden im Gegensatz zu Compiler-Sprachen wie C, C++ oder C# erst zur Laufzeit, also direkt bei der Ausführung des Programms, von einem Interpreter Zeile für Zeile analysiert und die jeweiligen Operationen ausgeführt.

Der Vorteil ist, dass die Programme nicht erst kompiliert, also in Maschinencode übersetzt werden müssen. Dadurch sind sie unabhängig von der verwendeten Plattform. JavaScript-Programme laufen bei unverändertem Quelltext sowohl unter Windows als auch unter Linux oder Mac. Insbesondere für dynamische Webseiten ist diese Eigenschaft von besonderer Bedeutung.

Der Nachteil interpretierter Sprachen ist, dass sie in der Ausführung langsamer sind als kompilierte Programme. Ferner werden alle Fehler in der Programmierung erst zur Laufzeit sichtbar – Compiler können syntaktische Fehler (falsche Variablennamen, fehlende Funktionsparameter) bereits bei der Kompilierung erkennen. Diese Nachteile sind für die Programmierung von Webapplikationen jedoch von geringerer Bedeutung.

JavaScript, ECMAScript und JScript

Die Sprache wurde ursprünglich von Netscape eingeführt und war somit eine proprietäre Erweiterung des Navigator. Da jedoch schnell klar wurde, welches Potenzial in JavaScript steckt, ließ Netscape mithilfe der **E**uropean **C**omputer **M**anufacturers **A**ssociation (ECMA) einen internationalen Industriestandard, ECMAScript, definieren.

Natürlich wurden die Möglichkeiten von JavaScript auch durch Microsoft erkannt, sodass die Skriptsprache JScript entstand. Damit versuchte Microsoft, einerseits die volle Funktionalität von JavaScript (und noch einige Microsoft-spezifische Ergänzungen) abzudecken und andererseits Lizenzprobleme mit Netscape zu vermeiden. Prinzipiell sind JavaScript und JScript im Wesentlichen Implementierungen des ECMAScript-Standards und somit identische Sprachen zur Programmierung dynamischer Inhalte, im Detail unterscheiden sie sich jedoch.

Daher ist es bisher immer noch notwendig, in Skripten nicht nur zwischen Netscape und dem Internet Explorer zu unterscheiden, sondern darüber hinaus auch noch die verschiedenen Versionen dieser Browser. Vor allem in Bezug auf **D**ynamic **HTML** (DHTML, siehe ab Seite 472) erfordern Webentwicklungen mehr oder weniger den doppelten Implementierungsaufwand, um nicht nur für einen Teil der Internetnutzer sichtbar zu sein.

JavaScript ist zurzeit in Version 1.5, JScript in Version 5.6 verfügbar. Beide Versionen sind laut Netscape bzw. Microsoft eine vollständige Implementierung der ECMAScript Edition 3. Über den Standard hinaus unterstützt JScript einige Microsoft-proprietäre Eigenschaften, um zu älteren Internet Explorer-Versionen rückwärts kompatibel zu sein, und JavaScript enthält ebenfalls Bestandteile, die über ECMAScript hinausgehen.

Einbinden von JavaScript

JavaScript kann durch mehrere verschiedene Arten in Webdokumente eingebunden werden.

JavaScript in HTML

Da JavaScript kein direkter Bestandteil von HTML ist, wird der Quellcode des Skriptes mit den Elementen <script> eingeleitet und </script> beendet. Über den Parameter *language* sollte ferner angegeben werden, dass es sich um JavaScript und nicht um eine andere Skriptsprache handelt.

Skriptabschnitte können beliebig oft in HTML-Seiten enthalten sein und werden im Kopfbereich des Dokuments, also innerhalb der <head>-Definition, abgelegt. Damit ältere Browser, die keine Unterstützung für JavaScript bieten, durch den Inhalt nicht gestört werden, empfiehlt sich darüber hinaus die Einklammerung von Skripten in HTML-Kommentare. Damit werden Skripte vollständig in Kommentaren versteckt und sind für Browser ohne JavaScript-Unterstützung nicht sichtbar.

Achtung vor dem Skriptklau

Da JavaScript eine interpretierende Sprache ist, wird der vollständige Quelltext eines Programms an den Browser geschickt und ist damit auch für jeden Besucher der Webseite lesbar. Eine Möglichkeit, das Auslesen des Quelltextes vollständig zu verhindern, gibt es nicht!

```
<head>
<script language="JavaScript">
    <!-- JavaScript für ältere Browser ausblenden
        // Quellcode des Skriptes
    //--> Ende Kommentar für ältere Browser
</script>
</head>
```

JavaScript in externen Dateien

Um die Übersichtlichkeit von HTML-Dateien zu gewährleisten, können längere Skripte in externe Dateien ausgelagert werden, die einen Teil oder den gesamten

JavaScript-Quelltext enthalten. Die Einbindung erfolgt ebenfalls über das <script>-Tag, wobei über das *src*-Element die externe JavaScript-Datei angegeben wird. Diese Quelltextdateien haben üblicherweise die Endung *.js* und enthalten reinen JavaScript-Quelltext ohne zusätzliche HTML- oder CSS-Anweisungen.

```
<script src="extern.js" type="text/javascript"></script>
```

JavaScript in Verweisen

Um die Verwendung von JavaScript bei HTML-Links zu vereinfachen, wurde eine spezielle Syntax für den Aufruf von JavaScript in <a>-Verweisen eingeführt. Durch die Angabe von *javascript:* und einer nachfolgenden JavaScript-Anweisung für das *href*-Element wird beim Anklicken des Links der Verweistext nicht als neuer Link, sondern als JavaScript interpretiert.

Das Beispiel zeigt, wie beim Anklicken des Links eine Funktion *myFunction()* ausgeführt werden kann.

```
<a href="javascript:myFunction();">JavaScript ausführen</a>
```

Hinter dem Doppelpunkt dürfen beliebige und beliebig viele JavaScript-Anweisungen angegeben werden.

JavaScript als Programmiersprache

HTML und CSS sind Beschreibungssprachen, die dem Webseiten-Designer bzw. -entwickler die Möglichkeit geben, Texte und Grafiken anhand einer einfachen Syntax ansprechend zu formatieren und mit einem, wenn auch geringen, Maß an Interaktivität zu versehen, etwa durch die Einbindung von Verweisen.

JavaScript bietet dagegen die Möglichkeiten einer Programmiersprache oder, um genauer zu sein: einer Skriptsprache.

JavaScript ist nicht Java

Die Syntax (und damit auch der Name) von JavaScript wurden in Anlehnung an die Programmiersprache Java von Sun entwickelt. Für Java-Entwickler haben JavaScript-Programme daher eine gewisse Ähnlichkeit, in ihren Programmierparadigmen unterscheiden sie sich jedoch relativ stark: Java ist eine vollständige Programmiersprache, die kompiliert wird, JavaScript ist hingegen eine interpretierte Skriptsprache.

Insbesondere darf man von JavaScript nicht den gleichen Umfang und die Möglichkeiten einer vollständigen Programmiersprache wie Java erwarten. Es lassen sich weder eigenständige Applikationen entwickeln, noch sind Zugriffe auf Dateien möglich.

Zu den wesentlichen Bestandteilen von JavaScript als Skriptsprache zählen Variablen, Operatoren und Funktionen:

- **Variablen:** Variablen sind Platzhalter für verschiedene Werte, zum Beispiel Zahlen (7, 42), Zeichenketten („Hallo Welt", „12px") oder Wahrheitswerte (wahr - true oder falsch - false). Variablen werden durch einen Variablennamen angesprochen. Im folgenden Beispiel wird der Variable *meineVariable* der Wert 17 zugewiesen.

  ```
  meineVariable = 17;
  ```

- **Operatoren:** Mithilfe von Operatoren können Berechnungen und Vergleiche durchgeführt werden. Ergebnisse von Berechnungen sind neue Werte, die ausgegeben oder Variablen zugewiesen werden können.

  ```
  meineVariable = 17 + 4;
  ```

  Mit Vergleichsoperatoren können verschiedene Werte oder Variablen miteinander verglichen werden. Als Ergebnis erhält man einen Wahrheitswert.

  ```
  meineVariable > 10;
  ```

- **Funktionen:** Für wiederkehrende Teile eines Programms werden Funktionen verwendet. Diese können dann aus anderen Programmbereichen durch ihren Namen und die optionale Übergabe von Parametern aufgerufen werden. Über das *return*-Statement können Funktionen an den aufrufenden Programmteil Zahlen, Zeichenketten oder Wahrheitswerte zurückgeben.

  ```
  myFunction(parameter1, parameter2) {
      return parameter1 + parameter2;
  }
  meineVariable = myFunction(17, 4);
  ```

Programmfluss

Skripte werden zur Laufzeit von oben nach unten sequenziell abgearbeitet. Mithilfe von Abfragen und Schleifen kann dieser Programmfluss unterbrochen oder bestimmte Bereiche mehrfach wiederholt werden.

if-Abfragen

Abfragen erfolgen durch *if-else*-Klauseln. Durch die Überprüfung von Bedingungen wird entschieden, welcher Bereich eines Programms ausgeführt bzw. welcher Teil übersprungen wird. In der nachfolgenden Abfrage wird getestet, ob die Variable *meineVariable* kleiner als 17 ist, in welchem Fall die Variable um 1 erhöht wird. Anderenfalls - *meineVariable* ist also größer als 17 - wird die Variable um 1 erniedrigt:

```
if (meineVariable < 17) {
    meineVariable = meineVariable + 1;
}
else {
    meineVariable = meineVariable - 1;
}
```

Schleifen

Schleifen führen einen Teilbereich eines Programms so lange aus, bis eine angegebene Bedingung erfüllt ist. Es gibt zwei Formen von Schleifen:

Die *for*-Schleife zählt den Wert einer Variablen so lange hoch oder runter, bis eine Abbruchbedingung erfüllt ist. Das Beispiel addiert so lange 1 zu einer Variablen *i*, bis diese nicht mehr kleiner als 10 ist.

```
for (i = 0; i < 10; i++) {
    ...
}
```

While-Schleifen prüfen eine Bedingung und führen den zugeordneten Programmblock so lange aus, bis die Bedingung nicht mehr erfüllt ist. Die *while*-Schleife ist somit unabhängig von einer Zählervariablen:

```
while (i < 10) {
    ...
}
```

Ereignisse

Die letzte Möglichkeit der Änderung des Programmflusses sind Ereignisse (Events). Diese werden entweder durch den Benutzer oder durch den Browser ausgelöst. Der Benutzer kann beispielsweise die Maus bewegen oder Eingaben mit der Tastatur machen. Der Browser kann melden, wenn eine Seite geladen oder die Fenstergröße verändert wurde.

Derartige Ereignisse können vom Programmierer abgefangen werden, um darauf etwa mit der Ausführung einer vorher definierten Funktion zu reagieren. Events werden im Gegensatz zum sonstigen Code von JavaScript direkt in HTML definiert und beginnen immer mit *on*, zum Beispiel *onClick* oder *onMouseOver*. Jedem Event können eine oder mehrere JavaScript-Anweisungen zugeordnet werden:

```
<body onLoad="loaded()">
```

In diesem Beispiel wird für das *<body>*-Element eines HTML-Dokuments das Ereignis abgefangen, dass die Seite vollständig geladen wurde (*onLoad*). Tritt das Ereignis auf, wird die vorher definierte Funktion *loaded()* aufgerufen.

Objekte und Methoden

Eine wesentliche Grundlage von JavaScript ist die Speicherung der Informationen in Objekten. Objekte sind Darstellungen eines bestimmten Elements mit allen seinen Eigenschaften und Funktionen.

Mit dieser Darstellung ist es möglich, selbst umfangreiche und komplizierte Zusammenhänge übersichtlich zu verarbeiten. Jedes Objekt ist genau von einem Typ, sodass alle Objekte vom gleichen Typ auch die gleichen Eigenschaften und Funktionen haben und vom Programmierer immer auf die gleiche Art und Weise angesprochen werden können.

Eigenschaften von Objekten

Ein Objekt kann zum Beispiel das Dokument einer Webseite sein. Für eine geladene Webseite existiert also genau ein Objekt *document*, dessen Eigenschaften die Einstellungen des Dokuments widerspiegeln.

Ein Dokumentobjekt kennt unter anderem seine Textfarbe (*document.color*) oder seine Hintergrundfarbe (*document.bgcolor*). Um einem Dokument eine neue Hintergrundfarbe zu geben, wird die Eigenschaft *document.bgcolor* mit einem neuen Wert besetzt:

```
document.bgcolor = "red";
```

Durch eine Eigenschaft auf der linken und einen neuen Wert, hier die Farbe Rot (*red*), auf der rechten Seite können also die einzelnen Eigenschaften von Objekten geändert werden.

Methoden von Objekten

Darüber hinaus besitzt ein Dokument bestimmte Funktionen, die aufgerufen werden können und dann dazu führen, dass das Objekt eigenständig etwas macht. Über die *alert()*-Funktion kann zum Beispiel ein kleines Dialogfenster mit einem vorgegebenen Text geöffnet werden (*"Hallo Welt!"*):

```
alert("Hallo Welt!")
```

Diese Funktionen eines Objekts werden als Methoden bezeichnet. Im Gegensatz zu Eigenschaften haben Funktionen immer zwei Klammern nach ihrem Namen, über die Parameter übergeben werden können, im obigen Beispiel der auszugebende Text *"Hallo Welt!"*.

Verschachtelte Objekte

Objekte können wiederum Bestandteil anderer Objekte sein. Ein Dokument einer Webseite enthält zum Beispiel alle HTML-Elemente als Unterobjekte, die auf der Webseite dargestellt werden.

Eine <div>-Box mit der ID *myBox* in einem Dokument kann dann wie folgt angesprochen werden:

```
document.myBox
```

Die Farbe dieser Box wird dann analog zur Farbe des Dokuments wie folgt geändert:

- `document.myBox.color = "red";`

Diese Hierarchien von Objekten können prinzipiell beliebig verschachtelt sein und gelten in der gleichen Form nicht nur für deren Eigenschaften, sondern auch für deren Methoden.

Fehlerbehandlung

Webbrowser sind darauf ausgelegt, dass sie Fehler in HTML weitestgehend ignorieren, um Besucher einer Seite nicht mit unnötigen Fehlermeldungen zu belästigen. Fehler im HTML-Quelltext führen im Wesentlichen auch nur dazu, dass die Seite nicht so angezeigt wird, wie sie vom Webdesigner eigentlich geplant war.

Fehler in JavaScript sind für einen Browser nicht so leicht zu ignorieren. Da das Programm interpretiert wird, kann der Quelltext zwar bis zu einer fehlerhaften Zeile ausgeführt werden, danach jedoch nicht mehr. Bei der Entwicklung von Skripten ist es daher wichtig, die Fehlerausgaben der Browser zu beachten.

Internet Explorer

Der Internet Explorer zeigt einen Fehler bei der Ausführung von JavaScript in der Statuszeile durch die Meldung *Fehler auf der Seite* an. Daneben wird ein gelbes Ausrufezeichen dargestellt.

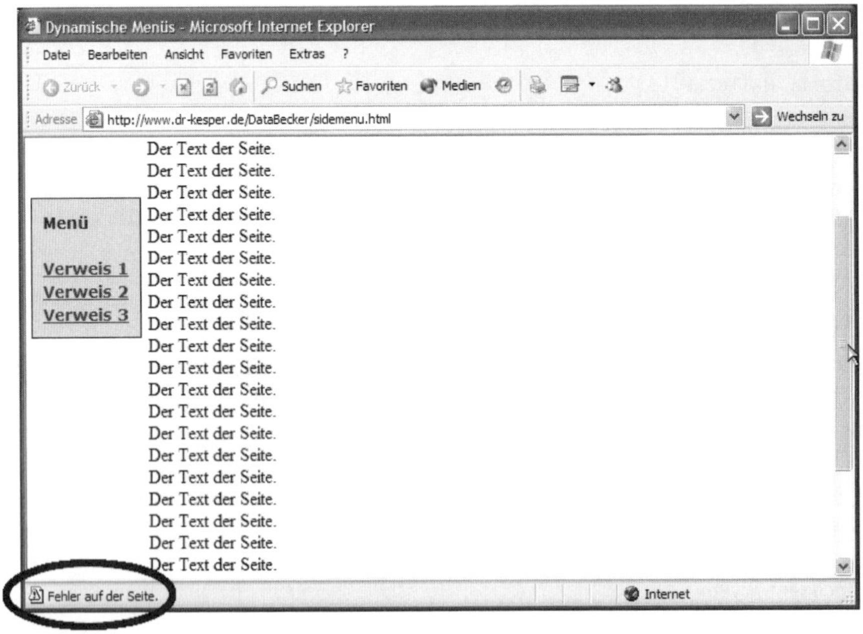

Darüber hinaus wird ein Dialog mit der Fehlermeldung angezeigt. Diese gibt Aufschluss darüber, in welchem Quelltext in welcher Zeile und an welcher Position der Fehler aufgetreten ist. Wird die genaue Fehlermeldung nicht angezeigt, können die Details über die Schaltfläche *Details einblenden* dargestellt werden.

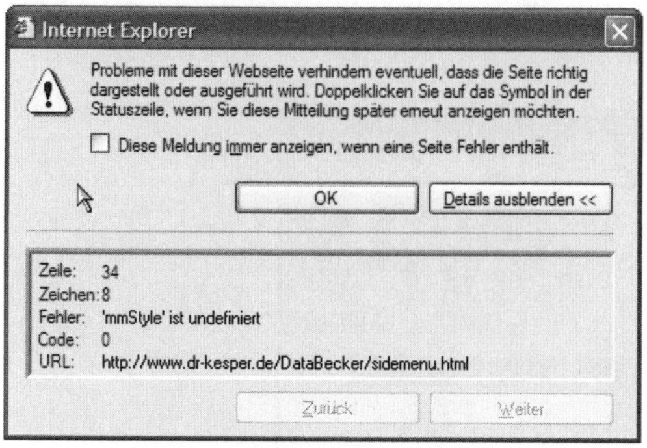

Wird nur in der Statuszeile angezeigt, dass ein Fehler aufgetreten ist, können Sie die Fehlermeldung durch einen Doppelklick auf das gelbe Ausrufezeichen-Symbol aufrufen.

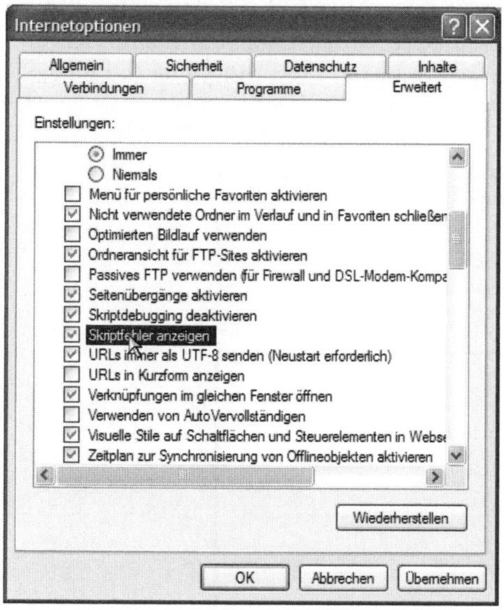

Um Fehlermeldungen immer als Dialog anzuzeigen, wird wie folgt vorgegangen:

1 Wählen Sie den Menüpunkt *Extras/Internetoptionen.*

2 Aktivieren Sie das Register *Erweitert.*

3 Setzen Sie den Haken bei *Skriptfehler anzeigen.*

4 Speichern Sie die Einstellungen durch Anklicken von *OK.*

Netscape

Wie der Internet Explorer beendet auch Netscape die Ausführung von JavaScript, falls in einer Zeile ein Fehler auftritt. In Version 4 wird in der Statuszeile eine Meldung *Javascript error* ausgegeben, ab Version 7 erfolgt jedoch keine Benachrichtigung des Benutzers. Selbst die Information in der Statuszeile über den aufgetretenen Fehler, wie sie im Internet Explorer angezeigt wird, fehlt.

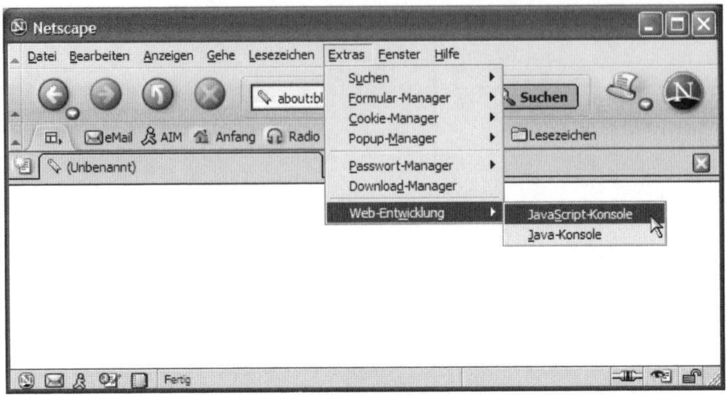

Durch die Eingabe von *javascript:* in die Adresszeile oder durch Auswählen oder durch den Menüpunkt *Extras/Web-Entwicklung/JavaScript-Konsole* (siehe Screenshot) lässt sich jedoch ein Konsolen-Fenster öffnen, in dem mögliche Fehlermeldungen der Seite angezeigt werden.

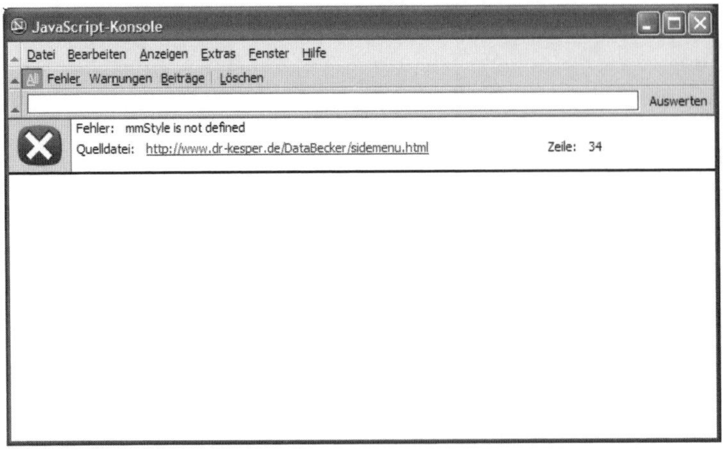

Zu beachten ist, dass in der Konsole auch ältere Fehlermeldungen eingetragen sein können. Durch die Schaltfläche *Löschen* werden alle Fehlermeldungen gelöscht.

Neue Fenster öffnen

Eine häufig verwendete und nützliche Funktion von JavaScript ist das Öffnen von Popup-Fenstern, die in ihrem Aussehen an die jeweiligen Bedürfnisse angepasst werden können und zum Beispiel eine feste Größe sowie keine Navigationsmenüs enthalten.

Neue Fenster werden über das *window*-Objekt erzeugt. Dieses Objekt ist die hierarchisch höchste Darstellung des Browsers und erlaubt den Zugriff auf alle Eigenschaften des aktuellen Fensters. Über die Methode *open()* wird ein neues Fenster erzeugt, wobei als Parameter die URL des neuen Fensters, dessen Name und optional die Beschreibung des Aussehens übergeben werden:

```
window.open("popup.html", "Popup",
"resizable=no,width=200,height=200,scrollbar=no");
```

URL

Die URL kann wie ein HTML-Verweis entweder relativ oder absolut angegeben werden. Um eine leere Datei zu laden, kann einer leerer String oder besser *about:blank* angegeben werden.

Fenstername

Für die spätere Referenzierung des Fensters muss diesem ein Name zugeordnet werden. Damit kann aus einem anderen Browserfenster der Inhalt des neuen Fensters durch einen HTML-Link und die Verwendung des *target*-Attributs geändert werden:

```
<a href="newPopup.html" target="Popup">Popup-Inhalt ändern</a>
```

Ferner können als Name auch die vordefinierten HTML-Bezeichner *_blank*, *_self*, *_parent* und *_top* für das *target*-Attribut verwendet werden.

Der Fenstername darf aus Buchstaben, Zahlen und Unterstrichen bestehen, aber insbesondere keine Leerzeichen enthalten.

Anzeigeparameter

Der dritte Parameter der *window.open()*-Funktion ist optional und beschreibt durch einen String das gewünschte Aussehen und Verhalten des neuen Fensters. Die jeweiligen Eigenschaften werden in einer kommaseparierten Liste hintereinander aufgeführt. Jede Eigenschaft wird von einem Gleichheitszeichen und der gewünschten Einstellung gefolgt.

Eigenschaften ein- und ausschalten

Die meisten Parameter können eine bestimmte Eigenschaft ein- bzw. ausschalten, sodass als Parameter *yes* bzw. *no* oder *1* bzw. *0* übergeben wird. Da die Default-Einstellung *yes* ist, kann eine Eigenschaft auch eingeschaltet werden, indem nur der Name der Eigenschaft ohne Gleichheitszeichen und Parameter angegeben wird.

Im nachfolgenden Beispiel wird die Größe des neuen Fensters veränderbar (*resizable*), es wird jedoch kein Scrollbalken (*scrollbars*) angezeigt:

```
window.open("popup.html", "Popup", "resizable,scrollbar=no");
```

Wird keine Eigenschaft angegeben, sind alle Eigenschaftswerte standardmäßig mit *yes* vorbelegt. Sobald ein Wert gesetzt wird, werden alle anderen Eigenschaften auf *no* gesetzt - mit Ausnahme von *titlebar* und *hotkeys*.

Bei dem folgenden Fenster sind alle Eigenschaften auf *yes* gesetzt, da keine Parameter übergeben werden:

```
window.open("popup.html", "Popup");
```

Das nächste Fenster hat die Eigenschaften *resizable* und *scrollbars* explizit auf *yes* gesetzt - sowie implizit *titlebar* und *hotkeys*. Alle anderen Werte sind automatisch auf *no* gesetzt.

```
window.open("popup.html", "Popup", "resizable,scrollbars");
```

Zur besseren Sichtbarkeit sollten daher auch implizit gesetzt Werte immer mit aufgeführt werden, d. h., das obige Beispiel sollte auch die Parameter *titlebar* und *hotkeys* enthalten:

```
window.open("popup.html", "Popup",
"resizable,scrollbars,titlebar,hotkeys");
```

Pixelparameter

Neben diesen Eigenschaften, die entweder ein- oder ausgeschaltet werden, können als Parameter für bestimmte Eigenschaften auch Pixelwerte übergeben werden, etwa die Breite und die Höhe des Fensters. Die Werte werden als Zahlen ohne Einheit übergeben. Um ein Fenster mit einer Breite von 300 und einer Höhe von 400 Pixel zu erzeugen, werden die folgenden Parameter angegeben:

```
window.open("popup.html", "Popup", "width=300,height=400");
```

Die Eigenschaften am Beispiel

Die folgenden Abbildungen zeigen die Eigenschaften der *window.open()*-Methode am Beispiel des Internet Explorer 6 und des Netscape Navigator 7.

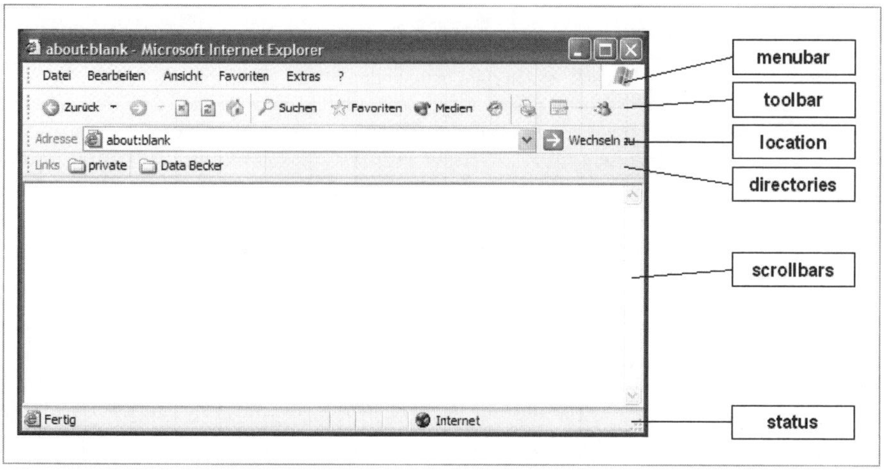

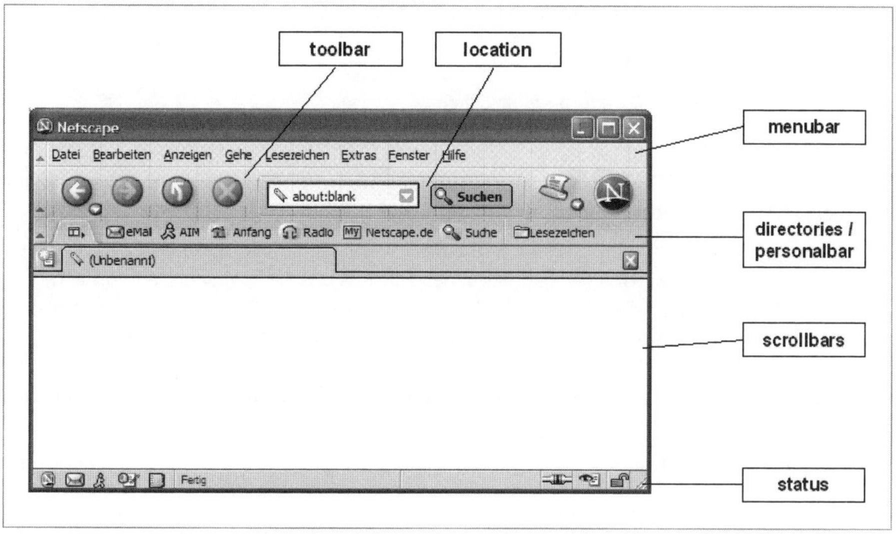

Von den gezeigten Parametern sind in Opera alle Parameter bis auf *location* wirkungslos.

Alle Eigenschaften im Überblick

Die nachstehenden Tabellen geben eine Übersicht über alle Parameter der *window.open()*-Funktion und deren Einfluss auf die Darstellung des neuen Fensters. Die erste Tabelle zeigt alle Parameter, die die Werte *yes* oder *no* erlauben, die zweite Tabelle alle Pixeleigenschaften.

Eigenschaft	Beschreibung	Versionen
dependent	Das erzeugte Fenster ist von dem aufrufenden Fenster abhängig. Wird das Eltern-Fenster geschlossen, wird auch das neue Fenster geschlossen. Unter Windows werden abhängige Fenster nicht in der Taskbar dargestellt.	NS
directories	Anzeige der Favoriten und Verzeichnis-Button.	NS, IE
hotkeys	Bei Fenstern ohne Menü werden Tastaturkürzel aktiviert bzw. deaktiviert.	NS
location	Anzeige der Adressleiste.	NS, IE
menubar	Anzeige der Menüleiste.	NS, IE
personalbar	Anzeige der persönlichen Leiste mit Favoriten.	NS, IE
resizable	Gibt an, ob die Größe des neuen Fensters verändert werden darf.	NS, IE
scrollbars	Erlaubt oder verbietet die Anzeige von Scrollbars.	NS, IE
status	Anzeige der Statusleiste	NS, IE
toolbar	Anzeige der Standard-Schaltflächen	NS, IE

Angepasste Fenster – aber nicht zu viel!

Wird gleichzeitig das Scrolling (*scrollbars=no*) und die Veränderbarkeit der Größe des Fensters (*resizable=no*) unterbunden, ist der Inhalt des neuen Fensters oftmals größer als der vorhandene Platz. Dies ist für den Besucher sehr ärgerlich, da er nur einen Teil des Inhalts sieht und keine Möglichkeit hat, das Fenster entsprechend anzupassen oder den Inhalt mithilfe der Scrollbars zu verschieben.

Eigenschaft	Beschreibung	Versionen
height	Die Höhe des Fensters. Die Höhe muss mindestens 100 Pixel betragen. Kleinere Werte werden automatisch auf den Mindestwert korrigiert. Für Netscape entspricht dieser Wert der *innerHeight*.	NS, IE
innerHeight	Die Höhe des sichtbaren Dokumentbereichs.	NS
innerWidth	Die Breite des sichtbaren Dokumentbereichs.	NS
left	Position des Fensters in Bezug auf den linken Rand. Netscape unterstützt diese Eigenschaft, bevorzugt aber *screenX*.	NS, IE
outerHeight	Die Höhe des gesamten Fensters inklusive aller angezeigten Menüleisten.	NS
screenX	Position des Fensters in Bezug auf den linken Rand.	NS
screenY	Position des Fensters in Bezug auf den oberen Rand (siehe *top*).	NS
top	Position des Fensters in Bezug auf den oberen Rand. Netscape unterstützt diese Eigenschaft, bevorzugt aber *screenY*.	NS, IE

Eigenschaft	Beschreibung	Versionen
width	Die Breite des Fensters. Die Höhe muss mindestens 100 Pixel betragen. Kleinere Werte werden automatisch auf den Mindestwert korrigiert. Für Netscape entspricht dieser Wert der *innerWidth*.	NS, IE

Die richtige Größe

Bei der Angabe von Fenstergrößen sollte darauf geachtet werden, dass bei der Angabe der Höhe und Breite durch *height* bzw. *width* die Größe des gesamten Fensters gemeint ist, also inklusive aller Menüleisten. Bei der Anzeige von Bildern muss die angegebene Fenstergröße also um einige Pixel größer als die eigentliche Bildgröße sein.

Umgang mit Popup-Blockern

Die Funktion zum Öffnen eines neuen Fensters wird im Netz sehr häufig, aber leider auch oft überflüssigerweise verwendet. Aufgrund der Vielzahl von Werbe-Popups verwenden mittlerweile viele Surfer Popup-Blocker, die unerwünschte Popup-Fenster gar nicht erst anzeigen.

Daher sollten neue Popup-Fenster nur nach einem Mausklick des Benutzers auf einen Link oder Button geöffnet werden. Zum einen werden derartige Fenster von den meisten Popup-Blockern meistens nicht unterdrückt, und zum anderen werden sich öffnende Fenster nach dem Anklicken eines Links oder Buttons als weniger störend empfunden.

Beispiele für Popup-Fenster: Hilfetexte

Um beim Ausfüllen von Formularen dem Benutzer Hilfestellungen anzubieten, kann neben einzelnen Formularfeldern ein Link angeboten werden, durch den ein neues Fenster mit einer Beschreibung für das entsprechende Feld angeboten wird. Dies ist deshalb sinnvoll, da das Fenster mit der Eingabeform nicht verlassen werden muss und die Hilfe parallel zur Eingabe angezeigt werden kann.

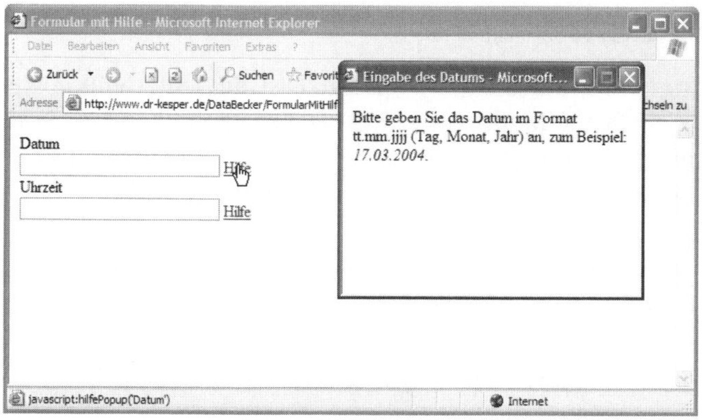

Die Definition der obigen Eingabeform sieht wie folgt aus:

```
<form>
        Datum<br />
        <input type=text size=30>
        <a href="javascript:hilfePopup('Datum')">Hilfe</a>
        <br />

        Uhrzeit<br />
        <input type=text size=30>
        <a href="javascript:hilfePopup('Uhrzeit')">Hilfe</a>
        <br />
</form>
```

Beim Anklicken des Hilfe-Links wird die JavaScript-Funktion *hilfePopup()* aufgerufen, die als Parameter den benötigten Hilfetext enthält. Diese Funktion ist im Kopf der Formulardatei definiert. Je nach dem übergebenen Parameter wird als Link für das neue Fenster die Datei *hilfeDatum.html* oder *hilfeUhrzeit.html* übergeben, in denen die Hilfetexte hinterlegt sind.

```
<script type="text/javascript">
<!--
function hilfePopup(text) {
    if (text == "Datum") {
        link = "hilfeDatum.html";
    }
    else if (text == "Uhrzeit") {
        link = "hilfeUhrzeit.html";
    }
    window.open(link, 'popupHelp',
'width=300,height=200,scrollbars=no,resizable=no');
}
//-->
</script>
```

Um nicht unnötig viele einzelne Fenster zu öffnen, wurde das neue Fenster benannt (*popupHelp*), sodass der Klick auf einen weiteren Hilfetext nicht ein neues Fenster öffnet, sondern den Text im bereits geöffneten Hilfe-Fenster anzeigt.

Frame-Inhalte ändern

Eine häufige Verwendung von Frames als Designmittel ist die Unterteilung der Webseite in die drei Bereiche Kopf, Menü und Inhalt. Damit kann über das Menü der Inhalt der Seite verändert werden, ohne die gesamte Seite neu laden zu müssen. Im Kopf der Datei werden Überschriften oder Bannerwerbung dargestellt.

Dieser Aufbau erweist sich jedoch als schwierig, wenn über das Menü sowohl der Kopf-Frame als auch der Inhalts-Frame geändert werden sollen, um zum Beispiel im Kopf die Überschrift an den Inhalt anzupassen. Über reine HTML-Links mit dem <a>-Tag lässt sich beim Anklicken des Benutzers jeweils nur der Inhalt eines Frames ändern, es besteht keine Möglichkeit zur Angabe von zwei Verweisen.

Beispielseite

Zur Veranschaulichung wird ein zweistufiges Frameset in der Datei *frames.html* definiert. Im oberen Frame mit einer Höhe von 150 Pixeln wird der Kopf definiert. Im zweiten Frameset wird links mit einer Breite von 150 Pixeln das Menü und rechts der Inhalts-Frame festgelegt. Die Frames *Kopf* und *Inhalt* können jeweils über ihr *name*-Attribut angesprochen werden.

```
<frameset framespacing="1" border="false" frameborder="0" rows="150,*">
    <frame src="kopf1.html" name="Kopf">
        <frameset cols="150,*">
            <frame src="menue.html" name="Menue">
            <frame src="inhalt1.html" name="Inhalt">
        </frameset>
</frameset>
```

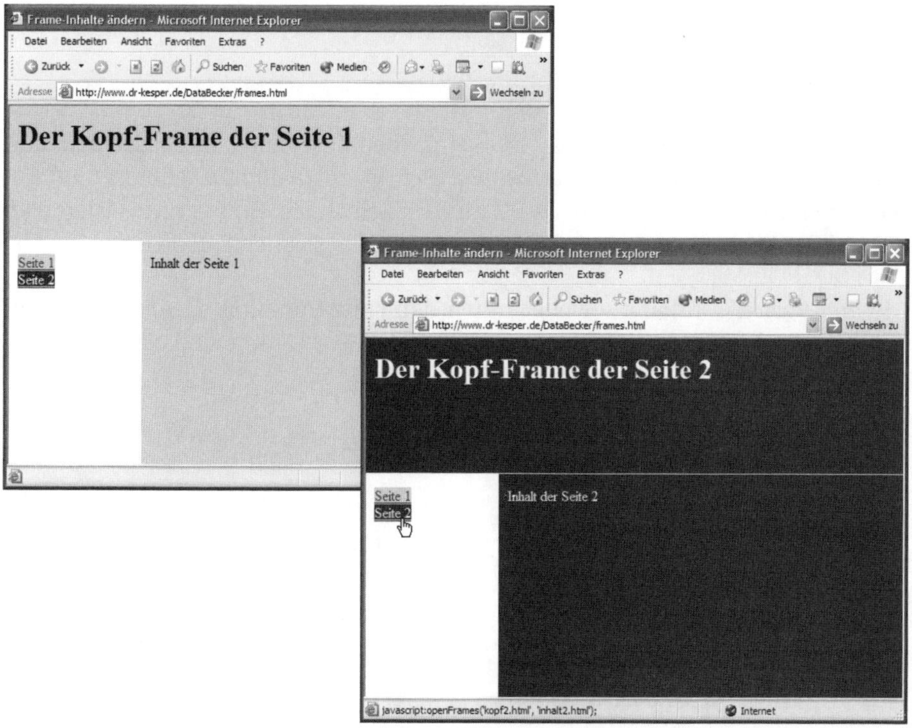

Die Kopf- und Inhalts-Frames

Die jeweils zwei HTML-Dateien für den Kopf und den Inhalt sind für das Beispiel sehr einfach gehalten und definieren lediglich im <body>-Element die Vorder- und Hintergrundfarben.

kopf1.html:

```
<body style="background-color:#00c; color:#fff;">
    <h1>Der Kopf-Frame der Seite 1</h1>
</body>
```

kopf2.html:

```
<body style="background-color:#fcc; color:#000;">
    <h1>Der Kopf-Frame der Seite 2</h1>
</body>
```

inhalt1.html:

```
<body style="background-color:#fcc; color:#000;">
    Inhalt der Seite 1
</body>
```

inhalt2.html:

```
<body style="background-color:#00c; color:#fff;">
    Inhalt der Seite 2
</body>
```

Das Menü

Das Menü besteht im Beispiel aus zwei einfachen Text-Links. Zur besseren Sichtbarkeit ist der erste Link mit schwarzer Schrift auf hellrotem Hintergrund geschrieben und der zweite Link weiß auf dunkelblauem Hintergrund. Die zugeordneten Kopf- bzw. Inhalts-Frames verwenden die gleichen Farbschemata.

Die *href*-Verweise rufen die weiter unten definierte Funktion *openFrames()* auf. Als erster Parameter wird dabei die Datei für den Kopf-Frame und als zweiter Parameter die Datei des Inhalts-Frames übergeben.

```
<a href="javascript:openFrames('kopf1.html', 'inhalt1.html');"
style="background-color:#fcc; color:#000;">
    Seite 1
</a>
<a href="javascript:openFrames('kopf2.html', 'inhalt2.html');"
style="background-color:#00c; color:#fff;">
    Seite 2
</a>
```

Die Funktion openFrames()

In der Funktion *openFrames()* erfolgt das eigentliche Laden der Frame-Inhalte, nachdem die Funktion über die Links im Menü aufgerufen wurde. Der Funktion werden zwei Parameter übergeben. Der erste enthält die Referenz auf die Datei, die im Kopf-Frame angezeigt werden soll, und der zweite die Referenz für den Inhalts-Frame.

Die Zuweisung an die Frames erfolgt über das *parent*-Objekt, mit dem aus dem Menü-Frame zunächst das übergeordnete „Eltern“-Dokument *frames.html* angesprochen wird. Darüber kann nun auf die *name*-Attribute der einzelnen Frames zugegriffen werden. Über *parent.Kopf* kann also der Kopf- und über *parent.Inhalt* der Inhalts-Frame referenziert werden.

Über das Attribut *location* kann in den Frames nun die jeweilige Datei geladen werden.

```
<script language="JavaScript">
<!--
function openFrames(kopf, inhalt)
{
    parent.Kopf.location = kopf;
    parent.Inhalt.location = inhalt;
}
-->
</script>
```

Weitere Frames öffnen

Die beschriebene Funktion *openFrames()* kann natürlich auch um weitere Parameter ergänzt werden, um mehr als zwei Frame-Inhalte zu ändern. Zum Beispiel könnte damit auch der Inhalt des Menü-Frames selbst beim Anklicken eines Links neu geladen werden.

Fenstergröße überwachen

Bei der Entwicklung von modernen Webseiten wird vom Design häufig eine feste Breite und Höhe des Fensterinhalts vorgegeben. Dabei ist aber immer zu berücksichtigen, dass der spätere Besucher der Seite unter Umständen keinen großen Monitor mit hoher Auflösung hat. Eine Vielzahl von Internetnutzern verwendet immer noch eine Auflösung von 800 x 600 Pixeln.

Um entweder bei der Webseite selbst oder, wie im Folgenden gezeigt, für die Zeit der Entwicklung die darstellbare Größe innerhalb des Browsers zu überwachen, kann die Funktionalität von JavaScript genutzt werden.

Abfrage von Höhe und Breite

Die Abfrage der Breite und Höhe des darstellbaren Bereichs im Browserfenster wurde von den beiden wichtigen Browsern Internet Explorer und Netscape leider mangels eines festen Standards unabhängig voneinander und somit auch inkompatibel realisiert.

Der Internet Explorer verwaltet die Größenangaben als Teil des *body*-Objekts. Die Breite wird dabei in der Variablen *document.body.offsetWidth*, die Höhe in *document.body.offsetHeight* gespeichert.

Netscape hingegen hinterlegt die darstellbare Größe im *window*-Objekt. Die Breite kann über *window.innerWidth*, die Höhe über *window.innerHeight* abgefragt werden.

Um den Zugriff auf die beiden Größen zu erleichtern, werden daher die zwei Funktionen *getWidth()* zum Auslesen der Breite und *getHeight()* für die Höhe definiert. Anhand der *if*-Abfragen wird zunächst überprüft, welche Form der Größenabfrage der Browser unterstützt, und anschließend der jeweilige Wert zurückgegeben. Ist keine der beiden Zugriffsarten vom Browser implementiert, wird 0 zurückgeliefert.

```
<script type="text/javascript">
<!--
function getWidth() {
    if (document.body.offsetWidth) {
        // Internet Explorer
        return document.body.offsetWidth;
    }
    else if (window.innerWidth) {
        // Netscape
        return window.innerWidth;
    }
    return 0;
}
function getHeight() {
    if (document.body.offsetWidth) {
        // Internet Explorer
        return document.body.offsetHeight;
    }
    else if (window.innerWidth) {
        // Netscape
        return window.innerHeight;
    }
    return 0;
}
//-->
</script>
```

Abfrage der Größenänderung

Um die Änderung der Größe des Browserfensters zu überwachen, wird der *onResize*-Event des <body>-Tags verwendet. Im Beispiel wird die Funktion *showSize()* aufgerufen, die im folgenden Abschnitt erläutert wird.

```
<body onResize="showSize();">
```

Dieses Ereignis wird von den beiden Browsern Internet Explorer und Netscape zu unterschiedlichen Zeiten gefeuert:

- Der Internet Explorer feuert den Event bei jeder Größenänderung sofort, also auch wenn der Benutzer weiterhin die linke Maustaste gedrückt hält und die Größe weiterhin ändert. Daher kann man über den *onResize*-Event direkt die Änderung der Größe verfolgen.
- In Netscape wird der *onResize*-Event erst aufgerufen, wenn der Benutzer das Verändern der Größe abgeschlossen hat, also nachdem er die linke Maustaste

losgelassen hat. Damit ist eine direkte Anzeige der Größenänderung beim Bewegen der Maus nicht möglich.

Anzeige in der Statuszeile

Die Breite und Höhe soll nun bei jeder Größenänderung des Fensters in der Statuszeile dargestellt werden.

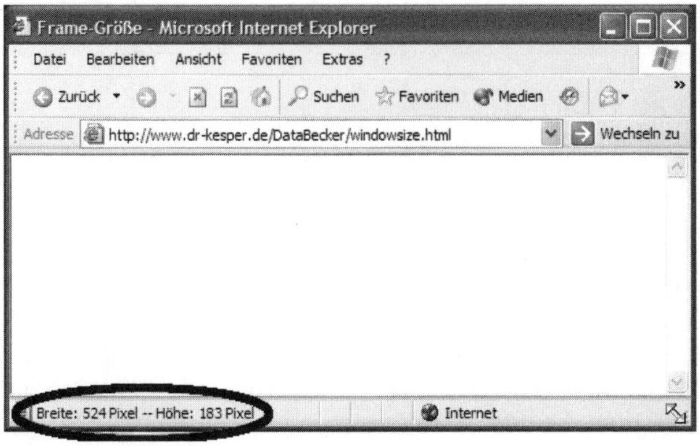

Dazu wird die Funktion *showSize()* definiert. Diese setzt zunächst den Anzeige-String zusammen und speichert ihn in der Variablen *myStatusString*. Die Breite und Höhe des Browserfensters wird dabei über die oben definierten Funktionen *getWidth()* und *getHeight()* ausgelesen.

Anschließend wird der Anzeigetext in die Statuszeile geschrieben. Diese wird über *this.status* angesprochen.

```
function showSize() {
    myStatusString = "Breite: " + getWidth() + " Pixel -- Höhe: " +
getHeight() + " Pixel";
    this.status = myStatusString;
}
```

Formulare überprüfen

Formulare sind ein einfaches Mittel, um dem Besucher einer Webseite eine Möglichkeit zur direkten Kontaktaufnahme zu geben. Ärgerlich ist es dabei nur, wenn Formulare nicht vollständig oder fehlerhaft ausgeführt werden, sowohl für den Absender als auch für den Empfänger: Fehlerhafte Eingaben erlauben es dem Empfänger unter Umständen nicht, den Besucher zu kontaktieren, und die Eingabe von Datenmüll erzeugt unnötige Benachrichtigungen des Empfängers.

Daher ist es sinnvoll, Formulare nicht erst zu prüfen, wenn sie als E-Mail beim Empfänger eingegangen sind, sondern bereits direkt bei der Eingabe durch den Webseiten-Besucher. Zu diesem Zweck kann mit JavaScript auf einfacher Basis der Inhalt von Formularen überprüft und im Bedarfsfall der Benutzer auf mögliche Fehler hingewiesen werden.

Vollständige Überprüfung

Ansätze zur Überprüfung komplizierterer Formulare mit der serverbasierten Sprache Perl werden in Abschnitt 20.2 auf Seite 644 vorgestellt.

Überprüfen – aber nicht zu viel!

Bei der Überprüfung von Formularen auf ihre Korrektheit sollte man sich vorher genau überlegen, welche Felder tatsächlich obligatorisch und inwieweit fehlerhafte Eingaben zu verschmerzen sind. Zu viele Fehlermeldungen können den Benutzer unter Umständen stören und letztendlich davon abschrecken, das Formular überhaupt zu senden.

Die Überprüfung eines Formulars kann an zwei Stellen stattfinden. Entweder einzeln direkt nach der Eingabe in ein Feld bzw. beim Verlassen des Feldes oder nach dem Absenden des Formulars. Im folgenden Beispiel wird gezeigt, wie an beiden Stellen gleichzeitig unter Verwendung der gleichen Funktionen die Überprüfung durchgeführt werden kann.

Der Aufbau des Formulars

Das zu überprüfende Formular soll die Adresse einer Firma übergeben. Dazu sollen der Firmenname, die Straße und Hausnummer, die Postleitzahl und der Ort sowie eine E-Mail eingegeben werden können.

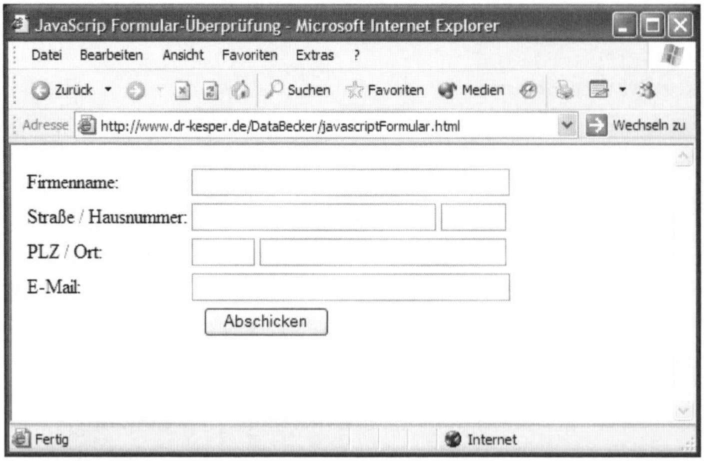

Alle Felder sollen obligatorisch sein. Außerdem sollen die folgenden Eigenschaften geprüft werden:

- Die Hausnummer soll eine Zahl sein.
- Die Postleitzahl muss eine genau fünfstellige Zahl sein.
- Die E-Mail soll auf syntaktische Korrektheit überprüft werden. Da eine vollständige Prüfung nicht möglich ist, soll die Eingabe zumindest das @-Zeichen und einen Punkt beinhalten, damit beispielsweise *muster.aol.com* (kein @-Zeichen) oder *muster@aol* (kein Punkt) nicht akzeptiert werden.

Auswahl der Ereignisse

In diesem Beispiel sollen die Eingaben des Benutzers sowohl nach jedem Feld als auch nach dem Anklicken des *Abschicken*-Buttons überprüft werden. Hierzu werden zwei JavaScript-Events abgefangen.

onBlur wird von jedem Formularelement aufgerufen, wenn das Feld verlassen wird, entweder durch die [Tab]-Taste oder das Anklicken einen anderen Feldes. Tritt dieser Event auf, wird eine JavaScript-Funktion aufgerufen, die das entsprechende Feld auf Korrektheit prüft und gegebenenfalls eine Fehlermeldung ausgibt.

> **Verwendung von onChange()**
>
> *onChange()* wird auch häufig verwendet. Dabei findet die Überprüfung zwar auch nach dem Verlassen des Feldes statt, aber nur bei einer Veränderung des Inhalts. Der Test, ob ein Feld unerlaubterweise leer ist, funktioniert dann nicht immer.

```
<input type="text" name="eingabe"
onBlur="myCheck()" />
```

onSubmit wird für das Formularelement aufgerufen, wenn der Benutzer den *Senden*-Button anklickt oder die [Enter]-Taste drückt.

```
<form name="myForm" action="mailto:myMail@myDomain.de" onSubmit="return
checkForm()">
```

Im Gegensatz zum *onBlur*-Event wird beim Eintreten des Events nicht nur eine Funktion aufgerufen, sondern das Ergebnis des Funktionsaufrufs an den *onSubmit*-Event zurückgeliefert. Damit wird verhindert, dass ein fehlerhaftes Formular gesendet wird. Tritt in der Funktion zum Überprüfen des Formulars ein Fehler auf, gibt diese *false* zurück und das Formular wird nicht gesendet. Nur wenn die Funktion *true* zurückliefert, wird das Formular tatsächlich abgeschickt.

Definition des Formulars

Unter Zuhilfenahme der beschriebenen Events *onBlur* und *onSubmit* wird das Formular wie folgt in HTML definiert. Jedes <input>-Element ruft beim Verlassen eine eigene Funktion zur Überprüfung des Inhalts auf.

```
<table border=0>
    <form name="MyForm" action="mailto:myMail@myDomain.de"
onSubmit="return checkForm()">
```

```
        <tr>
            <td>Firmenname:
            <td><input type="text" name="Firma" size="40"
onBlur="checkFirma()" />
        <tr>
            <td>Straße / Hausnummer:
            <td><input type="text" name="Strasse" size="30"
onBlur="checkStrasse()" />
            <input type="text" name="Hausnummer" size="5"
onBlur="checkHausnummer()" />
        <tr>
            <td>PLZ / Ort:
            <td><input type="text" name="PLZ" size="5"
onBlur="checkPLZ()" />
            <input type="text" name="Ort" size="30" onBlur="checkOrt()"/>
        <tr>
            <td>E-Mail:
            <td><input type="text" name="Email" size="40"
onBlur="checkEmail()" />
<tr>
<td colspan=2 align=center>
<button type="submit">Abschicken</button>
</form>
</table>
```

Zugriff auf Formularfelder

Um auf die Felder eines Formulars zugreifen zu können, muss sowohl das Formular als auch das Feld einen eindeutigen Namen über das *name*-Tag zugewiesen bekommen. Über die Hierarchie *Dokument - Formular - Feld* kann dann auf jedes einzelne Formularfeld zugegriffen werden:

```
document.MyForm.Firma
```

Reservierte Namen

Bei der Vergabe der eindeutigen Bezeichnungen für die Formularfelder muss darauf geachtet werden, dass bestimmte Namen bereits von JavaScript reserviert sind und nicht verwendet werden dürfen. Hierzu zählen insbesondere *name* und *form*.

Mit diesem Ausdruck erhält man das Eingabe-Element. Um dessen Inhalt, also dessen Wert zu erhalten, wird die Eigenschaft *value* aufgerufen:

```
document.MyForm.Firma.value
```

Die Überprüfungsfunktionen

Jedes Eingabefeld des Formulars wird über eine Funktion auf Korrektheit überprüft. Die Funktionen werden nach dem Schema *check + Feldname* benannt, d. h., die *Hausnummer* wird zum Beispiel über *checkHausnummer()* kontrolliert.

Wie beschrieben soll jedes Eingabefeld des Formulars obligatorisch sein, d. h., der Inhalt darf nicht leer sein. Daher beginnt jede *check*-Funktion mit der Abfrage, ob das zugehörige Feld keine Eingabe enthält, also gleich dem leeren String.

Für das Eingabefeld der Firma ergibt sich die folgende Prüffunktion:

```
function checkFirma() {
    if (document.MyForm.Firma.value == "") {
        alert("Die Firma darf nicht leer sein!");
        return false;
    }
    return true;
}
```

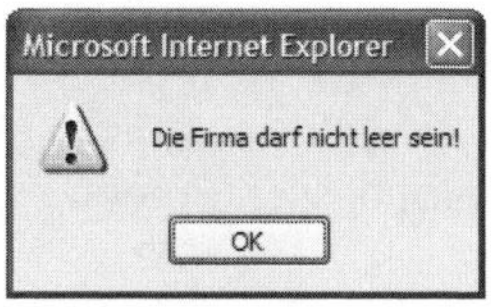

Ist das Eingabefeld leer, wird eine Fehlermeldung mit der *alert()*-Funktion angezeigt und die Funktion gibt *false* zurück, da die Eingabe nicht korrekt ist. Anderenfalls wird *true* zurückgegeben.

Die *check*-Funktionen für die Straße und den Ort sind analog zur Überprüfung des Firmennamens definiert:

```
function checkStrasse() {
    if (document.MyForm.Strasse.value == "") {
        alert("Die Strasse darf nicht leer sein!");
        return false;
    }
    return true;
}
function checkOrt() {
    if (document.MyForm.Ort.value == "") {
        alert("Der Ort darf nicht leer sein!");
        return false;
    }
    return true;
}
```

Überprüfung von Zahlenfeldern

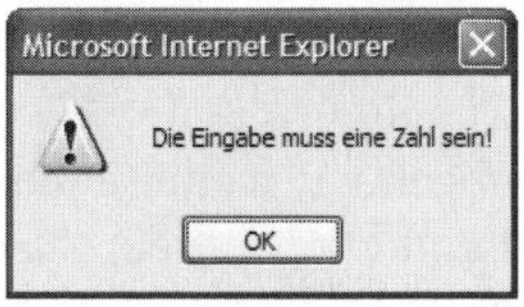

Für die Hausnummer wird nicht nur getestet, ob das Feld leer ist, sondern auch, ob die Eingabe nur aus Zahlen besteht. Hierzu wird eine separate Funktion *checkNr()* definiert, die einen String als Parameter erhält und diesen daraufhin überprüft, ob jedes Zeichen eine Ziffer ist.

Dazu wird eine Schleife definiert, die jedes einzelne Zeichen der Eingabe über die *charAt()*-Funktion des String ausliest und überprüft, ob es nicht kleiner als 0 oder größer als 9 ist.

Diese Funktion bezieht sich dabei auf die Buchstabendarstellung von „0“ und „9“ als ASCII-Zeichen und nicht auf die Ziffern 0 und 9. Durch die Abfrage wird also geprüft, ob der ASCII-Code jedes Zeichens zwischen den Codes der „Buchstaben“ 0 bis 9 liegt.

```
function checkNr(input) {
    for(i=0; i < input.length; i++) {
        if (input.charAt(i) < "0" || input.charAt(i) > "9") {
            alert("Die Eingabe muss eine Zahl sein!");
            return false;
        }
    }

    return true;
}
```

Die Testfunktion der Hausnummer prüft zunächst, ob das Eingabefeld leer ist, und ruft dann diese Routine zur Überprüfung des String auf Zahleninhalt auf und gibt dessen Ergebnis zurück:

```
function checkHausnummer() {
    if (document.MyForm.Hausnummer.value == "") {
        alert("Die Hausnummer darf nicht leer sein!");
        return false;
    }
    return checkNr(document.MyForm.Hausnummer.value);
    return true;
}
```

Abfrage der Eingabelänge

Noch einen Schritt weiter geht die Abfrage der Postleitzahl. Hier soll geprüft werden, ob die Eingabe eine Zahl ist, die genau fünfstellig ist.

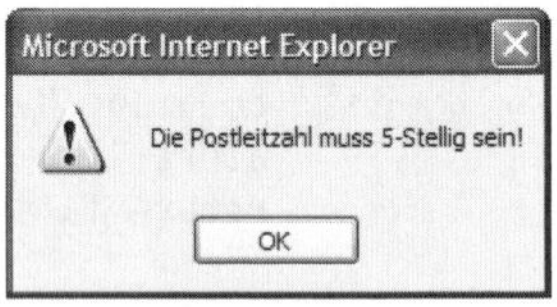

Die Länge eines String wird über dessen *length*-Eigenschaft abgefragt und liefert die Anzahl der Zeichen zurück:

```
document.MyForm.PLZ.value.length
```

Zur Kontrolle der Postleitzahl wird also zunächst die Länge des Eingabe-String abgefragt, womit auch die Abfrage nach einer leeren Eingabe entfällt. Anschließend wird mit der *checkNr()*-Funktion getestet, ob die Eingabe nur Ziffern enthält.

```
function checkPLZ() {
    if (document.MyForm.PLZ.value.length != 5) {
        alert("Die Postleitzahl muss 5-Stellig sein!");
        return false;
    }
    return checkNr(document.MyForm.PLZ.value);
}
```

Syntaxüberprüfung

Als letztes Feld wird die eingegebene E-Mail geprüft. Wie beschrieben soll als Kontrolle getestet werden, ob die Eingabe zumindest die Zeichen @ und . enthält.

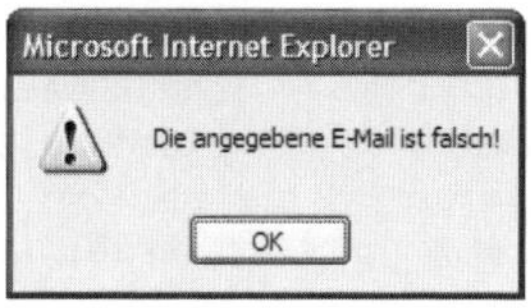

Dazu wird die *indexOf()*-Methode verwendet, die für Strings zur Verfügung steht. Diese Funktion liefert die Position eines Zeichens innerhalb eines String zurück. Kann das Zeichen nicht gefunden werden, wird -1 zurückgeliefert.

Um also zu prüfen, ob die E-Mail korrekt ist, wird überprüft, ob die *indexOf()*-Methode für eines der Zeichen @ oder . -1 zurückliefert. Da dies auch im Fall eines leeren String zutrifft, braucht keine gesonderte Abfrage auf eine leere Eingabe durchgeführt zu werden.

```
function checkEmail() {
    if (document.MyForm.Email.value.indexOf(".") == -1 ||
document.MyForm.Email.value.indexOf("@") == -1) {
        alert("Die angegebene E-Mail ist falsch!");
        return false;
    }
    return true;
}
```

Kontrolle vor dem Abschicken

Mit den bisherigen Kontrollroutinen wurde jedes Feld beim Verlassen auf seine Korrektheit überprüft und im Fehlerfall eine Meldung an den Benutzer ausgegeben. Die Tests können jedoch nicht verhindern, dass trotzdem ein unvollständiges oder fehlerhaftes Formular abgeschickt wird.

Daher wurde an den *onSubmit*-Event des <form>-Elements die Funktion *checkForm()* angehängt. Dieser letzte Test ruft die einzelnen Kontrollfunktionen der Eingabefelder auf. Nur wenn alle Prüfungen erfolgreich sind, wird *true* zurückgeliefert und damit das Formular abgesendet. Im Fehlerfall wird *false* zurückgegeben und das Formular wird nicht gesendet.

```
function checkForm() {
    if (!checkFirma()) {
        return false;
    }
    if (!checkStrasse()) {
        return false;
    }
    if (!checkHausnummer()) {
        return false;
    }
    if (!checkPLZ()) {
        return false;
    }
```

```
    if (!checkOrt()) {
        return false;
    }
    if (!checkEmail()) {
        return false;
    }
    return true;
}
```

14.2 DHTML

DHTML (**D**ynamic **HTML**) ist im Gegensatz zu XHTML oder CSS keine offizielle Ergänzung des HTML-Standards, sondern die von Microsoft, Netscape und anderen Herstellern eingeführte Erweiterung zur Erstellung dynamischer Dokumente. Genau genommen ist DHTML die Verwendung von JavaScript zur Veränderung der CSS-Eigenschaften eines HTML-Dokuments.

Im Gegensatz zu herkömmlichen statischen Inhalten, die nach der Darstellung durch den Browser ihre Form und Farbgebung nur in sehr begrenztem Maße ändern können, erlaubt DHTML das Verschieben von Teilen des Dokuments oder Veränderungen der Formatierung in Abhängigkeit von den Eingaben und Mausbewegungen des Besuchers. Die bekanntesten Beispiele hierfür sind dynamische Menüs oder Navigationselemente, die nach der Position des Mauszeigers angezeigt oder ausgeblendet werden.

Unterschiede: Internet Explorer, Netscape, Opera, Konqueror

Da DHTML nicht standardisiert ist und in Eigeninitiative durch die Browserhersteller entwickelt wurde, muss man für verschiedene Browser jeweils unterschiedliche Skripte entwickeln. Mit der Einführung des **D**ocument **O**bject **M**odel (DOM) wird durch das W3C-Konsortium versucht, eine Vereinheitlichung herbeizuführen, die mittlerweile in den meisten neuen Browsern unterstützt wird.

> **DOM: Document Object Model**
>
> Mit DOM soll eine plattform- und sprachunabhängige Möglichkeit geschaffen werden, die durch Programme oder Skripte Inhalte von Webseiten dynamisch auslesen und verändern kann.

DHTML-Objekte

DHTML ist im Wesentlichen eine Erweiterung von JavaScript um HTML- bzw. CSS-Objekte. Zu jedem HTML-Element eines Dokuments wird beim Laden durch den Browser genau ein Objekt erstellt. Jedes dieser Objekte hat dabei (mit einigen Ausnahmen) die Eigenschaften, die einem HTML-Element über seinen Style zugewiesen werden können, zum Beispiel die Farbe des Textes oder die Position einer Box.

Diese Objekte können mit der Funktionalität von JavaScript ausgelesen oder durch Zuweisung neuer Werte verändert werden. Die Programmierung von DHTML erfolgt daher wie die Programmierung in JavaScript durch die Implementierung von <script>-Bereichen.

Zugriff auf einzelne Objekte

Der wesentliche Unterschied zwischen den verschiedenen Browsertypen ist der Zugriff auf einzelne Objekte oder Elemente (z. B. *div*-Tags oder Bilder), um deren Inhalt zu verändern. Durch den Zugriff auf ein *div*-Element kann beispielsweise dessen Position geändert werden, oder das Element wird versteckt (*hide*).

Der nachfolgende HTML-Code definiert eine einfache Box anhand des *div*-Elements, die über die ID *myBox* später angesprochen werden soll:

```
<div id="myBox" style="position:absolute; left:10px; top:10px;
width:100px; height:100px;">
    Eine div-Box, die über die Id 'myBox' angesprochen werden kann.
</div>
```

Bei Netscape werden derartige Boxen als Layer (engl. Schichten) bezeichnet. Damit wird anschaulich zum Ausdruck gebracht, dass sich diese Elemente relativ frei übereinander schichten lassen.

Der Zugriff auf eine so definierte Box erfolgt je nach Browser über eine der folgenden drei Methoden:

1. Netscape verwendet die Syntax

   ```
   document.layers[‚myBox']
   ```

   oder kürzer

   ```
   document[‚myBox']
   ```

2. Microsoft ermöglicht den Zugriff durch

   ```
   document.all[‚myBox']
   ```

3. Das Document Object Model sieht folgende Syntax vor:

   ```
   document.getElementById(‚myBox')
   ```

Die folgende Tabelle zeigt eine Übersicht der gängigen Browser und der unterstützten Zugriffsmethode:

	document.all	*document.getElementById*	*document.layers*
DOM		x	
Internet Explorer 4	x		
Internet Explorer 5	x	x	
Internet Explorer 6	x	x	
Netscape 4			x
Mozilla Gecko (Netscape 6, 7)		x	
Opera 4		(x)	
Opera 5, 6		x	
Opera 7	x	x	
Konqueror 2, 3	x	x	
Safari	x	x	

Opera 4

Zu beachten ist, dass Opera 4 zwar *document.getElementById* unterstützt, aber nur sehr fehlerhaft. Aufgrund der geringen Verbreitung muss darauf aber keine Rücksicht genommen werden.

Abfrage der Zugriffsmethode

Mit einfachen Abfragen kann getestet werden, welche Zugriffsmethode der aktuelle Browser unterstützt, und anschließend können die jeweiligen Implementierungen aufgerufen werden:

- `if (document.getElementById) { ... }`
- `if (document.all) { ... }`
- `if (document.layers) { ... }`

Eigenschaften verändern

Auch beim Auslesen bzw. Verändern der CSS-Eigenschaften gehen die Hersteller unterschiedliche Wege.

Netscape erlaubt den Zugriff auf die Eigenschaften eines Elements durch die direkte Referenzierung eines CSS-Styles. Um die Farbe zu ändern, würde für einen Netscape-Browser folgender DHTML-Quelltext verwendet:

- `document.layers[‚myBox'].color = ‚#ff0000';`

Microsoft und DOM erfordern, dass explizit auf die Style-Eigenschaft des HTML-Elements zugegriffen wird, d. h., nach dem Element muss zunächst das Schlüsselwort *style* und anschließend die gewünschte Eigenschaft angegeben werden:

```
document.getElementById(‚myBox').style.visibility = ‚visible';
```

Beziehungsweise für ältere Microsoft-Browser:

```
document.all[‚myBox'].style.visibility = ‚visible';
```

Um zu überprüfen, ob der jeweilige Browser die Netscape- oder die Microsoft/DOM-spezifische Anweisung erfordert, können die folgenden Abfragen verwendet werden.

```
if (document.style) { // Microsoft, DOM }
if (document.visibility) { // Netscape }
```

Elemente ein- und ausblenden

Das Anzeigen oder Ausblenden von HTML-Elementen wird über die CSS-Eigenschaft *visibility* gesteuert, die zwei Einstellungen erlaubt: *visible* und *hidden*.

Um eine *div*-Box zu verstecken, wird der folgende HTML/CSS-Quelltext verwendet:

```
<div id="myBox" style="visibility:hidden">
    Versteckte div-Box.
</div>
```

Netscape-Browser ändern die Sichtbarkeit eines Elements zur Laufzeit, indem per *document.layers* auf das Attribut *visibility* mit den Einstellungen *show* (anzeigen) oder *hide* (verstecken) zugegriffen wird:

```
document.layers[‚myBox'].visibility = ‚show';
document.layers[‚myBox'].visibility = ‚hide';
```

Microsoft und DOM verwenden hingegen die Einstellungen *visible* und *hidden*:

```
document.getElementById(‚myBox').style.visibility = ‚visible';
document.getElementById(‚myBox').style.visibility = ‚hidden';
```

Beziehungsweise für ältere Internet Explorer:

```
document.all[‚myBox'].style.visibility = ‚visible';
document.all[‚myBox'].style.visibility = ‚hidden';
```

Browserunabhängiges Verstecken

Das folgende Beispiel zeigt eine Browser übergreifende Funktion *hide()*, die ein *div*-Element mit einer übergebenen ID ausblendet:

```
function hide(elementId) {
  if (document.getElementById) {
       elementObject = document.getElementById(elementId);
  }
  else if (document.layers) {
       elementObject = document.layers[elementId];
  }
  else if (document.all) {
      elementObject = document.all[elementId];
  }

  if(elementObject.style ) {
       elementObject.style.visibility = 'hidden';
    }
    else if(elementObject.visibility ) {
       elementObject.visibility = 'hide';
   }
}
```

Zunächst wird anhand der *elementId* in Abhängigkeit des Dokumentmodells das eigentliche Objekt *elementObject* geholt. Danach wird überprüft, ob das Style-Element direkt aufgerufen werden kann (Netscape) oder explizit über das *style*-Attribut angesprochen wird (DOM, Microsoft). Schließlich wird das Objekt durch die Zuweisung von *hidden* bzw. *hide* ausgeblendet.

DHTML-Bibliothek

Wie beschrieben muss bei der Programmierung von DHTML bei den meisten Funktionen zunächst überprüft werden, durch welchen Browser die Webseite aufgerufen wurde. Je nach unterstütztem Model muss dann für jede gewünschte Funktion eine gesonderte Implementierung realisiert werden.

Im Folgenden soll eine Bibliothek als Sammlung nützlicher Funktionen entworfen werden, mit deren Hilfe die Programmierung umfangreicher DHTML-Anwendungen wesentlich erleichtert wird. Durch standardisierte Methoden kann dann ohne lästige und unübersichtliche Abfragen des Browsertyps direkt auf einzelne Elemente oder deren Eigenschaften zugegriffen werden.

Erstellen und Einbinden der Bibliothek

Die DHTML-Bibliothek wird als separate JavaScript-Datei erstellt. Dazu wird eine leere Textdatei mit dem Namen *DHTML.js* angelegt.

Die Bibliothek kann durch das <script>-Tag in jede HTML-Datei eingebunden werden.

```
<script type="text/javascript" src="DHTML.js"></script>
```

Initialisierung

Beim Laden der Bibliothek in eine HTML-Datei wird zunächst eine Initialisierung durchgeführt. Diese Initialisierung dient dazu, den Typ des Browsers der aufgerufenen Seite herauszufinden und für den weiteren Gebrauch innerhalb der Webseite zwischenzuspeichern.

Dazu werden zunächst drei boolesche Variablen definiert, deren Werte später abgefragt werden können, um browserspezifische Implementierungen aufrufen zu können. Handelt es sich um einen Internet Explorer der Version 4, wird die Variable *IE4*, bei Netscape-Browsern der Version 4 die Variable *NS4* und bei allen Browsern, die das Document Object Model unterstützen, die Variable *DOM* auf *true* gesetzt.

```
var IE4 = false;
var NS4 = false;
var DOM = false;
```

Um die prinzipielle Unterstützung von DHTML abfragen zu können, wird darüber hinaus eine Variable *DHTML* definiert:

```
var DHTML = false;
```

Die Belegung der Variablen erfolgt durch drei verschachtelte *if*-Abfragen. Zunächst wird überprüft, ob der Browser DOM-kompatibel ist. Diese Abfrage erfolgt als Erstes, da bei vorhandener Unterstützung des Document Object Model dieses auch verwendet werden sollte.

Nur wenn DOM nicht unterstützt wird, erfolgt die Überprüfung, ob es sich um einen Netscape Navigator 4 oder einen Internet Explorer 4 handelt.

```
if (document.getElementById) {  // DOM3, IE5, NS6, Opera 7
    DOM = true;
}
else {
    if (document.layers) {  // Netscape 4
        NS4 = true;
    }
    else {  // Internet Explorer 4
        IE4 = true;
    }
}
```

Anschließend wird die Variable *DHTML* belegt. Diese wird nur dann auf *true* gesetzt, wenn eine der Variablen *DOM*, *NS4* oder *IE4* vorher gesetzt wurde, d. h., deren logische Oder-Verknüpfung *true* ergibt:

```
DHTML = DOM || NS4 || IE4;
```

DHTML-freie Version

Da einige Browser kein DHTML unterstützen, sollte dies bereits bei der Initialisierung einer Webseite überprüft werden. Kann keine DHTML-Kompatibilität festgestellt werden, kann der Browser entweder auf eine DHTML-freie, alternative Seite umgeleitet werden oder der Benutzer wird zur Verwendung eines DHTML-Browsers aufgefordert.

Ersteres erfordert relativ viel Aufwand, da zu jeder dynamischen Seite mit DHTML auch eine statische Alternative entwickelt werden muss. Letzteres kann wiederum konservative Benutzer davon abschrecken, die Seite weiterhin zu besuchen.

```
if (!DHTML) {
    alert ("Browser unterstützt kein DHTML!");
    location.href = "DHTML-free-Page.html";
}
```

Objekt-Zugriff: DataBeckerGetElementById()

Der Zugriff auf einzelne HTML-Elemente über deren ID ist die in DHTML am häufigsten benötigte Funktion. Sie bildet die Grundlage für alle dynamischen Abfragen oder Änderungen der CSS-Eigenschaften einer Webseite.

Die Funktion *DataBeckerGetElementById()* wird unabhängig vom verwendeten Browser aufgerufen, um das Objekt eines HTML-Elements zu erhalten. Als Parameter wird die ID des gesuchten HTML-Elements als String *elementId* übergeben.

Zunächst wird überprüft, ob der Browser überhaupt DHTML unterstützt. Falls nicht, wird die Funktion verlassen und ein leeres Objekt *void(0)* zurückgegeben.

Anschließend wird je nach verwendetem Dokument-Modell das entsprechende Objekt zurückgegeben (siehe Seite 472).

```
function DataBeckerGetElementById(elementId) {
    if (!DHTML) {
        return void(0);
    }
    if (DOM) {
        return document.getElementById(elementId);
    }
    else if (NS4) {
        return document.layers[elementId];
```

```
    }
    else if (IE4) {
        return document.all[elementId];
    }
}
```

Diese Funktion kann innerhalb einer HTML-Datei dann zum Beispiel wie folgt verwendet werden, um die Farbe einer <div>-Box dynamisch zu ändern:

```
<div id="myBox">
    Eine Beispiel-Box.
</div>
<script language="javascript">
<!--
    DataBeckerGetElementById('myBox').color = '#ff0000';
// -->
</script>
```

Direktzugriff auf das Style-Element: DataBeckerGetStyleElementById()

Wie auf Seite 474 beschrieben, erfolgt der Zugriff auf CSS-Elemente in Netscape 4 im Gegensatz zu anderen Browsern ohne explizite Angabe des *style*-Schlüsselwortes. Um die Abfrage und Änderung von Style-Eigenschaften zu erleichtern, wird daher eine Funktion *DataBeckerGetStyleElementById()* in die Bibliothek aufgenommen, die den direkten Zugriff ohne Abfrage des Browsertyps ermöglicht.

Als Parameter wird die ID des gewünschten Elements übergeben.

```
function DataBeckerGetStyleElementById(elementId) {
      elementObject = DataBeckerGetElementById(elementId);
      if (NS4) {
          return elementObject;
      else
          return elementObject.style;
}
```

Mit Unterstützung dieser Methode wird beispielsweise die Farbe einer <div>-Box browserunabhängig wie folgt geändert:

```
DataBeckerGetStyleElementById('myBox').color = '#ff0000';
```

Element ein- und ausblenden: DataBeckerSetVisible()

Netscape und Microsoft bzw. das Document Object Model verwenden unterschiedliche Eigenschaftsbeschreibungen, um HTML-Elemente dynamisch ein- bzw. auszublenden (siehe Seite 475).

Die DHTML-Bibliothek soll daher eine Funktion zur Verfügung stellen, die HTML-Elemente anhand von einer ID anzeigen bzw. verstecken.

Die Methode *DataBeckerSetVisible()* bekommt als ersten Parameter die ID des Elements übergeben. Der zweite Parameter *vis* legt fest, ob das Objekt eingeblendet (*true*) oder ausgeblendet (*false*) werden soll.

Unterstützt der Browser kein DHTML, wird die weitere Abarbeitung unterbrochen und die Funktion beendet.

Zunächst wird das Objekt des gesuchten Elements über die Funktion *DataBeckerGetElementById()* (siehe Seite 478) in der Variablen *elementObjekt* gespeichert.

Anschließend wird unterschieden, ob das Element angezeigt (*vis = true*) oder ausgeblendet werden soll (*vis = false*). Innerhalb der beiden Blöcke erfolgt dann die Abfrage, ob es sich um einen Netscape-Browser der Version 4 handelt und die Sichtbarkeit über *elementObject.visibility* und die Eigenschaften *show* bzw. *hide* implementiert ist oder ob der Browser DOM/Microsoft-kompatibel ist und das Ein- und Ausblenden über *elementObject.style.visibility* und *visible* und *hidden* realisiert ist.

```
function DataBeckerSetVisible(elementId, vis) {
    if (!DHTML)
        return;
    elementObject = DataBeckerGetElementById(elementId);

    if (vis) {
        if (NS4) {
            elementObject.visibility = "show";
        }
        else {
            elementObject.style.visibility = "visible";
        }
    }
    else {
        if (NS4) {
            elementObject.visibility = "hide";
        }
        else {
            elementObject.style.visibility = "hidden";
        }
    }
}
```

Um ein HTML-Element mithilfe dieser Bibliotheksfunktion auszublenden, genügt der folgende Aufruf:

```
DataBeckerSetVisible(‚myBox', false);
```

Um das gleiche Element wieder einzublenden, wird dementsprechend der folgende Code verwendet:

```
DataBeckerSetVisible(‚myBox', true);
```

Registerkarten

In fensterbasierten Programmen sind Registerkarten eine oft verwendete und nützliche Möglichkeit, um zusammengehörige Informationen kompakt und übersichtlich darzustellen.

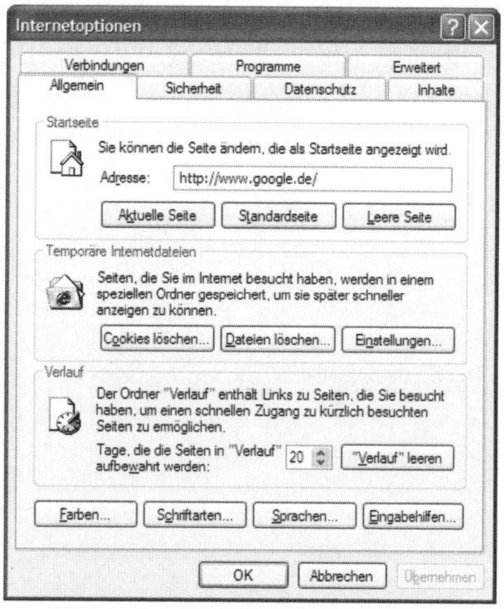

Die Register erlauben den gezielten Zugriff auf die einzelnen Informationen und benötigen dabei weniger Platz, als wenn alle Angaben neben- oder untereinander in einem Fenster dargestellt würden. Gegenüber der Darstellung der Daten in mehreren Fenstern haben sie den Vorteil, dass jeweils nur ein Dialog auf dem Bildschirm notwendig ist und somit die Übersichtlichkeit erhöht wird.

Daher sind Registerkarten auch für Weboberflächen sehr sinnvoll. Sie erlauben es, mit relativ wenig Platz viele Informationen gleichzeitig darzustellen. Ferner lädt die hier vorgestellte Implementierung alle Informationen der Register zugleich, sodass die spätere Anzeige der Daten die Navigation ohne Nachladen ermöglicht.

Nicht unter Netscape 4

Das gezeigte Beispiel funktioniert nicht unter Netscape 4. Durch Verwendung von Layern kann das Beispiel jedoch umgeschrieben werden.

Register zur Adresseingabe

In diesem Beispiel soll eine Platz sparende Eingabe von Personendaten mithilfe von DHTML-Registerkarten realisiert werden. Die Datei enthält drei Register: *Name, Adresse* und *Telefon*.

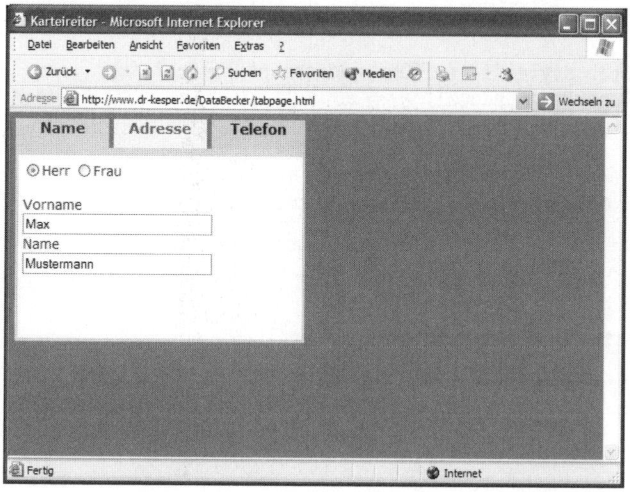

Definition der Registerkarten-Köpfe

Im Register *Name* werden das Geschlecht sowie der Vorname und Nachname angegeben. Unter *Adresse* wird die Straße mit Hausnummer sowie die Postleitzahl und der Ort eingegeben. Das Register *Telefon* erlaubt die Angabe von einer privaten, einer geschäftlichen und einer mobilen Telefonnummer.

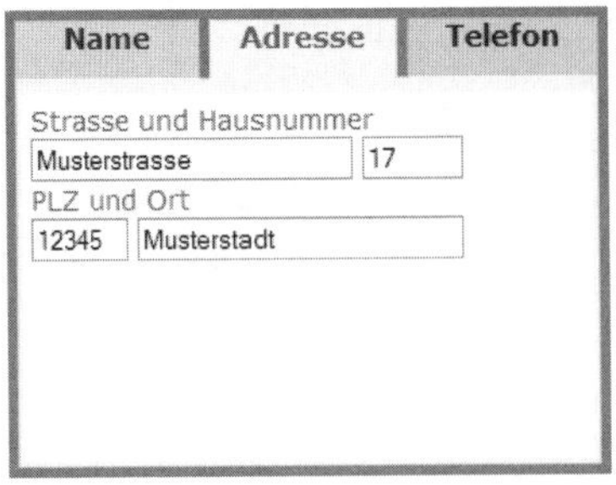

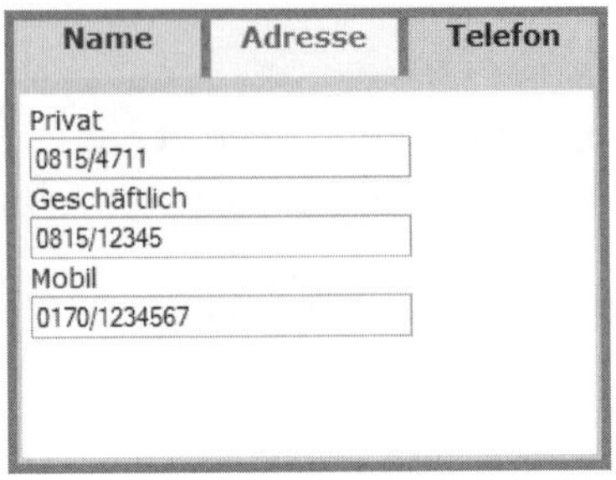

Die Köpfe der Register sind jeweils einzelne <div>-Boxen mit den Ids *tab1, tab2* bzw. *tab3*, die absolut positioniert werden. Jede Box ist 100 Pixel breit und jeweils 5 Pixel vom Rand bzw. seinem Nachbarn entfernt.

Die Höhe der Boxen wird auf 30 Pixel festgelegt. Diese Angabe ist wichtig, damit die Dialoge jedes einzelnen Registers so platziert werden können, dass kein Abstand zwischen dem Kopf und den eigentlichen Dialogen entsteht.

Jede Registerkarte wird in einer anderen Farbe eingefärbt, um die jeweils aktive deutlich erkennen zu können. Im Beispiel wird das erste Register hellrot, das zweite hellgrün und das dritte hellblau dargestellt.

Die Verwendung des *onClick*-Events wird weiter unten beschrieben.

```
<div id="tab1" class=tab style="left:5px; background-color:#fcc;
color:#700" onClick="showPage('page1')">
    Name
</div>
<div id="tab2" class=tab style="left:110px;background-color:#cfc;
color:#070" onClick="showPage('page2')">
    Adresse
</div>
<div id="tab3" class=tab style="left:215px;background-color:#ccf;
color:#007" onClick="showPage('page3')">
    Telefon
</div>
```

Formatierung der Registerkarten-Köpfe

Formatiert werden die Köpfe durch den im Kopf der HTML-Datei zu definierenden Style *.tab*. Damit der Benutzer weiß, dass die Register angeklickt werden können, wird der Cursor der Boxen als Verweiszeiger (*pointer*) festgelegt. Dieser wird angezeigt, sobald sich die Maus über einer der Boxen befindet.

```
<style type="text/css">
.tab {
    position:absolute;
    top:5px;
    width:100px;
    height:30px;
    text-align:center;
    font-family:verdana;
    font-size:15px;
    font-weight:bold;
    cursor:pointer;
}
</style>
```

Die Dialoge der Registerkarten

Die jeweiligen Dialoge der Registerkarten sind ebenfalls einzelne <div>-Boxen mit den Ids *page1*, *page2* und *page3*, die durch absolute Positionierung direkt übereinander gezeichnet werden. Jede Box erhält einen Rahmen in der Farbe des Register-Kopfes. Die Formatierung erfolgt durch die Style-Klasse *.page* (siehe unten).

Innerhalb der Boxen werden die Eingabefelder durch Formulare definiert.

```
<div id="page1" class=page style="border-color:#fcc; color:#700">
    <form>
        <input type="radio" name="Geschlecht">Herr</input>
        <input type="radio" name="Geschlecht">Frau</input>
        <br /><br />
        Vorname<br />
        <input type=text size=30 /><br />
        Name<br />
        <input type=text size=30 />
    </form>
</div>
<div id="page2" class=page style="border-color:#cfc;color:#070">
    <form>
        Strasse und Hausnummer<br />
        <input type=text size=25 />
        <input type=text size=5 />
        <br />
        PLZ und Ort<br />
        <input type=text size=5 />
        <input type=text size=25 />
    </form>
</div>
<div id="page3" class=page style="border-color:#ccf;color:#007">
    <form>
        Privat<br />
        <input type=text size=30 /><br />
        Geschäftlich<br />
```

```
        <input type=text size=30 /><br />
        Mobil<br />
        <input type=text size=30 />
    </form>
</div>
```

Formatierung der Dialoge

Die Formatierung der Boxen erfolgt durch die im Kopf der Datei definierte CSS-Klasse *.page*. Diese positioniert die Box 5 Pixel vom linken und 35 Pixel vom oberen Rand direkt unter die Köpfe der Registerkarten. Die Breite der einzelnen Boxen ist so berechnet, dass sie bündig mit dem letzten Register abschließen:

 3 x Breite des Registers (100 Pixel)

\+ 2 x Abstand zwischen den Registern (5 Pixel)

= Breite der Boxen (310 Pixel)

Zusätzlich wird ein Rahmen um die Box gezogen, der am oberen Rand 8 Pixel und an den anderen Seiten 3 Pixel breit ist. Schließlich wird die Schriftart festgelegt und ein Innenrand von 5 Pixel Breite definiert, damit der Inhalt der Boxen nicht am Rand „klebt".

```
<style type="text/css">
.page {
    position:absolute;
    left:5px;
    top:35px;
    width:310px;
    height:200px;
    background-color:#ffffff;
    border-width:3px;
    border-top-width:8px;
    border-style:solid;
    font-family:verdana;
    font-size:14px;
    padding: 5px;
}
</style>
```

Die DHTML-Funktionalität der Registerkarten

Die DHTML-Funktionalität der Register wird durch die Methode *showPage()* realisiert. Deren Aufgabe ist es, die im Parameter *page* übergebene Seite anzuzeigen und die anderen Register auszublenden. Zunächst werden daher alle Seiten mit der Bibliotheksfunktion *DataBeckerSetVisible()* (siehe Seite 479) ausgeblendet und anschließend die anzuzeigende Seite ebenfalls mit der *DataBeckerSetVisible()*-Funktion wieder eingeblendet.

Aufgerufen wird *showPage()* in den *onClick*-Events der Registerkarten-Köpfe. Jedes Register übergibt dabei die ID der zugeordneten Dialogbox.

```
<SCRIPT LANGUAGE="JavaScript">
<!--
function showPage(page) {
    DataBeckerSetVisible('page1', false);
    DataBeckerSetVisible('page2', false);
    DataBeckerSetVisible('page3', false);
    DataBeckerSetVisible(page, true);
}
// End -->
</script>
```

Mitscrollende Menüs

Webseiten mit langen Texten oder anderen Inhalten haben häufig den Nachteil, dass das Menü zur Navigation im unteren Bereich der Seite nicht mehr sichtbar ist. Um zum Menü zu gelangen, muss erst die Seite wieder nach oben gescrollt werden. Mithilfe von DHTML lässt sich das Menü so programmieren, dass es automatisch immer an der gleichen Stelle am linken Fensterrand positioniert ist. Scrollt der Benutzer den Inhalt der Webseite nach unten bzw. wieder nach oben, wird das Menü dynamisch nachgezogen.

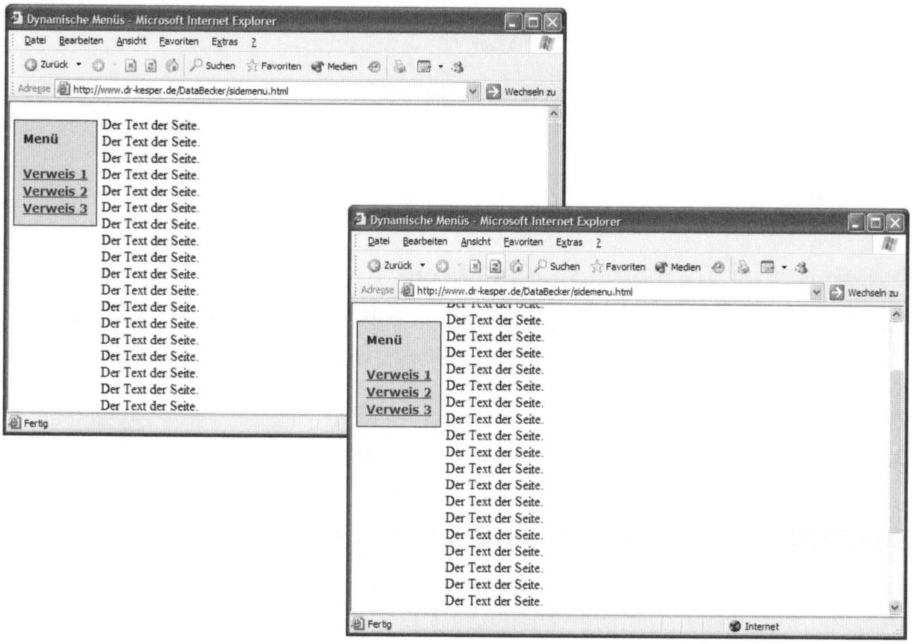

Die Screenshots zeigen, wie das Menü bei unterschiedlichen Positionen des Scrollbalkens immer an der gleichen Stelle am linken oberen Fensterrand dargestellt wird. Das nachfolgende DHTML-Beispiel ist so programmiert, dass die Änderung der Position des Menüs durch eine Timer-Funktion nicht schlagartig, sondern durch eine flüssige Bewegung neu positioniert wird.

Der Aufbau der Seite

Die gezeigte Webseite besteht aus zwei <div>-Boxen, jeweils eine für das Menü und eine für den Inhalt der Seite. Innerhalb der Boxen sind natürlich wieder beliebige Unterteilungen mit anderen <div>-Elementen möglich.

Das Menü erhält die ID *menu* und wird zunächst 5 Pixel vom linken und 20 Pixel vom oberen Rand absolut positioniert. Um das Menü hervorzuheben, wird der Hintergrund grau eingefärbt und ein dünner, grauer Rand von 1 Pixel Breite dargestellt.

Der Inhalt der Webseite wird in einer relativ positionierten Box dargestellt. Je nach der Länge der Navigationsverweise muss der linke Rand, der im Beispiel auf 100 Pixel gesetzt ist, angepasst werden.

```
<div id="menu" style='padding:10px; position:absolute; left:5; top:20;
font-family:verdana; font-size:14px; font-weight:bold; line-height: 20px;
background-color:#ddd; color:#007; border-color:#222; border-width:1px;
border-style:solid;'>
    Menü<br /><br />
    <a href='file1.html'>Verweis 1</a><br />
    <a href='file2.html'>Verweis 2</a><br />
    <a href='file3.html'>Verweis 3</a>
</div>
<div style="position:relative; left:100px;">
    Der Text der Seite.<br />
    Der Text der Seite.<br />
    ...
</div>
```

Dynamisches Verschieben des Menüs

Das automatische Verschieben des Menüs relativ zur Position des Scrollbalkens erfolgt durch die Funktion *scrollMenu()*, die im Kopf der Datei definiert wird.

Zunächst wird mithilfe der Bibliotheksfunktion *DataBeckerGetStyleElement ById()* das Style-Element der Menübox in der Variablen *mStyle* gespeichert.

In der Variablen *top* wird der aktuelle Abstand des Menüs vom oberen Fensterrand zwischengespeichert. Man erhält ihn durch Umwandlung der CCS-Eigenschaft *top* des *div*-Elements des Menüs von einem String in eine Zahl durch die Funktion *parseInt()*. Die Umwandlung ist notwendig, da *mStyle.top* zusätzlich die Einheit mitspeichert („17px") und daher ein String ist.

Der Variablen *scroll* wird in Abhängigkeit vom verwendeten Browser der Abstand des Fensterinhalts vom oberen Fensterrand zugewiesen. Das Document Object Model und Netscape verwenden *window.pageYOffset* für diese Eigenschaft, Microsoft erlaubt den Zugriff über *document.body.scrollTop*. Um einen Abstand vom oberen Rand zu erhalten, wird der initialisierten Variablen *scroll* noch der Wert 20 hinzugefügt.

Weiches Verschieben

Nun folgt das eigentliche Verschieben des Menüs, das wie beschrieben ohne Ruckeln oder plötzliche Sprünge erfolgen soll. Möglich wird dieser Effekt dadurch, dass die Funktion zum Verschieben der Menüposition das Menü jeweils nur um 1 Pixel nach oben oder unten bewegt, eine kurze Pause einlegt und erst dann eine weitere Verschiebung vornimmt. Dieser Ablauf erfolgt so lange, bis das Menü an der richtigen Position angelangt ist.

Konkret wird überprüft, ob die aktuelle Position des Menüs (*top*) kleiner als der Abstand des Inhalts vom oberen Fensterrand (*scroll*) ist. In diesem Fall wird das Menü um eine Einheit nach unten verschoben, anderenfalls um eine Einheit nach oben.

Die JavaScript-Funktion setTimeout()

Die *setTimeout()*-Funktion ermöglicht die zeitverzögerte Ausführung von JavaScript-Methoden. Die Funktion nimmt als ersten Parameter die auszuführende Funktion entgegen, wobei diese in Anführungszeichen – also als String – angegeben werden muss, sowie die Verzögerung in Millisekunden.

```
setTimeout("myFunction()", 2000);
```

Die Ausführung der übergebenen Funktion erfolgt nach Ablauf der angegeben Verzögerung. Damit lassen sich nicht nur Funktionen erst nach Ablauf einer Zeitspanne ausführen, sondern auch dynamische Änderungen innerhalb einer Webseite realisieren, indem sehr kurze Verzögerungen angegeben werden.

Nun wird die gleiche Funktion durch die Funktion *setTimeout()* um eine Millisekunde verzögert, der kleinstmöglichen Einheit der *setTimeout()*-Funktion, aufgerufen. Dieser minimal verzögerte Aufruf erfüllt zwei Funktionen: Durch den wiederholten Aufruf wird je nach der Position des Scrollbalkens das Menü nach und nach an die gewünschte Position bewegt, und zum anderen hat der Browser in der - wenn auch kurzen - Pause Zeit, weitere Events abzuarbeiten. Würde der Aufruf direkt und nicht durch die *setTimeout()*-Methode erfolgen, würde der Browser nicht mehr auf Benutzereingaben reagieren können.

```
<SCRIPT LANGUAGE="JavaScript">
<!--
function scrollMenu() {
    mStyle = DataBeckerGetStyleElementById('menu');

    var top = parseInt(mStyle.top);
    var scroll;

```

```
    if (window.pageYOffset >= 0) {
        scroll = parseInt(window.pageYOffset);
    }
    else if(document.body.scrollTop >= 0) {
        scroll = parseInt(document.body.scrollTop);
    }

    scroll += 20;

    if (top < scroll) {
        mStyle.top = top + 1;
    }
    else if (top > scroll) {
        mStyle.top = top - 1;
    }
    setTimeout("scrollMenu()", 1);
}
// End -->
</script>
```

Eingebunden wird die Funktion *scrollMenu()* durch den *onLoad*-Event im <body>-Element der Webseite. Nach dem Laden der Seite wird die Funktion einmalig gestartet und ruft sich dann fortlaufend selbst auf.

```
<body onLoad="scrollMenu()">
```

Ein- und ausblendendes Menü

Das Beispiel des mitscrollenden Menüs hat gezeigt, wie ein Menü je nach der Position des Scrollbalkens so verschoben bzw. neu positioniert werden kann, dass das Menü immer an der gleichen Position auf der Seite dargestellt wird.

In diesem Beispiel soll gezeigt werden, wie ein Menü so programmiert wird, dass es ausgeblendet wird, sobald der Benutzer nicht mehr mit der Maus darauf zeigt. Bewegt der Benutzer danach den Cursor wieder über den noch sichtbaren Teil des Menüs, erscheint wieder das vollständige Menü. Der Übergang zwischen den beiden Zuständen soll dabei flüssig erfolgen, dass heißt, das Menü wird langsam ein- und ausgeblendet und erscheint nicht auf einen Schlag. Wie in den Abbildungen zu sehen ist, wird das Menü so weit ausgeblendet.

Ein so implementiertes Menü kann zum Beispiel dann eingesetzt werden, wenn möglichst wenig Platz auf der Webseite für das Menü verschenkt werden soll. Darüber hinaus kann ein dynamisches Menü auch ein Blickfang sein.

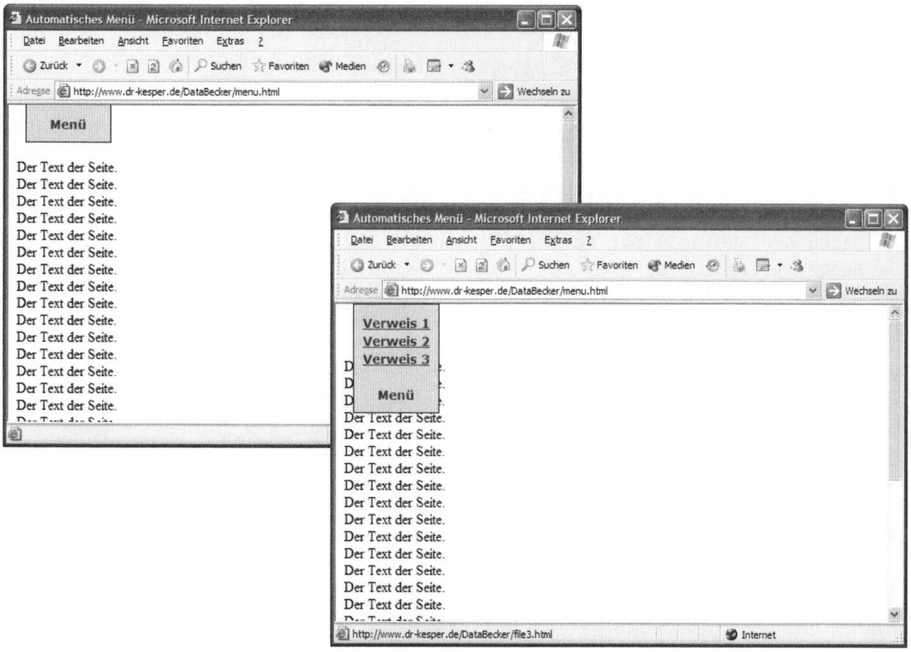

Definition des Menüs

Das Menü wird als <div>-Box mit der ID *menu* definiert und zunächst absolut 20 Pixel vom linken und 0 Pixel vom oberen Rand des Fensters positioniert. In den weiter unten definierten Funktionen zum Ausblenden wird diese Box dann so weit nach oben geschoben, also mit einem negativen Wert für die Eigenschaft *top* belegt, bis nur noch der Text *Menü* dargestellt wird. Der restliche Inhalt des Menüs liegt dann außerhalb des sichtbaren Bereichs.

Um das Menü über den Text der Webseite zu legen, wird der *z-index* auf einen möglichst hohen Wert gesetzt (hier: 100). Damit wird sichergestellt, dass keine anderen Elemente des Dokuments über das Menü gezeichnet werden.

Zur Hervorhebung des Menüs wird ein schwarzer Rahmen gezeichnet und der Hintergrund grau eingefärbt.

Die Verweise des Menüs werden als normale Referenzen erzeugt. Die Box passt sich in der Höhe automatisch an die Anzahl der Verweise an. Lediglich bei der Funktion zum Ein- bzw. Ausblenden des Menüs ist der Wert anzupassen, der bestimmt, wie weit das Menü nach oben ausgeblendet werden soll.

Um das Menü einzublenden bzw. zu verstecken, werden die *onMouseOver-* und *onMouseOut*-Events eingesetzt. Befindet sich die Maus über dem Menü, wird die Variable *hide* auf *false* gesetzt und die weiter unten definierte Funktion *showMenu()* aufgerufen. Bewegt der Benutzer die Maus außerhalb des Menüs, wird die Variable *hide* auf *true* gesetzt und die Funktion *hideMenu()* aufgerufen.

Der Inhalt der Webseite wird in einer 60 Pixel vom oberen Rand positionierten <div>-Box angelegt.

```
<div id='menu'
    onMouseOver="hide=false;showMenu()"
    onMouseOut="hide=true;hideMenu()"
    style='padding:10px; position:absolute; left:20; top:0; z-index:100;
font-family:verdana; font-size:14px; font-weight:bold; line-height: 20px;
background-color:#ddd; color:#007; border-color:#222; border-width:1px;
border-style:solid;'>
    <a href='file1.html'>Verweis 1</a><br />
    <a href='file2.html'>Verweis 2</a><br />
    <a href='file3.html'>Verweis 3</a><br />
    <br />
    <div style='text-align:center; font-style:bold; color:blue;'>
        Menü
    </div>
</div>
<div style="position:absolute; top:60px">
    Der Text der Seite.<br />
    Der Text der Seite.<br />
    ...
</div>
```

Ein- und Ausblenden des Menüs

Wie bereits beschrieben erfolgt das Ein- und Ausblenden des Menüs durch die zwei Funktionen *showMenu()* und *hideMenu()*, die nach dem gleichen Prinzip aufgebaut sind: Solange die CSS-Eigenschaft *top* der <div>-Box, also die Position des Menüs am oberen Rand, kleiner als 0 (Einblenden) bzw. größer als -80 (Ausblenden) ist, wird die Position des Menüs jeweils um 1 erhöht bzw. erniedrigt. Anschließend wird nach einem Timeout von einer Millisekunde die gleiche Funktion erneut aufgerufen, solange das Menü nicht vollständig ein- oder ausgeblendet ist.

Größe anpassen

Je nach der Größe des Menüs muss der Wert (im Beispiel -80) verändert werden, um das Menü weiter nach oben oder unten zu verschieben.

Die Verwendung der *setTimeout()*-Funktion produziert dabei den Effekt des weichen Ein- und Ausblendens des Menüs und stellt gleichzeitig sicher, dass der Browser durch die wiederholte Ausführung der Funktion nicht blockiert wird und somit auch auf andere Benutzereingaben oder Events reagieren kann.

Die Funktion setTimeout()

Eine Beschreibung der *setTimeout()*-Funktion finden Sie auf Seite 487.

Die Variable *hide* ist notwendig, um die gleichzeitige Ausführung der beiden Funktionen *showMenu()* und *hideMenu()* zu vermeiden. Dieser Zustand würde auftreten, wenn während der Ausführung einer der beiden Funktionen (zum Beispiel Einblenden) der andere Event gefeuert würde (zum Beispiel Ausblenden).

Die beiden Funktionen würden dann durch den Browser abwechselnd aufgerufen, und das Menü würde an der aktuellen Position jeweils um eine Einheit nach oben und unten „wackeln".

Daher wird vor dem Aufruf der Funktionen in den *onMouseOver*- bzw. *onMouse Out*-Events die *hide*-Variable auf *true* (Ausblenden) bzw. *false* (Einblenden) gesetzt. In den *showMenu()*- und *hideMenu()*-Funktionen wird die Variable jeweils überprüft und somit die gleichzeitige Ausführung vermieden.

```
<script language="JavaScript" type="text/javascript">
<!--
var hide;
function showMenu() {
    if (!hide) {
        mStyle = DataBeckerGetStyleElementById('menu');
        if (parseInt(mStyle.top) < 0) {
            mStyle.top = parseInt(mStyle.top) + 1;
            setTimeout("showMenu()", 1);
        }
    }
}
function hideMenu() {
    if (hide) {
        mStyle = DataBeckerGetStyleElementById('menu');
        if (parseInt(mStyle.top) > -80) {
            mStyle.top = parseInt(mStyle.top) - 1;
            setTimeout("hideMenu()", 1);
        }
    }
}
//-->
</script>
```

Style-Switcher

Die Trennung von Inhalt und Design durch HTML und CSS ermöglicht die Realisierung von Styles, die unabhängig vom konkreten Inhalt definiert sind. Eine faszinierende Möglichkeit, die Vorteile dieser Trennung zu veranschaulichen, stellen Style-Switcher dar. Mit ihrer Hilfe lassen sich für eine Webseite mehrere Design-Styles hinterlegen, aus denen der Besucher ganz nach seinem Geschmack ein Farb- und Layoutschema auswählen kann.

Beispiel-Webseite

Im Folgenden soll eine einfache Seite entworfen werden, die aus einer Überschrift und vier Links besteht. Mithilfe der Links kann der Benutzer zwischen einem Basis-Style, einem Default-Style und zwei alternativen Styles auswählen, die ein vereinfachtes Aussehen von Windows bzw. Mac erzeugen.

Die vier Links rufen die auf den folgenden Seiten zu definierende JavaScript-Funktion *setActiveStyleSheet()* auf, die für den Wechsel des Seitenstils verantwortlich ist. Dies geschieht durch den *onClick()*-Event, der beim Anklicken des Links aufgerufen wird.

Der *setActiveStyleSheet()*-Funktion wird als Parameter der neu zu setzende Style übergeben, also *Default* für den Stil, der beim ersten Aufruf der Seite vom Browser angezeigt wird, und *Windows* bzw. *Mac* für die beiden alternativen Stylesheets. Wird ein leerer Parameter übergeben, wird nur ein Basisstil angezeigt (siehe folgenden Abschnitt).

Damit dabei die aktuelle Seite beim Anklicken des Links nicht verlassen wird, wird das Referenzattribut *href* auf die Raute (*#*) gesetzt. Damit wird beim Anklicken des Links weiterhin die gleiche Seite aufgerufen.

```
<body>
<h1>Style Switcher</h1>
    <a href="#" onclick="setActiveStyleSheet('');">
        Basis Style
    </a>
    <br />
    <a href="#" onclick="setActiveStyleSheet('Default');">
        Default Style
    </a>
    <br />
    <a href="#" onclick="setActiveStyleSheet('Windows');">
        Windows Style
    </a>
    <br />
    <a href="#" onclick="setActiveStyleSheet('Mac');">
        Mac Style</a>
    <br />
</body>
```

Beim ersten Aufruf des Dokuments wird der Default-Style angezeigt:

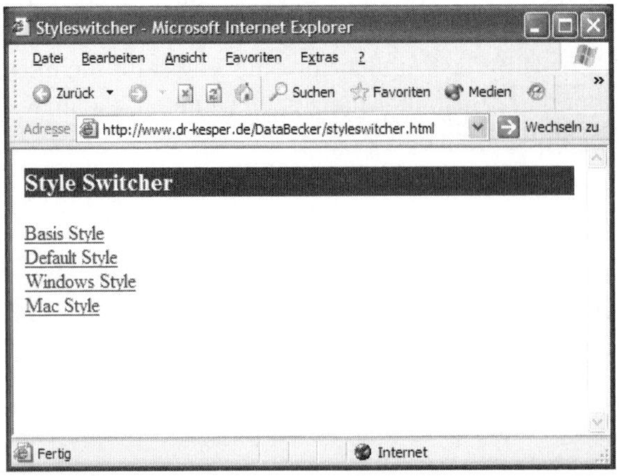

Festlegen alternativer Styles

Die Einbindung alternativer Stylesheets in eine Webseite erfolgt genauso wie die Verknüpfung mit nur einem Stylesheet über das <link>-Element im Kopf der HTML-Datei. Als Wert für das *rel*-Attribut wird dabei jedoch nicht *stylesheet*, sondern *alternate stylesheet* oder *alternative stylesheet* verwendet.

```
<link rel="alternate stylesheet" type="text/css" href="myStylesheet.css"
title="myStylsheet" />
```

Wie im Beispiel gezeigt, sollte einem alternativen Stylesheet immer ein Titelattribut *title* zugeordnet werden, damit später über den Browser oder JavaScript darauf zugegriffen werden kann.

Standard-Stylesheet

Die Interpretation der Stylesheets ist dreistufig aufgebaut. Zunächst wird ein Basisstil definiert, der immer angewendet wird und die Grundlage aller alternativen Styles bildet. Dieser Standardstil sollte also alle CSS-Definitionen enthalten, die entweder für alle oder zumindest die meisten Styles identisch sind.

Für das Beispiel wird ein Standardstil *standard.css* definiert, der die Schriftgröße von <h1>-Überschriften auf 20 Pixel festlegt.

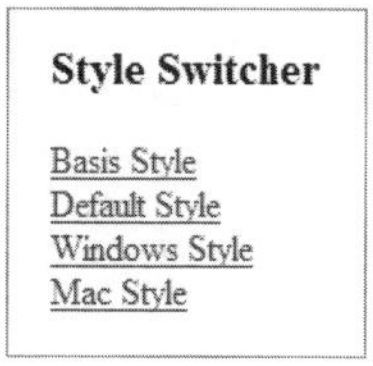


```
h1 {
    font-size: 20px;
}
```

Default-Stylesheet

Der nächste Stil in der dreistufigen Hierarchie der Stylesheet-Interpretation ist der Default-Stil. Dieser wird vom Browser beim ersten Laden einer Webseite angezeigt.

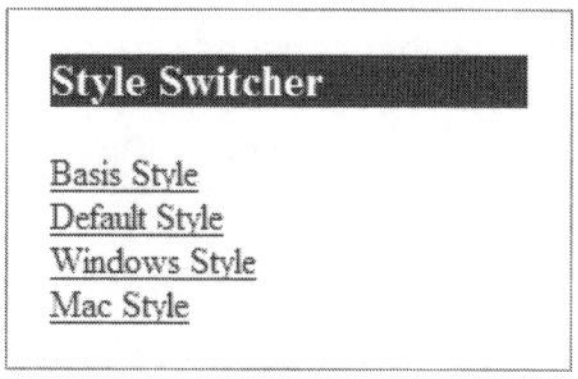

Für unser Beispiel wird der Default-Stil in der Datei *default.css* gespeichert und definiert für <h1>-Überschriften einen blauen Hintergrund und weiße Schrift.

```
h1 {
    background-color: #0000ff;
    color: #ffffff;
}
```

Alternative Stylesheets

Die alternativen Styles bilden die dritte Stufe der Interpretation und werden vom Browser nur angezeigt, wenn sie explizit über JavaScript oder über die in einigen

Browsern verfügbare Stylesheet-Auswahl selektiert wurden (siehe nächsten Abschnitt).

Wie beschrieben sollen für das Beispiel zwei alternative Stylesheets definiert werden, die zum einen die Farben von Windows und zum anderen die Farben von Mac-Oberflächen enthalten.

Der Windows-Style wird in der Datei *win.css* gespeichert und definiert sowohl die Überschrift als auch das <body>-Element neu.

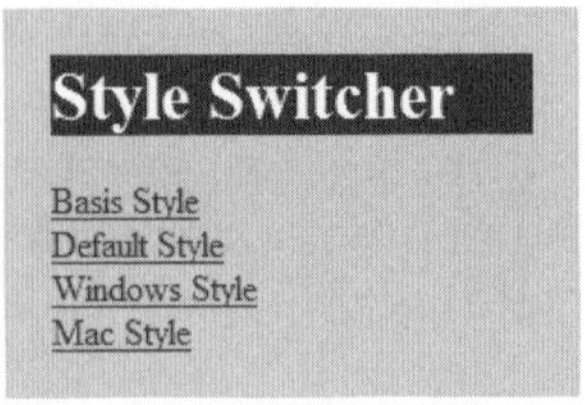

Die Überschrift wird mit weißer Farbe auf blauem Untergrund in der Größe von 30 Pixeln geschrieben. Der Body erhält eine graue Hintergrundfarbe und eine auf 16 Pixel vergrößerte Schriftart.

```
h1 {
   background-color: #0000ff;
   color: #ffffff;
   font-size: 30px;
}
body {
    background-color: #cccccc;
    font-size: 16px;
}
```

Das Mac-Stylesheet in der Datei *mac.css* definiert die Überschrift neu. Sie wird auf grauem Hintergrund mit weißer Schriftfarbe der Größe 30 Pixel angezeigt.

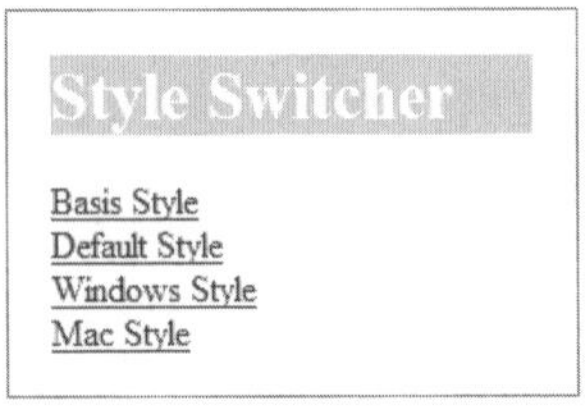


```
h1 {
   background-color: #cccccc;
   color: #ffffff;
   font-size: 30px;
}
```

Stylesheets einbinden

Die definierten Stylesheets *standard.css, default.css, win.css* und *mac.css* können nun im Kopf der HTML-Datei eingebunden werden, um sie später im Browser oder per JavaScript auszuwählen.

```
<link rel="stylesheet" type="text/css" href="standard.css" />
<link rel="stylesheet" type="text/css" href="default.css" title="Default"
/>
<link rel="alternate stylesheet" type="text/css" href="win.css"
title="Windows" />
<link rel="alternate stylesheet" type="text/css" href="mac.css"
title="Mac" />
```

Style im Browser ändern

Als Schnittstelle zur Auswahl eines Schemas hat das W3-Konsortium eigentlich die Browser bestimmt. Unter Netscape oder Mozilla wurde diese Forderung auch realisiert. Das Wechseln des verwendeten Styles in Netscape funktioniert wie folgt:

1. Laden Sie eine Webseite in Netscape, die verschiedene Styles unterstützt. Falls eine Webseite nur einen Grundstil anbietet, kann dieser nicht gewechselt werden.
2. Öffnen Sie das Menü *Anzeigen*.
3. Im Untermenü *Stil verwenden* werden alle verfügbaren Styles angezeigt. Der aktuell verwendete Style ist mit einem Punkt vor seinem Namen markiert.
4. Wählen Sie einen neuen Stil aus. Die Anzeige der Webseite wird direkt verändert, ein Reload der Seite ist nicht notwendig.

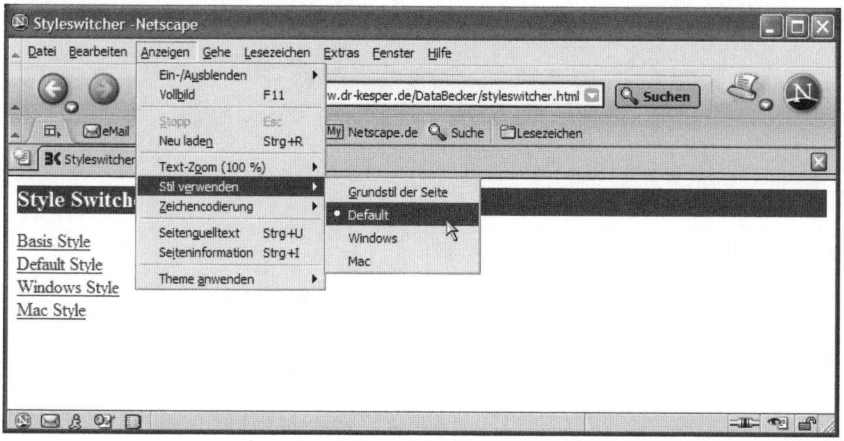

Der Internet Explorer von Microsoft unterstützt das Wechseln des Stils auch in der neusten Version 6 noch nicht. Daher wird im Internet Explorer immer der Default-Style angezeigt.

Styles mit JavaScript ändern

Mithilfe von JavaScript kann man den Style-Wechsel auch für alle JavaScript-fähigen Browser realisieren, die dafür keine direkte Unterstützung implementiert haben. Dafür wird eine Funktion *setActiveStyleSheet()* definiert, die anhand des Titels einen über den Parameter *myStyle* ausgewählten Style aktiviert.

Die Funktion überprüft zunächst, ob der Browser die Funktion *document.getElementsByTagName* unterstützt. Diese bildet die Voraussetzung, um auf die <link>-Elemente des Dokuments zugreifen zu können. Wird dieser Zugriff nicht unterstützt, kann der Style nicht gewechselt werden und die Funktion wird per *return* direkt verlassen.

Auslesen der <link>-Tags

Zu Beginn der eigentlichen Funktion werden alle <link>-Tags des Dokuments in der Listenvariablen (siehe Kasten „Listen in JavaScript") links gespeichert. Dazu wird die Methode *document.getElementsByTagName()* mit dem Parameter *"link"* aufgerufen.

```
links = document.getElementsByTagName("link");
```

Listen in JavaScript

Listen (engl. Arrays) werden in JavaScript häufig verwendet. Sie ermöglichen es, mehrere Werte oder Objekte in einer Listenvariablen zu speichern. Anschließend kann man über die Position in der Liste auf einzelne Elemente zugreifen.

```
liste = new Array("hallo", "welt");
alert(liste[0] + " " + liste[1]);
```

Das Beispiel gibt den Text „hallo welt" in einer Dialogbox aus.

Achtung: Wie bei Programmiersprachen üblich beginnt die Nummerierung der Listen-Positionen bei 0 und nicht bei 1. Das erste Element liegt also an Position 0 der Liste.

Abfrage der Styles

Die ausgelesene Liste der Link-Tags links wird nun mit einer *for*-Schleife durchlaufen. Dazu wird die Variable *i* von 0 an durchlaufen, bis als Abbruchkriterium *i* nicht mehr kleiner als die Länge der Link-Liste *links.length* ist.

Für jedes Link-Tag der Liste soll nun überprüft werden, ob es sich um ein Stylesheet handelt, das nicht dem Basis-Style entspricht (also einen Titel hat). Wird ein solches Element gefunden, wird es zunächst deaktiviert. Entspricht der Titel dem gesuchten Namen des Stylesheets, wird es anschließend wieder aktiviert.

Die indexOf()-Funktion

indexOf() sucht die erste Position, an der ein Such-String in einer Zeichenfolge vorkommt. Kann der Such-String nicht gefunden werden, wird -1 zurückgeliefert, anderenfalls muss die Position größer als -1 sein.

Finden von Stylesheet-Links

Für jedes gefundene Link-Tag aus der Liste wird das *rel*-Attribut ausgelesen und daraufhin überprüft, ob es ein Stylesheet einbindet. Dies geschieht durch die *indexOf()*-Funktion, mit deren Hilfe der Wert des *rel*-Attributs (ein String) nach dem Begriff *style* durchsucht wird. Dieser tritt immer dann auf, wenn durch das <link>-Tag ein Stylesheet oder ein alternatives Stylesheet eingebunden wurde:

```
<link rel="stylesheet" type="text/css" href="default.css" title="Default"
/>
<link rel="alternate stylesheet" type="text/css" href="win.css"
title="Windows" />
```

Ob es sich bei einem Link-Tag um ein eingebundenes Stylesheet handelt, wird also durch die folgende Abfrage erkannt:

```
if(links[i].getAttribute("rel").indexOf("style") != -1) {
    // ein eingebundenes Stylesheet
}
```

Überprüfen des title-Attributs

Darüber hinaus wird getestet, ob das eingebundene Stylesheet ein *title*-Attribut hat. Damit wird sichergestellt, dass es sich nicht um den Basis-Style *standard.css* handelt, der immer aktiv ist und somit nicht aktiviert bzw. deaktiviert werden soll.

Der Test erfolgt über die Abfrage des *title*-Attributs mithilfe der *getAttribute()*-Funktion:

```
if (links[i].getAttribute("title")) {
    // Das Link-Tag hat ein title-Attribut
}
```

Aktivieren und Deaktivieren der Stylesheets

Nun wird überprüft, ob der Titel des Link-Tags dem zu aktivierenden Stylesheet entspricht. Falls ja, wird dieser Style aktiviert. Das erfolgt über das Attribut *disabled*. Um einen Style zu deaktivieren, wird *disabled* auf *true* gesetzt, um es zu aktivieren auf *false*.

```
links[i].disabled = false;
```

Ist das *title*-Attribut nicht gleich dem gesuchten Stylesheet, wird das Link-Tag deaktiviert:

```
links[i].disabled = true;
```

Die vollständige Funktion: setActiveStyleSheet()

Nachfolgend ist die vollständige Funktion zum Aktivieren eines bestimmten Styles dargestellt. Diese Funktion kann nicht nur über Links aufgerufen werden, sondern auch aus anderen JavaScript-Funktionen, was im nächsten Abschnitt gezeigt wird.

```
<script>
function setActiveStyleSheet(myStyle)
{
    if (!document.getElementsByTagName)
```

```
        return;
    links = document.getElementsByTagName("link");
    for(i=0; i < links.length; i++) {
        if(links[i].getAttribute("rel").indexOf("style") != -1) {
            if (links[i].getAttribute("title")) {
                if(links[i].getAttribute("title") == myStyle) {
                    links[i].disabled = false;
                }
                else {
                    links[i].disabled = true;
                }
            }
        }
    }
}
</script>
```

Automatische Auswahl alternativer Stylesheets

Alternative Stylesheets können nicht nur vom Benutzer im Browser oder per JavaScript-Link ausgewählt werden, sondern natürlich auch von der Webseite implizit in Abhängigkeit von Browservariablen festgelegt werden.

Damit ist es möglich, das Aussehen einer Webseite dem Look & Feel des vom Besucher verwendeten Betriebssystems anzupassen. Für Benutzer von Windows wird dann direkt das Windows-Stylesheet und für Mac-Anwender das Mac-Stylesheet aktiviert.

Informationen des Browsers auslesen

Damit der Style dem Betriebssystem des Benutzers angepasst werden kann, muss zunächst diese Information aus den Daten ausgelesen werden, die jeder Browser beim Anfordern einer Webseite übermittelt. Diese gesendeten Werte werden im *navigator*-Objekt von JavaScript gespeichert und beinhalten vor allem Informationen zum verwendeten Browser und dessen Versionsnummer. Die zugrunde liegende Plattform des Browser wird in zwei Attributen des *navigator*-Objekts gespeichert.

Das Attribut *platform* enthält direkt einen String mit dem verwendeten Betriebssystem. Ein Microsoft Internet Explorer 6 auf Windows XP gibt beispielsweise die Meldung *Win32* aus.

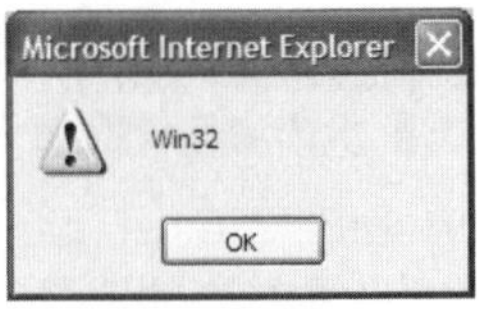

Leider wird das *platform*-Attribut nicht von allen, vor allem älteren Browsern unterstützt. Eine bessere Alternative ist daher das *navigator.userAgent*-Attribut. In diesem String werden detaillierte Angaben über den verwendeten Browser und das zugrunde liegende Betriebssystem gespeichert. Die Ausgabe eines Internet Explorer 6 unter Windows XP produziert dabei zum Beispiel den folgenden Ausgabe-String:

```
Mozilla/4.0 (compatible; MSIE 6.0; Windows NT 5.1; .NET CLR 1.0.3705;
.NET CLR 1.1.4322)
```

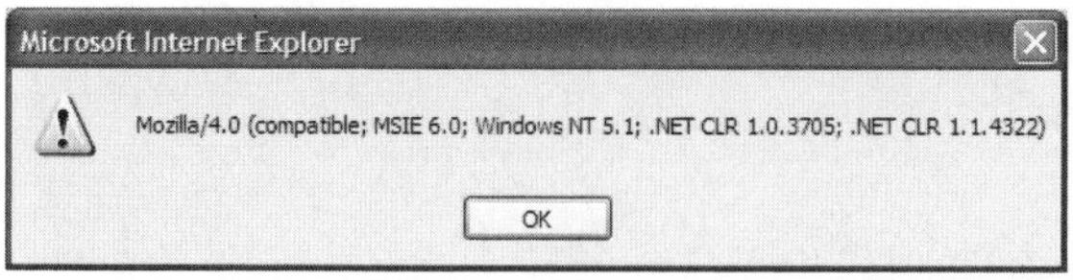

Mit Netscape unter dem gleichen Betriebssystem erscheint eine leicht modifizierte Ausgabe:

```
Mozilla/5.0 (Windows; U; Windows 5.1; de-DE; rv:1.4) Gecko/20030619
Netscape/7.1 (ax)
```

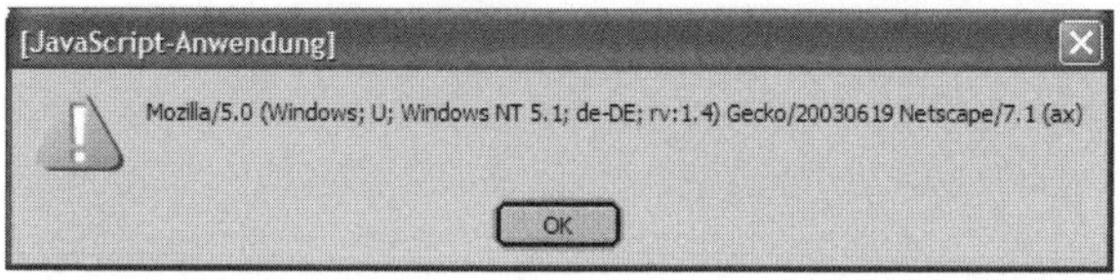

Dennoch kann aus dieser Ausgabe sehr zuverlässig das Betriebssystem ausgelesen werden. Windows-Betriebssysteme enthalten immer den String *Windows* oder zumindest *Win* (*WinNT*, *Win98*), Macintosh-Rechner enthalten *Macintosh* oder *Mac*, und unter Linux oder UNIX wird üblicherweise *X11* als Bezeichner für den X11-Window Manager übergeben.

Abfrage des Betriebssystems

Über die *indexOf()*-Methode von JavaScript kann nun sehr einfach das Vorhandensein eines bestimmten Betriebssystems abgefragt werden. Über die folgende Abfrage des Attributs *navigator.userAgent* kann geprüft werden, ob es sich bei dem verwendeten Betriebssystem um Windows handelt:

```
if (navigator.userAgent.indexOf("Win") != -1) {
    // Windows
}
```

Stylesheet automatisch wechseln

Um eines der ab Seite 492 definierten, alternativen Stylesheets anhand der Browserkennung auszuwählen, wird im Kopf der HTML-Datei nach dem Einbinden der Styles zusätzlich die Funktion *checkUserAgent()* definiert.

Diese überprüft das *navigator.userAgent*-Attribut jeweils auf das Vorhandensein eines bestimmten Teil-String und setzt im Erfolgsfall den zugeordneten, alternativen Style. Können weder Windows noch Macintosh oder Linux/UNIX identifiziert werden, wird der Default-Style gesetzt. Da im Beispiel kein eigener Style für Linux/UNIX definiert wurde, wird hier ebenfalls der Default-Style verwendet.

Da die Erkennung des Betriebssystems vor dem Laden des Dokuments erfolgen soll, wird die Funktion *checkUserAgent()* direkt im Anschluss an ihre Definition aufgerufen.

```
<script type="text/javascript">
<!--
function checkUserAgent() {
    if (navigator.userAgent.indexOf("Win") != -1) {
        // Windows
        setActiveStyleSheet('Windows');
    }
    else if (navigator.userAgent.indexOf("Mac") != -1) {
        // Macintosh
        setActiveStyleSheet('Mac');
    }
    else if (navigator.userAgent.indexOf("X11") != -1) {
        // UNIX/Linux
        setActiveStyleSheet('Default');
    }
    else {
        // unbekannt
        setActiveStyleSheet('Default');
    }
}
checkUserAgent();
//-->
</script>
```

Link zur Erkennung des Betriebssystem-Styles

Alternativ zum Setzen des jeweiligen Betriebssystem-Styles vor dem Laden der Webseite kann dem Benutzer auch die oben definierte Link-Liste mit den verschiedenen Styles angeboten werden – und zusätzlich ein weiterer Link *Style erkennen*, der erst beim Aufruf den betriebssystemabhängigen Stil setzt. Der *onClick*-Event ruft dabei nicht direkt *setActiveStyleSheet()* auf, sondern die *checkUserAgent()*-Funktion:

```
<a href="#" onClick="checkUserAgent();">
    Style erkennen
</a>
```

15. Performance erhöhen

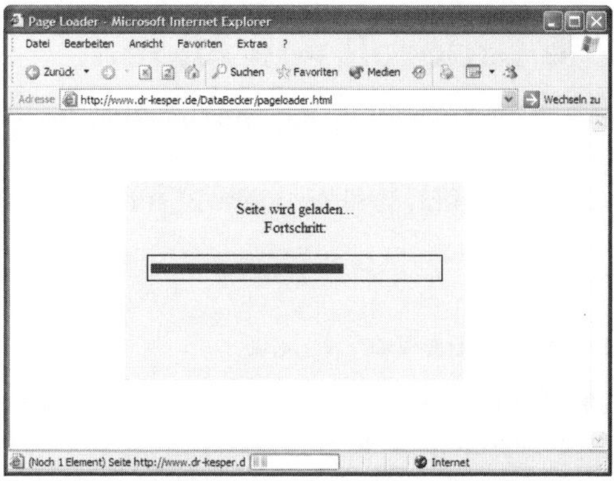

Bevor eine Internetpräsenz fertig gestellt und online geschaltet wird, sollte die Performance der Seite genau untersucht werden: Kann die Seite auch von Besuchern mit langsamen Internetverbindungen angezeigt werden? Vor allem die Ladezeit der Webseite spielt eine entscheidende Rolle für die Performance der Webseite.

Eine Faustregel besagt, dass der Besucher einer Webseite diese als langsam empfindet, wenn der Aufbau länger als 20 Sekunden benötigt, und sie in den meisten Fällen einfach wieder verlässt, wenn die Darstellung nach 30 Sekunden noch nicht fertig ist. Bei der Entwicklung in der eigenen Testumgebung kann man diesen Faktor leicht unterschätzen, da die Seiten direkt von der Festplatte geladen und durch den Browser relativ schnell angezeigt werden. Insbesondere Webseiten, die mithilfe großer Grafiken gestaltet werden, erfordern schnelle Internetverbindungen, wenn sie für den Besucher in erträglicher Zeit angezeigt werden sollen.

15.1 Probleme aufdecken und Ursachen beheben

Um Performance-Probleme zu vermeiden, muss dennoch nicht gänzlich auf Grafiken verzichtet werden. Möglichkeiten der Komprimierung von Bildern oder der Unterteilung großer Grafiken in kleine Teilbereiche können in vielen Fällen Abhilfe schaffen.

Die Ladezeit von Bildern

Bei der Entwicklung am heimischen Rechner werden alle Bilder in Sekundenbruchteilen von der Festplatte geladen und angezeigt. Wird die Webseite jedoch online gestellt, greifen viele Besucher nur mit langsamen Modemverbindungen darauf zu.

Ladezeiten-Vergleich

Die Tabelle zeigt, wie viele KByte pro Sekunde mit den verschiedenen Modemtypen erreichbar sind:

	28.8k Modem	56k Modem	64k ISDN (1 Kanal)	128k ISDN (2 Kanal)	768k DSL
KByte pro Sekunde	3,6	7	8	16	96

Nachfolgende Tabelle gibt einen Überblick darüber, wie lange der theoretische Download von Dateien unterschiedlicher Größe dauert.

	28.8k Modem	56k Modem	64k ISDN (1 Kanal)	128k ISDN (2 Kanal)	768k DSL
100 KByte	27,7 s	14,2 s	12,5 s	6,2 s	1 s
500 KByte	138,8 s	71,4 s	62,5 s	31,2 s	5,2 s
1.000 KByte (~ 1 MByte)	277,7 s	142,8 s	125 s	62,5 s	10,4 s

Theorie und Praxis

Die angegebenen Zeiten basieren auf den rein theoretisch möglichen Übertragungsraten der jeweiligen Modemtypen. In der Realität wird der Download fast immer länger dauern, da nicht nur das Modem des Besuchers über die Ladezeit entscheidet, sondern auch die Netzwerkverbindung zwischen der Webseite und dem Besucher.

Kontrolle der eigenen Webseite

Um die Ladezeit einer Webseite zu ermitteln, muss die Dateigröße aller verwendeten Bilder, also Logos, Menüpunkte, Hintergründe etc., sowie des HTML-Quelltextes analysiert werden.

Internet Explorer 6

Im Internet Explorer kann die Gesamtgröße des Webdokuments wie folgt ermittelt werden:

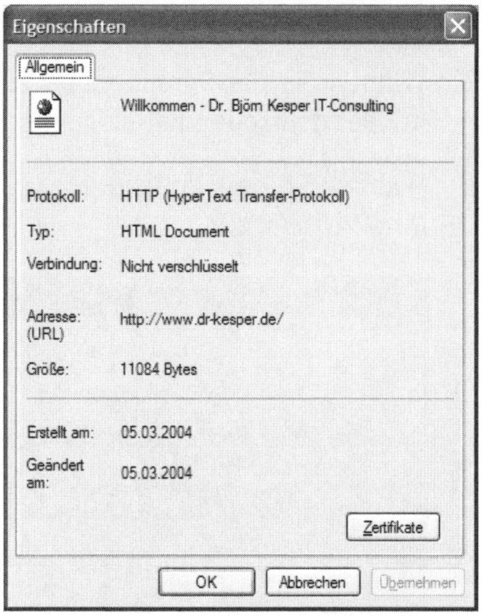

1. Laden Sie die zu kontrollierende Seite im Internet Explorer.
2. Wählen Sie aus dem Hauptmenü *Datei/Eigenschaften.*
3. In dem Eigenschaftsfenster steht unter *Größe* die Gesamtgröße der Webseite. Im Beispiel ist die Webseite 11.084 Byte, also ca. 11 KByte groß.

Netscape Navigator 7

Im Netscape Navigator wird die Größe einer Webseite wie folgt ermittelt:

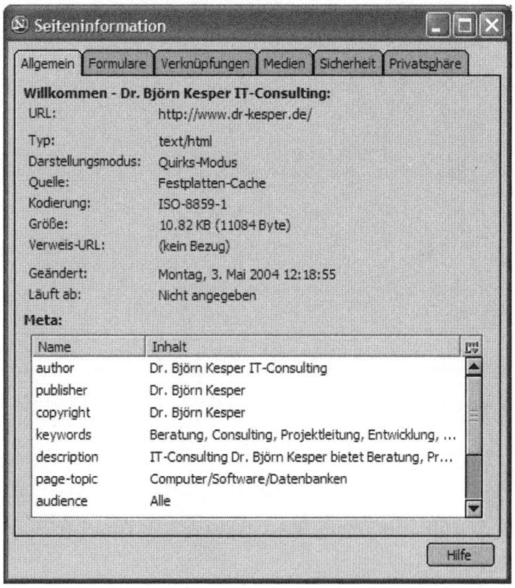

1. Laden Sie Ihre Webseite mit dem Navigator.
2. Aus dem Menü wählen Sie *Anzeigen/Seiteninformation.*
3. In dem Dialog gibt die Eigenschaft *Größe* die Gesamtgröße des Dokuments an.

Onlineanalyse

Wie gezeigt kann zwar die Gesamtgröße einer Webseite mit den Webbrowsern ermittelt werden. Leider fehlt jedoch eine Möglichkeit, die Schwachpunkte der eigenen Seite zu ermitteln, d. h. herauszufinden, welche Grafiken besonders groß sind und somit lange Ladezeiten hervorrufen.

Hier hilft der Ladezeit-Check von Webmasterplan (*www.webmasterplan.com*), der nicht nur die Elemente der Webseite einzeln analysiert, sondern auch eine Bewertung der Ladezeit nach Schulnoten vornimmt:

1 Geben Sie im Browser die Internetadresse *www.webmasterplan.com/* ein.

2 Wählen Sie die Sprache aus. Für Deutsch klicken Sie auf das erste Symbol mit der deutschen Fahne.

3 Wählen Sie den Punkt *Ladezeit-Check* unter der Überschrift *Optimieren Sie Ihre Webseite* aus.

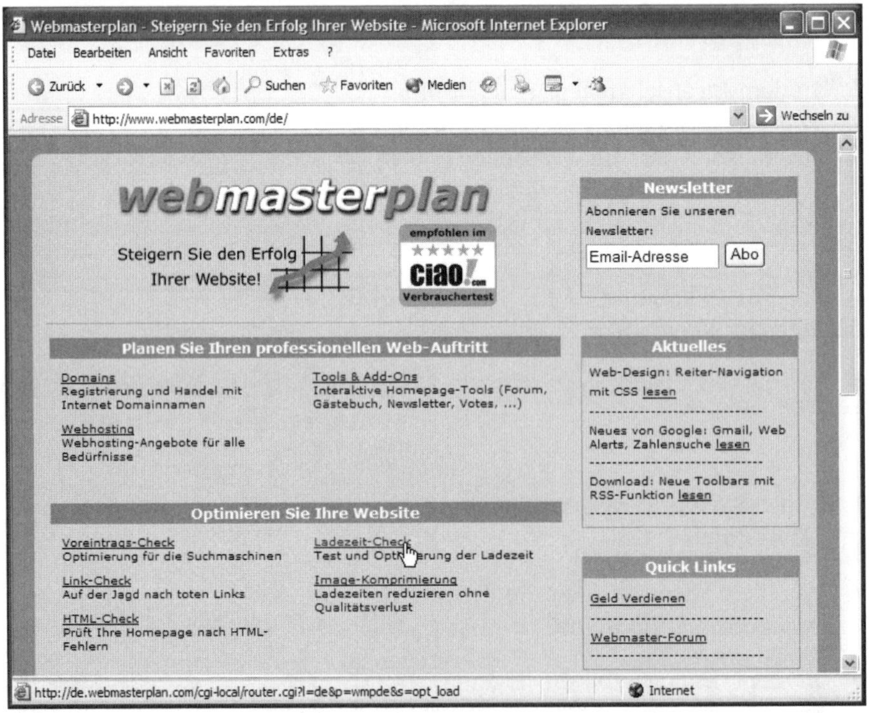

4 Geben Sie die vollständige URL Ihrer Webseite ein. Hier ist nicht nur die Angabe eines Domain-Namens erlaubt, sondern Sie können auch einzelne Seiten (*http://www.mydomain.com/mypage.html*) bzw. Seiten in Unterverzeichnissen (*http://www.mydomain.com/subdir/mypage.html*) testen lassen.

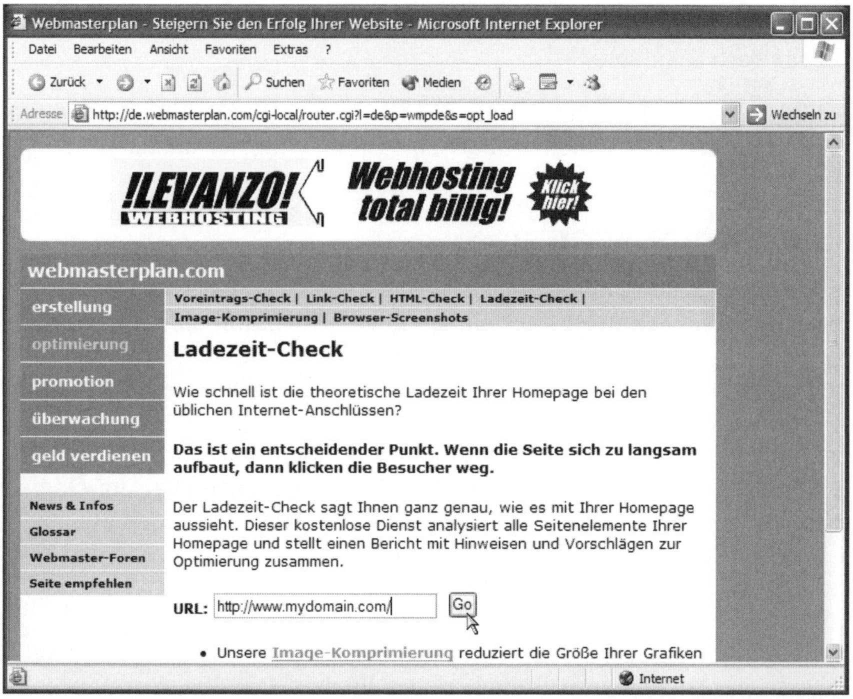

5 Klicken Sie auf die Schaltfläche *Go*.

6 Es wird nun die komplette Analyse der Webseite angezeigt.

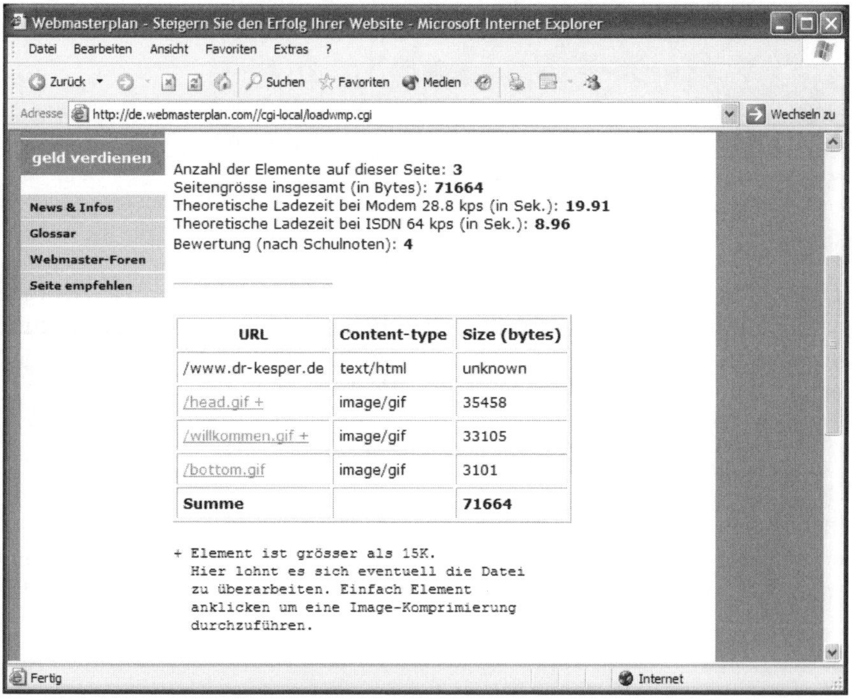

7 Beachten Sie vor allem die theoretischen Ladezeiten und die Bewertung der Seite nach Schulnote.

8 Elemente mit einem Pluszeichen (+) hinter dem Namen sind besonders groß (> 15 KByte). Hier sollten Sie über eine Optimierung nachdenken.

Bilder komprimieren

Die Ausführungen aus dem vorangegangenen Abschnitt legen nahe, beim Design weitestgehend auf Grafiken und Bilder zu verzichten, um die Ladezeit der eigenen Webseite möglichst kurz zu halten. Darunter würde jedoch häufig das Design leiden.

Einen Ausweg aus diesem Dilemma bietet die Komprimierung von Bildern. Bei der Komprimierung werden verschiedene Verfahren eingesetzt, um Originalbilder mit möglichst geringem Qualitätsverlust und reduzierter Dateigröße zu speichern. Dabei wird die Originalgröße des Bildes, also dessen Breite und Höhe in Pixeln, beibehalten.

Am Beispiel eines imaginären Webdesign-Logos werden im Folgenden die Möglichkeiten der Bildkomprimierung kurz beschrieben. Das Bild wurde zunächst als Vektorgrafik erstellt und anschließend als Bitmap der Größe 600 x 177 gespeichert. Dieses Originalbild belegt 312 KByte Speicher.

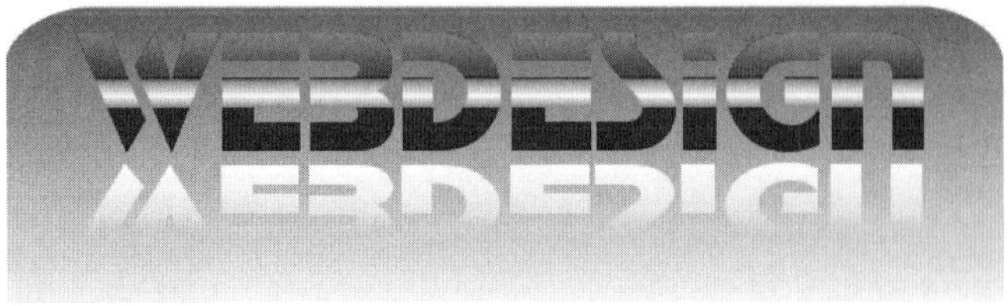

GIF-Bilder

Das **G**raphics **I**nterchange **F**ormat (GIF) ist eines der am weitesten verbreiteten Formate im Internet. Es erlaubt die verlustfreie Speicherung von Bildern mit 256 Farben bei gleichzeitig deutlicher Verkleinerung der Dateigröße. Das Beispielbild konnte auf 17 KByte, also nur noch etwas mehr als 5 % der Originalgröße komprimiert werden.

Der Nachteil von GIF-Bildern ist jedoch die Beschränkung der zur Verfügung stehenden Farben. Bilder mit weichen Übergängen benötigen eine feine Abstufung der verschiedenen Farben, die in GIF-Bildern durch sog. Dithering nachgebildet werden. Dithering streut die vorhandenen Farben ähnlich wie Tintenstrahldrucker und erzeugt so den Eindruck von Farbübergängen.

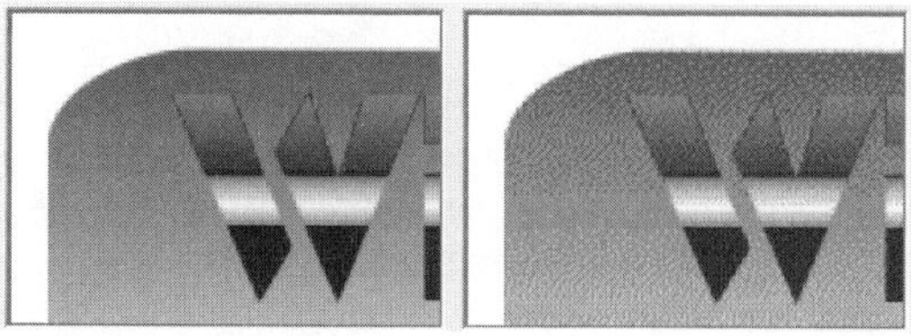

Somit sind GIF-komprimierte Bilder für feine Farbübergänge und Bilder mit vielen verschiedenen Farben nicht besonders gut geeignet.

JPEG-Bilder

Das JPEG-Format der **J**oint **P**hotographic **E**xpert **G**roup erfreut sich dank einer hohen Kompression und einer breiten Unterstützung durch Browser und Grafikprogramme seit Jahren hoher Beliebtheit. Im Gegensatz zum GIF-Format verwenden JPEG-Bilder immer 16,7 Millionen Farben, arbeiten aber nicht verlustfrei.

JPEG-Kompression

JPEG-Bilder erreichen die Verkleinerung der Dateigröße hauptsächlich durch die Verwendung eines einfachen Tricks: Folgen im Bild mehrere Farbwerte nebeneinander, die annähernd gleich sind (zum Beispiel #cccdcc, #cccccc, #cccbcc), wird hierfür die Kurzform 3*#cccccc in die Datei geschrieben. Je nach der gewählten Blockgröße von Nachbarpixeln, die hierfür herangezogen werden, treten die JPEG-typischen Blockartefakte auf.

Für JPEG-Bilder kann bei der Komprimierung eingestellt werden, wie stark der Algorithmus das Originalbild verkleinern soll. Je höher die Kompressionsrate, desto kleiner die Dateigröße, aber desto stärker fällt auch der Qualitätsverlust des optimierten Bildes aus.

Die Abbildung zeigt die Kompression des Originalbildes um den Faktor 40, d. h., die resultierende Datei ist lediglich 9,3 KByte groß.

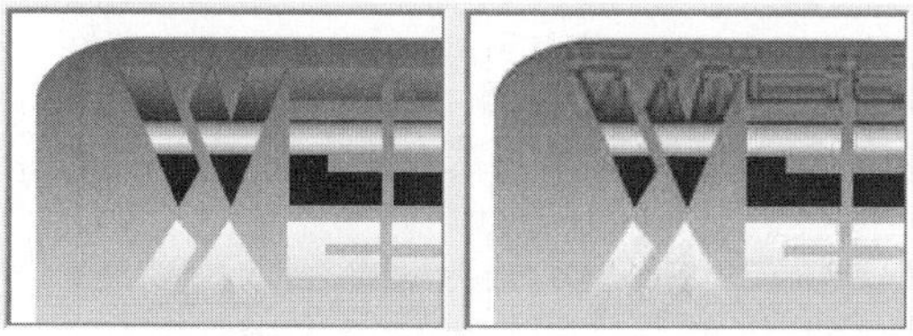

Bis zu einem Kompressionsfaktor von 20 bis 30 ist der Unterschied zwischen der komprimierten und der Originaldatei nur bei starker Vergrößerung erkennbar. Daher ist das JPEG-Format für farbenreiche Logos und Bilder mit weichen Übergängen sehr zu empfehlen.

Lossless JPEG

Der JPEG-Standard sieht auch die verlustfreie (lossless) Komprimierung von Bildern vor. Für das hier gezeigte Beispielbild konnte damit immerhin eine Verkleinerung der Dateigröße auf ~ 17 % erreicht werden. Leider unterstützen selbst die Browser der neusten Version dieses Format noch nicht.

Textgrafiken komprimieren

Im Gegensatz zur Komprimierung von Bildern mit weichen Übergängen und vielen Farben stellt die Ladezeit-Optimierung von Grafiken, die viel Text enthalten, völlig andere Ansprüche. Die resultierenden Bilder sollen vor allem gut lesbar sein.

Durch die Veränderung des eigentlichen Bildinhalts und der JPEG-typischen Artefakte an harten Kanten von Grafiken sind JPEG-komprimierte Bilder für derartige Grafiken relativ ungeeignet. Wie die Abbildung zeigt, bilden sich rund um den Text schwarze Spuren, die den Text verschwommen erscheinen lassen.

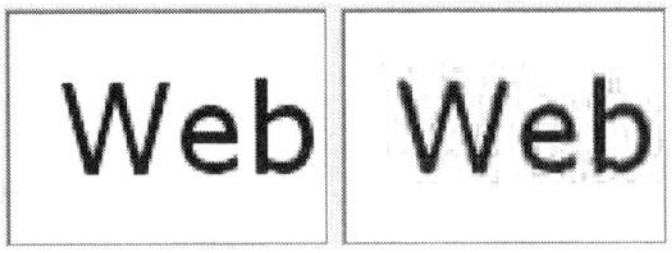

Das GIF-Format eignet sich dagegen sehr gut für Texte, vor allem wenn nur wenige Farben eingesetzt werden. Die Qualität des komprimierten Bildes ist dann nicht von der des Originals zu unterscheiden.

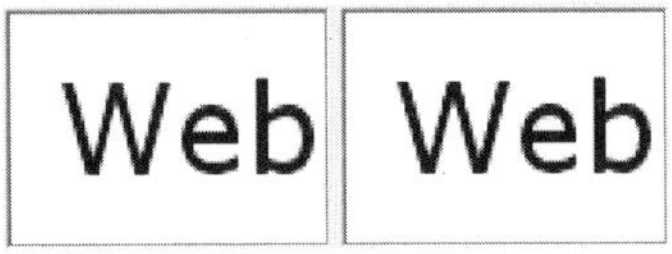

Bilder online optimieren

Nicht jedes Grafikprogramm unterstützt die Optimierung der Ladezeit von Bildern durch die Verwendung unterschiedlicher Kompressionsraten. Und häufig lohnt es sich auch nicht, eine teure Grafiksoftware nur zur Verkleinerung von Bildern zu kaufen.

Abhilfe schafft auch in diesen Fällen die Webseite *webmasterplan.com*, die eine kostenlose Onlinebildoptimierung ermöglicht. Eine Vorschau mehrerer Alternativen

Keine Leer- oder Sonderzeichen

Achten Sie bei der Hinterlegung des Bildes auf einem Webserver darauf, dass der Name des Bildes und der Unterordner keine Leer- oder Sonderzeichen enthält, da ansonsten das Bild von Webmasterplan nicht korrekt gelesen werden kann.

hilft dabei, den besten Kompromiss zwischen der Größe des Bildes und der resultierenden Qualität zu finden.

Um ein eigenes Bild analysieren und optimieren zu können, muss es auf einem Webserver zugreifbar sein, damit es das Optimierungs-Tool von Webmasterplan herunterladen kann.

1 Gehen Sie mit einem beliebigen Browser auf die Internetadresse *www.webmasterplan.com/*.

2 Wählen Sie die Sprache aus. Für Deutsch klicken Sie auf das erste Symbol mit der deutschen Fahne.

3 Wählen Sie den Punkt *Image-Komprimierung* unter der Überschrift *Optimieren Sie Ihre Webseite* aus.

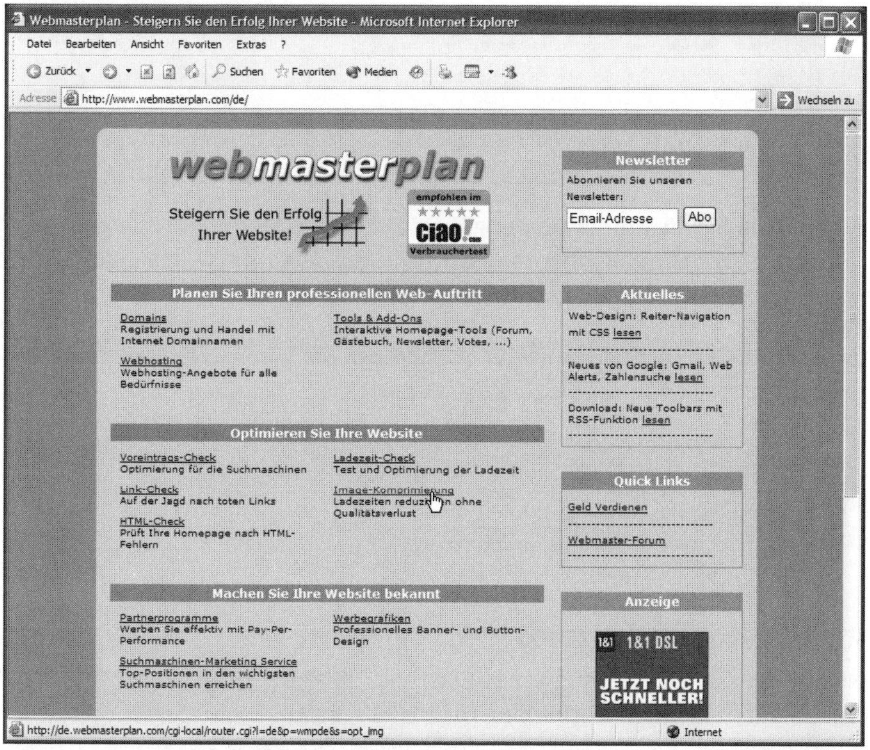

4 Im anschließenden Bildschirm muss die vollständige Adresse zu Ihrem Bild auf einem Webserver eingegeben werden, also zum Beispiel *http://www.meinedomain.de/meinBild.jpg*. Erlaubt sind GIF- und JPEG-Bilder.

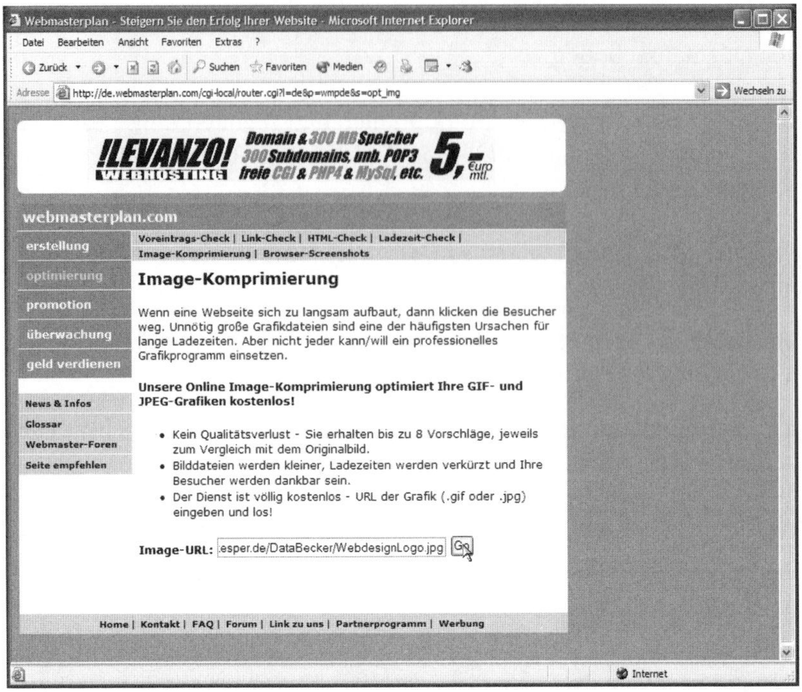

5 Wählen Sie die Komprimierung Ihres Bildes aus, deren Qualität genügend ist. Wenn Sie die Maus über ein Bild bewegen, wird Ihr Originalbild angezeigt. Damit können Sie den Qualitätsverlust gut vergleichen.

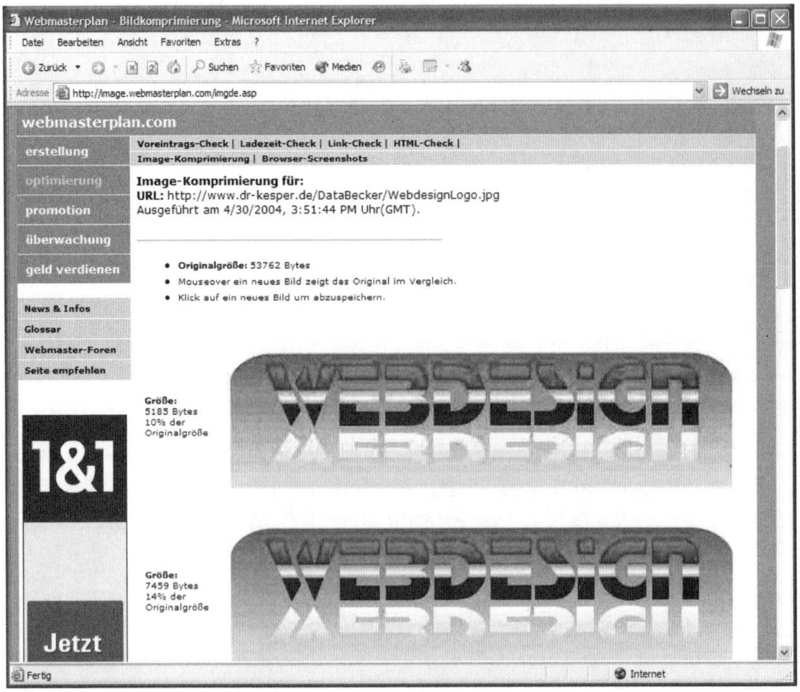

6 Klicken Sie auf das Bild, das Sie abspeichern wollen.

7 Das Bild erscheint allein in einem neuen Fenster. Klicken Sie mit der rechten Maustaste auf das Bild und wählen Sie den Menüpunkt *Bild speichern unter*.

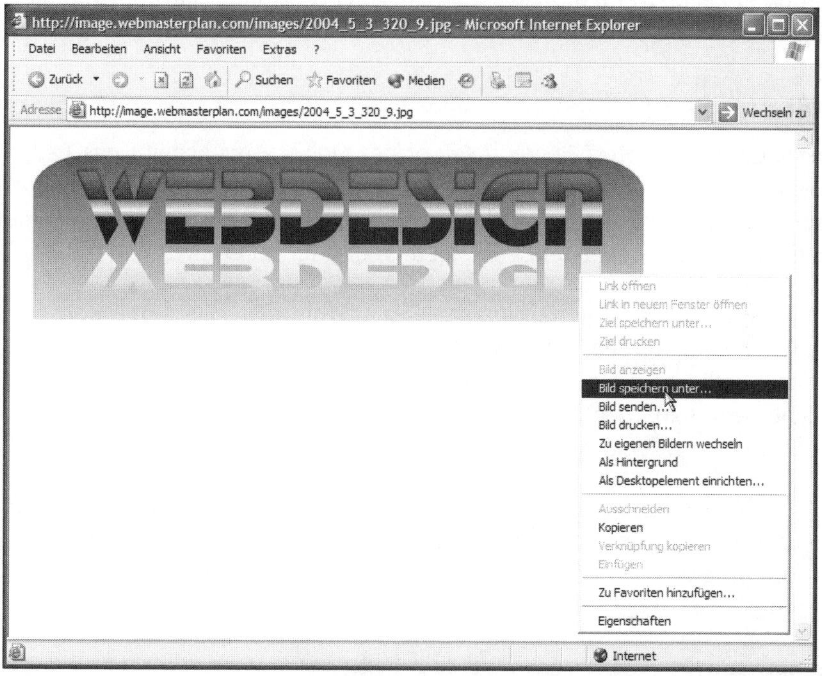

8 Geben Sie in dem Dateidialog einen Namen für das Bild ein, zum Beispiel *Webdesign_optimiert*, und wählen Sie ein Verzeichnis auf Ihrer Festplatte aus, in dem das optimierte Bild gespeichert werden soll.

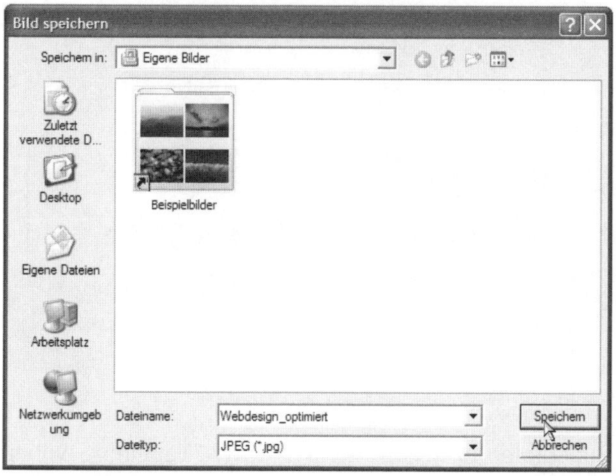

9 Wählen Sie *Speichern*. Das optimierte Bild befindet sich nun auf Ihrer lokalen Festplatte.

Performance vortäuschen

Nicht nur die reale Performance einer Seite ist entscheidend, sondern auch das Empfinden des Benutzers beim Laden der Seite. Durch einige Tricks kann der Eindruck erweckt werden, dass eine Seite relativ schnell lädt, obwohl sie viele oder große Bilder enthält.

Bilder unterteilen

Insbesondere bei großen Logos im Kopf des Dokuments scheint das Laden besonders lange zu dauern, da das Bild erst angezeigt wird, wenn es vom Browser vollständig vom Webserver geladen wurde. Möchte man dennoch nicht darauf verzichten, kann man das Bild in kleinere Teilbilder unterteilen.

Zwar wird durch die Unterteilung das Gesamtvolumen, das durch den Browser heruntergeladen werden muss, nicht geringer. Aber jedes einzelne Bild wird sofort dargestellt, nachdem dessen Download beendet ist. Dadurch werden erste Bereiche des Logos deutlich früher angezeigt, wodurch der Besucher der Seite die Zeit für das Laden des gesamten Logos kürzer empfindet.

Die Abbildung zeigt, wie das Beispiellogo mit Rücksicht auf den Bildinhalt in vier Teile unterteilt wurde. Das Zerschneiden von Bildern (engl. slice) wird von vielen Grafikprogrammen angeboten, im Beispiel wurde Paint Shop Pro 8 von Jasc verwendet (*http://www.jasc.com/*).

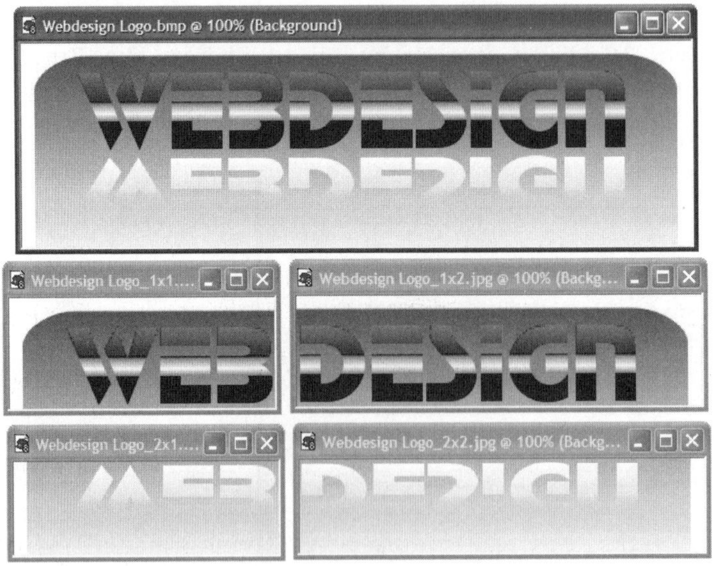

Die Einbindung der Einzelbilder in HTML erfolgt durch Tabellen, wobei der Quellcode bei den meisten Slicer-Programmen direkt miterstellt wird. Wichtig dabei ist, den Innen- und Außenrand der Tabelle auf 0 Pixel zu setzen, da ansonsten zwischen den Einzelbildern störende Abstände eingefügt werden.

Für das Beispiel der vier Einzelgrafiken ergibt sich der folgende Code. Zu beachten ist, dass die Tabelle im Endeffekt dieselbe Größe hat wie das Gesamtbild.

```
<table border="0" cellpadding="0" cellspacing="0" width="600"
height="177">
    <tr>
        <td width="240" height="96">
            <img name="webdesignlogo0" src="webdesign logo_1x1.jpg"
width="240" height="96" border="0"></td>
        <td rowspan="1" colspan="1" width="360" height="96">
            <img name="webdesignlogo1" src="webdesign logo_1x2.jpg"
width="360" height="96" border="0"></td>
    </tr>
    <tr>
        <td width="240" height="81">
            <img name="webdesignlogo2" src="webdesign logo_2x1.jpg"
width="240" height="81" border="0"></td>
        <td width="360" height="81">
            <img name="webdesignlogo3" src="webdesign logo_2x2.jpg"
width="360" height="81" border="0"></td>
    </tr>
</table>
```

Interlaced Images

Eine noch effektivere Form, bereits heruntergeladene Informationen zu nutzen, bieten die Bildformate Interlace GIF und Progressive JPEG. Diese Formate speichern die Information des Bildes zeilenweise, wobei die Speicherung der Zeilen innerhalb der Datei so umsortiert wird, dass zunächst nur jede x-te Zeile gespeichert wird. In weiteren Schritten werden dann die fehlenden Zeilen ergänzt, bis schließlich das vollständige Bild gespeichert ist.

Beim Laden der Datei werden die bereits geladenen Zeilen so interpoliert, dass sie ein - wenn auch qualitativ schlechtes - Gesamtbild darstellen. Je mehr Zeilen geladen werden, desto besser wird die Qualität, bis schließlich das Gesamtbild geladen ist.

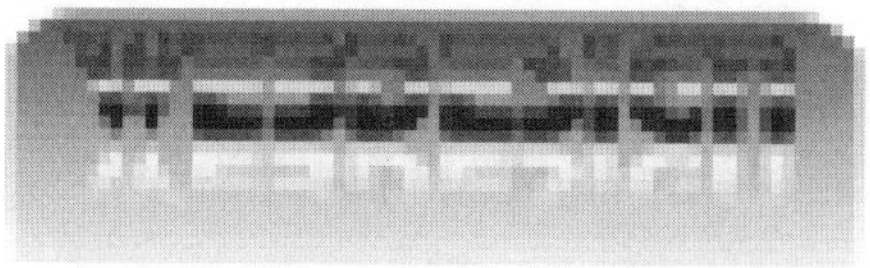

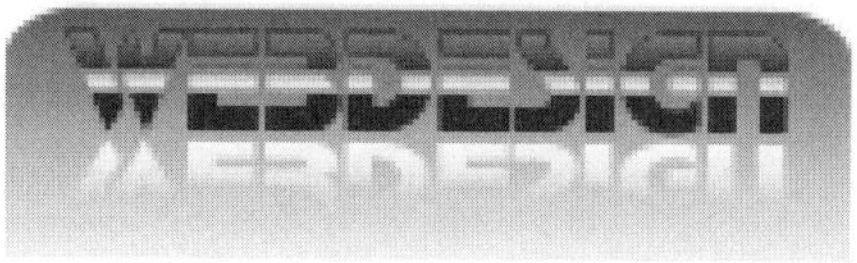

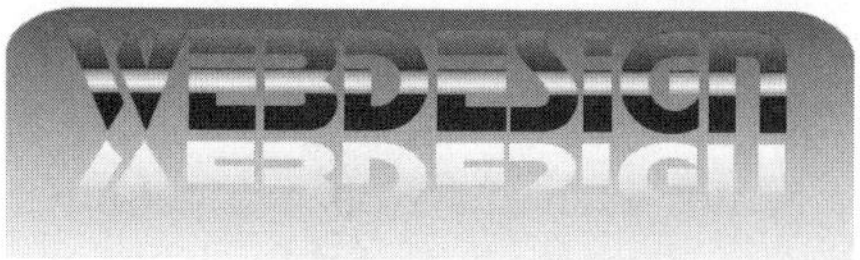

Dadurch bekommt der Benutzer bereits nach einer kurzen Downloadzeit eine Vorstellung davon, wie das im Hintergrund weiter ladende Bild aussehen wird.

Kompatibilität

Interlaced GIF-Bilder werden von allen Browsern korrekt dargestellt. Progressive JPEGs werden hingegen erst in neueren Browsern überhaupt angezeigt, wobei der Internet Explorer die Vorteile des Formats nicht ausnutzt und nur das Gesamtbild am Ende des Downloads anzeigt.

Breite und Höhe von Bildern angeben

Durch die Angabe der Dimensionen eines Bildes reservieren Browser an der vorgesehenen Stelle des Bildes die angegebene Breite und Höhe. Damit wird das Layout bereits nach dem Laden der HTML-Datei korrekt angezeigt und der Benutzer kann bereits mit dem Lesen des Textes beginnen.

Ohne dies Angabe der Breite und Höhe wird die Größe des Bildes erst - nachdem es geladen wurde - durch den Browser bestimmt und in das Layout eingefügt. Dadurch verändert sich das Layout so lange, bis die gesamte Seite geladen ist, und der Ladevorgang erscheint dem Benutzer dadurch länger.

15.2 Webseiten-Caching

Nicht nur durch ein schlankes Design einer Webseite kann die Ladezeit von Webseiten positiv beeinflusst werden. Caching-Techniken und die Festlegung der Gültigkeit von Elementen kann die Performance eines Internetauftritts deutlich erhöhen.

Caches und Proxies

Caches sind ein in der Computerwelt häufig eingesetztes Verfahren: Durch Zwischenspeicherung wird der Zugriff auf Elemente beschleunigt, deren Laden von ihrer Originalquelle zu lange dauern würde. Prozessoren verwenden Cache-Speicher, um nicht zu lange auf Daten aus dem Hauptspeicher warten zu müssen.

Browser- und Proxy-Zwischenspeicher

Dieses Prinzip wird auch für Webbrowser und -server angewendet, und zwar an zwei Stellen:

- Im Browser werden geladene Elemente, also HTML-Dateien, Bilder usw., sowohl im Hauptspeicher des Rechners als auch auf der Festplatte lokal zwischengespeichert. Wird ein bereits gecachtes Element erneut angefordert, wird es nicht erneut vom Webserver geladen, sondern aus dem Speicher oder von der Festplatte.
- Auf der Strecke zwischen dem Client (also dem Browser des Anwenders) und dem Webserver werden die übermittelten Daten ebenfalls gecacht. So

genannte Proxyserver an Knotenpunkten des Internets speichern lokale Kopien der Dateien, die über sie transportiert werden. Wird vom gleichen oder einem anderen Client ein zwischengespeichertes Element angefordert, wird nicht erneut der eigentliche Webserver befragt, sondern die lokale Kopie des Proxies zurückgesendet.

Google Cache

Die Idee des Caches hat Google sogar noch etwas weitergeführt. Für einen Großteil der Webseiten, die bei Google indexiert sind, stellt die Suchmaschine eine zwischengespeicherte Version zur Verfügung. Damit können auch Webseiten angezeigt werden, deren Originalserver entweder zu langsam oder zu einem bestimmten Zeitpunkt nicht erreichbar ist.

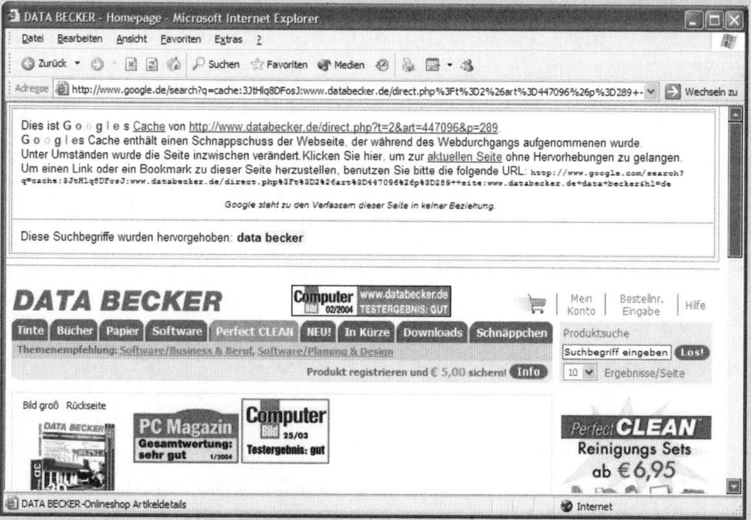

Vorteile der Zwischenspeicherung

Durch die Zwischenspeicherung in lokalen Caches oder globalen Proxyservern werden mehrere Vorteile erreicht:

- Die Ladezeit für Webseiten wird deutlich verkürzt, da Webseiten und Bilder häufig direkt von der Festplatte oder von einem nahe gelegenen Proxyserver, etwa beim Internetprovider, geladen werden können.
- Die allgemeine Belastung des Internets wird reduziert – und damit wird der Datenverkehr insgesamt beschleunigt.
- Probleme mit langsamen Webservern werden verringert, da deren Inhalt auf Proxyservern zwischengespeichert und somit deren Erreichbarkeit multipliziert wird.

Ausnutzen von Zwischenspeichern

Als Entwickler von Webseiten kann man sich die Vorteile der Zwischenspeicherung zunutze machen, um die Ladezeit der eigenen Seiten zu verbessern.

Zwischenspeicher müssen anhand des angeforderten Dateinamens entscheiden, ob sie das jeweilige Element bereits lokal gespeichert haben. Kann das Element nicht gefunden werden, muss die Anfrage weitergereicht werden und die Ladezeit verlängert sich.

Daher ist es sinnvoll, innerhalb einer gesamten Internetpräsenz immer auf die gleichen Elemente und immer in der gleichen Form zu verweisen. Bilder für den Hintergrund, als Logo, für Menüs oder als Aufzählungspunkte sollten daher möglichst einheitlich sein und auch einheitlich angesprochen werden. Ein Bild sollte also nicht einmal relativ über *../../bild.gif* und bei der nächsten Verwendung absolut über *http://www.mydomain.com/pics/bild.gif* angesprochen werden, sondern konsequent über eine der beiden Referenzierungen.

Ferner sollten zu häufige Änderungen von Seitennamen oder an den verwendeten Bildern vermieden werden, wenn sich dadurch nicht eine deutliche Veränderung des Designs oder des Inhalts ergibt. Es dauert eine gewisse Zeit, bis sich neue Elemente in den Proxyservern verbreiten, wodurch sich die Ladezeit einer Seite spürbar verlängern kann.

Gültigkeit von Elementen festlegen

Eine Möglichkeit, um die Zwischenspeicher-Mechanismen von Proxys und Webservern zu beeinflussen, stellen Meta-Tags dar. Über sie lassen sich nicht nur inhaltliche Meta-Informationen zu einer Webseite übermitteln, sondern auch die Gültigkeit von Elementen festlegen und das Caching-Verhalten steuern.

> **Meta-Tags**
>
> Eine ausführliche Beschreibung von Meta-Tags findet sich in Kapitel 18 ab Seite 575. Die speziellen Tags zur Steuerung des Zwischenspeichers folgen ab Seite 580.

Durch die Angabe eines Verfallsdatums werden Zwischenspeicher aufgefordert, die Elemente nach diesem Datum neu zu laden. Für Seiten, deren Inhalt sich eigentlich nicht ändert, oder für die Grafiken des Menüs können daher weit in der Zukunft liegende Werte angegeben werden.

```
<meta http-equiv="expires" content="Wed, 01 Jan 2005, 00:00:00 GMT">
```

News- oder Forumsseiten sollten hingegen in kurzen Abständen von den Zwischenspeichern neu geladen werden, da der Besucher sonst unter Umständen eine veraltete Version der Seite angezeigt bekommt, die auf einem Proxy zwischengespeichert war. Um das zu vermeiden, kann ein ungültiges Datum oder einfach 0 angegeben werden. Damit läuft die Gültigkeit des Elements sofort ab:

```
<meta http-equiv="expires" content="0">
```

Doch auch für regelmäßig aktualisierte Seiten kann man die Zwischenspeicher ausnutzen. Wird eine Newsseite zum Beispiel regelmäßig morgens zwischen 8.00 und 9.00 Uhr neu eingepflegt, können die Proxyserver jeweils danach aufgefordert werden, die Inhalte neu zu laden. Der folgende Eintrag wird dann nach jeder Aktualisierung auf das Datum des nächsten Tages gesetzt:

```
<meta http-equiv="expires" content="Wed, 03 Jun 204, 09:00:00 GMT">
```

Im Notfall

Wurde für eine Seite oder ein Element eine besonders lange Haltbarkeit festgelegt und es wird trotzdem eine Änderung notwendig, kann die erneute Zwischenspeicherung durch Umbenennung der Datei erzwungen werden.

Zwischenspeicherung steuern

Über das Meta-Tag *cache-control* kann direkt Einfluss auf die Zwischenspeicherung einer Webseite genommen werden. Falls keine triftigen Gründe dagegen sprechen, sollte dafür der Wert *public* angegeben werden, womit die Zwischenspeicherung sowohl im lokalen Cache des Browsers als auch auf externen Proxyservern explizit erlaubt wird.

```
<meta http-equiv="cache-control" content="public">
```

Nur bei ständig aktualisierten Seiten sollte der Wert *no-cache* verwendet werden, der jegliche Zwischenspeicherung unterbindet. Je nach dem Inhalt der Seite bleibt aber zu überlegen, ob eine lokale Zwischenspeicherung im Browser des Besuchers nicht erlaubt werden kann. Dies geschieht durch den Wert *private*, der ein Caching auf Proxyservern verhindert.

15.3 Preloader einsetzen

Die Bilder einer Webseite werden vom Browser dann geladen, wenn sie angezeigt werden sollen. Bei dynamischen Bilderwechseln werden neue Bilder also erst dann geladen, wenn sie tatsächlich im Browser dargestellt werden. In vielen Fällen ist es jedoch wünschenswert, bestimmte Bilder bereits beim initialen Aufruf der Seite in den lokalen Cache des Browsers zu laden. Hierfür werden sog. Preloader eingesetzt.

Durch die Abfrage des Ladestatus einer Seite oder von einzelnen Bildern kann darüber hinaus eine Rückmeldung an den Benutzer über den Fortschritt des Ladens gegeben werden.

Bilderwechsel: dynamische Menüs

Insbesondere bei Menüs oder Navigationsleisten werden häufig je Menüpunkt verschiedene Bilder verwendet, die anzeigen, ob ein Menüpunkt aktiv oder inaktiv ist bzw. ob sich der Mauscursor über dem Menüpunkt befindet.

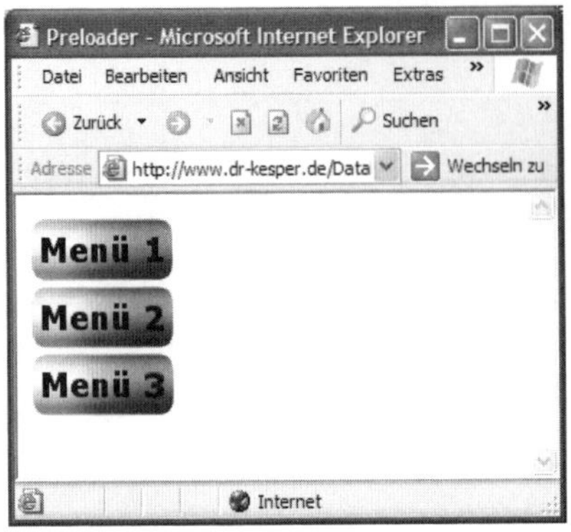

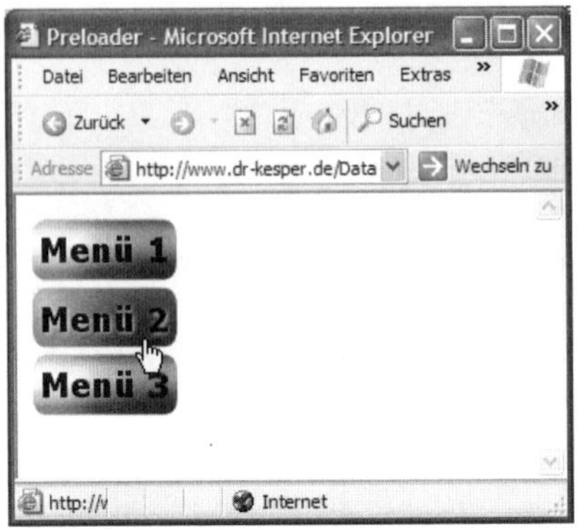

Für das gezeigte Menü wurden je Menüpunkt zwei Bilder erstellt, zunächst das graue, das zu Beginn angezeigt wird, und dann das rote, das angezeigt wird, wenn der Mauscursor über dem Menüpunkt ist. Insgesamt sind für das Menü also sechs Bilder hinterlegt.

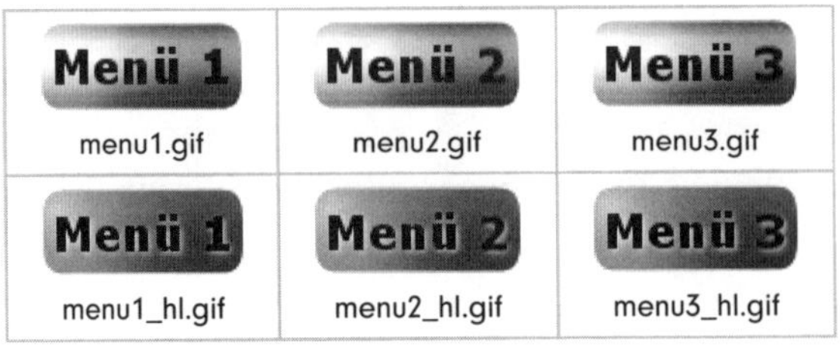

Bilderwechsel

Der Mauseffekt wird durch die JavaScript-Events *onMouseOver* und *onMouseOut* zur Abfrage der Maus erzeugt. Befindet sich der Mauscursor über einem Link (*onMouseOver*), wird das rote Bild des Menüpunkts geladen. Wird der Mauscursor vom Menüpunkt wegbewegt, wird der *onMouseOut*-Event gefeuert und wieder das graue Bild des Menüpunkts geladen.

Um die Bilder wechseln zu können, wird bei den <img>-Elementen der Menüpunkte jeweils ein eigener Name durch die *name*-Eigenschaft gegeben. In den *onMouseOver*- bzw. *onMouseOut*-Events kann dann das Bild durch die Neuzuweisung der Bildquelle (*src*) geändert werden.

```
■ <a href="menu1.html" border=0 onMouseOver="menu1.src='menu1_hl.gif'"
  onMouseOut="menu1.src='menu1.gif'">
■     <img src="menu1.gif" name="menu1" border=0>
```

```
■ </a>
■ <br />
■ <a href="menu2.html" border=0 onMouseOver="menu2.src='menu2_hl.gif'"
  onMouseOut="menu2.src='menu2.gif'">
■     <img src="menu2.gif" name="menu2" border=0>
■ </a>
■ <br />
■ <a href="menu3.html" border=0 onMouseOver="menu3.src='menu3_hl.gif'"
  onMouseOut="menu3.src='menu3.gif'">
■     <img src="menu3.gif" name="menu3" border=0>
■ </a>
```

Ohne weitere Optimierung haben derartige Menüs einen Nachteil: Das jeweils rote Bild eines Menüpunkts wird nicht mit der Seite geladen, sondern wenn die Maus das erste Mal über den Menüpunkt fährt und den *onMouseOver*-Event aufruft. Dadurch erscheint nicht sofort das rote Bild des Menüpunkts, da es im Hintergrund erst geladen werden muss. Der Screenshot zeigt, wie der erste Menüpunkt als aktiv dargestellt wird, obwohl sich der Mauszeiger über dem zweiten befindet.

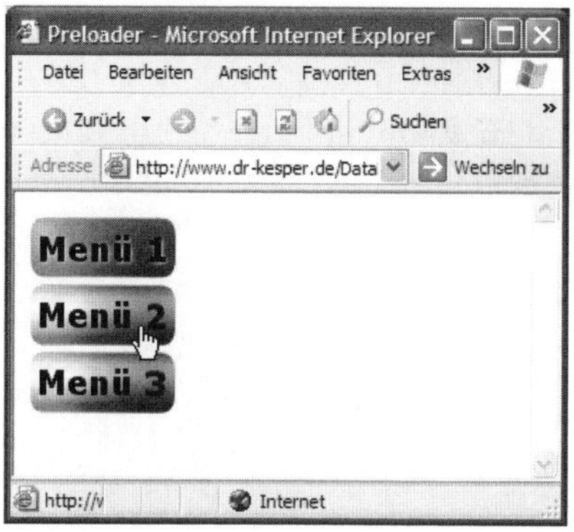

Bilder im Vorfeld laden

Um diesen unerwünschten Effekt zu vermeiden, muss der Browser dazu gebracht werden, die roten Bilder, durch die ein aktiver Menüpunkt dargestellt werden soll, bereits im Vorfeld zu laden.

Die Frage, die sich dabei stellt, ist, wie ein Bild geladen werden kann, ohne auf dem Bildschirm angezeigt zu werden. Lädt man die Bilder durch ein <img>-Element im Webdokument, beeinflusst dies das Layout der Seite.

An dieser Stelle hilft die Funktionalität von JavaScript (siehe ab Seite 446). Mit JavaScript ist es möglich, Bilder in eine Variable zu laden, ohne sie dazu anzeigen zu müssen.

Bilder mit JavaScript erzeugen

In JavaScript werden Bilder durch den Konstruktor *new Image()* erstellt. Als Ergebnis erhält man einen Platzhalter für ein Bild, das sich wie ein <img>-Element verhält. Dieses Bild kann dann einer Variablen zugewiesen werden.

```
■ bildVariable = new Image();
```

Das neu erstellte Bild in JavaScript ist zunächst leer. Über das *src*-Attribut kann nun eine Bilddatei verknüpft werden:

```
bildVariable.src = "bild.jpg";
```

Bei dieser Zuweisung der Bilddatei an das vorher erzeugte, leere Bild lädt der Browser die Bilddatei in den Speicher. Dieses Verhalten kann man sich nun zunutze machen, um Bilder durch den Browser laden zu lassen, ohne es anzeigen zu müssen.

Bilder im HTML-Kopf laden

Dazu wird im Kopf der HTML-Datei ein JavaScript-Bereich definiert, in dem zu jedem Menüpunkt ein leeres Bild erstellt und anschließend mit der Bilddatei verknüpft wird, die im aktiven Zustand angezeigt werden soll.

```
<SCRIPT LANGUAGE="JavaScript">
<!--
menu1_h1 = new Image();
menu1_h1.src = "menu1_h1.gif";
menu2_h1 = new Image();
menu2_h1.src = "menu2_h1.gif";
menu3_h1 = new Image();
menu3_h1.src = "menu3_h1.gif";
//  End -->
</script>
```

Dieser Quelltext wird vor dem Laden der eigentlichen Seite ausgeführt. Damit stehen die Bilder der aktiven Menüpunkte nach dem Laden der Seite sofort zur Verfügung.

Bilder zuletzt laden

So schön die gezeigte Lösung auch ist, so hat sie doch einige Nachteile, da erst die Bilder der aktiven Menüpunkte und anschließend die Seite geladen werden.

Solange die Bilder der aktiven Menüpunkte geladen werden, erfolgt kein Aufbau der eigentlichen Webseite, d. h., für den Besucher passiert eine gewisse Zeit lang nichts. Das kann dazu führen, dass viele Benutzer das Laden der Seite abbrechen.

Außerdem dauert das Laden der Seite insgesamt länger, da zusätzlich zu dem eigentlichen Dokument die Bilder der aktiven Menüpunkte geladen werden müssen. Damit scheint die Webseite für den Besucher langsam zu sein.

Nach dem Laden der Seite: onLoad

Um diesen Nachteil zu vermeiden, soll erst die Webseite vollständig geladen werden, bevor die zusätzlichen Bilder für aktive Menüpunkte initialisiert werden.

Ob eine Seite bereits komplett durch den Browser geladen wurde, kann durch den JavaScript-Event *onLoad* abgefangen werden. Dieser wird nicht, wie der Name vermuten ließe, beim Laden der Seite gefeuert, sondern nach dem erfolgreichen Laden.

Der *onLoad*-Event wird im <body>-Element der Webseite angegeben. Im folgenden Beispiel wird nach dem Laden einer Webseite ein Dialog *Seite geladen* angezeigt.

```
<body onload="alert(‚Seite geladen')">
```

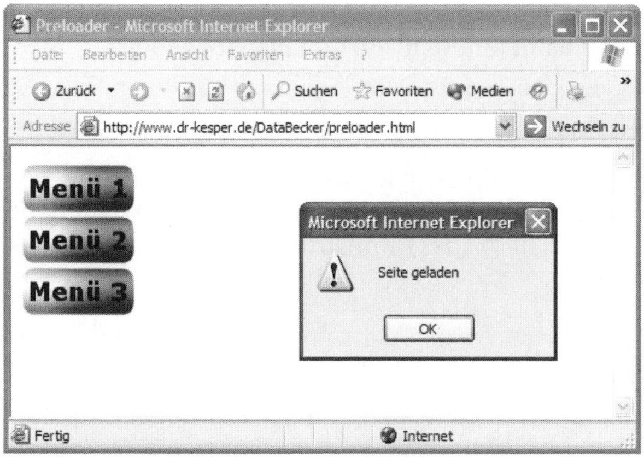

Erst die Seite, dann die Bilder

Mithilfe des *onLoad*-Events können nun die Bilder für die aktiven Menüpunkte nach dem Laden der Seite initialisiert werden. Dafür wird die JavaScript-Erzeugung der Bilder in einer Funktion *preload()* gruppiert, die durch den *onLoad*-Event aufgerufen wird.

Diese neue Funktion wird ebenfalls im Kopf der HTML-Datei definiert. Durch die Kapselung in einer Funktion wird sie nicht beim Laden der Seite aufgerufen.

Damit sieht das Beispiel für das automatische Laden der Bilder wie folgt aus:

```
<html>
<head>
...

<SCRIPT LANGUAGE="JavaScript">
<!--
function preload() {
    menu1_hl = new Image();
    menu1_hl.src = "menu1_hl.gif";
    menu2_hl = new Image();
    menu2_hl.src = "menu2_hl.gif";
    menu3_hl = new Image();
    menu3_hl.src = "menu3_hl.gif";
```

```
// End -->
</script>
</head>
<body onLoad="preload()">
...
</body>
</html>
```

Viele Bilder vorhalten

Für Webseiten mit vielen Menüpunkten oder anderen Bildern, die im Vorfeld geladen werden sollen, ist die gezeigte *preload()*-Funktion etwas unhandlich, da sie sehr lang und somit unübersichtlich werden kann. Praktischer ist es, eine Liste von Bildquellen zu definieren, die dann automatisch initialisiert werden.

JavaScript-Listen: Arrays

Listen werden in JavaScript durch sog. Arrays abgebildet. In ihnen können beliebig viele Elemente eines Typs abgelegt und später wieder ausgelesen werden. Eine neue, leere Liste wird durch den *new Array()*-Konstruktor erstellt.

```
myArray = new Array();
```

Um die Elemente der Liste bereits bei der Erstellung anzugeben, werden diese durch Komma separiert als Parameter übergeben. Im nachfolgenden Beispiel werden die gewünschten Dateinamen als Elemente des neuen Array angegeben:

```
images = new Array("menu1_hl.jpg", "menu2_hl.jpg", "menu3_hl.jpg");
```

Um die einzelnen Elemente der Liste wieder auszulesen, wird mit einer Schleife über die Länge des Array iteriert und jedes Element über seine Position im Array ausgelesen:

```
    for (i = 0; i < images.length; i++) {
      aktuelleDatei = images[i];
}
```

Bilderlisten laden

Um die definierte Liste *images* von Bilddateien als Bilder zu laden, wird ein weiterer Array *menu_hl* benötigt, in dem die eigentlichen Bilder gespeichert werden. Jedes Element dieses Array wird als neues Bild durch den *new Image()*-Konstruktor initialisiert. Anschließend wird diesem neu erzeugten Bild eine der Bilddateien aus dem *images*-Array zugewiesen.

Die vollständige *preload()*-Funktion ist nun wie folgt definiert:

```
<SCRIPT LANGUAGE="JavaScript">
<!--
function preload() {
```

```
■     var images = new Array("menu1_hl.jpg", "menu2_hl.jpg",
      "menu3_hl.jpg");
■     var menu_hl = new Array();
■      for (i = 0; i < images.length; i++) {
■        menu_hl[i] = new Image()
■        menu_hl[i].src = images[i];
■     }
■ }
■ //  End -->
■ </script>
```

Um weitere Bilder in den Speicher des Browsers zu laden, genügt es nun, den Dateinamen an die Liste des *images*-Array anzuhängen.

Ladestatus einer Seite anzeigen

Für Webseiten mit vielen großen Bildern kann es nützlich sein, den Inhalt der Seite erst anzuzeigen, wenn alle Bilder vollständig geladen sind. Da das Laden jedoch je nach Internetverbindung relativ lange dauern kann, soll eine Fortschrittsanzeige Auskunft über den Ladevorgang geben. Der Fortschritt soll dabei ähnlich wie bei einem Programm durch einen Balken dargestellt werden, der von 0 bis 100 % anwächst.

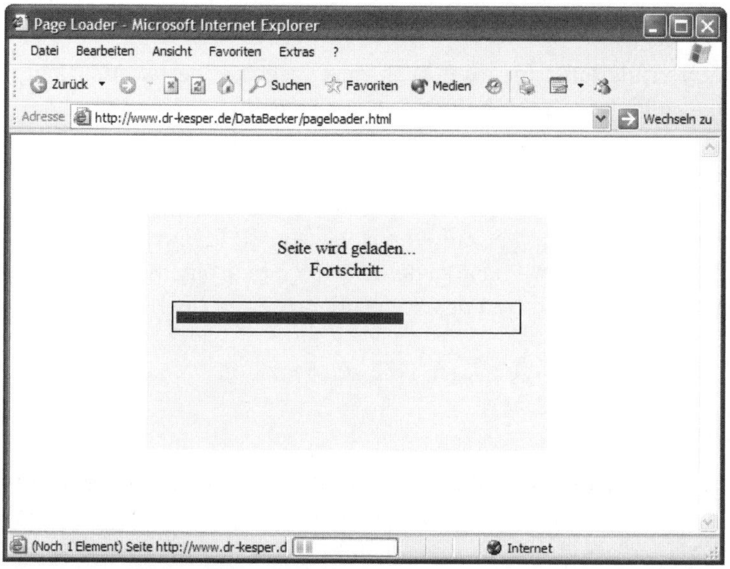

DATA BECKER DHTML-Bibliothek

Das Beispiel greift auf die DATA BECKER Bibliothek für DHTML aus dem Abschnitt 14.2 ab Seite 472 zurück. Daher muss im Kopf der HTML-Datei die Bibliothek eingebunden werden:

```
<script type="text/javascript" src="DHTML.js"></script>
```

Aufbau des Dokuments

Das Prinzip des Fortschritt-Fensters basiert auf zwei <div>-Boxen: Die erste Box wird beim Laden der Seite angezeigt, während die zweite Box den eigentlichen Inhalt enthält, aber zunächst versteckt (*visibility:hidden*) wird. Hat der Browser die Seite vollständig geladen, wird die erste Box ausgeblendet und die zweite mit dem Seiteninhalt eingeblendet.

Das Dokument wird also in zwei Bereiche unterteilt, wobei die zweite Box zunächst nicht sichtbar ist:

```
<div id="loading">
    Wird beim Laden angezeigt.
</div>
<div id="page" style="visibility: hidden;">
    Der eigentliche Inhalt der Seite.
</div>
```

Definition des Fortschrittsbalkens

Der Fortschrittsbalken wird in dem ersten Boxelement der Seite definiert. Die <div>-Box wird durch absolute Positionierung in der Mitte des Bildschirms mit 60 % Breite und Höhe platziert. Um sie vom Hintergrund abzuheben, wird ihr Hintergrund eingefärbt.

Damit die Box nach erfolgtem Laden der Webseite ausgeblendet werden kann, wird die ID des <div>-Elements auf *loading* gesetzt.

Der Fortschrittsbalken wird durch ein Bild erzeugt, dass je nach aktuellem Ladestatus in der Breite verändert wird. Im Beispiel wurde ein 4 x 4 Pixel großes, graues GIF-Bild verwendet, das später auf eine Höhe von 10 Pixeln und eine maximale Breite (bei 100 %) von 300 Pixeln gedehnt wird. Einfarbige Bilder sind besonders gut geeignet, da das Verzerren des Bildes nicht sichtbar wird.

Um das Bild später per JavaScript bzw. DHTML referenzieren zu können, erhält das <img>-Element die ID *progressbar*.

```
<div id="loading" style="text-align: center; position: absolute;
left:20%; top:20%; height: 60%; width: 60%; background-color:#eeeeee">
    <br />
        Seite wird geladen...
    <br />
        Fortschritt:
    <br /><br />
    <table width=310 style="border-style:solid; border-color:black;
    border-width:1px;">
        <tr>
            <td>
                <img src="progressbar.gif" width=0 height=10
                id="progressbar" /></td>
```

```
        </tr>
    </table>
</div>
```

Erkennen des Ladefortschritts

In diesem Beispiel soll der Inhalt der Webseite aus drei Bildern bestehen. Jedes Mal, wenn ein Bild vom Browser geladen wurde, soll der Fortschrittsbalken daher um 33 % erhöht bzw. die Breite um 100 Pixel vergrößert werden. Hierzu wird der *onLoad*-Event der <img>-Tags verwendet, der nach dem Laden jedes einzelnen Bildes die (noch zu definierende) JavaScript-Funktion *loaded()* aufruft. Diese wird dann den Fortschrittsbalken anpassen.

Die Bilder werden in die zweite <div>-Box der Seite mit der ID *page* geladen. Diese wird zunächst über das CSS-Element *visibility* ausgeblendet und erst eingeblendet, wenn die gesamte Seite vollständig geladen wurde.

```
<div id="page" style="visibility: hidden;">
    <img src="Image1.jpg" width=200 height=200 onLoad="loaded()" />
    <img src="Image2.jpg" width=200 height=200 onLoad="loaded()" />
    <img src="Image3.jpg" width=200 height=200 onLoad="loaded()" />
</div>
```

Ändern des Fortschrittsbalkens

Die JavaScript-Funktion *loaded()* wird nach dem Laden jedes Bildes aufgerufen und passt die Breite des Fortschrittsbalkens an den Gesamtfortschritt an.

Der Zugriff auf das <img>-Element erfolgt über die *DataBeckerGetElementById()*-Funktion aus der DHTML-Bibliothek.

Während der Programmierzeit kann leider nicht festgelegt werden, welches der Bilder zuerst geladen wird, d. h., das dritte Bild innerhalb der Webseite kann durchaus vor den anderen beiden Bildern geladen sein. Daher muss die Funktion so programmiert sein, das der Fortschritt unabhängig vom geladenen Bild verändert wird.

Diese Unabhängigkeit wird dadurch realisiert, dass zunächst die Breite des aktuellen Fortschrittsbalkens ausgelesen, dann um 100 Pixel vergrößert und als neue Breite dem Bild wieder zugewiesen wird.

```
<SCRIPT LANGUAGE="JavaScript">
<!--
function loaded() {
    pBar = DataBeckerGetElementById('progressbar');

    pBar.width = pBar.width + 100;
}
//  End -->
</script>
```

Anpassen der Werte

Im Beispiel wurde ein Fortschrittsbalken mit einer maximalen Breite von 300 Pixeln bei drei zu ladenden Bildern realisiert. Bei einer geänderten Anzahl von Bildern muss daher in der Funktion *loaded()* die Größenänderung (im Beispiel 100 Pixel) angepasst werden.

Seitenwechsel

Ist die Seite vollständig geladen, erfolgt der Wechsel zwischen der Fortschrittsanzeige und dem eigentlichen Seiteninhalt.

Ob die Seite komplett geladen wurde, wird über den *onLoad*-Event des <body>-Elements abgefangen, und die Funktion *finished()* wird aufgerufen:

```
<body onLoad="finished()">
```

Der eigentliche Seitenwechsel soll mit einer geringen Verzögerung aufgerufen werden, damit der Besucher kurzzeitig den Fortschrittsbalken mit 100 % angezeigt bekommt. Daher ruft die Funktion *finished()* die Funktion *switchPages()* zeitverzögert durch die *setTimeout()*-Methode von JavaScript auf.

Der Wechsel der beiden Seiten geschieht mithilfe der Bibliotheksfunktion *DataBeckerSetVisible()*, die zunächst die *loading*-Box ausblendet und anschließend die *page*-Box einblendet.

```
<SCRIPT LANGUAGE="JavaScript">
<!--
function finished() {
    setTimeout("switchPages()", 1000);
}
function switchPages() {
    DataBeckerSetVisible('loading', false);
    DataBeckerSetVisible('page', true);
}
// End -->
</script>
```

16. Fehlerbehebung im Webprojekt

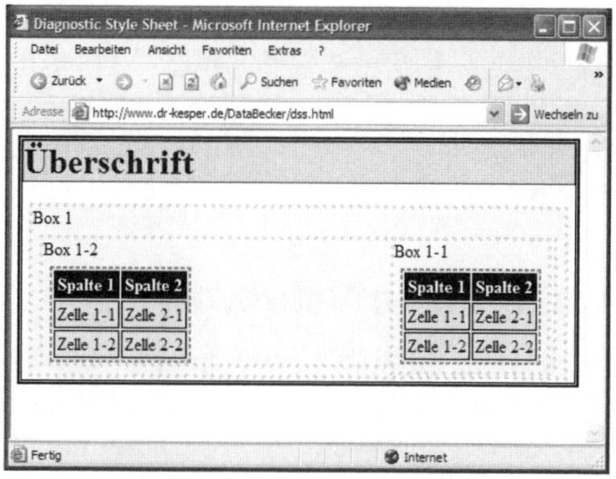

Bei der Realisierung eines Webprojekts gibt es reichlich Gelegenheit, Fehler zu machen. Viele kleine Fehler bleiben im Verborgenen, zum Beispiel wenn eine Seite auf dem einen oder anderen Browser nicht einwandfrei dargestellt wird oder ein Link nicht richtig funktioniert. Oftmals kann hier ein fehlendes Attribut oder Tag die Ursache sein. Wird bei umfangreicheren Seiten versucht, diese Fehler zu finden, ist schnell sehr viel Zeit und Mühe investiert. Die Sucharbeit lässt sich aber mithilfe von Diagnostic Style Sheets erleichtern. Ein anderer, häufig vorkommender Fehler ist der Error 404, Seite nicht gefunden. Oftmals schmucklos und gerade für unerfahrende User äußerst nichts sagend. Dass dies so nicht sein muss, wird im ersten Abschnitt dieses Kapitels gezeigt.

16.1 Vermeiden einer Käferjagd

Das Erstellen einer Website, die auf Anhieb ohne Fehler funktioniert, dürfte wahrscheinlich eine Utopie sein. Es gibt aber ein paar Grundregeln, die das Auftreten von Käfern (engl. Bugs) zwar nicht auschließen, aber deutlich verringern können. Im Folgenden ein paar Punkte, die helfen können, Fehler zu vermeiden, bevor sie entstehen.

Es gilt: ASCII

Das Internet ist ein weltweites Medium und daher kann nie vorhergesagt werden, an welchem Ende der Welt oder von welchem Server eine Seite aufgerufen wird. Aus diesem Grund gilt für Datei-, Verzeichnis, Klassen- und ID-Namen die einfache Regel, dass ASCII das Maß aller Dinge ist. ASCII ist bis heute der einzige Zeichensatz, bei dem man sicher sein kann, dass er wirklich auf allen Maschinen verstanden wird.

Einheitliche Schreibweise

Auch wenn im Zusammenhang mit dem Erstellen von Internetseiten die meisten Befehle nicht case sensitive sind, also nicht nach Groß- oder Kleinschrift unterscheiden, kommt es doch vor. Daher bietet es sich an, sich das Leben einfach zu machen und sich auf eine Schreibweise festzulegen. Ob nun die Groß- oder die Kleinschreibung bevorzugt wird, ist wieder Geschmackssache.

Sprechende Namen

Werden Datei- und Verzeichnisnamen vergeben, sollten kryptische Abkürzungen nach Möglichkeit vermieden werden. Die Bezeichnungen *Bild1, Bild2, Bild3* und so weiter sind zwar schnell vergeben, aber wer weiß schon in einem halben Jahr, welches Bild sich hinter welcher Nummer verbirgt? Das Gleiche gilt für Verzeichnisse. Nachfolgend zwei Varianten, die eine gut, die andere schlecht:

- `http://www.Domainname.de/MM/ab/uf/b1.jpg`
- `http://www.Domainname.de/Abbildungen/urlaubfotos/Hotelstrand.jpg`

Namen wie Inhalt, Abbildungen, Fehlermeldungen und so weiter lassen klare Schlüsse über deren Inhalt zu. Abkürzungen sparen zwar Schreibarbeit, aber was sich dahinter verbirgt, gerät schnell in Vergessenheit.

Dasselbe gilt für die Bezeichnung von Buttons. Bezeichnungen wie *Menüpunkt1, 2* oder *3* kann in Beispielen durchaus sinnvoll sein, für eine ins Netz gestellte Webseite jedenfalls nicht. Da sind Namen wie *home, kontakt* und *news* wesentlich einprägsamer und helfen bei einer späteren Überarbeitung, sich schneller wieder in den Quelltext einzulesen.

Grafische Editoren

In vielen Bereichen besitzen grafische Editoren ganz klar Vorteile gegenüber der Programmierung von Hand. Sei es bei Image Maps oder dem Erstellen von Tabellen. Tatsache ist aber, dass die grafischen Editoren einen recht aufgeblähten Quelltext erzeugen und auch nicht alle Standards 100-prozentig korrekt umsetzen. Daher empfiehlt es sich während der Arbeit mit einem grafischen Editor, diesem ab und an über die Schulter zu schauen, sprich den Quelltext zu kontrollieren.

Lieber gleich XHTML

Wer heute eine neue Seite erstellt oder eine bestehende überarbeitet, genießt klare Vorteile, wenn er gleich auf die XHTML-Syntax setzt. Das heißt unter anderem, dass sowohl ein Start- als auch ein End-Tag angegeben werden müssen. Außerdem müssen die Werte der verschiedenen Eigenschaften in Anführungsstrichen aufgeführt werden. Noch sind die verschiedenen Browser sehr tolerant gegenüber einem nicht standardkonformen Quelltext, aber das wird sich im Laufe der Zeit noch ändern.

Seiteneffekte

Copy & Paste ist eine feine Sache und erspart eine Menge Arbeit. Aber dadurch kann sich auch schnell ein Fehler einschleichen, dessen Ursache nicht sofort ersichtlich ist.

Beispiel

Es wurde ein Stylesheet erstellt, das nun in einer anderen Website verwendet werden soll. Durch das Einfügen des kompletten Stylesheets in einen anderen Quelltext wurde aus Versehen das Start-Tag des Attributs *style* ein zweites Mal eingefügt. Das heißt, der Anfang des Quelltextes sieht jetzt folgendermaßen aus:

```
<style type="text/css">
<style type="text/css">
<!--
body {
   background-color: #7F7F7F;
   font-family: arial;
   font-size: x-small;
}
#menu {    ... hier geht es weiter...
```

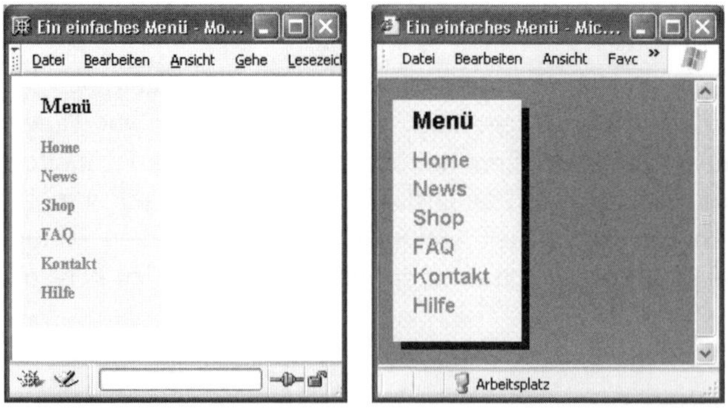

Der Hintergrund bei Mozilla ist weiß, obwohl für background-color ein anderer Wert angegeben war. Der Internet Explorer stellt die Farbe aber korrekt dar.

Allein die versehentliche doppelte Angabe des Attributs *style* reicht bei einem Browser, der sich recht genau an den Standard hält, dafür aus, dass es zu Seiteneffekten kommt. Der Hintergrund von Mozilla bleibt weiß und das, obwohl für *background-color* ein Wert angegeben wurde. Der Internet Explorer ist in diesem Fall toleranter. Er hält sich nicht so exakt an die Vorgaben des (X)HTML-Standards. Abhilfe würde folgende Änderung schaffen:

```
<style type="text/css"></style>
<style type="text/css">
<!--
body {
   background-color: #7F7F7F;
   font-family: arial;
...
```

Auch wenn die Anweisung so keinen praktischen Sinn macht, sie erfüllt wieder den Standard. Auf das Start-Tag folgt ein End-Tag. In der Praxis würde natürlich einfach einer der beiden Start-Tags von *style* entfernt werden.

Tritt der obere Fehler in der gezeigten Form auf, wird sich die erste Fehlersuche mit ziemlicher Sicherheit auf die Eigenschaft *background-color* beschränken. Die doppelte Angabe des Attribut *style* wird wahrscheinlich erst viel später in Betracht gezogen.

Testen, testen und am Ende testen

Im Laufe des Erstellungsvorgangs einer Website sollte regelmäßig getestet werden, wie sich die Seite bei verschiedenen Browsern und bei verschiedenen Bildschirmauflösungen verhält. Werden Seiten ausschließlich auf einem Browser getestet, kann es am Ende unliebsame Überraschungen geben. In Kapitel 12 bei der Eigenschaft *position* mit dem Wert *fixed* ist gut zu erkennen, dass auch hier Seiteneffekte zu erwarten sein können.

16.2 Eigene Fehlerseiten entwerfen und einsetzen

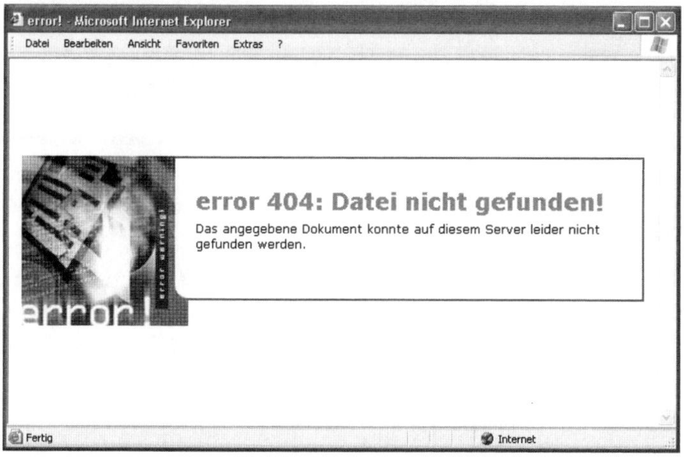

Eine der möglichen Fehlermeldungen.

Wer kennt sie nicht, die Sackgasse des Internets? In der Suchmaschine hört sich ein Link so vielversprechend an oder eine geliebte Seite soll wieder einmal besucht werden, doch stattdessen erscheint ein schmuckloses *error 404: Datei nicht gefunden.*

Außer dem Error 404 gibt es noch eine ganze Reihe weiterer Fehlermeldungen, die genauso frustrierend sein und gerade bei kommerziellen Seiten schnell zu Frust bei den Kunden führen können.

Erstaunlicherweise gibt es immer noch viele große Anbieter, die eine „schlichte" Variante der Fehlermeldung 404 bevorzugen und den Kunden im Unklaren darüber lassen, wie es weitergehen soll. Und das, obwohl es immer mal vorkommen kann, dass eine Seite nicht mehr da ist, wo sie vorher war, oder einfach in einem Prospekt der Abdruck einer falschen Adresse passiert ist. Mithilfe einer eigenen Fehlermeldung können potenzielle Besucher einer Seite trotz eines solchen Fehlers sicher ans Ziel gebracht werden.

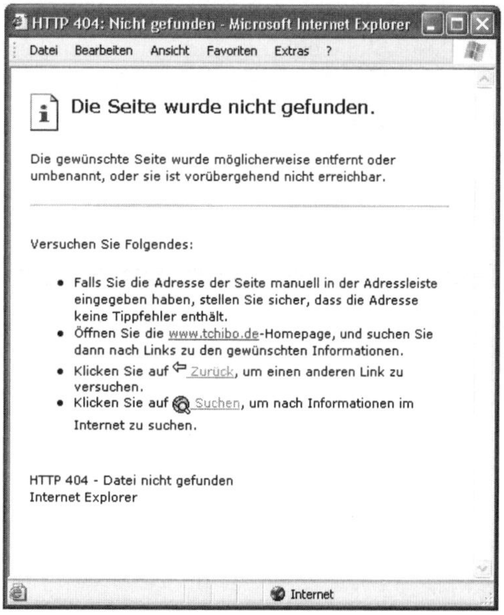

Woher kommt die Fehlermeldung?

Die Fehlermeldungen werden von dem Webserver, an den die Anfrage gerichtet wurde, erzeugt. In den meisten Fällen wird die erzeugte Fehlermeldung dann an den aufrufenden Client, den Rechner des Anwenders, als HTML-Dokument überstellt. Diese vom Webserver generierten Seiten nennen zwar den Fehler, aber mehr auch nicht. Der Anwender weiß danach nur, dass der Link nicht mehr funktioniert. Was er nicht weiß, ist, wie er jetzt dahin kommt, wo er eigentlich hin wollte.

Fehlermeldungen

Die Fehlermeldung Error 404 ist aber nicht die einzige, die einem im Internet begegnen kann. Auf der Seite des W3C Consortium gibt es eine komplette Aufstellung von den im HTML-Standard definierten Fehlermeldungen (*http://www.w3.org/Protocols/HTTP/1.1/spec.html#Status-Codes*).

Die Fehlergruppe 4xx ist die Gruppe der Fehlermeldungen, die durch Anfragen des Clients verursacht werden. Dazu gehört vor allem die Eingabe einer falschen URL, was aber nicht zwangsläufig ein Fehler des Anwenders sein muss. Die Seite kann auch vom Server entfernt worden sein oder aus irgendeinem Grund ist der Server zurzeit nicht verfügbar. Im zweiten Fall lohnt sich ein späterer Versuch.

Neben der Fehlergruppe 4xx gibt es unter anderem noch die Fehlergruppe 5xx. Dort sind Fehler definiert, die eintreten, wenn der Server merkt, dass er ein Problem hat. Dazu gehört unter anderem, dass er eine Anfrage aufgrund interner Probleme nicht beantworten kann. Ein denkbares Beispiel ist der fehlerhafte Versuch eines Servers, auf eine angebundene Datenbank zuzugreifen.

An dieser Stelle ein paar der häufigsten Fehlermeldungen:

401 unauthorized	Damit der Server die Anfrage bearbeitet, bedarf es einer Authentifizierung durch Usernamen und Passwort.
403 forbidden	Eine Authentifizierung ist hier nicht möglich, da der Zugang generell nicht erlaubt ist.
404 not found	Die angeforderten Daten sind auf dem Server nicht verfügbar. In den meisten Fällen sind die Seiten nicht mehr erreichbar, da sie zwischenzeitlich verschoben oder entfernt wurden. Natürlich kann es auch sein, dass man sich einfach nur vertippt hat.
500 internal server error	Der Server kann aufgrund eines bestimmten Zustands die Anfrage nicht bearbeiten. Dabei kann es sich um eine Fehlkonfiguration des Servers handeln, die Fehlfunktion eines CGI-Skriptes oder auch, dass in der *htaccess*-Datei ein Fehler enthalten ist.

Jeder Server generiert im Fehlerfall eine Fehlermeldung, also nicht nur für den Fehler 404. Die anderen Fehlermeldungen lassen sich ebenfalls in einer HTML-Datei zur Verfügung stellen.

Der Fehlercode 404 ist aber nun einmal der häufigste Error, den ein Anwender zu Gesicht bekommt. Wer seine eigene Seite testen möchte, ob dort eine HTML-Datei zum Error 404 zur Verfügung steht, muss nur den folgenden Link in die Adresszeile eines Browsers eingeben. Alternativ kann auch ein Seite aufgerufen werden, von der bekannt ist, dass sie nicht verfügbar ist.

- `http://www.domainname.de/404.htm`

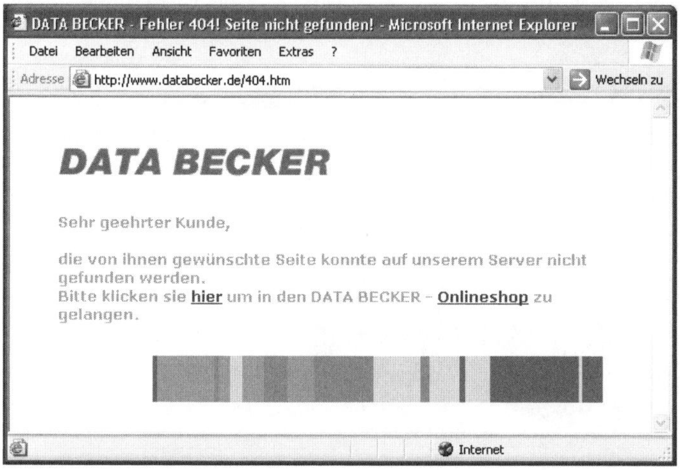

Die ansprechende Error 404-Fehlerseite von DATA BECKER.

Der Ausdruck *domainname* steht für die gewünschte Domain, und *404.htm* ruft, wenn vorhanden, die Fehlerdatei auf. Die Abbildung zeigt die Fehlerseite von DATA BECKER. Hierbei handelt es sich nicht um die Standardseite, die von einem Server generiert wurde, sondern bereits um eine eigene Fehlerseite. Auf dieser Seite bekommt der Kunde die Information, dass die Seite nicht verfügbar ist, und kann wählen, welchen Bereich der DATA BECKER Homepage er betreten möchte. Er kann also direkt weiternavigieren und landet nicht in einer Sackgasse.

Nur für Apache

Das Abfangen des Errorcodes 404 ist nur auf Apache-Webservern machbar. Alle anderen Webserver unterstützen die Möglichkeit nicht. Allerdings ist der Apache der Werbserver, der mit Abstand die größte Verbreitung besitzt.

Die eigene Fehlermeldung 404

Für die eigene Fehlermeldung muss als Erstes die HTML-Datei *404.htm* erstellt werden. Bei der Gestaltung sind genauso viele oder genauso wenige Grenzen gesetzt wie beim Erstellen anderer HTML-Seiten auch. Ob die Error-Seite witzig, sachlich oder nüchtern gestaltet wird, ist Sache des persönlichen Geschmacks. Wichtig ist nur, dass bestimmte Informationen gegeben werden. Dazu gehört vor allem, wie es von den aktuellem Standort aus weitergeht.

Seiten für Error 5xx

Um für die Fehlergruppe 5xx eigene Fehlerdateien zu erstellen, muss auf jeden Fall eine eigene Datei erstellt werden. Je nachdem, wo die eigene Domain gehostet wird, kann es sein, dass für den Errorcode 5xx keine eigene Seite angelegt werden kann, da in der Regel Zugriff auf das *cgi-bin*-Verzeichnis bestehen muss.

1 Die folgende HTML-Datei soll als Error 404-Datei in eine Homepage eingepflegt werden.

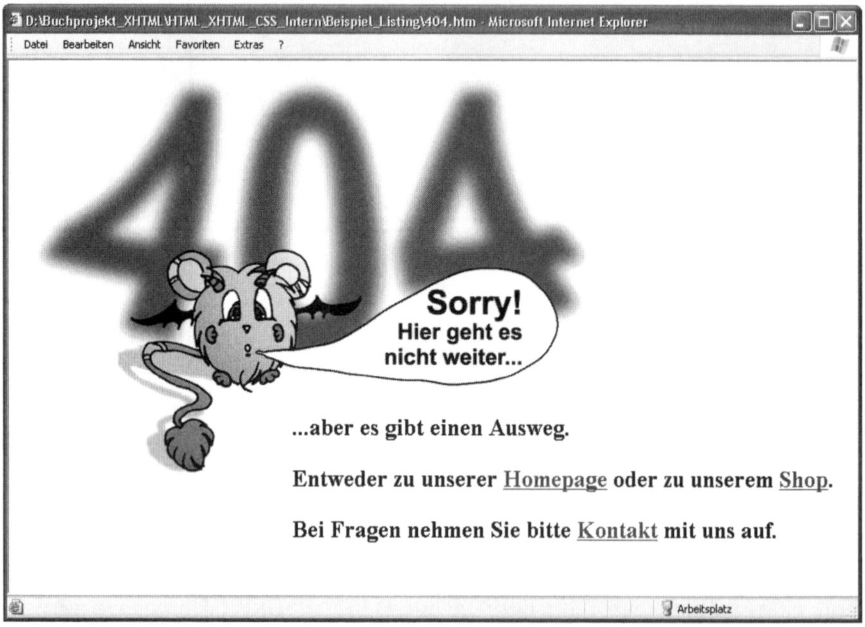

2 Der Aufruf der *404.htm* erfolgt über eine *.htaccess*-Datei. Was genau diese Datei macht und wie, welche Rechte dort vergeben werden können, wird ausführlich in Kapitel 20 besprochen. Für unsere Zwecke reicht es vorerst zu wissen, dass es sich um eine reine Textdatei handelt, die in dem Rootverzeichnis der eigenen Domain vorhanden sein muss. Ist das nicht der Fall, muss diese angelegt werden. Dazu reicht jeder Text-Editor. Sofern nur der Errorcode 404 abgefangen werden soll, besteht der Inhalt der Datei lediglich aus einer Zeile:

```
ErrorDocument 404 /Fehlerseite.htm
```

Die Anweisung *ErrorDocument* besagt, dass eine Fehlermeldung behandelt werden soll. Danach folgt der abzufangende Errorcode und im Anschluss daran der Name der aufzurufenden Fehlerseite. Natürlich muss die Datei sich nicht in demselben Verzeichnis befinden, sondern kann auch auf einem ganz anderen Server liegen. Allerdings muss dann ein aboluter und kein relativer Pfad angegeben werden.

Keine Dateiendung für .htaccess

Die *.htaccess*-Datei kann mit einem Text-Editor erstellt werden. In der Regel wird der Datei bei der Namensvergabe vom Editor automatisch eine Dateiendung, meistens *.txt*, gegeben. Die *.htaccess* darf aber keine Dateiendung besitzen. Ist das doch der Fall, funktioniert das Abfangen des Fehlers nicht. Somit muss die Dateiendung entweder direkt beim Abspeichern gelöscht oder nachträglich entfernt werden.

3 Ist sowohl die Datei *404.html* als auch die *.htaccess*-Datei erstellt, können beide im gewünschten Webbereich abgelegt werden. Wird die eigene Domain bei einem Webhoster verwaltet, funktioniert das Abfangen der Fehlermeldung normalerweise genauso und im einfachsten Fall auch ohne extra Programm für den FTP-Upload. Meistens funktioniert der Upload mit Drag & Drop von Windows in den Internet Explorer. Sind beide Dateien im Rootverzeichnis abgelegt, ist ab sofort die Seite mit der eigenen Fehlermeldung verfügbar.

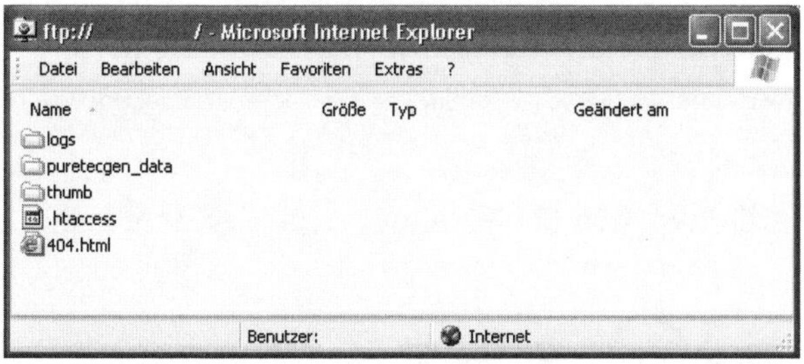

4 Als Test, ob der Fehler 404 abgefangen wird, reicht es, eine ungültige Adresse innerhalb der eigenen Domain anzugeben.

Andere Fehlermeldungen abfangen

Mit der zuvor beschriebenen Methode lassen sich auch andere Fehlermeldungen abfangen. Die *.htaccess*-Datei würde in diesem Fall einfach etwas erweitert werden.

- `ErrorDocument 401 /unterverzeichnis/fehler401.htm`
- `ErrorDocument 403 /unterverzeichnis/fehler403.htm`
- `ErrorDocument 404 /unterverzeichnis/fehler404.htm`

Anregungen zur 404-Seite

Wer die eigene Seite 404 und auch andere Fehlerseiten gern etwas interessanter gestalten möchte, kann sich Anregungen bei einer ganzen Reihe von Internetseiten holen, die sich mit dem Sammeln von Error-Seiten beschäftigen. Eine davon ist plinko.net (*http://www.plinko.net*). Dort wird die Seite *404lab.com* betrieben.

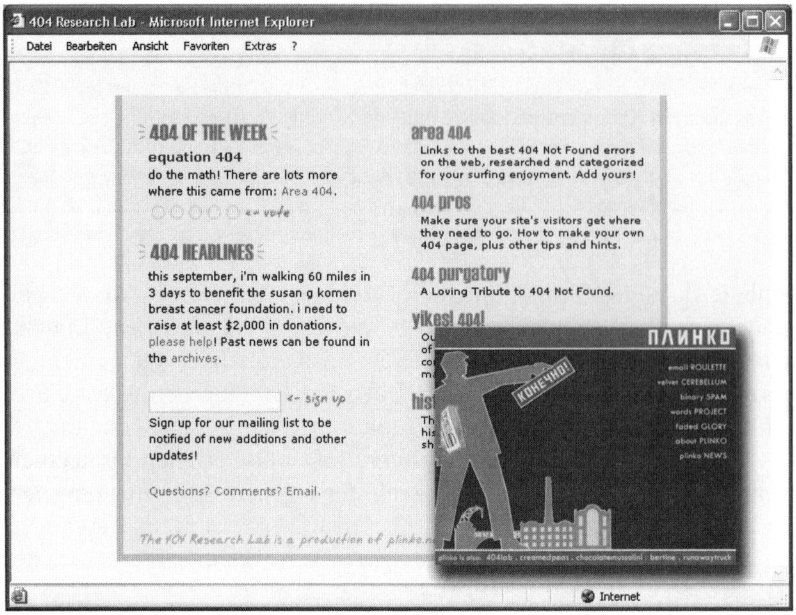

Die Seite von 404lab.com (http://www.404lab.com/404/) und im Vordergrund die Homepage von plinko.net.

Ein Beispiel der dort verlinkten 404-Fehlerseiten zeigt der Screenshot von 4websites.de:

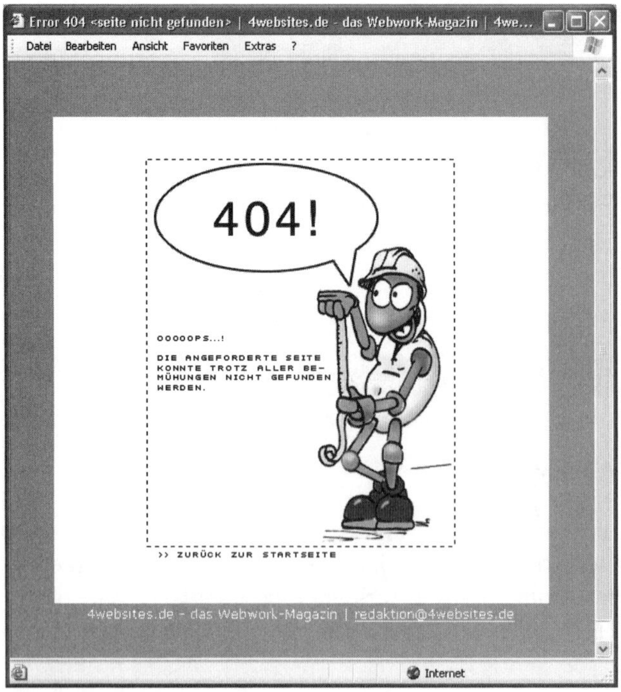

Die Fehlerseite von 4websites.de (http://www.4websites.de/error/).

16.3 Diagnostic Style Sheets

Die ab Seite 528 beschriebene Herangehensweise zur Fehlersuche basiert darauf, Fehler im Quelltext durch die resultierende Darstellung im Browser zu entlarven. Doch insbesondere bei komplexen und verschachtelten Webseiten, die bereits mit einem Design versehen sind, kann die Suche nach fehlenden Tags oder überflüssigen Attributen zeitaufwendig und nervenaufreibend sein.

Zur besseren Visualisierung des Seitenaufbaus kann man sich daher die sog. User Style Sheets zunutze machen. Diese dienen eigentlich dazu, die Darstellung von Webseiten im Browser anhand von CSS-Definitionen an die eigenen Wünsche anzupassen, also zum Beispiel eine Schriftart für alle Textelemente vorzuschreiben oder die Verwendung bestimmter Farben zu erzwingen.

Dieses Feature kann man sich bei der Fehlersuche zunutze machen, indem man die verschiedenen HTML-Elemente durch eine entsprechende Formatierung (Hintergrundfarbe, farbige Ränder) deutlich voneinander absetzt und somit Inkonsistenzen oder fehlerhafte Verschachtelungen besser erkennen kann.

User Style Sheets

Im Gegensatz zu browserspezifischen Einstellungen von Schriftarten und -größen basieren User Style Sheets auf CSS-Dokumenten, die vom Browser zusätzlich zu bereits vorhandenen Styles einer Webseite geladen werden. Anhand von speziellen Schlüsselwörtern kann der Benutzer dabei erzwingen, dass die Angaben des User Style Sheets die Vorgaben der Webseite überschreiben.

User Style Sheets erstellen

User Style Sheets basieren auf dem CSS-Standard und werden von allen Browsern unterstützt, die diesen Standard implementiert haben. Damit kann jede CSS-Datei einer Webseite auch als User Style Sheet verwendet werden.

Im Folgenden wird gezeigt, wie User Style Sheets im Internet Explorer und im Netscape Navigator aktiviert werden. Dazu wird zunächst ein einfaches Stylesheet entworfen, das den Einfluss von User Style Sheets verdeutlicht.

Das Stylesheet soll alle Texte in gelber Farbe mit einer Schriftgröße von 16 Punkt auf einem schwarzen Hintergrund darstellen. Geben Sie dazu die folgenden Zeilen in eine leere Datei mit dem Namen *uss.css* ein:

!important
Die Verwendung von *!important* wird ab Seite 541 beschrieben.

```
* {
    color: yellow !important;
    background: black !important;
    font-size: 16pt; !important;
}
```

User Style Sheets im Internet Explorer

Gehen Sie wie folgt vor, um ein User Style Sheet im Internet Explorer einzubinden.

1 Öffnen Sie den Menüpunkt *Internetoptionen* im Hauptmenü *Extras.*

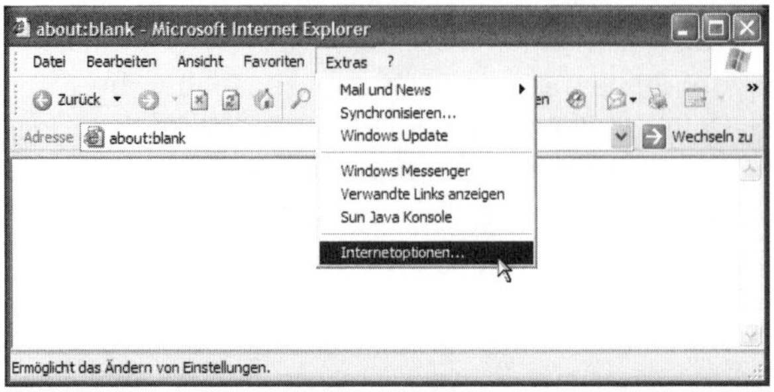

2 Wählen Sie auf dem Register *Allgemein* die Schaltfläche *Eingabehilfen* im rechten unteren Bereich des Dialogs.

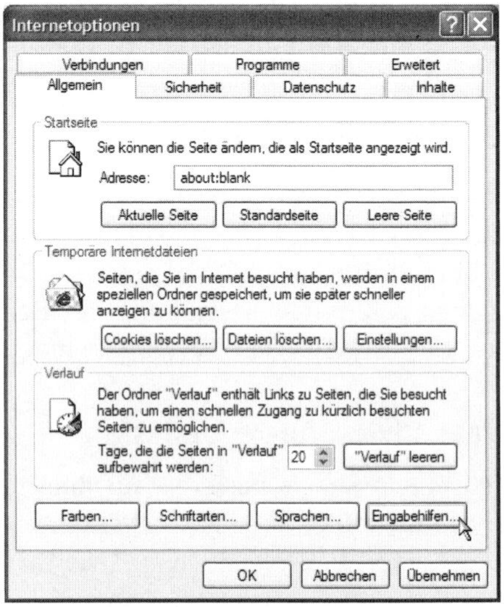

3 Aktivieren Sie die Auswahl *Dokumente mit dem eigenen Stylesheet formatieren.*

4 Klicken Sie auf *Durchsuchen* und laden Sie mit dem Dateibrowser das zu aktivierende User Style Sheet.

5 Schließen Sie den Dialog durch einen Klick auf *OK.* Die Auswirkungen des User Style Sheets werden direkt im Browser angezeigt, und zwar in allen geöffneten Fenstern.

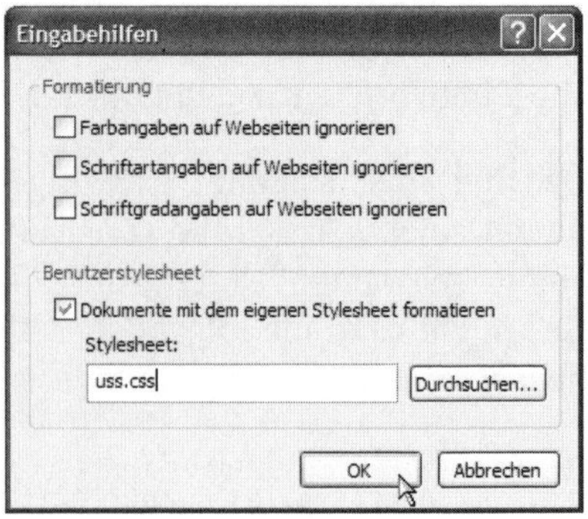

User Style Sheet verändern

Änderungen an einem bereits geladenen User Style Sheet werden nach dem Speichern der Datei nicht direkt im Browser angezeigt. Um die Änderungen darzustellen, muss das Browserfenster geschlossen und erneut geöffnet werden.

User Style Sheets im Netscape Navigator 7

Im Netscape Navigator Version 7 ist die Aktivierung eines User Style Sheets leider nicht über die Bedienoberfläche möglich. Die Anleitung zeigt, wie dennoch ein User Style Sheet verwendet werden kann.

1 Benennen Sie das Stylesheet um in *userContent.css*.

2 Speichern Sie diese Datei im Einstellungsverzeichnis von Netscape unter Ihrem Profilnamen ab. Das Verzeichnis ist unter Windows wie folgt aufgebaut:

- `c:\Dokumente und Einstellungen\<Benutzername>\Anwendungsdaten\Mozilla\Profiles\default\<Zeichenfolge>.slt\chrome\`

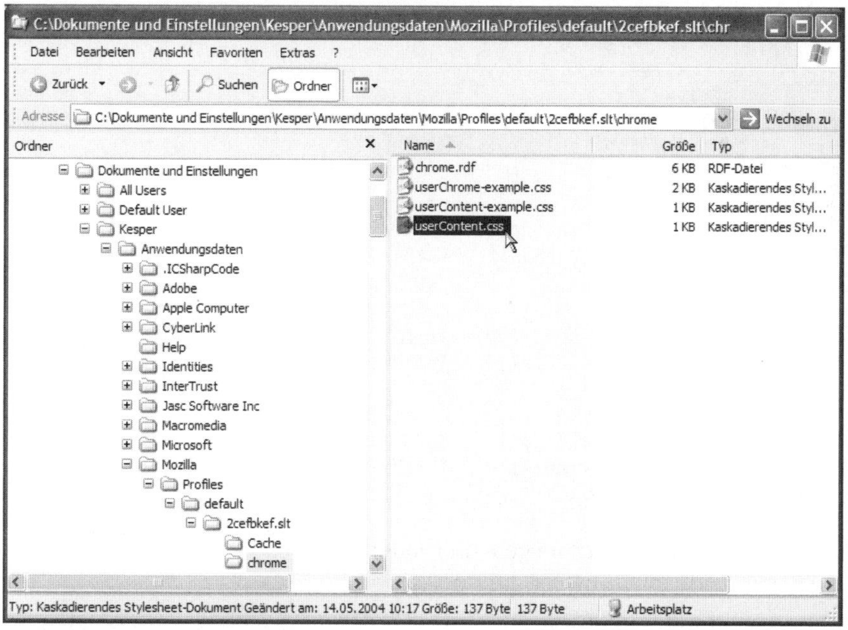

3 Schließen Sie den Navigator und öffnen Sie ihn erneut. Das User Style Sheet wird nun auf alle Webseiten angewendet.

4 Um das Stylesheet zu deaktivieren, löschen Sie die Datei *userContent.css* wieder aus dem angegebenen Verzeichnis oder benennen die Datei um, zum Beispiel in *userContent_INAKTIV.css*.

Ein Beispieldokument

Um die Auswirkungen von User Style Sheets zu verdeutlichen, zeigt der nachfolgende HTML-Quelltext eine einfache Webseite, die aus einer Überschrift, einer äußeren Box und zwei inneren Boxen mit jeweils einer Tabelle besteht.

```
<body>
    <h1>Überschrift</h1>
    <div>
        Box 1
        <div style="float:right;">
            Box 1-1
            <table>
                <tr>
                    <th>Spalte 1</th>
                    <th>Spalte 2</th>
                </tr>
                <tr>
                    <td>Zelle 1-1</td>
                    <td>Zelle 2-1</td>
                </tr>
                <tr>
                    <td>Zelle 1-2</td>
                    <td>Zelle 2-2</td>
                </tr>
            </table>
        </div>
        <div>
            Box 1-2
            <table>
                <tr>
                    <th>Spalte 1</th>
                    <th>Spalte 2</th>
                </tr>
                <tr>
                    <td>Zelle 1-1</td>
                    <td>Zelle 2-1</td>
                </tr>
                <tr>
                    <td>Zelle 1-2</td>
                    <td>Zelle 2-2</td>
                </tr>
            </table>
        </div>
    </div>
</body>
```

Ohne User Style Sheet hat die Seite das folgende Aussehen:

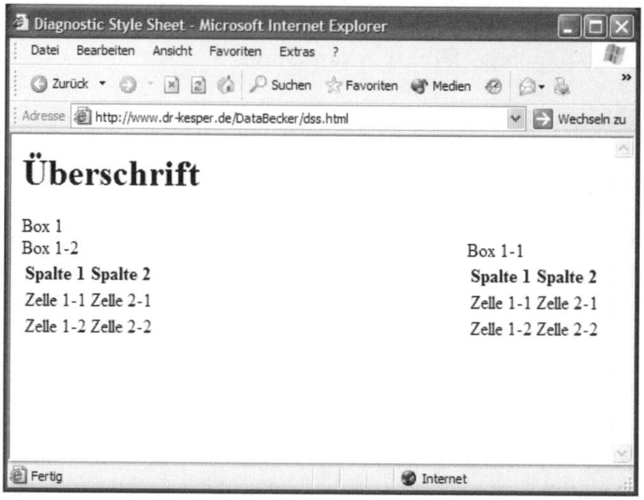

Wird das auf Seite 537 definierte User Style Sheet im Browser aktiviert, bekommt die Seite das folgende Aussehen:

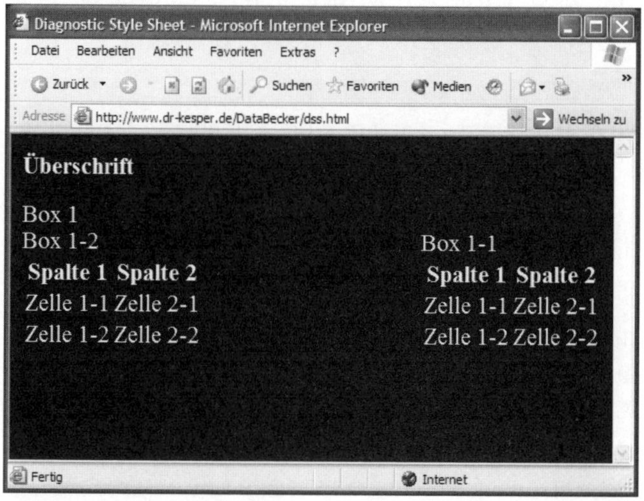

Wichtige Styles

User Style Sheets haben die gleichen Möglichkeiten wie ein direkt in der Webseite verwendeter Style. Um den vorgegebenen Style einer Webseite überschreiben zu können, wird die *!important*-Regel verwendet. Diese erzwingt, dass der angegebene Style verwendet wird, falls die gleiche Regel bereits ohne *!important*-Regel existiert. Das *!important*-Schlüsselwort wird mit einem Leerzeichen getrennt hinter dem zugewiesenen Wert für eine Style-Eigenschaft angegeben.

Um zum Beispiel für alle Überschriften der ersten Ebene eine Schriftgröße von 20 Pixeln zu erzwingen, wird die folgende Definition verwendet:

```
h1 {
    font-size: 20pt !important;
}
```

Da auch im Style einer Webseite *!important* verwendet werden darf, wählt der Browser den Style wie folgt aus:

	User Style	**User Style – *!important***
Webseiten-Style	User Style	User Style
Webseiten-Style – *!important*	Webseiten-Style	User Style

Linearisierung von Webseiten

Zum einfacheren Lesen oder Ausdrucken von Webseiten bei der Fehlersuche können stark verschachtelte Seiten linearisiert werden, d. h., alle Boxen oder Tabellen werden entfernt und die Inhalte der Seite werden linear untereinander angezeigt.

Dazu wird für alle Tabellen und deren Elemente eine zeilenweise Darstellung durch die CSS-Zuweisung *display:block* erzwungen:

```
table, tr, th, td, thead, tbody, tfoot {
    display: block !important;
}
```

Boxen werden dadurch aufgelöst, dass sie immer statisch und nicht fließend positioniert und alle Abstände vom Rand auf 0 Pixel gesetzt werden:

```
* {
    position: static !important;
    float: none !important;
    left: 0px !important;
    right: 0px !important;
    top: 0px !important;
    bottom: 0px !important;
}
```

Fügt man diese beiden Definitionen in das User Style Sheet von Seite 537 ein, hat das Beispieldokument von Seite 540 das folgende Aussehen:

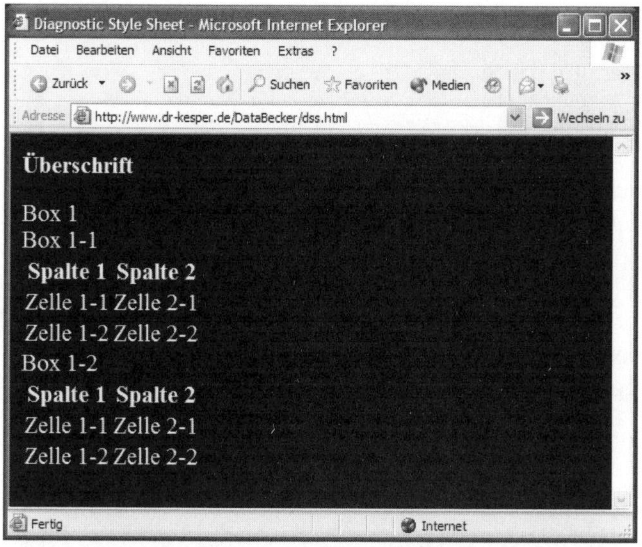

User Style Sheets online erstellen

Eine bequeme Möglichkeit zur Erstellung von User Style Sheets bietet die englischsprachige Webseite *http://fussy.kynn.com/generate.php*, die anhand von Vorgaben ein User Style Sheet erstellt und die Auswirkungen anschließend anzeigen kann.

Ein Beispiel für ein Diagnostic Style Sheet

Um sich die Möglichkeit der User Style Sheets für die Fehlerbehebung zunutze zu machen, werden die einzelnen HTML-Elemente möglichst deutlich voneinander abgehoben. Anhand unterschiedlicher Vorder- und Hintergrundfarben sowie unterschiedlicher Rahmen um die einzelnen Bestandteile kann die Dokumentstruktur dann überprüft werden.

Zunächst erhält das <body>-Element der Webseite einen Außenrand von 6 Pixeln und einen 4 Pixel breiten Doppelrahmen. Eine Kennzeichnung des Körpers der Webseite erleichtert die Suche nach zu breiten Elementen, da die Seitenbegrenzung sichtbar wird.

```
body {
    margin: 6px !important;
    border: 4px double #000 !important;
}
```

Als Nächstes werden alle <div>-Boxen mit einem 4 Pixel breiten und gepunkteten Rahmen grün markiert. Um den Rahmen besser erkennen zu können, wird ein 6 Pixel breiter Rand vorgegeben. Der Hintergrund wird mit hellem Grün ausgefüllt.

```
div {
    margin: 6px !important;
    border: 4px dotted #0F0 !important;
    background: #DFD !important;
}
```

Die Abgrenzung von Tabellen erfordert etwas mehr Aufwand. Zunächst wird für das <table>-Element ein 6 Pixel breiter Rand erzwungen. Das Element selbst wird mit einem roten, 2 Pixel breiten und gepunkteten Rand sowie mit hellroter Hintergrundfarbe gezeichnet.

Um die einzelnen Zellen gut zu erkennen, werden ein Abstand und ein seitlicher Puffer von 1 Pixel vorgegeben. Schließlich wird angegeben, dass auch leere Zellen dargestellt werden.

```
table {
    margin: 6px !important;
    background-color: #FDD !important;
    border: 2px dashed #F00 !important;
    border-spacing: 1px !important;
    cell-padding: 1px !important;
    cell-spacing: 1px !important;
    empty-cells: show !important;
}
```

Die Überschriften in Tabellen werden mit weißer Schrift auf schwarzem Hintergrund gezeichnet. Um alle Zellenelemente wird ein 1 Pixel breiter Rahmen gezogen und ein Innenabstand von 2 Pixeln definiert:

```
th {
    background-color: #000 !important;
    color: #fff !important;
    border: 1px solid #000 !important;
    padding: 2px !important;
}
td {
    border: 1px solid #000 !important;
    padding: 2px !important;
}
Als Letztes werden alle Überschriftenelemente mit einem blauen Rahmen und
einem hellblauen Hintergrund versehen:
h1, h2, h3, h4, h5, h6 {
    border: 1px solid #00F !important;
    background-color: #DDF !important;
}
```

Gepunktet und gestrichelt

Die Rahmen von <div>-Elementen und Tabellen wurden gepunktet bzw. gestrichelt dargestellt, da somit auch Überlagerungen von Rändern zu erkennen sind. Mit durchgezogenen Rahmen wäre dies nicht möglich.

Der Screenshot zeigt die Darstellung des Beispieldokuments von Seite 540 mit dem definierten Diagnostic Style Sheet. Damit werden die Begrenzungen der einzelnen Bereiche deutlich sichtbar voneinander abgehoben. Somit lässt sich die Korrektheit der definierten Struktur einfach und schnell verifizieren.

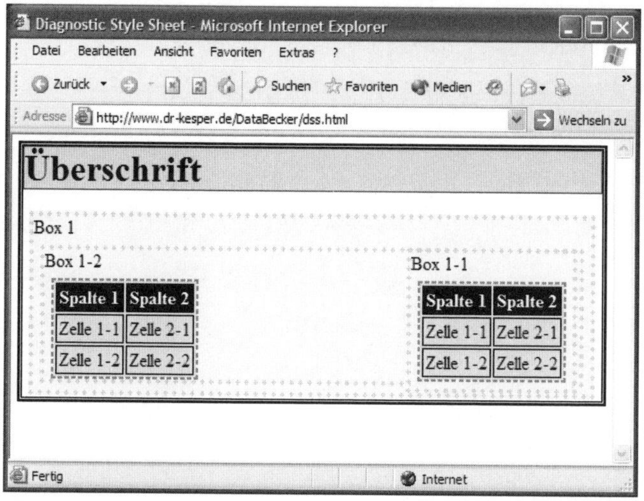

Das vorgestellte Diagnostic Style Sheet kann sehr einfach an die eigenen Bedürfnisse angepasst oder zum Beispiel um eine Visualisierung der Platzierung von eingebundenen Bildern erweitert werden.

17. Qualitätskontrolle

„Lass uns oben den Bestell-Button einfügen und unten würde sich eine kleine Grafik gut machen. Das passt schon zum Rest."

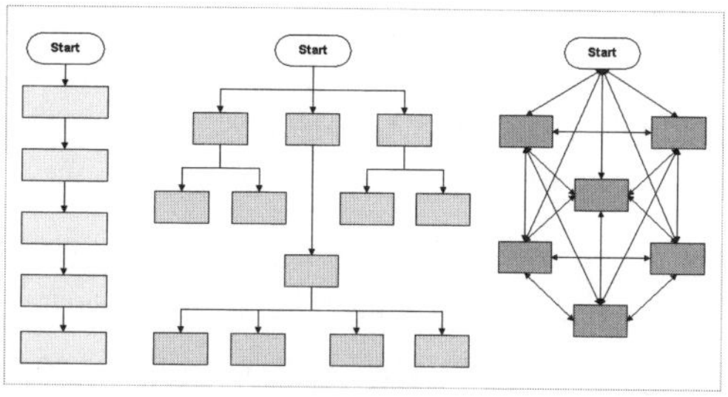

Der Alltag sieht heute oftmals immer noch so aus. Projekte müssen unter Zeitdruck fertig gestellt werden und von Kundenseite kommen noch bis zum Schluss Ergänzungen. In kleinen überschaubaren Projekten funktioniert das Arbeiten auf Zuruf noch halbwegs, aber spätestens, wenn es Wechsel bei den Mitarbeitern gibt, sind auch hier Probleme vorprogrammiert. „Das hat Leo vor fünf Monaten gemacht, wie kann ich dir jetzt aber auch nicht sagen ..."

Am Ende dauert die Arbeit auf Zuruf nicht nur länger, sondern die Qualität des Produkts leidet darunter. Daher sollte auch für kleine Projekte, ja selbst für Ein-Personen-Projekte, eine Qualitätssicherung durchgeführt werden. Das soll jetzt nicht heißen, dass für eine Website von 15 Seiten Umfang ein komplettes Vorgehensmodell mit 100 oder mehr Seiten angelegt werden soll, aber gewisse Protokolle und Kontrollen erleichtern vor allem die spätere Pflege einer Seite.

Deshalb geht es in diesem Kapitel um Styleguides und das Validieren einer Seite.

17.1 Styleguides

Styleguides (engl. style guide, die Gestaltungsrichtlinie) sind für viele, vor allem größere Firmen, mittlerweile eine Selbstverständlichkeit. Bei kleinen und mittleren Projekten wird der erwartete Nutzen von Styleguides oft noch unterschätzt und daher häufig weggelassen und das, obwohl Styleguides eine gute Hilfe sind, um ein neues oder vorhandenes Design, Texte oder die Programmierung zu vereinheitlichen und die verschiedenen Vorgaben für eine Internetseite strukturiert zusammenzufassen.

Überblick

Von einem guten Styleguide profitieren alle Beteiligten eines Projekts zumindest, wenn es so geschrieben wurde, dass alle Projektbeteiligten es auch lesen können. Das heißt, es muss berücksichtigt werden, dass der Inhalt so verfasst wird, dass er so allgemein verständlich wie möglich ist.

Zu den Aufgaben eines Styleguide gehört es, neben den Vorgaben zu den funktionallen Bereichen auch die visuellen Vorgaben zusammenzufassen. Dazu gehört es unter anderem, den Aufbau einer Seite detailliert zu beschreiben, Vorgaben in Bezug auf die eingesetzte Sprachregelung zu treffen und natürlich die verwendeten Designelemente zu nennen. Alles in allem soll das Styleguide sowohl internen als auch externen Dienstleistern helfen, eine neue Internetpräsenz zu realisieren oder bestehende Seiten zu pflegen. Ein Hauptaugenmerk gilt dabei, sofern bereits vorhanden, dem Coporate Design der jeweiligen Firma oder Institution.

Coporate Design

In der heutigen Zeit ist es für Firmen besonders wichtig, einen fortlaufenden Gestaltungs- und Kommunikationsprozess zu führen. Ziel dabei ist es, ein permanentes positives Abbild der Firmenidentität gegenüber der eigenen Zielgrupppe zu erreichen und sich so von Mitbewerbern abzugrenzen. Ein konsequentes Coporate Design erstreckt sich auf alle Bereiche einer Firma. Angefangen bei dem Logo über das Briefpapier bis hin zu den Produkten. Was wäre Mercedes ohne den Stern oder Coca-Cola-Flaschen mit einem grünen Etikett? Manchmal überdecken Produktnamen sogar das eigentliche Produkt, das sie bezeichnen. Ein gutes Beispiel ist die Frage: „Hast du mal ein Tempo für mich?“

Durch die konsequente Umsetzung von Gestaltungsrichtlinien ergibt sich auch bei großen Internetpräsenzen ein durchgehendes Erscheinungsbild. IBM hat ein einfaches, dafür übersichtliches Design. Hier kommt es unter anderem darauf an, dass sich der Kunde schnell über die Produktpalette informieren und Updates oder Dokumentationen erhalten kann. Dabei lässt das Design keinen Zweifel aufkommen, dass man sich gerade auf der Seite von IBM befindet. Der Schriftzug und die Farbgebung gestalten sich so, wie man es auch von Zeitungsanzeigen oder Werbespots gewohnt ist.

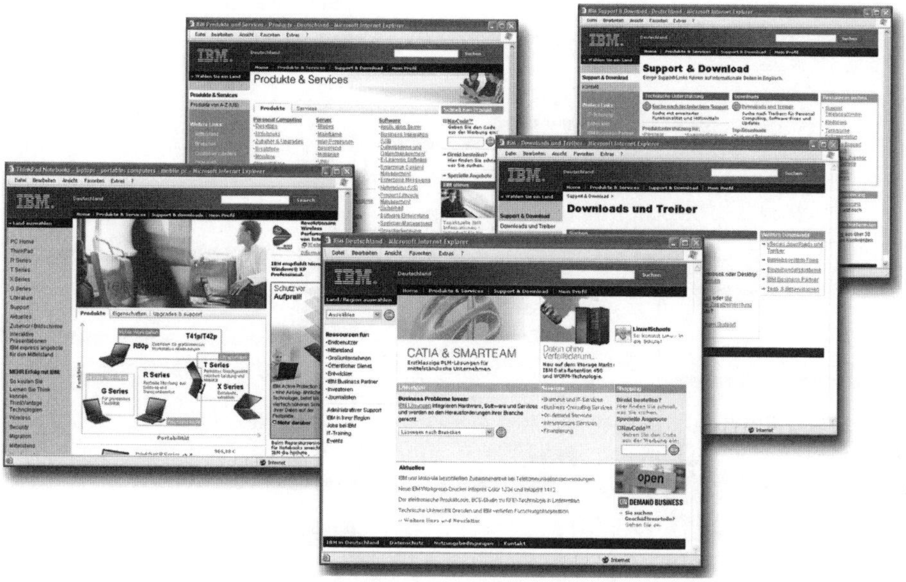

Beispielhafte Seiten der IBM Deutschland GmbH (www.ibm.de).

Natürlich ist es für Betriebe, die sonst überhaupt keine Berührungspunkte zum Medium Internet haben, wesentlich schwerer, einen Internetauftritt zu realisieren. In diesem Fall ist es vor allem wichtig, nicht nur einen elektronischen Firmenprospekt zu entwerfen, sondern wirklich die Möglichkeiten des Internets zu integrieren, also einen Mehrwert zu bieten.

Mehr Kosten als Nutzen

Mehr Kosten als Nutzen ist ein Argument, das auf einem weichen Fundament steht. Wenn jede Abteilung für sich eine eigene Seite unterhält und diese selbst gestaltet, werden nicht nur Kosten für die mehrfachen vorhandenen Präsenzen fällig, sondern viele Arbeiten werden doppelt oder dreifach von verschiedenen Leuten erledigt. Noch schlimmer wird es, wenn der Versuch unternommen wird, alle voneinander unabhängig erstellten Seiten in ein einheitliches Design zu integrieren. Da kommt es langfristig günstiger, wenn an einer Stelle und bei einem festgelegten Personenkreis die Fäden zusammenlaufen und von dort die Koordination erfolgt.

Nordrhein-Westfalen ist ein Bundesland, das sich den Luxus der getrennten Seitenerstellung leistet. Jedes Ministerium gestaltet seine Seite für sich allein. Dass es anders geht, zeigt die Landesregierung von Schleswig-Holstein. Dort werden alle Bereiche in einem einheitlichen Design veröffentlicht.

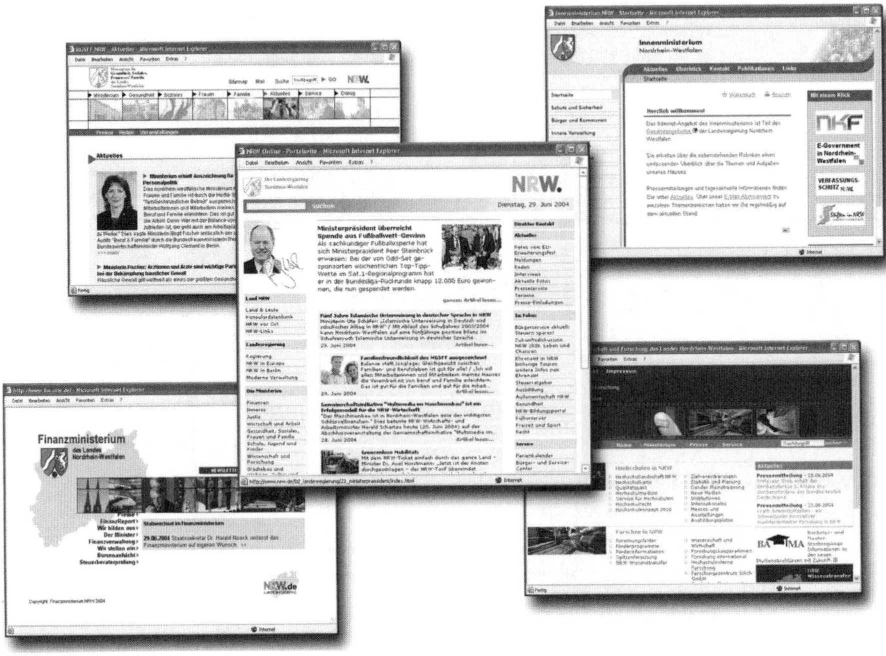

Die Internetseiten der Landesregierung von Nordrhein-Westfalen (www.nrw.de).

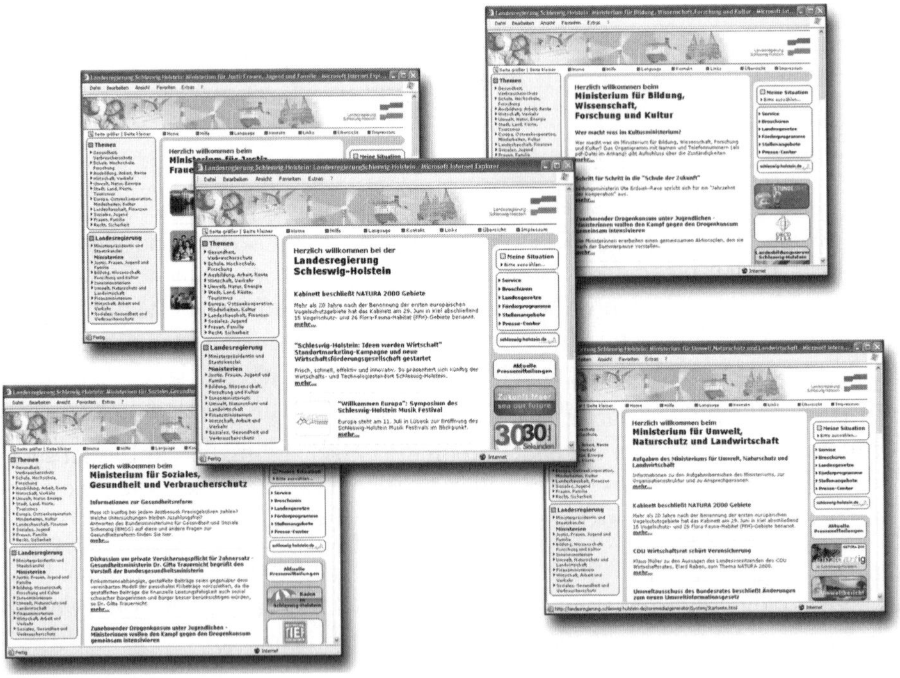

Internetauftritt der Landesregierung von Schleswig-Holstein (http://landesregierung.schleswig-holstein.de).

Um einen einheitlichen Internetauftritt wie bei IBM oder bei der Landesregierung Schleswig-Holsteins zu realisieren, ist die einmalige Ausgabe für einen Styleguide zu tragen. Danach können alle Beteiligten mithilfe der vorhandenen Information dasselbe Ergebnis erzielen.

Vorteile auch für kleine Projekte

Selbst für kleine Internetprojekte lohnt sich ein Styleguide. Dieser wird in seinem Umfang bestimmt erheblich kleiner ausfallen, aber der Zweck bleibt derselbe.

Ist im Styleguide ein Gestaltungsraster enthalten, muss bei dem nachträglichen Erstellen von Seiten nicht mehr überlegt werden, warum ein Bild an dieser und nicht an jener Stelle angeordnet wurde. Das Raster gibt es vor. Auch die Positionierung des Menüs kann klar definiert werden und ebenso die Beschriftung und Größe. Ist außerdem ein kompletter Übersichtsplan enthalten, kann die Seitenstruktur schnell umfassend nachvollzogen werden.

Ein weiterer positiver Nebeneffekt für weitere Projekte ist, dass die eigenen bisherigen Erfahrungen und Überlegungen dokumentiert sind. Ganz zu schweigen davon, dass ein gutes Styleguide auch eine sehr gute Vertragsbasis darstellt. Hier kann in Absprache mit dem Auftraggeber klar festgelegt werden, was Bestandteil der Internetpräsenz ist. Somit ist im Vorfeld auch eine bessere Kostenkalkulation durchführbar.

Das Erstellen eines Styleguide

Die Seitenanzahl eines Styleguide hängt letztlich von dem Umfang und den Inhalten der zu erstellenden Seite ab. Alle Inhalte sollten möglichst exakt beschrieben werden und keinen Spielraum für eine Interpretation lassen. Das macht es nötig, alle Vorgaben sehr detailliert zu beschreiben, gleichzeitig dürfen die Erklärungen aber nicht unnötig lang werden. Ein Styleguide ist in erster Linie ein Nachschlagewerk und so muss er auch erstellt werden.

Existiert ein Coporate Design, kann innerhalb des Styleguide darauf verwiesen werden. Auf jeden Fall bildet das Coporate Design eine erste und entscheidene Grundlage für das Design der Seite. Wenn die Entscheidung für ein Design gefallen ist, muss die gewonnene Information allgemein verständlich in die Dokumentation eingebunden werden. Sofern vorhanden, sollte das mithilfe von Bildern geschehen. Egal ob anhand bereits vorhandener Screenshots oder anhand von Skizzen.

Sofern mehrere Personen mit dem Styleguide arbeiten müssen, sollte dieser im Internet unter einer allgemein zugänglichen URL verfügbar sein. Somit wird sichergestellt, dass alle Beteiligten den unmittelbaren Zugriff darauf haben. Ein Styleguide muss nicht zwangsläufig als Dokument im klassischen Sinne erstellt werden, sondern kann bereits in Form ein Internetseite realisiert werden. So ist es auch möglich, das gewünschte Design und die verschiedenen Anordnungen innerhalb einer Seite zu veranschaulichen.

Allgemeines

Am Anfang eines Styleguide, unter dem Punkt „Allgemeines“, wird beschrieben, um was für ein Projekt es sich überhaupt handelt und was der Sinn des Dokuments ist. Ferner können hier verschiedene Auflistungen erfolgen. Zum Beispiel ein Abkürzungsverzeichnis oder referenzierte Dokumente.

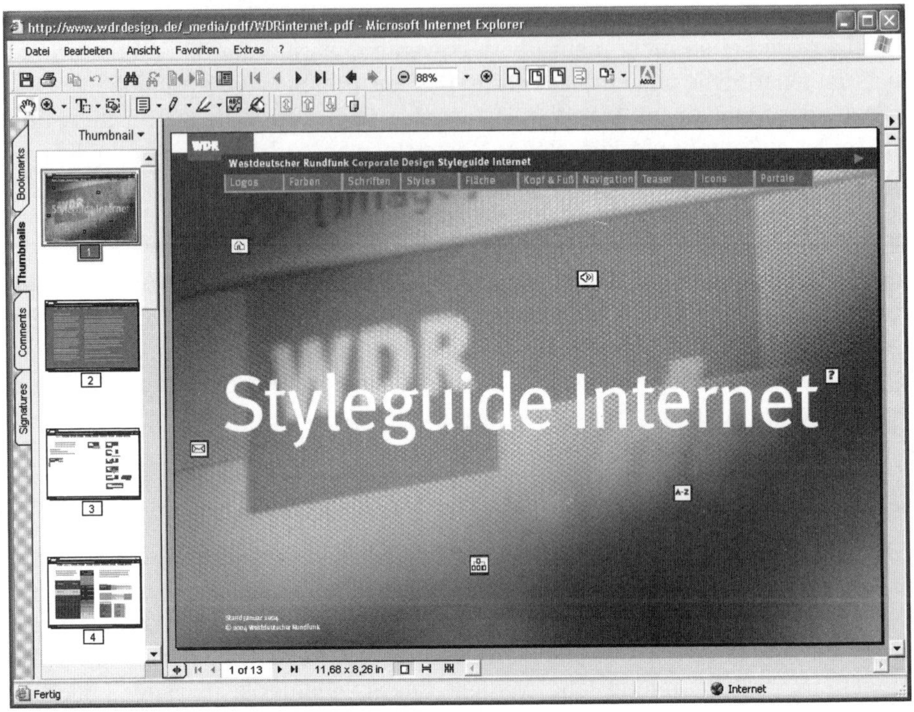

Ein sehr gutes Beispiel ist der Styleguide des Westdeutschen Rundfunks (http://www.wdrdesign.de/_media/pdf/WDRinternet.pdf).

Der Ablauf oder das Storyboard

Im Zeitalter der DVD dürfte der Begriff Storyboard einen recht hohen Bekanntheitsgrad haben. Viele Spielfilm-DVDs haben bei den Extras Teile des Storyboards zum Film. Das Storyboard gibt in Bildern die Szenen des Films wieder, anhand derer später die verschiedenen Einstellungen geplant werden. Bei einer Internetseite ist es ähnlich. Allerdings ist das Storyboard bei einer Internetseite eher als Ablaufplan zu bezeichnen der je nach Ablauf in verschiedenen Strukturen dargestellt werden kann.

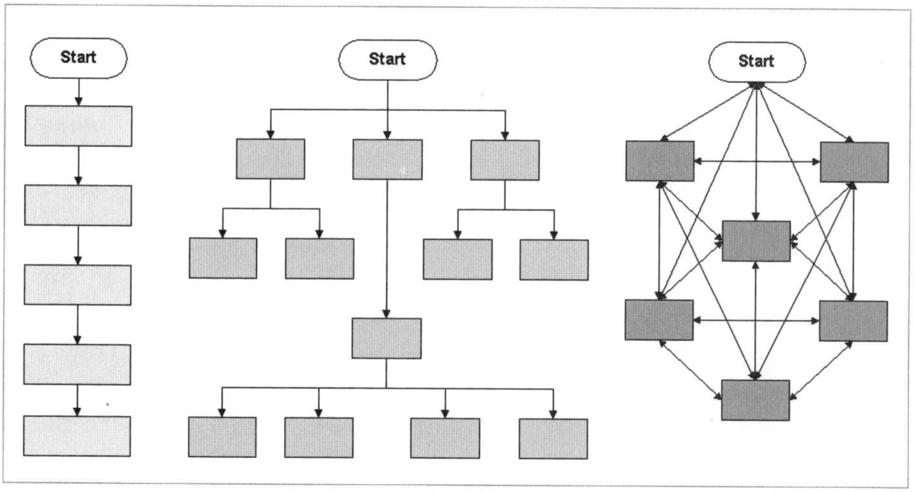

Mögliche Strukturen, mit denen der Ablauf innerhalb einer Internetseite dargestellt werden kann. Von links nach rechts: linear, Baumstruktur und modularer Aufbau.

Anhand des Ablaufplans wird festgehalten, welcher Schritt von einem potenziellen Anwender innerhalb der Seite unternommen wird.

Zum Beispiel wählt der Anwender auf der Startseite eine Artikelgruppe, dann muss logischerweise diese Seite geladen werden. Auf der neuen Seite wählt er einen Artikel aus und legt diesen in den Warenkorb. Nun muss er eine Meldung darüber erhalten, dass der Artikel in den Warenkorb gelegt wurde, oder der Warenkorb muss sich öffnen. Schließt der Anwender die Bestellung ab und begibt sich zur virtuellen Kasse, müssen Seiten existieren, die Formulare bereitstellen, um den Bezahlvorgang durchzuführen.

Bis eine Seite auf diese Art beschrieben ist, sind viele Überlegungen notwendig. Im Anschluss daran müssen zu den einzelnen Seiten die exakten Beschreibungen erfolgen. Es empfiehlt sich eine „top to down"-Vorgehensweise. Von den groben Überlegungen immer weiter in die Details verzweigen. So erhält auch ein Leser des Dokuments zuerst den groben Überblick, um sich dann nach und nach in die Feinheiten vorzuarbeiten.

Ebenfalls sehr frühzeitig muss die Entscheidung getroffen werden, ob Frames eingesetzt werden sollen. Wer seine Seiten standardkonform gestalten möchte, sollte versuchen, auf Frames zugunsten eines Layouts mit CSS zu verzichten.

Raster und Maße

Im Anschluss an die funktionelle Seitenbeschreibung in Form eines Storyboards können die Beschreibungen zu dem verwendeten Raster und den eingsetzten Bemaßungen folgen. Diese Beschreibung kann aber auch an einer anderen Stelle im Styleguide dokumentiert werden. Wichtig ist nur, dass dieser Bereich dokumentiert ist.

Die wahrscheinlich wichtigste Entscheidung ist, welche Pixelmaße die einzelnen Seiten besitzen sollen. Auch wenn heute davon ausgegangen werden kann, dass Monitore mit einer Darstellungsgröße von 800 x 600 Pixel nur noch von einer Minderheit der Anwender eingesetzt werden, gibt es ein gewichtiges Argument, um trotzdem auf dieses Maß zurückzugreifen. Wird die Seite nämlich für eine Auflösung von 1.024 x 768 Pixel konzipiert, sind die meisten Anwender gezwungen, das Browserfenster zu maximieren, um den gesamten Inhalt ohne Scrollen erfassen zu können.

Wie die Bemaßungen im Styleguide erfolgen, kann ebenfalls unterschiedlich gehandhabt werden. Während der eine das Gestaltungsraster (vgl. Kapitel 6) bevorzugt, plädiert der andere für eine direkte Bemaßung der Seitenelemente. Die direkte Bemaßung wird auch im Styleguide des WDR eingesetzt, wie in dem folgenden Screenshot zu sehen ist.

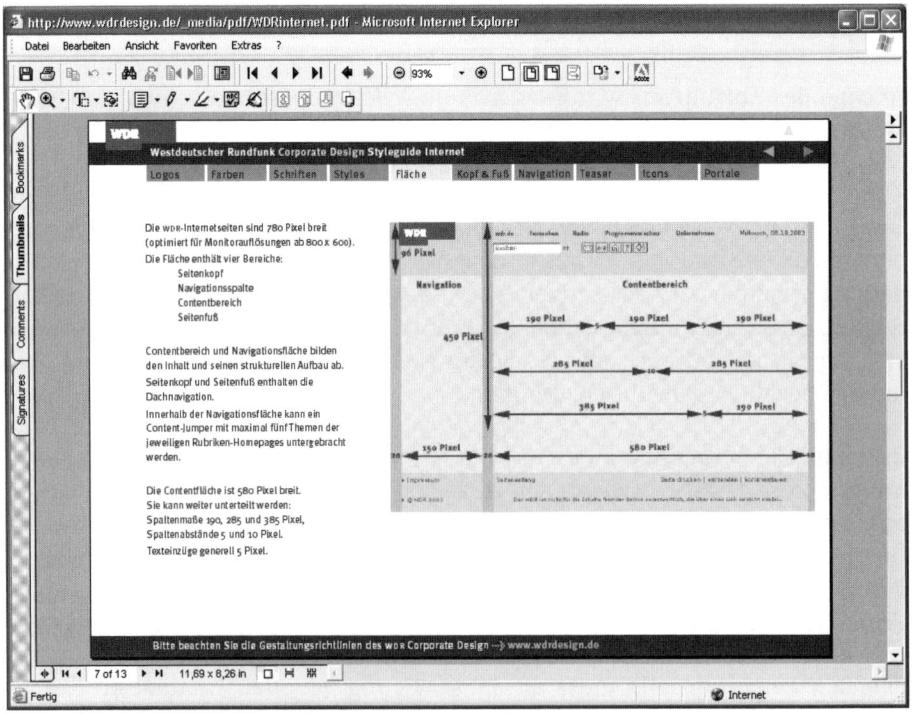

Im Styleguide des WDR werden die Bemaßungen unter dem Stichwort Fläche angegeben (http://www.wdrdesign.de/_media/pdf/WDRinternet.pdf).

Ein Beispiel für den Einsatz eines Rasters findet sich auf der Seite der Bundesregierung (*http://styleguide.bundesregierung.de/c1_00000.html*). Die entsprechende Seite zeigt der folgende Screenshot.

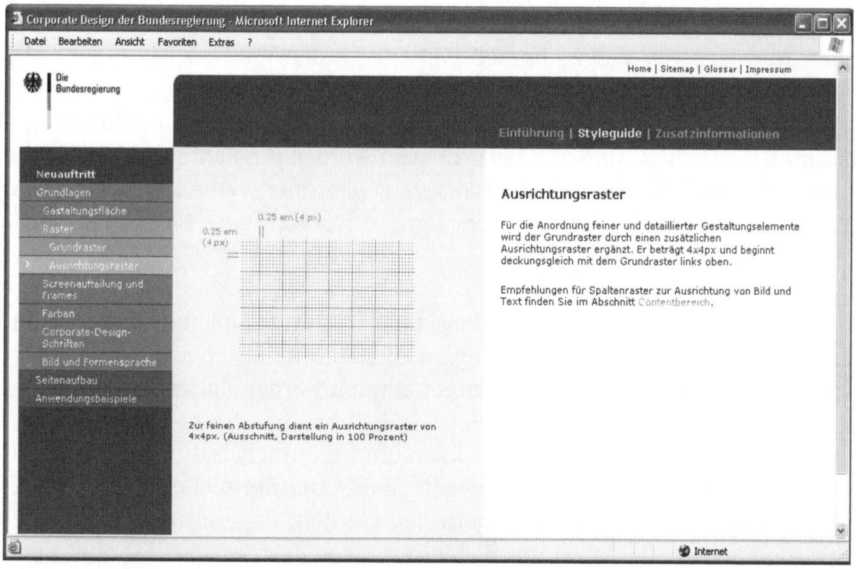

Screenshot des Styleguide der Bundesregierung (http://styleguide.bundesregierung.de/c1_00000.html).

Logos, Farben, Bilder und Schriften

Liegt ein Coporate Design vor, kann an dieser Stelle eine Menge Arbeit gespart werden. In einem Corporate Design finden sich die Vorgaben für das Logo, die Schriften und alles, was dazugehört.

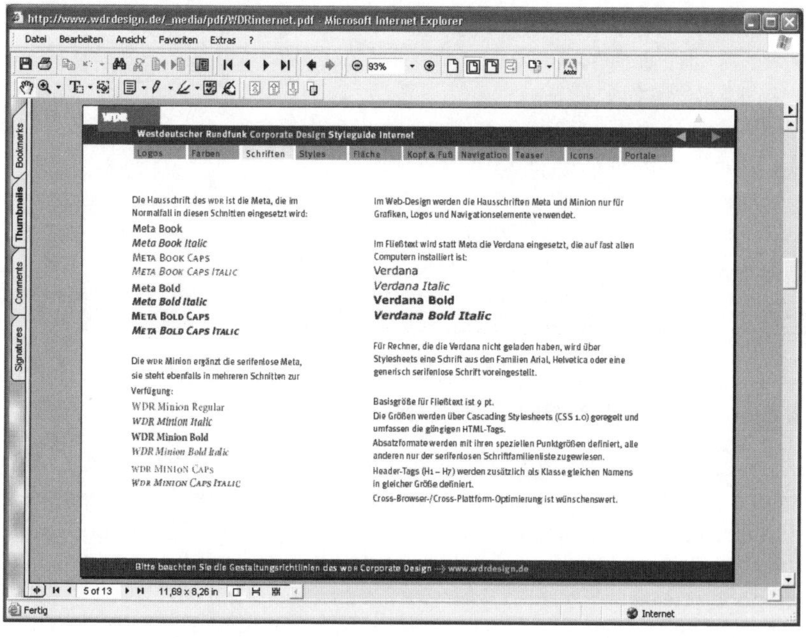

Im Styleguide des WDR können die Festlegungen für das Logo, die Farben und Schriften, wie vom Internet gewohnt, angeklickt werden (http://www.wdrdesign.de).

Liegt das Corporate Design nur für Printprodukte vor, müssen sehr wahrscheinlich noch Anpassungen vorgenommen werden. In den meisten Fällen sind die Schriftarten, die für den Druck verwendet werden, nicht serifenlos und somit nicht für den Einsatz am Bildschirm geeignet. Zu den serifenlosen Schriften gehören zum Beispiel Arial und Verdana. Ebenso werden die Schriftgrößen für die Überschriften, den Text oder Absätze anders zugeordnet werden müssen. Auch hier gibt es Unterschiede, was die Schriftgröße für eine gute Lesbarkeit anbelangt.

Auch kann es sein, dass Farben eines Logos am Bildschirm nicht genügend Kontrast erzeugen, um eine gute Darstellung zu erzielen. In diesem Fall muss geklärt werden, wo und welche Änderungen vorgenommen werden dürfen.

Für alle anderen Elemente wie Bilder, Icons und natürlich Buttons gilt es, sich auf bestimmte Darstellungarten festzulegen. Wird zum Beispiel ein Gestaltungsraster verwendet, kann die Aussage getroffen werden, dass ein Bild nicht über mehr als eine bestimmte Anzahl an Feldern reichen darf, umgekehrt aber auch nicht kleiner sein darf als eine bestimmte Anzahl von Rasterfeldern.

Bei den Buttons muss entschieden werden, ob ein Mouseover-Effekt eingesetzt werden soll und, wenn ja, in welcher Form. Wird ein Mouseover-Effekt gewünscht, muss ebenfalls festgelegt werden, ob dieser mit CSS oder JavaScript erzeugt werden soll.

Einige Links zu verfügbaren Styleguides im Internet

http://www.wdrdesign.de/_media/pdf/WDRinternet.pdf

http://www.wdrdesign.de/cd/manuals.php

http://www.zdf.de/ZDFde/download/0,1896,2000008,00.pdf

http://styleguide.bundesregierung.de/c1_00000.html

http://www.stichpunkt.de/beitrag/styleguide.html

http://www1.karlsruhe.de/_Preview/Styleguide/index.php

http://www.global-learning.de/g-learn/downloads/StyleGuide.pdf

17.2 Validieren von Dokumenten

Die Internetseiten sind erstellt und sehen in dem Browser X bestens aus. Alle Formatierungen sind da, wo sie hingehören. Selbst der Test mit den Browsern Y und Z verlief einwandfrei, zwar gibt es bei dem Erscheinungsbild kleine Unterschiede, aber das ist zu verschmerzen. Also kann die Seite online gehen, oder war da nicht noch etwas?

Das Problem

Leider kann bei dieser Vorgehensweise nicht davon ausgegangen werden, dass die erstellten Dokumente valide sind. Nach dem Fremdwörterbuch von Langenscheidt gibt es zwei Erklärungen für validieren. Die erste bezieht sich auf Recht, etwas für rechtens erklären, und die zweite Erklärung besagt, dass es sich um die Gültigkeit eines wissenschaftlichen Ergebnisses handelt. In dem Fall einer Internetseite kommt die zweite Erklärung der Sache sehr nahe. Deshalb wird oftmals statt von Validierung auch von einer Gültigkeitsprüfung gesprochen.

Doch warum eine Gültigkeitsprüfung, wenn die Seite doch in den meisten Browsern zu funktionieren scheint? Ein Problem dabei sind unter anderem die Browser selbst. Gerade in der ersten Zeit des Internets gab es viele Insellösungen und der HTML-Standard war noch jung. Damit die Anwender nicht nur Frust beim Surfen empfinden, gingen die Browserhersteller dazu über, ihre Browser fehlertoleranter zu gestalten und proprietäre Erweiterungen einzuführen. Leider kamen noch eine Reihe von Bugs hinzu und auch, dass die verschiedenen Browser noch längst nicht alle Vorgaben des Standards richtig umsetzen könnten. Ein weiteres Problem war ebenfalls, dass bei den ersten Versionen der grafischen Editoren wie Dreamweaver und FrontPage der erzeugte Quelltext absolut unzureichend war, auch wenn er funktionierte.

Die Fragestellung

Auch wenn die Normen sehr frei interpretiert werden und nicht alles seine Richtigkeit hat, die Anwender sind mehr oder weniger zufrieden. Jeder Hersteller gönnt sich seine Gimmicks und alle sind scheinbar glücklich und zufrieden. Warum also eine Validierung?

Ein wichtiger Punkt ist, dass nichts ärgerlicher ist als die Ungewissheit. Eine Seite, die heute funktioniert, kann ohne Standard bereits morgen überholt sein. So muss eine Seite mit jeder neuen Browserversion nachgebessert werden. Diese Problematik haben auch die Browserhersteller erkannt und in den neueren Versionen schon erheblich mehr Standardtreue unter Beweis gestellt. Auch bietet Standardtreue mehr Verkaufsargumente, denn es existiert ein echter Gradmesser für die Qualität eines Produkts.

Auch für die immer stärker geforderte Trennung von Inhalt und Formatierung sind Standards unumgänglich. Werden doch wieder Formatierungen in den Quelltext direkt eingesetzt, geht unter Umständen das ganze Konzept nicht auf. Insbesondere wenn es um barrierefreie Seiten geht. Bei der Erstellung von Seiten nach einem verbindlichen Standard hat auch der Ersteller solcher Seiten klare Vorteile. Das benötigte Wissen auf dem aktuellen Stand zu halten ist besser zu realisieren. Es müssen nicht alle Browserversionen nach neuen oder weggefallenen Elementen überprüft werden, sondern es gibt eben den Standard.

Noch ist aber nicht alles Gold, was glänzt, denn so manches, nicht dem Standard Entsprechendes hat sich mehr oder weniger durchgesetzt. Und das, obwohl es nie im Standard definiert war. Ein gutes Beispiel hierfür ist das Tag <embeded> von Netscape Navigator und die damit einhergehende Verweigerung gegenüber dem Tag <object> (vgl. Kapitel 9). *Embeded* erfreut sich immer noch großer Beliebtheit und wird auch noch von fast allen Browsern unterstützt. Je nach Version unterstützt sogar der Internet Explorer das Tag <embeded>.

Die Lösung

Die Lösung ist gleichzeitig ein letzter Vorteil des Standards. Dokumente, die nach einer einheitlichen Struktur erstellt wurden, können elektronisch überprüft werden, was die Fehlersuche deutlich vereinfacht.

W3C-Validator

Eine recht bekannte Methode zur Überprüfung ist der W3C-Validator.

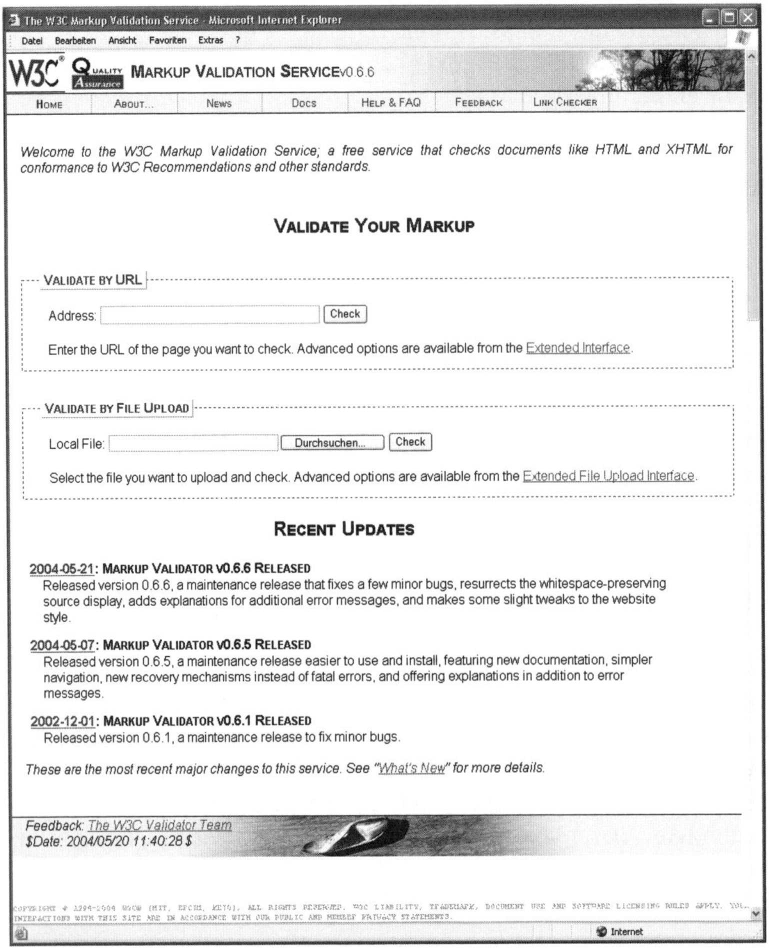

Die Seite des W3C-Validator ermöglicht es, seine Dokumente auf Gültigkeit überprüfen zu lassen (http://validator.w3.org).

In das Formular wird einfach der Pfad der Datei angegeben, die überprüft werden soll, und der Rest geschieht automatisch.

Wie ein Ergebnis aus dem Validator aussehen kann, zeigt die nächste Abbildung. Überprüft wurde ein Listing aus Kapitel 12.

Dokumenttyp angeben

Es ist sehr wichtig, die Angabe des Dokumenttyps mit *DOCTYPE* nicht zu vergessen. Ohne diese Angabe kann das Dokument nicht valide sein.

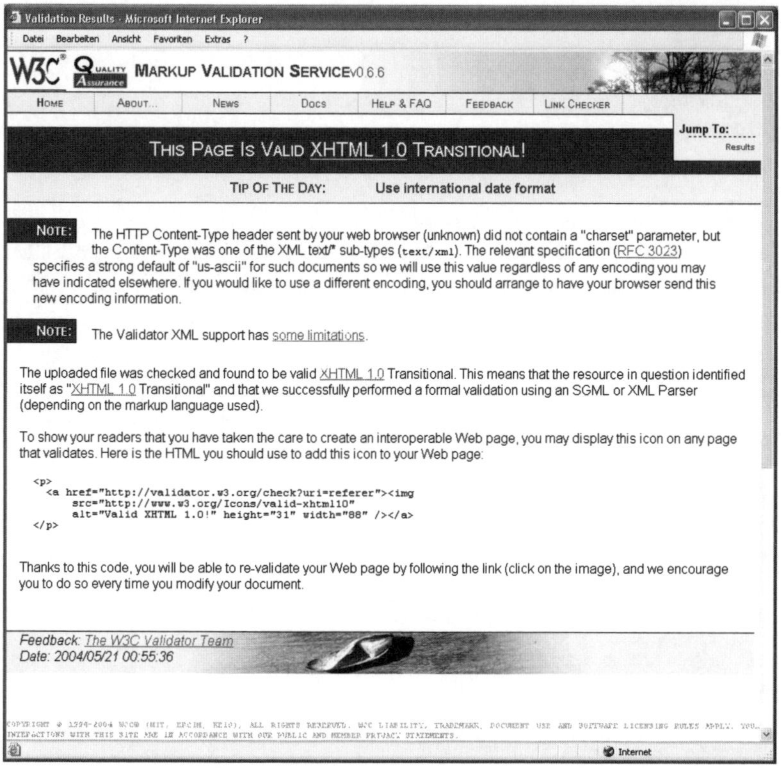

Die Abbildung zeigt die Auswertung, wenn der jeweilige Quelltext positiv validiert wurde (http://validator.w3.org).

Dass ein Dokument auf Anhieb für valide befunden wird, ist aber eher die Ausnahme. So war es auch bei dem Dokument, das für dieses Beispiel geprüft wurde. In der Definition des Dokumenttyps wurde das Dokument zuvor mit XHTML 1.0 Strict angegeben. Wird diese Angabe verwendet und das Dokument überprüft, ergibt sich ein anderes Ergebnis.

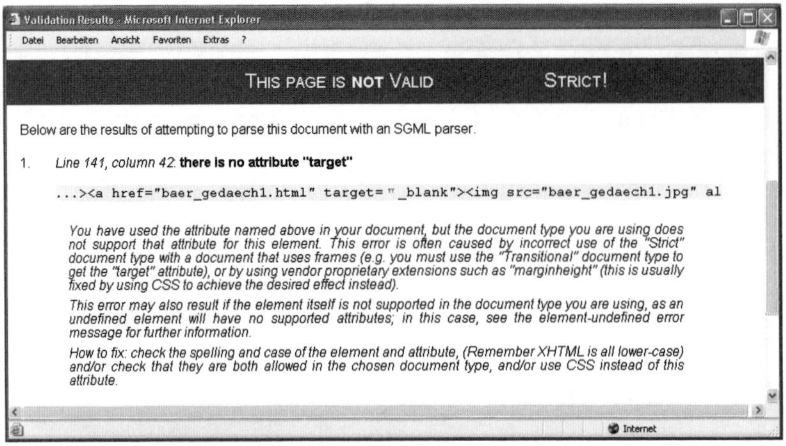

Wird die Validierung nicht positiv abgeschlossen, gibt es die entsprechende Meldung (http://validator.w3.org).

Validome.org

Seit kurzem gibt es unter *www.validome.org* auch eine deutschsprachige Seite, die eine Bedienungsführung und Ergebnisanzeige in verschiedenen Sprachen zur Verfügung stellt.

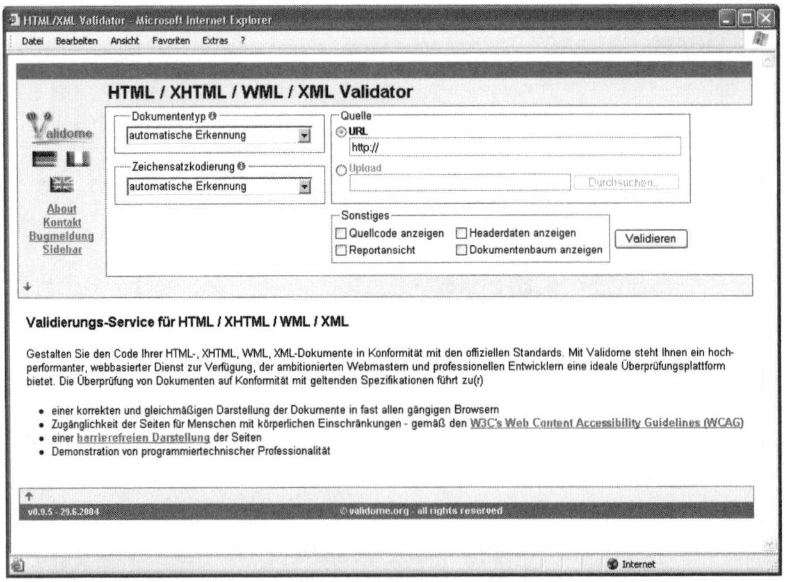

Homepage des Validome (http://www.validome.org/lang/ge).

Das Prinzip ist ähnlich dem des W3C-Validator und vielleicht sogar etwas komfortabler. Interessant sind die Einstellungsoptionen, bei denen direkt angewählt werden kann, ob ein Dokumentenbaum mit erzeugt werden soll oder auch der geprüfte Quellcode noch einmal mit aufgeführt wird.

18. Techniken der Suchmaschinen-Einbindung

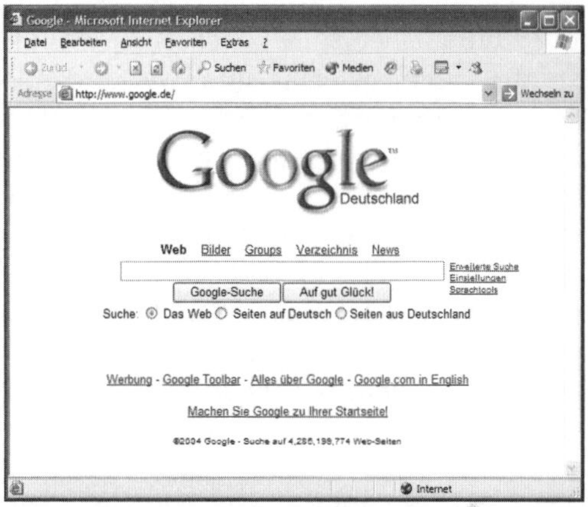

Suchmaschinen sind in den letzten Jahren der Dreh- und Angelpunkt des Internets geworden. Durch die Eingabe von Stichwörtern kann man mit wenigen Mausklicks die relevantesten Seiten zu einem bestimmten Thema finden. Aufgrund der Vielzahl der indizierten Seiten, auf die die Suchmaschinen bei der Filterung zurückgreifen, wird es jedoch immer schwieriger, von möglichen Besuchern oder Kunden auch gefunden zu werden. Ein noch so guter Webauftritt ist nutzlos, wenn er nicht auch eine Verbreitung im Internet findet und damit auch eine entsprechend hohe Zahl von Besuchern anspricht. Daher ist es entscheidend für den Erfolg einer Webseite, die Inhalte nicht nur für Besucher, sondern auch für die Indizierroboter der Suchmaschinen aufzubereiten.

18.1 Suchmaschinen und Kataloge

Die Grundlage der Suche im Internet bilden Suchmaschinen und Kataloge, die anhand von Suchbegriffen oder sortierten Verzeichnissen dem Besucher möglichst schnell die relevanten Webseiten heraussuchen sollen.

Kataloge

Gerade für den Einsteiger in die Internetwelt kann der erste Kontakt mit einer Suchmaschine wie Google etwas abschreckend sein. Da werden aus Milliarden von Seiten einige Tausend ausgewählt, die etwas mit dem eingegebenen Suchbegriff zu tun haben sollen. Sich in dieser Fülle von Informationen zurechtzufinden ist nicht immer leicht und weckt den Wunsch nach einer strukturierteren Übersicht. In Form von Onlinekatalogen wird genau diesem Wunsch Rechnung getragen: Geordnet nach Themen kann sich der Besucher durch baumartige Strukturen hangeln und die gesuchte Information immer weiter einschränken, bis schließlich nur noch einige wenige Webseiten übrig bleiben.

Für den Entwickler einer Internetpräsenz ist es daher wichtig, auch in diese Kataloge aufgenommen zu werden und eben genau zu diesen wenigen Webseiten zu gehören, die dem suchenden Surfer zu einer bestimmten Kategorie angeboten werden.

Doch der Weg dahin muss genau durchdacht sein. Im Gegensatz zu den automatisierten Suchmaschinen (ab Seite 564), die das Web von Programmen durchsuchen und indizieren lassen, werden Kataloge in mühsamer Kleinarbeit manuell zusammengestellt. Jeder Eintrag wurde von einem Redakteur geprüft, kommentiert, zum Teil bewertet und in die entsprechenden Kategorien eingeordnet. Und da die Anzahl an Seiten zu einem bestimmten Thema überschaubar bleiben soll, werden uninteressante oder schlechte Seiten erst gar nicht aufgenommen.

Um eine Internetpräsenz in einen Katalog aufnehmen zu lassen, muss daher für jeden Katalog individuell vorgegangen werden. Zunächst ist es wichtig, einen Überblick über die Struktur des Verzeichnisses zu bekommen und zu entscheiden, in welche Kategorie die eigene Seite am besten passen könnte. Dazu kann es hilfreich sein, andere Webseiten mit ähnlichem Inhalt in dem Katalog zu suchen und die entsprechenden Kategorien in Betracht zu ziehen.

Ist die geeignete Kategorie gefunden, findet sich auf diesen Seiten meistens ein Link, um die eigene Seite eintragen zu lassen. Bei Yahoo! ist dieser Link rechts neben der Suchfunktion zu finden (siehe Abbildung nächste Seite)

Aufgrund des regen Andrangs kann es mitunter jedoch sehr lange dauern, bis ein Redakteur tatsächlich Zeit für die Begutachtung findet. Aus diesem Zustand ziehen die Betreiber der Onlinekataloge einen Teil ihres Profits. Nach der Zahlung von bis zu mehreren Hundert Euro wird die schnelle Beurteilung der Seite garantiert.

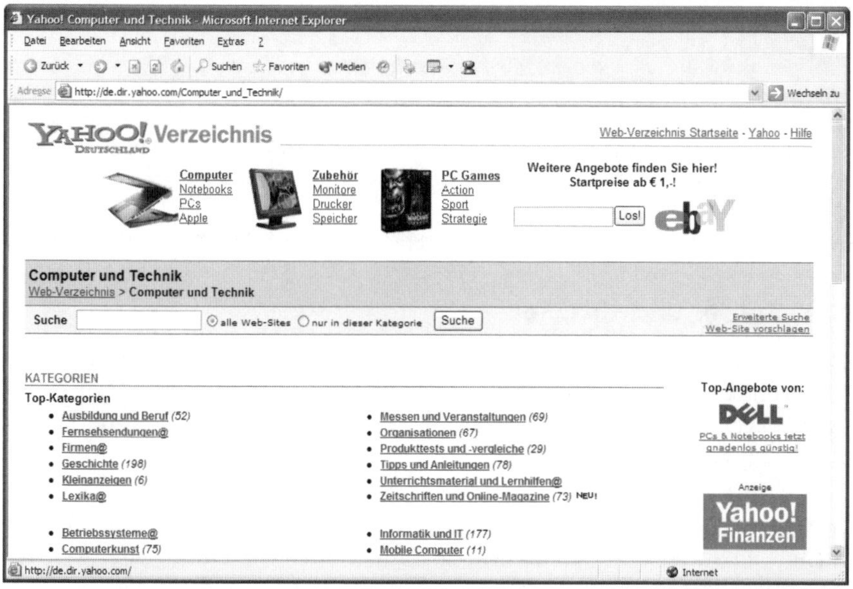

Yahoo! bietet beispielsweise mit Yahoo! Express eine Sieben-Tage-Garantie - die Webseite wird binnen sieben Tagen beurteilt - für 299 Euro an. Die Standardeintragung ist kostenlos, kann aber sehr lange dauern und ist nur für bestimmte Teile des Katalogs verfügbar. Insbesondere die Aufnahme in Bereiche mit überwiegend kommerziellen Webseiten kann nur über Yahoo! Express erfolgen.

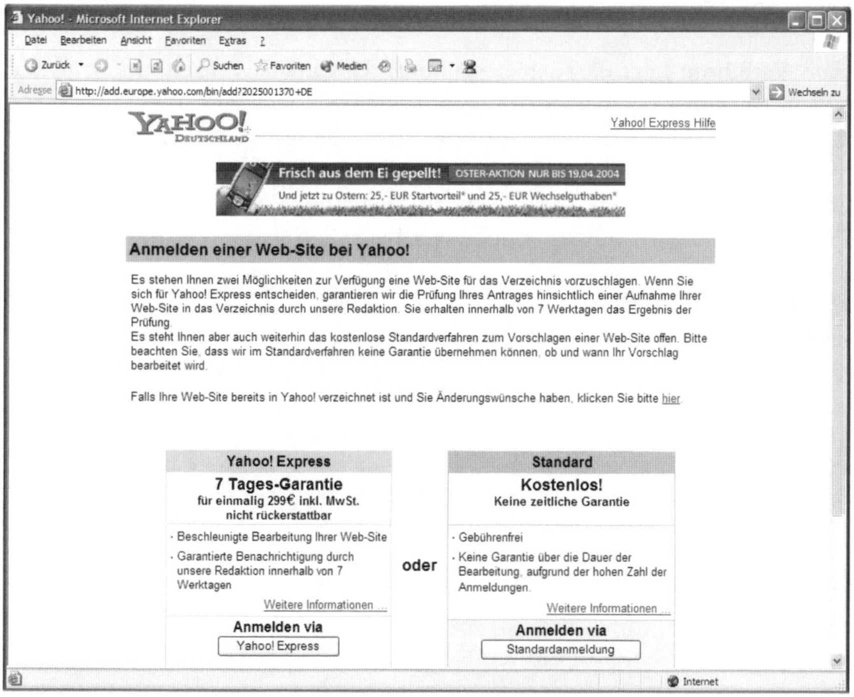

Garantie – wofür?

Bei den Garantien der Katalogbetreiber ist Vorsicht geboten: Durch die Zahlung ist nicht garantiert, dass die Seite auch tatsächlich in den Katalog aufgenommen wird, sondern nur, dass sie innerhalb der angegebenen Frist beurteilt wird. Ärgerlich ist vor allem, dass man in den seltensten Fällen Auskunft darüber erhält, warum es die eigene Internetpräsenz nicht in den Katalog geschafft hat.

Roboter, Spider und Crawler

Die unglaubliche Zahl von Webseiten, die überall auf der ganzen Welt über das Internet verfügbar sind, macht es unmöglich, alle Informationen von Menschenhand katalogisieren zu lassen. Daher wird das Netz täglich von Robotern, Spider und Crawler durchsucht und indiziert.

Auch wenn es Marketing-Experten nicht gern hören, sind dies alles nur unterschiedliche Namen für das gleiche Prinzip. Hinter allen diesen Begriffen verbergen sich im Wesentlichen Programme, die systematisch die Inhalte des Internets untersuchen und sich „selbstständig" von einer Seite zur nächsten hangeln. Ausgehend von einer Startseite folgen sie allen darin enthaltenen Links zu anderen Seiten, die sie in ihre Datenbank aufnehmen und detailliert untersuchen. Danach werden diese neuen Seiten zur Startseite gemacht und wiederum nach allen vorhandenen Links zu anderen Seiten durchsucht. Dieser Vorgang wird prinzipiell so lange wiederholt, bis in allen gespeicherten Seiten keine weiteren Links auf neue Seiten gefunden werden können.

In diesem Verfahren liegt es auch begründet, dass neue Webseiten erst in die Suchmaschinen eingetragen werden müssen. Direkt nach der Erstellung eines neuen Internetauftritts führt normalerweise noch kein Link von den bestehenden, in den Suchmaschinen vorhandenen Seiten auf die neuen Seiten. Daher weist man die Suchmaschine darauf hin, dass es eine oder mehrere neue Seiten gibt, die in die Datenbank aufgenommen werden sollen.

Geheime Webseiten

Auch ohne explizites Eintragen einer Seite werden Webseiten wahrscheinlich nach einer gewissen Zeit von den Suchmaschinen gefunden und indiziert werden. Bei jedem Aufruf einer Webseite wird die URL in Proxyservern oder Seitenreferenzen zwischengespeichert, die wiederum von den Robotern durchsucht werden. Wer also eine „geheime" Webseite plant, sollte den Suchrobotern die Aufnahme in die Datenbank verwehren (siehe Seite 567), den Zugriff darauf durch eine *.htaccess*-Datei (siehe 636) unterbinden oder die Seite vollends vom Internet abkoppeln.

Google, Yahoo!, MSN

Die Anzahl der im Internet verfügbaren Suchmaschinen ist fast so unüberschaubar wie die Zahl der Seiten selbst. Eine neue Webseite zu optimieren würde daher ein Balanceakt zwischen den verschiedensten Anforderungen der jeweiligen Roboter bedeuten. Aufgrund der Komplexität hochwertiger Bewertungsalgorithmen und dem damit verbundenen Aufwand hat in den letzten Jahren jedoch eine Konsolidierung bei den großen Suchmaschinen stattgefunden. Altgediente Suchdienste wie AltaVista, Excite oder auch Web.de verwenden keine eigenen Suchmaschinen mehr, sondern nutzen die Technologie der drei großen Anbieter Google, MSN und Yahoo!.

Dieser Zusammenschluss ist für den Informationssuchenden zunächst etwas ärgerlich, da sich die Ergebnislisten in den verschiedenen Suchportalen fast nicht mehr unterscheiden. Die zu der Zeit des Suchmaschinen-Booms bestehende Möglichkeit, je nach dem gesuchten Inhalt verschiedene Suchmaschinen durchzuprobieren, um die besten Treffer zu erhalten, ist leider nicht mehr möglich.

Für die Optimierung von Webseiten, um eine möglichst gute Platzierung in den Suchergebnissen zu erreichen, ist diese Konsolidierung jedoch von großem Vorteil. Es ist ausreichend, die Bewertungsmethoden der großen Anbieter zu berücksichtigen, um in einer Vielzahl anderer Suchmaschinen eine gute Positionierung zu erlangen.

Die Hardware der Suchmaschinen

Eine Suchmaschine ist übrigens kein wenn auch noch so großer PC oder Server, der irgendwo an einem dicken Zugang zum Internet hängt. Google setzt beispielsweise mehrere Tausend PCs ein, die in Rechenzentren auf der ganzen Welt verteilt sind. Dadurch kann es gelegentlich auch passieren, dass die Anfrage nach den gleichen Suchbegriffen innerhalb von wenigen Minuten zu verschiedenen Ergebnislisten führten, der sog. Google-Dance. Denn auch von der Webseiten-Datenbank existieren verschiedene Versionen, die aufgrund von Synchronisationsmechanismen teilweise nicht übereinstimmen.

Das Ranking

Um dem suchenden Benutzer möglichst relevante Treffer zu liefern, verwenden Suchmaschinen immer ausgefeiltere Algorithmen. Diese errechnen aus einer Vielzahl von Merkmalen die Position eines Links in Bezug auf die Suchanfrage des Benutzers. Je besser die Suchmaschine die vorgefundenen Keywords und Inhalte mit den gesuchten Begriffen verbinden kann, desto höher ist die Position, an der die Seite als Ergebnis auftaucht. Die Position entscheidet wiederum, wie viele oder auch wie wenig Besucher die Webseite über eine Suchmaschine finden. Wird eine Seite frühestens an 100. Stelle gefunden, ist die Wahrscheinlichkeit gering, dass sich viele Besucher dorthin verirren werden.

Schon bei der Erstellung einer Webseite ist also das Ziel zu verfolgen, den Algorithmen von Robotern und Crawler die Inhalte der eigenen Präsenz möglichst schmackhaft zu machen und damit die Relevanz und letztendlich die Position im Ergebnis in Bezug auf eine Suchanfrage zu erhöhen. Bevor einige Möglichkeiten vorgestellt werden, die den Suchmaschinen ausführliche Auskunft über eine Webseite geben können, soll jedoch zunächst ein Blick auf die Verfahren zum Bewerten einer Seite geworfen werden. Erst durch ein grobes Verständnis der Ranking-Mechanismen kann die eigene Seite entsprechend aufbereitet werden, um in Suchanfragen ganz oben zu stehen.

Googles PageRank

Der Erfolg von Google liegt vor allem in seinem innovativen Bewertungsalgorithmus PageRank begründet. Vor dessen Einführung bewerteten Suchmaschinen die Wichtigkeit einer Internetseite im Wesentlichen durch die Identifizierung der darin enthaltenen Schlüsselwörter. Je öfter ein bestimmter Begriff oder zusammenhängende Ausdrücke auftauchten, desto höher wurde die Seite eingestuft. Über die eigentliche Qualität der Seite konnte damit aber fast nichts ausgesagt werden. Das Problem bestand also darin, ohne direktes menschliches Zutun die Meinung der Benutzer einzuholen.

Die Idee von PageRank macht genau das: die Meinung der Internetnutzer berücksichtigen bzw. vielmehr der Betreiber der Webseiten. Der Autor einer Webseite wird einen Verweis auf eine andere Webseite genau dann legen, wenn er die referenzierte Seite gut, nützlich oder vielleicht auch einfach nur schön findet. Durch den Link drückt er also aus, dass sich der Besuch der verlinkten Seite seiner Ansicht nach lohnt.

Und genau diese Information wertet der PageRank-Algorithmus aus. Zu jeder in der Datenbank eingetragenen Seite zählt er die Verweise, die von anderen Seiten dorthin führen. Je größer die Anzahl der Links, desto relevanter ist die Seite. Neben der Anzahl der Links wird ferner die Bewertung der verlinkenden Seite einbezogen. Je mehr Verweise von relevanten Seiten gefunden werden, desto stärker steigt die eigene Bewertung.

Auf diese Weise wurde ein Abstimmungsmechanismus eingeführt, der dennoch vollkommen automatisiert zu einem Ranking beliebiger Webseiten führt.

PageRank abfragen

Welchen PageRank eine Seite hat, lässt sich nicht automatisch bei Google erfragen. Prinzipiell können zwar über die Anfrage der Google-Toolbar (*http://www.google.com/search?client=navclient-auto&ch=0123456789&features=Rank&q=info:http://www.maxmustermann.com/*, wobei die Zahl *0123456789* durch den Browsercode ersetzt wird) die Grundwerte ausgelesen werden. Die exakte Berechnung des daraus resultierenden PageRanks ist jedoch sehr kompliziert und soll hier nicht weiter erläutert werden.

Yahoo!

Bis Anfang 2004 setzte Yahoo die Suche von Google ein. Durch den Zukauf der Technologie von Inktomi und Overture wurde das interne Know-how jedoch aufgebaut, um nunmehr mit einer eigenen Suchmaschine anzutreten. Grundlage der Bewertung sind bei Yahoo neben den Inhalten und dem Seitentitel auch die Beschreibungen mit Meta-Tags, Verlinkungen auf die eigene Seite und eingebundene Quellen.

MSN

MSN ist das Webportal und die Suchmaschine von Microsoft. Im Gegensatz zu Google und Yahoo! gibt MSN den verwendeten Suchalgorithmus offiziell nicht bekannt. Damit soll verhindert werden, dass Webseiten gezielt die Schwächen der eingesetzten Methode ausnutzen, wie es vor allem bei Google häufig der Fall war und ist (mehr dazu ab Seite 584). Es ist jedoch davon auszugehen, dass MSN einen ähnlichen Ansatz wie Google und Yahoo! verfolgt und neben den Meta-Keywords und den Seiteninhalten auch Verlinkungen auf eine Webseite als Bewertungskriterium einbezieht.

Zur Verbesserung der Suchergebnisse hat MSN auf der englischen Seite (*search.msn.com*) eine weitere Möglichkeit eingeführt, um das Votum der Benutzer besser einzubeziehen. Nach jeder Liste gefundener Seiten steht ein Link zur Verfügung, über den der Benutzer zu einer Feedback-Seite gelangt. Hier können Anregungen an MSN gesendet werden, warum ein bestimmtes Suchergebnis als unbefriedigend empfunden wurde. Zusätzlich kann eine nicht gefundene URL angegeben werden.

Feedback an MSN

Falls Ihre Webseite bei einer Suche von *search.msn.com* nicht gefunden wurde, senden Sie Ihre URL als Feedback an MSN.

Die Datei robots.txt

In vielen Fällen kann es sinnvoll sein, bestimmte Teile einer Webseite vom Zugriff durch Suchroboter zu schützen. Beispielsweise kann das neue Design einer Seite in einem Unterverzeichnis einer aktuellen Internetpräsenz getestet werden, es sollen jedoch noch keine Besucher auf diese Seiten geleitet werden. Oder in speziellen Unterverzeichnissen befinden sich Skripte, Stylesheets oder DTDs, die vor neugierigen Blicken versteckt werden sollen.

Der Schutz vor dem Indizieren kann mithilfe der Meta-Tags für bestimmte HTML-Dokumente erfolgen (ab Seite 579). Um jedoch Dateien anderen Typs oder vollständige Unterverzeichnisse vor der Erfassung durch Suchmaschinen zu schützen, sind Meta-Tags nicht ausreichend.

Deshalb hat sich im Laufe der Zeit die Datei *robots.txt* als Quasistandard entwickelt (vgl. *http://www.robotstxt.org/*). Dabei handelt es sich um eine einfache Textdatei, die im Stammverzeichnis einer Internetpräsenz hinterlegt wird, also für die Domain *http://www.mydomain.com/* unter *http://www.mydomain.com/robots.txt*.

Nur für eigene Domains

Für Webseiten, die nicht unter einem eigenen Domänennamen im Internet präsent sind, kann daher leider keine *robots.txt* verwendet werden, d. h., *http://www.domain-hoster.de/meine-Seite/robot.txt* würde keine Berücksichtigung finden.

Die Datei *robots.txt* ermöglicht es dem Betreiber der Webseite, ganze Bereiche der Webseite vor dem Indizieren durch den Roboter zu schützen, und wird von fast allen Suchmaschinen versucht zu laden und auszuwerten.

Verzeichnisschutz

Zu beachten ist, dass die Datei *robots.txt* nicht vor dem Zugriff auf die Verzeichnisse schützt, sondern nur die Aufnahme der dort gespeicherten Dateien in die Datenbanken der Suchroboter verhindern kann. Der Schutz von Verzeichnissen wird ab Seite 636 beschrieben.

Der Aufbau von robots.txt

Der Aufbau der Datei *robots.txt* besteht aus nur zwei Schlüsselwörtern: *User-Agent* und *Disallow*. Mithilfe dieser beiden Begriffe können beliebig viele Blöcke definiert werden, die unterschiedlichen Schutz für bestimmte Teile einer Onlinepräsenz definieren. Das nachfolgende Beispiel sperrt für alle Roboter (*) das Verzeichnis */neues-Design/*:

```
User-Agent: *
Disallow: /neues-Design/
```

Filtern der Suchroboter

Der Parameter *User-Agent* bestimmt, auf welche Suchroboter sich der Schutz auswirken soll. Mit

```
User-Agent: *
```

bezieht sich der nachfolgende Schutz auf alle Roboter. Es können aber auch explizit bestimmte Roboter genannt werden:

```
User-Agent: Unerwünschter-Agent
User Agent: Ebenfalls-unerwünschter-Agent
```

Verzeichnisse und Dateien sperren

Mit *Disallow* wird festgelegt, welche Dateien bzw. Verzeichnisse von der Aufnahme in die Datenbank des Roboters ausgenommen werden sollen.

Mit

- `Disallow: /bilder`

werden alle Dateien, die mit *bilder* beginnen, also zum Beispiel *bilder.html* und *bilder.css*, und außerdem alle Dateien im Verzeichnis *bilder/* sowie in allen Unterverzeichnissen von *bilder/* gesperrt. Demgegenüber bewirkt

- `Disallow: /bilder/`

nur den Ausschluss des Verzeichnisses *bilder/* und aller Unterverzeichnisse.

Mit *Disallow* können auch mehrere Verzeichnisse oder Dateien hintereinander vor dem Zugriff durch die Roboter geschützt werden:

- `Disallow: /bilder/`
- `Disallow: /privates/`

Verzeichnisse und Dateien explizit freigeben

Nach dem inoffiziellen Standard existiert für die Datei *robots.txt* kein Schlüsselwort, um den Zugriff auf bestimmte Bereiche einer Internetpräsenz explizit zu gewähren. Vielmehr wird zu diesem Zweck hinter *Disallow* nichts angegeben und damit die Indizierung gewünscht. Um beispielsweise allen Suchmaschinen den Zugriff auf die gesamte Webpräsenz zu verweigern und nur einem ganz bestimmten Roboter (*Erlaubter-Roboter*) zuzulassen, hätte die Datei *robots.txt* folgendes Aussehen:

- `User-Agent: *`
- `Disallow: /`
- `User-Agent: Erlaubter-Roboter`
- `Disallow:`

Einige Roboter (z. B. Google) ermöglichen es darüber hinaus, bestimmte Dateitypen zu schützen. Mit den folgenden Einträgen würde Google keine Dateien mit der Endung *.css* in seine Datenbank aufnehmen:

- `User-Agent: Googlebot`
- `Disallow: /.css$`

Die Datei *robots.txt* kann auch nachträglich zu einer bereits indizierten Seite hinzugefügt werden. Da die meisten Roboter das Web in regelmäßigen Abständen durchsuchen, werden neue Einträge in der *robots.txt* nach einer gewissen Zeit aus den Datenbanken der Suchmaschinen verschwinden.

Keine Datei robots.txt

Das Fehlen der Datei *robots.txt* ist übrigens kein Problem. Wenn es für eine Internetpräsenz keine schützenswerten Bereiche gibt, kann diese Datei einfach weggelassen werden. Lediglich bei der Auswertung der Seitenzugriffe durch ein Webstatistik-Programm kann das dazu führen, dass die *robots.txt*-Datei als „nicht gefunden" aufgeführt wird, denn die Suchroboter versuchen einfach, die Datei zu laden.

18.2 Entscheidende Erfolgsfaktoren

Bei mehreren Milliarden Webseiten, die auf der ganzen Welt verfügbar sind und deren Zahl ständig wächst, ist es nicht einfach, die eigene Internetpräsenz aus der Masse herauszuheben. Werden einige inhaltliche und technische Richtlinien berücksichtigt, lassen sich jedoch erstaunlich gute Ergebnisse erzielen.

Inhalt und Aktualität

An erster Stelle für die Erfolgsfaktoren einer Internetseite stehen sicherlich deren Inhalt und Aktualität. Der Besucher soll zu einem bestimmten Thema möglichst viele Informationen übersichtlich und anschaulich präsentiert bekommen. Seiten mit wenig Informationsgehalt, fehlender Originalität oder veraltetem Inhalt werden von den meisten Besuchern relativ schnell wieder verlassen.

Die Aktualität wird auch von Suchmaschinen berücksichtigt. Wird die Webseite regelmäßig aktualisiert, überprüfen die Roboter den Inhalt auch öfter und aktualisieren den Eintrag in der Datenbank entsprechend oft.

Daher sollte man der sorgfältigen Auswahl von Inhalten und Beschreibungen ein besonderes Augenmerk widmen.

Bilder

„Ein Bild sagt mehr als tausend Worte“, sagt man. Nur wurde leider vergessen, diesen Ausspruch auch den Suchmaschinen beizubringen. Vor allem Künstler und Designer neigen dazu, wichtige Teile des Inhalts einer Webseite hinter Grafiken zu verstecken. Verstecken deshalb, weil die Informationen für den Besucher der Seite zwar sichtbar (und wahrscheinlich auch ansprechend) sind, für Suchmaschinen aber leider nicht. Die Crawler verstehen zwar HTML und wissen auch, an welchen Stellen Bilder eingebunden werden, die Bildinformation selbst können sie jedoch nicht interpretieren.

Mit den Augen einer Suchmaschine

Um eine Vorstellung davon zu bekommen, wie der Crawler einer Suchmaschine eine Webseite zu Gesicht bekommt, kann man den rein textbasierten Browser Lynx verwenden (*http://lynx.browser.org/*). Selbst in dieser für moderne Verhältnisse fast unlesbaren Fassung sollten die wesentlichen Begriffe der Webseite noch zu finden sein.

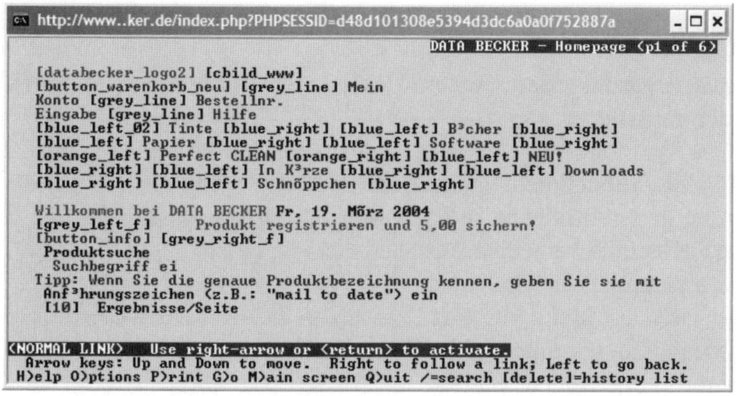

Daher sollte bei dem Design einer Webseite immer beachtet werden, dass der Firmen- oder Webseitenname, relevante Begriffe und Schlüsselwörter, Werbeslogan und jede weitere Information, nach der ein potenzieller Kunde oder Benutzer in einer Suchmaschine suchen könnte, als echter Text in der Webseite enthalten ist.

Bilder mit alt-Tag

Lassen sich Bilder für wichtige Aussagen partout nicht vermeiden, ist es empfehlenswert, zumindest im *alt*-Tag des <img>-Elements einen erläuternden Text anzugeben.

```
<img src="FirmenSlogan.gif" alt="Bei uns haben Sie nichts zu lachen" />
```

Suchmaschinengerechte Menüs

Auch bei der Gestaltung von Menüs und Navigationshilfen können Bilder die Aussicht auf einen Platz auf den ersten Seiten der Suchmaschinen erschweren. Menüs stellen einen wichtigen Dreh- und Angelpunkt der Webseite dar, weil über die einzelnen Links auf andere Seiten der Internetpräsenz verwiesen wird. Wie auf Seite 586 beschrieben, liefern diese Links und deren Verweistext Anhaltspunkte für die Roboter, welchen Schlüsselwörtern die verlinkten Seiten zugeordnet werden.

Alternative Textmenüs

Wenn Menüs als Grafiken realisiert werden, sollte beispielsweise am unteren Rand des Dokuments das Menü erneut in Textform hinterlegt werden.

Verbreitung der Seite

Zu den entscheidenden Faktoren gehört neben den eigentlichen Inhalten und den darin vorkommenden Begriffen vor allem die Verbreitung der Seite im Internet. Letztere wird beim Start eines Internetauftritts natürlich nur gering sein, durch geeignete Maßnahmen kann man jedoch innerhalb kurzer Zeit eine weite Verbreitung herbeiführen.

Eintragen in Suchmaschinen

Bereits auf Seite 564 wurde erklärt, warum neue Seiten in die Suchmaschinen eingetragen werden müssen.

Das Anmelden bei einem Suchdienst kann entweder mit einem der vielzähligen Tools erfolgen (ab Seite 591) - oder bei jedem Anbieter manuell. Dazu finden sich auf den Seiten der Suchmaschinen Links auf *URL hinzufügen/entfernen*, über die eine oder mehrere Webseiten angemeldet werden können.

Nur die Hauptseite

Bei der Anmeldung genügt es, die Hauptseite oder nur die Domäne anzumelden, da die Crawler alle Unterseiten, auf die ein Verweis gefunden wird, automatisch durchsuchen.

Ist eine Seite nicht erreichbar oder liefert einen Fehlercode zurück, wird sie automatisch aus der Suchmaschine entfernt. Daher sollte man vor dem Eintragen prüfen, ob die eigene Seite auch erreichbar ist.

Lesezeichen

Nicht nur neue Besucher tragen zum Erfolg einer Webseite bei, sondern auch häufig wiederkehrende Besucher. Doch häufig verlassen Besucher eine Webseite, ohne vorher ein Lesezeichen (Bookmark) im Browser gesetzt zu haben. Dadurch finden sie selbst als interessant erachtete Seiten nicht wieder.

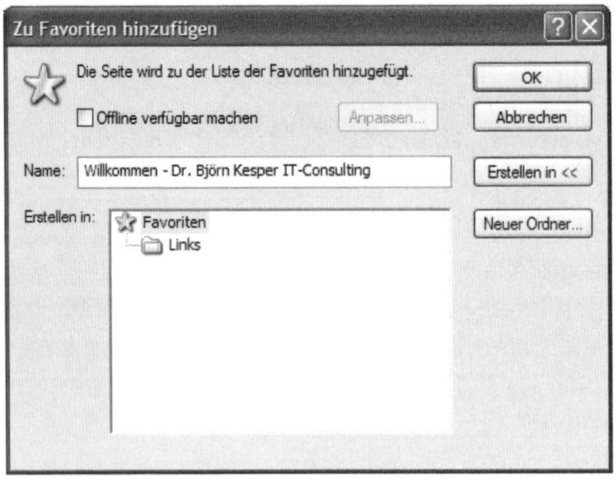

Um das zu vermeiden, kann man dem Besucher einen Link anbieten, der die aktuelle Seite als Lesezeichen in seinen Browser einträgt.

Lesezeichen automatisch festlegen

Die JavaScript-Funktion *window.external.AddFavorite()* setzt ein Lesezeichen im Browser, wobei der erste Parameter die URL und der zweite den Titel des Lesezeichens angibt. Eingebunden wird die Funktion in einen Link, der auf einen leeren Anker (#) zeigt und somit keine weitere Funktion hat. Über den *onClick*-Event wird das Anklicken des Links abgefangen und die *AddFavorite()*-Funktion ausgeführt.

> **Nachgefragt**
>
> Die Funktion *AddFavorite()* sollte nur aufgerufen werden, wenn der Besucher auf einen Link geklickt hat. Der Aufruf zum Beispiel beim Verlassen der Seite wird eher als störend empfunden.

Das Beispiel setzt einen Link *Lesezeichen setzen!* auf die URL *http://www.lesenswert.de/* mit dem Titel *Lesenswerte Seite*:

```
<a href='#'
onclick='window.external.AddFavorite("http://www.lesenswert.de/",
"Lesenswerte Seite");'>Lesezeichen setzen!</a>
```

Um nicht für jede Seite einen neuen Link schreiben zu müssen, können die URL (*location.href*) und der Titel der Seite (*document.title*) als Parameter an die *AddFavorite()*-Funktion übergeben werden:

```
<a href='#' onclick='window.external.AddFavorite(location.href,
document.title);'>Lesezeichen setzen!</a>
```

> **Nur für Internet Explorer**
>
> Die hier beschriebene JavaScript-Funktion *AddFavorite()* funktioniert nur bei Internet Explorer ab Version 4. Mit dem folgenden JavaScript-Test wird abgefragt, ob der Browser die *AddFavorite()*-Funktion unterstützt. Nur dann wird der Link angezeigt:

```
<script type="text/javascript" language="JavaScript">
<!–
if (window.external) {
    document.write(
        '<a href="#" onclick="window.external.AddFavorite(location.href,document.
        title);">'Lesezeichen setzen!</a>'
    );
}
//-->
</script>
```

Startseite festlegen

Noch einen Schritt weiter als das Anlegen eines Lesezeichens geht das Festlegen der Startseite eines Browsers. Die Startseite wird immer aufgerufen, wenn der Browser neu gestartet wird. Eine Seite, die bei vielen Benutzern als Startseite eingetragen ist, wird sich über mangelnde Besucherzahlen nicht beschweren müssen.

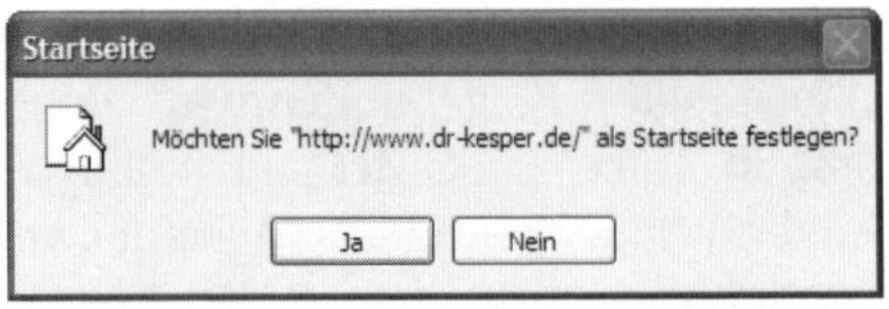

Die Startseite wird mit dem JavaScript-Befehl *SetHomePage()* festgelegt, der als Übergabeparameter eine URL benötigt. Wie bei der *AddFavorite()*-Funktion wird *SetHomePage()* in einem leeren Link mithilfe des *onClick()*-Events abgefragt. *SetHomePage()* funktioniert jedoch nur, wenn das aufrufende Element (hier das <a>-Tag) als Verhaltenseigenschaft (*behavior*) *url(#default#homepage)* eingetragen hat. Der Eintrag erfolgt über die *style*-Anweisung:

```
<a href="#" style="behavior:url(#default#homepage);"
onclick="this.setHomePage(location.href);">Diese Seite als Startseite
festelgen!</a>
```

Statt der aktuellen URL (*location.href*) kann natürlich auch die Adresse einer anderen Seite übergeben werden, zum Beispiel statt einer Unterseite die Startseite einer Internetpräsenz:

```
<a href="#" style="behavior:url(#default#homepage);"
onclick="this.setHomePage("www.myPage.com");">Diese Seite als Startseite
festlegen!</a>
```

Nur für Internet Explorer

Wie die *AddFavorite()*-Methode funktioniert auch *SetHomePage()* nur mit Internet Explorer, und sogar erst ab Version 5. Das nachfolgende Skript zeigt den Link nur an, wenn der Browser ein Internet Explorer ist:

```
<script type="text/javascript" language="JavaScript">
<!--
if (window.external)
{
    document.write(
      '<a href="#" style="behavior:url(#default#homepage);"
      onclick="this.setHomePage(location.href);">Diese Seite als Startseite</a>'
    );
}
//-->
</script>
```

Seite weiterempfehlen

Eine weitere Möglichkeit, um die Verbreitung einer Seite zu erreichen, ist die Integration eines Links, mit dem die Webseite an einen Freund oder Bekannten weiterempfohlen werden kann. Die einfachste Möglichkeit, um diese Funktionalität zu ermöglichen, ist ein Link, der das Mailprogramm des Besuchers öffnet. Über die optionalen Parameter *subject* (Betreff) und *body* (Inhalt) kann dann eine vorgefertigte Mail erzeugt werden, in die der Besucher nur noch die E-Mail-Adresse eintragen muss:

> **Mailprogramm des Benutzers**
>
> Falls der Besucher kein eigenständiges Mailprogramm (z. B. Outlook oder Netscape Mail) installiert oder eingerichtet hat, funktioniert der beschriebene Link nicht. Leider lässt sich eine Fehlfunktion nicht abfragen.

```
<a href="mailto:?subject=Gute Seite&body=Die Seite http://www.myPage.com/
musst du dir mal ansehen!">Weiterempfehlen!</a>
```

18.3 Meta-Keywords

Meta-Keywords stellen eine übergeordnete Beschreibung der Webseite dar, mit deren Hilfe Suchmaschinen den Inhalt des Dokuments besser einschätzen sollen. Meta-Daten sind also Daten über Daten, die nicht nur maschinenlesbar, sondern in gewisser Hinsicht auch maschinenverständlich sind. Der Betreiber kann damit Auskunft über den Inhalt und den Autor der Seite, die letzte Änderung und die relevanten Stichwörter geben. Kurze Inhaltsangaben werden etwa in Onlinekatalogen verwendet, um die Seite kurz und prägnant zu beschreiben. Ferner können Suchmaschinen oder Proxyserver darüber unterrichtet werden, wie oft die Seite aktualisiert wird, ob ein Zwischenspeichern (Cachen) der Seite erlaubt ist und welches „Verfallsdatum“ der Inhalt hat.

Bevor die Syntax der Definition von Meta-Informationen beschrieben wird, soll noch darauf hingewiesen werden, dass die Auswertung der Daten durch Suchmaschinen oder Browser nicht vorgeschrieben und vor allem nicht definiert ist. Jeder Roboter oder Browser kann die Informationen nach Belieben einlesen und verwenden. Die Angabe der Meta-Tags ist also keine Garantie dafür, dass die bereitgestellten Informationen tatsächlich Verwendung finden.

Attribute und Inhalte

Die Beschreibung der Meta-Daten erfolgt nach einem einfachen Attribut-Inhalt-Schema, um die beschreibenden Attribute nicht unnötig einzuschränken und dennoch die Lesbarkeit durch automatisierte Parser sicherzustellen. Seit HTML 4 ist keine Angabe spezieller Meta-Daten mehr vorgeschrieben. Um also dem Attribut Autor (engl. *author*) den Wert bzw. Inhalt „DATA BECKER“ zuzuweisen, wird folgende Meta-Anweisung verwendet:

```
<meta name="author" content="DATA BECKER" />
```

Mit dieser Kombination von Attributen und Werten lassen sich die meisten Informationen generisch definieren.

Angabe eines Schemas

In einigen Fällen erfordert jedoch die Definition einer Eigenschaft eine weitere Beschreibung. Diese kann mit dem Tag *scheme* angegeben werden:

```
<meta name="identifier" content="47110815" schema="isbn" />
```

In diesem Beispiel wird der Wert *47110815* als Identifikation definiert. Ohne die Aussage, dass es sich dabei um eine ISBN (**I**nternational **S**tandard **B**ook **N**umber) handelt, könnten Suchmaschinen den Wert nicht sinnvoll interpretieren.

Durch die Angabe des *schema*-Tags könnten auch mehrere Identifikatoren definiert werden, die sich auf unterschiedliche Kontexte beziehen:

```
<meta name="identifier" content="47110815" schema="isbn" />
<meta name="identifier" content="64256" schema="order-no" />
```

Sprache festlegen

Bei internationalen Seiten kann außerdem die Sprache einer Meta-Angabe festgelegt werden. Damit können den länderspezifischen Suchmaschinen zum Beispiel unterschiedliche Keyword-Listen angeboten werden:

```
<meta name="keywords" content="Webseite, Erstellung, Hilfe" lang="de" />
<meta name="keywords" content="Webpage, Creation, Help" lang="en" />
```

Prinzipiell können Webbrowser die Angabe der Sprache auch für eine Verbesserung der Anzeige eines Dokuments verwenden, indem landesspezifische Anführungszeichen, Silbentrennungen oder Rechtschreibprüfungen eingesetzt werden. Hiervon machen jedoch die wenigsten Browser Gebrauch.

Meta-Angaben einbinden

Meta-Anweisungen können entweder im Kopf des HTML-Dokuments angegeben oder durch einen Verweis auf eine andere Datei eingebunden werden. Bei der Definition im <head>-Teil der Seite wird das oben beschriebene Format verwendet:

```
<head>
    <meta name="author" content="DATA BECKER" />
    <meta name="description" content="Meta-Tags definieren" />
</head>
```

Für jedes Attribut-Inhalt-Paar wird ein eigenes Meta-Tag definiert, wobei die Anzahl der verwendeten Beschreibungen nicht begrenzt ist.

Meta-Daten kommentieren

Da die Inhalte der Meta-Tags für die öffentliche Nutzung ausgelegt sind, sollten sie nicht als Möglichkeit zur Kommentierung des Dokuments missbraucht werden. Interne Anmerkungen des Entwicklers werden mit HTML-Kommentaren eingefügt.

Falsch:

```
<meta name="description" content="das dokument ist noch unvollständig" />
<meta name=keywords" content="fällt euch da noch was ein?" />
```

Richtig:

```
<!-- das dokument ist noch unvollständig -->
<!-- bitte hier noch die Schlüsselwörter ergänzen -->
<meta name="keywords" content="Suchmaschine, Roboter, Crawler" />
```

Standard-Meta-Tags

Die in der folgenden Tabelle aufgelisteten Meta-Tags werden von den meisten Robotern im Internet erkannt und ausgewertet, auch wenn sie formell keinen Standard darstellen.

Element	Beschreibung
description	Eine inhaltliche Beschreibung der Seite, z. B. als kurze Zusammenfassung oder durch eine Inhaltsübersicht.
author	Der Autor der Seite. Hier kann eine Privatperson angegeben werden - oder auch eine Firma oder Institution.
keywords	Hier werden möglichst viele seitenspezifische Schlüsselwörter jeweils einzeln durch Komma separiert angegeben. Dieses Tag ist vor allem für Suchmaschinen sehr wichtig, da Schlüsselwörter aus dem Keyword-Tag bei einer Suche nach eben diesem Begriff die Bewertung der Seite steigern.

Dublin Core Element Set

Die Vereinheitlichung der Meta-Elemente hat sich die **D**ublin **C**ore **M**etadata **I**nitiative (DCMI) auf die Fahne geschrieben. Eine anwendungs- und geschäftsfeldübergreifende Menge an Meta-Elementen soll sowohl Webseiten-Entwicklern als auch Suchmaschinen die Verwendung und Interpretation der Meta-Tags erleichtern. Die Dublin Core-Elemente werden von den führenden Suchmaschinen unterstützt und können eine gute Meta-Beschreibung von Webseiten liefern.

Um im Meta-Tag die Unterscheidung zwischen „normalen" und Dublin Core-Elementen sichtbar zu machen, werden allen Tags die **D**ublin **C**ore-Initialen DC vorangestellt:

- `<meta name="DC.Title" content="Titel der Seite">`

Nachfolgend wird die Version 1.1 des Dublin Core Element Sets aufgelistet:

Dublin Core Element	Beschreibung
Title	Der Titel der Seite
Creator	Der Ersteller der Seite. Dies kann eine Person, eine Organisation oder auch bei dynamisch generierten Seiten ein Dienst sein.
Subject	Eine kategorisierte Beschreibung des Inhalts. Die Angabe sollte durch Schlüsselwörter erfolgen, die nach Möglichkeit aus einem vorgegebenen Vokabular stammen. Derartige Vokabularien können unter *http://www.lub.lu.se/metadata/subject-help.html* gefunden werden. Mit dem *schema*-Attribut kann das verwendete Vokabular angegeben werden: *<meta name="DC.Subject" content="..." schema="LCSH">*
Description	Eine inhaltliche Beschreibung der Seite, z. B. als kurze Zusammenfassung oder durch eine Inhaltsübersicht.
Publisher	Die Person oder Organisation, die die Webseite zur Verfügung stellt.
Contributor	Personen oder Organisationen, die einen Beitrag zur Seite geliefert haben.
Date	Ein spezielles Datum, das der Webseite zugeordnet werden kann, beispielsweise der Tag der Erstellung oder Veröffentlichung. Das Datum wird in der englischen Form *JJJJ-MM-TT* (Jahr-Monat-Tag) angegeben, also für den 15. Januar 2004: *2004-01-15.*
Type	Der inhaltsbezogene Typ der Webseite, der nach Möglichkeit anhand eines Vokabulars angegeben wird.
Format	Der auf der Seite verwendete Typ, normalerweise angegeben als MIME-Type (*http://www.w3.org/TR/xhtml-media-types/xhtml-media-types.html*).
Identifier	Eine eindeutige Kennzeichnung des Inhalts, zum Beispiel in Form einer URL oder einer standardisierten Nummer (ISBN).
Source	Die Quelle des aktuellen Dokuments. Dies kann eine andere URL sein, aber auch ein Verweis auf ein Buch.
Language	Die Sprache der Seite nach ISO 639 (*http://www.iso.org/iso/en/prods-services/iso3166ma/02iso-3166-code-lists/list-en1.html*).
Relation	Angabe eines Bezugs zu einer anderen Ressource. Die Angabe erfolgt als URL oder als eine andere eindeutige Kennzeichnung (ISBN).
Coverage	Der Geltungsbereich der Seite, zum Beispiel zeitlich oder ortsbezogen. Für Ortsangaben sollte ein Thesaurus verwendet werden, zum Beispiel der Thesaurus of Geographic Names (*http://www.getty.edu/research/conducting_research/vocabularies/tgn/*).
Rights	Angabe möglicher Rechte der Seite, zum Beispiel Copyrights. Das Fehlen dieses Meta-Tags sagt nichts über mögliche Rechte einer Seite aus.

HTML- und Meta-Tags

Einige der Meta-Angaben werden bereits durch HTML-Tags abgedeckt. Die Angabe eines Autors mit dem HTML-Tag

- `<author>DATA BECKER</author>`

ist gleichbedeutend mit der Meta-Anweisung

- `<meta name="author" content="DATA BECKER">`

Die möglichen HTML-Pendants zu Meta-Tags sind:

HTML-Element	Meta-Tag	Dublin Core	Bedeutung
<title>	name="title"	name="DC.Title"	Titel der Webseite Achtung: Jede Webseite muss ein <title>-Element haben.
<author>	name="author"	name="DC.Creator"	Autor der Webseite
<adress>	name="adress"		Kontaktinformationen für eine Webseite
<cite>	name="cite"		Angabe eines Zitats oder Links
<ins>, <del>	name="ins", name="del"		Markieren von Veränderungen in einem Dokument

Welche Form der Definition verwendet wird, bleibt dem Autor der Seite überlassen. Selbst das W3C stellt die Auswahl zwischen den beiden Methoden frei.

Meta-Tags für Roboter

Mit Meta-Tags kann nicht nur die Webseite selbst beschrieben werden, sondern sie können auch Hinweise für die Roboter der Suchmaschinen enthalten. Hierzu wird das *name*-Attribut mit dem Wert *robots* verwendet.

- `<meta name="robots" content="noindex">`

Mit dem *content*-Attribut wird angegeben, wie der Roboter die Inhalte der Seite und insbesondere Links auf der Seite behandeln soll. Die Möglichkeiten des *content*-Attributs sind in der nachfolgenden Tabelle aufgelistet:

content-Attribut	Beschreibung
index	Die Seite soll in die Datenbank der Suchmaschine einbezogen werden.
noindex	Die Seite soll nicht in die Datenbank der Suchmaschine einbezogen werden. Die Links auf der Seite dürfen aber weiterverfolgt und gegebenenfalls in die Datenbank übernommen werden.

content-Attribut	Beschreibung
follow	Die in der Seite enthaltenen Links sollen weiterverfolgt und gegebenenfalls in die Datenbank aufgenommen werden.
nofollow	Die in der Seite enthaltenen Links sollen nicht weiterverfolgt werden. Damit kann verhindert werden, dass Links auf z. B. Mitgliederbereiche oder Intranetdokumente nicht in den Suchmaschinen aufgelistet werden. Die Seite selbst darf aber einbezogen werden.
none	Die Seite soll von den Robotern vollständig ignoriert werden. Die Seite wird nicht in die Datenbanken übernommen, und die Links werden auch nicht weiterverfolgt.
noarchive (nur Google)	Hierbei handelt es sich um ein spezielles *robots*-Attribut von Google, mit dem verhindert wird, dass die Seite von Google gecacht wird. Fehlt dieses Meta-Tag, wird die Seite bei Google zwischengespeichert, und bei den Suchergebnissen kann diese zwischengespeicherte Seite aufgerufen werden. Falls sich der Inhalt einer Seite nur selten ändert, sollte man dieses Tag nicht angeben, da das Zwischenspeichern von Google eine sinnvolle Lösung ist. Für viele Nutzer kann auf die gecachte Seite von Google deutlich schneller zugegriffen werden als auf die Originalseite. Falls der Inhalt der Seite jedoch regelmäßig aktualisiert wird, zum Beispiel bei Newstickern, sollte dieses Meta-Tag angegeben werden, da anderenfalls viele Nutzer von Google eine veraltete Version der Seite angezeigt bekommen.

Um mehrere Eigenschaften anzugeben, werden die Werte durch Kommas getrennt aufgezählt:

```
<meta name="robots" content="index, follow">
```

Google erlaubt es außerdem, spezielle Einträge nur für den Google-Roboter zu machen. Hierfür wird statt *robots* der Wert *googlebot* für das *name*-Attribut verwendet. In diesem Beispiel wird allen Robotern das Indizieren der Seite erlaubt, nur für Google soll die Seite unsichtbar sein:

```
<meta name="robots" content="index, follow">
<meta name="googlebot" content="none">
```

Meta-Tags für Webserver

Die bisher beschriebenen Meta-Daten sind für das Auslesen durch Suchmaschinen-Roboter oder Webbrowser gedacht. Eine weitere Form von Meta-Angaben erlaubt die Instruktion von Webservern über die Verwendung der jeweiligen Seite.

Diese Meta-Tags werden nicht über das *name*-Tag eingebunden, sondern über *http-equiv*:

```
<meta http-equiv="cache-control" content="no-cache">
```

Kontrolle der Zwischenspeicherung

Um Internetbandbreite zu sparen und das Laden zu beschleunigen, werden Internetseiten normalerweise in Proxyservern zwischengespeichert. Proxyserver stehen zum Beispiel bei Internetprovidern oder an Knotenpunkten des Internets. Um ein und dieselbe Seite nicht binnen kurzer Zeit mehrfach vom Originalserver laden zu müssen, speichern diese Proxyserver die Seite in einem Cache (Zwischenspeicher). Erfolgt eine Anfrage auf diese Seite, sendet der erste Proxyserver, der die Seite gecacht hat, die zwischengespeicherten Inhalte zurück, ohne nochmals auf den ursprünglichen Webserver zuzugreifen.

Wird eine Seite jedoch häufig aktualisiert, kann es durch die Zwischenspeicherung passieren, dass ein Besucher der Seite veraltete Inhalte zurückgeliefert bekommt. Daher kann man mithilfe des Wertes *cache-control* für das *http-equiv*-Tag das Caching der Seite unterdrücken.

```
<meta http-equiv="cache-control" content="no-cache">
```

Die möglichen Werte für die *cache-control*-Eigenschaft sind in der folgenden Tabelle dargestellt.

content-Attribut	Beschreibung
public	Die Seite darf in öffentlichen Caches zwischengespeichert werden, also zum Beispiel auf Proxyservern.
private	Die Seite darf nur in lokalen Caches gespeichert werden, also zum Beispiel als temporäre Internetdatei bei Verwendung eines Internet Explorer.
no-cache	Die Seite darf weder öffentlich noch privat gecacht werden. Damit wird die Seite bei jedem Aufruf vom Original-Webserver geladen. Diesen Wert sollte man nur angeben, wenn sich der Inhalt der Seite sehr oft ändert. Andernfalls beschleunigt das Zwischenspeichern einer Seite zum Beispiel in Proxyservern die Zugriffszeit für die Besucher zum Teil erheblich. Um zu HTTP/1.0-Servern rückwärts kompatibel zu sein, sollte ferner der *pragma*-Wert auf *no-cache* gesetzt werden: <meta http-equiv="pragma" content="no-cache">
no-store	Das Caching der Seite ist erlaubt, die Seite darf aber nicht archiviert werden. Damit kann unterbunden werden, dass komplette Abbilder der Webseite nach längerer Zeit noch abgerufen werden können.

Verfallsdatum

Über den *http-equiv*-Wert *expires* kann für eine Webseite festgelegt werden, wann deren Inhalt nicht mehr gültig ist und durch die Roboter neu untersucht werden soll. Als Wert wird ein konkretes Datum nach internationaler Schriftweise angegeben. Das nachfolgende Beispiel gibt an, dass die Webseite am 20.06.2004 um 20:30 Uhr abläuft.

```
<meta http-equiv="expires" content="Wed, 20 Jun 2004, 20:30:00 GMT">
```

Das Datum wird nach dem folgenden Schema zusammengestellt:

Wochentag, Tag Monat Jahr, Stunden:Minuten:Sekunden GMT

Die Wochentage werden als englische Abkürzung angegeben:

Montag	Dienstag	Mittwoch	Donnerstag	Freitag	Samstag	Sonntag
Mon	Tue	Wed	Thu	Fri	Sat	Sun

Für die Monatsangabe werden ebenfalls die englischen Abkürzungen verwendet:

Januar	Februar	März	April	Mai	Juni
Jan	Feb	Mar	Apr	May	Jun
July	**August**	**September**	**Oktober**	**November**	**Dezember**
Jul	Aug	Sep	Oct	Nov	Dec

Insbesondere für Newsseiten sollte für die *expires*-Eigenschaft *0* angegeben werden. Damit verfällt die Webseite sofort und wird von den Robotern so oft wie möglich neu eingelesen.

```
<meta http-equiv="expires" content="0">
```

Seite automatisch neu laden

Um eine Seite nach einer vorgegebenen Zeit neu zu laden, wird das Meta-Tag *refresh* verwendet. Diese Eigenschaft wird häufig bei dynamisch generierten Seiten eingesetzt, die darauf warten, dass zum Beispiel ein Bild im Hintergrund fertig gerechnet wird. Im Abstand von einigen Sekunden wird die Seite immer wieder neu geladen, bis das Bild fertig gestellt ist und angezeigt werden kann.

```
<meta http-equiv="refresh" content="5">
```

Der angegebene Wert gibt die Zeit in Sekunden an, nach der die Seite neu geladen wird.

Automatisches Weiterleiten

Dem *refresh*-Tag kann als weiteres Attribut eine URL übergeben werden, die nach der abgelaufenen Zeit neu geladen werden soll:

```
<meta http-equiv="refresh" content="5; http://www.newPage.com">
```

Damit kann eine automatische Weiterleitung realisiert werden, um zum Beispiel eine Eingangsseite 30 Sekunden lang zu zeigen und dann die Hauptseite zu laden. Da die Weiterleitung nicht mit allen Browsern klappt, sollte immer auch ein Link auf die neu zu ladende Seite angezeigt werden, über den der Besucher auch per Mausklick zur nächsten Seite gelangen kann.

Meta-Tags von WYSIWYG-Editoren

Meta-Tags werden auch von HTML-Editoren verwendet, um die Software als Ersteller der Seite zu identifizieren. Insbesondere WYSIWYG-Anwendungen schreiben dieses Meta-Tag ohne Kenntnisnahme des Entwicklers in das HTML-Dokument. Prinzipiell können die Softwarehersteller damit Seiten im Internet suchen, die mit ihren Werkzeugen erstellt wurden.

```
<meta name="generator" content="Microsoft FrontPage 4.0" />
```

Möchte man diese Information nicht preisgeben, können derartige Meta-Tags vor der Veröffentlichung einer Webseite mit einem Text-Editor gelöscht werden. Beim nächsten Aufruf durch den WYSIWYG-Editor wird es jedoch wieder eingefügt.

Links

Der Inhalt eines Meta-Attributs kann in manchen Fällen auch eine URL enthalten. Prinzipiell kann diese einfach im *content*-Tag angegeben werden.

```
<meta name="identifier" content="http://www.maxmustermann.com">
```

Um den Link-Charakter der Eigenschaft zu verdeutlichen, kann aber auch das <link>-Element von HTML verwendet werden.

```
<link rel="identifier" type="text/html"
href="http://www.maxmustermann.com" />
```

Meta-PageRank

In diversen Newsgroups wird heftig über die Verwendung eines speziell auf die Suchmaschine und deren Bewertungsalgorithmus PageRank abzielendes Meta-Tag diskutiert. Durch

```
<meta name="pagerank" content="5">
```

soll der Google PageRank (siehe Seite 566) auf einen beliebigen Wert (hier 5) gesetzt werden. So schön wie dieser Trick wäre, so unsinnig ist er auch. Wenn man mit dieser Anweisung tatsächlich das gesamte Bewertungssystem von Google aushebeln könnte, würde relativ schnell jede Seite im Internet einen PageRank von 10, dem maximalen Wert, haben. Was auch immer diese Meta-Anweisung erreichen mag, die Bewertung einer Seite bei Google steigert sie nicht.

18.4 Schmutzige Tricks

Hohe Platzierungen in Suchmaschinen können je nach Geschäftszweig wesentlich zum Erfolg oder Misserfolg eines Internetauftritts beitragen. Da ist es nicht verwunderlich, dass mit allen Mitteln versucht wird, diese Positionen zu erreichen. Nicht selten werden dafür Tricks verwendet, die den eigentlichen Grundsätzen von HTML und des Internets widersprechen und die letztlich nur zu verärgerten Surfern führen.

Im Folgenden sollen einige dieser Tricks kurz beschrieben und die damit verbundenen Gefahren erläutert werden.

Schwarze Schafe

Schwarze Schafe auf schwarzem Hintergrund ist sicherlich einer der am meisten verwendeten Tricks, um Suchmaschinen bei der Einschätzung einer Webseite in die Irre zu führen. Hinter dem eigentlichen Text, den der Besucher einer Webseite zu sehen bekommt, werden weitere Keywords und Begriffe durch die gleiche Wahl der Farbe für die Schrift und den Hintergrund versteckt (engl. cloaking).

```
<style>
.unsichtbar {
    background-color: black;
    color: black;
}
</style>
<div class=unsichtbar>
    Dieser Text ist für den Besucher der Webseite unsichtbar.
</div>
```

Da einige Suchmaschinen die Formatierung von HTML-Dokumenten bis auf die Behandlung von Überschriftelementen (<h1>, <h2> ...) ignorieren, wird der für den Besucher unsichtbare Teil der Webseite eingeparst und zusammen mit der URL in der Datenbank hinterlegt.

Damit wird erreicht, dass der Besucher beim Aufruf der Seite nicht durch eine wilde Abfolge von unterschiedlichsten Begriffen verwirrt wird, die eigentlich nichts mit dem restlichen Inhalt zu tun haben. In den Suchmaschinen wird die Seite aber auch zu Suchbegriffen gefunden, die eigentlich so gar nichts mit ihrem Inhalt zu tun haben. Und in dem gesteigerten Besucherstrom wird sicherlich der eine oder andere trotz allem mal einen Werbebanner anklicken.

Im Normalfall sind derartige Seiten aber einfach ärgerlich und widersprechen dem Prinzip der Suchmaschinen. Zu einem bestimmten Suchbegriff erwartet der

Benutzer Seiten, die sich auch tatsächlich mit den jeweiligen Themen befassen. Im Endeffekt werden daher schwarze Schafe eher zu einem negativen Image als zu zufriedenen Besuchern führen.

Mittlerweile versuchen die Roboter der Suchmaschinen, derartige Farbmanipulationen zu erkennen. Das oben gezeigte, einfache Beispiel würde bei Goolge keinen Erfolg haben. Bei jeglicher Bildinformation tun sich die Crawler jedoch schwer, wie auf der Seite 570 beschrieben wurde. Durch ein vollständig schwarzes Bild im Hintergrund einer Webseite und schwarzer Schrift für die Schlüsselwörter kann auch dieser Schutz umgangen werden.

```
<style>
.unsichtbar {
    background-image:url(schwarz.gif);
    color: black;
}
</style>
<div class=unsichtbar>
    Dieser Text ist für den Besucher der Webseite unsichtbar.
</div>
```

Brücken-Seiten

Um das „Verstecken“ von Inhalten vor dem Benutzer noch einen Schritt weiter zu treiben, werden vermehrt sog. Brücken-Seiten (engl. Doorway Pages) eingesetzt. Diese Seiten sind speziell auf Suchmaschinen angepasst und bestehen im Wesentlichen aus der fortlaufenden Wiederholung des immer gleichen Begriffs oder Ausdrucks.

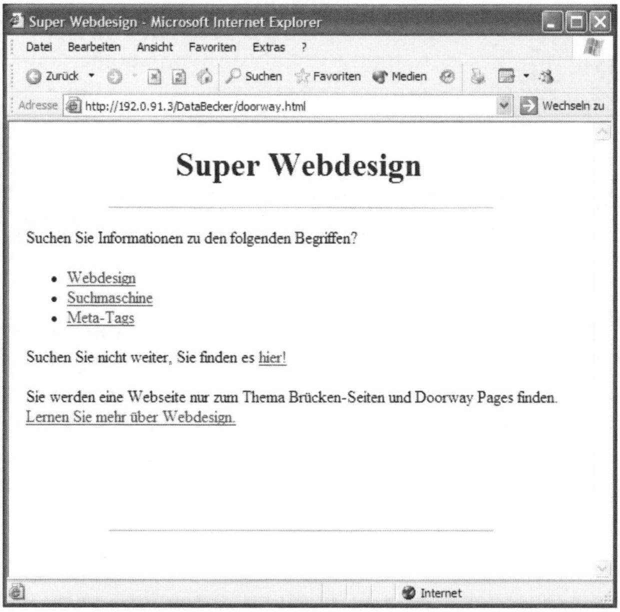

Suchmaschinen würden die Seite aufgrund der Begriffshäufigkeit relativ hoch einschätzen. Ein Besucher, der über die Suchmaschine auf eine Doorway Page geraten würde, würde die Seite jedoch innerhalb kurzer Zeit wieder verlassen, da die Bedeutungslosigkeit relativ schnell ersichtlich ist.

Daher wird der Browser eines Besuchers nach wenigen Sekunden per JavaScript automatisch auf die „eigentliche" Seite weitergeleitet. Die Brücken-Seite bekommt der Benutzer dabei gar nicht oder nur kurz zu sehen.

Doorway Pages sind in den meisten Fällen automatisch generierte Seiten. Aus einer Vielzahl von häufig gesuchten Begriffen werden die einzelnen Brücken-Seiten erstellt und mit immer den gleichen Links auf eine andere Seite versehen.

Legale Doorway Pages

Brücken-Seiten wurden ursprünglich für Seiten entwickelt, die zum Beispiel in Flash programmiert sind. Die Suchmaschinen können den Inhalt dieser Seiten nicht einlesen. Um dennoch in die Datenbanken der Suchmaschinen zu gelangen, werden HTML-Brücken-Seiten entwickelt, die den Inhalt der Flash-Seite widerspiegeln, den Benutzer aber einfach nur weiterleiten.

Google Bombing

„Miserable Failure" ist ein Begriff, der um die (Google-)Welt ging. Zu Deutsch bedeutet er „erbärmlicher Misserfolg", und wenn der Begriff in Google eingegeben wird, ist der erste Treffer ein Link auf die offizielle Biografie von George W. Bush auf der Seite des Weißen Hauses. Und das, obwohl nirgends auf dieser Seite eines der beiden Wörter „miserable" oder „failure" enthalten ist. Die Top-Position der Biografie des amerikanischen Präsidenten ist das Ergebnis einer gezielten Manipulation von Bush-Gegnern, die das Ranking-Verfahren von Google genau studiert haben und sich die Schwachstellen zunutze machen (siehe Abbildung nächste Seite).

Wie auf Seite 566 beschrieben, bewertet Google die Bedeutung einer Webseite insbesondere durch die Auswertung der Links, die auf sie zeigen. Die findigen Kontrahenten von Präsident Bush haben daher einige Webseiten ins Internet gestellt, die immer wieder unter dem Link *Miserable Failure* auf die Homepage des Präsidenten verweisen. Der Ranking-Algorithmus von Goole hat daraus geschlossen, dass die zwei Begriffe die verlinkte Biografie sehr gut beschreiben.

Im Gegensatz zu anderen Suchmaschinen liefert Google nur Suchergebnisse, die alle Ihre Suchbegriffe entweder im Text der Seite oder in den Links, die auf die Seite verweisen, enthalten.

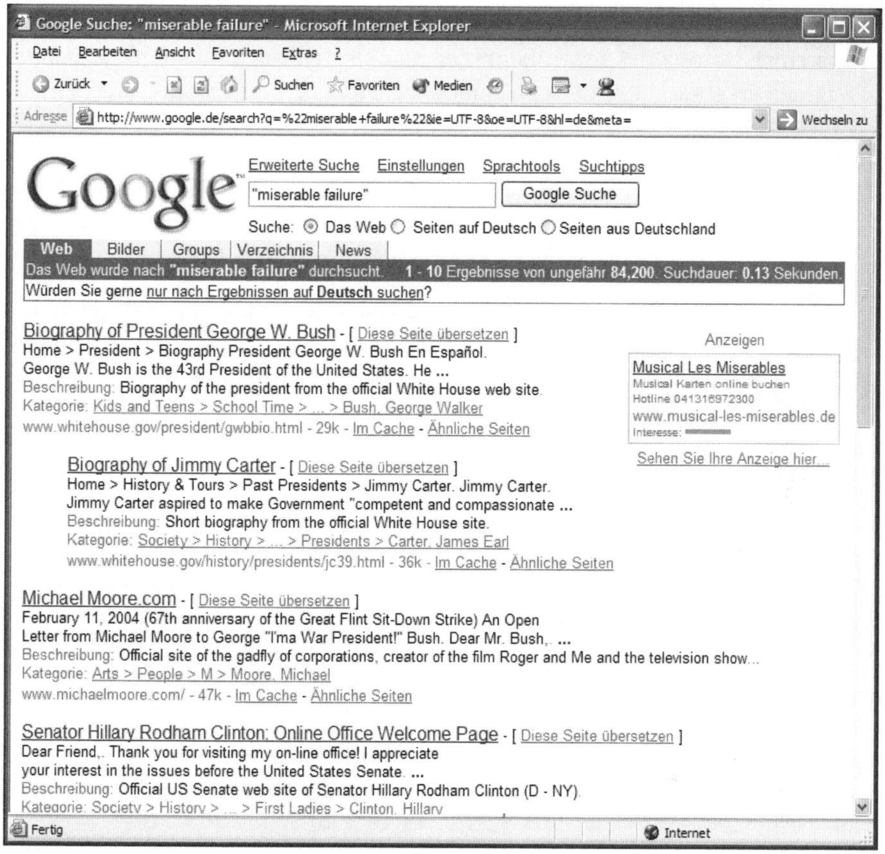

Allgemein wird dieses Verfahren der gezielten Manipulation, speziell von Google, als Google Bombing bezeichnet. In der Vergangenheit wurden durch dieses Verfahren schon harmlose Leute zu den bekanntesten „talentless hacks“ im Internet.

An diesem Beispiel wird deutlich, dass hinter dem Ranking der Suchmaschinen keine Redakteure am Werk sind, sondern Computerprogramme. Diese versuchen mittels möglichst allgemein gültiger Regeln, beliebige Webseiten nach ihrem Inhalt zu beurteilen, und können dabei eben auch zu unerwünschten bis amüsanten Ergebnissen führen. Einige Betreiber von Suchmaschinen haben aber mittlerweile reagiert und manuell in das Ranking von „Miserable Failure“ eingegriffen.

Link-Farmen

Link-Farmen sind untereinander verlinkte Webseiten, die nur dazu dienen, die enthaltenen Seiten bekannter zu machen und deren Ranking bei den Suchmaschinen zu erhöhen. Die Seiten bestehen meistens aus wahllos aneinander gereihten Link-Listen, die für den Besucher keinen nennenswerten Inhalt bieten.

Link-Farmen werden durch datenbankbasierte Verfahren automatisch erstellt, in dem aus einer Liste von Keywords immer neue Seiten mit Links auf die bereits vorhandenen erzeugt und unter verschiedenen URLs ins Netz gestellt werden.

Eine andere Form der Link-Farmen entsteht durch sog. Free For All-Seiten, in denen jeder nach Belieben Links eintragen kann. Diese Listen werden im Gegensatz zu Katalogen nicht redaktionell betreut und bieten für Surfer nur einen geringen Nutzwert.

Die Roboter der großen Suchmaschinen versuchen, derartige Links als artifiziell zu erkennen und die Bedeutung innerhalb der Bewertung herunterzusetzen. Dennoch erfreuen sich Free For All-Seiten immer größerer Beliebtheit.

Eine Seite und viele Adressen

Mit dem Ziel, möglichst viele Besucher auf die eigene Webseite zu bekommen, werden häufig die immer gleichen Dokumente unter verschiedensten Adressen ins Internet gestellt. Da die Suchmaschinen ihre Treffer jeweils einzelnen URLs zuordnen, wird damit die Wahrscheinlichkeit erhöht, unter Umständen mehrfach in der Trefferliste aufgeführt zu werden. Damit steigt letztendlich auch die Anzahl der Besucher.

Die Suchmaschinen versuchen mittlerweile, Seiten mit gleichem Inhalt aus ihren Datenbanken zu verbannen. Taucht ein und derselbe Inhalt mehrfach auf, werden alle betreffenden URLs aus der Suche ausgeschlossen.

URLs für verschiedene Sprachen

Unproblematisch sind URLs für verschiedene Sprachen (*www.meineSeite.de* und *www.myPage.de*) oder gleichnamige URLs mit unterschiedlichen Landeskennungen (*www.meineSeite.de* und *www.meineSeite.com*).

Tippfehler

Wer hat sich nicht auch schon mal beim Eingeben einer Internetadresse vertippt und sich über die Folgen gewundert. Mal schnell bei eBay vorbeischauen, aber versehentlich *www.wbay.de* eingegeben, und schon erscheint eine Internetseite nach der anderen mit Onlineshops und sonstigen Angeboten aller Art auf dem Bildschirm. Nur die Seite wbay.de selbst ist anschließend verschwunden.

Hier machen sich die Betreiber den Umstand zunutze, dass man sich bei der Eingabe von URLs immer mal verschreibt, und besonders bei häufig besuchten Seiten kann der geringe Prozentsatz, die eine ähnliche Adresse eingeben, schon einen ordentlichen Besucherstrom herbeiführen. Daher werden Domänennamen absichtlich in falscher Schreibweise registriert.

Einige Betreiber großer Webseiten sind diesen Versuchen jedoch zuvorgekommen und haben selbst mögliche, falsch geschriebene Adressen reservieren lassen. *www.yaho.de* statt *www.yahoo.de* führt beispielsweise auf eine Fehlerseite von Yahoo! und leitet den Besucher nach kurzer Zeit auf die korrekte Seite des Onlinekatalogs weiter.

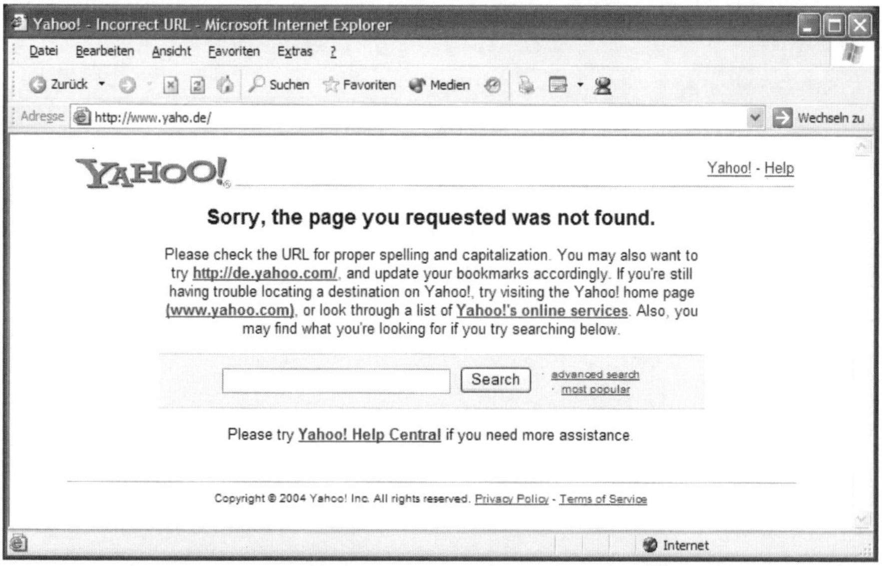

Risiko bei geschützten Namen

Die Registrierung ähnlich klingender Namen eines geschützten Wortes ist nicht ohne Risiko. Ist der Name zu ähnlich und hat keinen Bezug zu einer eigenen Firma oder dem Firmennamen, sind Unterlassungsklagen oder Anzeigen durch den rechtlichen Inhaber des geschützten Namens nicht ausgeschlossen.

18.5 Tools, die weiterhelfen

Das manuelle Eintragen eines Webauftritts in die enorme Anzahl von Suchmaschinen, die mittlerweile im Internet verfügbar sind, ist nur in den seltensten Fällen praktikabel. Zwar kann individuell die Information für jede Suchmaschine angepasst und ausgefeilt werden, der Kosten-Nutzen-Faktor ist aber eher gering. Aus diesem Grund gibt es eine Vielzahl von Onlinewebseiten und Offlinetools, die den Entwickler bei der Bekanntmachung eines neuen Internetangebots helfen.

Meta-Tags nach Dublin Core-Standard

Vor dem Eintragen in Suchmaschinen sollten zunächst die Meta-Tags erstellt werden. Um die Meta-Daten einer Webseite nach dem Dublin Core-Standard zu erstellen, hilft die (englische) Seite *http://www.lub.lu.se/cgi-bin/nmdc.pl* des Nordic Metadata Project. Sie bietet neben der Erstellung eines ausführlichen Meta-Tag-Textes, der alle Attribute des Dublin Core-Standards ausnutzt, auch eine einfachere Variante, die eine schnelle Erstellung der Meta-Beschreibung erlaubt.

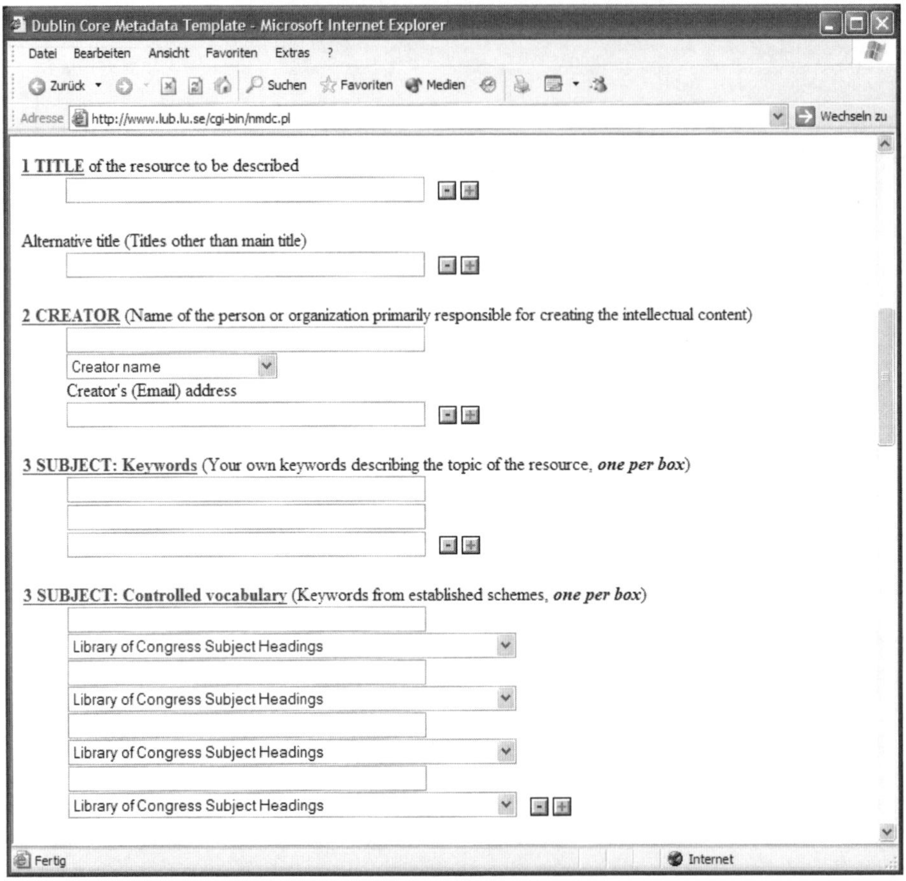

Der Vorteil dieser Seite liegt in den integrierten Vokabularien, die eine schnelle Einordnung der eigenen Webseite erlauben.

Webmasterplan

Ein nützliches Onlinewerkzeug ist die Webseite von Webmasterplan (*www.webmasterplan.de*), die eine Vielzahl an Tools zur Optimierung von Webseiten bietet. Vor dem Eintragen einer Webseite kann mithilfe des Voreintrag-Checks die Erfolg versprechende Verwendung der Meta-Tags und des Inhalts bewertet werden. Nach der Eingabe der URL werden eine Bewertung nach Schulnoten sowie die innerhalb der Webseite gefundenen Meta-Tags angezeigt.

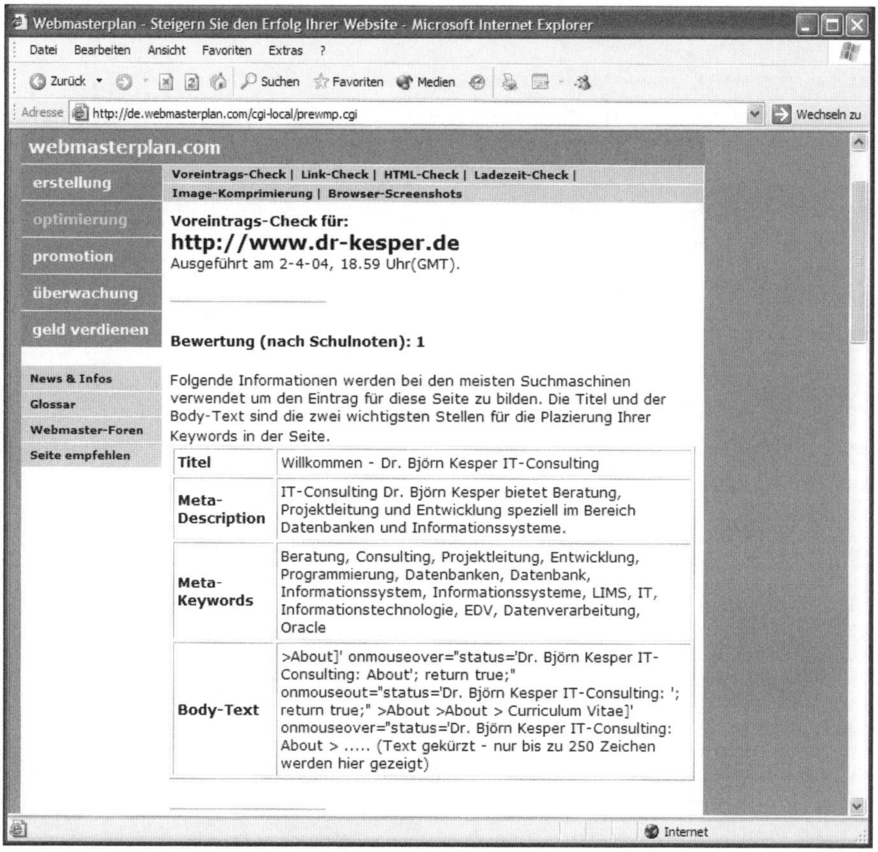

Hello Engines!

Ein weit verbreitetes Tool zum einfachen Eintragen einer Webseite in die diversen Suchdienste ist das Programm Hello Engines! der Firma AceBIT, das mittlerweile in der Version 4.1 kommerziell erhältlich ist. Für Kunden von 1&1 ist die Standardversion von Hello Engines! 4 bei allen Hosting-Paketen bis auf Visitenkarten und Webadressen enthalten.

Die Software wird entweder als CD-ROM zugeschickt oder kann beim Hersteller heruntergeladen werden (*http://www.hello-engines.de/support/faq/faq9955.htm*) und läuft auf allen Microsoft-Betriebssystemen ab Windows 95.

> **Lizenzschlüssel**
>
> Der Lizenzschlüssel funktioniert nur mit der Version 3.2, die unter dem genannten Link heruntergeladen werden kann. Andere Versionen funktionieren mit diesem Schlüssel nicht.

Um das Programm zu registrieren, kann aus dem Kundenmenü von 1&1 unter dem Punkt *Software & Lizenzen* eine Lizenz für Hello Engines! angefordert werden.

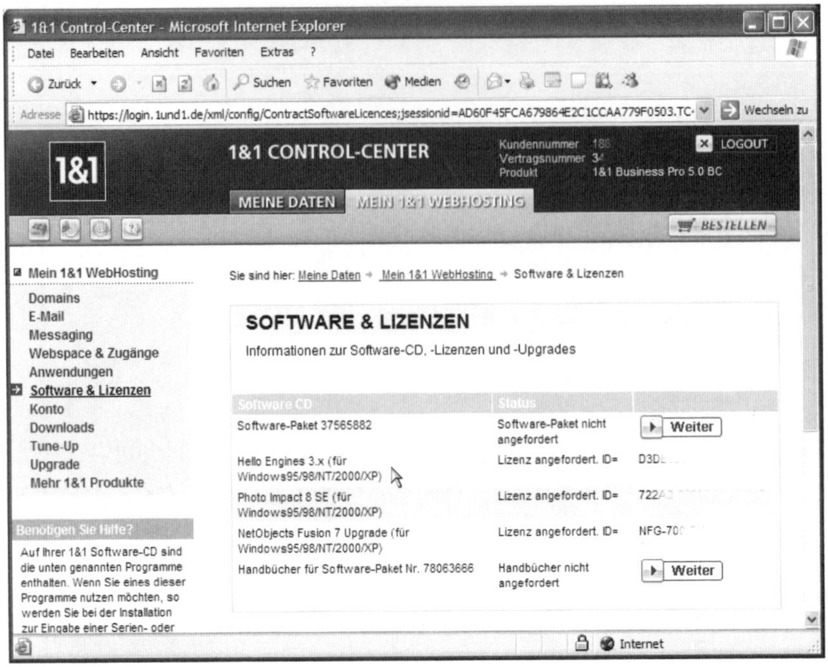

Freischalten

Nach der Installation von Hello Engines! wird der generierte Schlüssel dann zur Freischaltung des Programms verwendet.

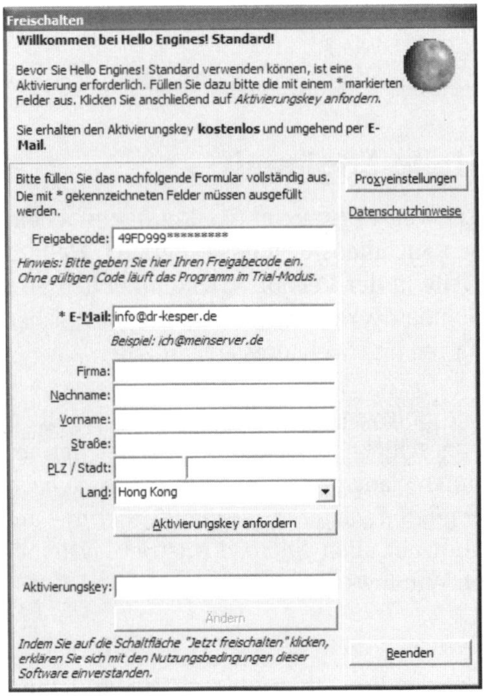

1 Im Menü unter *Hilfe/Info* kann der Schlüssel eingetragen oder geändert werden.

2 In das Feld *Freigabecode* wird der Schlüssel von 1&1 eingegeben. Zusätzlich ist eine funktionierende E-Mail-Adresse notwendig. Nach Belieben kann außerdem die eigene Adresse eingetragen werden.

3 Durch *Aktivierungskey anfordern* wird der eigentliche Aktivierungsschlüssel an die angegebene E-Mail gesendet. Dafür ist eine aktive Internetverbindung notwendig.

4 Der Aktivierungskey aus der E-Mail wird in das Feld *Aktivierungskey* eingegeben. Nach dem Anklicken von *Jetzt freischalten* ist das Programm freigeschaltet.

Update der Suchmaschinen

Vor jeder Verwendung von Hello Engines! sollte die Datenbank der verfügbaren Suchmaschinen aktualisiert werden. In dieser Datenbank ist hinterlegt, welche Veränderungen sich bei den Eintragemechanismen der Suchdienste ergeben haben, welche Suchmaschinen dazugekommen und welche ihr Angebot aufgegeben haben.

1 Im Menü unter *Datei/Update-Manager* wird der Update-Manager gestartet. Vorher sollte sichergestellt sein, dass eine aktive Internetverbindung verfügbar ist.

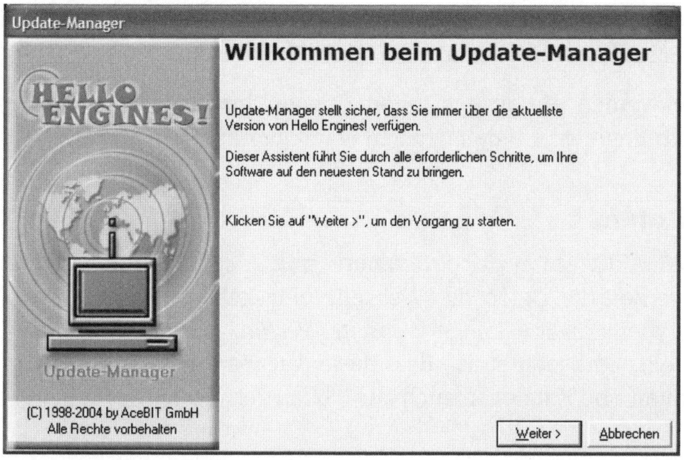

2 Durch *Weiter* wird die Suche nach neuen Updates gestartet.

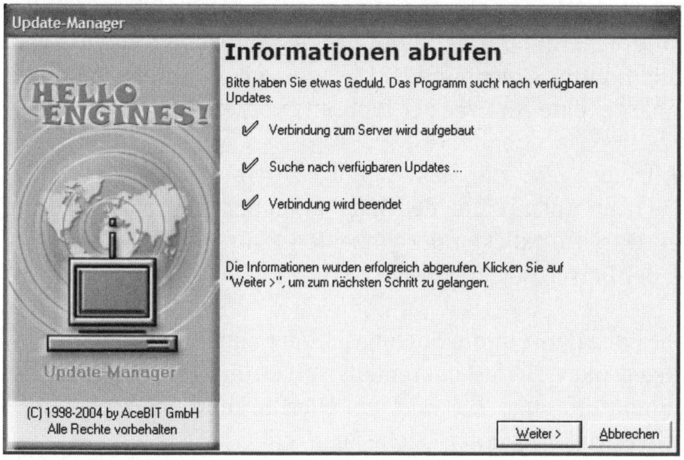

3 Falls das Programm neue Updates finden konnte, werden diese im nächsten Fenster angezeigt. Soll ein Update nicht installiert werden, kann der Haken vor dem entsprechenden Eintrag entfernt werden.

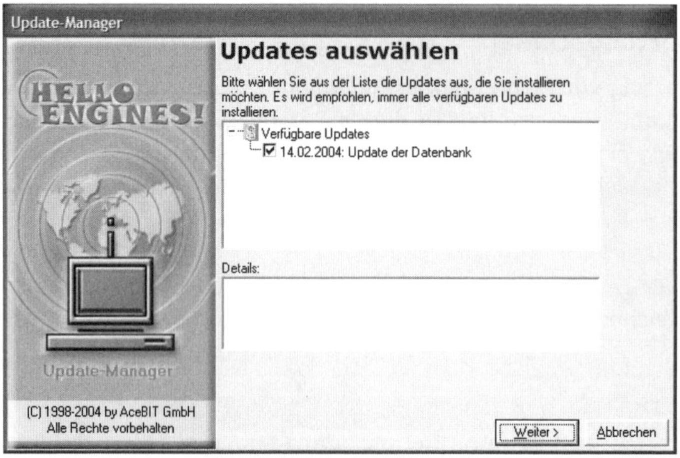

4 Durch *Weiter* werden die ausgewählten Updates installiert und die Datenbank von Hello Engines! auf den neusten Stand gebracht.

Eingabe der Daten

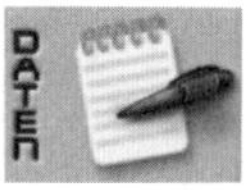

Nach erfolgreicher Aktivierung des Programms und Aktualisierung der Datenbank werden die Daten der Webseite eingegeben. Dieser Bereich ist in die vier Eingabedialoge *Webseite*, *Person*, *Webmaster* und *Firma* unterteilt. Zu beachten ist, dass diese Angaben nicht von allen Suchmaschinen und Katalogen auch tatsächlich verwendet werden.

Site-Checker

Bevor eine neue Webseite in die Suchmaschinen eingetragen wird, sollten deren Inhalt, Beschreibung und Meta-Tags bereits suchmaschinenoptimiert sein. Um eine Bewertung zu erhalten, kann der Site-Checker von Hello Engines! verwendet werden. Nachdem unter *Daten* eine URL eingetragen wurde, wird durch die Schaltfläche *Site-Checker* eine Analyse der Webseite vorgenommen.

Der Bericht gibt Auskunft über die Meta-Tags Beschreibung, Refresh, Schlüsselwörter und Titel. Je nach Ausnutzung der Angaben in der Webseite wird eine Bewertung errechnet. Durch Anklicken der einzelnen Einträge wird eine detailliertere Beschreibung der Bewertung angezeigt.

Eine Webseite sollte nur dann in die Suchmaschinen eingetragen werden, wenn alle vier Bewertungen okay sind. Anderenfalls sollten die Meta-Tags verbessert und die Analyse erneut durchgeführt werden. Hierfür kann das Meta-Tags-Tool von Hello Engines! verwendet werden (siehe Seite 598).

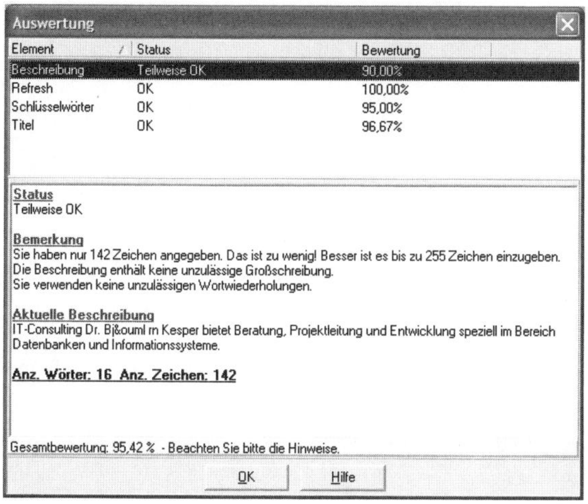

Webseite

Die Daten der Webseite enthalten allgemeine Angaben über die Webseite, die den Suchdiensten mitgeteilt wird.

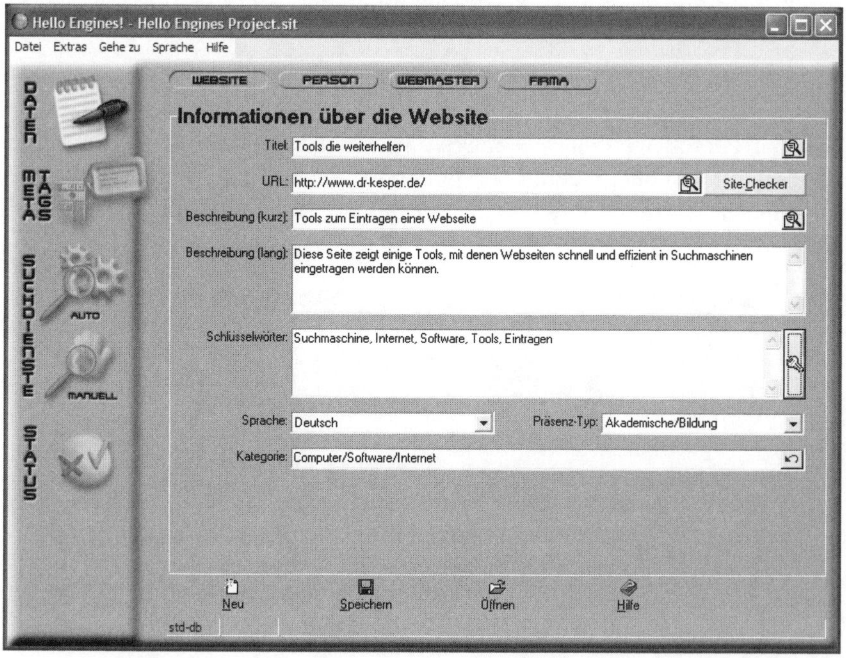

- Der Titel der Seite erscheint bei den meisten Katalogen als Eintragstext und sollte daher kurz und prägnant sein.
- Die URL wird vollständig mit vorangestelltem *http://* angegeben. Am besten ist die Angabe eines Domänennamens ohne spezielle Seite, also *http://www.myDomain.com* statt *http://www.myDomain.com/start.html*.

- Die kurze Beschreibung darf maximal 60 Zeichen haben, kann aber länger als der Titel sein.
- Die lange Beschreibung darf bis zu 255 Zeichen haben. Sinnvollerweise wird der Inhalt der Seite durch ganze Sätze beschrieben.
- Die Schlüsselwörter sind nicht mit den Meta-Tags der Webseite zu verwechseln. Sie dienen einigen Katalogen vielmehr zur Einordnung der Seite. Daher ist es auch nicht notwendig, möglichst viele Wörter anzugeben.

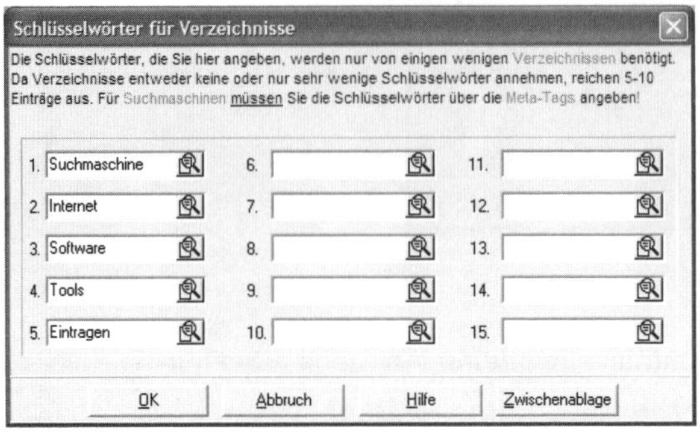

- Aus der Liste *Kategorie* wird ein möglicht passender Eintrag ausgewählt, in den die Webseite später eingeordnet werden soll.

Person

Die Daten zur Person werden von einigen Suchmaschinen verwendet, um den Autor der Seite in den Suchergebnissen mit anzuzeigen. Dabei müssen nicht alle Angaben gemacht werden. Um ein Feld freizulassen, sollte ein Strich (-) eingegeben werden.

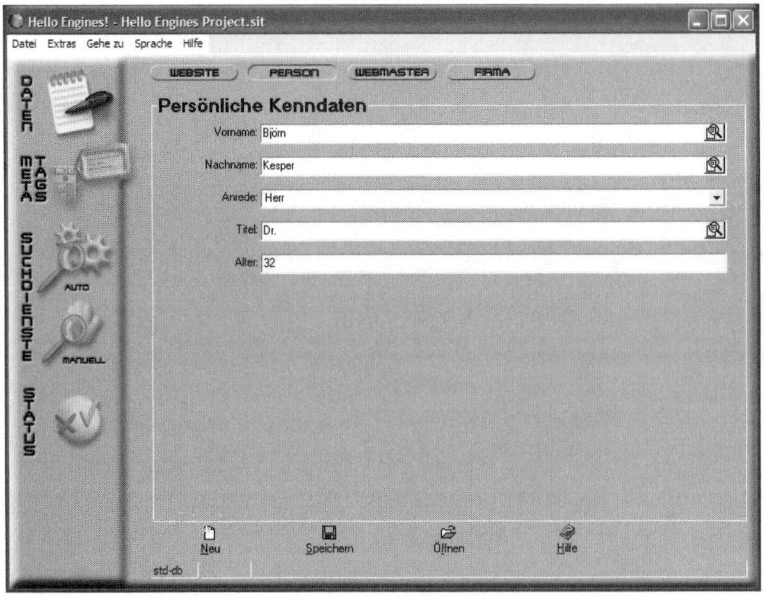

Webmaster

Hier werden die Daten des Webmasters eingegeben, die insbesondere in Firmen meistens abweichend von den Autoren der Seite sind.

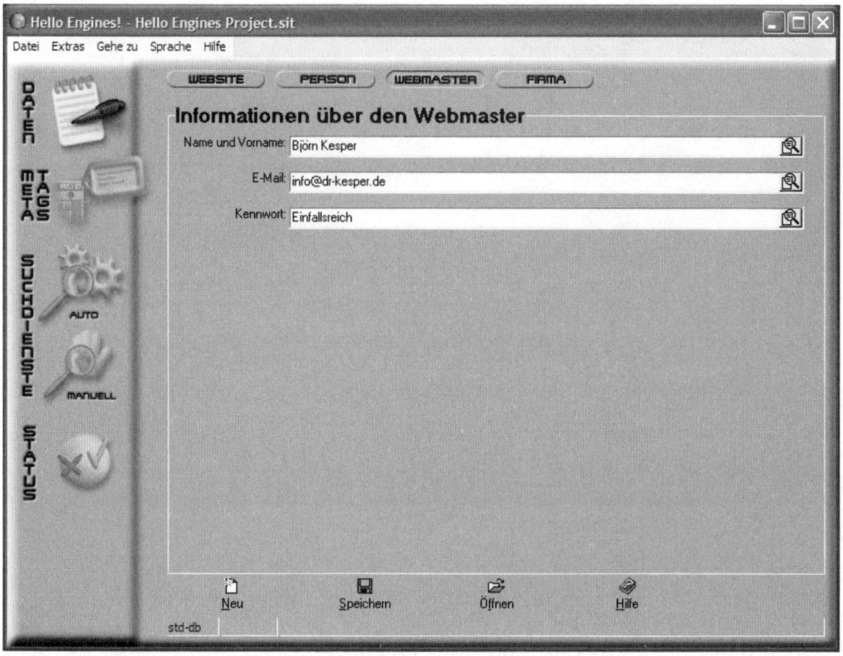

Bei der Angabe der E-Mail sollte man sich genau überlegen, welche Adresse angegeben wird. Wird an dieser Stelle die Haupt-E-Mail angegeben, muss man mit vielzähligen unerwünschten Werbemails rechnen. Daher empfiehlt es sich vor allem für private Webseiten, eine kostenlose Adresse von GMX oder Web.de zu verwenden, die ausschließlich für die Suchmaschinen eingerichtet wird.

Das Passwort wird von einigen Suchdiensten benötigt, um für den Eintrag der Seite ein neues Benutzerkonto anzulegen. Das Passwort sollte nur für die Suchmaschinen verwendet werden und keinesfalls mit dem Passwort für den heimischen PC oder den E-Mail-Account übereinstimmen.

Firma

Im letzten Dialogfenster können die Kontaktdaten zu einer Firma eingegeben werden. Privatpersonen können die Angaben aber auch nutzen, um die eigene Adresse anzugeben. Um ein Feld freizulassen, sollte ein Strich (-) eingegeben werden.

Vorsicht bei E-Mail und Telefon

Bei der Angabe der E-Mail-Adresse und der Telefon- und Faxnummern sollte man sehr vorsichtig sein. Die Adressangaben werden häufig als Quelle für Werbemitteilungen aller Art verwendet.

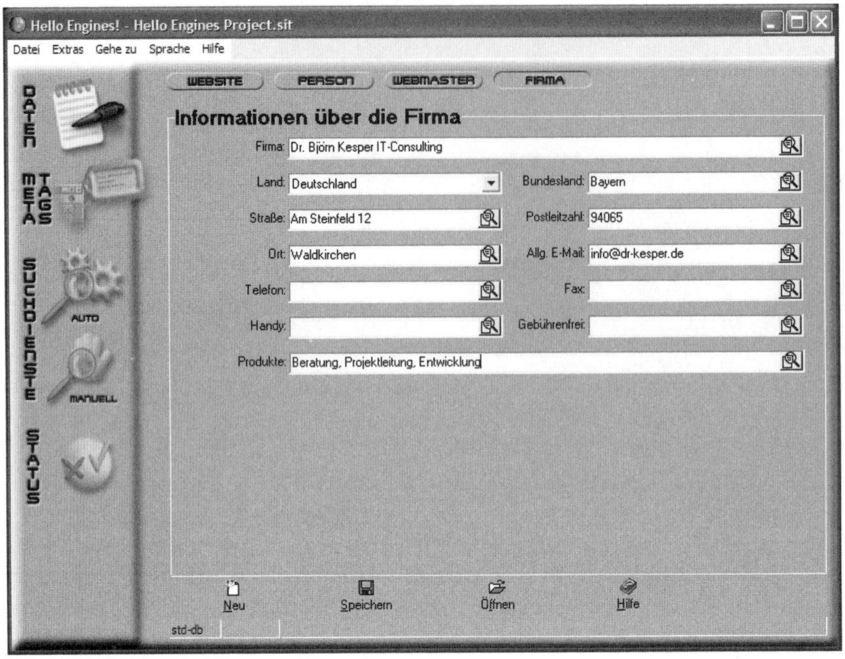

Meta-Tags

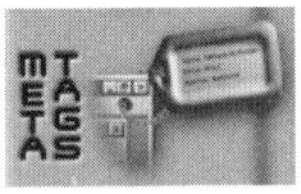

Mithilfe des Meta-Tag-Generator können mit einer grafischen Bedienoberfläche die Meta-Tags für eine neue Webseite erstellt werden. Wurden vorher bereits die Daten für die Webseite eingegeben, sind die Felder *Autor*, *Herausgeber*, *Copyright* und *Thema* bereits vorbelegt.

- Bei *Schlüsselwörter* sollten möglichst viele Begriffe eingetragen werden, die im Zusammenhang mit dem Inhalt der Webseite stehen.
- Die Beschreibung wird bei vielen Katalogen direkt übernommen und erscheint als Beschreibungstext der Seite innerhalb der Kataloge.
- Je nach Seitentyp kann die Webseite in bestimmte Suchmaschinen nicht aufgenommen werden. Zum Beispiel erlauben einige Kataloge nur kommerzielle und andere nur Seiten von Privatanbietern. Daher sollte die Wahl des Seitentyps genau überlegt sein.
- Die Indizierung entspricht dem Meta-Tag *robots* (siehe Seite 579), mit dem den Suchmaschinen die Indizierung einer Seite untersagt werden kann.
- Durch die Angabe des *Verfällt*-Eintrags (siehe Seite 581) können Suchroboter darüber informiert werden, wie oft die Seite voraussichtlich aktualisiert wird. Für Internetauftritte, die sehr regelmäßig geändert werden, sollte der Wert *Sofort* ausgewählt werden.

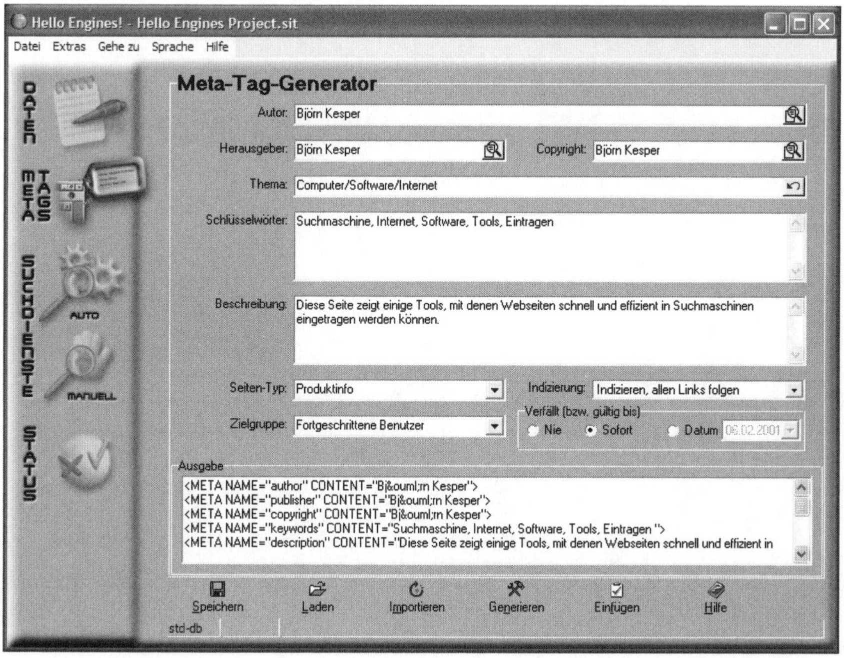

Durch die Schaltfläche *Generieren* werden die Meta-Tags als HTML-Quellcode erzeugt und können nun in die Webseite eingebunden werden.

Suchdienste

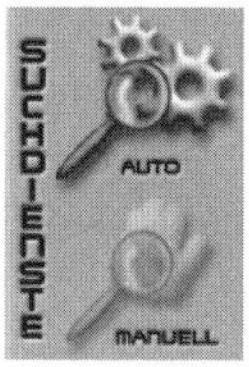

Nachdem die Meta-Tags in die Webseite eingebunden und alle Daten in Hello Engines! eingegeben wurden, kann nun die Anmeldung bei den Suchmaschinen erfolgen. Diese ist unterteilt in automatische Anmeldungen, die keine weiteren Eingaben erfordern, und manuelle Anmeldungen, die nicht durch Hello Engines! vorgenommen werden können.

Automatische Anmeldung

Die Datenbank von Hello Engines! enthält ca. 400 Suchmaschinen, bei denen eine Webseite automatisch angemeldet werden kann. Es ist jedoch nicht unbedingt sinnvoll, die eigene Seite wahllos bei allen aufgelisteten Diensten zu registrieren.

> **E-Mails vom Suchdienst**
>
> Viele Suchdienste nutzen den Eintrag in ihre Suchmaschine dafür, dem Webmaster in regelmäßigen Abständen E-Mails zuzusenden. Die automatische Eintragung in viele Datenbanken kann also zu einer erheblichen E-Mail Flut führen.

Daher wird zu allen Suchmaschinen eine Bewertung angegeben, die Aussage über die Verbreitung und die Qualität des Dienstes gibt. Ferner kann die Liste nach dem Land der Suchmaschine sortiert werden. Insbesondere private Seiten aus

Deutschland brauchen nur bei Suchdiensten aus Deutschland oder Österreich angemeldet zu werden.

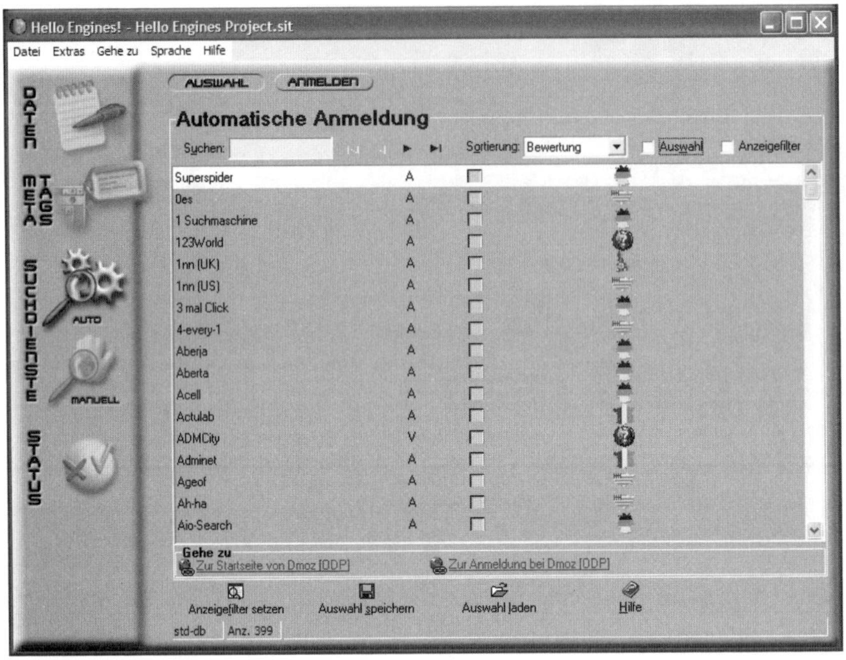

Anzeigefilter

Über einen Anzeigefilter (*Anzeigefilter setzen*) kann zudem eine Auswahl der Suchmaschinen nach verschiedenen Kriterien getroffen werden:

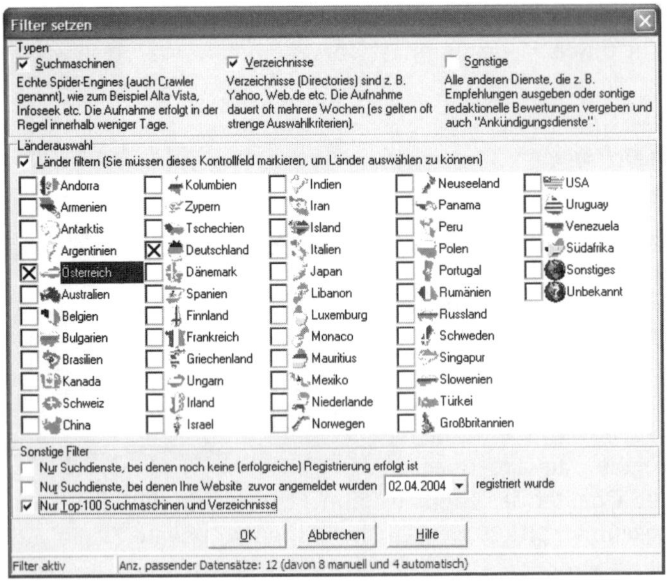

- Durch den Typ kann die Auswahl der Suchdienste auf *Suchmaschinen, Verzeichnisse* oder *Sonstige* beschränkt werden.
- Durch einen Landesfilter können nur Suchmaschinen aus bestimmten Ländern ausgewählt werden. Für deutsche Seiten zum Beispiel Deutschland und Österreich.
- Bei mehrfacher Verwendung von Hello Engines! können nur Suchmaschinen ausgewählt werden, bei denen die Eintragung bisher noch nicht erfolgt ist oder bei denen die Anmeldung älter als ein angegebenes Datum ist.
- In den meisten Fällen genügt es außerdem, die Webseite nur bei den Top-100-Suchdiensten anzumelden.

Um einen Suchdienst für die automatische Anmeldung auszuwählen, wird in dem Kästchen des jeweiligen Eintrags ein Häkchen gesetzt. Da das manuelle Auswählen relativ lange dauert, können über das Kontextmenü (rechte Maustaste) alle oder alle zurzeit in der Liste angezeigten Suchdienste automatisch ausgewählt werden.

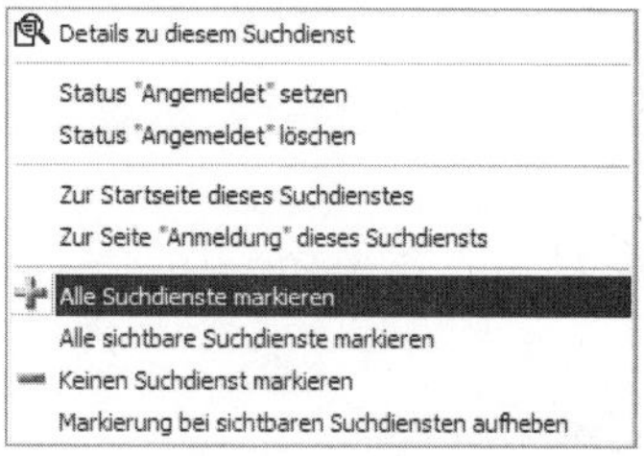

Automatische Anmeldung starten

Durch Anwahl der *Anmelden*-Schaltfläche wird ein neues Fenster geöffnet. Nach dem Anklicken der *Start*-Schaltfläche werden mehrere Anmeldungen gleichzeitig durchgeführt. Dabei kann es vorkommen, dass Anmeldungen fehlschlagen. Bei diesen Suchdiensten kann eine manuelle Eintragung hilfreich sein.

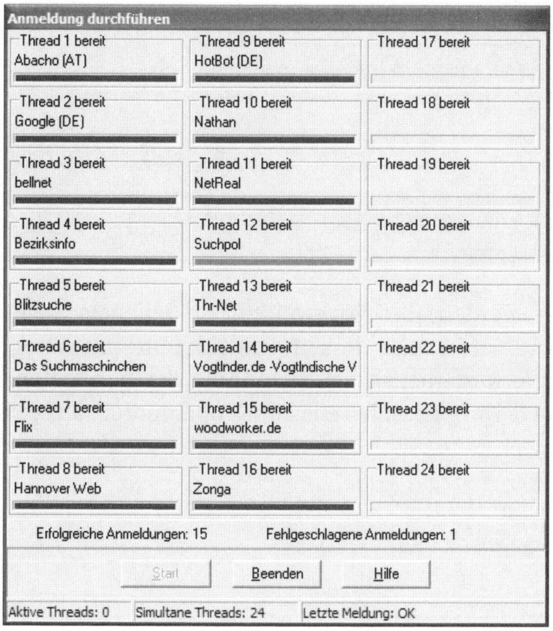

Die Anzahl der gleichzeitigen Threads kann über den Menüpunkt *Extras/Programmoptionen* geändert werden. In dem Optionsdialog wird dazu die maximale Anzahl gleichzeitiger Verbindungen erhöht. Bei PCs mit DSL-Anbindung und mindestens 1 GHz kann die maximale Einstellung (24) gewählt werden.

Manuelle Anmeldung

Viele Suchdienste wollen verhindern, dass ihre Datenbanken mit massenhaft automatischen Anmeldungen beschäftigt sind, bei denen die übertragenen Daten nur unvollständig an die Anforderungen des Dienstes angepasst sind. Daher ist insbesondere bei Katalogen häufig eine manuelle Anmeldung notwendig. Hello Engines! unterstützt die manuelle Anmeldung durch einen integrierten Browser mit Autotext-Funktion.

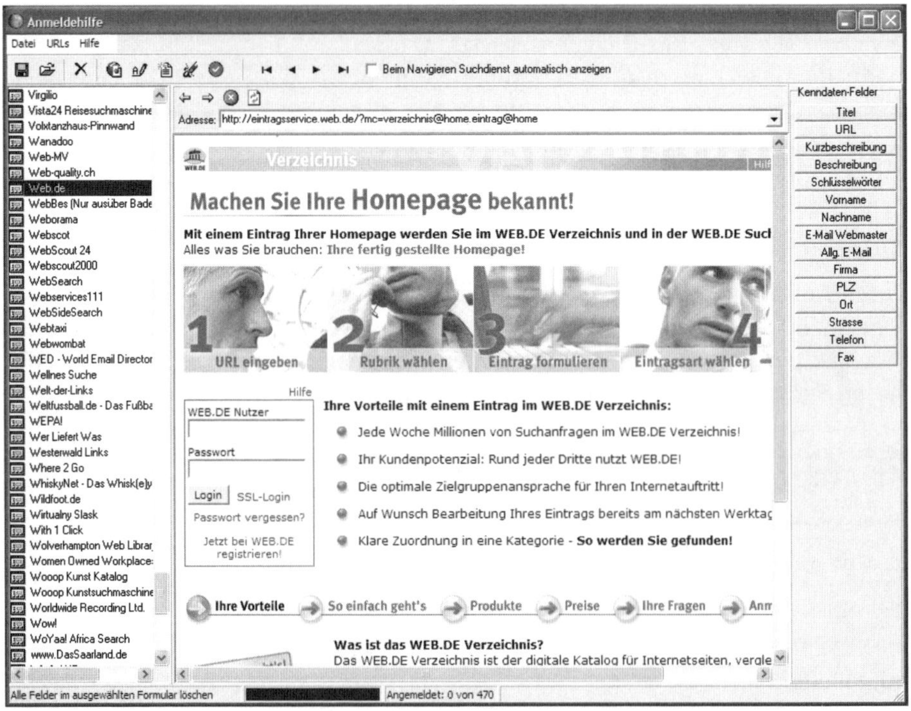

In der linken Leiste des Fensters werden alle ausgewählten Suchdienste angezeigt. Durch die Auswahl eines Anbieters wird dessen Anmeldeseite im Hauptfenster geöffnet. Nun können die erforderlichen Felder mithilfe der Kenndatenfelder ausgefüllt werden. Per Drag & Drop kann jeweils ein Kenndatenfeld auf ein Eingabefeld gezogen werden.

Status-Bericht

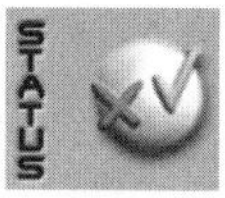

Nach Beendigung der Anmeldung wird ein Statusbericht angezeigt, der Überblick über die erfolgreichen und fehlgeschlagenen Anmeldungen gibt. Die Statusdaten werden ferner mit dem aktuellen Projekt gespeichert, sodass zu einem späteren Zeitpunkt nachvollziehbar ist, wann die Eintragungen in bestimmte Suchdienste vorgenommen wurden.

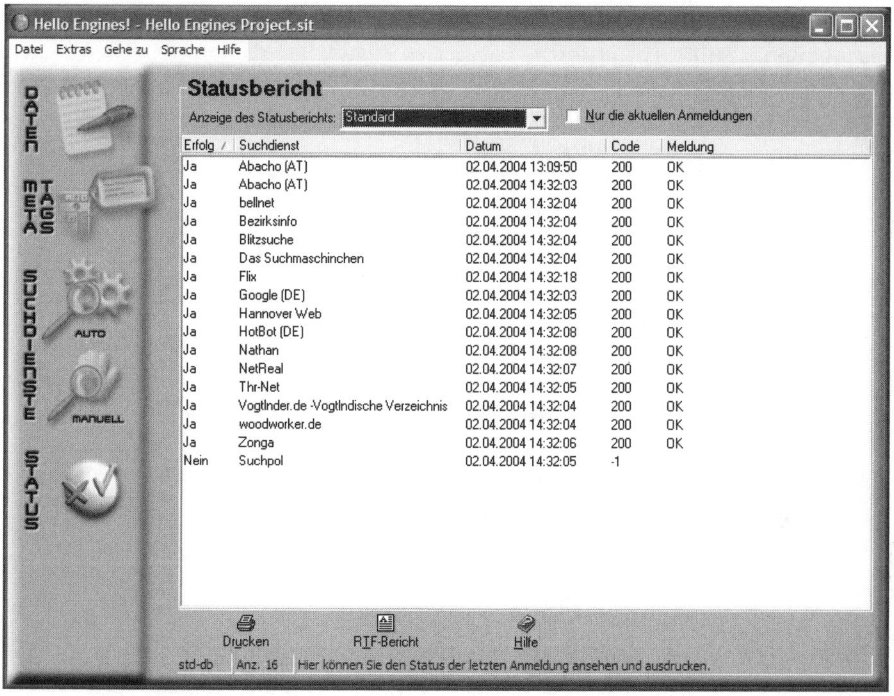

PromoWare

Mit allen Hosting-Angeboten von Strato wird die Software PromoWare 2.1 von IOK mitgeliefert.

Die Software wird jedem neuen Kunden automatisch per CD zusammen mit dem Lizenzschlüssel zugeschickt.

> **Internetverbindung für PromoWare-Registrierung**
>
> Beachten Sie, dass Sie vor der Registrierung von PromoWare eine Internetverbindung herstellen.

Registrieren

Nach der Installation von PromoWare kann das Programm wie folgt freigeschaltet werden:

1 Starten Sie das Programm. Es erscheint eine Dialogbox mit dem Hinweis, dass noch mit der Demoversion gearbeitet wird, da die Software noch nicht registriert wurde. Klicken Sie auf *Ja*, um den Registrierungsprozess zu starten.

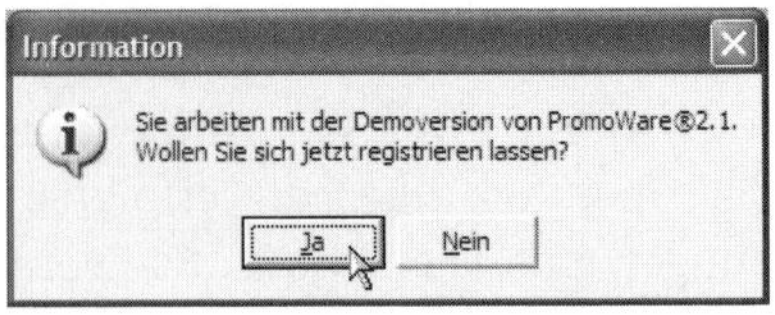

2 Es erscheint ein Registrierungsdialog. Tragen Sie in das Feld *Schlüssel* nun den Lizenzschlüssel ein, der Ihnen zugesandt wurde, und klicken Sie anschließend auf *Registrierung*.

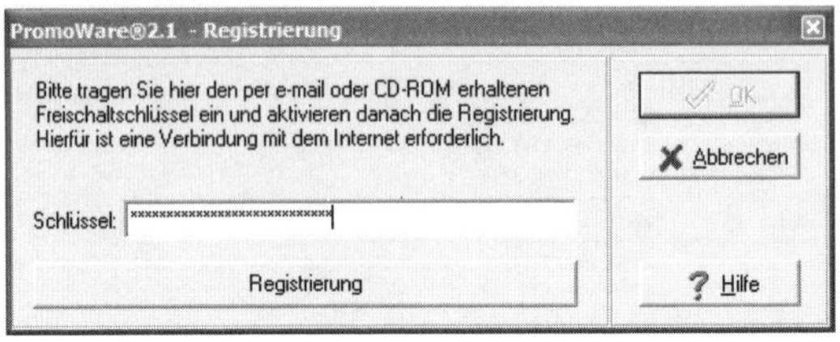

3 Falls Sie das Programm vor der Registrierung noch nicht benutzt haben, wird eine Warnung angezeigt, dass noch keine Programmeinstellungen vorgenommen wurden. Wählen Sie *Ja*, um die Einstellungen zu bearbeiten.

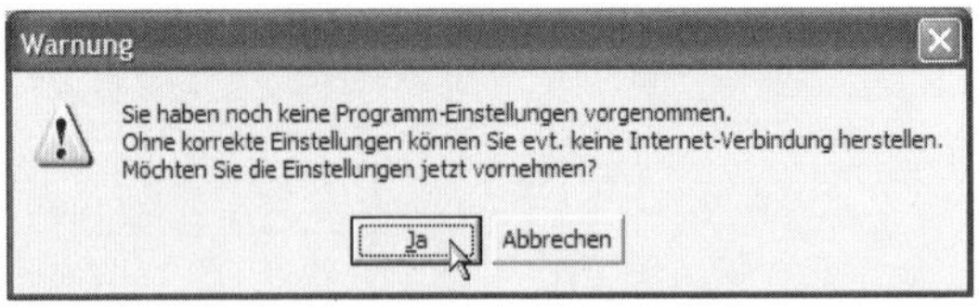

4 Falls Sie keinen Proxyserver bei Internetverbindungen benötigen, können Sie die Einstellungen direkt über *OK* beenden. Anderenfalls tragen Sie den Proxyserver ein. Durch die Schaltfläche *Testen* können Sie Ihre Einstellungen überprüfen.

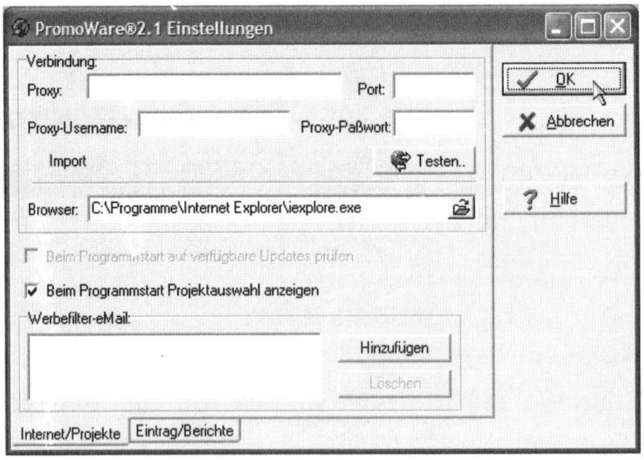

5 Das Programm wird nun online registriert. Dieser Vorgang dauert bis zu 30 Sekunden. Anschließend erscheint ein Dialog, der die erfolgreiche Registrierung bestätigt. Schließen Sie den Dialog, um den Registrierungsvorgang zu beenden.

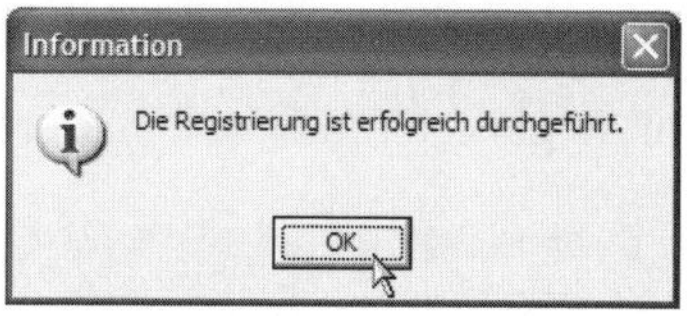

Online-Update-Check

Vor jedem Eintragen einer Internetseite sollte ein Update-Check durchgeführt werden. Dadurch wird die Datenbank der verfügbaren Suchmaschinen bei Bedarf aktualisiert, um Änderungen der Anmeldeseiten von Suchmaschinen zu berücksichtigen.

1 Stellen Sie vor dem Update-Check sicher, dass Sie mit dem Internet verbunden sind.

2 Wählen Sie im Menü *Optionen* den Punkt *Update check*.

3 Es erscheint ein Dialog mit dem PromoWare Update-Center. Klicken Sie auf die Schaltfläche *Online - UpdateCheck*, um die Aktualisierung zu starten.

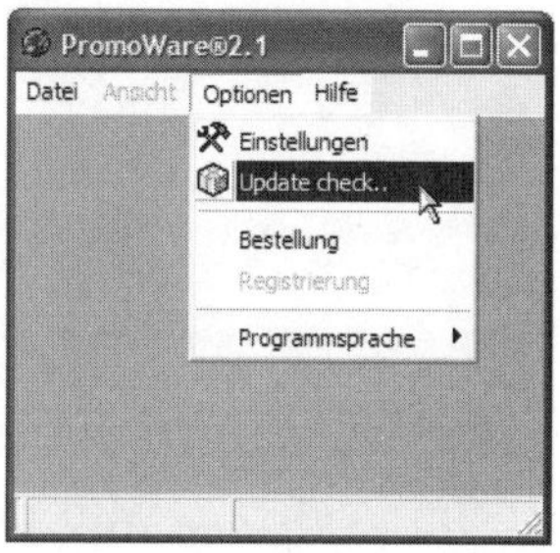

Erstellen eines neuen Projekts

Nach erfolgreicher Registrierung von PromoWare und erfolgtem Update-Check können nun die Informationen der einzutragenden Webseite eingegeben werden. Dazu muss zunächst ein neues Projekt angelegt werden.

> **Suchmaschinen-Optimierung**
>
> Bevor eine Webseite in die Suchmaschinen eingetragen wird, sollten die Meta-Tags der Seite optimiert werden, wie ab Seite 575 beschrieben.

Wählen Sie beim Start von PromoWare im Willkommen-Fenster die Auswahl *Neues Projekt erstellen* und klicken Sie anschließend auf *OK*.

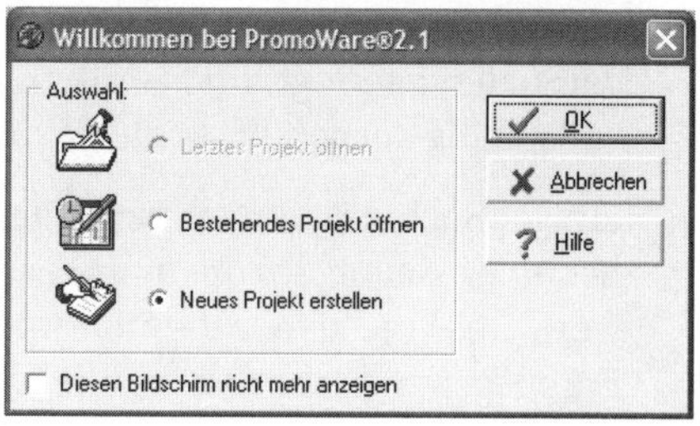

Falls der Dialog nicht erscheint oder das Programm bereits gestartet wurde, wählen Sie im Menü *Datei* die Auswahl *Neues Projekt*.

Daten der Webseite eintragen

Im Register *Eintragsdaten* werden die Informationen der Webseite eingetragen.

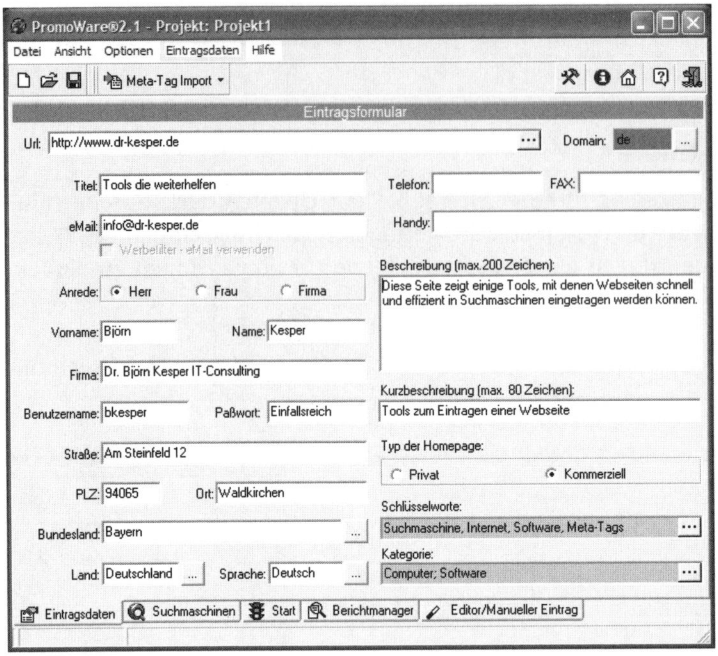

- Im Feld *URL* wird die Adresse der Webseite eingetragen. Geben Sie, falls möglich, den Domänennamen ohne spezielle Seite, also *http://www.myDomain.com* statt *http://www.myDomain.com/start.html*, an. Über das nebenstehende Symbol mit den drei Punkten kann die URL mit einem Browser überprüft werden.
- Die Domain wird automatisch aus der URL ergänzt, kann aber über das Symbol mit den drei Punkten geändert werden.
- Der Titel der Seite erscheint bei den meisten Katalogen als Eintragstext und sollte daher kurz und prägnant sein.
- Die persönlichen Daten werden von vielen Suchmaschinen zur Eintragung der Seite benötigt und sollten daher vollständig ausgefüllt werden.
- Einige Suchmaschinen benötigen ferner einen Benutzernamen und ein Passwort, über die später die übermittelten Daten gepflegt werden können. Wählen Sie hier auf keinen Fall ein Passwort, das Sie bereits in einem anderen Zusammenhang (Online-E-Mail, Betriebssystem-Anmeldung etc.) verwenden.

> **Vorsicht bei E-Mail und Telefon**
>
> Bei der Angabe der E-Mail-Adresse und der Telefon- und Fax-Nummern sollte man sehr vorsichtig sein. Die Adress-Angaben werden häufig als Quelle für Werbemitteilungen aller Art verwendet.

- Im Feld *Beschreibung* können Sie den Inhalt der Webseite in ganzen Sätzen beschreiben.
- Die Kurzbeschreibung wird bei vielen Suchmaschinen in der Ergebnisübersicht einer Suchanfrage angezeigt und sollte daher kurz und prägnant formuliert sein.
- Die Schlüsselwörter werden über den Schlüsselwort-Editor eingegeben, der durch das Symbol mit den drei Punkten geöffnet wird. Die Eingabe kann manuell erfolgen oder die Daten können direkt von der Webseite eingelesen werden. Dazu klicken Sie auf *Meta-Tag Import*. PromoWare liest dann die Meta-Tags aus, die unter der angegebenen Webseite der URL gefunden werden.

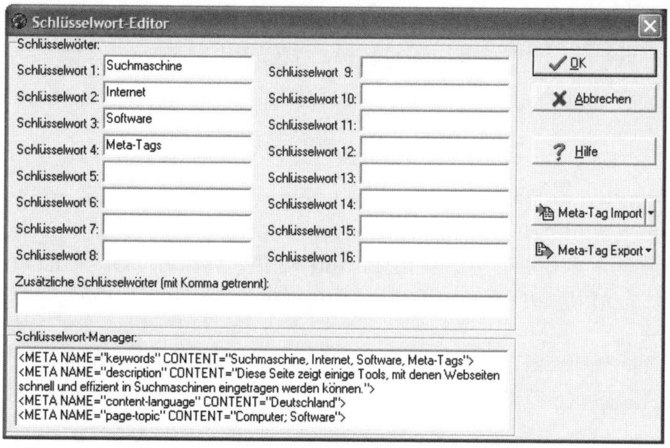

- Die Eingabe der Kategorie erfolgt über den Dialog *Kategorieauswahl*, der durch das Symbol mit den drei Punkten geöffnet wird. Treffen Sie in diesem Fenster zunächst links und in der anschließend erscheinenden Detailliste rechts eine Auswahl.

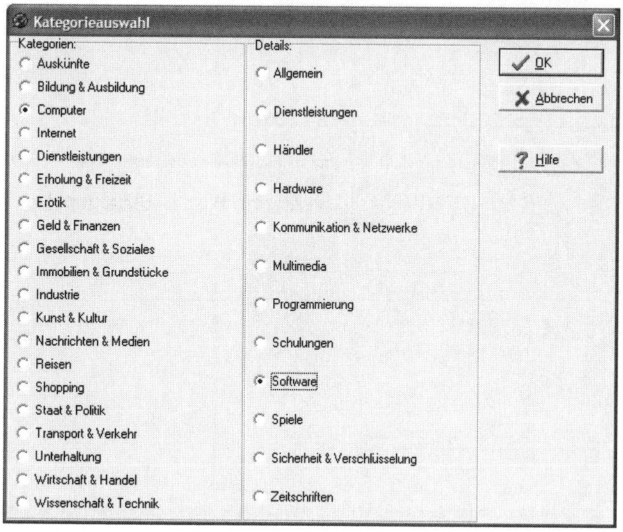

Auswahl der Suchmaschinen

Im Register *Suchmaschinen* im Hauptfenster kann ausgewählt werden, in welche Suchmaschinen die Seite eingetragen werden soll. PromoWare unterscheidet dabei zwischen fünf Anmeldetypen:

- Suchmaschinen: zum Beispiel Google, AltaVista.
- Katalog: zum Beispiel Yahoo!, Lycos.
- Link-Listen: Mehr oder weniger wahllose Listen von Links oder Bannern ohne Suchmöglichkeit. Link-Listen können helfen, die Verbreitung der Seite und die Bewertung von Suchmaschinen zu steigern.
- Manuell: Viele Suchdienste erlauben oder ermöglichen keine automatische Eintragung und müssen daher manuell eingetragen werden.
- Deaktiviert: Der Suchdienst ist zurzeit nicht online oder die Anmeldung funktioniert nicht.

Die Auswahl der Suchdienste kann entweder einzeln durch Setzen des Auswahlhäkchens neben dem jeweiligen Eintrag vorgenommen werden – oder durch vordefinierte Selektoren am unteren Bildschirmrand (*Alle, Keine, TOP-Maschinen, Deutsche Maschinen, Linklisten*).

E-Mails vom Suchdienst

Viele Suchdienste nutzen den Eintrag in ihre Suchmaschine dafür, dem Webmaster in regelmäßigen Abständen E-Mails zuzusenden. Die automatische Eintragung in viele Datenbanken kann also zu einer erheblichen E-Mail-Flut führen.

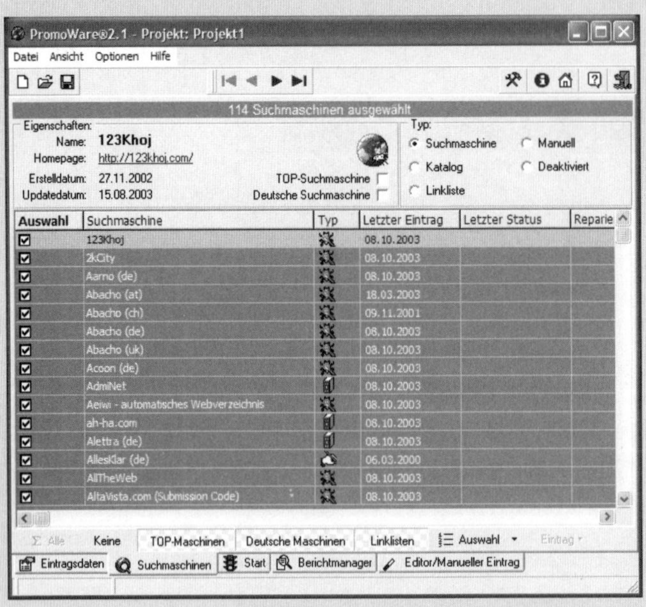

Anmeldung starten

Nach der Auswahl der Suchdienste kann die automatische Anmeldung nun im Register *Start* gestartet werden. Zuvor sollte festgelegt werden, wie viele Kanäle gleichzeitig bearbeitet werden sollen, d. h., wie viele Suchmaschinen parallel angesprochen werden. Bei langsamen Internetverbindungen sollte hier ein nicht zu hoher Wert zwischen 1 und 5 gewählt werden, für DSL kann durchaus der Maximalwert von 21 verwendet werden.

Über die Option *Schnelleintrag* kann festgelegt werden, ob jeder Eintrag mit dem in der Datenbank hinterlegten Befehl durchgeführt werden soll (aktiviert) oder ob vor jedem Eintrag der Übergabemechanismus überprüft werden soll (nicht aktiviert). Das Häkchen sollte nur dann gesetzt werden, wenn der Eintrag besonders schnell gehen muss, da in diesem Fall mit einer höheren Fehlerquote zu rechnen ist.

Über die Schaltfläche *Start* kann die automatische Eintragung gestartet werden. Dabei ist sicherzustellen, dass eine Verbindung mit dem Internet besteht.

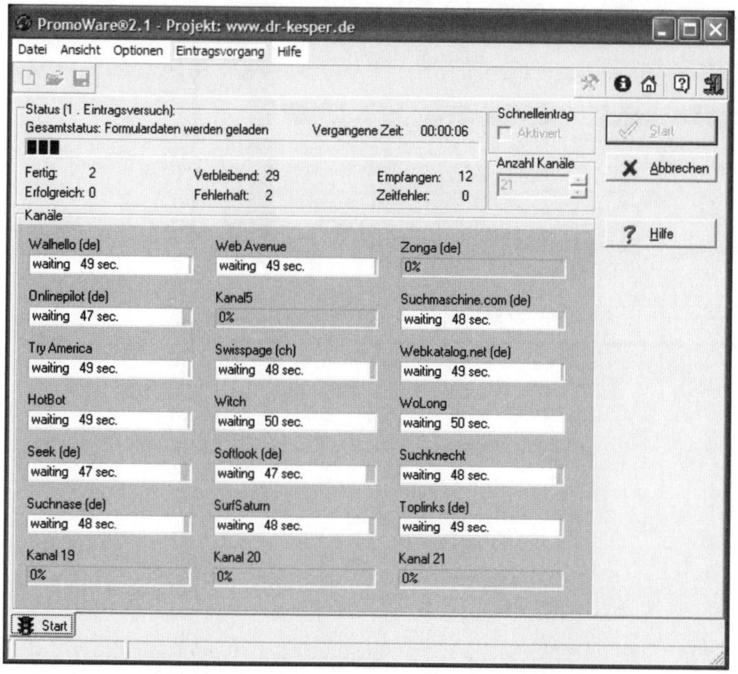

Wo bin ich gemeldet?

Um im Laufe der Zeit nicht die Übersicht zu verlieren, kann es hilfreich sein, den Bericht auszudrucken und somit den Status jedes Suchdienstes zu dokumentieren.

Bericht

Nachdem die automatische Eintragung beendet ist, kann über das Register *Berichtmanager* ein Protokoll angezeigt werden, das Auskunft über den Status jeder Suchmaschine gibt. Anhand der Detailberichte können insbesondere fehlerhafte Eintragungen ausgewählt werden, um diese entweder zu einem späteren Zeitpunkt erneut automatisch eintragen zu lassen oder die Anmeldung manuell durchzuführen.

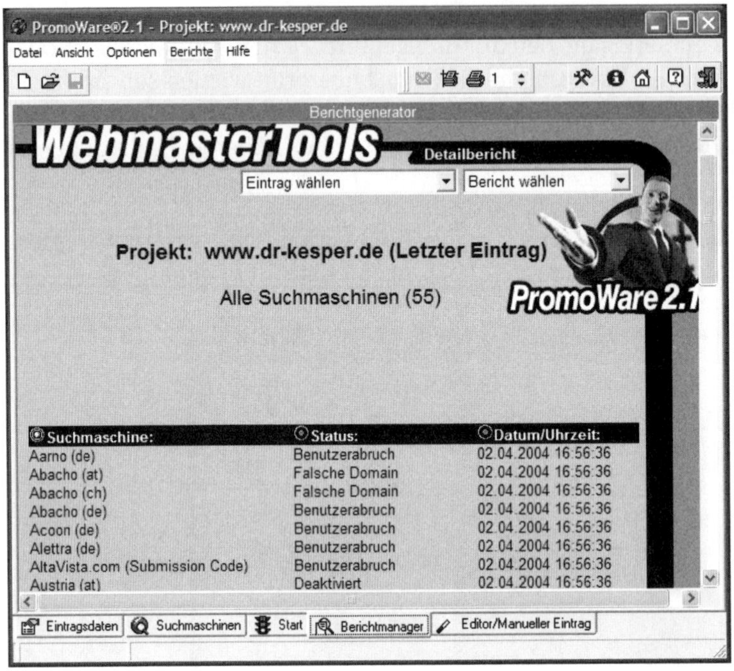

19. Erfolgs-Monitoring

Der Erfolg einer Webseite hängt nicht nur davon ab, ein ansprechendes Design und einen Platz in den Top Ten von Suchmaschinen zu haben. Wichtig ist es auch, dass der Surfer die Informationen, die er beim Besuch einer Webseite erwartet, einfach und schnell findet. Ist die Seite zu unübersichtlich oder schlecht strukturiert, verlassen viele Besucher die Seite bereits nach wenigen Sekunden und begeben sich auf die Suche nach Alternativen. Daher ist es wichtig, das Verhalten seiner Zielgruppe genau zu beobachten.

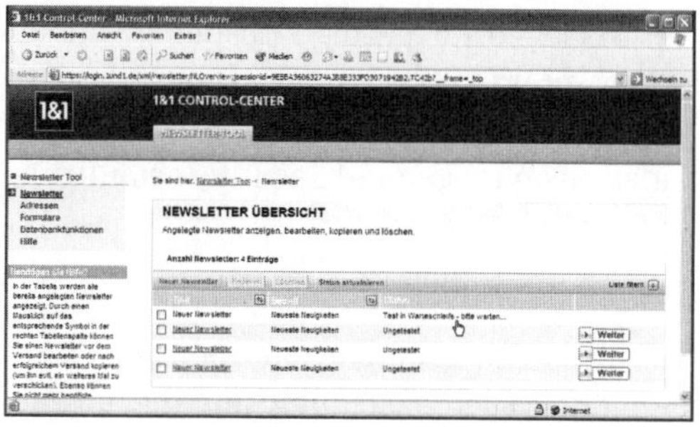

19.1 Supervision

Nach der Fertigstellung und erfolgreichem Launch einer neuen Webseite wird jeder Beteiligte neugierig auf die ersten Zugriffszahlen und Rückmeldungen der Besucher warten. Dabei bleibt das Ergebnis aber häufig untern den Erwartungen zurück. Und selbst ehemals erfolgreiche Internetauftritte können plötzlich stark sinkende Besucherzahlen und damit einhergehend Rückgänge im Onlineverkauf oder bei den Werbeeinnahmen haben.

Ursachen für geringe Besucherzahlen

Die Ursachen für geringe Besucherzahlen können vielfältig sein und sind nicht immer direkt zu benennen. Dennoch lassen sich häufig wiederkehrende Unzulänglichkeiten in der eigenen Strategie zur Vermarktung der Webseite oder Veränderungen im Umfeld des Internetauftritts feststellen.

Suchmaschinen

Im Normalfall gelangen die meisten Besucher über Suchmaschinen auf die eigene Webseite. Daher ist sowohl der suchmaschinengerechten Eintragung der eigenen Seiten Aufmerksamkeit zu widmen als auch die genaue Beobachtung der Veränderungen bei den Suchmaschinen-Algorithmen erforderlich.

> **Suchmaschinen-Optimierung**
>
> Die Vorbereitung einer Webseite für die Erfolg versprechende Eintragung in Suchmaschinen wird in Kapitel 18 ab Seite 561 behandelt und soll hier nicht weiter vertieft werden.

Veränderungen in der Suchmaschinen-Platzierung

Bereits kleine Änderungen in den Ranking-Verfahren einer Suchmaschine können die eigene Seite von einer Top-Platzierung verdrängen. Diese Änderungen werden von den Betreibern durchgeführt, um unerwünschte Seiten (Backdoor Pages, Link-Farmen) zu eliminieren.

Daher sollte in regelmäßigen Abständen die eigene Platzierung in den bekanntesten Suchportalen getestet werden. Hierfür kann es hilfreich sein, eine bestimmte Anzahl an Schlüsselwörtern zu definieren, über die ein Besucher die eigene Webseite finden soll. Anhand dieser Liste kann dann die Veränderung in der Platzierung überprüft werden.

Beobachtung der Konkurrenz

Auch eine stärker werdende Konkurrenz kann die eigene Webseite aus den besten Plätzen der Suchmaschinen verdrängen und damit die Besucherzahlen senken. Beobachten Sie daher sowohl die Suchmaschinen-Platzierung der Konkurrenz als auch deren Internetauftritt. Dabei können Sie sowohl aus den Fehlern der Konkurrenz lernen als auch gelungene Neuerungen erkennen und unter Umständen in ähnlicher Form in die eigene Webseite einbauen.

Strategien zur Bekanntmachung: Newsletter und Werbung

Der Bekanntheitsgrad einer Seite kann durch einige einfache und je nach Ausführungsform auch kostenlose bzw. relativ günstige Strategien gesteigert werden. Welche Form dabei den größten Erfolg verspricht, hängt von den Inhalten der Webseite ab. Auch hier gilt es, die erreichten Ergebnisse neuer Maßnahmen zu analysieren und entsprechend zu reagieren.

Newsletter

Newsletter sind eine kostengünstige und einfache Möglichkeit, die Besucherzahlen einer Internetpräsenz zu steigern. Mit der Versendung von Newslettern können zwei Ziele verfolgt werden:

- **Gewinnung neuer Besucher:** Viele Unternehmen versenden Newsletter, nachdem ein Benutzer seine E-Mail-Adresse etwa bei einem Gewinnspiel oder dem Download eines Programms angegeben hat. Findet der Empfänger die enthaltenen Informationen interessant, kann man damit neue Besucher der eigenen Internetpräsenz gewinnen.
- **Wiederkehrende Besucher:** Durch einen gezielten Newsletter für die eigene Webseite können Besucher regelmäßig über Neuigkeiten informiert und damit zu einem erneuten Besuch der Webseite animiert werden. Der Besucher kann sich meistens direkt auf der eigenen Seite für den Newsletter anmelden.

Rechtliches

Laut dem neusten Urteil des Bundesgerichtshofes vom 11. März 2004 verstößt die „Zusendung einer unverlangten E-Mail zu Werbezwecken grundsätzlich gegen die guten Sitten im Wettbewerb". Der Versender der E-Mail ist dazu verpflichtet, den ausdrücklichen Wunsch des Empfängers zum Erhalt der E-Mail nachzuweisen.

Da Newsletter im Wesentlichen auch Werbezwecke verfolgen, sollten sie nur an Empfänger versendet werden, die diese ausdrücklich wünschen und dazu ihre E-Mail-Adresse hinterlegt haben. Der Versand an andere Adressen ist nicht zulässig, auch wenn die E-Mails in einem anderen Zusammenhang erhoben wurden.

Newsletter anbieten

Bevor Sie einen Newsletter ins Leben rufen, sollte die genaue Zielsetzung definiert werden. Folgende Themen sind besonders geeignet, um erfolgreich einen Newsletter zu betreiben:

- Meldungen zu Neuigkeiten aus einem bestimmten Themengebiet, zum Beispiel aktuelle Informationen zu Hardware oder Software: Der Newsletter lockt Besucher dabei durch die Aktualität allgemein gehaltener Meldungen auf die Webseite. Derartige Newsletter sollten in kurzen Abständen verschickt werden und bedürfen daher einem hohen Pflegeaufwand.
- Ankündigung der Verfügbarkeit neuer Produkte oder Aktionen: Solche Newsletter eignen sich für Onlineshops, die ihre Kunden regelmäßig über Neuigkeiten oder Änderungen in ihrem Angebot informieren. Je nach Shopgröße muss mit einem mittelmäßig hohen Aufwand zur Pflege gerechnet werden.
- Presseverteiler für eigene Produkte: Je Newsletter wird im Wesentlichen nur ein eigenes Produkt vorgestellt, um potenzielle Kunden über dessen Vorteile, das Erscheinungsdatum etc. zu informieren. Da der Newsletter nur bei neuen Produkten versandt wird, ist der Verwaltungsaufwand gering.
- Private Newsletter für gleich Gesinnte eines bestimmten Interessengebiets. Damit können sich beispielsweise Onlinespielgemeinschaften auf dem Laufenden halten. Der Pflegeaufwand ist eher gering, da es sich um einen engen Kreis von Empfängern handelt und der Newsletter weniger professionell bearbeitet werden muss.

Newsletter versenden

Der Versand von Newslettern kann je nach Umfang der Adressenliste relativ zeitaufwendig sein. Für eine geringe Empfängerzahl genügt es, den Newsletter mit einem E-Mail-Programm vom heimischen Rechner zu versenden. Umfangreichere Mailings benötigen dagegen Konzepte, um die Adressen zu verwalten und den Newsletter-Versand professionell zu koordinieren, zum Beispiel das Newsletter-Tool des Webhosters 1&1 (ab Seite 616).

Blinder Empfänger

Falls die Newsletter per Mailprogramm gleichzeitig an mehrere Empfänger gesendet werden, sollten die einzelnen Adressen der Empfänger im BCC-Feld (**b**lind **c**arbon **c**opy, wörtlich „blinder Durchschlag") angegeben werden. Dadurch wird verhindert, dass die Empfänger die E-Mail-Adressen der anderen Empfänger sehen können.

> **Eigene Adresse**
>
> Verlangt das Mailprogramm, dass mindestens ein direkter Empfänger im An-Feld eingetragen wird, kann dort die eigene E-Mail-Adresse eingetragen werden.

BCC-Feld in Outlook

Standardmäßig ist das BCC-Feld im Fenster zum Erstellen einer neuen Nachricht in Outlook ausgeblendet. Gehen Sie wie folgt vor, um die BCC-Eingabezeile in Outlook anzuzeigen.

Outlook Express

Wie in Outlook Express das BCC-Feld eingeblendet wird, wird im folgenden Abschnitt erklärt.

1 Öffnen Sie in Outlook das Fenster zum Erstellen einer neuen E-Mail-Nachricht.

2 Wählen Sie den Menüpunkt *Ansicht*.

3 Setzen Sie ein Häkchen bei *"Bcc"-Feld*.

4 Das BCC-Feld ist nun unter den Feldern *An* und *Cc* eingeblendet.

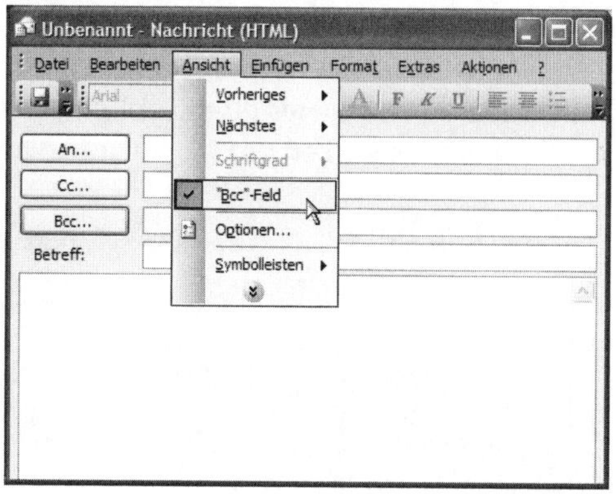

BCC-Feld in Outlook Express

Gehen Sie wie folgt vor, um das BCC-Feld in Outlook Express anzuzeigen.

1 Öffnen Sie in Outlook Express das Fenster zum Erstellen einer neuen E-Mail.

2 Wählen Sie den Menüpunkt *Ansicht*.

3 Setzen Sie ein Häkchen bei *Alle Kopfzeilen*.

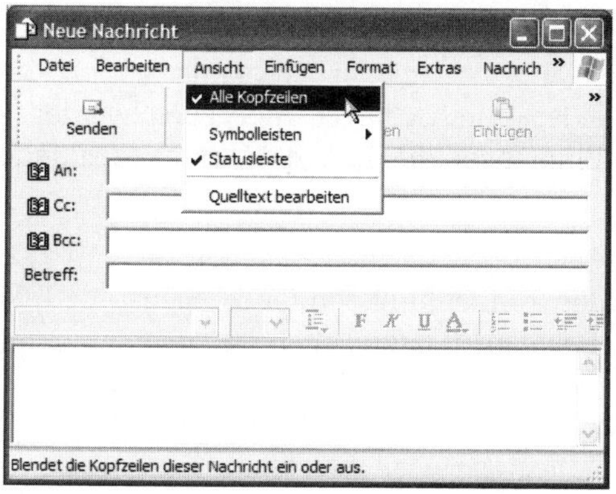

4 Das BCC-Feld ist nun unter den Feldern *An* und *Cc* eingeblendet.

Das Newsletter-Tool von 1&1

Eine bequeme Möglichkeit, Newsletter zu verschicken, bietet der Internetprovider 1&1 mit dem Newsletter-Tool, das in den professionellen Tarifen bei bis zu 1.000 E-Mail-Adressen kostenlos zur Verfügung steht.

Newsletter-Tool öffnen

Gehen Sie wie folgt vor, um das Newsletter-Tool zu starten:

1 Öffnen Sie im 1&1 Control-Center den Menüpunkt *Anwendungen.*

2 Wählen Sie den Untermenüpunkt *Newsletter-Tool.*

3 Öffnen Sie das Newsletter-Tool durch einen Klick auf *Newsletter-Tool starten* in einem neuen Fenster.

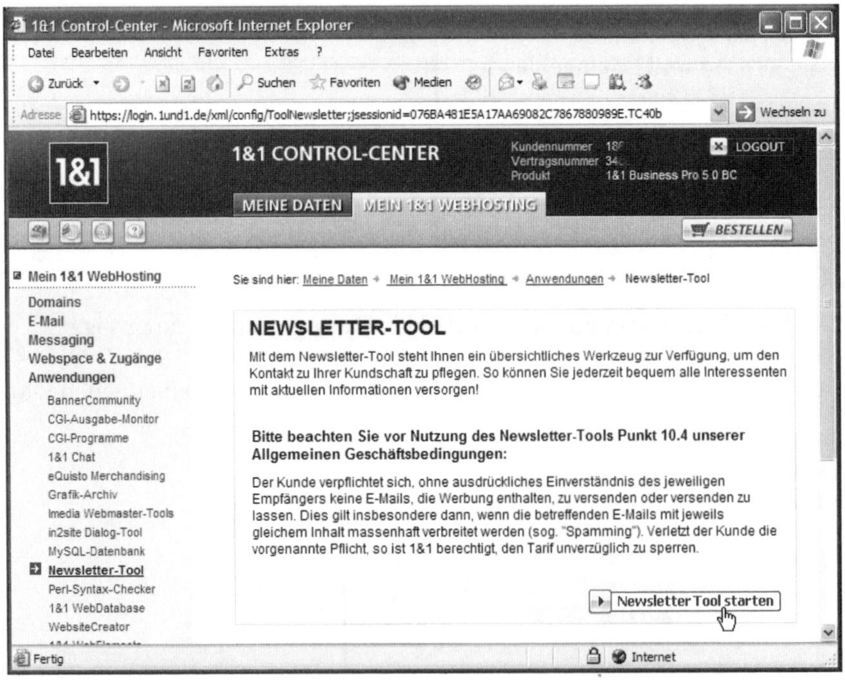

Adressen eingeben

Bevor Sie einen Newsletter versenden können, müssen Sie zunächst die E-Mail-Adressen der Newsletter-Empfänger eingeben. Dazu gehen Sie wie folgt vor:

1 Wählen Sie im Newsletter-Tool den Menüpunkt *Adressen.* Sie erhalten eine Übersicht über alle bereits eingepflegten E-Mail-Adressen.

2 Um eine neue Adresse einzugeben, klicken Sie auf die Schaltfläche *Neue Adresse.*

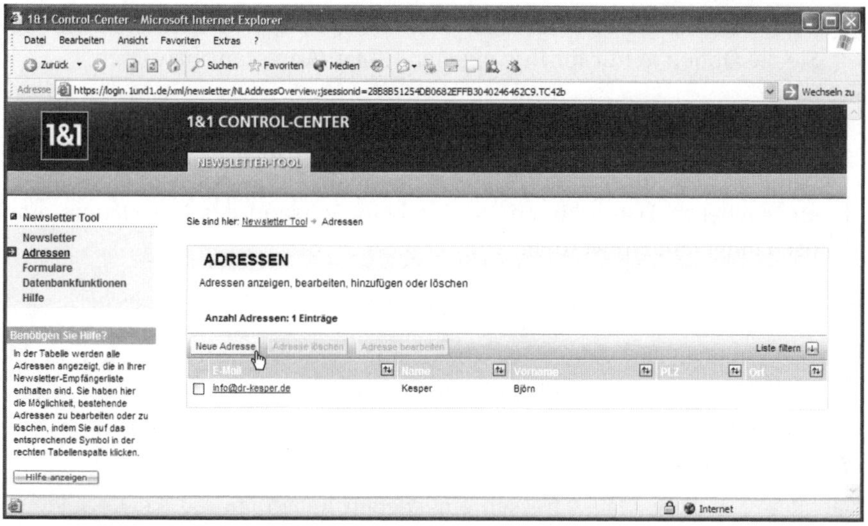

3 In nun erscheinenden Fenster können Sie die Kontaktdaten für einen neuen Newsletter-Empfänger eingeben.

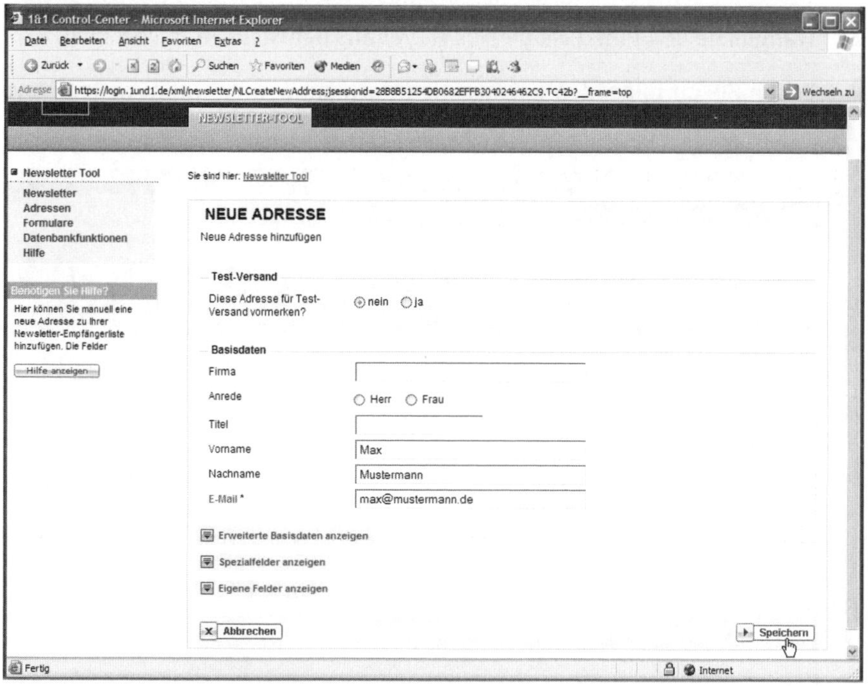

Als einziges zwingendes Feld muss die E-Mail-Adresse eingegeben werden, alle anderen Felder sind optional.

Über die Auswahl *Test-Versand* legen Sie fest, ob die neue Adresse in die Liste der Empfänger aufgenommen werden soll, an die vor dem eigentlichen

Versand eines Newsletters eine Testmail geschickt werden soll. Hier sollten Sie die Option *ja* nur für Ihre eigenen E-Mail-Adressen auswählen.

Beim Anklicken eines der drei Links *Erweiterte Basisdaten anzeigen, Spezialfelder anzeigen* und *Eigene Felder anzeigen* öffnen sich jeweils weitere Eingabefelder, um zusätzliche Informationen für die Adresse zu speichern. Die eingegebenen Daten können später beim Versand des Newsletters automatisch eingebunden werden.

4 Um die eingegebene Adresse zu speichern, klicken Sie auf *Speichern.*

5 Die neu angelegte Adresse erscheint nun in der Adressenübersicht und kann beim Newsletter-Versand berücksichtigt werden.

Neuen Newsletter erstellen

Nachdem Sie die E-Mail-Adressen eingegeben haben, an die Sie Newsletter versenden wollen, können Sie nun einen neuen Newsletter erstellen. Newsletter werden dauerhaft gespeichert, sodass Sie auch später auf bereits gesendete Newsletter zurückgreifen können.

1 Wählen Sie den Punkt *Neuer Newsletter* aus der *Newsletter Übersicht.*

2 Geben Sie im folgenden Fenster die Informationen zu Ihrem neuen Newsletter ein.

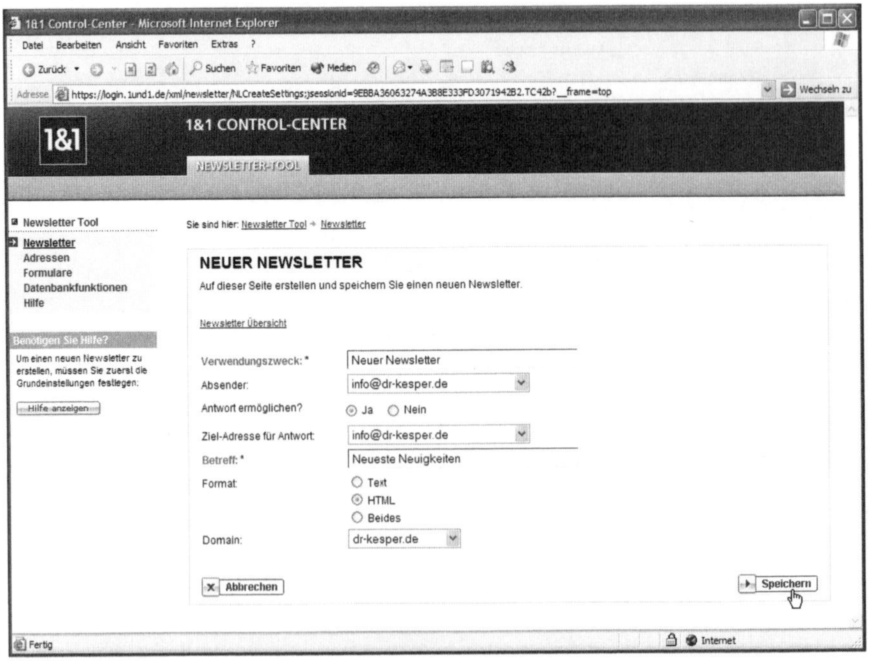

Unter dem Namen des Verwendungszwecks wird der Newsletter später in der Übersicht angezeigt.

Über die Auswahl *Antwort ermöglichen* legen Sie fest, ob Antworten der Newsletter-Empfänger an Sie weitergeleitet werden sollen. Bei sehr vielen Empfängern sollten Sie hier *Nein* wählen.

Wählen Sie für den Betreff einen treffenden Namen aus. Regelmäßige Newsletter sollten einheitliche Betreffs haben, zum Beispiel „Newsletter Max Mustermann 3/2004".

Über *Format* bestimmen Sie, in welcher Form der Newsletter versendet wird. Beachten Sie, dass viele E-Mail-Programme das HTML-Format nicht unterstützen oder unterbinden. Demgegenüber lassen sich Text-Newsletter nicht im Design und Layout anpassen.

3 Über die Schaltfläche *Speichern* gelangen Sie zum nächsten Schritt. Falls Sie in Schritt 2 als Format *HTML* oder *Beides* ausgewählt haben, können Sie nun zunächst eine Layoutvorlage und anschließend eigene Bilder einbinden.

4 Im nun folgenden Schritt *Inhalt* geben Sie den Text des Newsletters ein.

In der HTML-Version können Sie dabei auf eine Vielzahl von Formatierungsmöglichkeiten zurückgreifen, die ähnlich wie in einer Textverarbeitung funktionieren. Über das Pulldown-Menü *Variablen* können Sie ferner bestimmte Elemente aus Ihrer Adressenliste übernehmen. Insbesondere der Link für die Abmelde-URL sollte im Newsletter enthalten sein.

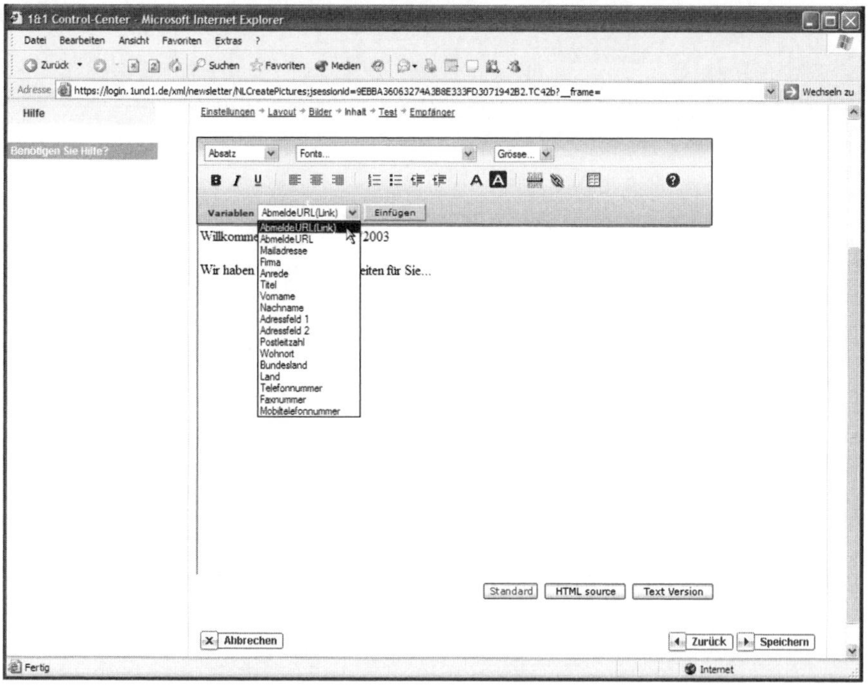

In der Textversion können keine Formatierungen vorgenommen werden. Über die Eingabe der oberhalb des Eingabefensters definierten Variablen kann aber auf die Elemente der Adressenliste zugegriffen werden.

5 Über den Punkt *Speichern* gelangen Sie zum Schritt *Test*. Hier können Sie aus Ihrer Liste von Test-E-Mail-Adressen diejenigen auswählen, an die der Newsletter versandt wird. Falls Sie eine weitere Adresse hinzufügen wollen, können Sie dies über die Schaltfläche *Neue Adresse* vornehmen.

6 Durch die Auswahl von *Newsletter testen* wird der Newsletter an die Testadressen verschickt. Prüfen Sie nun, ob die erhaltene Mail Ihren Vorstellungen entspricht.

7 Wählen Sie *Empfänger auswählen*, um alle E-Mail-Adressen auszuwählen, an die der Newsletter versendet werden soll.

Newsletter versenden

Nach dem Erstellen eines neuen Newsletters und dem Versenden der Test-E-Mails wird der aktuelle Status des Newsletters in der Newsletter-Übersicht angezeigt. Zunächst befindet sich der Newsletter im Status *Test in Warteschleife - bitte warten*. Über *Status aktualisieren* haben Sie die Möglichkeit zu überprüfen, ob bereits der Status *Newsletter freigegeben* erreicht wurde.

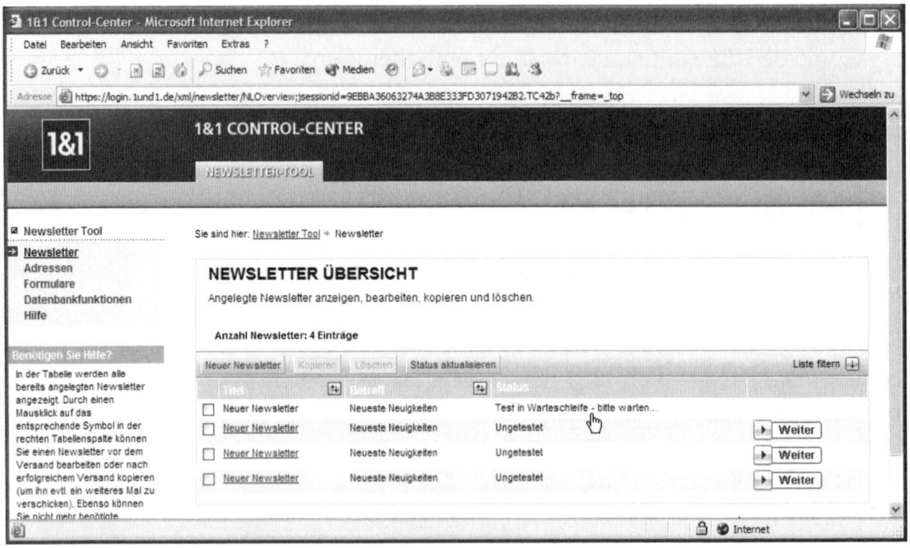

Gehen Sie nun wie folgt vor, um den Newsletter zu versenden:

1 Klicken Sie in der Newsletter-Übersicht (Menüpunkt *Newsletter*) hinter dem Newsletter auf *Weiter*, den Sie versenden wollen.

2 Sie können nun wählen, ob der Newsletter sofort (Auswahl *sofort senden*) oder zu einem bestimmten Datum und einer bestimmten Uhrzeit (Auswahl *automatisches Versanddatum festlegen*) verschickt werden soll.

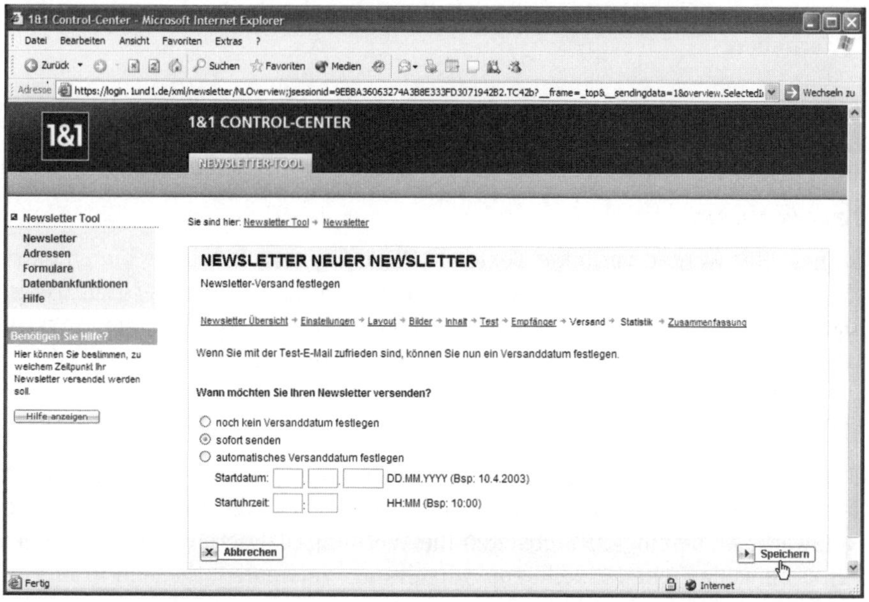

3 Durch Anklicken von *Speichern* wird das Versanddatum (sofort oder später) festgelegt. Der Newsletter kann nun nicht mehr bearbeitet werden.

4 In der Newsletter-Übersicht wird im Feld *Status* für den Newsletter angezeigt, wann der Versand starten wird.

5 Nach erfolgreichem Versand erscheint in der Newsletter-Übersicht der Status *Versand abgeschlossen* und der Newsletter wurde erfolgreich verschickt.

Werbung

Die klassische Möglichkeit, um den Bekanntheitsgrad einer Webseite zu steigern, ist das Schalten von Werbung, meistens in Form von Bannern oder als Text-Links mit kontextbezogenem Inhalt.

Banner-Werbung

Banner ist das englische Wort für Fahne und steht im Internet für eine Vielzahl mehr oder weniger standardisierter Formate, mit denen grafische und animierte Werbung dargestellt wird. Zu den verbreitetsten Formaten gehören:

- 468x60: ursprüngliches Format der Banner-Werbung, die typischerweise am oberen Rand der Webseite platziert wird.
- 234 x 60: Kurzform des klassischen Banners, die die gleichzeitige Anzeige von zwei Werbeblöcken erlaubt.

- 125 x 125: Button-Form, ermöglicht die Anzeige von Werbung am linken oder rechten Rand einer Webseite, zum Beispiel unterhalb von Menüs.
- 120 x 600: Tower- oder Skyscraper-Banner, die seitlich neben dem eigentlichen Inhalt der Webseite platziert werden und sich zunehmender Beliebtheit erfreuen.

Aufgrund der Werbeflut, die mittlerweile im Internet herrscht, ist die Bedeutung der Banner-Werbung etwas in den Hintergrund getreten.

Textwerbung

Immer öfter werden verlinkte Texte als Werbung verwendet. Sie bieten den Vorteil, dass sie im Inhalt der Webseite eingebettet sind und daher dem Besucher nicht negativ als Werbung auffallen, sondern vielmehr als hilfreiche Links aufgefasst werden, wenn sie entsprechend in den Kontext der Seite passen.

Kosten

Um die eigene Internetpräsenz mit Banner- oder Textwerbung zu promoten, kann man sich an entsprechende Anbieter wenden, die mithilfe eines großen Netzwerks an beteiligten Webseiten die Werbung platzieren können. Dabei werden unterschiedliche Modelle zur Abrechnung verwendet, die sich in ihren Kosten bezogen auf den jeweiligen Erfolg deutlich unterscheiden können:

- TKP (**T**ausend-**K**ontakt-**P**reis): Für je 1.000 Anzeigen der Werbung wird ein Fixpreis festgelegt. Diese Form ist mittlerweile relativ selten geworden, da der Werbetreibende auch dann bezahlen muss, wenn die Werbung keine neuen Besucher auf die eigene Webseite gebracht hat.
- CPC (**C**ost **P**er **C**lick): Der Werbetreibende bezahlt jeden eindeutigen Besucher, der über die geschaltete Werbung auf die eigene Webseite gelangt ist. Einzelne Klicks sind zwar relativ teuer, aber dafür wurde tatsächlich ein Besucher gewonnen.
- Lead: Der Werbetreibende bezahlt nur für neue Besucher, die auch ihre Kontaktinformationen, also Ihre E-Mail oder Anschrift hinterlassen haben. Damit ist eine im Vergleich zum Cost Per Click-Modell nochmals gesteigerte Erfolgskontrolle möglich.
- Sales: insbesondere für Betreiber von Onlineshops eine gute Möglichkeit der Werbung. Bezahlt wird ein prozentualer Anteil dessen, was ein über die geschaltete Werbung angelockter Besucher an Bestellungen getätigt hat.

Link-Gemeinschaften

Für kleine Firmen oder Privatanwender ist die Schaltung von Werbung in den meisten Fällen deutlich zu teuer. Mit Link-Tauschprogrammen ist es dennoch möglich, die eigenen Banner mit einem Link auf die Homepage im Internet zu verbreiten. Dabei verpflichten sich Partnerseiten, den Banner oder Link des anderen an einer vorher festgelegten Position auf der Webseite zu platzieren.

19.2 Statistiken effektiv einsetzen und auswerten

Um die Zahl der Besucher und deren Verhalten auf der eigenen Internetpräsenz zu analysieren, können die Statistiken, die durch jeden Webserver erzeugt und in den meisten Fällen durch den Provider der Webseite grafisch aufbereitet werden, ausgewertet werden.

Sie geben Aufschluss über die Herkunft der Besucher, die verwendeten Browsertypen und vor allem über die besuchten Seiten. In vielen Fällen kann man dabei feststellen, dass die Besucher den Internetauftritt immer auf bestimmten Seiten verlassen. Hieraus kann man Rückschlüsse auf die eher weniger gut gelungenen Teile des Projekts ziehen, um diese zielgerichtet nachzubessern.

Die access.log-Datei

Beim Surfen im Internet herrscht eine rege Kommunikation zwischen dem Browser des Benutzers und dem Webserver. Der Browser möchte eine bestimmte Webseite vom Webserver anzeigen, der dafür wiederum einige Informationen vom Browser anfordert und diese in der Datei *access.log* speichert. Diese bildet wiederum die Grundlage für die statistische Auswertung der Zugriffe auf eine Webseite.

Aufbau der Logdatei

Für jede Anfrage eines Browsers wird genaue eine Zeile im Logfile geschrieben. Eine Anfrage bezieht sich dabei immer auf eine Datei auf dem Webserver. Dadurch werden für Grafiken oder andere Elemente innerhalb einer Webseite jeweils eigene Anfragen vom Browser an den Webserver gestellt und einzeln im Logfile gespeichert.

Ein typischer Logfile-Eintrag für den Download einer Webseite mit in diesem Fall vier Grafiken hat dann zum Beispiel das folgende Aussehen:

- `127.0.0.1 - - [03/May/2004:16:03:45 +0200] "GET /index.html HTTP/1.1" 200 11117 www.dr-kesper.de "-" "Mozilla/4.0 (compatible; MSIE 6.0; Windows NT 5.1; MyIE2; .NET CLR 1.1.4322)" "-"`
- `127.0.0.1 - - [03/May/2004:16:03:47 +0200] "GET /head.gif HTTP/1.1" 304 - www.dr-kesper.de "http://www.dr-kesper.de/index.html" "Mozilla/4.0 (compatible; MSIE 6.0; Windows NT 5.1; MyIE2; .NET CLR 1.1.4322)" "-"`
- `127.0.0.1 - - [03/May/2004:16:03:47 +0200] "GET /stretch.gif HTTP/1.1" 304 - www.dr-kesper.de "http://www.dr-kesper.de/index.html" "Mozilla/4.0 (compatible; MSIE 6.0; Windows NT 5.1; MyIE2; .NET CLR 1.1.4322)" "-"`

- `127.0.0.1 - - [03/May/2004:16:03:47 +0200] "GET /main.gif HTTP/1.1" 304 - www.dr-kesper.de "http://www.dr-kesper.de/index.html" "Mozilla/4.0 (compatible; MSIE 6.0; Windows NT 5.1; MyIE2; .NET CLR 1.1.4322)" "-"`
- `127.0.0.1 - - [03/May/2004:16:03:47 +0200] "GET /bottom.gif HTTP/1.1" 304 - www.dr-kesper.de "http://www.dr-kesper.de/index.html" "Mozilla/4.0 (compatible; MSIE 6.0; Windows NT 5.1; MyIE2; .NET CLR 1.1.4322)" "-"`

Wie an dem Beispiel zu sehen ist, wurde zunächst die Seite */index.html* geladen. Darin werden die vier Bilder */head.gif*, */stretch.gif*, */main.gif* und */bottom.gif* referenziert und daher vom Browser angefordert. Dabei wird jeweils die HTML-Datei als Verweisseite angegeben.

Für das Logging werden zwei Quasi-Standards verwendet, das Common Log-Format und das Combined Log-Format, wobei das letztere eine um einige Einträge ergänzte Version des ersten ist.

Fehlende Informationen

Nicht alle aufgelisteten Informationen werden immer übermittelt. Fehlende Daten werden im Logfile mit einem Strich (–) gekennzeichnet.

Das Common Log-Format

Die folgenden Informationen werden im Common Log-Format für jede Anfrage des Browsers gespeichert:

- Der Name, oder falls kein DNS-Eintrag verfügbar ist, die IP-Adresse des Browsers: Es erfolgt immer ein Eintrag, wobei dieser nicht unbedingt genau auf die Clientadresse des Browsers zeigt, da Firewalls und Proxyserver eine direkte Zuordnung unterbinden können.
- Die RFC1413-Identität des Benutzers, dessen Browser die Anfrage gestellt hat: Dieses Feld wird in den meisten Fällen nicht übergeben bzw. von den Webservern auch nicht ausgelesen. Es wird für intern genutzte Webserver-Konfigurationen verwendet.
- Die Benutzeridentität bei passwortgeschützten Webseiten, falls der Benutzer sich bereits eingeloggt hat: Bei ungeschützten Webseiten bleibt dieser Eintrag leer.
- Das Datum und die Uhrzeit, an dem der Webserver die Anfrage erfolgreich abgeschlossen hat: Dabei wird das Format *[Tag/Monat/Jahr:Stunde:Minute:Sekunde +/- Zeitverschiebung]* verwendet.
- Die Anfrage des Browsers: Darin sind die Anfragemethode, die angefragte Datei und das HTTP-Protokoll (HTTP/1.0 oder HTTP/1.1) enthalten. Dieser Eintrag speichert somit die wichtigste Information für eine Anfrage.
- Der Statuscode des Webservers: Bei erfolgreicher Anfrage wird 200 zurückgeliefert, bei unveränderten Dateien 304 und bei nicht gefundenen Elementen 404. Eine Liste aller Codes kann unter *http://www.w3.org/Protocols/rfc2616/rfc2616-sec10.html* gefunden werden.
- Die Größe des übermittelten Objekts in Byte.

Die Erweiterung Combined Log-Format

Zusätzlich zu den aufgeführten Informationen des Common Log-Formats werden im Combined Log-Format die folgenden Ergänzungen gespeichert:

- Die Verweisseite, durch die die aktuelle Anfrage aufgerufen wurde. Dies kann im Falle von Grafiken oder anderen Elementen die HTML-Seite sein, die das Objekt angefordert hat, oder bei HTML-Seiten die URL der Webseite, durch die der Benutzer auf die aktuelle Seite gelangt ist. Wurde die URL in die Adressleiste des Browsers eingegeben oder durch einen Bookmark aufgerufen, bleibt dieser Eintrag leer.
- Angaben über den Typ des Browsers, die vom Browser selbst übermittelt werden. Aus diesen Angaben kann ermittelt werden, mit welchen Versionen welcher Browser die Seite am häufigsten aufgerufen wird.

Download der Logdateien

Für die Offlineauswertung der Zugriffs-Logs müssen diese vom Webserver heruntergeladen werden. Je nach der Einstellung des Webservers kann die *access.log*-Datei an verschiedenen Stellen liegen bzw. einen leicht abgewandelten Namen haben.

1&1

Bei 1&1 liegen die Zugriffs-Logs im Verzeichnis */logs* der Haupt-Domain und werden wochen- und tageweise durchnummeriert. Für den aktuellen Tag wird in die Datei *access.log.<Woche>.<Tag>* geschrieben, also für den Dienstag in der 19. Woche in die Datei *access.log.19.2*. Zurückliegende Tage der gleichen Woche werden als ZIP-Archive gespeichert, d. h., der Montag der 19. Woche ist in der Datei *access.log.19.1.gz* hinterlegt. Zurückliegende Wochen werden ebenfalls als ZIP-Archive wochenweise gespeichert, also für die 18. Woche unter *access.log.18.gz*. Auf ältere Logfiles kann acht Wochen lang zugegriffen werden.

Strato

Bei Strato kann sehr komfortabel über den Webservice auf die Logfiles zurückgegriffen werden. Strato bietet dabei die Möglichkeit, die Zugriffs-Logs durch die Angabe eines Start- und eines Enddatums auf einen beliebigen Zeitraum innerhalb der letzten sechs Wochen einzuschränken.

1. Loggen Sie sich in den Servicebereich Ihrer Domäne ein.
2. Wählen Sie den Menüpunkt *Logfile-Download*.
3. Bestimmen Sie das Logfile-Anfangs- und das Logfile-Enddatum durch Anklicken der Selektions-Button.

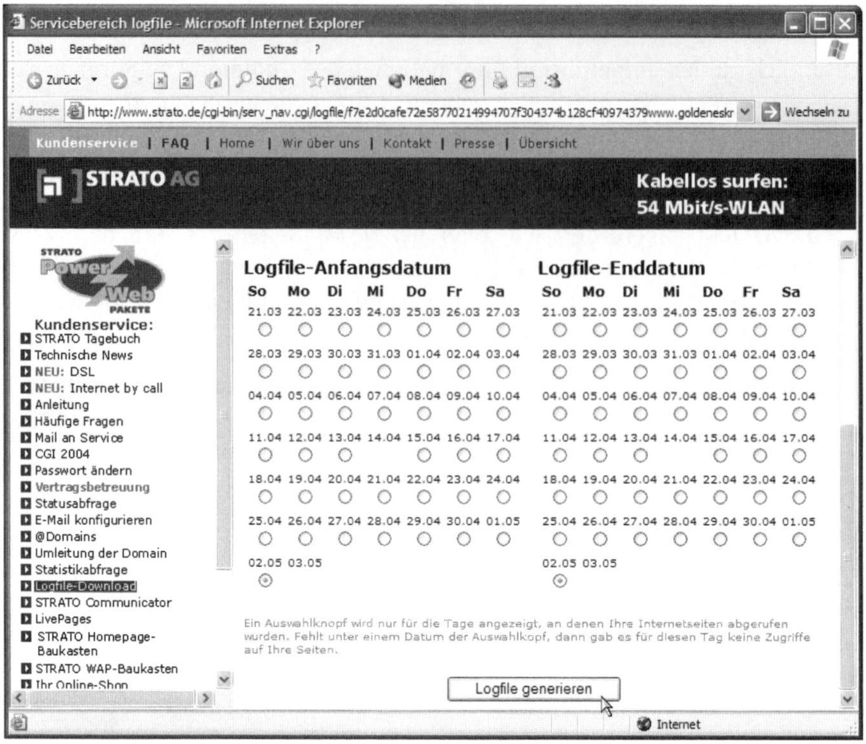

4 Bestätigen Sie Ihre Auswahl durch Anklicken der Schaltfläche *Logfile generieren.*

5 Wählen Sie in der anschließenden Ansicht den Download des erzeugten Logfile durch Anklicken des Links im Satz *Sie können das Logfile im GZIP-Format hier herunterladen* und speichern Sie die Datei auf Ihrer Festplatte.

6 Klicken Sie erst danach auf *Weiter,* um einen anderen Zeitraum auszuwählen und ein neues Logfile zu generieren.

Onlinestatistiken

Neben der Möglichkeit, die Zugriffsdaten der eigenen Präsenz mit eigenständigen Programmen zu analysieren, bieten die Webspace-Provider Strato und 1&1 die Möglichkeit von Onlinestatistiken. Damit kann der Betreiber einer Webseite tagesaktuell die Zugriffszahlen und weitere statistische Aussagen sehr komfortabel einsehen.

Webstatistik bei 1&1

Für alle Webhosting-Pakete steht bei 1&1 eine komfortable und aussagekräftige Webstatistik zur Verfügung. Sie ermöglicht die gezielte Auswahl des zu betrachtenden Zeitraums und der gewünschten Statistik und erlaubt bei mehreren eigenen Domains eine getrennte Betrachtung jeder Domain.

Um die Statistik aufzurufen, gehen Sie wie folgt vor:

1. Loggen Sie sich unter *login.1und1.de* in den Mitgliedsbereich von 1&1 ein.
2. Wählen Sie den Menüpunkt *Anwendungen*.
3. Wählen Sie das Untermenü *1&1 WebStatistik*.
4. Klicken Sie auf den Link *WebStatistik starten*.

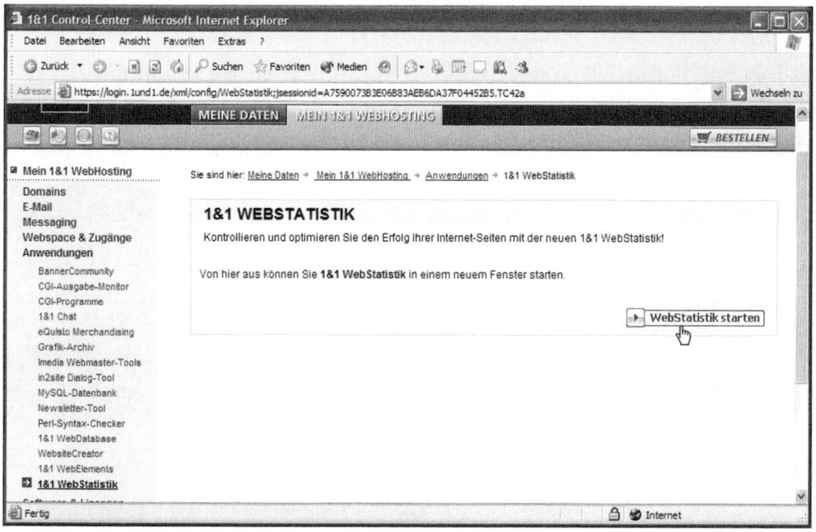

5. Die Webstatistik wird in einem neuen Fenster geöffnet.

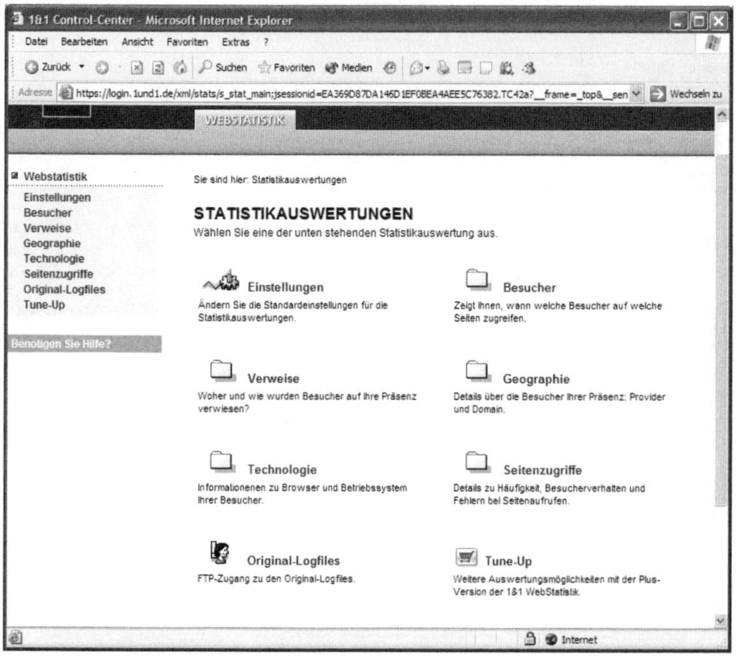

Onlinestatistik bei Strato

Außer für Webvisitenkarten bietet Strato für alle Webhosting-Pakete eine grafische Onlinestatistik an. Gehen Sie folgendermaßen vor, um die Statistik aufzurufen:

1. Loggen Sie sich unter *http://www.strato.de/full/service/index.html* in den Kundenservicebereich Ihrer Internetpräsenz ein.
2. Wählen Sie auf der linken Seite den Menüpunkt *Statistikabfrage*.
3. Im rechten Teil des Fensters können Sie nun auswählen, ob Sie die Statistiken der letzten zwölf Monate oder weiter zurückliegende Statistiken angezeigt bekommen wollen.

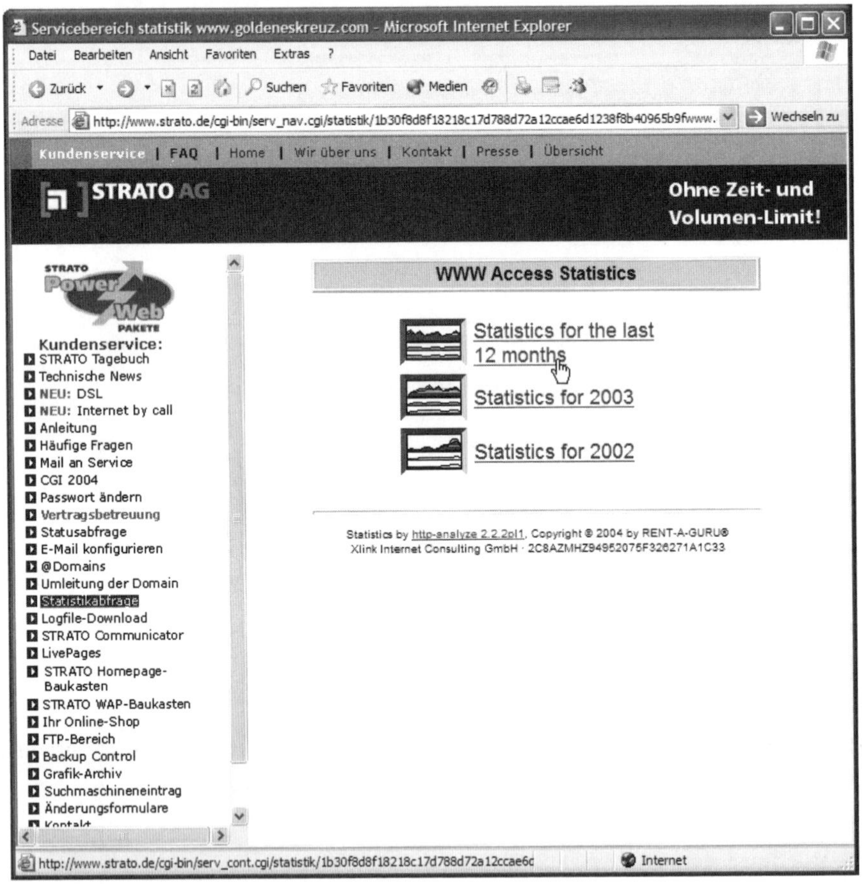

4. Es öffnet sich ein Navigations-Popup, mit dem auf die Statistiken der letzten zwölf Monate zugegriffen werden kann.

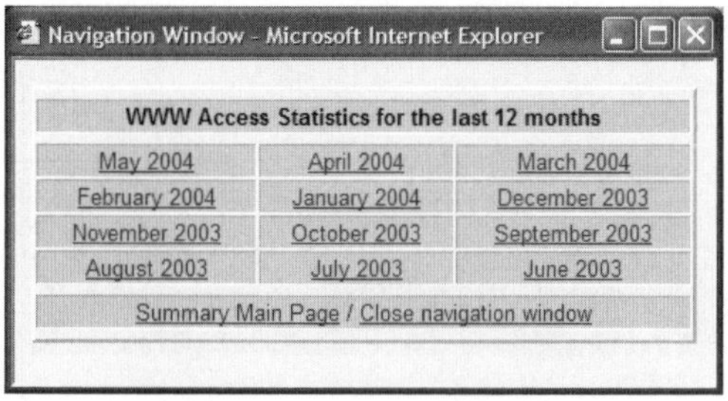

5 Nach Auswahl eines Monats im Navigations-Popup wird darin die Auswahl der möglichen Statistiken angezeigt.

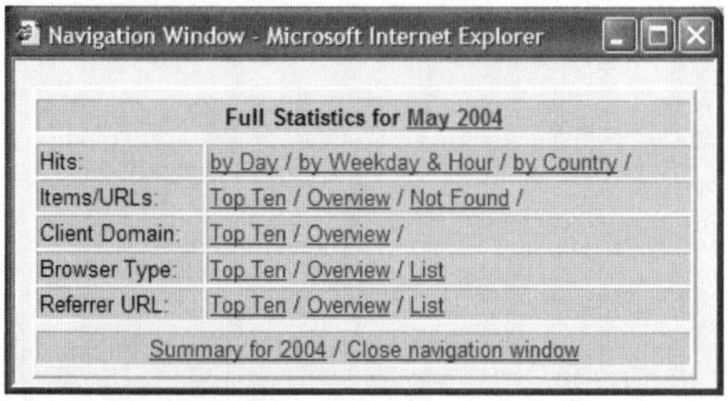

Popup-Blocker

Da bei Strato Popup-Fenster als Navigationsfenster verwendet werden, sollten Sie vor dem Aufruf der Onlinestatistiken eventuell aktive Popup-Blocker deaktivieren, da sonst die Zugriffsmöglichkeit auf die unterschiedlichen Statistiken fehlt.

Aufschlüsselung der Statistiken

Statistik-Tools erlauben eine Vielzahl unterschiedlicher Auswertungen. Wie bei jeder Statistik kommt es bei der Analyse vor allem darauf an, die Statistiken richtig zu interpretieren und daraus sinnvolle Erkenntnisse zu ziehen. Im Folgenden werden die einzelnen Statistiken bezüglich ihrer Aussage und möglichen Optimierungsmaßnahmen erläutert.

Nach jeder Statistik ist angegeben, ob und wo der entsprechende Wert in den Onlinestatistiken von 1&1 und Strato abgefragt werden kann.

Besucherstatistiken

Die statistische Auswertung des Besucherverhaltens kann sowohl zur Kontrolle des Erfolgs als auch zur Optimierung der Seite verwendet werden.

Bei Strato werden diese Informationen in einer Statistik zusammengefasst, wie in der folgenden Abbildung gezeigt ist.

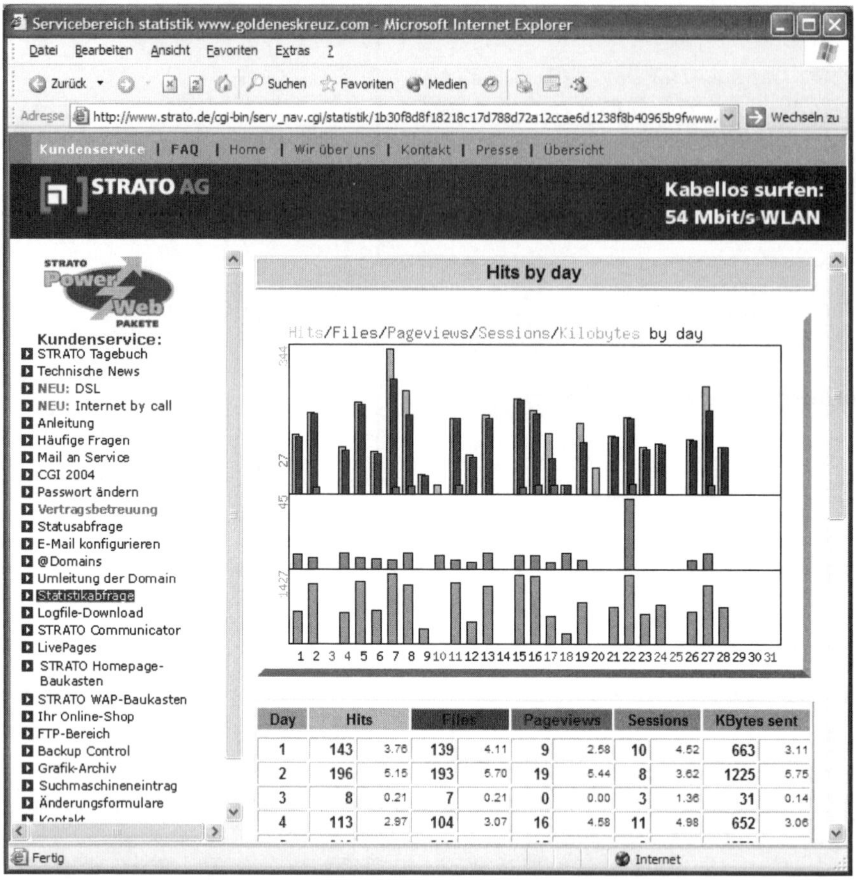

Zu hohe Werte

Einige Statistik-Tools zählen auch jedes geladene Bild als einzelnen Seitenaufruf. Je nach Anzahl der Bilder pro Seite kann damit die Statistik deutlich zu hohe Werte liefern.

Seitenaufrufe (Pageviews)

Die Anzahl der tatsächlich angezeigten Seiten: Diese Statistik ist eine der wichtigsten Werte für die Erfolgskontrolle einer Webseite.

Steigende Werte können zweierlei Ursache haben. Zum einen können externe Einflüsse die Besucherzahlen steigen lassen, zum Beispiel die Aufnahme in einen Onlinekatalog oder eine bessere Platzierung in Suchmaschinen. Gesteigerte Seitenaufrufe können zum anderen aber auch dadurch erreicht werden, dass dem Besucher mehr Inhalte und damit auch mehr besuchbare Seiten angeboten werden.

- 1&1: *Besucher/Seitenaufrufe*
- Strato: Statistik *Hits*, Wert *Pageviews* (siehe Abbildung)

Zu hohe Werte

Eindeutige Besucher sind schwer zu zählen, da sie nur anhand der übermittelten Browseradresse unterschieden werden können. Vor allem für Benutzer von Call by Call-Internetprovidern ändert sich diese Adresse aber ständig, sodass ein eindeutiger Besucher mehrfach in die Statistik einfließen kann.

Eindeutige Besucher (Hits)

Die Anzahl der anhand der Browseradresse eindeutig identifizierbaren Besucher: Dieser Wert ist im Vergleich zu den Seitenaufrufen deutlich geringer und gibt Auskunft, wie viele Besucher tatsächlich Interesse für die Webseite hatten.

- 1&1: *Besucher/Eindeutige Besucher*
- Strato: Statistik *Hits*, Wert *Hits* (siehe Abbildung S. 630)

Seiten pro Besucher

Über diesen Wert kann man erkennen, wie viele Seiten sich jeder Besucher im Durchschnitt ansieht. Die Anzahl der Seiten pro Besucher errechnet sich aus den Seitenaufrufen und den eindeutigen Besuchern:

Seiten pro Besucher = Seitenaufrufe/eindeutige Besucher

Ist der Wert sehr klein, verlassen die Besucher die Internetseite sehr schnell. Das deutet darauf hin, dass der Informationsgehalt der Seite für die Besucher eher uninteressant oder veraltet ist.

Große Werte zeigen, dass die Seite den Besucher zu gefallen scheint. Ist der Wert zu hoch, kann aber auch die Navigation innerhalb der Seite verwirrend sein, sodass der Besucher sich in der Seite verirrt und daher eher ziellos die verschiedenen Seiten anklickt.

- 1&1: *Besucher/Seiten pro Besucher*
- Strato: –

Technologie

Verschiedene Technologiestatistiken geben Auskunft darüber, mit welchen Browsern, Betriebssystemen und Bildschirmauflösungen die Webseite besucht wird. Darüber kann man Rückschlüsse ziehen, ob die Seite von den Besuchern auch optimal gelesen werden kann.

Die Statistiken zu den verwendeten Browsern können dabei helfen zu entscheiden, auf welche speziellen Eigenschaften der verschiedenen Browser man bei der Entwicklung Rücksicht nehmen sollte. Tauchen bestimmte Browser nur äußerst selten auf, muss man deren Besonderheiten nicht unbedingt unterstützen. Erkennt man andererseits, dass ein spezieller Browsertyp sehr häufig vertreten ist, sollte die Webseite daraufhin überprüft werden, ob sie damit auch korrekt dargestellt wird.

Über die verwendeten Bildschirmauflösungen kann man erkennen, ob das Layout der Seite unter Umständen zu groß ist, d. h., die Seite kann für Besucher mit zu kleiner Auflösung nur horizontal und vertikal abgeschnitten betrachtet werden. Daher sollte das Layout der Webseite so gewählt sein, dass auch die Besucher mit geringer Auflösung die Seite zumindest horizontal noch ohne Probleme anzeigen können.

- 1&1: *Technologie/Browserhersteller, Technologie/Browser-Version, Technologie/Betriebssystem-Familie, Technologie/Betriebssystem-Version*
- Strato: *Browser Type*

Seitenstatistiken

Statistiken zu den einzelnen Seiten können helfen, solche mit zentraler Bedeutung zu identifizieren. Ferner können Schwachpunkte und Fehler in der Seitenstruktur analysiert werden.

Seitenaufrufe

Die Statistik der Seitenaufrufe zeigt an, wie oft einzelne Seiten besucht wurden. Daraus lässt sich ablesen, welche Seiten von den Besuchern regelmäßig aufgerufen werden. Diese Seiten sollten immer weiter optimiert werden, um dem hohen Besucheraufkommen gerecht zu werden.

Seiten mit geringen Besucherzahlen deuten darauf hin, dass sie nur von geringem Interesse sind. Solche Bereiche einer Internetpräsenz können entweder überarbeitet werden, um die Relevanz für die Besucher zu steigern, oder es kann über eine Stilllegung des entsprechenden Angebots nachgedacht werden, um den Pflegeaufwand für die Internetpräsenz zu minimieren.

- 1&1: *Seitenzugriffe/Fehlerseiten*
- Strato: *Items/URLs*

Navigation der Besucher

Einige Auswertprogramme bieten die Möglichkeit, den Verlauf der Navigation von Benutzern zu untersuchen. Besonders interessant ist es dabei zu sehen, auf welchen Seiten die Besucher zur Homepage gelangen. Dies ist in vielen Fällen nicht die eigentliche erste Seite, sondern eine Unterseite, die zum Beispiel in Suchmaschinen hohe Trefferquoten erzielt. In diesen Fällen sollte darauf geachtet werden, dass Besuchern dieser Seite auch die Möglichkeit gegeben wird, über Menüs oder Navigationshilfen auf den Rest der Seite zugreifen zu können.

Auch die Seiten, auf denen Besucher die Internetpräsenz häufig verlassen, sollten optimiert werden, da deren Relevanz für den Besucher scheinbar so gering ist, dass er sich zum Verlassen entscheidet. Dies sind häufig Seiten, die noch nicht fertig gestellt sind (under construction).

Fehlerseiten

Für größere Internetprojekte kann die ständige Überwachung aller Links sehr mühsam sein. Anhand der Statistiken zu Fehlerseiten kann aber sehr einfach erkannt werden, ob sich innerhalb der eigenen Präsenz verwaiste Links oder Bilder mit falschen URLs befinden. Die Fehlerseiten-Statistik zeigt alle aufgerufenen URLs an, die zu einem Fehler geführt haben.

Doch nicht alle Fehler liegen unbedingt in der Verantwortung des Webmasters. Eine häufig auftretende Adresse ist die Datei *robots.txt*, die nicht gefunden wurde. Diese Datei wird automatisch von Suchmaschinen-Robotern gesucht (siehe Seite 562).

Ferner versuchen Hacker immer wieder, auf ungeschützte Programme zuzugreifen, weshalb sehr häufig die Dateien *mail.pl* oder *formmail.pl* in der Fehlerseitenstatistik auftreten.

- 1&1: *Seitenzugriffe/Fehlerseiten*
- Strato: –

Verweisseiten-Statistiken

Für die Überwachung des Erfolgs ist es nicht nur nützlich zu sehen, wie viele Besucher die eigene Webseite aufgerufen haben, sondern auch woher die Besucher gekommen sind.

Verweisende Domains

Über die Auflistung der verweisenden Domains kann erkannt werden, über welche Webseiten die Besucher hauptsächlich auf die eigene Internetpräsenz gelangen. Dabei wird nur der Domain-Name angezeigt, also zum Beispiel *http://www.google.de*. Über diese Statistik kann man also herausfinden, ob die Besucher hauptsächlich über Suchmaschinen oder eher über direkte Links von anderen Seiten auf die eigene Präsenz gelangen.

Anzeichen für interessante Inhalte: Bookmarks

Bei dieser Statistik wird häufig der Wert „Bookmark" angezeigt. Dieser zeigt an, dass die zugeordneten Besucher entweder die Webseite als Bookmark eingetragen haben oder die Adresse der Webseite von Hand eingegeben wurde. Je höher die Anzahl der Bookmark-Verweise ist, desto mehr Besucher rufen die Seite regelmäßig auf, d. h., die Webseite hat für diese Anwender einen hohen Informationsgehalt.

- 1&1: *Verweise/Verweise Domains*
- Strato: *Referrer URL*

Verweisende Adressen

Die Statistik der verweisenden Adressen geht noch ein bisschen weiter als die der verweisenden Domains und zeigt die konkreten URLs an, von denen die Besucher auf die eigene Homepage gelangt sind. Daraus können dann zum Beispiel häufig verwendete Suchbegriffe oder die tatsächlichen Verweisseiten auf anderen Internetauftritten abgelesen werden.

- 1&1: *Verweise/Verweise URLs*
- Strato: –

20. Arbeiten auf dem Webserver

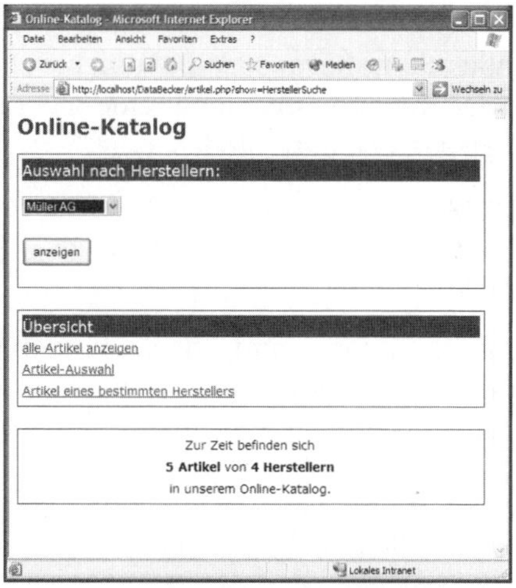

Allgemeine Zugänglichkeit ist zwar eine feine Sache, aber alles jedem zugänglich zu machen ist vielleicht doch nicht immer gewünscht. So gibt es auch die Möglichkeit, bestimmte Bereiche einer Internetpräsenz vor dem allgemeinen Zugriff mit *.htaccess* zu schützen. Wie das geht, wird im ersten Abschnitt dieses Kapitels erläutert.

Ein weiterer wichtiger Bereich, der in diesem Buch nicht vergessen werden soll, ist das Erstellen von dynamischen Webseiten. Nur so ist es möglich, Datenbanken, Bestellsysteme und andere Seiten, die auf Benutzereingaben reagieren, zu realisieren.

Mittlerweile wird das Internet von immer mehr Anwendern genutzt, die gegenüber anderen Anwendern körperliche Behinderungen haben. Um diesen Anwendern ebenfalls den Zugang zum Internet zu ermöglichen, ist das Thema Zugänglich- und Benutzbarkeit ein Thema, das immer mehr an Bedeutung gewinnt und hier zumindest ansatzweise diskutiert werden soll.

20.1 Geschützte Bereiche erstellen (.htaccess)

Ohne besondere Voreinstellungen des Betriebssystems oder des Webservers ist der Zugriff auf alle Dateien und Unterordner des Wurzelverzeichnisses einer Domain für alle Benutzer erlaubt. In einigen Fällen kann es jedoch sinnvoll sein, bestimmte Bereiche, d. h. Verzeichnisse oder Dateien, einer Internetpräsenz vor unbefugtem Zugriff zu schützen:

- Skripte, Stylesheets oder Dokumente sollen nicht öffentlich zugänglich sein, um das Kopieren und somit eine nicht erwünschte Nutzung auf anderen Internetseiten zu unterbinden.
- Spezielle Seiten einer Internetpräsenz sollen nur einer eingeschränkten Gruppe von Benutzern nach vorherigem Login zur Verfügung stehen (Member-Bereich).
- Für neue Designs, zum Beispiel für den Relaunch einer Seite, sollen Tests auf dem Webserver durchgeführt werden. Für die Öffentlichkeit sollen diese Seiten aber noch nicht erreichbar sein.

Ist die Verwaltung der Zugriffsrechte auf dem heimischen Rechner unter einer grafischen Bedienoberfläche wie Microsoft Windows sehr einfach durchführbar und gut überschaubar, gestaltet sich die Rechteverwaltung auf einem Webserver bei einem Provider wie Strato oder 1&1 etwas umständlicher. Diese setzen zurzeit im Wesentlichen Linux/UNIX als Betriebssystem ein.

Die Rechteverwaltung unter Linux/UNIX

Der Zugriffsschutz unter Linux/UNIX basiert auf den vier Rechten Lesen (r – read/Wert 1), Schreiben (w – write/2), Ausführen (x – execute/4) und keine Berechtigung (-/0), die miteinander kombiniert werden können. Die Angabe der Kombination erfolgt in der Reihenfolge Lesen/Schreiben/Ausführen. Zum Beispiel wird die Berechtigung zum Lesen und Ausführen, aber nicht Schreiben wie folgt ausgedrückt: *r-x*. Das entspricht dem Wert 5, der sich aus der Addition der jeweiligen Rechte für Lesen, Schreiben und Ausführen ergibt: 1 + 0 + 4 = 5.

Lesen bedeutet dabei, dass Dateien und deren Inhalt angezeigt, aber nicht verändert und ausgeführt werden können. In Verzeichnisse mit nur Lesen-Rechten kann nicht gewechselt werden.

Mit Schreiben dürfen Dateinamen und -inhalte sowie Verzeichnisnamen geändert, per se aber nicht gelesen werden.

Das Ausführen-Recht erlaubt das Ausführen von z. B. Skripten und das Wechseln in ein Verzeichnis.

Durch die Kombination dieser Rechte ergeben sich die folgenden acht Möglichkeiten:

---/0: keine Rechte
r--/1: Lesen, aber nicht Schreiben und Ausführen
-w-/2: Schreiben, aber nicht Lesen und Ausführen
rw-/3: Lesen und Schreiben, aber nicht Ausführen
--x/4: Ausführen, aber nicht Lesen und Schreiben
r-x/5: Lesen und Ausführen, aber nicht Schreiben
-wx/6: Schreiben und Ausführen, aber nicht Lesen
rwx/7: Lesen, Schreiben und Ausführen

Unter Linux/UNIX werden diese Rechte je Datei und Verzeichnis für jeweils drei Benutzerkategorien angegeben:

User (Benutzer): der Eigentümer der Datei bzw. des Verzeichnisses.
Group (Gruppe): eine der Datei bzw. dem Verzeichnis zugeordnete Gruppe von Benutzern.
Other (andere): alle anderen Benutzer bzw. Benutzergruppen.

Daraus resultiert die Anzeige der Rechte unter Linux/UNIX, die zunächst die Rechte des Benutzers, dann der Gruppe und schließlich aller anderen hintereinander darstellt: *rwxr-xr-*. Bei diesem Beispiel hat der Benutzer alle Rechte, die Gruppe Lese- und Ausführrechte, aber keine Schreibrechte, und alle anderen nur Leserechte. Als Zahlenkombination ergibt das den Wert 751.

Dateien auf einem Webserver haben standardmäßig den Wert 755, d. h., alle Benutzer dürfen Lesen und Ausführen, aber nur der Besitzer darf Änderungen vornehmen. Der Wert 777 (alle Rechte für alle Benutzer) ist bei den meisten Webhostern nicht erlaubt.

Rechtevergabe mit FTP

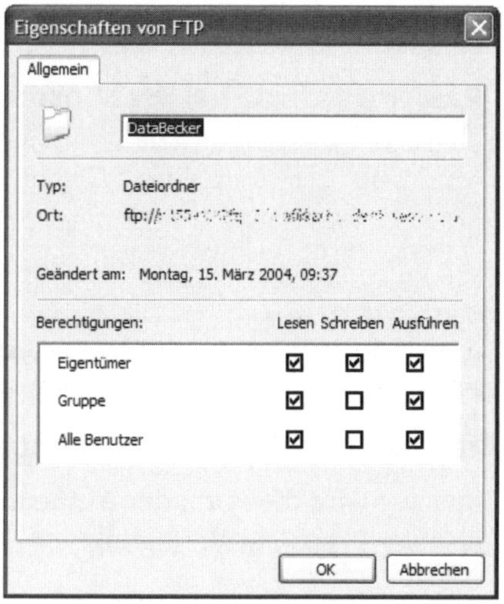

Unterstützt der Provider einen FTP-Zugang, können die Rechte zum Beispiel mit dem Internet Explorer gesetzt werden. Nach Eingabe der FTP-Adresse und erfolgreicher Eingabe des Benutzernamens und Passworts werden die Dateien und Verzeichnisse der Domain im Explorer-Fenster angezeigt. Im Kontextmenü (rechte Maustaste) zu den einzelnen Dateien und Verzeichnissen können die Lese-, Schreib- und Ausführungsrechte angezeigt bzw. gesetzt werden.

Um per Browser über den Webserver auf Dateien zugreifen zu können, müssen die Leserechte auf *Alle Benutzer* gesetzt sein. Verzeichnisse und PHP- oder Perl-Skripte müssen für *Alle Benutzer* ferner das Ausführen-Recht besitzen.

Diese Form der Zugriffskontrolle ist jedoch umständlich und fehleranfällig, da jede Datei explizit freigegeben bzw. gesperrt werden muss. Nach der Erstellung neuer Dateien muss der Entwickler also immer überprüfen, ob alle Rechte richtig gesetzt sind. Ferner ist die Verwaltung von geschützten Bereichen, die nur bestimmten Nutzern oder nach Eingabe eines Passworts freigegeben werden, auf diese Weise nicht realisierbar.

Aufbau der Datei .htaccess

Für den Schutz von Verzeichnissen auf Webservern wird daher die Datei *.htaccess* benutzt, die insbesondere auf den weit verbreiteten Apache-Servern eingesetzt werden kann. Es handelt sich dabei um eine reine Textdatei, die in den zu schützenden Verzeichnissen abgelegt wird. An Unterverzeichnisse wird der Berechtigungsschutz vererbt, d. h., hier ist keine erneute *.htaccess*-Datei notwendig.

Zugriffsschutz für Microsoft IIS Webserver

Microsofts IIS unterstützt den Verzeichnisschutz mit der *.htaccess*-Datei nicht. In der Microsoft Knowledge Base bietet Microsoft jedoch eine Anleitung zur Migration einer *.htaccess*-Datei von UNIX nach Windows an: *http://support.microsoft.com/?kbid=324064*.

Nachfolgend wird beispielhaft eine *.htaccess*-Datei gezeigt, die einen geschützten Bereich für die Benutzer *Administrator* und *Webmaster* definiert.

```
AuthType Basic
AuthName "Geschützter Bereich"
AuthUserFile /usr/local/secure/passwords
Require user Administrator Webmaster
```

Passwortschutz bei Webhostern

Wird die eigene Webseite nicht auf einem Server verwaltet, auf den uneingeschränkter Zugriff besteht, also zum Beispiel bei Webhostern wie Strato oder 1&1, ist aufgrund der eingeschränkten Rechte der Passwortschutz mit der *.htaccess*-Datei nicht immer realisierbar. Provider untersagen in den meisten Fällen den Zugriff außerhalb der eigenen Webdomain. Daher stehen zur Vergabe von Passwörtern häufig Onlinewerkzeuge zur Verwaltung von Zugriffsrechten zur Verfügung. Dies wird am Beispiel von 1&1 am Ende dieses Abschnitts auf Seite 641 gezeigt.

Angabe der Authentifizierungsmethode

Zunächst wird die Form der Authentifizierung (*AuthType*) angegeben. Dafür stehen zwei Typen zur Verfügung:

- *Basic*: Diese Authentifizierungsmethode wird fast immer verwendet, da sie von allen gängigen Browsern unterstützt wird. Aber Achtung: Die eingegebenen Benutzerdaten (Name und Passwort) werden unverschlüsselt übermittelt. Für den Schutz von Unterverzeichnissen vor neugierigen Augen reicht dieses Verfahren aber trotzdem aus.

- *Digest*: Handelt es sich bei dem geschützten Bereich um hochsensitive Daten, wie sie zum Beispiel Banken bei Onlinekonten verwalten, kann diese Form der Authentifizierung verwendet werden. Sie wird jedoch nur von wenigen Browsern unterstützt.

Festlegung des Geltungsbereichs

Mit der zweiten Anweisung (*AuthName*) in der *.htaccess*-Datei wird der Geltungsbereich festgelegt. Dieser legt zum einen den Text fest, den der Benutzer bei der Aufforderung zur Eingabe des Passworts angezeigt bekommt, und zum anderen kann der Browser bei Bedarf zu unterschiedlichen Geltungsbereichen unterschiedliche Passwörter zwischenspeichern. Gibt es also auf einer Webseite zwei geschützte Bereiche, etwa *Administration* und *Mitgliederbereich*, wird für jeden dieser Bereiche eine eigene *.htaccess*-Datei angelegt. Browser unterscheiden bei der Passwortabfrage dann zwischen diesen beiden Bereichen.

```
AuthName "Geschützter Bereich"
```

Die Passwortdatei

Mit dem dritten Parameter (*AuthUserFile*) wird eine Datei angegeben, in der die User und Passwörter für den geschützten Bereich hinterlegt sind. Eine Datei *passwords* mit den Benutzern *Webmaster* und *Administrator* hat beispielsweise das folgende Aussehen:

```
Webmaster:$apr1$t03.....$t/XgTjkf5QFlH7sfeHsL9/
Administrator:$apr1$/23.....$Tr7ADwtU/LChOSxVwtiiJO
```

In jeder Zeile steht ein Benutzer und dessen verschlüsseltes Passwort. Aufgrund der Passwortverschlüsselung kann diese Datei nicht manuell erstellt werden. Hierfür wird das htpasswd-Tool (im */bin*-Verzeichnis des Apache-Servers) verwendet.

> **Passwortdatei online erstellen**
>
> Die Passwortdatei kann auch online erstellt werden, zum Beispiel unter: *http://www.internet-magazin.de/internet/webtools/cm/tools/tools.php?tool=htaccess.php*.

Eine neue Datei *passwords* mit zunächst einem Benutzer *Administrator* wird wie folgt erstellt:

```
htpasswd -c passwords Administrator
```

Die *-c*-Option gibt dabei an, dass die *passwords*-Datei noch nicht existiert und erstellt werden soll. Nach der aus Sicherheitsgründen zweifachen Eingabe des Passworts wird die neue *passwords*-Datei erstellt. Nun können jeweils einzeln weitere Benutzer hinzugefügt werden, hier *Webmaster*:

```
htpasswd passwords Webmaster
```

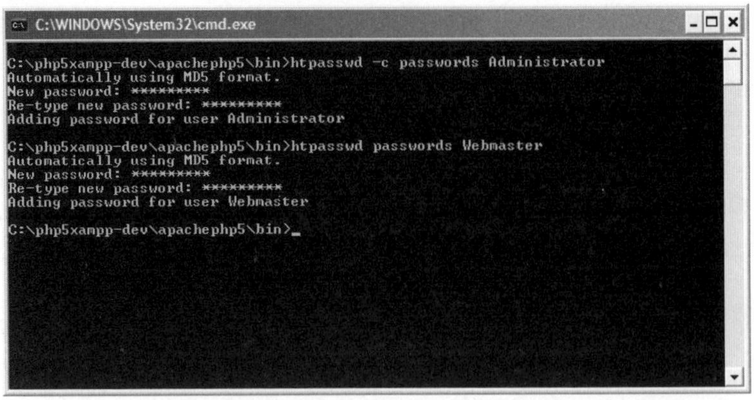

Die so erstellte Datei *passwords* sollte nicht innerhalb des Webserver-Bereichs (bei Apache standardmäßig */htdocs*) liegen, da sie alle Passwortinformationen enthält und somit nicht über den Webserver zugänglich sein darf. Die Angabe des Pfads mit *AuthUserFile* in der *.htaccess*-Datei ist daher auch nicht relativ zum Root-Verzeichnis der Domäne, sondern absolut bezüglich des Webservers anzugeben.

```
AuthUserFile /usr/local/secure/passwords
```

Als Letztes wird in der *.htaccess*-Datei angegeben, welche Benutzer Zugriff auf das aktuelle Verzeichnis haben, oder vielmehr, welche Benutzer angemeldet sein müssen, damit der Zugriff erlaubt ist (*Required User*). Die einzelnen User werden mit einem Leerzeichen getrennt angegeben, hier beispielsweise *Administrator* und *Webmaster*:

```
Require user Administrator Webmaster
```

Um allen Benutzern Zugriff zu gewähren, die in der angegebenen Passwortdatei *passwords* aufgeführt sind und die sich anhand des korrekten Passworts identifizieren konnten, kann folgende Zeile verwendet werden:

```
Require valid-user
```

Bei einer Vielzahl von Benutzern kann es sich anbieten, den Zugriff nicht für jeden User einzeln zu steuern, sondern Nutzergruppen zu definieren. Hierfür kann eine Textdatei *groups* erstellt werden, in der jeweils zeilenweise die einzelnen Gruppen und nach einem Doppelpunkt deren User mit Leerzeichen getrennt aufgeführt werden.

Eine Datei *groups* mit den Gruppen *Administratoren* und *Benutzer* hat beispielsweise folgendes Aussehen:

```
Administratoren: Administrator Webmaster
Benutzer: schmidt mueller meier
```

Um die Gruppendatei einzubinden, wird statt eines *AuthUserFile* eine *AuthUser-Group* definiert. Durch *Require Group* gefolgt von den mit Leerzeichen getrennten Gruppen werden dann die erforderlichen Gruppen definiert:

- `AuthType Basic`
- `AuthName "Geschützter Bereich"`
- `AuthGroupFile /usr/local/secure/groups`
- `Require group Administratoren`

Geschützte Verzeichnisse bei 1&1 online einrichten

Nachfolgend soll am Beispiel von 1&1 beschrieben werden, wie mit den Onlinewerkzeugen des Konfigurationsmenüs geschützte Verzeichnisse eingerichtet werden können.

1 Nach erfolgtem Login in *login.1und1.de* wird unter *Webspace & Zugänge* der Punkt *Geschützte Verzeichnisse* ausgewählt. In dieser Ansicht werden alle bereits geschützten Verzeichnisse und deren Benutzer aufgelistet.

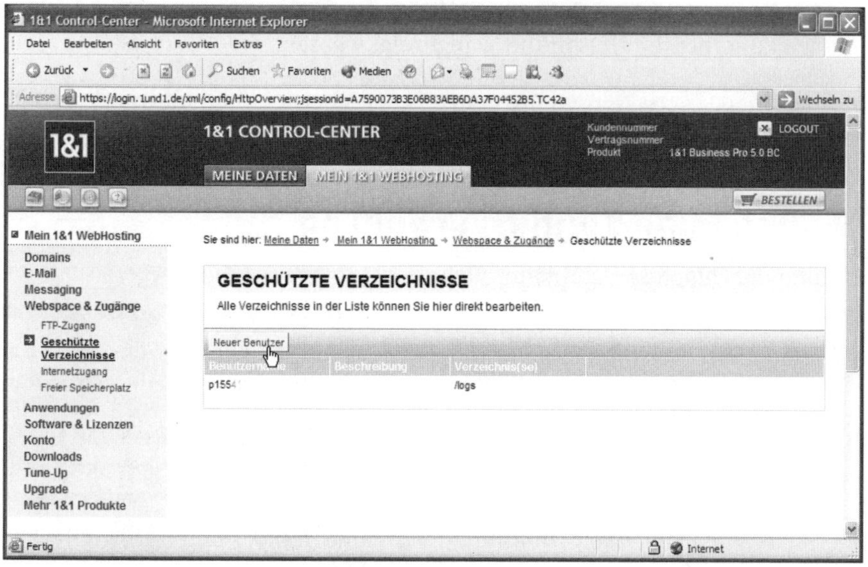

2 Über die Auswahl *Neuer Benutzer* können nun neue Benutzer hinzugefügt werden.

3 In den ersten beiden Feldern werden der Benutzer und das Passwort angegeben. Danach wird die Beschreibung des Bereichs angegeben, die später auch als Authentifizierungs-Aufforderung angezeigt wird. Über *Löschen/Ändern* kann dann ein bestehendes Verzeichnis ausgewählt werden, für das der Passwortschutz eingerichtet werden soll.

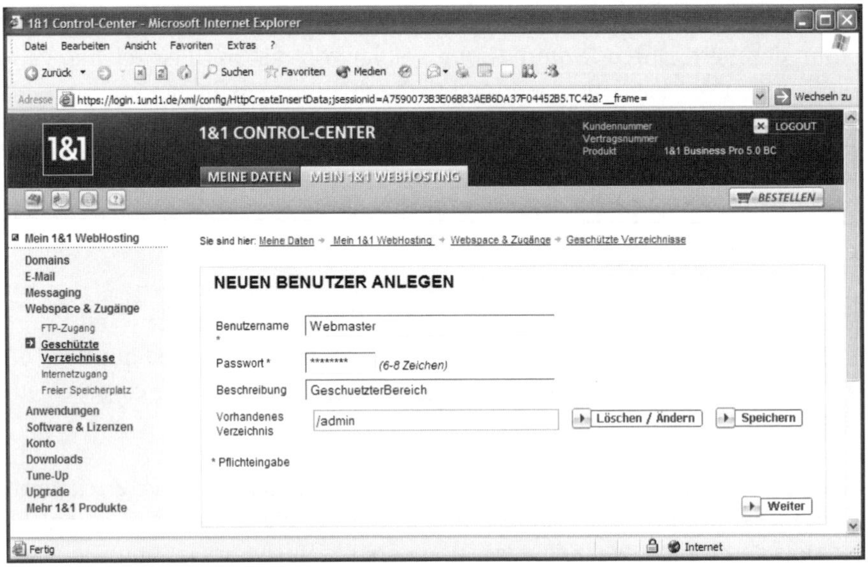

4 Mit *Weiter* wird eine Seite angezeigt, auf der die einzurichtenden Einstellungen zur erneuten Überprüfung angezeigt werden.

5 Durch *Speichern* werden die neuen Daten übernommen und sind nach ca. 30 Minuten aktiv.

IP-abhängige Zugriffsverwaltung

Mithilfe der *.htaccess*-Datei kann nicht nur einzelnen Besuchern oder Besuchergruppen der Zugriff erlaubt oder verboten werden, sondern auch die Rechteverwaltung in Abhängigkeit von der IP-Adresse des Besuchers gesteuert werden.

> **IP-Adressen von Besuchern**
>
> Browser übergeben die IP-Adresse des Benutzerrechners bei jedem Aufruf an den Webserver. Einige Firewalls unterbinden jedoch teilweise die Übergabe, sodass eine leere IP übermittelt wird.

Hierfür werden die *Allow from*(erlauben)- und *Deny from*(verbieten)-Klauseln eingesetzt. Als Parameter wird eine IP-Adresse oder ein Domain-Name angegeben.

- `Allow from 192.168.100.1`
- `Deny from www.unsecure.com`

Die erste Anweisung erlaubt den Zugriff von einem Rechner mit der IP *192.168.100.1*. Die zweite Zeile verbietet den Zugriff von allen Rechnern, die der Domäne *www.unsecure.com* angehören.

Darüber hinaus können auch übergeordnete Domänen oder IP-Bereiche ausgeschlossen werden:

- `Allow from 192.168.`
- `Deny from .com`

In diesem Beispiel dürfen alle Rechner zugreifen, deren IP-Adresse mit *192.168.* beginnt, also zum Beispiel *192.168.10.2* und *192.168.200.42.* Dagegen darf kein Rechner zugreifen, der einer *.com*-Domain angehört, also weder *www.unsecure.com* noch *microsoft.com.*

Optional kann der Parameter *all* verwendet werden, um alle Adressen zu filtern:

- `Allow from 192.168.100.1`
- `Deny from all`

Damit wird der Adresse *192.168.100.1* der Zugriff erlaubt – und allen anderen verboten.

Vor der Verwendung der Allow- bzw. Deny-Direktiven muss zunächst festgelegt werden, in welcher Reihenfolge diese Bedingungen überprüft werden und in welcher Rechte für Abfragen von nicht genannten Adressen vergeben werden. Hierzu wird die *Order*-Anweisung verwendet, die zwei unterschiedliche Möglichkeiten zulässt:

- *Order Deny, Allow*: Für alle Dokumente ist der Zugriff standardmäßig erlaubt, falls nicht zuerst eine Deny- oder danach eine Allow-Klausel zutrifft.
- *Order Allow, Deny*: Standardmäßig wird der Zugriff verweigert. Dabei werden zunächst alle Allow-Klauseln und dann die Deny-Klauseln ausgewertet.

Die folgende *.htaccess*-Datei erlaubt zunächst allen Adressen, die nicht mit *192.168.* beginnen, den Zugriff. Adressen mit der IP *192.168.* werden geblockt, falls sie nicht der Unterdomäne *192.168.100.* angehören.

- `Order Deny, Allow`
- `Deny from 192.168.`
- `Allow from 192.168.100.`

Standarddatei eines Verzeichnisses festlegen

Standardmäßig wird bei dem Aufruf eines Verzeichnisses durch einen Browser (z. B. *www.domain.com/bilder/*) eine der Dateien *index.html, index.htm* oder *index.php* aufgerufen. Falls diese nicht vorhanden sind, wird entweder ein Inhaltsverzeichnis der in dem Verzeichnis enthaltenen Dateien ausgegeben oder bei mangelnden Zugriffsrechten eine „Access Denied“-Seite (Code 403) angezeigt.

Mit der *DirectoryIndex*-Anweisung in einer *.htaccess*-Datei kann die erste Seite in einem Verzeichnis festgelegt werden. Die folgende Anweisung legt die Seiten *start.html* und *start.htm* als Startseiten fest:

```
DirectoryIndex start.htm start.html
```

Bei einem Aufruf von *www.domain.com/bilder/* würde also zuerst nach der Datei *www.domain.com/bilder/start.htm* und dann nach *www.domain.com/bilder/start.html* gesucht.

Über die hier gezeigten Möglichkeiten hinaus können mit der *.htaccess*-Datei vielfältige Einstellungen für die Anzeige von Verzeichnissen eingestellt und Fehlerseiten (z. B. bei nicht gefundenen Seiten) definiert werden (vgl. Abschnitt 16.2). Eine technische Übersicht (auf Englisch) liefert hierfür die Dokumentation des Apache-Servers (*http://httpd.apache.org/docs-2.0/howto/htaccess.html*).

20.2 Möglichkeiten von Perl/PHP und MySQL/SQLite

Webseiten mit HTML und CSS bieten dem Entwickler die Möglichkeit, strukturierte Dokumente mit vielfältigen Designmöglichkeiten relativ einfach zu erstellen. Dabei ist die Publikation jedoch im Wesentlichen auf statische Inhalte beschränkt, d. h., die durch den Besucher der Webseite einsehbaren Informationen sind durch den Programmierer im Vorfeld eindeutig festgelegt worden. Dies ist vor allem dadurch bedingt, dass zwar zur Laufzeit mit JavaScript Änderungen am HTML-Dokument vorgenommen werden können, die Verarbeitung des Quelltextes jedoch auf der Clientseite abläuft, also im Browser des Internetnutzers. Beim Aufruf einer Webseite sendet der Webserver eine bzw. mehrere HTML-Seiten aus seinem Dateisystem an den aufrufenden Browser, der die Seite dann interpretiert und darstellt.

Bei der Realisierung komplexer Webprojekte würde dieser Ansatz jedoch einen ernormen Verwaltungsaufwand darstellen. Für einen Onlineshop müsste für jeden möglichen Artikel im Vorfeld, also bereits bei der Programmierung, jeweils eine einzelne Seite erstellt werden, obwohl im Wesentlichen ähnliche Daten mit immer dem gleichen Layout und Design angezeigt werden sollen.

Auch Suchmasken, die dem Besucher die Möglichkeit geben, nach Stichwörtern innerhalb einer Webseite zu suchen, sind mit HTML nur schwer realisierbar, es sei denn, es wird auf eine externe Suchmaschine zurückgegriffen. Um beim Beispiel des Shopsystems zu bleiben, wäre es nützlich, nach Artikelnamen, Bestellnummern oder Kategorien anhand von Freitextfeldern zu suchen. Der Such-String des Besuchers muss hierfür mit den Attributen in der Datenbasis verglichen und die Ergebnisse in einer Auswahlliste dargestellt werden. Darüber hinaus kann es praktisch sein, die Reihenfolge der angezeigten Artikel zu ändern, also zum Beispiel nach dem Preis oder dem Hersteller sortieren zu können.

Wünschenswert ist also die Möglichkeit, auf der Grundlage einer einheitlichen, auf dem Server hinterlegten Datenbasis die vom Besucher gewünschten Informationen dynamisch zusammenzustellen und an den Browser zu senden. Hierfür sind Programmier- bzw. Skriptsprachen notwendig, die auf dem Webserver ausgeführt werden und die Fähigkeit besitzen, mit den normalen Browsern eines Webseiten-Besuchers zu kommunizieren.

CGI

Eine Möglichkeit zur Realisierung dieser Dynamik auf dem Webserver stellen CGI-Skripte dar. Das **C**ommon **G**ateway **I**nterface stellt eine Verbindung zwischen einem Webserver und einer Skript- oder Programmiersprache her. Erhält der Webserver eine Anfrage zum Anzeigen einer Seite, führt er die daran eingebundenen CGI-Skripte zur Laufzeit aus und sendet das Ergebnis der Ausführung an den Browser zurück. Ein Internetsurfer startet also durch den Aufruf einer Webseite ein Programm auf dem Server und bekommt die daraus resultierenden Ausgaben angezeigt. Die Kommunikation zwischen dem Webserver und dem Browser bleibt dabei im Normalfall unverändert, da CGI-Skripte als Ausgabe meistens HTML-Quelltext oder Bildinformation generieren, die später im Browser dargestellt werden. Der Besucher einer Webseite wird normalerweise nicht bemerken, dass im Hintergrund ein CGI-Skript ausgeführt wurde.

Die Skripte können nicht nur ausgeführt werden, sondern vor allem auch Eingangsparameter durch den Webserver bzw. die Benutzereingaben eines Webseiten-Besuchers verarbeiten. Damit kann die jeweils angezeigte Seite auf Benutzereingaben, zum Beispiel Formulare oder Suchanfragen, reagieren und den Inhalt der darzustellenden Seite dementsprechend anpassen.

Zu den beliebtesten CGI-Sprachen zählen Perl (**P**ractical **E**xtraction and **R**eport **L**anguage) und PHP (PHP: Hypertext Preprocessor), die beide Public Domain sind und somit kostenlos eingesetzt werden können. Voraussetzung ist lediglich, dass der Webserver die Verwendung dieser Sprachen vorsieht. Bei den meisten Webspace-Providern gibt es spezielle Pakete, die gegen Aufpreis den Einsatz von Perl und PHP erlauben.

Bei Perl- und PHP-Skripten handelt es sich um reine Textdateien, die wie HTML-Dateien auf dem Server gespeichert werden. Da sie auf dem Webserver ausgeführt werden sollen, müssen die Rechte dieser Dateien auf UNIX- bzw. Linux-Servern entsprechend gesetzt werden.

Mit den meisten FTP-Programmen kann man relativ einfach die Rechte auf 705 bzw. 755 setzen (Lesen, Schreiben, Ausführen für den Benutzer, keine bzw. Lesen, Ausführen für die Gruppe und Lesen, Ausführen für alle anderen).

Einige HTML-Editoren mit eingebauten FTP-Clients setzen die Rechte selbstständig in Abhängigkeit von der Dateiendung, jedoch leider nicht immer richtig. Falls das Skript also nicht ausgeführt werden kann, müssen die Rechte manuell gesetzt werden.

Perl

Perl wird seit 1987 entwickelt und ist mittlerweile in der Version 5 unter der **G**NU **P**ublic **L**icense (GPL) verfügbar und damit sowohl für private als auch für kommerzielle Projekte frei verwendbar. Die Sprache wurde ursprünglich als Zusammenführung der besten Bestandteile verschiedener Sprachen entwickelt und enthält Elemente der Programmiersprachen C, Pascal und Basic sowie der Skript- bzw. Shell-Sprachen awk, sed, sh. Die Syntax lehnt sich dabei stark an die Programmiersprache C an. Perl kann auf allen bekannten Betriebssystemen eingesetzt werden (Microsoft Windows, Apple Macintosh, Linux, UNIX) und hat sich dadurch zu einer der beliebtesten Sprachen für die Entwicklung von dynamischen Webapplikationen entwickelt. Die Verarbeitung von Perl kann relativ einfach in den Webserver (z. B. Apache) integriert werden, um problemlos als Sprache für dynamische Webseiten verwendet zu werden. Perl bietet darüber hinaus die Möglichkeit, externe Module zu integrieren. Durch das **D**ata**b**ase **I**ntegration-Interface (DBI) lassen sich insbesondere Datenbanken wie Oracle, Postgres, MySQL und SQLite als zentrale Datenbasen auf dem Server ansprechen.

Im Folgenden wird im Wesentlichen die Verwendung von Perl für die Entwicklung von Webseiten betrachtet. Dabei ist jedoch zu bedenken, dass Perl nicht als elegante Sprache konzipiert wurde, mit der ohne viel Aufwand Applikationen entwickelt werden können. Das Ziel von Perl war und ist es, eine effiziente und umfassende Möglichkeit bereitzustellen, um unterschiedlichste Dateien, insbesondere Textdateien, und Zeichenketten zu verarbeiten und Betriebssystemaufgaben auszuführen, ohne dafür eine vollständige Applikation mit einer herkömmlichen Programmiersprache schreiben zu müssen. Durch die volle Unterstützung regulärer Ausdrücke und die intensive Verwendung von Sonderzeichen mögen einige Perl-Skripte für Einsteiger zunächst kompliziert und verwirrend erscheinen.

Verwendung von Perl

Perl-Dateien beginnen immer mit der Angabe des Perl-Interpreters in der ersten Zeile. Je nach Installation auf dem Webserver ist dies in den meisten Fällen

- `#!/usr/bin/perl`

Die aktuelle Konfiguration zur Ansteuerung des Perl-Interpreters können Sie bei Ihrem Provider erfahren.

Bei der Verwendung für eine Webseite sollte danach der MIME-Type an den Browser gesendet werden:

```
print "Content-type: text/html\n";
```

Durch den *print*-Befehl werden Ausgaben an den Browser gesendet, die dieser dann nacheinander empfängt und als gewöhnliche HTML-Datei interpretieren soll. Um nach der Angabe des Content-Type text/html der Datei einen Zeilenumbruch einzufügen, wird der UNIX-Linebreak Befehl *\n* angehängt. Dieser ist wichtig, da sonst die nachfolgenden HTML-Befehle direkt an den Typ angehängt werden und der Webbrowser die Datei nicht interpretieren könnte.

Eine einfache HTML-Seite in Perl

Der nachfolgende Quelltext zeigt, wie eine einfache HTML-Seite in Perl realisiert werden kann:

```
#!/usr/bin/perl
print "Content-type: text/html\n";
print "
  <html>
     <head></head>
     <body>
       <p>Dies ist ein PERL-Skript.</p>
     </body>
  </html>
";
```

An diesem Beispiel kann man sehen, dass die mit dem *print*-Befehl gesendeten HTML-Tags dazu dienen, eine HTML-Seite vollständig aufzubauen. Perl trägt nicht dazu bei, dass das Dokument durch den Browser als HTML verstanden wird. Durch die Angabe des Content-Type text/plain können zum Beispiel reine Textdateien an den Browser geschickt werden. (Achtung: Der Internet Explorer beachtet die Angabe des Content-Type nicht richtig und gibt auch Dateien mit dem Type text/plain als HTML aus.)

Verwendung von Variablen

Perl ist eine typfreie Programmiersprache. Variablen können also ohne Angabe des Typs einfach zugewiesen und beliebig verändert werden:

```
$meineVariable = 17;
# $meine Variable beinhaltet den Integer-Wert 17
$meineVariable = 17+4;
# $meine Variable beinhaltet jetzt den Integer-Wert 21
$meineVariable = "Mein Text";
# $meine Variable beinhaltet jetzt den String "Mein Text"
```

In diesem Beispiel wird der Variable zunächst eine Zahl zugeordnet, mit der auch gerechnet werden kann. Danach wird in *$meineVariable* ein String gespeichert. Auch wenn Perl diese Möglichkeit bietet, sollte nach Möglichkeit eine Variable immer mit dem gleichen Typ verwendet werden, um Verwirrungen zu vermeiden.

Auswertung von Onlineformularen

Wie beschrieben liegt der große Vorteil von Perl in der effizienten Verarbeitung von Texten bzw. Textdateien. Mit dem folgenden Beispiel soll eine der häufigsten Anwendungen von Perl gezeigt werden: Der Auswertung von Onlineformularen mit anschließender Übermittlung der eingegebenen Daten an den Inhaber der Webseite durch eine E-Mail.

Das Kontaktformular

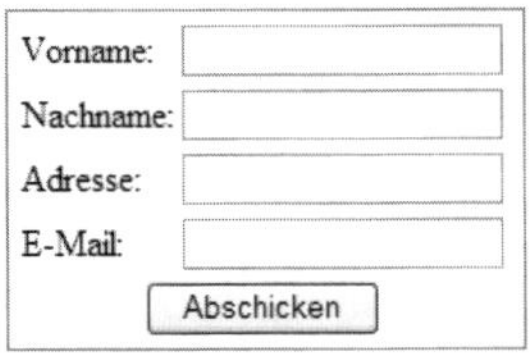

Grundlage dieses Beispiels bildet ein einfaches Adressformular mit den Feldern *Vorname, Nachname, Adresse* und *E-Mail,* das beispielsweise als Webseite zur Kontaktaufnahme dienen kann. Als auszuführende Aktion, nachdem der Besucher das Formular ausgefüllt hat, wird das Perl-Skript angegeben, das weiter unten entwickelt wird. Als Methode der Übermittlung kann sowohl *get* als auch *post* verwendet werden.

```
<form action="perl.pl" method="get">
    Vorname: <input type="text" name="vorname" /><br />
    Nachname: <input type="text" name="nachname" /><br />
    Adresse: <input type="text" name="adresse" /><br />
    E-Mail:  <input type="text" name="email" /><br />
    <button type="submit">Abschicken</button>
</form>
```

Aufbau der Perl-Datei

Zur Auswertung des Formulars wird eine leere Datei *perl.pl* angelegt. Am Anfang der Datei wird der Perl-Interpreter angegeben und der Typ des Inhalts auf HTML festgelegt. Damit kann das Perl-Skript später auch dafür verwendet werden, nach dem Überprüfen und Versenden der Formulardaten eine HTML-Seite mit einer Bestätigung für den Benutzer auszugeben.

```
#!/usr/bin/perl
print "Content-type: text/html\n";
```

Das CGI-Modul

Als erster Schritt müssen nun die einzelnen Felder des Formulars eingelesen werden. Seit Version 5 gehört dafür das CGI-Modul zum Standard von Perl, das die einfache Verarbeitung von Formulardaten bereitstellt. Das Modul muss zunächst mit dem *use*-Befehl eingebunden werden. Dann wird ein neues CGI-Objekt (*$formular*) erzeugt, über das im Anschluss die Parameter ausgelesen werden können.

```
use CGI;
$formular = new CGI;
```

Über die Methode *param()* des CGI-Objekts kann jetzt direkt auf die Formularfelder zugegriffen werden. Jedes Formularfeld wird dabei über seinen in HTML definierten Namen angesprochen und in Anführungszeichen an die *param*-Funktion übergeben. Dabei ist die korrekte Groß- und Kleinschreibung zu beachten.

```
$vorname = $formular->param("vorname");
$nachname = $formular->param("nachname");
$adresse = $formular->param("adresse");
$email = $formular->param("email");
```

Überprüfung der Formularfelder

Die Eingaben des Besuchers in das Formular sind jetzt in den vier Variablen *$vorname, $nachname, $adresse* und *$email* gespeichert. Häufig kann es sinnvoll sein, die Benutzereingaben auf Plausibilität zu überprüfen. Zum Beispiel soll der Benutzer immer eine nicht leere und syntaktisch korrekte E-Mail-Adresse eingeben. Die Überprüfung kann entweder mit JavaScript erfolgen, wie in Kapitel 14.1 beschrieben, oder mit Perl selbst. Die Validierung mit Perl bietet sich vor allem bei komplizierten Prüfungen an.

Um lediglich zu überprüfen, ob eine Variable leer ist, genügt eine *if*-Abfrage mit anschließender Fehlerbehandlung. Mit dem Ausdruck *eq* (equal) wird geprüft, ob die Variable *$email* gleich dem leeren String ist. Mit dem Ausdruck *ne* (not equal) würde überprüft, ob eine Variable ungleich einem Vergleichstext ist.

```
if ($email eq '') {
    # Information ausgeben und Verarbeitung abbrechen
}
```

Senden einer E-Mail

Sind alle Felder ausgefüllt, ist die Verarbeitung der Formularfelder abgeschlossen und die eingegebenen Daten können per Mail an den Betreiber der Webseite versendet werden. Hierfür wird das Mailprogramm des Webservers verwendet, weshalb zunächst zu definieren ist, wo das Mailprogramm installiert ist. Für den jeweiligen Pfad wenden Sie sich an Ihren Webspace-Provider.

```
$mailpgrm = '/usr/sbin/sendmail';
```

Jetzt kann das Mailprogramm unter Angabe der E-Mail-Adresse des Empfängers geöffnet werden. (Achtung: Vor dem @ muss ein \ eingegeben werden, da in Perl das @-Symbol einen Array spezifiziert.) Hierzu wird ein Ausgabekanal (Stream) geöffnet, an den im Anschluss der Inhalt des Formulars angehängt werden kann. Der Stream heißt in diesem Fall *MAIL_STREAM* und bewirkt, dass das Mailprogramm aufgerufen wird und auf die Parameter des Benutzers wartet.

Sollte das Mailprogramm nicht ausführbar sein, weil zum Beispiel der oben definierte Pfad nicht stimmt, wird eine Fehlermeldung ausgegeben. Dies erfolgt mit der *die*-Funktion von Perl: Falls der Programmaufruf fehlschlägt, wird die Ausführung von Perl beendet (engl. to die = sterben) und der nachfolgende Text zurückgegeben. Dieser Text wird nicht an den HTML-Browser, sondern an die Ausgabekonsole des Webservers gesendet.

```
open (MAIL_STREAM, "|$mailpgrm ihrname\@ihrprovider.de") || die "Das
Mailprogramm kann nicht geöffnet werden\n";
```

Zusammenstellen des E-Mail-Inhalts

Jetzt können die einzelnen Parameter an das Mailprogramm übergeben werden. Hierzu wird der *print*-Befehl unter Angabe des Ausgabekanals (Stream), in diesem Fall das geöffnete Mailprogramm *MAIL_STREAM*, verwendet.

```
print MAIL_STREAM "Subject: Formular-Daten\n\n";
print MAIL_STREAM "Vorname: $vorname\n";
print MAIL_STREAM "Nachname: $nachname\n";
print MAIL_STREAM "Adresse: $adresse\n";
print MAIL_STREAM "E-Mail: $email\n";
```

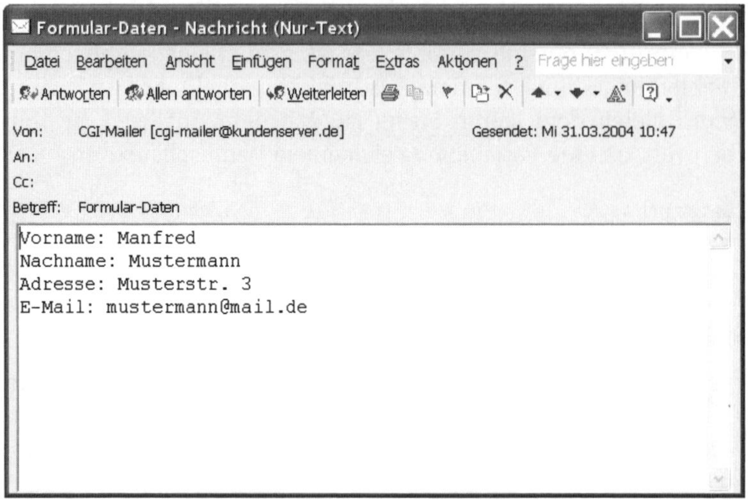

Durch den *close*-Befehl wird das Mailprogramm geschlossen und die E-Mail versendet:

```
close MAIL_STREAM;
```

Anzeige einer Bestätigungsmeldung

Um den Besucher über die erfolgreiche Versendung der Mail zu informieren, soll noch eine Meldung im Browser angezeigt werden, die die übermittelten Daten anzeigt:

```
print "Folgende Informationen wurden
übermittelt:<br />";
print "Vorname: $vorname<br />";
print "Nachname: $nachname<br />";
print "Adresse: $adresse<br />";
print "E-Mail: $email";
```

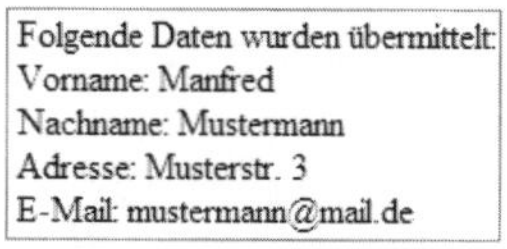

Damit ist die Verarbeitung des Formulars abgeschlossen. Je nach Anwendungsfall könnte das Perl-Skript erweitert werden, um zum Beispiel auch dem Besucher der Webseite eine Bestätigung per E-Mail zuzuschicken oder um weitere Plausibilitätsprüfungen durchzuführen.

Zähler für Seitenaufrufe

In diesem Beispiel soll ein Zähler mit Perl realisiert werden, der die Anzahl der Aufrufe einer Seite mitschreibt und den aktuellen Zählerstand auf einer HTML-Seite anzeigt. Auch dies ist ein typisches Beispiel für ein Perl-Skript, da sich die Besucherzahl dynamisch ändert und unter Verwendung eines unabhängigen Zählers auf dem Webserver realisiert wird.

Grundlage ist eine Datei *zaehler.dat*, aus der der aktuelle Zählerstand bei jedem Aufruf der Webseite ausgelesen, um 1 erhöht und wieder in die gleiche Datei zurückgeschrieben wird. Das hier gezeigte Öffnen, Lesen und Schreiben von Dateien kann in der gleichen Art und Weise auch für andere Aufgaben verwendet werden.

Das Skript *zaehler.pl* ist wie immer eine leere Datei, die am Anfang zunächst den Perl-Interpreter festlegt und den Typ des Dokuments an den Browser sendet.

```
#!/usr/bin/perl
print "Content-type: text/html\n";
```

Öffnen einer Datei

Als erster Schritt wird die Datei *zaehler.dat* zum Lesen geöffnet, um die aktuelle Anzahl der Seitenaufrufe auszulesen. Dies erfolgt wieder unter Zuhilfenahme eines Stream, in diesem Fall *ZAEHLER_STREAM*.

```
open (ZAEHLER_STREAM, "zaehler.dat");
```

Um möglichst einfach auf den Zählerstand zuzugreifen, wird durch die Symbole < und > um den Stream der gesamte Inhalt der Datei in einen Array verwandelt, d. h., in einzelne Bestandteile zerlegt und in einer Liste abgelegt. Dieser neu erzeugte Array wird der Array-Variablen (gekennzeichnet durch das @-Symbol vor dem Namen) *@datei* zugewiesen. Anschließend kann die Datei zunächst wieder geschlossen werden, da der Zählerstand jetzt in dem Array *@datei* gespeichert ist.

```
@datei = < ZAEHLER_STREAM >;
close(ZAEHLER_STREAM);
```

Da sich in der Datei nur der aktuelle Zählerstand befindet, muss das erste Element des Array der gesuchte Wert sein. Auf diesen wird mit den eckigen Klammern [] unter Angabe der Position innerhalb des Array zugegriffen. Wie in Programmiersprachen üblich beginnt die Zählweise bei 0, d. h., der erste Index befindet sich an Position 0.

```
$zaehler = $datei[0];
```

In der Variablen *$zaehler* steht jetzt der bisher aktuelle Zählerstand. Diese wird nun um 1 erhöht, um den aktuellen Seitenaufruf zu zählen. *$zaehler* wird von Perl also automatisch als numerischer Wert behandelt.

```
$zaehler = $zaehler + 1;
```

oder kürzer:

```
$zaehler++;
```

Schreiben in eine Datei

$zaehler enthält nun den aktualisierten Zählerstand, der in die Datei zurückgeschrieben werden soll. Dafür muss die Datei *zaehler.dat* zum Schreiben geöffnet werden. Der Unterschied zum Öffnen eines „Lesen"-Stream liegt in dem >-Symbol vor dem Dateinamen. Hiermit wird angegeben, dass aus dem Kanal nicht gelesen wird, sondern dass der Kanal auf Eingaben wartet, die in die Datei geschrieben werden.

```
open (ZAEHLER_STREAM, ">zaehler.dat");
```

In unserem Fall soll der bestehende Zählerstand überschrieben werden, weshalb das >-Symbol einfach benutzt wird. Damit wird die bestehende Datei vollständig überschrieben.

```
open (ZAEHLER_STREAM,
">>anhaengen.dat");
```

Inhalte an eine Datei anhängen

Um Informationen an eine Datei anzuhängen, wird das >-Symbol doppelt benutzt. Der bisherige Inhalt der Datei bleibt erhalten und die nachfolgenden Eingaben werden am Ende des bisherigen Inhalts angehängt.

Sollte die Datei, in die geschrieben werden soll, noch nicht vorhanden sein, bewirkt das Öffnen zum Schreiben, dass sie automatisch angelegt wird. Es ist für dieses Beispiel also nicht notwendig, die Datei *zaehler.dat* manuell anzulegen.

Dateien sperren

Bevor tatsächlich in die Datei geschrieben wird, muss sichergestellt sein, dass nicht zufällig zur gleichen Zeit ein anderer Prozess, also zum Beispiel der Aufruf des Perl-Zählers von einem anderen Besucher der Webseite, ebenfalls auf die Datei zugreift. Sollte das passieren, würde der Zähler inkorrekt verändert. Daher wird die Datei bzw. vielmehr der geöffnete Stream vor dem Schreiben mit dem *flock*-Befehl (file lock) gesperrt.

```
flock(ZAEHLER_STREAM, 2);
```

Der zweite Parameter von *flock* gibt die Art der Sperre an. Der Wert 2 bedeutet eine exklusive Berechtigung zum Lesen oder Schreiben der Datei. Mit dem Wert 8 wird die Sperre später wieder aufgehoben.

In den geöffneten und gesperrten Stream wird jetzt der aktuelle Zählerstand geschrieben, der in der *$zaehler*-Variable gespeichert ist. Das erfolgt wie immer mit dem *print*-Befehl, wobei der Stream *ZAEHLER_STREAM* als Ausgabekanal angegeben wird. Anschließend kann die Schreibsperre aufgehoben und die Datei geschlossen werden.

```
print ZAEHLER_STREAM "$zaehler";
flock(ZAEHLER_STREAM, 8);
close(ZAEHLER_STREAM);
```

Zur Information für den Webseiten-Besucher kann die Anzahl der Seitenaufrufe nun im Webbrowser ausgegeben werden.

```
print "Aufrufe: $zaehler";
```

PHP

PHP steht für ein in der Linux-Welt typisches, rekursives Akronym (PHP: Hypertext Preprocessor) und ist wie Perl eine frei verfügbare Skriptsprache, die zwar nicht nur zur Programmierung von dynamischen Webapplikationen verwendet werden kann, aber dennoch auf die einfache und elegante Einbindung in HTML ausgerichtet ist. Die Syntax von PHP basiert auf Perl, C und Java und ist auch für Programmieranfänger leicht erlernbar. Im Gegensatz zu Perl bietet PHP eine Vielzahl von vordefinierten Funktionen für viele typische Probleme bei der Verarbeitung von dynamischen und interaktiven Webseiten und verzichtet dabei weitestgehend auf eine kryptische Syntax.

Das aktuell verfügbare Release von PHP ist die Version 5, auf den meisten Webservern läuft aber noch Version 4 oder Version 3. PHP-Skripte werden in Dateien mit den Endungen *.php*, *.php3* (für PHP 3), *.php4* (Version 4) bzw. *.php5* (Version 5) gespeichert. Die Angabe der Versionsnummer ist nur dann notwendig und sinnvoll, wenn auf spezielle Bestandteile einer bestimmten Version Rücksicht genommen werden soll, im Normalfall genügt die Endung *.php*.

Die phpinfo()-Funktion

Eine nützliche Methode, um einen Überblick über die PHP-Version eines Webservers zu erhalten, ist die *phpinfo()*-Funktion. Durch deren Aufruf in einer ansonsten leeren Datei mit der Endung *.php* wird eine mehrseitige Information zu allen Einstellungen auf einer übersichtlichen Webseite dargestellt:

```
<?php phpinfo(); ?>
```

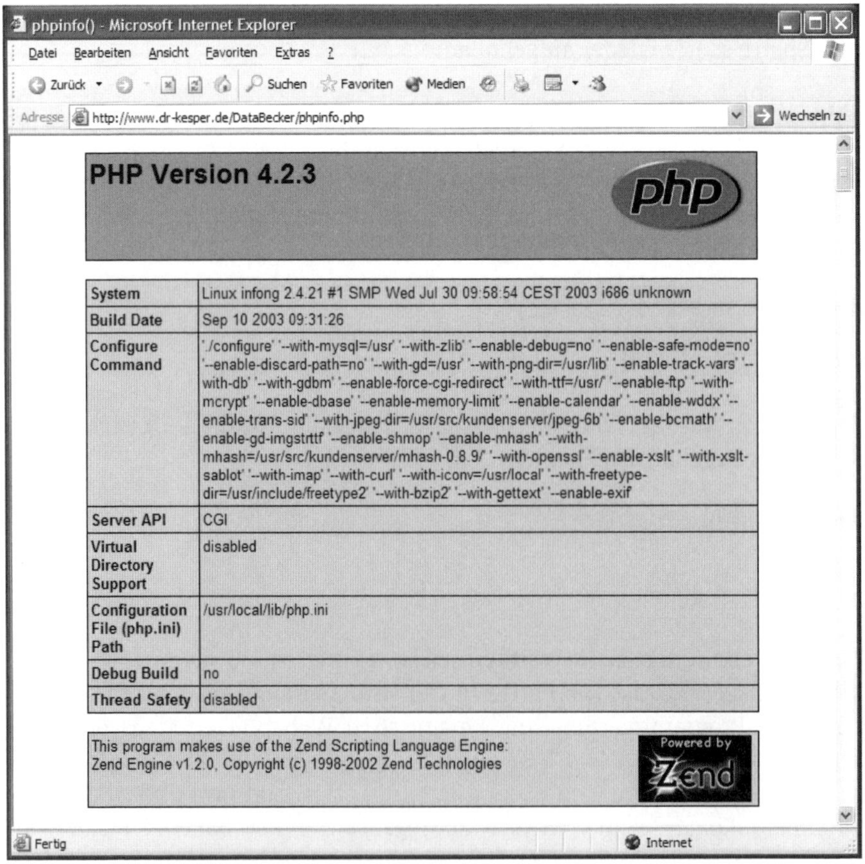

PHP in HTML einbinden

Im Gegensatz zu Perl kann PHP fließend in HTML eingebunden werden:

```
<html>
    <head></head>
    <body>
    <p>
        <?php print "Dies ist PHP."; ?>
    </p>
    </body>
</html>
```

Der Inhalt einer PHP-Datei kann also wie eine normale HTML-Seite aufgebaut werden. Erst wenn PHP zum Einsatz kommen soll, wird dies durch das öffnende *<?php*-Tag signalisiert. Bis zum abschließenden *?>* wird der gesamte Quelltext als PHP interpretiert und auf dem Webserver ausgeführt. Der Vorteil dieser Einbindung liegt darin, dass selbst in ein fertiges Webdesign an einer beliebigen Stelle dynamischer Inhalt integriert werden kann. PHP-Abschnitte können beliebig oft in einer Datei vorkommen.

PHP und HTML im Zusammenspiel

Der Programmfluss eines PHP-Skriptes wird durch HTML-Zwischenstücke nicht gestört, und mit dem *print*-Befehl kann natürlich auch HTML erzeugt werden:

```
<?php
    if (empty($email)) {
?>
<div style="color:red">
Die eingegebene E-Mail-Adresse ist leer!
</div>
<?php
    }
    else {
        print "
            <div style='color:green'>
                Die E-Mail-Adresse ist: $email
            </div>";
    }
?>
```

In diesem Beispiel wird überprüft, ob eine Variable (gekennzeichnet durch das *$*-Symbol) *$email* mit einem Wert belegt ist. Liefert die PHP-Funktion *empty()* zurück, dass die Variable *$email* leer ist, wird der PHP-Block unterbrochen und in HTML eine Warnung ausgegeben. Ist anderenfalls die Variable *$email* belegt, wird der HTML-Block übersprungen und mit der *print*-Funktion eine mit HTML formatierte Meldung ausgegeben. Bei der Ausgabe durch die *print*-Funktion werden PHP-Variablen durch ihren Inhalt ersetzt, es würde also die eingegebene E-Mail-Adresse ausgegeben.

In diesem Beispiel hätte die Warnung, dass die E-Mail-Adresse leer ist, natürlich auch per *print*-Funktion von PHP erfolgen können. Die Ausgabe der Variable *$email* funktioniert hingegen nur in PHP.

Variablen in PHP

Variablen werden wie in Perl nicht typisiert angegeben, sondern PHP entscheidet zur Laufzeit, um welchen Typ es sich bei einer Variablen handelt. Der Type kann sich während der Ausführung eines Programms auch ändern.

```
■ $meineVariable = 17;
■ // $meineVariable hat den Wert 17
■ $meineVariable += 4;
■ // $meineVariable hat den Wert 21
■ $meineVariable = "Hello";
■ // $meineVariable enthält die Zeichenkette "Hello"
```

Das .-Symbol für String-Variablen konkateniert zwei Zeichenketten.

```
■ $meineVariable = $meineVariable." World!";
■ // $meineVariable enthält die Zeichenkette "Hello World!"
```

Variablen können auch innerhalb der Anführungszeichen angegeben werden. Sie werden dann durch ihren Inhalt ersetzt und in den String eingefügt.

```
■ $hello = "Hello";
■ $helloWorld = "$hello World!";
■ // $helloWorld enthält die Zeichenkette "Hello World!"
```

Glossar

Am Beispiel eines Glossars soll im Folgenden gezeigt werden, wie mit zwei Dateien (ein PHP-Skript *glossar.php* und eine Datendatei *glossar.dat*) ein funktionsfähiges Glossar erstellt werden kann. Das Besondere ist, dass dabei der Inhalt des Glossars, also die einzelnen Begriffe und ihre Definitionen, getrennt von der Verarbeitung und der Darstellung verwaltet werden. Das PHP-Skript greift bei jedem Aufruf auf die Datendatei zurück und zeigt nur die jeweils erforderlichen Informationen an.

Bei seinem ersten Aufruf soll das Glossar zunächst eine komplette Übersicht über alle Begriffe darstellen. Diese soll, unabhängig von der Reihenfolge der Definition in der Datendatei, alphabetisch nach den Definitionsbegriffen sortiert sein.

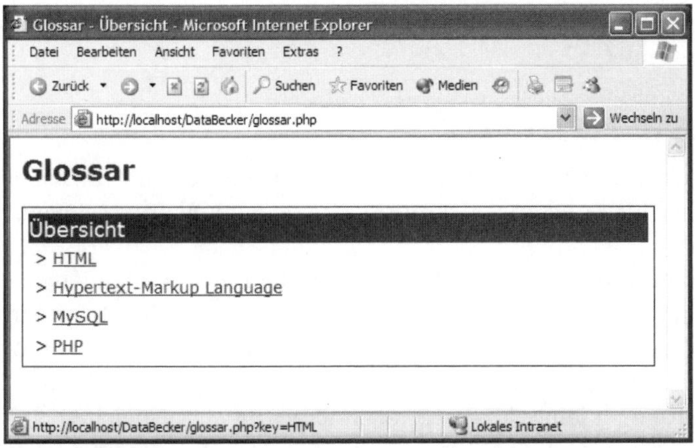

Wird einer der Begriffe ausgewählt, erhält man eine Seite mit der Beschreibung des Begriffs.

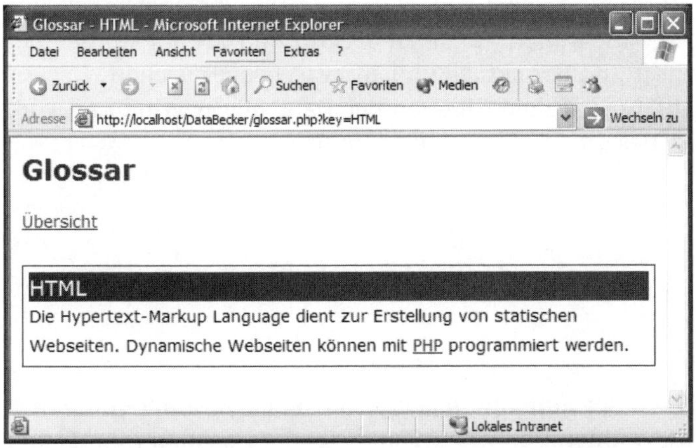

Prinzipiell könnte die Datendatei ein XML-File sein, das den Inhalt des Glossars definiert. Mit diesem Beispiel sollen jedoch die Datei- und String-Funktionen von PHP vorgestellt werden. Daher ist die Datendatei *glossar.dat* sehr einfach strukturiert und enthält keine weitere Syntax zur Strukturierung. Die Begriffe stehen jeweils in einer Zeile. In den nachfolgenden Zeilen wird dieser Begriff erläutert. Danach folgen eine Leerzeile und der nächste Begriff.

- `HTML`
- `Die Hypertext-Markup Language dient zur`
- `Erstellung von statischen Webseiten.`
- `PHP`
- `PHP ist eine einfache Skriptsprache zur`
- `Erstellung von dynamischen Webseiten.`
- `MySQL`
- `Frei verfügbare Datenbank, die vor allem für`
- `Die Entwicklung von Webapplikationen`
- `eingesetzt wird.`

Wichtig ist, dass die Datei mit einer Leerzeile endet. Diese wird zur Trennung der einzelnen Begriffe verwendet.

Die Funktionsweise des Glossars

Die Aufgabe des PHP-Skriptes ist es, die einzelnen Begriffe aus der Datei auszulesen, ihrem Inhalt zuzuordnen und zunächst in einer Liste von Links anzuzeigen.

Dabei wird nach dem folgenden Schema vorgegangen: Die Datei wird zeilenweise eingelesen. In der jeweils ersten Zeile steht ein Begriff. Dieser wird in einem Array gespeichert, der nach dem Einlesen der Datei alle Begriffe des Glossars enthält. In den nachfolgenden Zeilen steht der Inhalt zu dem gerade eingelesenen Begriff. Die Zeilen werden so lange konkateniert und als Inhalt gespeichert, bis die nächste Zeile eine Leerzeile ist. Diese signalisiert den nächsten Begriff. Daher wird der bisher gespeicherte Inhalt dem aktuellen Begriff zugeordnet.

Im Einzelnen geht das PHP-Skript wie folgt vor. Zunächst wird eine boolesche Variable benötigt, die Auskunft darüber gibt, ob eine gerade eingelesene Zeile die erste nach einer Leerzeile ist. In den Variablen *$begriff* und *$inhalt* werden der gerade eingelesene Begriff und der aktuelle Inhalt zwischengespeichert. Der Array *$begriffe_array* enthält nach dem Einlesen der Datei alle Begriffe und wird durch den leeren Aufruf des *array()*-Konstruktors initialisiert.

```
$erste_zeile = true;
$begriff = "";
$inhalt = "";
$begriffe_array = array();
```

Öffnen einer Datei

Danach wird die Datei mit der Funktion *fopen()* (file open) geöffnet und einem Stream *$daten_datei* zugeordnet. Der zweite Parameter der Funktion *fopen()* gibt an, dass nur lesend auf die Datei zugegriffen wird (*r*: read). Damit wird nur eine Lesesperre gesetzt und das Glossar kann gleichzeitig von mehreren Besuchern aufgerufen werden.

```
$daten_datei = fopen("glossar.dat", "r");
```

Der Stream kann jetzt zeilenweise eingelesen werden, solange das Ende der Daten (EOF, **E**nd **o**f **F**ile) noch nicht erreicht wurde. Durch die while-Schleife wird so lange auf die Datei zugegriffen, bis die Funktion *feof()* (File End of File) meldet, dass das Ende der Datei erreicht ist.

```
while (!feof($daten_datei))
{
   // Daten einlesen
}
```

Einlesen der Datei

Das zeilenweise Einlesen der Datei erfolgt mithilfe der *fgets()*-Funktion (file get string). Mit dem bereits geöffneten Stream und der Angabe der maximal zu erwartenden Zeilenlänge (hier wird fast immer 4.096 verwendet) als Parameter liest diese jeweils eine Zeile als *string* ein, die mit einem Zeilenumbruch endet. Diese Zeile wird einem Zwischenspeicher *$puffer* zugeordnet. Zu beachten ist, dass die *fgets()*-Funktion das Zeichen für den Zeilenumbruch mitspeichert.

```
$puffer = fgets($daten_datei, 4096);
```

Nach dem Einlesen einer Zeile wird geprüft, ob es eine „erste" Zeile ist, die einen Begriff enthält, oder eine Leerzeile, die das Ende eines Begriffs markiert, oder anderenfalls der Inhalt des aktuellen Begriffs.

Begriffe auslesen

Ob es die erste Zeile und somit ein Begriff ist, wird über die oben definierte Variable *$ersteZeile* abgefragt. Falls die boolesche Variable auf true gesetzt ist, wird die aktuell im Puffer gespeicherte Zeile zunächst um das Zeilenende gekürzt. Dies erfolgt mit der PHP-Funktion *rtrim()* (right trim), die alle Leerzeichen und Zeilenumbrüche auf der rechten Seite des String, also am Zeilenende, abschneidet. Das Ergebnis des bereinigten Puffers entspricht dem Begriff und wird in der Variablen *$begriff* abgespeichert. Da somit eine neue Begriffsdefinition beginnt, wird die Variable *$inhalt* zurückgesetzt auf den leeren String. Schließlich muss im Programm festgehalten werden, dass die erste Zeile abgearbeitet worden ist, das heißt, die Variable *$ersteZeile* wird auf den Wahrheitswert false gesetzt.

```
if ($erste_zeile)
{
   $begriff = rtrim($puffer);
   $inhalt = "";

   $erste_zeile = false;
}
```

Ende einer Begriffsdefinition

Ist die aktuelle Zeile nicht die erste Zeile, wird als Nächstes überprüft, ob die Zeile, d. h. die Variable *$puffer*, nur zwei Zeichen oder weniger enthält und daher eine Leerzeile darstellt. Die Länge eines String wird durch die Funktion *strlen()* (string length) berechnet. Handelt es sich um eine Leerzeile, wird signalisiert, dass die Beschreibung des aktuellen Begriffs beendet ist. Daher wird der Inhalt der Variablen *$begriff* in den Array aller Begriffe des Glossars übernommen.

```
else if (strlen($puffer) <= 2)
{
$begriffe_array[$begriff] = $inhalt;
$erste_zeile = true;
}
```

Verwendung von Arrays

Um die Begriffsdefinition zu übernehmen, soll der aktuelle Inhalt, der in der Variablen *$inhalt* zwischengespeichert ist, dem Begriff zugeordnet werden. Hierfür wird ein Array eingesetzt. Arrays in PHP bestehen aus einer Liste von Schlüsselwerten (keys), die auf Inhaltswerte (values) verweisen. Werden die Schlüsselwerte vom Entwickler nicht gesetzt, werden die Inhaltswerte bei 0 beginnend durchnummeriert. Die Definition eines Array kann also in zwei Varianten erfolgen:

```
$array1 = array ("Wert1", "Wert2", "Wert3");
$array2 = array ("Schlüssel1" => "Wert1", "Schlüssel2" => "Wert2",
"Schlüssel3" => "Wert3");
```

Durch die *print_r()*-Funktion wird der Inhalt eines Array ausgegeben. Die beiden eben definierten Arrays ergeben dann folgende Ausgabe:

```
print_r($array1);
Ausgabe:
Array ( [0] => Wert1 [1] => Wert2 [2] => Wert3 )
print_r($array2);
Ausgabe:
Array ( [Schlüssel1] => Wert1 [Schlüssel2] => Wert2 [Schlüssel3] => Wert3
)
```

Für das Glossar werden die einzelnen Begriffe als Schlüsselwerte verwendet, die auf ihre Beschreibungen als Wert verweisen.

Abschließend wird bei einer Leerzeile der Wahrheitswert *$erste_Zeile* auf true gesetzt, da eine Leerzeile das Ende eines Begriffs und somit den Anfang eines neuen Begriffs definiert. Bei der nächsten eingelesenen Zeile wird also in den Block zur Extraktion des Begriffs gesprungen.

Einlesen einer Begriffsdefinition

Handelt es sich bei einer Zeile weder um einen Begriff noch um eine Leerzeile, muss der eingelesene Text die Beschreibung des aktuellen Begriffs sein. Der Text kann sich über mehrere Zeilen erstrecken, weshalb der Inhalt des Puffers an den vorhandenen Inhalt der Variablen *$inhalt* durch die String-Konkatenierung .= angehängt wird.

```
else {
    $inhalt .= $puffer;
}
```

Nachdem diese Schleife das Ende der Datendatei erreicht hat, ist die Verarbeitung der Datei beendet. Eine offene Datei sollte immer mit dem *fclose()*-Befehl geschlossen werden, wenn sie nicht weiter verwendet wird.

```
fclose ($daten_datei);
```

Der Array aller Begriffe *$begriffe_array* hat jetzt den Inhalt:

- `print_r($begriffe_array);`
- `Ausgabe:`
- `Array (`
- `[HTML] => Die Hypertext-Markup Language dient zur Erstellung von statischen Webseiten.`
- `[PHP] => PHP ist eine einfache Skriptsprache zur Erstellung von dynamischen Webseiten.`
- `[MySQL] => Freie Datenbank, die vor allem für die Webentwicklung eingesetzt wird.`
- `)`

Sortieren von Arrays

Als Nächstes sollen die Begriffe des Glossars alphabetisch geordnet werden. Jetzt ist es von Vorteil, dass die Begriffe in dem Array *$begriffe_array* gespeichert wurden. Arrays lassen sich in PHP durch verschiedene Funktionen sehr einfach sortieren. Die Funktion *ksort()* (key sort) sortiert den Array nach den Schlüsselwerten, *asort()* (array sort) nach den Inhaltswerten. Für das Glossar wird also die *ksort*-Funktion verwendet.

- `ksort($begriffe_array);`

Der Inhalt des Array ist jetzt alphabetisch nach den Begriffen sortiert und sieht wie folgt aus:

- `print_r($begriffe_array);`
- `Ausgabe:`
- `Array (`
- `[HTML] => Die Hypertext-Markup Language dient zur Erstellung von statischen Webseiten.`
- `[MySQL] => Freie Datenbank, die vor allem für die Webentwicklung eingesetzt wird.`
- `[PHP] => PHP ist eine einfache Skriptsprache zur Erstellung von dynamischen Webseiten.`
- `)`

Damit ist der Inhalt der Datendatei vollständig im Programm verfügbar. Im weiteren Ablauf des Skriptes ist nun zwischen den zwei oben beschriebenen Fällen zu unterscheiden, ob die Übersicht des Glossars oder ein bereits ausgewählter Begriff angezeigt werden soll.

Anzeige eines Begriffs

Eine Auswahl des Benutzers wird dadurch gekennzeichnet, dass im Aufruf der PHP-Datei eine Variable *key* übergeben wird, die auf den gesuchten Begriff gesetzt ist. Mit der *isset*-Funktion wird also geprüft, ob in dem von PHP global verwalteten Array *$_GET* aller vom Browser mit der *get*-Methode übergebenen Variablen der Wert *key* gesetzt ist. In diesem Fall wird dessen Inhalt in der lokalen Variable *$key* gespeichert:

```
if (isset($_GET['key'])) {
$key = $_GET['key'];

print "<a href='glossar.php'>Übersicht</a><br /><br />";

if (array_key_exists($key, $begriffe_array)) {
print "<h2>$key</h2>";
print $begriffe_array[$key];
print "<br /><br />";
}
}
```

In diesem Fall wird zunächst ein Link ausgegeben, der dem Benutzer die Navigation zurück zur Übersicht erlaubt. Der Link zeigt auf das PHP-Skript, wobei kein weiterer Parameter übergeben wird. Dabei muss der Link in einfache Anführungszeichen eingegeben werden, da die doppelten Anführungszeichen den Beginn bzw. das Ende eines String in PHP definieren.

Danach wird getestet, ob der Suchbegriff auch im Glossar, also in *$begriffe_array*, vorhanden ist. Dies erfolgt mit der *array_key_exists()*-Funktion, die alle Schlüsselwerte eines Array nach einem vorgegebenen Wert durchsucht. Kann der Begriff im Array gefunden werden, wird er als <h2>-Überschrift dargestellt. Anschließend wird die Beschreibung des Begriffs ausgegeben, also der Inhaltswert des Begriffs im Array: *$begriffe_array($key)*.

Kann der Begriff nicht gefunden werden, wird eine Fehlermeldung ausgegeben. Dies sollte nur der Fall sein, wenn der Benutzer das *$key*-Attribut im Aufruf der Webseite manuell auf einen nicht vorhandenen Begriff geändert hat.

```
else {
print "Der Begriff '$key' ist nicht im Glossar enthalten.";
}
```

Anzeige der Glossarübersicht

Ist die Variable *$key* nicht gesetzt, soll eine Übersicht aller Begriffe ausgegeben werden. Dazu wird der Array *$begriffe_array* mit der *foreach*-Funktion durchlaufen. *Foreach* weist dabei den Variablen *$begriff* und *$inhalt* jeweils die Werte an der aktuellen Array-Position zu. Für die Glossarübersicht wird nur der Begriff benötigt, der als Link auf das Glossarskript *glossar.php* verweist. Als Parameter wird der Schlüssel *key* auf den Inhalt der Variablen *$begriff* gesetzt.

```
else {
   print "<div class=inhalt><h2>Übersicht</h2>";
   foreach ($begriffe_array as $begriff => $inhalt) {
print "<a href='glossar.php?key=$begriff'>$begriff</a><br />";
   }
}
```

Damit ist die Funktionalität des Glossars vollständig. Nachfolgend werden noch einige Tipps zur Gestaltung der Glossarseite gegeben.

Einfügen von Querverweisen

Die Beschreibung der einzelnen Begriffe in der Datei *glossar.dat* kann beliebige HTML-Elemente enthalten. Damit sind neben Schriftformatierungen zum Hervorheben von Begriffen, Absatzkontrolle durch <br /> oder Aufzählungen mit <ul> natürlich auch Verweise erlaubt. Um zum Beispiel auf einen anderen Begriff innerhalb des Glossars zu verweisen, wird der Link auf die Datei *glossar.php* mit dem *key*-Parameter und dem gewünschten Begriff angegeben.

```
Hypertext-Markup Language
siehe <a href="glossar.php?key=HTML">HTML</a>
```

Um den aktuellen Begriff auch im Titel des Fensters anzuzeigen, wird der Inhalt des <title>-Elements dynamisch mit PHP generiert. Ist der übergebene Parameter *key* leer, wird der Text *Übersicht* ausgegeben, anderenfalls der gesuchte Begriff.

```
<title> Glossar -
<?php
if (empty($_GET['key'])) {
    print "Übersicht";
} else {
    print $_GET['key'];
}
?>
</title>
```

CSS-Formatierung des Glossars

Abschließend kann das Glossar mithilfe von Stylesheets noch an das individuelle Design angepasst werden. Um die Darstellung analog zu den oben gezeigten Screenshots zu erreichen, sind folgende Zeilen im <head>-Bereich von *glossar.php* notwendig.

```
<style>
h1 {
font-family:Verdana;
font-style:bold;
font-size: 30px;
color: #0000FF;
}
h2 {
font-family:Verdana;
font-style:bold;
font-size: 20px;
color: #FFFFFF;
background-color: #0000FF;
}
body {
font-family:Verdana;
font-size: 18px;
font-color: #000000;
line-height: 25px;
}
```

```
.inhalt {
background-color: #FFFF80;
}
</style>
```

Ferner wird um die Ausgabe des Begriffs bzw. der Übersicht ein <div>-Element mit der Klasse *inhalt* platziert.

```
print "<div class=inhalt>";
...
print "</div>";
```

Das hier vorgestellte Glossar kann natürlich nach Belieben um andere Funktionen erweitert werden. Denkbar wäre eine Suchfunktion, die eine Liste aller Begriffe ausgibt, deren Beschreibung einem Suchwort entspricht. Mit dieser Funktion ließe sich auch eine automatische Verweisfunktion für jeden Begriff erstellen, die nach der eigentlichen Beschreibung ein *siehe auch* ausgeben könnte.

MySQL

MySQL ist laut Hersteller (MySQL AB aus Schweden) die populärste Open-Source-Datenbank weltweit. Insbesondere für die Entwicklung von Webseiten mit einer zugrunde liegenden Datenbasis wird das in der Standardversion frei verfügbare **D**aten**b**ank**m**anagement**s**ystem (DBMS) häufig eingesetzt. MySQL ist für über 20 Betriebssysteme erhältlich, darunter Microsoft Windows, Mac OS und Linux/UNIX. Bevor anhand einer Webseite zur Verwaltung von Artikeln gezeigt wird, wie mit PHP auf eine MySQL-Datenbank zugegriffen werden kann, wird zunächst die Idee von Datenbanken und deren Funktionsweise kurz erläutert.

Datenbanken: eine Einführung

Das Ziel von Datenbanken ist die zentrale Verwaltung großer, zum Teil komplex strukturierter Datenmengen. Der wichtigste Aspekt dabei ist die Anwendungsunabhängigkeit des konzeptuellen Datenmodells, d. h. der zugrunde liegenden Beschreibungssprache und der Zugriffsfunktionalität. Alle Inhalte werden nach immer dem gleichen Schema innerhalb einer Datenbank repräsentiert und mit einer standardisierten Anfragesprache (SQL, **S**tructured **Q**uery **L**anguage) abgefragt. Dadurch muss sich der Entwickler keine Gedanken über die Verwaltung der Daten, zugrunde liegende Zugriffsstrukturen oder Dateizugriffe machen. Das Datenbankmanagementsystem stellt die effiziente und konsistente Speicherung der Daten sicher und erlaubt gleichzeitig Multi-User-Funktionalität. Durch die Anfragesprache kann gezielt und deskriptiv auf die Daten zugegriffen werden.

Durch den Einsatz von Datenbanken lassen sich die zugrunde liegenden Daten eines Internetauftritts unabhängig vom HTML-Quelltext zentral speichern. Das Konzept einer Datenbank hat dabei den Vorteil, dass gezielt gespeicherte Informationen abgerufen und miteinander verknüpft werden können. Der Besucher eines Onlinekatalogs kann zum Beispiel nur Artikel angezeigt bekommen, die genau seinen vorher festgelegten Wünschen entsprechen.

Relationale Datenbanken

MySQL ist eine relationale Datenbank, deren Grundlage Tabellen sind. Jede Tabelle hat einen Namen und mehrere Attribute, die den Inhalt einer Spalte definieren und zusammen das Relationenschema ergeben.

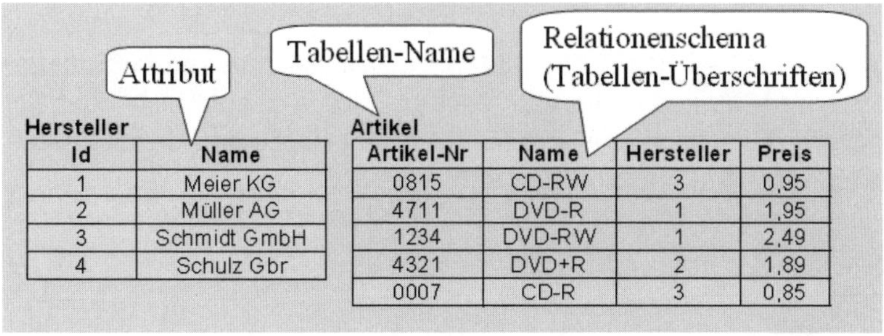

Hersteller

Id	Name
1	Meier KG
2	Müller AG
3	Schmidt GmbH
4	Schulz Gbr

Artikel

Artikel-Nr	Name	Hersteller	Preis
0815	CD-RW	3	0,95
4711	DVD-R	1	1,95
1234	DVD-RW	1	2,49
4321	DVD+R	2	1,89
0007	CD-R	3	0,85

In diesem Beispiel werden Hersteller und Artikel im Relationen-Modell dargestellt. Ein Hersteller hat eine eindeutige Identifikation (ID) und einen Namen. Artikel werden durch eine Artikel-Nr. eindeutig identifiziert und besitzen darüber hinaus einen Namen, einen Preis und einen Hersteller.

Wie im Beispiel gezeigt, kann zwischen zwei Tabellen über Referenzen eine Beziehung hergestellt werden. Im Feld „Hersteller" eines Artikels wird nicht der Name des Herstellers angegeben, sondern der Wert seiner eindeutigen Identifikation. Diese sog. Fremdschlüssel-Beziehungen ermöglichen es zum Beispiel, den Namen einer Firma zu ändern, ohne dass in die Tabelle *Artikel* eingegriffen werden muss, da die eindeutige Identifikation erhalten bleibt.

phpMyAdmin

Ein komfortables Tool zur Verwaltung von MySQL stellt die frei verfügbare Webapplikation phpMyAdmin dar. Das Programm ist vollständig in PHP geschrieben und wird daher über einen Webbrowser gesteuert. Es lässt sich sehr einfach installieren, da die PHP-Dateien lediglich in ein Verzeichnis auf dem Webserver kopiert werden müssen. Mithilfe von phpMyAdmin lassen sich MySQL-Datenbanken erstellen, editieren, Inhalte anzeigen sowie Daten eingeben und verändern. Im Folgenden wird gezeigt, wie eine Artikeldatenbank erstellt wird.

1 Zunächst wird auf der Eingangsseite von phpMyAdmin eine Datenbank angelegt, in diesem Beispiel *DataBecker*. Eine Datenbank enthält alle Tabellen zu einer bestimmten Anwendung. In MySQL und mit phpMyAdmin können beliebig viele Datenbanken angelegt werden, um beispielsweise die Daten von verschiedenen Webseiten zu verwalten.

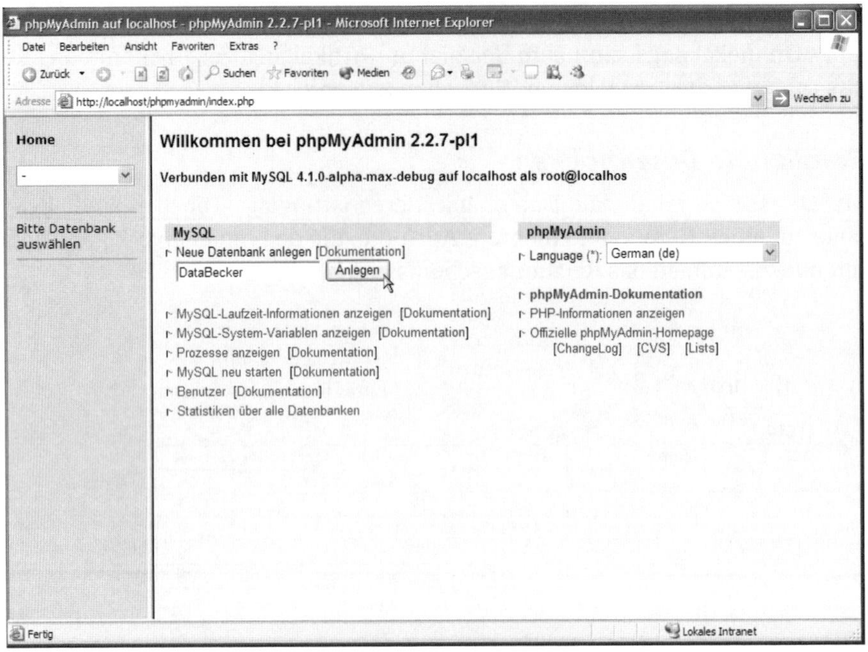

2 In der neu angelegten Datenbank kann nun eine Tabelle *Hersteller* mit zwei Feldern (ID, Name) erstellt werden.

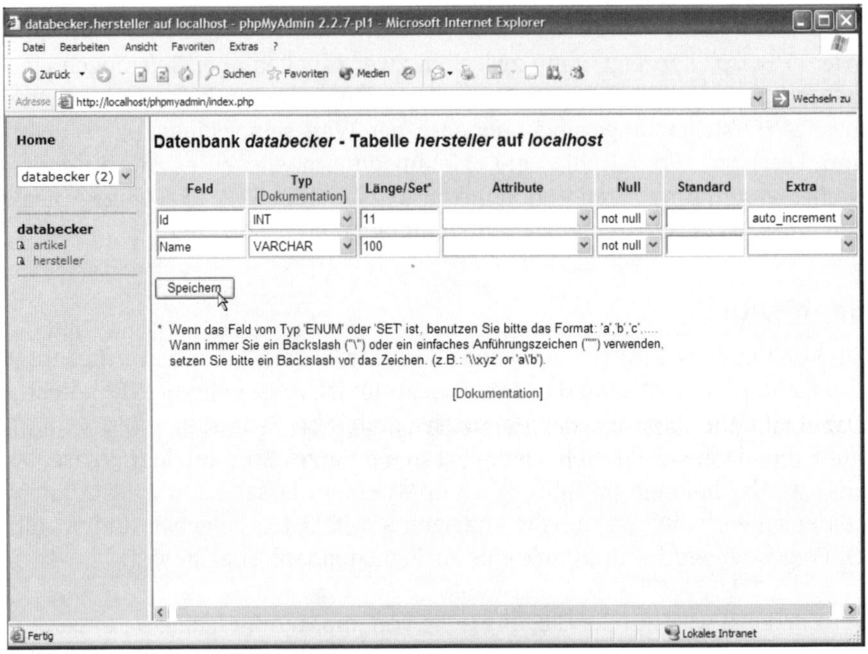

3 Das Attribut *Id* ist vom Typ INT und identifiziert einen Eintrag in die Tabelle *Hersteller*. Dies wird durch das Setzen der Option *Primärschlüssel* kenntlich gemacht: Werte in diesen Feldern sind eindeutig und dürfen nicht leer sein.

Ferner kann die Auswahl *Extra* auf *auto_increment* gesetzt werden. Damit wird die ID automatisch vom System vergeben.

Das Attribut *Name* ist ein Text mit maximaler Länge von 100 Zeichen und hat daher den Typ *varchar(100)*. Einträge bei der ID oder dem Namen dürfen nicht leer sein, weshalb die Auswahl *NULL* auf *not null* gesetzt wird.

4 Auf die gleiche Art und Weise wird die Tabelle *Artikel* angelegt. Dabei ist die *Artikel-Nr* ein Primärschlüssel vom Typ INT, der Name ein *varchar(250)*, der Hersteller ein INT und der Preis ein DECIMAL 10,2 (zehn Vorkomma- und zwei Nachkommastellen).

5 In die beiden Tabellen können nun über den Menüpunkt *Einfügen* die Daten eingegeben werden.

SQL

Wie beschrieben kann auf die Daten in einer Datenbank mit einer einheitlichen Sprache zugegriffen werden. SQL ist eine deskriptive Sprache, die mit einer einfachen Syntax die Auswahl von Datenbankinhalten erlaubt. SQL-Anfragen folgen im Wesentlichen einem dreistufigen Grundschema: *SELECT - FROM - WHERE.*

Mit der *SELECT*-Anweisung wird angegeben, welche Felder einer Tabelle angezeigt werden sollen. Im *FROM*-Teil werden die betroffenen Tabellen angegeben. Mit der *WHERE*-Bedingung wird die Auswahl auf bestimmte Kriterien eingeschränkt. SQL-Anfragen können direkt in phpMyAdmin eingegeben werden. Im folgenden Beispiel werden alle Artikel aus der Datenbank geholt, die weniger als *1.00* Euro kosten.

```
SELECT *
FROM artikel
WHERE Preis < 1.00
```

Das *-Symbol in *SELECT* bedeutet, dass alle Felder der Tabelle angezeigt werden sollen. Damit wird die Ausgabe wie in der Abbildung auf der nächsten Seite produziert.

Dabei fällt auf, dass statt des Herstellernamens nur seine eindeutige Identifikationsnummer angezeigt wird. Um den Namen zu erhalten, müssen die beiden Tabellen *Hersteller* und *Artikel* verbunden werden:

```
SELECT *
FROM artikel, hersteller
WHERE artikel.hersteller = hersteller.id
```

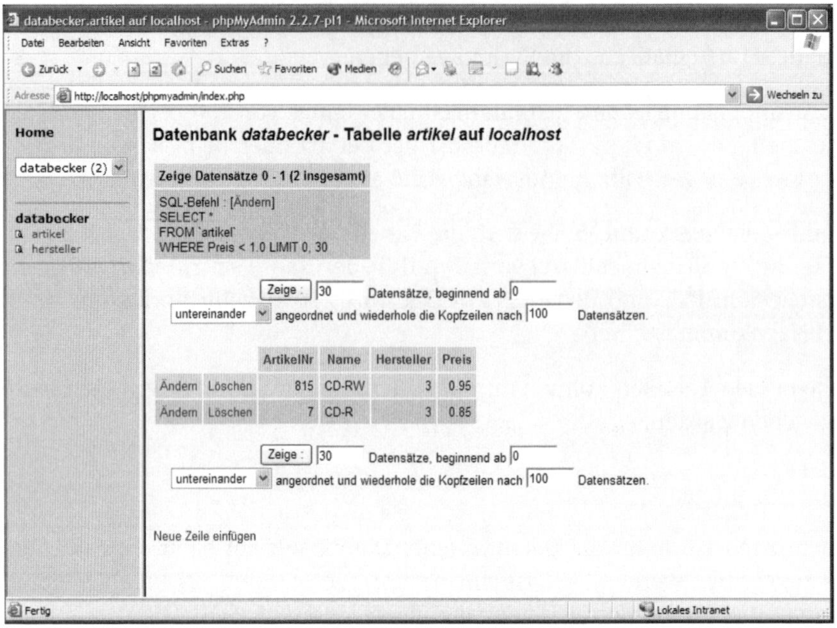

Zunächst werden im *FROM*-Teil beide Tabellen angegeben werden, damit SQL sowohl auf *Artikel* als auch auf *Hersteller* zugreift. In der *WHERE*-Klausel wird bestimmt, dass das Attribut *Hersteller* der Tabelle *Artikel* (*artikel.hersteller*) der ID der Tabelle *Hersteller* (*hersteller.id*) entsprechen soll. Dieser sog. Join verbindet die beiden Tabellen über die ID des Herstellers miteinander und führt zu folgender Ausgabe:

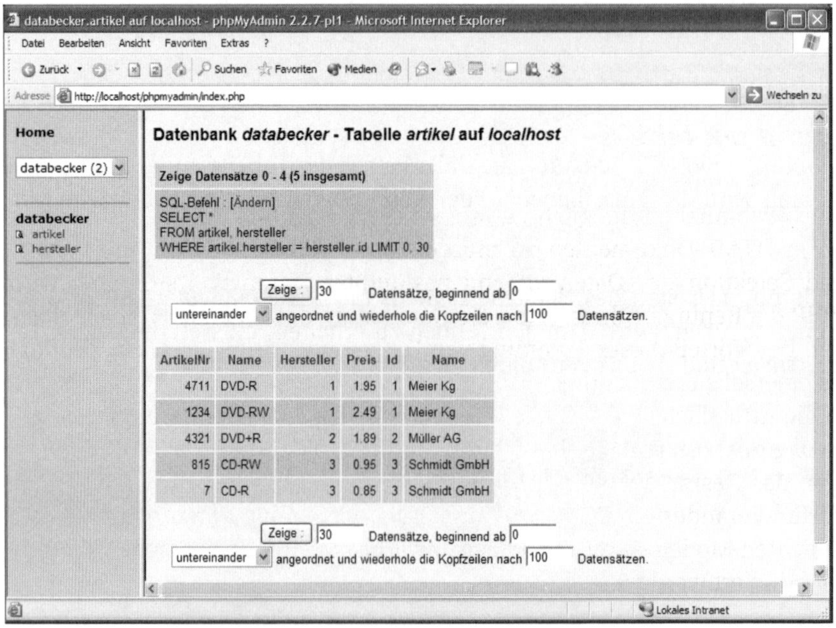

Jedem Artikel ist nun der Firmenname zugeordnet. Um die Ausgabe um die unnötige ID des Herstellers, die auch noch doppelt auftaucht, zu bereinigen, wird in der *SELECT*-Anweisung festgelegt, welche Tabellenspalten in welcher Reihenfolge aus der Datenbank geladen werden.

```
SELECT artikel.artikelnr, artikel.name, artikel.preis, hersteller.name
FROM artikel, hersteller
WHERE artikel.hersteller = hersteller.id
```

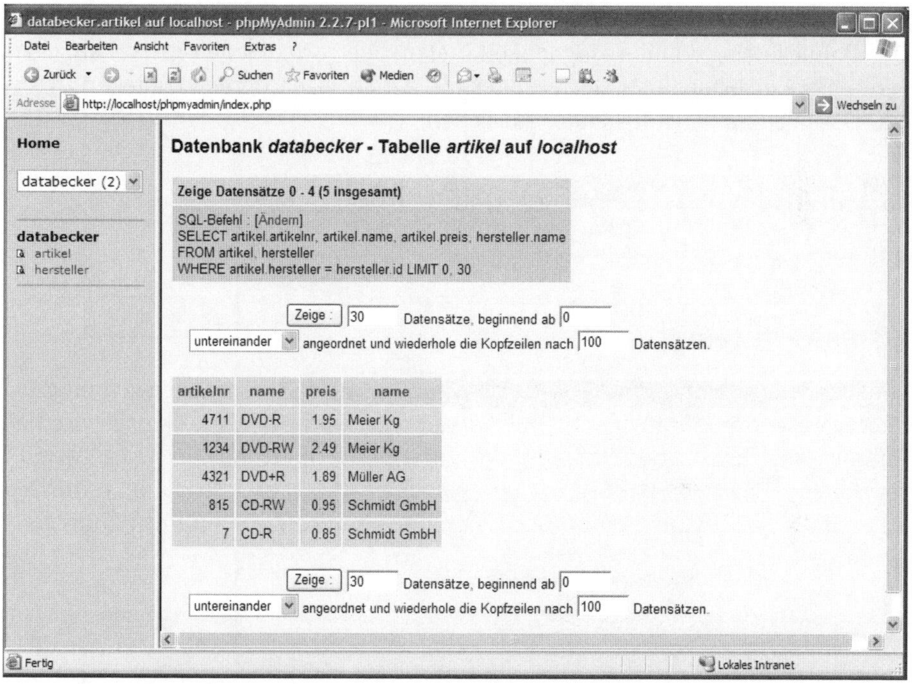

PHP-Zugriff auf MySQL

Durch die Zusammenführung von PHP und MySQL wird es dem Entwickler dynamischer Webinhalte ermöglicht, große Datenmengen relativ schnell und übersichtlich in HTML-Dokumenten zu präsentieren. Während MySQL die Verwaltung und Selektion der Daten anhand bestimmter Kriterien übernimmt, wird durch PHP die Benutzerführung und die Darstellung der Datenbankinhalte übernommen. Der Vorteil dieser Trennung von Daten und Bedienoberfläche liegt darin, dass einerseits die Inhalte der Datenbank verändert werden können, um zum Beispiel die Artikelliste eines Herstellers immer auf dem neusten Stand zu halten, ohne dazu Anpassungen an der Webseite vornehmen zu müssen. Und andererseits kann das Design oder die Navigation einer Webseite editiert werden, ohne dass hierfür Veränderungen an der Datenbasis notwendig wären. Durch dieses Zwei-Schichten-Modell kann der Pflegeaufwand für eine dynamische Webseite deutlich reduziert werden.

Onlinekatalog

In Anlehnung an das Beispiel des Glossars auf Seite 656 soll im Folgenden gezeigt werden, wie prinzipiell eine komplette Webseite zur Anzeige von Artikeln mit unterschiedlichen Suchfunktionen mithilfe eines einzigen PHP-Skriptes realisierbar ist. Je nach dem Umfang eines realen Systems würde man die hier gezeigte Funktionalität unter Umständen in unterschiedliche Seiten auslagern, die Verwaltung innerhalb einer Datei zeigt aber eindrucksvoll die Mächtigkeit dynamisch generierter Inhalte mit PHP.

Der Onlinekatalog soll die Möglichkeit bieten, alle vorhandenen Artikel anzuzeigen, eine Artikelsuche zu starten oder die Artikel nach deren Hersteller zu suchen. Die Startseite hat folgendes Aussehen:

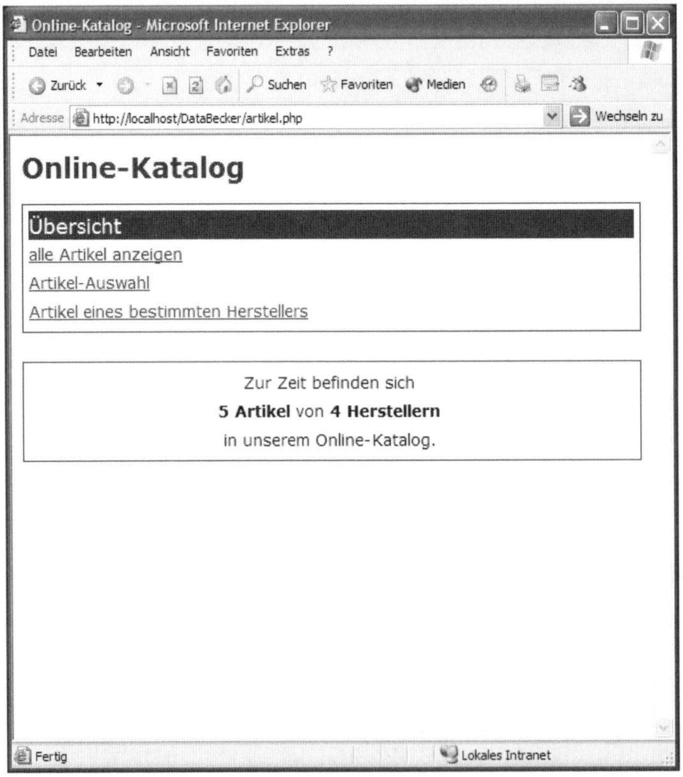

Abfrage der Benutzerauswahl

Um die Auswahl des Benutzers abfragen zu können, übergeben die Links der Übersicht einen Parameter *show*, der vier verschiedene Werte annehmen kann:

- *Alle*: Es werden alle Artikel angezeigt.
- *ArtikelSuche*: Anhand eines Formulars kann nach bestimmten Artikeln gesucht werden.

- *HerstellerSuche*: Durch die Auswahl eines Herstellers können dessen Artikel angezeigt werden.
- *ArtikelDetails*: Zu einem Artikel werden der Hersteller, der Artikelname und der Preis angezeigt. Neben dem *show*-Parameter wird ferner eine Artikelnummer übergeben.
- *HerstellerDetails*: Zu einem Hersteller werden alle Artikel angezeigt. Dafür wird außerdem die Hersteller-ID gesendet.

Die Übersicht wurde wie folgt erstellt:

```
<h2>Übersicht</h2>
<a href='artikel.php?show=Alle'>alle Artikel anzeigen</a><br />
<a href='artikel.php?show=ArtikelSuche'>Artikel-Auswahl</a><br />
<a href='artikel.php?show=HerstellerSuche'>Artikel eines bestimmten
Herstellers</a>
```

Unter der Übersicht soll eine Info-Box dargestellt werden, die Auskunft über die Anzahl der Artikel und der Hersteller in der Datenbank gibt. Dazu muss zum ersten Mal auf die Datenbank zugegriffen werden.

Verbindung zur Datenbank herstellen

Um Zugriffe auf die Datenbank zentral zu verwalten, wird zu Beginn des Skriptes eine Verbindung zur Datenbank hergestellt. Der Funktion *mysql_connect()* zum Öffnen der Datenbank können dafür drei Parameter übergeben werden. Der erste ist die Zieladresse der Datenbank, entweder als URL oder als IP-Adresse. Je nach Provider ist unter Umständen auch die Angabe des verwendeten Ports notwendig. Dieser ist per Default auf 3306 gesetzt. Der zweite Übergabeparameter enthält den Benutzernamen, mit dem die Verbindung zur Datenbank hergestellt werden soll, und der dritte Parameter das zugehörige Passwort. Dass der Benutzername und das Passwort in Klartext im Quelltext stehen ist nicht weiter kritisch, da der PHP-Quelltext von den Besuchern einer Webseite nicht abrufbar ist.

```
mysql_connect("www.myHost.com:3306", "Username", "Passwort");
```

Mit *mysql_connect* wird eine Verbindung zu dem Datenbankserver hergestellt und der jeweilige Benutzer eingeloggt. Mit *mysql_select_db()* kann nun die gewünschte Datenbank ausgewählt werden.

```
mysql_select_db("DataBecker");
```

Der Aufruf von *mysql_select_db* ist nicht zwingend notwendig, da später auch bei jeder Anfrage an den Server die Datenbank einzeln ausgewählt werden kann. Falls aber nur eine Datenbank verwendet wird, erhöht *mysql_select_db* die Übersichtlichkeit und erleichtert zum Beispiel den Umstieg von einer lokalen Datenbank auf den Entwicklungsrechnern zu dem Datenbankserver eines Providers.

Am Ende des Skriptes kann die Datenbank mit der Methode *mysql_close()* geschlossen werden. Dies ist jedoch nicht unbedingt notwendig, da die Verbindung zur Datenbank am Ende eines PHP-Programms automatisch geschlossen wird.

Datenbankanfragen mit PHP

An die geöffnete Datenbankverbindung kann nun eine Anfrage gesendet werden. Um die Anzahl der verfügbaren Artikel in der Datenbank zu berechnen, wird mithilfe der arithmetischen Funktion *count* von SQL auf die Daten zugegriffen. Diese zählt alle Ergebniszeilen einer Anfrage zusammen und gibt die Anzahl als numerischen Wert zurück. Um alle Artikel ohne Einschränkung zu zählen, wird folgende Anfrage verwendet:

```
select count(*) from artikel
```

Diese soll nun mit PHP an den Datenbankserver gesendet und ausgewertet werden. Anfragen werden mit der Funktion *mysql_query()* und dem Anfrage-String *$anfrage* als Übergabeparameter ausgeführt. Das Ergebnis ist eine Ressourcenkennung, über die das Resultat der Anfrage ausgewertet werden kann. Da als Ergebnis der *Count*-Anfrage genau ein Wert erwartet wird, kann einfach die erste Zeile ausgelesen und verarbeitet werden.

Dies erfolgt mit der Funktion *mysql_fetch_row()*, die als Parameter die Ressourcenkennung der Anfrage benötigt. Die *mysql_fetch_row*-Funktion liefert einen Array von Werten zurück. Der erste Wert in diesem Array muss also die Anzahl der Artikel sein.

```
$anfrage = "select count(*) from artikel":
$ergebnis = mysql_query($anfrage);
$zeile = mysql_fetch_row($ergebnis);
$anzahl_artikel = $zeile->Anzahl;
```

Analog dazu wird die Anzahl der Hersteller aus der Datenbank ausgelesen und in der Variablen *$anzahl_hersteller* gespeichert:

```
$anfrage = "select count(*) from hersteller":
$ergebnis = mysql_query($anfrage);
$zeile = mysql_fetch_row($ergebnis);
$anzahl_hersteller = $zeile->Anzahl;
```

Die so extrahierte Anzahl der Artikel und der Hersteller wird mit der *print*-Funktion ausgegeben:

```
print "
Zurzeit befinden sich<br />
<b>$anzahl_artikel Artikel</b>
von <b>$anzahl_hersteller Herstellern</b><br />
in unserem Katalog.
";
```

Abfrage der Benutzerauswahl

Damit ist die Startseite vollständig. Als Nächstes soll die Verarbeitung der verschiedenen Auswahlen realisiert werden. Der Benutzer hat dann eine Auswahl getroffen, wenn die Variable *$_GET[‚show']* gesetzt ist. In diesem Fall erfolgt vor der Ausgabe der Übersicht die Anzeige der Such- bzw. der Detail-Box, und der Inhalt der globalen Variable *$_GET[‚show']* wird lokal in *$show* gespeichert.

```
if (isset($_GET['show'])) {
    $show = $_GET['show'];
    ...
}
```

Anzeige aller Artikel

Die erste Möglichkeit ist die Anzeige aller Artikel (*show=Alle*). Hierfür wird eine Liste von Links zu allen Artikeln aus der Datenbank erstellt. Die Anfrage sieht also wie folgt aus, wobei die *order-by*-Klausel alle Ergebnisse der Anfrage sortiert:

```
select name, preis, artikelnr from artikel order by name
```

Die Auswertung dieser Anfrage ist etwas aufwendiger als das Auslesen der Anzahl aller Artikel, da als Ergebnis mehrere Zeilen erwartet werden. Daher wird das Ergebnis mithilfe einer *while*-Schleife ausgelesen und der Funktion *mysql_fetch_object()* übergeben: Solange *mysql_fetch_object()* eine weitere Zeile lesen kann, wird der innere Block ausgeführt.

Die *mysql_fetch_object()*-Methode liefert als Ergebnis jeweils ein Objekt zurück. Ein Objekt zeichnet sich dadurch aus, dass auf seinen Inhalt mithilfe des Zeigers (->) und den Attributnamen zugegriffen werden kann. Ein Objekt ist also die Beschreibung einer Zeile der Datenbank, in diesem Fall eines Artikels mit den Eigenschaften *Name*, *Preis* und *Artikelnr*.

Für jede Zeile des Ergebnisses wird ein Link zur Detailanzeige des Artikels generiert. Mit dem ersten Übergabeparameter der Referenz wird die Anzeigeoption festgelegt (*show=ArtikelDetails*). Um den Artikel in der Datenbank wiederzufinden, wird ferner *Artikelnr* als zweiter Parameter gesendet.

```
if (show == "Alle") {
    print "<h2>Alle Artikel</h2>";

    $anfrage = "select name, preis, artikelnr from artikel order by
    name";
    $ergebnis = mysql_query($anfrage);

    while ($zeile = mysql_fetch_object($ergebnis)) {
        print "
            <a href='artikel.php?show=ArtikelDetails&Artikelnr=
            $row->artikelnr'>$row->name</a><br />";
    }
}
```

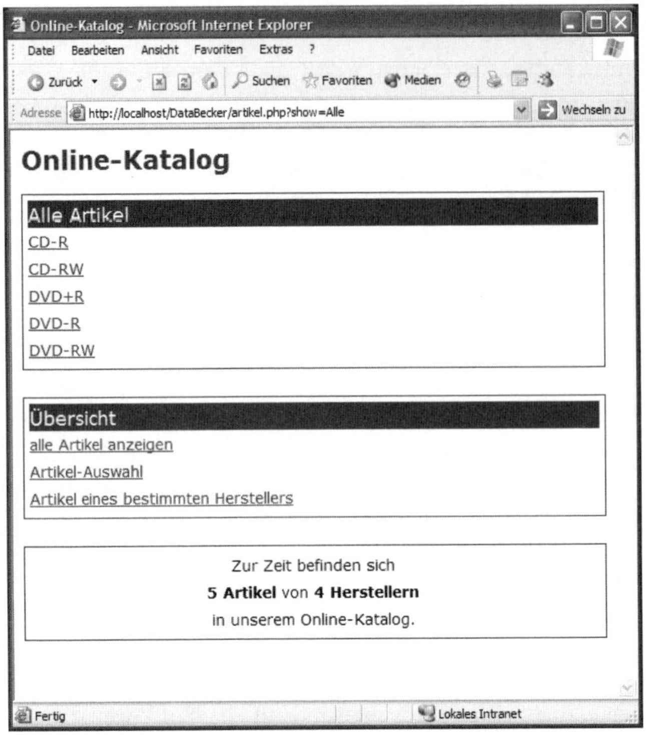

Detailanzeige eines Artikels

Um die Details eines Artikels anzuzeigen, muss anhand der im Link übergebenen Artikelnummer die Information des Artikels aus der Datenbank gelesen werden. Die Artikelnummer ist in der globalen Variable *$_GET['Artikelnr']* übergeben worden und wird lokal in *$Artikelnr* gespeichert.

Zu einem Artikel soll außerdem der Name des Herstellers mit angezeigt werden. Die benötige Anfrage verbindet daher die Datenbanktabellen *Artikel* und *Hersteller* über die ID des Herstellers und filtert gleichzeitig nach der gesuchten Artikelnummer (siehe Abbildung nächste Seite).

Bevor das Ergebnis der Anfrage verarbeitet werden kann, sollte geprüft werden, ob unter der Artikelnummer auch tatsächlich ein Artikel in der Datenbank hinterlegt ist. Dazu wird die Anfrage zunächst durch die Funktion *mysql_query()* ausgeführt. Im Anschluss kann mit der *mysql_affected_rows()*-Funktion getestet werden, wie viele Zeilen als Ergebnis des *Select*-Statements zurückgeliefert wurden. Da zu einer Artikelnummer nur genau ein Artikel gefunden werden sollte, muss *mysql_affected_rows()* den Wert 1 ergeben. Anderenfalls ist entweder die Artikelnummer falsch oder in der Datenbank sind unter einer Nummer mehrere Artikel eingetragen. In diesem Fall wird mit einer Fehlermeldung abgebrochen.

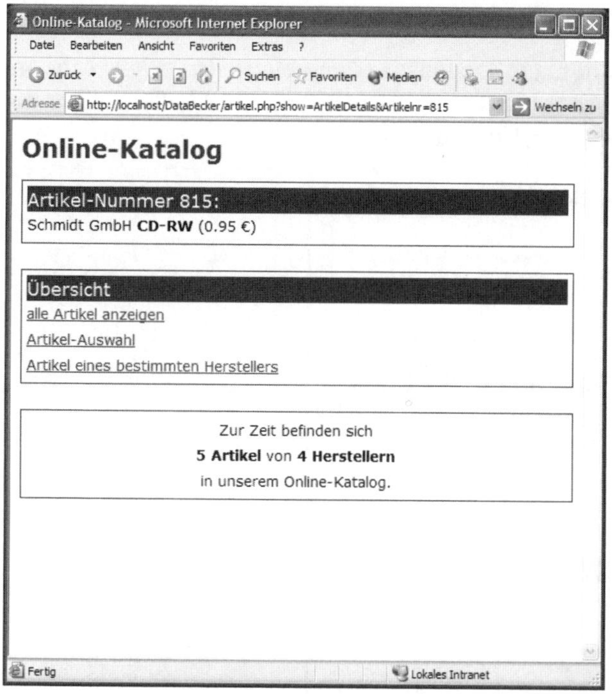

Wurde genau ein Artikel gefunden, können die einzelnen Informationen ausgegeben werden. Um zwischen dem Namen des Artikels und dem Namen des Herstellers unterscheiden zu können, wird in der SQL-Anfrage mit dem Schlüsselwort *as* das Attribut *hersteller.name* als Hersteller definiert. Nach dem Aufruf von *mysql_fetch_object()* stehen die Felder *$zeile->name*, *$zeile->preis* und *$zeile->Hersteller* (Groß-/Kleinschreibung beachten) zur Verfügung.

```
if ($show == "ArtikelDetails") {
    $Artikelnr = $_GET['Artikelnr'];

    $anfrage = "select artikel.name, artikel.preis, hersteller.name as
    Hersteller from artikel, hersteller where artikelnr=$Artikelnr and
    hersteller.id = artikel.hersteller";

    $ergebnis = mysql_query($anfrage);

    if (mysql_affected_rows() == 1) {
        print "<h2>Artikel-Nummer $Artikelnr:</h2>";

        $zeile = mysql_fetch_object($ergebnis);
        print "$zeile->Hersteller <b>$zeile->name</b> ($row->zeile   )
        <br />";
    }
    else {
        print "Fehler bei der Anfrage!<br />";
    }
}
```

Auswahl der Hersteller

Als Nächstes soll die Auswahl nach Herstellern (*show=HerstellerSuche*) realisiert werden, die die Auswahl eines Herstellers ermöglicht und anschließend alle Artikel dieses Herstellers (*show=HerstellerDetails*) anzeigt.

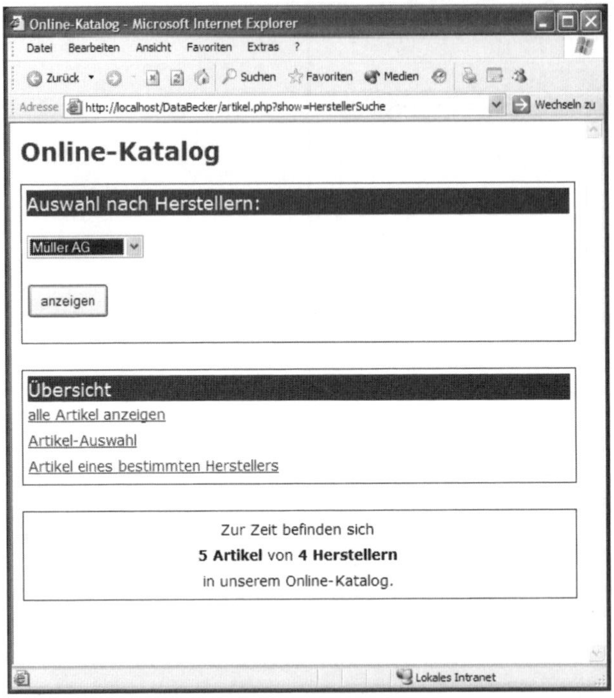

Dazu wird ein Formular mit einer Auswahlliste aller Hersteller aus der Datenbank generiert. Für die Gestaltung wird zunächst die PHP-Verarbeitung beendet und ein HTML-Formular erstellt. Als Aktion wird das PHP-Skript *artikel.php* selbst übergeben. Um die gewünschte Anzeigeform zu übergeben, wird ein verstecktes Eingabefeld erzeugt, das als Namen *show* und als Wert *HerstellerDetails* enthält.

Des Weiteren wird eine Auswahlliste mit dem HTML-Attribut <select> erstellt, die die *HerstellerId* übergeben soll. In diese Liste werden nun mit einer SQL-Anfrage alle in der Datenbank verfügbare Hersteller eingetragen. Dazu wird wieder in den PHP-Modus gewechselt. Die Anfrage selektiert alle Namen und Ids der Hersteller aus der Datenbank und sortiert sie nach ihrem Namen.

Durch eine *while*-Schleife werden nun alle Zeilen des Ergebnisses mit der Funktion *mysql_fetch_object()* eingelesen, sodass zu jedem Hersteller die Variablen *$zeile->name* und *$zeile->id* besetzt sind. Diese werden als <option>-Feld mit ihrer ID als Wert in die Auswahlliste eingetragen.

Nach dem Wechsel zurück nach HTML kann das Formular mit einem Button zum Anzeigen der Artikel des Herstellers beendet werden. Danach darf die schließende Klammer für die *if*-Abfrage nicht vergessen werden.

```
<?php
    if ($show == "HerstellerSuche") {
?>
<h2>Auswahl nach Herstellern:</h2>
<form action="artikel.php">
    <input type=hidden name=show value=HerstellerDetails>
    <select name="HerstellerId">
<?php
    $query = "select name, id from hersteller order by name";
    $result = mysql_query($query);
    while ($row = mysql_fetch_object($result)) {
        print "
<option value=$row->id>$row->name</option>";
    }
?>
    </select>
    <br /><br />
    <button type="submit">anzeigen</button>
</form>
<?php
    }
?>
```

Anzeige der Artikel eines Herstellers

Die Anzeige aller Artikel eines ausgewählten Herstellers erfolgt in zwei Schritten. Zunächst wird überprüft, ob unter der angegebenen *HerstellerId* auch genau ein Hersteller in der Datenbank hinterlegt ist. Nachdem die globale Variable *$_GET[,HerstellerId']* lokal in *$HerstellerId* gespeichert ist, wird nach diesem Wert in der Datenbanktabelle *Hersteller* selektiert.

Ist die Anzahl der zurückgelieferten Zeilen gleich 1 (*mysql_affected_rows()*), können nun alle Artikel dieses Herstellers aus der Datenbank geholt werden. Anderenfalls wird die Verarbeitung mit einer Fehlermeldung abgebrochen.

Die innere Datenbankanfrage sucht zu der *HerstellerId* alle Artikel und sortiert sie nach ihrem Namen. Nachdem die Anfrage mit der Funktion *mysql_query()* an die Datenbank gesendet wurde, wird überprüft, ob mindestens eine Ergebniszeile vorhanden ist. Falls nicht, sind für diesen Hersteller keine Artikel vorhanden und es wird eine Benachrichtigung an den Benutzer ausgegeben.

War die Anfrage erfolgreich, können nun die einzelnen Artikel mit einer *while*-Schleife und der *mysql_fetch_object()*-Methode eingelesen und ausgegeben werden. Zu jedem Artikel stehen die Werte *$zeile->name*, *zeile->preis* und *$zeile->artikelnr* zur Verfügung. Anhand der Artikelnummer wird ein Link auf die Detailansicht (*show=ArtikelDetails*) des Artikels gelegt.

```
if ($show == "HerstellerDetails") {
$HerstellerId = $_GET['HerstellerId'];

$anfrage = "select name from hersteller where id=$HerstellerId";
    $ergebnis = mysql_query($anfrage);

```

```
    if (mysql_affected_rows() == 1) {
        $zeile = mysql_fetch_object($ergebnis);

        $hersteller = $zeile->name;

        $anfrage = "select name, preis, artikelnr from artikel where
        hersteller=$HerstellerId order by name";
        $ergebnis = mysql_query($anfrage);

        if (mysql_affected_rows() > 0) {
            print "<h2>Alle Artikel von Hersteller '$hersteller':</h2>";

            while ($zeile = mysql_fetch_object($ergebnis)) {
                print "  > <a href='artikel.php?show=
                ArtikelDetails&Artikelnr=$zeile->artikelnr'
                >$zeile->name</a> ($zeile->preis  )<br />";
            }
        }
        else {
            print "Keine Artikel gefunden!<br />";
        }
    }
    else {
            print "Hersteller nicht gefunden!<br />";
    }
}
```

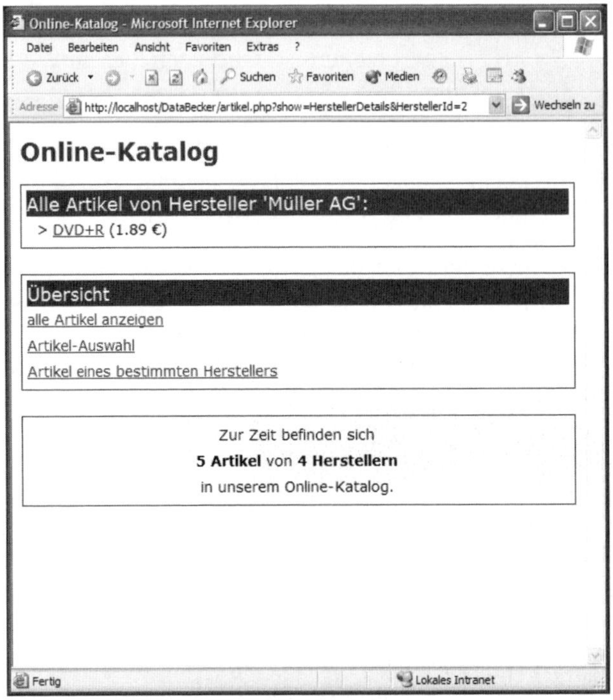

Der vollständige PHP-Quelltext hat mit allen HTML- bzw. CSS-Formatierungen einen Umfang von weniger als 200 Zeilen inklusive aller Kommentare und Leerzeilen. Es lässt sich also bereits durch ein relativ kurzes Programm ein einfaches Katalogsystem erstellen. Dieses lässt sich nach Belieben erweitern, zum Beispiel zu einem Shopsystem mit Warenkorb und automatisiertem Bestellsystem.

20.3 Zugänglichkeit und Benutzbarkeit

Am 01.05.2002 trat ein Gesetz in Kraft, dass die Gleichstellung behinderter Menschen garantieren soll. Es konkretisiert den Artikel 3, Absatz 3 des Grundgesetzes, in dem es heißt, dass niemand wegen seiner Behinderung benachteiligt werden darf.

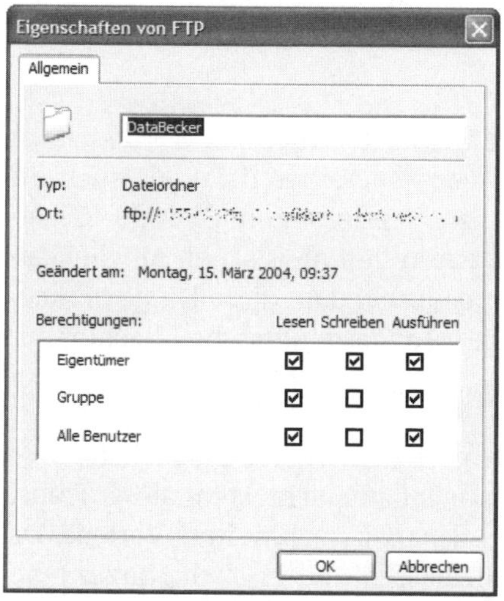

Homepage des Beauftragten der Bundesregierung für die Belange behinderter Menschen (http://www.behindertenbeauftragter.de/gesetzgebung/behindertengleichstellungsgesetz/gesetzestext).

Im Zuge der Gesetzänderung gilt zumindest für die Träger öffentlicher Gewalt, ab dem 01.01.2005 die Auflage, ihre Seiten barrierefrei zu gestalten.

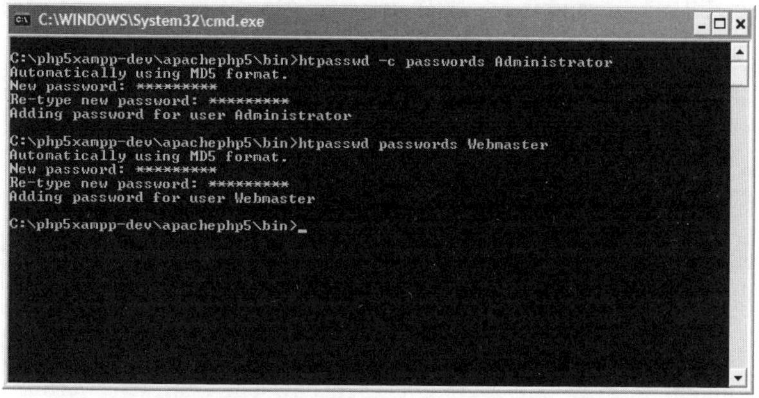

Screenshot der Seite barrierefreies-webdesign.de (http://www.barrierefreies-webdesign.de/bitv/rechtsverordnung.php).

Für gewerbsmäßige Anbieter im Internet ergeben sich bis jetzt noch keine gesetzlichen Konsequenzen aus der Gesetzesänderung, was aber nicht heißt, dass es nicht noch dazu kommen kann. Speziell zu dieser Thematik bietet die Seite Barrierefreies-webdesign.de sehr gute Informationen.

Senioren im Internet

Doch was den behinderten Menschen per Gesetz zugesichert wird, wird für eine andere Zielgruppe im Internet nicht gemacht. Eine Gruppe, der oft unterstellt wird, dass Ende vor dem geistigen Auge zu haben, und die nicht mehr in der Lage sein soll, aktiv am Alltag teilzunehmen. Es gab eine Zeit, da mag diese Beschreibung für Senioren zutreffend gewesen sein. Heutzutage jedoch, aufgrund unseres Wohlstands und dank des medizinischen Fortschritts, stimmt das zitierte Bild längst nicht mehr.

Die Senioren stellen eine immer größere Gruppe im Internet dar. Schon gehört für viele ältere Menschen der Computer genauso zum Leben dazu wie auch für jüngere Menschen. Senioren haben zwar keine Behinderung im Sinn des Gesetzes, aber es gibt doch gewisse Einschränkungen in den physischen Möglichkeiten, die durch das Altern bedingt sind. Allein dadurch, dass diese Dinge berücksichtigt werden, wird eine Seite auch für viele behinderte Menschen leichter zugänglich.

Eine seniorengerechte Oberfläche wird oftmals reduziert auf möglichst große Button und sehr große Schrift. Dass das allein nicht ausreicht, steht außer Frage. Eine gute und klar gestaltete Oberfläche bietet daneben noch weitere Vorteile. Da ab Mitte 30 die Sehkraft anfangen kann nachzulassen und es auch Nutzer gibt, die andere Sehfehler haben, wie zum Beispiel eine Farbfehlsichtigkeit, ist ein klares und sauberes Design immer von Vorteil für die Akzeptanz einer Anwendung.

Gestaltung für Menschen mit Sehschwäche

Um Menschen mit einer Sehschwäche die Wahrnehmung einer Internetseite zu erleichtern, sollten bestimmte Farbkombinationen vermieden werden. Immer wieder sind Seiten anzutreffen, bei denen zum Beispiel ein kräftiges Blau als Hintergrundfarbe gewählt wurde und die Schrift in einem kräftigen Gelb. Besonders schlimm wird es, wenn eine Seite mit vielen verschiedenen Farben gestaltet wird. Kommen mehr als vier Farben zusammen, kann es für viele Anwender schwer werden, die Seite entspannt wahrnehmen zu können. Daher empfiehlt es sich, bei der Farbwahl mindestens eine der drei Grundfarben, also Rot, Grün oder Blau wegzulassen.

Ein weiteres Problem bei Anwendern mit einer Sehschwäche kann eine verminderte Lichtdurchlässigkeit der Augen sein, wie diese auch im Alter zunimmt. Um diesem Punkt gerecht zu werden, sollten zu dunkle Farben vermieden werden.

Umgekehrt kann eine zu starke Konzentration auf zu helle Bildschirmfarben bei einer verlangsamten Hell-Dunkel-Adaption Schwierigkeiten bereiten. Anwender, die eine verlangsamte Hell-Dunkel-Adaption haben, empfinden es durch den starken Helligkeitsunterschied als unangenehm, wenn sie den Blick vom Bildschirm auf die Umgebung lenken.

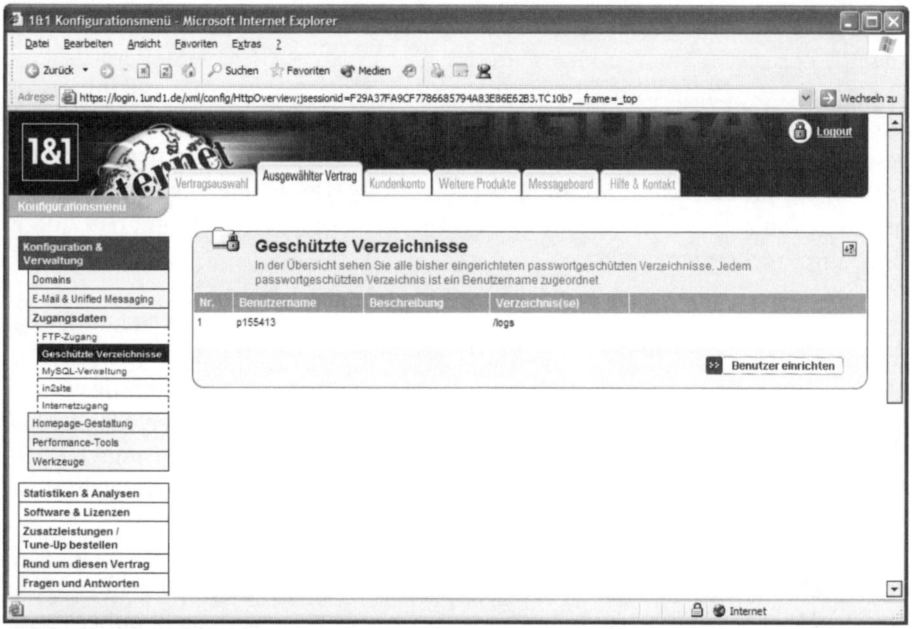

Farbkombinationen, die nicht verwendet werden sollten.

Schriften

Neben der Hauptanforderung, am besten serifenlose Schriften im Internet einzusetzen, gilt, dass dunkle Schrift auf hellem Hintergrund grundsätzlich besser zu lesen ist als umgekehrt. Ferner muss ein guter Kontrast erreicht werden und der Hintergrund darf nicht zu unruhig sein. Seiten, deren Hintergrund sehr stark gekachelt ist, sind schwerer wahrnehmbar als solche, die einen einfarbigen Hintergrund haben.

Barrierefreie Seiten

Hamburg ist der Sitz des BIK (**B**arrierefrei **I**nformieren und **K**ommunizieren). Das BIK hat in diesem Jahr unter anderem 14 große Tageszeitungen in Bezug zur Barrierefreiheit des Onlineauftritts getestet. Diesen Test, der untersucht hat, ob die Seiten auch für behinderte Menschen uneingeschränkt nutzbar sind, kam zu einem Ergebnis, das die Tester als „enttäuschend“ bezeichneten. Das beste Ergebnis erzielte der Onlineauftritt des Magazins Stern.

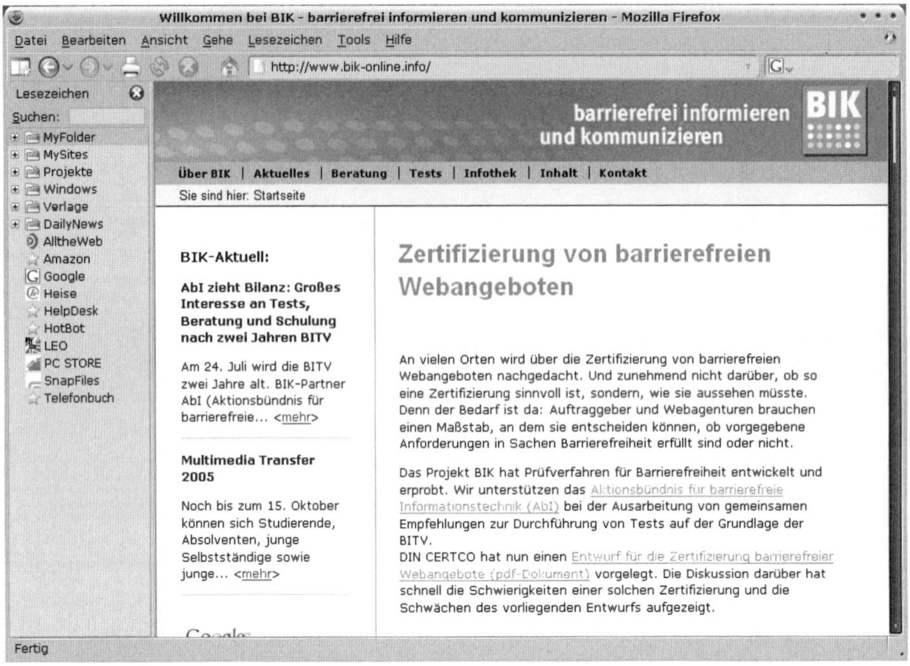

Homepage des BIK (http://www.bik-online.info/index.php).

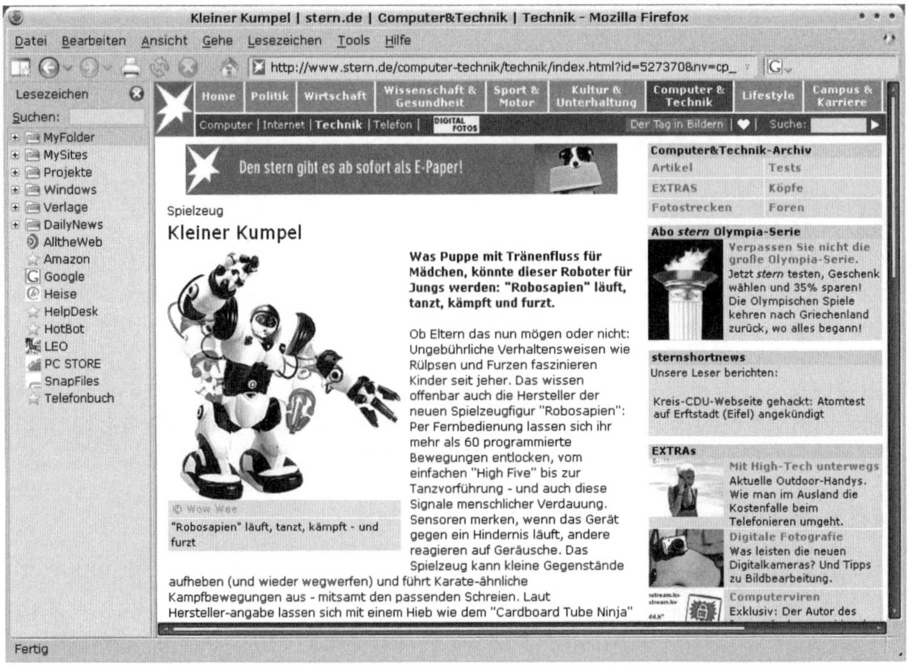

Onlineauftritt des Magazins Der Stern (www.stern.de).

Anhang: CSS-Referenz

Die folgende Referenz bietet einen Überblick über die wichtigsten Formatierungsmöglichkeiten von CSS.

Farben

Die Angabe der Farbe wird für eine Vielzahl von Elementen verwendet. Dabei kann entweder auf eine Auswahl von 16 vordefinierten Farbnamen, 18 Systemfarben oder auf die Definition der Farbe über RGB-Werte zurückgegriffen werden.

RGB-Werte

Die Angabe von Farben über RGB-Werte basiert auf der Mischung von den drei Farben Rot, Grün und Blau. Für jede Farbe kann dabei ein Wert zwischen 0 und 255 verwendet werden, wodurch sich 16 Millionen Farben darstellen lassen.

Die Werte können durch vier Notationen angegeben werden:

#rrggbb	Je Farbe werden zwei Hexadezimalwerte (0-f) angegeben, womit der Farbraum von 255 je Farbe abgedeckt wird.
#rgb	Verkürzte Darstellung für die sechsstellige Angabe. Der Wert für jede Farbe wird dabei durch das System wiederholt. Aus *#fcc* wird somit *#ffcccc*.
rgb(255,255,255)	Angabe der Farben über gerade Zahlen zwischen 0 und 255.
rgb(100%, 100%, 100%)	Angabe der Farbe durch Werte von 0.0 bis 100.0 %. Achtung: Die Nachkommastellen müssen durch einen Punkt und nicht durch ein Komma getrennt werden.

Bis auf die verkürzte Darstellung bilden alle Notationen den gleichen Farbraum ab. Die folgenden Darstellungen repräsentieren alle die Farbe Rot:

- `color: #ff0000;`
- `color: #f00;`
- `color: rgb(255,0,0);`
- `color: rgb(100%, 0%, 0%);`

Vordefinierte Farben

Die 16 vordefinierten Farben wurden im HTML-4-Standard eingeführt und stehen dem Entwickler als feste Referenz auf immer die gleichen RGB-Farbwerte zur

Verfügung. Rot (red) als Vordergrundfarbe wird zum Beispiel wie folgt angegeben, wobei der Farbname ohne Anführungsstriche geschrieben wird:

- `color: red;`

Folgende Farbnamen sind erlaubt:

aqua	Hellblau
black	Schwarz
blue	Blau
fuchsia	Pink
gray	Grau
green	Grün
lime	leuchtendes Grün
maroon	Braun

navy	Dunkelblau
olive	Dunkelgelb
purple	Violett
red	Rot
silver	Silber
teal	Seegrün
white	Weiß
yellow	Gelb

Systemfarben

Über die Systemfarben kann auf die aktuelle Farbgebung der Bedienoberfläche des Benutzers zugegriffen werden. Damit kann zum Beispiel das farbliche Aussehen der Webseite den Dialogfenstern des Anwenders nachempfunden und somit das Look & Feel vereinheitlicht werden. Ferner kann darüber auch auf Sehbehinderungen des Anwenders Rücksicht genommen werden, falls die Farbwahl in dessen Systemeinstellungen entsprechend eingestellt wurde.

Nicht alle Farben werden von allen Betriebssystemen unterstützt, aber dennoch werden durch den Browser alle nachfolgenden Werte notfalls durch eine ähnliche Systemfarbe gesetzt, d. h., man kann sich auf das Vorhandensein der Farbe verlassen.

Die Verwendung der Systemfarben erfolgt analog zur Verwendung von vordefinierten Farben durch die Angabe des Namens ohne Anführungsstriche:

- `color: ActiveBorder;`

Die nachfolgenden 28 Systemfarben können verwendet werden:

ActiveBorder	aktiver Fensterrand
ActiveCaption	aktiver Hintergrund der Fensterüberschrift
AppWorkspace	Hintergrund von Applikationen mit mehreren Fenstern
Background	Desktop-Hintergrund
ButtonFace	Button-Vordergrund
ButtonHighlight	schwarzer Schatten von Button
ButtonShadow	Schatten von Button

ButtonText	Textfarbe von Button
CaptionText	Textfarbe von Überschriften
GrayText	inaktiver Text
Highlight	selektierte Elemente
HighlightText	selektierter Text
InactiveBorder	inaktiver Fensterrand
InactiveCaption	inaktiver Hintergrund der Fensterüberschrift
InactiveCaptionText	inaktiver Text der Fensterüberschrift
InfoBackground	Tooltip-Hintergrund
InfoText	Tooltip-Vordergrund
Menu	Menühintergrund
MenuText	Menütexte
Scrollbar	Hintergrund von Scrollbalken
ThreeDDarkShadow	dunkler Schatten von dreidimensionalen Elementen
ThreeDFace	Vordergrundfarbe von dreidimensionalen Elementen
ThreeDHighlight	helle Farbe zur Hervorhebung von dreidimensionalen Elementen
ThreeDLightShadow	heller Rahmen von dreidimensionalen Elementen
ThreeDShadow	dunkler Rahmen von dreidimensionalen Elementen
Window	Fensterhintergrund
WindowFrame	Fensterrahmen
WindowText	Fenstertext

Größenangaben

Die Angabe von Werten für Abstände, Schriftgrößen oder die Breite und Höhe von Elementen kann absolut oder relativ bzw. prozentual zu anderen, bereits definierten Größenangaben erfolgen.

Absolute Größen

Als absolute Größen können die folgenden Einheiten verwendet werden:

in	Inch (1 in = 2,54 cm).
cm	Zentimeter
mm	Millimeter
pt	Punkt (1 pt = 1/72 in = 0,03 cm)
pc	Pica (1 pc = 12 pt)

Folgendes Beispiel bestimmt eine Schriftgröße (siehe *font-size*) von 12 Punkt:

```
font-size: 12pt;
```

Relative Größen

Relative Größen beziehen sich entweder auf Schriftgrößen oder auf die Pixelauflösung des Bildschirms:

em	die Größe der verwendeten Schriftart.
ex	die Höhe der verwendeten Schriftart.
px	ein Pixel in Bezug auf die aktuelle Auflösung des Anwenders.

Mit folgendem Beispiel wird die Dicke eines Rahmens (siehe *border-width*) auf 2 Pixel festgelegt:

```
border-width: 2px;
```

Prozentuale Größen

Prozentuale Größen beziehen sich auf ein Bezugselement, zum Beispiel eine andere Größenangabe. Erlaubt sind auch Werte größer 100 % und negative Werte. Das Beispiel legt die Höhe (siehe *height*) auf 80 % der übergeordneten Höhe fest:

```
height: 80%;
```

Größenangaben ohne Einheit

Ferner können Größen ohne Einheit angegeben werden. Diese werden je nach der CSS-Eigenschaft unterschiedlich interpretiert. Das folgende Beispiel legt die Zeilenhöhe auf das 1,2fache der Schriftgröße fest (siehe *line-height*):

```
line-height: 1.2;
```

Breite und Höhe

height

Legt die Höhe eines Elements fest.

Die Höhe wird als CSS-Größenangabe festgelegt. Wird keine Einheit verwendet, wird die Höhe auf den Wert multipliziert mit der Schriftgröße gesetzt. Um die Größe auf die berechnete Höhe des Browsers zurückzusetzen, kann der Wert *normal* übergeben werden.

Die folgende Definition legt die Höhe eines Elements auf 200 Pixel fest:

```
height: 200px;
```

width

Legt die Breite eines Elements fest.

Die Breite wird als CSS-Größenangabe festgelegt. Wird keine Einheit verwendet, wird die Breite auf den Wert multipliziert mit der Schriftgröße gesetzt. Um die Größe auf die berechnete Breite des Browsers zurückzusetzen, kann der Wert *normal* übergeben werden.

Das Beispiel definiert eine Breite von 200 Pixeln:

```
width: 200px;
```

max-height

Legt die maximale Höhe eines Elements fest.

Diese Eigenschaft wird vom Internet Explorer nicht unterstützt.

Damit kann erreicht werden, dass sich ein Element in der Höhe anpasst, aber nur bis zum angegebenen Maximalwert. Danach kann mit der *overflow*-Eigenschaft entschieden werden, wie mit zu langem Inhalt verfahren wird. Erlaubt sind nur positive Größenangaben.

Um die maximale Höhe auf 200 Pixel festzulegen, wird die folgende Notation verwendet:

```
max-height: 200px;
```

max-width

Legt die maximale Breite eines Elements fest.

Diese Eigenschaft wird vom Internet Explorer nicht unterstützt.

Damit kann erreicht werden, dass sich ein Element in der Breite anpasst, aber nur bis zum angegebenen Maximalwert. Erlaubt sind nur positive Größenangaben.

Um die maximale Breite auf 200 Pixel festzulegen, wird die folgende Notation verwendet:

```
max-width: 200px;
```

min-height

Legt die minimale Höhe eines Elements fest.

Diese Eigenschaft wird vom Internet Explorer nicht unterstützt.

Damit kann erreicht werden, dass sich ein Element in der Höhe anpasst, aber nur bis zum angegebenen Minimalwert. Ist die minimale Größe kleiner als die vom Browser vorgesehene minimale Größe für das entsprechende Element, wird der

Wert des Browsers verwendet. Ist die minimale Höhe größer als ein durch *max-height* angegebener Wert, wird der Wert der maximalen Höhe verwendet.

Erlaubt sind nur positive Größenangaben.

Um die minimale Höhe auf 200 Pixel festzulegen, wird die folgende Notation verwendet:

- `min-height: 200px;`

min-width

Legt die minimale Breite eines Elements fest.

Diese Eigenschaft wird vom Internet Explorer nicht unterstützt.

Damit kann erreicht werden, dass sich ein Element in der Breite anpasst, aber nur bis zum angegebenen Minimalwert. Ist die minimale Breite kleiner als die vom Browser vorgesehene minimale Größe für das entsprechende Element, wird der Wert des Browsers verwendet. Ist die minimale Breite größer als ein durch *max-width* angegebener Wert, wird der Wert der maximalen Breite verwendet.

Erlaubt sind nur positive Größenangaben.

Um die minimale Breite auf 200 Pixel festzulegen, wird die folgende Notation verwendet:

- `min-width: 200px;`

vertical-align

Spezifiziert die horizontale Ausrichtung eines Box-Elements.

Mit dieser Eigenschaft können unterschiedlich hohe Elemente, zum Beispiel Texte und Tabellen, ausgerichtet oder hoch bzw. tief gestellter Text erzeugt werden.

Folgende vorgegebene Werte sind erlaubt:

baseline	Ausrichtung an der Basislinie
bottom	Ausrichtung am unteren Rand
middle	vertikal zentriert
sub	tief gestellt
super	hoch gestellt
text-bottom	Ausrichtung am unteren Textrand
text-top	Ausrichtung am oberen Textrand
top	Ausrichtung am oberen Rand

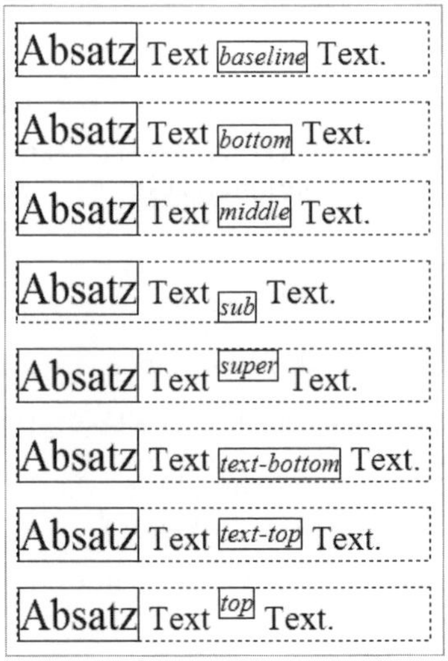

Das folgende Beispiel erzeugt eine an der Basislinie ausgerichtete Box:

- `vertical-align: baseline;`

Ferner kann die Verschiebung einer Box auch in Bezug zur Basislinie durch die Angabe einer Größenangabe oder eines Prozentwertes (relativ zur Zeilenhöhe *line-height*) erfolgen. Positive Werte verschieben die Box nach oben, negative nach unten.

Das Beispiel verschiebt die Box um 2 Pixel nach unten:

- `vertical-align: -2px;`

Schriftformatierung

font

Abkürzung zum Setzen von Schriftart-Eigenschaften oder Verwendung einer vorgegebenen Systemschrift.

Abkürzung

Über diese Abkürzung können die Eigenschaften *font-family, font-size, font-style, font-variant, font-weight* und *line-height* gesetzt werden. Die Reihenfolge der Angaben ist beliebig und es müssen nicht alle Werte gesetzt werden.

Wird eine Größenangabe (siehe Seite 685) verwendet, wird damit die Eigenschaft *font-size* gesetzt. Um außerdem die *line-height* zu definieren, müssen zwei Größenangaben, durch einen Slash (/) getrennt, übergeben werden. Das Beispiel setzt die *font-size* auf 12 Punkt und die *line-height* auf 14 Punkt:

- `font: 12pt/14pt;`

Folgende Beispiele sind also korrekte Abkürzungen für die jeweils nachfolgenden Anweisungen:

- `font: 12pt Arial, sans-serif bold;`

entspricht

- `font-size: 12pt;`
- `font-family: Arial, sans-serif;`
- `font-weight: bold;`

und

- `font: "Times New Roman", serif 12px/14px italic;`

entspricht

- `font-family: "Times New Roman", serif;`
- `font-size: 12px;`
- `line-height: 14px;`
- `font-style: italic;`

Systemschrift

Über die *font*-Eigenschaft kann ferner die Schriftart auf eine der sechs vordefinierten Systemschriftarten gesetzt werden. Damit kann das Look & Feel des Webdokuments dem Aussehen des Browsers bzw. des Betriebssystems des Benutzers angepasst werden. Dies ist vor allem für Benutzer mit Sehbehinderungen und entsprechenden Einstellungen sehr hilfreich.

Zu beachten ist, dass die Systemschriften daher prinzipiell für jeden Benutzer sehr unterschiedlich sein können.

caption	die Schriftart von Steuerelementen (z. B. Button).
icon	die Schriftart zur Beschriftung von Icons.
menu	die Schriftart aus Menülisten oder Dropdown-Menüs.
message-box	die Schriftart von Dialogboxen.
small-caption	die Schriftart von kleinen Steuerelementen.
status-bar	die Schriftart der Statuszeile.

font-family

Angabe der zu verwendenden Schriftart.

Für die Schriftart können sowohl konkrete Namen eines Fonts oder einer der fünf generischen Schriftarten verwendet werden. Konkrete Schriftarten sind zum Beispiel Arial, Verdana oder Times New Roman. Bei Schriftarten, die aus mehreren Wörtern bestehen, muss der Name in Anführungszeichen geschrieben werden:

- `font-family: "Times New Roman";`

Generische Schriftarten definieren nur das ungefähre Erscheinungsbild, das für die zu verwendende Schrift gewünscht wird. Die tatsächlich verwendete Schrift wird dann durch den Browser ausgewählt und kann somit selbst auf Computern mit gleichem Betriebssystem und gleichem Browser unterschiedlich sein.

Die fünf generischen Schriftarten sind:

cursive	Schreibschrift.
fantasy	dekorative Schriftarten.
monospace	Schriftart, in der jedes Zeichen die gleiche horizontale Breite belegt, zum Beispiel Courier.
serif	Schriftarten mit Serifen, zum Beispiel Times New Roman.
sans-serif	Schriftarten ohne Serifen, zum Beispiel Arial.

Üblicherweise wird eine Liste von konkreten Schriftarten angegeben - und zuletzt eine generische Schriftart. Der Browser versucht dann der Reihe nach, eine der angegebenen Schriftarten zu verwenden.

Kann davon keine geladen werden, wird die generische Schrift dargestellt.

- `font-family: Verdana, Arial, "Times New Roman", sans-serif;`

font-size

Die zu verwendende Schriftgröße.

Die Größe der Schrift kann durch einen vordefinierten Wert oder durch eine Größenangabe absolut oder relativ angegeben werden.

Vordefinierte, absolute Schriftgrößen

Vordefinierte, absolute Schriftgrößen sind vom Browser vorgegeben, können sich aber je nach den Einstellungen des Benutzers stark unterscheiden.

xx-small	extra klein
x-small	sehr klein
small	klein
medium	mittel
large	groß
x-large	sehr groß
xx-large	extra groß

Vordefinierte, relative Schriftgrößen

Durch die relative Angabe mit den folgenden Werten kann die Schriftgröße relativ zur übergeordneten Schrift vergrößert oder verkleinert werden. Der Faktor der Verkleinerung ist abhängig vom Browser.

larger	Die Schrift soll größer sein.
smaller	Die Schrift soll kleiner sein.

Relative Angabe der Schriftgröße

Anhand von prozentualen Werten kann die Größe der Schrift relativ zur übergeordneten Schriftgröße definiert werden. Die folgende Notation setzt die Schriftgröße auf 80 % der übergeordneten Größe:

- `font-size: 80%;`

Absolute Angabe der Schriftgröße

Die Angabe der absoluten Größe erfolgt nach dem CSS-Standard (siehe ab Seite 685). Negative Schriftgrößen sind nicht erlaubt. Im Beispiel wird die Schriftgröße auf 12 Pixel festgelegt:

- `font-size: 12px;`

font-stretch

Die Laufweite der Schriftart.

Diese Eigenschaft wird bisher von fast keinem Browser unterstützt.

Für die Laufweite können folgende Werte verwendet werden, sortiert von sehr eng bis sehr weit und dem Standardwert *normal*:

ultra-condensed
extra-condensed
condensed
semi-condensed
normal
semi-expanded
expanded
extra-expanded
ultra-expanded

Um die Laufweite relativ zum Elternelement anzugeben, können die beiden folgenden Werte gesetzt werden:

narrower	Die Laufweite wird verkleinert.
wider	Die Laufweite wird vergrößert.

font-style

Die Neigung der Zeichen einer Schriftart.

Folgende Werte sind erlaubt, wobei *italic* und *oblique* im Normalfall zu identischen Ergebnissen führen:

italic	kursiv
normal	normal
oblique	kursiv

Im Beispiel wird eine kursive Schrift verwendet:

- `font-style: italic;`

font-variant

Erlaubt die Verwendung von Kapitälchen.

normal	normale Schrift.
small-caps	Kapitälchen, Kleinbuchstaben werden mit kleinen Großbuchstaben geschrieben. Dies erfolgt entweder über eine spezielle Schriftart oder durch eine kleinere Schriftgröße für Kleinbuchstaben.

font-weight

Angabe der Schriftdicke.

Die Schriftdicke kann durch die Zahlenwerte von 100 bis 900 fein abgestuft werden oder durch die Schlüsselwörter *normal* und *bold* absolut gesetzt werden.

100, 200 ... 900	Werte zur Definition von aufsteigenden Schriftdicken. Nicht jede Stufe führt zwangsläufig zu einer tatsächlich dickeren Schrift.
normal	Standardschrift, entspricht dem Wert 400.
bold	fette Schrift, entspricht dem Wert 700.

Über die Schlüsselwörter *bolder* und *lighter* ist die relative Angabe der Schrift-Dicke möglich.

bolder	fettere Schrift relativ zur übergeordneten Schrift, also z. B. 500 für eine übergeordnete Schrift mit dem Wert 400.
lighter	dünnere Schrift relativ zur übergeordneten Schrift, also z. B. 300 für eine übergeordnete Schrift mit dem Wert 400.

Textformatierung

color

Die Vordergrund- bzw. Textfarbe eines Elements.

Die Farbe kann als Hexadezimalwert (z. B. *#ffccee*) oder durch einen der vordefinierten Farbwerte (z. B. *red*) angegeben werden (siehe den Abschnitt zur Verwendung von Farben in CSS ab Seite 697).

Das Beispiel legt eine rote Vordergrundfarbe fest:

```
color: red;
```

direction

Spezifiziert die Schreibrichtung von Texten.

Diese Eigenschaft wird für Sprachen benötigt, deren Schreibrichtung im Gegensatz zu den lateinischen Sprachen nicht von links nach rechts, sondern von rechts nach links ist.

Über den Wert wird festgelegt, auf welcher Seite des Fensters Texte justiert und Blocksatzelemente den unvollständigen Abschluss haben. Außerdem werden darüber die Platzierung des vertikalen Scrollbalkens und die Reihenfolge von Tabellenzellen bestimmt.

ltr	von links nach rechts (left to right)
rtl	von rechts nach links (right to left)

text-align

Die Ausrichtung von Texten.

Folgende Werte sind zur Festlegung der Ausrichtung von Texten möglich:

center	Der Text wird zentriert.
justify	Blocksatz.
left	Der Text wird linksbündig dargestellt.
right	Der Text wird rechtsbündig dargestellt.

text-decoration

Anzeige von Textdekorationen.

Die Anzeige erfolgt nur für Textelemente. Folgende Textdekorationen können verwendet werden:

blink	Der Text blinkt (wird von den meisten Browsern nicht unterstützt).
line-through	Der Text wird durchgestrichen.
overline	Über dem Text wird ein Strich gezeichnet.
none	Der Text wird nicht dekoriert.
underline	Der Text wird unterstrichen.

Die Dekorationen können einzeln oder zusammen verwendet werden. Das Beispiel erzeugt einen Text, über dem und unter dem ein Strich gezeichnet wird:

```
text-decoration: underline overline;
```

text-indent

Der Texteinzug der ersten Zeile.

Mit dem Texteinzug kann bestimmt werden, dass der Text der ersten Zeile um einen bestimmten Abstand eingezogen wird. Beim Links-nach-rechts-Layout wird der linke Rand eingezogen, beim Rechts-nach-links-Layout der rechte Rand.

Der Einzug kann prozentual zur Breite des Elements oder absolut über CSS-Größenangaben (siehe ab Seite 685) definiert werden. Dabei sind auch negative Werte erlaubt.

Das Beispiel zeigt einen Texteinzug von 10 Pixeln:

- `text-indent: 10px;`

text-shadow

Erzeugt einen Textschatten.

Diese Funktion wird von den meisten Browsern nicht unterstützt, da sie nicht Bestandteil von CSS 1 ist.

Der Schatten wird immer hinter dem Text gezeichnet und kann diesen nicht verdecken. Für jeden Text können beliebig viele Schatten definiert werden, die in der Reihenfolge der Definition angewendet werden und sich dabei auch überlappen können, d. h., der letzte definierte Schatten wird zuoberst angezeigt.

Die Definition erfolgt durch zwei Größenangaben, die die Verschiebung des Schattens in horizontaler und vertikaler Richtung angeben, wobei auch negative Werte erlaubt sind. Optional kann die Stärke der Diffusion (*blur*) als CSS-Größe sowie eine Schattenfarbe übergeben werden. Wird keine Farbe festgelegt, wird die *color*-Eigenschaft verwendet.

Die folgende Notation erzeugt einen Schatten, der 2 Pixel nach rechts und 3 Pixel nach unten verschoben ist, einen Blur-Radius von 4 Pixeln hat und rot eingefärbt wird:

- `text-shadow: 2px 3px 4px red;`

text-transform

Steuerung von Groß- und Kleinschreibung der Buchstaben eines Textes.

Diese Eigenschaft erlaubt es, die Groß- und Kleinschreibung von gesamten Texten zu beeinflussen, wobei folgende Werte erlaubt sind:

capitalize	Der erste Buchstabe jedes Wortes wird als Großbuchstabe geschrieben.
uppercase	Alle Zeichen werden als Großbuchstabe geschrieben.
lowercase	Alle Zeichen werden als Kleinbuchstabe geschrieben.
none	Die Groß- und Kleinschreibung der Vorlage bleibt erhalten.

Das Beispiel erzwingt die Verwendung von Großbuchstaben für alle Zeichen eines Textes:

- `text-transform: uppercase;`

Zur Erzeugung von Kapitälchen (Kleinbuchstaben werden als in der Schriftgröße verkleinerte Großbuchstaben geschrieben) siehe *font-variant* auf Seite 693.

line-height

Legt die Höhe einzelner Zeilen fest.

Die Zeilenhöhe kann absolut durch eine Größenangabe (siehe ab Seite 685) oder relativ durch einen Prozentwert bzw. eine einheitslose Zahl erfolgen.

Bei der Verwendung absoluter Größenangaben für die Zeilenhöhe wird normalerweiser Bezug auf die Größe bzw. Höhe der Schrift genommen. Folgendes Beispiel legt die Zeilenhöhe auf das 1,5fache der Schrifthöhe fest:

- `line-height: 1.5em;`

Bei der Angabe von Prozentwerten oder einheitslosen Werten werden diese mit der Größe der Schriftart multipliziert und als neue Schriftgröße festgelegt. Daher sind die beiden folgenden Definitionen identisch und legen die Zeilenhöhe auf das 1,5fache der Schriftgröße fest:

- `line-height: 150%;`
- `line-height: 1.5;`

Durch den Wert *normal* kann die Zeilenhöhe wieder auf den durch den Browser automatisch berechneten Wert zurückgesetzt werden:

- `line-height: normal;`

letter-spacing

Zusätzlicher Zwischenraum zwischen einzelnen Buchstaben.

Der zusätzlich zur Schriftart verwendete Zwischenabstand wird als CSS-Größe (ab Seite 685) angegeben, wobei üblicherweise Werte relativ zur verwendeten Schriftgröße (*em* und *ex*) eingesetzt werden. Über den Zwischenabstand können die Zeichen eines Textes weiter auseinander (positive Werte) oder enger zusammen (negative Werte) geschrieben werden. Um den Zeichenabstand zurückzusetzen, kann der Wert *normal* verwendet werden.

Das folgende Beispiel zeigt einen um das 1,5fache der Schriftgröße erhöhten Zeichenabstand:

- `letter-spacing: 1.5em;`

white-space

Legt die Behandlung von Leerzeichen und Zeilenumbrüchen fest.

Browser fassen HTML-Texte standardmäßig nicht als vorformatiert auf, sondern entfernen potenziell überflüssige Leerzeichen und fügen an den Rändern von Elementen Zeilenumbrüche ein. Mit den folgenden Werten kann dieses Verhalten beeinflusst werden:

normal	Mehrere aufeinander folgende Leerzeichen werden zusammengefasst, und Zeilenumbrüche werden am Rand des Elements automatisch eingefügt.

nowrap	Aufeinander folgende Leerzeichen werden zusammengefasst, automatische Zeilenumbrüche durch den Browser werden jedoch unterdrückt, sodass der Text nur an im Quelltext definierten Stellen umbrochen wird (zum Beispiel durch).
pre	Der Text wird als vorformatiert angesehen, d. h., aufeinander folgende Leerzeichen werden nicht zusammengefasst, und Zeilenumbrüche erfolgen nur an den durch den Quelltext vorgegebenen Stellen (zum Beispiel).

Folgendes Beispiel verhindert automatische Zeilenumbrüche im Text:

```
white-space: nowrap;
```

word-spacing

Zusätzlicher Zwischenabstand zwischen einzelnen Wörtern.

Der zusätzlich zur Schriftart verwendete Zwischenabstand wird als CSS-Größe (ab Seite 685) angegeben, wobei üblicherweise Werte relativ zur verwendeten Schriftgröße (*em* und *ex*) eingesetzt werden. Über den Zwischenabstand können die Wörter eines Textes weiter auseinander (positive Werte) oder enger zusammen (negative Werte) geschrieben werden. Um den Abstand zurückzusetzen, wird der Wert *normal* verwendet.

Das folgende Beispiel definiert einen um das 1,5-fache der Schriftgröße erhöhten Abstand zwischen den Worten:

```
letter-spacing: 1.5em;
```

Boxen

clip

Erlaubt das Abschneiden bestimmter Regionen eines Elements.

Damit das Clipping sichtbar wird, muss die Positionierung der Box absolut sein (*position: absolute;*).

Die Beschneidung ist zurzeit auf Rechtecke begrenzt. Diese werden durch

```
rect(oben rechts unten links)
```

definiert. Die Größenangaben für *oben, rechts, unten* und *links* geben jeweils den Abstand von der oberen rechten Ecke der Box als Nullpunkt an. Daher sollten die Angaben für rechts und unten immer größer als die für oben und links sein, da anderenfalls der komplette Inhalt unsichtbar ist.

Das folgende Beispiel definiert eine <div>-Box mit 300 Pixel Breite und 400 Pixel Höhe, die nach 100 Pixel von links und 200 Pixel von oben abgeschnitten wird:

```
<div style="
    position: absolute;
    top: 0px;
    left: 0px;
    width: 300px;
```

```
height: 400px;
clip (0px 100px 200px 0px);
">
```

Durch den Wert *auto* wird der Clipping-Bereich auf die Begrenzung der Box zurückgesetzt.

overflow

Bestimmt das Verhalten von Boxen fester Größer bei zu langen Inhalten.

Durch diese Eigenschaft können Boxen, denen eine feste Größe zugeordnet ist, bei Bedarf Scrollbalken zugeordnet werden, um zu lange Inhalte nicht abzuschneiden sondern für den Benutzer weiterhin erreichbar und sichtbar zu machen. Damit können auch Webseiten mit festen Größen längere Textinhalte anzeigen.

auto	Im Bedarfsfall werden der horizontale und/oder der vertikale Scrollbalken angezeigt.
hidden	Zu lange Inhalte werden abgeschnitten und können durch den Benutzer weder gesehen noch durch Scrollbalken erreicht werden.
scroll	Scrollbalken werden immer angezeigt, auch wenn der Inhalt nicht zu lang ist und ohne Clipping in die Box passt.
visible	Der Inhalt kann auch über die Grenzen der Box hinweg angezeigt werden.

display

Ermöglicht die Steuerung des Layoutverhaltens von Elementen oder ordnet Elementen Tabelleneigenschaften zu.

Layoutsteuerung

Das Layout einzelner Elemente ist abhängig von deren Definition als Block- oder Inline-Element. Mit dieser Eigenschaft kann unabhängig von der ursprünglichen Definition eines Elements dessen Verhalten in Bezug auf das Layout neu definiert werden.

block	Das Element definiert einen eigenständigen Block und erzeugt abschließend einen Zeilenumbruch.
compact	Das Element wird abhängig vom Inhalt als eigenständige Box oder als Inline-Box erstellt.
inline	Das Element definiert einen Inline-Block, der keinen Zeilenumbruch am Ende erzwingt.
list-item	Das Element wird als Listenelement (<li>) aufgefasst und erzeugt einen eigenständigen Block, der ein Aufzählungszeichen erhält (wird nur von wenigen Browsern unterstützt, zum Beispiel Opera).
marker	erzeugt bei der Verwendung von generiertem Inhalt durch *:before* und *:after* eine Marker-Box (wird nur von wenigen Browsern unterstützt).

none	Das Element wird nicht angezeigt und hat keinen Einfluss auf das Layout der Seite. Dieser Wert ist vor allem im Zusammenhang mit der DHTML-Programmierung nützlich, um Elemente erst bei Bedarf einzublenden, ohne im Vorfeld deren Platz im Layout zu reservieren.
run-in	siehe *compact.*

Das folgende Beispiel definiert Absatzelemente (<p>) so neu, dass sie keinen Zeilenumbruch am Ende produzieren, sondern sich im Layout wie Inline-Elemente verhalten, d. h., nachfolgende Elemente werden in der gleichen Zeile fortgesetzt:

```
<style>
p {
    display: inline;
}
</style>
```

Zuordnung von Tabelleneigenschaften

Als zweite Möglichkeit kann durch die *display*-Eigenschaft einem normalen Element die Eigenschaft eines Tabellenelements zugeordnet werden. Dabei werden die Anzeige und das Verhalten des Elements dem des zugeordneten Tabellenelements angepasst.

inline-table	verhält sich wie eine Tabelle, die als Inline-Block in den laufenden Textfluss eingebettet wird.
table	Tabelle, entspricht <table>
table-caption	Tabellenüberschrift, entspricht <caption>
table-cell	Tabellenzelle, entspricht <td> und <th>
table-column	Tabellenspalte, entspricht <col>
table-column-group	Tabellen-Spalten-Gruppe, entspricht <colgroup>
table-footer-group	Tabellenfuß, entspricht <tfoot>
table-header-group	Tabellenkopf, entspricht <thead>
table-row	Tabellenzeile, entspricht <tr>
table-row-group	Tabellen-Zeilen-Gruppe, entspricht <tbody>

visibility

Ermöglicht das Ein- und Ausblenden von Elementen.

Diese Eigenschaft wird insbesondere bei der Programmierung mit DHTML verwendet.

Im Gegensatz zum vollständigen Verstecken von Elementen mit *display: none;* werden Elemente, deren Darstellung mit dieser Eigenschaft ein- und ausgeblendet werden, immer im Layout der Seite berücksichtigt. Das heißt, ausgeblendete Elemente belegen im Fluss der Seite denselben Platz wie sichtbare Elemente.

hidden	Das Element wird nicht angezeigt.
visible	Das Element wird angezeigt.

position

Bestimmt die Positionierungsmethode von Boxen.

Mit CSS 2 wurde die Möglichkeit geschaffen, Box-Elemente aus dem normalen Fluss der Darstellung herauszunehmen und anhand von verschiedenen Methoden im Dokument zu platzieren.

Die eigentliche Positionierung erfolgt durch die vier Eigenschaften *top, bottom, left* und *right*, die den relativen bzw. absoluten Abstand (Offsets) von der umgebenden Box bestimmen.

Die folgenden vier Methoden können verwendet werden:

absolute	Die Position der Box wird nur durch die absoluten Angaben der Offsets (*top, bottom, left, right*) in Bezug zu linken oberen Ecke des Fensters bzw. der umgebenden Box positioniert.
fixed	Die Position der Box wird nur durch die absoluten Angaben der Offsets (*top, bottom, left, right*) in Bezug zur linken oberen Ecke des Fensterinhalts positioniert und verändert sich auch beim Scrollen des Fensterinhalts nicht (wird bisher von Microsoft-Browsern nicht unterstützt).
relative	Die Box wird im normalen Fluss positioniert und wendet anschließend die Offset-Angaben zur Positionierung (*top, bottom, left, right*) an.
static	Die Box wird im normalen Fluss positioniert und ignoriert die Offset-Angaben zur Positionierung (*top, bottom, left, right*).

Je nach der Positionierung der Boxen können sich diese auch überlappen bzw. völlig überdecken. Die Reihenfolge der einzelnen Boxen und somit die Festlegung, welche Boxen im Vordergrund bzw. welche im Hintergrund liegen, wird durch die *z-index*-Eigenschaft festgelegt.

Die Ausrichtung und die Umfließung von relativ positionierten Boxen wird durch die Eigenschaft *float* bestimmt.

float

Bestimmt die Ausrichtung und die Umfließung relativ positionierter Boxen.

Damit die Box von anderen Inhalten umflossen werden kann, muss sie eine Breite (*width*) haben und relativ positioniert sein (die *position*-Eigenschaft hat den Wert *relative* oder *static*).

left	Die Box wird linksbündig positioniert, nachfolgender Inhalt umfließt die Box rechts.
none	Die Box wird nicht umflossen.
right	Die Box wird rechtsbündig positioniert, nachfolgender Inhalt umfließt die Box links.

Die folgende Definition erzeugt eine <div>-Box mit einer Breite von 200 Pixeln, die relativ positioniert und rechts umflossen wird:

```
<div style="position: relative; float: left; width: 200px;">
```

clear

Legt fest, ob links und/oder rechts keine Umfließung einer Box zugelassen wird.

Nachdem die Umfließung von Boxen mit *float* definiert wurde, kann es für den weiteren Textfluss einer Seite sinnvoll sein, weitere Umfließungen zu unterdrücken und den Inhalt erst unterhalb der *float*-Boxen fortzusetzen. Dabei kann angegeben werden, auf welcher Seite keine Umfließung mehr erwünscht ist.

left	Die Umfließung aller mit *float: left* definierten Boxen wird unterbrochen.
right	Die Umfließung aller mit *float: left* definierten Boxen wird unterbrochen.
both	Die Umfließung aller Boxen wird unterbrochen.
none	Umfließungen sind weiterhin zulässig.

Mit der folgenden Zuweisung wird erzwungen, dass alle Umfließungen beendet werden:

```
clear: both:
```

top

Abstand eines Elements vom oberen Rand.

Die Positionierung erfolgt jeweils in Bezug auf das übergeordnete Element und hängt insbesondere von der Einstellung der *position*-Eigenschaft ab.

Die Angabe kann durch eine absolute Größe (siehe ab Seite 685) oder durch einen prozentualen Wert relativ zur Höhe des Elements erfolgen. Negative Werte sind erlaubt und verschieben das Element nach oben.

Das folgende Beispiel verschiebt das Element 10 Pixel vom oberen Rand:

```
top: 10px;
```

bottom

Abstand eines Elements vom unteren Rand.

Die Positionierung erfolgt jeweils in Bezug auf das übergeordnete Element und hängt insbesondere von der Einstellung der *position*-Eigenschaft ab.

Die Angabe kann durch eine absolute Größe (siehe ab Seite 685) oder durch einen prozentualen Wert relativ zur Höhe des Elements erfolgen. Negative Werte sind erlaubt und verschieben das Element nach unten.

Das folgende Beispiel verschiebt das Element 10 Pixel vom unteren Rand:

```
bottom: 10px;
```

left

Abstand eines Elements vom linken Rand.

Die Positionierung erfolgt jeweils in Bezug auf das übergeordnete Element und hängt insbesondere von der Einstellung der *position*-Eigenschaft ab.

Die Angabe kann durch eine absolute Größe (siehe ab Seite 685) oder durch einen prozentualen Wert relativ zur Breite des Elements erfolgen. Negative Werte sind erlaubt und verschieben das Element nach links.

Das folgende Beispiel verschiebt das Element 10 Pixel vom linken Rand:

```
left: 10px;
```

right

Abstand eines Elements vom rechten Rand.

Die Positionierung erfolgt jeweils in Bezug auf das übergeordnete Element und hängt insbesondere von der Einstellung der *position*-Eigenschaft ab.

Die Angabe kann durch eine absolute Größe (siehe ab Seite 685) oder durch einen prozentualen Wert relativ zur Breite des Elements erfolgen. Negative Werte sind erlaubt und verschieben das Element nach rechts.

Das folgende Beispiel verschiebt das Element 10 Pixel vom rechten Rand:

```
right: 10px;
```

z-index

Bestimmt die Reihenfolge von Boxen.

Mit dieser Eigenschaft kann entschieden werden, welche Box eine andere überdeckt, falls sich die beiden Boxen überlappen. Je höher der *z-index* ist, desto später wird die Box gezeichnet, d. h., eine Box mit dem Wert 0 wird von einer anderen Box mit dem Wert 1 überdeckt.

Als Parameter werden einheitslose Werte angegeben. Durch den Wert *auto* wird der *z-index* des Elternelements übernommen.

Das Beispiel erstellt zwei Boxen gleicher Größe mit absoluter Platzierung an der Position 10 Pixel von oben und 10 Pixel von links. Dabei wird die erste Box über die zweite gezeichnet, obwohl sie im Quelltext vorher definiert ist:

```
<div id="box1" style="
    position: absolute;
    top: 10px;
    left 10px;
```

```
    width: 100px;
    height: 100px;
    z-index: 1;">
        erste Box
</div>
<div id="box2" style="
    position: absolute;
    top: 10px;
    left 10px;
    width: 100px;
    height: 100px;
    z-index: 1;">
        zweite Box
</div>
```

Tabellen

border-collapse

Bestimmt die Darstellung der Rahmen innerhalb von Tabellen.

seperate	Die Ränder der Tabelle und der Zellen werden einzeln gezeichnet.
collapse	Die Ränder der Tabelle und der Zellen werden zusammengelegt.

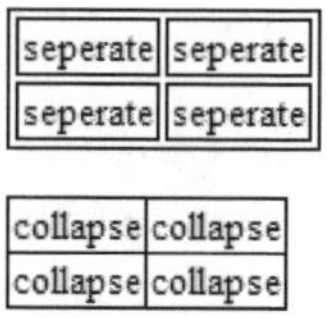

border-spacing

Der Abstand zwischen benachbarten Zellen in Tabellen.

Wird ein Wert angegeben, werden der horizontale und vertikale Abstand gesetzt. Werden zwei Werte spezifiziert, bezieht sich der erste auf den horizontalen und der zweite auf den vertikalen Abstand zwischen den Zellen. Der Abstand kann dabei nicht negativ sein.

Das Beispiel erzeugt einen 1 px breiten horizontalen und einen 2 px breiten vertikalen Zellenabstand:

```
border-spacing: 1px 2px;
```

Der entstehende Abstand wird mit der Hintergrundfarbe der Tabelle ausgefüllt.

caption-side

Bestimmt die Seite der Tabelle, auf der das <caption>-Element angezeigt wird.

Diese Eigenschaft kann nur auf das <caption>-Element angewendet werden.

Der Internet Explorer unterstützt diese Eigenschaft nicht.

top	oberhalb der Tabelle
bottom	unterhalb der Tabelle

left	links von der Tabelle
right	rechts von der Tabelle

Nachfolgendes Beispiel legt die Überschrift der Tabelle auf die linke Seite fest:

- `caption-side: left;`

empty-cells

Legt fest, ob der Rahmen von leeren Zellen in Tabellen gezeichnet wird.

Leere Zellen in Tabellen sind <td>-Elemente, die entweder keinen Inhalt haben oder Leerzeichen bzw. * * enthalten.

show	Der Rahmen wird gezeichnet.
hide	Der Rahmen wird nicht gezeichnet.

speak-header

Steuert die Sprachausgabe für Tabellenköpfe.

Folgende Einstellungen sind möglich:

always	Bei jeder Zelle der Tabelle wird der zugehörige Kopf vorgelesen.
once	Der Tabellenkopf wird nur am Anfang und die Zellen werden anschließend der Reihe nach vorgelesen.

table-layout

Bestimmt das Layoutverhalten von Tabellen.

Diese Eigenschaft ist nützlich, um die Größe von Tabellen auch in fest definierten Seitengrößen einpassen zu können und ein Überhängen der Tabelle zu vermeiden.

Folgende Werte sind zulässig:

auto	Die Breite einer Spalte wird durch das längste, nicht umbrechbare Element bestimmt.
fixed	Die Breitenangaben der Zellen bestimmen das Layout. Der Inhalt wird entweder umbrochen oder, falls das nicht möglich ist, abgeschnitten.

Im folgenden Beispiel wird das Layout der Tabelle auf feste Größen eingestellt:

- `table-layout: fixed;`

Rahmen

border

Abkürzung für die Angabe rahmenspezifischer Eigenschaften.

Über diese Abkürzung können die Eigenschaften *border-color, border-style* und *border-width* gesetzt werden. Die Reihenfolge der Angaben ist beliebig und es müssen nicht alle Werte gesetzt werden. Folgende Beispiele sind also korrekte Abkürzungen für die jeweils nachfolgenden Anweisungen:

- `border: medium red;`

entspricht

- `border-width: medium;`
- `border-color:red;`

und

- `border: #f00 1px dashed;`

entspricht

- `border-color: #f00;`
- `border-width: 1px;`
- `border-style: dashed;`

border-top

Abkürzungen für rahmenspezifische Eigenschaften des oberen Rahmens.

Die Verwendung erfolgt analog zur *border*-Eigenschaft und wirkt sich nur auf den oberen Rahmen aus.

border-bottom

Abkürzungen für rahmenspezifische Eigenschaften des unteren Rahmens.

Die Verwendung erfolgt analog zur *border*-Eigenschaft und wirkt sich nur auf den unteren Rahmen aus.

border-left

Abkürzungen für rahmenspezifische Eigenschaften des linken Rahmens.

Die Verwendung erfolgt analog zur *border*-Eigenschaft und wirkt sich nur auf den linken Rahmen aus.

border-right

Abkürzungen für rahmenspezifische Eigenschaften des rechten Rahmens.

Die Verwendung erfolgt analog zur *border*-Eigenschaft und wirkt sich nur auf den rechten Rahmen aus.

border-color

Die Farbe des Rahmens einer Box oder in Tabellen.

Der Rahmen wird nur gezeichnet, wenn er mindestens 1 Pixel breit (*border-width*) und der Stil (*border-style*) nicht *none* oder *hidden* ist.

Die Farbe kann als Hexadezimalwert (z. B. *#ffccee*) oder durch einen der vordefinierten Farbwerte (z. B. *red*) angegeben werden (siehe den Abschnitt zur Verwendung von Farben in CSS ab Seite 697).

Die Rahmenfarbe kann durch *border-color* für alle Seiten gleichzeitig gesetzt werden oder durch die Angabe der Position bzw. durch mehrere Parameter für *border-color* nur für einen bestimmten Rahmenabschnitt. Die Tabelle zeigt, welcher Rahmen bei mehreren Parametern welche Farbe erhält:

	top	bottom	left	right
border-color: #aaa	#aaa	#aaa	#aaa	#aaa
border- color: #aaa #bbb	#aaa	#aaa	#bbb	#bbb
border- color: #aaa #bbb #ccc	#aaa	#ccc	#bbb	#bbb
border- color: #aaa #bbb #ccc #ddd	#aaa	#ccc	#ddd	#bbb

border-top-color

Die Farbe des oberen Rahmens einer Box oder in Tabellen.

Die Verwendung erfolgt analog zur *border-color*-Eigenschaft, wobei jedoch nur eine Farbangabe für den oberen Rand erlaubt ist.

border-bottom-color

Die Farbe des unteren Rahmens einer Box oder in Tabellen.

Die Verwendung erfolgt analog zur *border-color*-Eigenschaft, wobei jedoch nur eine Farbangabe für den unteren Rand erlaubt ist.

border-left-color

Die Farbe des linken Rahmens einer Box oder in Tabellen.

Die Verwendung erfolgt analog zur *border-color*-Eigenschaft, wobei jedoch nur eine Farbangabe für den linken Rand erlaubt ist.

border-right-color

Die Farbe des Rahmens einer Box oder in Tabellen.

Die Verwendung erfolgt analog zur *border-color*-Eigenschaft, wobei jedoch nur eine Farbangabe für den rechten Rand erlaubt ist.

border-style

Angabe des Stils zum Zeichnen eines Rahmens.

Der Rahmen wird nur gezeichnet, wenn eine Rahmenfarbe (*border-color*) angegeben und die Rahmenbreite (*border-width*) mindestens 1 Pixel ist.

Folgende Werte sind erlaubt, wobei nicht alle Browser alle Rahmenstile unterstützten (vgl. Abbildung):

solid	durchgezogen
dashed	gestrichelt
dotted	gepunktet
double	doppelt
groove	eingelassen
inset	eingedrückt
outset	herausgedrückt
ridge	vorstehend
none	kein Rahmen
hidden	versteckter Rahmen, der andere Rahmen überschreiben kann

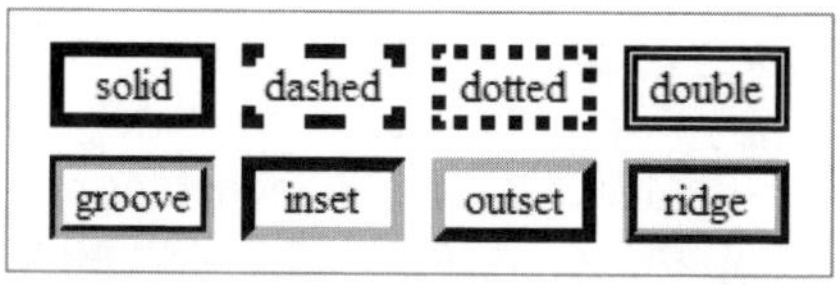

Border-Styles in Netscape 7.1.

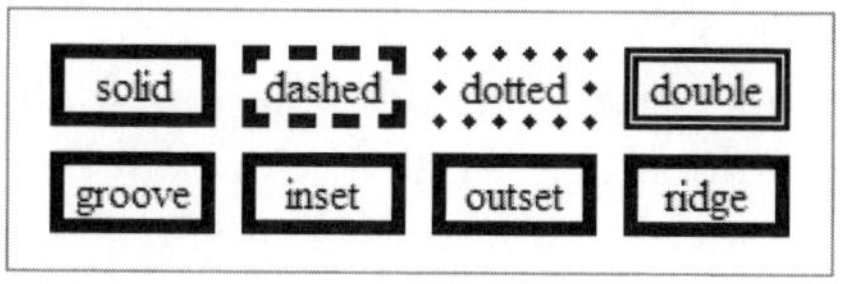

Border-Styles im Internet Explorer 6.

border-top-style

Angabe des Stils zum Zeichnen des oberen Rahmens.

Die Verwendung erfolgt analog zur *border-style*-Eigenschaft und wirkt sich nur auf den oberen Rahmen aus.

border-bottom-style

Angabe des Stils zum Zeichnen des unteren Rahmens.

Die Verwendung erfolgt analog zur *border-style*-Eigenschaft und wirkt sich nur auf den unteren Rahmen aus.

border-left-style

Angabe des Stils zum Zeichnen des linken Rahmens.

Die Verwendung erfolgt analog zur *border-style*-Eigenschaft und wirkt sich nur auf den linken Rahmen aus.

border-right-style

Angabe des Stils zum Zeichnen des rechten Rahmens.

Die Verwendung erfolgt analog zur *border-style*-Eigenschaft und wirkt sich nur auf den rechten Rahmen aus.

border-width

Die Breite eines Rahmens.

Die Breite des Rahmens kann entweder in Pixel oder über die folgenden, vordefinierten Werte angegeben werden:

thin	dünn
medium	mitteldick
thick	dick

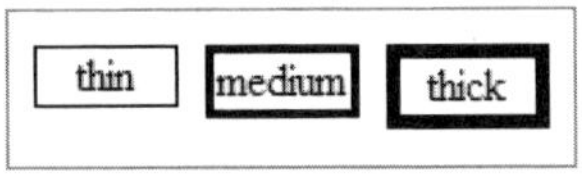

Die Werte werden ohne Anführungszeichen angegeben:

- `border-width: medium;`

Die vordefinierten Werte sind keiner festen Pixelbreite zugeordnet und können je nach Browser in ihrer Dicke variieren.

Die Breite des Rahmens kann über *border-width* für alle Ränder oder durch die Angabe der Position für jeden Rahmen einzeln definiert werden. Um zum Beispiel einen 1 Pixel breiten Rahmen an allen Rändern und nur oben einen 2 Pixel breiten Rahmen zu zeichnen, werden folgende Styles verwendet:

- `border-width: 1px;`
- `border-top-width: 2px;`

Alternativ kann der Rahmen an den vier Positionen auch über mehrere Argumente für *border-width* angegeben werden. Die Tabelle zeigt, welcher Rahmen bei zwei, drei oder vier Parametern welchen Wert zugewiesen bekommt:

	top	**bottom**	**left**	**right**
border-width: 1px	1px	1px	1px	1px
border-width: 1px 2px	1px	1px	2px	2px
border-width: 1px 2px 3px	1px	3px	2px	2px
border-width: 1px 2px 3px 4px	1px	3px	4px	2px

Das folgende Beispiel erzeugt einen Rahmen, der oben 1, rechts 2, unten 3 und links 4 Pixel breit ist:

- `border-width: 1px 2px 3px 4px;`

border-top-width

Die Breite des oberen Rahmens.

Die Verwendung erfolgt analog zur *border-width*-Eigenschaft, wobei jedoch nur eine Größenangabe erlaubt ist, die die Breite des oberen Rahmens bestimmt.

border-bottom-width

Die Breite des unteren Rahmens.

Die Verwendung erfolgt analog zur *border-width*-Eigenschaft, wobei jedoch nur eine Größenangabe erlaubt ist, die die Breite des unteren Rahmens bestimmt.

border-left-width

Die Breite des linken Rahmens.

Die Verwendung erfolgt analog zur *border-width*-Eigenschaft, wobei jedoch nur eine Größenangabe erlaubt ist, die die Breite des linken Rahmens bestimmt.

border-right-width

Die Breite des rechten Rahmens.

Die Verwendung erfolgt analog zur *border-width*-Eigenschaft, wobei jedoch nur eine Größenangabe erlaubt ist, die die Breite des rechten Rahmens bestimmt.

Ränder

margin

Der seitliche Rand eines Elements.

Der Rand kann prozentual zur Breite des Elements oder absolut über CSS-Größenangaben (siehe ab Seite 685) definiert werden. Das folgende Beispiel erzeugt einen Rand, der links 5 Pixel und oben 20 % der Breite des Elements breit ist:

- `margin-left: 5px;`
- `margin-top: 20%;`

Die Breite des Rands kann über *margin* für alle Ränder oder durch die Angabe der Position für jeden Rand einzeln definiert werden. Um zum Beispiel einen 1 Pixel breiten Rand an allen Seiten und nur oben einen 2 Pixel breiten Rand zu zeichnen, werden folgende Styles verwendet:

- `margin: 1px;`
- `margin-top: 2px;`

Alternativ kann der Rand an den vier Positionen auch über mehrere Argumente für *margin* angegeben werden. Die Tabelle zeigt, welcher Rand bei zwei, drei oder vier Parametern welchen Wert zugewiesen bekommt:

	top	bottom	left	right
margin: 1px	1px	1px	1px	1px
margin: 1px 2px	1px	1px	2px	2px
margin: 1px 2px 3px	1px	3px	2px	2px
margin: 1px 2px 3px 4px	1px	3px	4px	2px

Das folgende Beispiel erzeugt einen Rand, der oben 1, rechts 2, unten 3 und links 4 Pixel breit ist:

- `margin: 1px 2px 3px 4px;`

margin-top

Der seitliche obere Rand eines Elements.

Die Verwendung erfolgt analog zur *margin*-Eigenschaft, wobei jedoch nur eine Größenangabe erlaubt ist, die die Breite des oberen Rands bestimmt.

margin-bottom

Der seitliche untere Rand eines Elements.

Die Verwendung erfolgt analog zur *margin*-Eigenschaft, wobei jedoch nur eine Größenangabe erlaubt ist, die die Breite des unteren Rands bestimmt.

margin-left

Der seitliche linke Rand eines Elements.

Die Verwendung erfolgt analog zur *margin*-Eigenschaft, wobei jedoch nur eine Größenangabe erlaubt ist, die die Breite des linken Rands bestimmt.

margin-right

Der seitliche rechte Rand eines Elements.

Die Verwendung erfolgt analog zur *margin*-Eigenschaft, wobei jedoch nur eine Größenangabe erlaubt ist, die die Breite des rechten Rands bestimmt.

padding

Der innere Rand eines Elements.

Der Rand kann prozentual zur Breite des Elements oder absolut über CSS-Größenangaben (siehe ab Seite 685) definiert werden. Das folgende Beispiel erzeugt einen Innenrand, der links 5 Pixel und oben 20 % der Breite des Elements breit ist:

- `padding-left: 5px;`
- `padding-top: 20%;`

Die Breite des Rands kann über *padding* für alle Ränder oder durch die Angabe der Position für jeden Rand einzeln definiert werden. Um zum Beispiel einen 1 Pixel breiten Rand an allen Seiten und nur oben einen 2 Pixel breiten Rand zu zeichnen, werden folgende Styles verwendet:

- `padding: 1px;`
- `padding-top: 2px;`

Alternativ kann der innere Rand an den vier Positionen auch über mehrere Argumente für *padding* angegeben werden. Die Tabelle zeigt, welcher Rand bei zwei, drei oder vier Parametern welchen Wert zugewiesen bekommt:

	top	bottom	left	right
padding: 1px	1px	1px	1px	1px
padding: 1px 2px	1px	1px	2px	2px
padding: 1px 2px 3px	1px	3px	2px	2px
padding: 1px 2px 3px 4px	1px	3px	4px	2px

Das folgende Beispiel erzeugt einen Innenrand, der oben 1, rechts 2, unten 3 und links 4 Pixel breit ist:

- `padding: 1px 2px 3px 4px;`

padding-top

Der innere obere Rand eines Elements.

Die Verwendung erfolgt analog zur *padding*-Eigenschaft, wobei jedoch nur eine Größenangabe erlaubt ist, die die Breite des oberen inneren Rands bestimmt.

padding-bottom

Der innere untere Rand eines Elements.

Die Verwendung erfolgt analog zur *padding*-Eigenschaft, wobei jedoch nur eine Größenangabe erlaubt ist, die die Breite des unteren inneren Rands bestimmt.

padding-left

Der innere linke Rand eines Elements.

Die Verwendung erfolgt analog zur *padding*-Eigenschaft, wobei jedoch nur eine Größenangabe erlaubt ist, die die Breite des linken inneren Rands bestimmt.

padding-right

Der innere rechte Rand eines Elements.

Die Verwendung erfolgt analog zur *padding*-Eigenschaft, wobei jedoch nur eine Größenangabe erlaubt ist, die die Breite des rechten inneren Rands bestimmt.

Hintergründe

background-attachment

Gibt an, ob das Hintergrundbild beim Scrollen verschoben wird.

Diese Eigenschaft hat nur Einfluss, falls ein Hintergrundbild (*background-image*) angegeben wurde.

scroll	Der Hintergrund wird beim Scrollen mit dem Text verschoben, d. h., Text und Bild bilden eine Einheit.
fixed	Das Hintergrundbild wird mit dem Ansichtsfenster des Browsers verankert, der Text schwebt darüber. Beim Scrollen wird nur der Text verschoben, das Hintergrundbild verändert seine Position nicht. Diese Einstellung wird häufig auch als Wasserzeichen bezeichnet.

Nachfolgende Notation fixiert ein Hintergrundbild:

```
background-attachment: fixed;
```

background-color

Die Hintergrundfarbe eines Elements.

Die Farbe kann als Hexadezimalwert (z. B. *#ffccee*) oder durch einen der vordefinierten Farbwerte (z. B. *red*) angegeben werden (siehe den Abschnitt zur Verwendung von Farben in CSS ab Seite 697). Um den Hintergrund transparent zu machen, kann ferner *transparent* angegeben werden.

Die folgende Zuweisung legt eine rote Hintergrundfarbe fest:

```
background-color: red;
```

background-image

Das Hintergrundbild eines Elements.

Das Bild wird über eine URL angegeben:

- `background-image: url("myImage.gif");`

Die Darstellung des Hintergrundbildes wird über die Eigenschaften *background-attachment*, *background-position* und *background-repeat* gesteuert.

Soll kein Hintergrundbild angezeigt werden, kann *none* angegeben werden:

- `background-image: none;`

background-position

Die Position eines Hintergrundbildes.

Diese Eigenschaft hat nur Einfluss, falls ein Hintergrundbild (*background-image*) angegeben wurde.

Die Position des Hintergrundbildes kann entweder prozentual oder absolut mit jeweils zwei Werten (Abstand von links/Abstand von oben) angegeben werden. Dabei liegt der Ursprung (*0% 0%* bzw. *0px 0px*) in der linken oberen Ecke des Elements, für das das Hintergrundbild spezifiziert ist.

Prozentuale Werte werden im Bereich von 0 % bis 100 % verwendet, wobei der erste Wert die horizontale und der zweite die vertikale Verschiebung bestimmen. Mit dem folgenden Befehl wird das Hintergrundbild 20 % vom linken Rand und 30 % von oben positioniert:

- `background-position: 20% 30%;`

Absolute Werte werden jeweils mit einer Einheit (siehe dazu den Abschnitt über Größenangaben in CSS ab Seite 685) angegeben. Mit der nachfolgenden Anweisung wird das Bild 20 Pixel von links und 30 Pixel von oben platziert:

- `background-position: 20px 30px;`

Wird das Hintergrundbild wiederholt (*background-repeat: repeat*), verschiebt sich der Ursprung des ersten Bildes, es wird aber auch darüber und daneben das wiederholte Bild angezeigt.

background-repeat

Die Wiederholungseigenschaften eines Hintergrundbildes.

Diese Eigenschaft hat nur Einfluss, falls ein Hintergrundbild (*background-image*) angegeben wurde.

Mit dieser Eigenschaft kann festgelegt werden, ob ein Hintergrundbild nur einmal gezeichnet und der Rest des Elements entweder transparent oder mit der angegebenen Hintergrundfarbe dargestellt wird – oder ob das Bild wiederholt wird. Folgende Zuweisungen sind dabei erlaubt:

repeat	Das Bild wird vertikal und horizontal wiederholt.
repeat-x	Das Bild wird horizontal wiederholt.
repeat-y	Das Bild wird vertikal wiederholt.
no-repeat	Das Bild wird nur einmal dargestellt und nicht wiederholt.

Ein wiederholendes Bild deckt den Inhalt und die Pufferbereiche (*padding*) ab.

Listen

Die Formatierung von geordneten (<ol>) und ungeordneten (<ul>) Listen bezieht sich auf die Positionierung und das Aussehen der Aufzählung. Die nachfolgenden Eigenschaften können sowohl für die Liste selbst (<ul>, <ol>) als auch für einzelne Listenelemente (<li>) gesetzt werden.

list-style

Über diese Abkürzung können die Eigenschaften *list-style-image*, *list-style-position* und *list-style-type* gesetzt werden. Die Reihenfolge der Angaben ist beliebig und es müssen nicht alle Werte gesetzt werden. Die Eigenschaft *list-style-type* ist nur gültig, wenn kein *list-style-image* gesetzt wird. Folgende Beispiele sind also korrekte Abkürzungen für die jeweils nachfolgenden Anweisungen:

- `list-style: disc inside;`

entspricht

- `list-style-type: disc;`
- `list-style-position: inside;`

und

- `list-style: url("myImage.gif") outside;`

entspricht

- `list-style-image: url("myImage.gif");`
- `list-style-position: outside;`

list-style-image

Definiert ein Bild als Aufzählungszeichen für Listen.

Als Quelle für das zu verwendende Bild wird eine URL angegeben. Kann das Bild vom Browser nicht geladen werden, wird der definierte *list-style-type* bzw. das Standardaufzählungszeichen verwendet.

Zu beachten ist, dass das Bild vom Browser nicht skaliert wird. Daher muss das Bild durch ein entsprechendes Zeichenprogramm bereits im Vorfeld auf die gewünschte Größe gebracht werden.

- `list-style-image: url("myImage.gif");`

list-style-position

Legt die Position und den Textfluss um das Auszählungszeichen einer Liste fest.

inside	Das Aufzählungszeichen wird innerhalb des Textflusses dargestellt. Umbrochene Textzeilen innerhalb eines Aufzählungspunkts beginnen bündig mit dem Aufzählungszeichen.	• Text Text Text Text Text Text Text Text Text • Text Text Text Text Text Text Text Text Text
outside	Das Aufzählungszeichen steht außerhalb des Textflusses, d. h., der gesamte Text ist bündig und das Aufzählungszeichen steht davor.	• Text Text Text Text Text Text Text Text Text • Text Text Text Text Text Text Text Text Text

list-style-type

Bestimmt die Aufzählungszeichen bzw. Nummerierungen von Listen.

Die Eigenschaft beeinflusst die Liste nur, wenn kein *list-style-image* spezifiziert wurde oder das Bild vom Browser nicht geladen werden konnte.

Für ungeordnete Listen (<ul>) stehen die folgenden drei Aufzählungszeichen zur Verfügung:

disc	Kreisrand
circle	ausgefüllter Kreis
square	Quadrat

◦ circle

• disc

▪ square

Für geordnete Listen (<ol>) können die folgenden Nummerierungen verwendet werden:

decimal	Dezimalzahlen, beginnend bei 1 (1, 2, 3 ...)
decimal-leading-zero	Dezimalzahlen, beginnend bei 1, wobei je nach Listenlänge die initialen Nullstellen aufgefüllt werden (01, 02, 03 ...)
lower-roman	römische Zahlen als Kleinbuchstaben (i, ii, iii, iv ...)
upper-roman	römische Zahlen als Großbuchstaben (I, II, III, IV ...)

Ferner stehen die nachfolgenden, traditionellen Nummerierungen zur Verfügung, die auf westlichen Browsern jedoch zumeist nicht unterstützt werden:

hebrew	Hebräisch
georgian	Georgisch
armenian	Armenisch
cjk-ideographic	ideografisch
hiragana	Japanisch als Kleinbuchstaben (a, i, u, e ...)

katakana	Japanisch als Großbuchstaben (A, I, U, E ...)
hiragana-iroha	Japanisch als Kleinbuchstaben (i, ro, ha, ni ...)
katakana-iroha	Japanisch als Großbuchstaben (I, RO, HA, NI ...)

Alphabetische Nummerierungen für geordnete Listen (<ol>) werden durch die folgenden Werte definiert:

lower-latin	Kleinbuchstaben (a, b, c ... z)
lower-alpha	wie ***lower-latin***
upper-latin	Großbuchstaben (A, B, C ... Z)
upper-alpha	wie ***upper-latin***
lower-greek	griechische Kleinbuchstaben, Unicode ab &#941 (alpha, beta, gamma ...)

Die Ausrichtung der Listenzeichen (links- bzw. rechtsbündig) kann bisher nicht beeinflusst werden und hängt vom verwendeten Browser ab.

Links

Mithilfe der folgenden Pseudoformate können Links so formatiert werden, dass sie dem Benutzer Auskunft über den aktuellen Status des Links geben.

:active

Das Format für den gerade gewählten Link.

:hover

Das Format des Links, wenn sich der Cursor des Besuchers darüber befindet.

:link

Das Standardformat für einen Link.

:visited

Das Format für einen bereits besuchten Link.

:focus

Das Format für einen Link, der den Fokus hat (wird vom Internet Explorer nicht unterstützt).

Wichtig ist, dass diese Elemente im Stylesheet immer in der Reihenfolge *:link, :visited, :hover, :active* angegeben werden, um richtig interpretiert zu werden.

Ein Stylesheet kann dann beispielsweise wie folgt definiert werden, um einen einfachen Roll-Over-Effekt zu erzeugen, bei dem die Hintergrundfarbe des Links grau wird, sobald sich der Cursor des Anwenders darüber befindet. Bereits besuchte Links werden in grauer Farbe dargestellt.

```
a:link { text-decoration: underline; }
a:visited { text-decoration: underline; color: gray; }
a:hover { text-decoration: none; background-color: gray; }
a:active { text-decoration: underline; background-color: gray; }
```

Generierte Inhalte

:before

Fügt vor einem Element statischen oder variablen Inhalt ein.

:after

Fügt nach einem Element statischen oder variablen Inhalt ein.

Filterung

:first-child

Wählt das erste Kind eines Elements aus.

Der Internet Explorer unterstützt diese Eigenschaft nicht.

Als Parameter müssen zunächst das gewünschte Elternelement und anschließend das gesuchte Kind angegeben werden:

```
Elternelement Kindelement:first-child { ... }
```

Damit ist es zum Beispiel möglich, jeweils die erste Zeile in einer Tabelle anders zu formatieren. Im folgenden Beispiel wird die jeweils erste Zeile mit roter Vordergrundfarbe geschrieben:

```
table tr:first-child {
    color: red;
}
```

:first-letter

Wählt das erste Zeichen eines Elements aus.

Mit dieser Auswahl kann zum Beispiel jeweils das erste Zeichen eines Textes anders formatiert werden. Das Beispiel zeigt, wie das erste Zeichen eines Absatzes jeweils rot geschrieben wird:

```
p:first-letter {
    color: red;
}
```

:first-line

Wählt die erste Zeile eines Elements aus.

Mit dieser Auswahl kann die erste Zeile eines Elements selektiert und anders formatiert werden. Das Beispiel zeigt, wie jeweils die erste Zeile eines Absatzes rot formatiert wird.

```
p:first-line {
    color: red;
}
```

Bedienoberfläche

cursor

Erlaubt die Angabe des zu verwendenden Cursorsymbols.

Mit den folgenden vordefinierten Namen kann für einzelne Elemente entschieden werden, welcher Cursor angezeigt werden soll, wenn sich der Mauszeiger des Benutzers darüber befindet:

auto	Der Browser entscheidet über den verwendeten Cursor.
crosshair	ein Pluszeichen ähnlicher Cursor.
default	Der Standardcursor, meistens ein Pfeil.
help	zeigt an, dass für das aktuelle Element eine Hilfe verfügbar ist. Meistens ein Pfeil mit Fragezeichen.
move	Zeiger beim Verschieben von Elementen.
n-resize, nw-resize, w-resize, sw-resize, s-resize, se-resize, e-resize, ne-resize	Cursor zum Verschieben oder Vergrößern von Elementen in die vier Himmelsrichtungen und die Zwischenstufen mit n-Norden, w-Westen, s-Süden und e-Osten.
pointer	ein Zeiger zum Anzeigen von Links, zum Beispiel als Hand.
text	Cursor beim Markieren eines Textes in Form eines I.
wait	eine Uhr oder Sanduhr, die anzeigt, dass das Programm ausgelastet ist.

Die Tabelle zeigt die von Microsoft Windows verwendeten Cursorsymbole:

crosshair	default	help	move	pointer	text	wait
					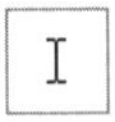	

n-resize, s-resize	e-resize, w-resize	nw-resize, se-resize	ne-resize, sw-resize

Ferner kann eine URL angegeben werden, an der der Cursor hinterlegt ist:

- `cursor: url("myCursor.cur");`

Da die verschiedenen Betriebssysteme unterschiedliche Formate zur Speicherung von Cursorn haben, kann eine durch Komma separierte Liste verschiedener URLs angegeben werden. Als letzter Eintrag in der Liste sollte immer ein vordefinierter Cursor folgen, der angezeigt wird, wenn die vorherigen Cursorformate nicht erkannt wurden:

- `cursor: url("myMacCursor.csr"), url("myWinCursor.cur"), pointer;`

Scrollbar-Formatierung

Microsoft hat ab der Version 5.5 die Änderung der Farbgebung für Scrollbalken eingeführt. Dabei handelt es sich um keinen CSS-Standard, und alle anderen Browser ignorieren diese Anweisungen. Unter Windows XP wird durch diese Styles das neue Scrollbar-Look & Feel durch das herkömmliche eckige ersetzt.

Die folgenden sieben Farbewerte können gesetzt werden. Wird eine der Eigenschaften nicht gesetzt, erhält sie entweder die Standardfarbe des Browsers oder einer anderen Scrollbar-Eigenschaft.

scrollbar-3dlight-color	der helle Schatten (oben und links).
scrollbar-arrow-color	die Farbe der Pfeile.
scrollbar-base-color	der Hintergrund der Scrollbars.
scrollbar-darkshadow-color	der dunkle Schatten (unten und rechts).
scrollbar-face-color	der Vordergrund der Scrollbars.
scrollbar-highlight-color	der helle Vordergrund (oben und links).
scrollbar-shadow-color	der dunkle Vordergrund (unten und rechts).

Eine Möglichkeit, die Farben für Scrollbars online zu erstellen, bietet Microsoft unter *http://msdn.microsoft.com/workshop/samples/author/dhtml/refs/scrollbar Color.htm*.

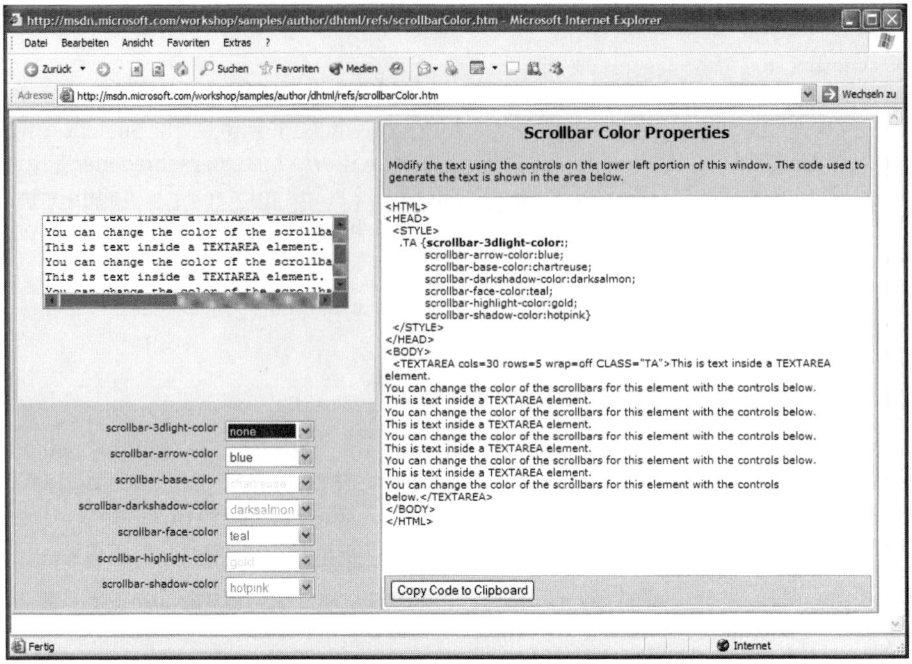

Eine Möglichkeit, die Farben für Scrollbars online zu erstellen, bietet Microsoft unter http://msdn.microsoft.com/workshop/samples/author/dhtml/refs/scrollbarColor.htm.

Stichwortverzeichnis

C

E

F

J

K

L

M

N

O

P

Q

R

S